Schattauer

Martin Bohus, Ruben Vonderlin

DBT-Skillstraining

Das Trainer-Manual

Unter Mitarbeit von Miriam Biermann, Jan Glasenapp und Julia Schmelz

Mit Grafiken von Jesse Finkelstein

Schattauer

Besonderer Hinweis:
Die Medizin unterliegt einem fortwährenden Entwicklungsprozess, sodass alle Angaben, insbesondere zu diagnostischen und therapeutischen Verfahren, immer nur dem Wissensstand zum Zeitpunkt der Drucklegung des Buches entsprechen können. Hinsichtlich der angegebenen Empfehlungen zur Therapie und der Auswahl sowie Dosierung von Medikamenten wurde die größtmögliche Sorgfalt beachtet. Gleichwohl werden die Benutzer aufgefordert, die Beipackzettel und Fachinformationen der Hersteller zur Kontrolle heranzuziehen und im Zweifelsfall einen Spezialisten zu konsultieren. Fragliche Unstimmigkeiten sollten bitte im allgemeinen Interesse dem Verlag mitgeteilt werden. Der Benutzer selbst bleibt verantwortlich für jede diagnostische oder therapeutische Applikation, Medikation und Dosierung.
In diesem Buch sind eingetragene Warenzeichen (geschützte Warennamen) nicht besonders kenntlich gemacht. Es kann also aus dem Fehlen eines entsprechenden Hinweises nicht geschlossen werden, dass es sich um einen freien Warennamen handelt.

MIX
Papier | Fördert gute Waldnutzung
FSC
www.fsc.org
FSC® C019821

Schattauer
www.schattauer.de
J.G. Cotta'sche Buchhandlung Nachfolger GmbH
Rotebühlstraße 77, 70178 Stuttgart
Fragen zur Produktsicherheit: produktsicherheit@klett-cotta.de

Cover: Bettina Herrmann, Stuttgart
unter Verwendung einer Illustration von Jesse Finkelstein
Gedruckt und gebunden von Druckerei C.H.Beck, Nördlingen
Lektorat: Karla Seedorf
Projektmanagement: Dr.Nadja Urbani
ISBN 978-3-608-40195-0
PDF-E-Book ISBN 978-3-608-20694-4

Bibliografische Information der Deutschen Nationalbibliothek
Die Deutsche Nationalbibliothek verzeichnet diese Publikation in der Deutschen Nationalbibliografie;
detaillierte bibliografische Daten sind im Internet über https://portal.dnb.de abrufbar.

Prof. Dr. med. Martin Bohus
Prof.emeritus
an der Ruprecht-Karls-Universität Heidelberg
Zentralinstitut für Seelische Gesundheit Mannheim
J 5, 68159 Mannheim

Dr. Ruben Vonderlin
Zentralinstitut für Seelische Gesundheit Mannheim
J 5, 68159 Mannheim

Dr. Miriam Biermann
Zentralinstitut für Seelische Gesundheit Mannheim
J 5, 68159 Mannheim

Julia Schmelz
Fachärztin für Psychosomatische Medizin und Psychotherapie
Rotenwaldstraße 60
70197 Stuttgart

Dr. Jan Glasenapp
Brain Hospital Affiliated to Nanjing Medical University
Clinical Mental Health Center
264 Guangzhou Road
Nanjing, 210029
China

Dieses Trainer-Manual basiert im Wesentlichen
auf den Entwicklungen von Marsha Linehan (2015).

Für die praktische Arbeit empfehlen wir den Band
DBT-Skillstraining – Das Patienten-Manual.

VORWORT ZUR DRITTEN AUFLAGE

von Martin Bohus

Die erste Auflage des Skillstraining-Manuals wurde von M. Linehan im Jahr 1993 zeitgleich mit ihrem Therapie-Handbuch zur Dialektisch-Behavioralen Therapie (DBT) für Borderline-Störungen publiziert (Linehan 1993a, 1993b). Zum damaligen Zeitpunkt gab es eine einzige randomisierte kontrollierte Studie, die die Überlegenheit der DBT gegenüber unspezifischer Routinebehandlung bei chronisch suizidalen Patientinnen mit Borderline-Störungen (BPS) zeigte. M. Linehan hatte das Skillstraining ursprünglich nicht als eigenständiges Therapieprogramm konzeptualisiert, sondern als integralen Bestandteil des modularen Therapiekonzeptes der DBT. Grundsätzlich sollten damals immer Einzeltherapie, Skillsgruppe, Telefoncoaching und Konsultationsteam kombiniert werden. Seither hat sich vieles geändert und einiges ist doch gleich geblieben: Das Skillstraining wurde angepasst und evaluiert – für andere Diagnosegruppen, für nicht-klinische Populationen, für spezifische Altersgruppen und verschiedene Settings; zusammen mit Einzeltherapie oder als solitäre Programme, als Komplettangebot oder in einzelnen Modulen. Bei all diesen vielfältigen neuen Formaten und Modalitäten imponiert doch das hohe Maß an Kontinuität und inhaltlicher Konsistenz. So ist das Grundprinzip der Skills in den letzten dreißig Jahren unverändert: Skills bleiben hoch spezifische Selbstinstruktionen, die gezielt eingesetzt werden, um kurzfristig automatisiertes Erleben und Verhalten zu korrigieren und damit langfristig Veränderungen der inneren Einstellungen und Sichtweisen gegenüber sich selbst und der Welt zu kultivieren.

Korrigieren und kultivieren. Dies verweist auf die beiden Quellen der Skills: moderne Verhaltenstherapie und Zen. Zwei kulturell und philosophisch sehr unterschiedliche Systeme, die jedoch einige wesentliche Gemeinsamkeiten haben: beide »Schulen« kümmern sich um bewusste und gezielte Modifikation des Erlebens und Verhaltens. Während es in der Verhaltenstherapie darum geht, automatische dysfunktionale Reaktionsmuster durch zielführendes Verhalten zu ersetzen, geht es im Zen darum, Gelassenheit und Weisheit zu fördern. Die Methodik ist die gleiche: Man verfolgt eine Idee, setzt sich ein Ziel und versucht, dieses kleinteilig im kontinuierlichen Übungsprozess umzusetzen. Man beobachtet sich selbst bei diesem kontinuierlichen Prozess und versucht, konstruktiv mit seinen Unzulänglichkeiten umzugehen.

Aber nicht nur die Mechanik der Skills speist sich aus diesen beiden Schulen, es sind auch deren Inhalte. Wenn die DBT als übergeordnetes Therapieziel formuliert, den Patientinnen zu helfen, ein »sinnerfülltes Leben« (a live worth living) zu gestalten, geht sie damit dezidiert über die Modifikation von dysfunktionalen Verhaltensmustern hinaus, wie dies die traditionelle Verhaltenstherapie im Blick hat. Vielmehr greift die DBT unmittelbar in die Bewusstmachung von persönlichen Werten und deren Umsetzung im sozialen Kontext ein. Sie erweitert damit den therapeutischen Ansatz von der Krankheitsbewältigung zur Lebensgestaltung. Oder umgekehrt, im dialektischen Sinne: Die DBT nutzt Lebensgestaltung zur Krankheitsbewältigung, und sie richtet die Skills dahingehend aus. Dies erklärt, weshalb die Skills der DBT auf derart breites Interesse stoßen: Vom Kindergarten bis in die Seniorenheime, in Gefängnisse, Schulen und Therapieeinheiten, von schwer erkrankten chronisch suizidalen Borderline-Patientinnen bis zur Führungsebene im Management – DBT-Skills und -Lebensweisheiten scheinen sich rhizomartig zu verbreiten.

Dass die Ursachen für diesen breiten Erfolg weniger im traditionell-therapeutischen Kontext zu verorten sind als vielmehr in den Hinweisen und Übungen zur Lebensgestaltung, liegt auf der Hand. Indem aber die DBT das Feld der klinischen Psychologie in Richtung Positive Psychologie und Lebensgestaltung überschreitet, verliert sie auch die therapeutische Neutralität. Jetzt geht es nicht mehr nur darum, das psychische Leiden der Individuen mit allen zur Verfügung stehenden Mitteln zu lindern, vielmehr kommen ethische und moralische Aspekte ins Spiel. Wie sollte man sein Leben gestalten? Auf welche Ziele hin sollte man es ausrichten? Hier nimmt die DBT – sich auf buddhistische Psychologie beziehend – dezidiert Stellung und postuliert offensiv prosoziales Verhalten. Sie verweist auf die Verantwortung gegenüber anderen, auf die Relativierung der je eigenen Bedeutung, auf Perspektivenübernahme, auf echte Anteilnahme am Leben anderer und nachhaltige, sozialverträgliche Planung der eigenen Lebensentwürfe. All diese Aspekte sind in der DBT immer schon angelegt, in der 2015 publizierten zweiten Auflage von Linehans Skills-Manual erscheinen sie jedoch deutlich akzentuierter (Linehan 2015). Ich empfinde es als tiefes Geschenk, dass ich M. Linehan in den langen Jahren ihrer Arbeit an ihrem Manual persönlich begleiten durfte.

Weshalb war es notwendig, diese dritte Auflage des DBT-Skills-Manuals als eine vollständig überarbeitete Neuauflage herauszugeben? Erstens hatte M. Linehan mit der Neuauflage ihres Skills-Manuals 2015 neue Standards vorgegeben, die dringend aufgegriffen und berücksichtigt sein wollten. Zweitens sollten die DBT-Skills nun so formuliert und ausgeweitet werden, dass auch Patientinnen mit komplexer PTBS damit arbeiten können, wenn sie an einem DBT-PTBS-Behandlungsprogramm teilnehmen (Bohus & Vonderlin 2024).

Und drittens werden Sie in diesem Manual einige neue Handouts finden, die sich mit maladaptiven emotionalen Netzwerken beschäftigen, die mit Angst vor Verlassenwerden und sozialer Abwertung zu tun haben. Dies sind Arbeitsblätter, die sich im klinischen Alltag am ZI Mannheim ausgezeichnet bewährt haben und gegenwärtig in einer großen randomisierten Studie getestet werden (Vonderlin et al. 2025).

Ich gehe davon aus, dass sich die nosologischen Begrifflichkeiten hinsichtlich Borderline- und traumaassoziierten Störungen in den nächsten Jahren grundlegend ändern werden. Insbesondere europäische Wissenschaftler arbeiten daran, die traditionelle Fixierung des Traumabegriffs als Folge körperlicher oder sexueller Gewalterfahrung zu erweitern und wiederholte soziale Traumatisierungen wie emotionalen Missbrauch, Vernachlässigung oder traumatische Invalidierung als Traumakriterium anzuerkennen (z.B. Neuner 2023). Damit würde es sich anbieten, die Borderline-Störung aus dem Sektor der Persönlichkeitsstörungen herauszunehmen und dem Spektrum der traumaassoziierten Störungen zuzuordnen, welches dann sowohl physische als auch soziale Traumata umfasst. Ein erweitertes Behandlungskonzept, die Trauma-Fokussierte DBT (TF-DBT) wird den Behandlungsschwerpunkt der Borderline-Störung auf die Verarbeitung traumatischer Erfahrung in Kindheit und Jugend legen. Das entsprechende Therapie-Manual wird 2026 publiziert und auf diese 3. Auflage des Skills-Manuals zurückgreifen.

Was hat sich in der dritten Auflage des Skills-Manuals geändert?

Das **Modul Achtsamkeit** wurde vollständig überarbeitet. Die Ideen dazu stammen aus den langjährigen Zen-Retreats, die ich mit M. Linehan, Elke Max und Jan Glasenapp am Benediktushof bei Würzburg anbieten durfte. Der »Ring der Achtsamkeit« steht für ein neues Organisationsprinzip, das die bekannten Modalitäten (drei Was- und drei Wie-Fertigkeiten) beibehält. Das *Wise-Mind*-Konzept wurde völlig neu und erfahrungsbasierter überarbeitet und rückt damit ins Zentrum der gesamten DBT.

Im **Modul Stresstoleranz** wurde das Thema Krisenbewältigung neu organisiert und um umfangreiche Materialien zum Umgang mit Dissoziation ergänzt.

Deutliche Veränderungen erfuhr auch das Modul zum **Umgang mit Emotionen**. Zum einen wurde es an die Bedürfnisse traumatisierter Patientinnen angepasst und entsprechend erweitert, zum anderen wurde das Thema der multiplen Emotionen und emotionalen Netzwerke neu eingeführt und ausgearbeitet. Dies betont und stärkt die Bedeutung des meta-emotionalen Ansatzes auf Kosten der traditionellen kognitiven Bearbeitung von Emotionen.

Auch das Modul zu **zwischenmenschlichen Fertigkeiten** wurde erheblich erweitert. Die Schnittstellen zur Einzeltherapie wurden ergänzt. Didaktisch steht nun der erfahrungsbasierte Ansatz in Form von Rollenspielen und Gruppenarbeiten im Zentrum.

Um diese umfängliche Erweiterung auszubalancieren, wurden die beiden Module »Selbstwert« und »Umgang mit Sucht« nicht mehr in die dritte Auflage aufgenommen. Letzteres war möglich, weil mittlerweile ein eigenständiges DBT-Sucht-Manual vorliegt (Zimmermann et al. 2021). Das Modul zum Selbstwert hatte sich in der Praxis nicht bewährt. Der Ansatz war deutlich zu kognitiv. Die wesentlichen Skills zur Verbesserung des Selbstkonzeptes sind nun in den Übungen zu *Wise Mind* verankert.

Wenn man das gesamte neu konzipierte Training überblickt, so entwickelt sich der didaktische Schwerpunkt weg von psychoedukativer Wissensvermittlung hin zu geführter erfahrungsbasierter Kompetenzvermittlung. Methodisch reduziert sich dadurch die Zeit, die wir mit frontaler Lehre verbringen, zugunsten von erlebnisbasierten Rollenspielen. Letztere erfordern natürlich gruppentherapeutische Kompetenzen, die auch entsprechend geschult werden sollten.

Therapeutinnen, die bereits über eine Grundausbildung als Skillstrainerinnen verfügen und lediglich nach einem »Update« fragen, also nach einer kompakten Schulung der neuen Inhalte dieses Skills-Manuals, seien an die AWP-Freiburg verwiesen: https://www.awp-freiburg.de/.

Ich hoffe, es wird spürbar, wie sehr ich die Modifikationen dieser dritten Auflage des Deutschen Skills-Manuals als konsequente Fortsetzung von M. Linehans Arbeit sehe, und verbeuge mich vor ihrem Genie.

Freiburg, im Sommer 2025 Martin Bohus

Von Ruben Vonderlin

Die DBT steht an einem Punkt des Übergangs. Als 1993 das erste DBT-Manual erschien, war ich gerade zwei Jahre alt. Ich gehöre also zu jener Therapeutengeneration, die nicht mehr die Möglichkeit hatte, Marsha Linehan persönlich zu begegnen. Und trotzdem – mehr als drei Jahrzehnte später begeistert die DBT weiterhin eine neue Generation von Therapeutinnen und Therapeuten – nicht allein aufgrund ihrer gewachsenen wissenschaftlichen Evidenz, sondern vor allem durch die Haltung, die ihr zugrunde liegt.

Ohne Zweifel ist DBT eines der am besten empirisch untersuchten Psychotherapieverfahren. Und die solide Forschungslage erklärt, warum wir in unserer Ausbildung mit ihr in Kontakt kommen. Und doch könnte man sie – als ein Produkt der 1990er-Jahre – längst für überholt halten. Aber sie bleibt bemerkenswert lebendig. Was also macht ihre anhaltende Attraktivität aus, jenseits von Effektstärken und Publikationszahlen?

Oft wird die DBT mit den »Skills« identifiziert – jenen konkreten Fertigkeiten, die Patientinnen und Patienten helfen, Krisen zu bewältigen, Emotionen zu regulieren und den Alltag zu strukturieren. Diese Skills sind zweifellos zentral und ein wesentlicher Grund für die große Verbreitung der DBT. Sie wirken pragmatisch, unmittelbar und alltagstauglich – für Patientinnen ebenso wie für Therapeutinnen. Gleichzeitig birgt genau diese Zugänglichkeit die Gefahr, die DBT auf ihre Techniken zu reduzieren. Wie viele andere begann auch ich, Skills auswendig zu lernen, Diary Cards auszuteilen und Validierungsstrategien unters Kopfkissen zu legen –, um schließlich zu bemerken, dass eine Therapie stagnieren kann, wenn sie sich auf die reine Vermittlung von Techniken beschränkt. Denn das Ziel der DBT besteht nicht nur darin, Patientinnen und Patienten zu befähigen, ihren Alltag zu bewältigen, sondern ihnen auch zu helfen, ein sinnerfülltes Leben zu führen.

In diesem Sinn liegt die eigentliche Besonderheit der DBT in ihrer Haltung – jener dialektischen Grundhaltung, die die Skills erst mit Leben füllt: in der Weisheit, anzuerkennen, dass auch Skills ihre Grenzen haben; in der Einsicht, dass alles im Fluss ist und sich verändert; und in der Überzeugung, dass Akzeptanz selbst ein Motor für Veränderung sein kann, die von innen heraus entsteht. Achtsamkeit und Präsenz bilden das Fundament dieser Haltung. Sie prägen uns als Therapeutinnen und Therapeuten in einer Haltung von Mitgefühl, Gelassenheit und Weisheit. Genau das ist es, was Patientinnen und Patienten befähigt, die Folgen aversiver Beziehungserfahrungen zu überwinden und Verbundenheit mit sich selbst und der Welt zu entwickeln.

Oder, wie es eine Teilnehmerin in einer meiner Schulungen einmal formulierte: »Die DBT ist nicht ausschließlich Psychotherapie – mit der DBT leisten wir auch Friedensarbeit.« Vielleicht ist es gerade das, was die DBT auch nach mehr als drei Jahrzehnten – und gerade in unserer heutigen Zeit – unverändert aktuell macht.

Ich empfinde die DBT als ein großes Geschenk – ein Geschenk, das mich sowohl psychotherapeutisch als auch menschlich tief geprägt hat. Ich bin Martin Bohus dankbar für alles, was ich in den vergangenen Jahren lernen durfte. Es erfüllt mich mit Stolz und Dankbarkeit, Teil dieser Weiterentwicklung und Fortführung der DBT zu sein.

Die Borderline-Störung mag auf den ersten Blick komplex erscheinen. Betrachtet man sie jedoch aus einer entwicklungspsychologischen Perspektive – als Ergebnis aversiver zwischenmenschlicher Lernerfahrungen in Verbindung mit individuellen Vulnerabilitäten –, werden die vielfältigen Symptomausprägungen wie Angst vor Verlassenwerden und sozialer Demütigung oder Selbsthass verständlich. Die intensiven Gefühle von Scham, Angst und Wut sowie eine ausgeprägte Sensitivität gegenüber Zurückweisung und sozialer Bedrohung sind nicht nur erklärbar, sondern auch zutiefst nachvollziehbar. Für die Psychotherapie ergibt sich daraus die zwingende Konsequenz, diese Lernerfahrungen – insbesondere im Hinblick auf Selbstkonzept und zwischenmenschliche Schwierigkeiten – nicht nur zu betrachten, sondern aktiv zu bearbeiten. Eine trauma¬fokussierte Weiterentwicklung der DBT halte ich daher für notwendig und erlebe ihre Wirksamkeit immer wieder in meiner eigenen therapeutischen Arbeit.

Mit dem breiten Spektrum, das die DBT heute bietet – in der Dialektik zwischen Akzeptanz und Veränderung, Validierung und Forderung, mit Blick auf vergangene Lernerfahrungen und in die Zukunft, zwischen

Exposition und Skills und mit Wise Mind als Zentrum, das diese Gegensätze balanciert –, entfaltet sie ihre unverwechselbare Dynamik im therapeutischen Prozess.

Die DBT steht an einem Punkt des Übergangs und ich bin sehr dankbar, dass ich ihn mitgestalten kann.

Heidelberg, im Herbst 2025 Ruben Vonderlin

INHALT

1 Einführung in das DBT-Skillstraining 13

1.1 Was versteht man unter Skills? 14
1.2 Die Module des Skillstrainings 15
1.2.1 Achtsamkeit (Mindfulness) 15
1.2.2 Stresstoleranz (Distress Tolerance Skills) 15
1.2.3 Umgang mit Gefühlen (Emotion Regulation Skills) 16
1.2.4 Zwischenmenschliche Fertigkeiten (Interpersonal Effectiveness Skills) 16
1.3 Zum Stand der Forschung: Wirksamkeit des Skillstrainings 16
1.3.1 Ist eine Skillsgruppe als Stand-alone-Treatment wirksam? 16
1.3.2 Wer kann von DBT-Skillsgruppen profitieren? 17
1.3.3 Wodurch wirkt die Skillsgruppe im Allgemeinen und worauf sollte man bei der Durchführung achten? 18
1.3.4 Wie gut wirkt das Modul Achtsamkeit? 19
1.3.5 Wie gut wirkt das Modul Stresstoleranz? 20
1.3.6 Wie gut wirkt das Modul Emotionsregulation? 20
1.3.7 Wie gut wirkt das Modul Zwischenmenschliche Fertigkeiten? 21
1.3.8 Neuere Entwicklungen und innovative Ideen für DBT-Skillsgruppen 22
1.4 DBT – Regeln und Prinzipien 22
1.4.1 Hierarchie der Behandlungsfoki in der Skillsgruppe 24
1.4.2 DBT-Grundannahmen 26
1.4.3 Dialektik 31
1.4.4 Akzeptanz 32
1.4.5 Veränderung 34
1.4.6 Flexibilität 35
1.5 Das Konsultationsteam 35
1.5.1 Grundlagen des Konsultationsteams 35
1.5.2 Konsultationsteam-Vereinbarung 38
1.5.3 Wie organisiert man ein Konsultationsteam? 42
1.5.4 Wie gestaltet man die Tagesordnung? 45
1.5.5 Umgang mit Videoaufzeichnungen 46
1.6 Settings, Struktur und Abläufe 46
1.6.1 Grundlagen der Skills-Vermittlung 46
1.6.2 Die ambulante Gruppentherapie 49
1.6.2.1 Patientinnen 49
1.6.2.2 Trainerinnen 51
1.6.2.3 Kooperation mit externen Behandlerinnen 52
1.6.2.4 Die Skillsgruppe im Stand-alone-Modus 53
1.6.2.5 Prinzipien und Regeln in der Gruppe 54
1.6.2.6 Abläufe 58
1.6.3 Skills in der ambulanten Einzeltherapie 66
1.6.3.1 Skills in DBT-PTBS 68
1.6.4 Skillstraining im (teil)stationären Setting 69
1.6.4.1 Skills in post-akuten stationären Behandlungsprogrammen 72
1.6.4.2 Skills in elektiven stationären/teilstationären DBT-Intensivprogrammen 73
1.6.5 Online-Therapie 76
1.6.5.1 Grundlegende Rahmenbedingungen 76
1.6.6 Skillstraining für Angehörige 78
1.7 Therapeutenblätter und Imaginationsübungen 81

2 Info- und Arbeitsblätter ... 109

2.1 Hintergrundwissen ... 109
 2.1.1 Ziele des Hintergrundwissens ... 109
 2.1.2 Hintergrundwissen: Info- und Arbeitsblätter ... 109
2.2 Einführung in das Skillstraining ... 111
 2.2.1 Ziele der Einführung ... 111
 2.2.2 Einführung in das Skillstraining: Info- und Arbeitsblätter ... 111
2.3 Modul Achtsamkeit ... 117
 2.3.1 Ziele des Moduls Achtsamkeit ... 117
 2.3.2 In aller Kürze: Was ist Achtsamkeit in der DBT? ... 117
 2.3.3 Vertieftes Hintergrundwissen ... 119
 2.3.4 Zen und Psychotherapie ... 121
 2.3.5 Wie wirkt achtsamkeitsbasierte Psychotherapie? ... 122
 2.3.6 Das Konzept *Wise Mind* ... 129
 2.3.7 Wie vermitteln wir Achtsamkeit in der DBT? ... 133
 2.3.8 Didaktik in der Praxis ... 136
 2.3.9 Achtsamkeit: Info- und Arbeitsblätter ... 144
2.4 Modul Stresstoleranz und Dissoziation ... 172
 2.4.1 Ziele des Moduls Stresstoleranz und Dissoziation ... 172
 2.4.2 Hintergrundwissen ... 173
 2.4.3 Stresstoleranz und Dissoziation: Info- und Arbeitsblätter ... 177
2.5 Modul Umgang mit Gefühlen ... 193
 2.5.1 Ziele des Moduls Umgang mit Gefühlen ... 193
 2.5.2 Hintergrundwissen ... 194
 2.5.3 Didaktik in der Praxis ... 209
 2.5.4 Umgang mit Gefühlen: Info- und Arbeitsblätter ... 213
2.6 Modul Zwischenmenschliche Fertigkeiten ... 234
 2.6.1 Ziele des Moduls Zwischenmenschliche Fähigkeiten ... 234
 2.6.2 Hintergrundwissen ... 234
 2.6.3 Didaktik in der Praxis ... 237
 2.6.4 Zwischenmenschliche Fertigkeiten: Info- und Arbeitsblätter ... 238
2.7 Allgemeine Materialien ... 262
 2.7.1 Hintergrundwissen: Werte in der Psychotherapie ... 262
 2.7.2 Allgemeine Materialien: Info- und Arbeitsblätter ... 265

3 Tabellarische Übersicht der Kursinhalte ... 273

3.1 Geschlossene ambulante Gruppe, in Ergänzung zu DBT-Einzeltherapie ... 273
3.2 Halb offene ambulante Gruppe, in Ergänzung zur DBT-Einzeltherapie ... 279
3.3 Geschlossene ambulante Gruppe ohne begleitende DBT-Einzeltherapie (Stand-alone-Modus) ... 284
3.4 Halb offene ambulante Gruppe ohne begleitende DBT-Einzeltherapie (Stand-alone-Modus) ... 290
3.5 Stationäre oder teilstationäre Krisenintervention ... 296
3.6 Stationäre oder teilstationäre Post-Krisen-Behandlung ... 298
3.7 Monomodulare Skillsgruppe Achtsamkeit (12 Wochen) ... 299
3.8 Monomodulare Skillsgruppe Emotionsregulation (12 Wochen) ... 301
3.9 Monomodulare Skillsgruppe Zwischenmenschliche Fertigkeiten (12 Wochen) ... 303
3.10 Monomodulare Skillsgruppe Zwischenmenschliche Fertigkeiten (24 Wochen) ... 305
3.11 Skillsgruppen im elektiven stationären DBT-Programm (12 Wochen) ... 308
3.12 Ausgewählte Skills(-gruppe) für DBT-PTBS ... 312

4 Hintergrundwissen ... 314
4.1 Diagnostik der Borderline-Störung und komplexen PTBS ... 314
4.1.1 Diagnostik der Borderline-Störung ... 314
4.1.2 Diagnostik der komplexen PTBS ... 315
4.2 Therapeutische Kompetenzen ... 315
4.3 Die komplexe Posttraumatische Belastungsstörung ... 318
4.4 DBT für komplexe PTBS ... 323
4.5 Was ist die Trauma-Fokussierte Dialektisch-Behaviorale Therapie (TF-DBT)? ... 326
4.6 Psychohygiene ... 327

5 Literatur ... 333

6 Register ... 343

1 EINFÜHRUNG IN DAS DBT-SKILLSTRAINING

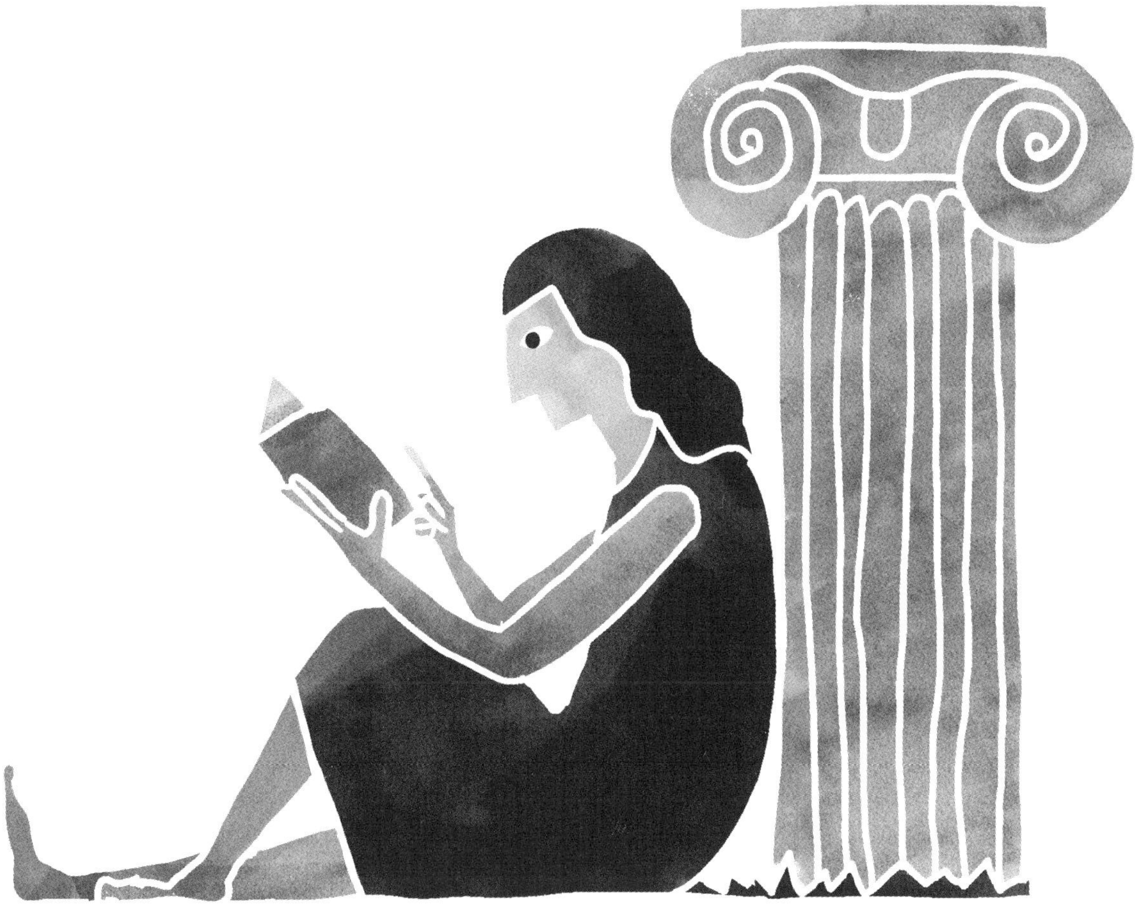

1.1 Was versteht man unter Skills?

M. Linehan (1993a) definierte Skills als »kognitive, emotionale und handlungsbezogene Reaktionen, die sowohl kurz- als auch langfristig zu einem Maximum an positiven und einem Minimum an negativen Ergebnissen führen«. Diese Reaktionen können bewusst eingesetzt werden oder auch automatisiert sein. Gemäß dieser Definition verwenden alle Menschen, auch Borderline-Patientinnen, täglich eine Vielzahl von Skills, ohne dass sie sich dessen bewusst werden.

Diese Sichtweise wurde von den meisten Vertretern der DBT übernommen und auch gelehrt. Sie birgt den Vorteil der Destigmatisierung, weil Skills als »normale« Verhaltensmuster beschrieben werden, die Patientinnen mit Borderline-Störung eben noch nachlernen müssen. M. Linehan hatte diese Definition bewusst gewählt, um darauf hinzuweisen, dass Borderline-Patientinnen mentale Fertigkeiten erlernen sollten, die auch Gesunde im alltäglichen Leben einsetzen, nur eben ohne sich dessen bewusst zu sein. Aber diese Sichtweise birgt auch einige Probleme. Streng genommen wäre gemäß dieser Definition auch Zähneputzen ein Skill, oder Nahrungsaufnahme und Fahrradfahren, also eigentlich jedwede mentale oder verhaltensrelevante Tätigkeit, die sich langfristig als nicht schädlich erweist für die Betroffenen und deren Umgebung. Es liegt auf der Hand, dass diese sehr weit gefasste Definition sowohl auf konzeptioneller Ebene als auch in der Praxis zu erheblichen Diskussionen und Missverständnissen führt. Dies betrifft alle vier Module des Skillstrainings.

Berücksichtigt man etwa die neueren Forschungsergebnisse zur Emotionsregulation bei Patientinnen mit Borderline-Störungen oder komplexer PTBS, so finden sich deutliche Hinweise auf mikrostrukturelle und neurofunktionelle Alterationen der fronto-limbischen Emotionsregulation (z.B. Perez-Rodriguez et al. 2018). Diese neuronalen Veränderungen manifestieren sich auf der klinisch-phänomenologischen Ebene im Sinne von emotionaler Instabilität, Hypersensitivität und Hyperintensität.

Man sollte also davon ausgehen, dass diese neurobiologisch bedingten intensiven und lang anhaltenden Emotionen eben **zusätzlicher** bewusster Steuerungsmechanismen bedürfen, über die Gesunde nicht nur nicht verfügen, sondern diese eben auch nicht oder nur sehr selten benötigen. Die Vorstellung, dass Gesunde fortwährend präkognitive inhibitorische Top-down-Prozesse (also unbewusste Skills) einsetzen, um Emotionen zu regulieren, deckt sich kaum mit der derzeit akzeptierten wissenschaftlichen Sichtweise, die eher die Bedeutung **autoregulativer** Prozesse im Mittelhirnbereich betont (z.B. Shackman & Wager 2019), die sicherlich nicht in Form von Skills extrahiert werden können. Bewusstseinsnahe Steuerungsprozesse, wie sie bei Skills eingesetzt werden, kommen bei gesunden Menschen eher selten zum Einsatz, sind sie doch deutlich langsamer und verbrauchen deutlich mehr Energie.

Diese Überlegungen lassen sich auch auf das Gebiet der Achtsamkeit übertragen: Nur sehr wenige Menschen sind in der Lage, sich unter Alltagsbedingungen non-bewusst auf den Strom der gegenwärtigen Informationen zu fokussieren, in annehmender Haltung, ohne zu bewerten, und daraus nachhaltig sinnvolle und sozialverträgliche Handlungen abzuleiten. Schade eigentlich, es wäre besser bestellt um diese Welt. Nicht umsonst definiert etwa Jon Kabat-Zinn die Praxis der Achtsamkeit als eine bewusste, gezielte mentale Übung, die über die Alltagserfahrung **hinausweist** (Kabat-Zinn 2001).

Auch wenn es um die gezielte Unterbrechung von Krisen oder von dissoziativen Zuständen geht, dürfen wir davon ausgehen, dass dazu **spezifische Fertigkeiten** benötigt werden, die nicht im automatisierten Repertoire von Gesunden zu finden sind.

Und wie verhält es sich in zwischenmenschlichen Situationen, dem vierten Modul des Skillstrainings? Zieht man die bahnbrechenden Arbeiten von Kahneman zu den Mechanismen von automatisierter und kontrollierter Urteilsbildung heran (Tversky & Kahneman 1981), so wird deutlich, dass sich auch im zwischenmenschlichen Bereich automatisiertes, von Kahneman als »schnell« bezeichnetes Denken in wesentlichen Aspekten von kontrolliertem (»langsamem«) Denken unterscheidet. Während Ersteres auf der Verarbeitung von wenigen selektierten Informationen beruht, daher rasch, hoch ergonomisch und scheinbar mühelos um den Preis einer gewissen Fehleranfälligkeit operiert, verarbeitet das kontrollierte Denken (und darunter subsumieren wir die Skills) eine weit größere Anzahl von Kontextvariablen. Diese geringere Fehlerquote erfordert allerdings ein höheres Maß an Energie und motivationalem Aufwand.

In anderen Worten: Skills sind weit mehr als bewusst gemachte automatisierte Prozesse von Gesunden. Sie sind eine eigene Kategorie.
Wie im Vorwort schon ausgeführt, würden wir daher eine enger gefasste Definition bevorzugen. Wir können DBT-Skills hinsichtlich ihrer Funktion in zwei Gruppen unterteilen: zum einen in die **kurzfristig wirksamen Selbstinstruktionen**, die bewusst eingesetzt werden, um automatisiertes Erleben und Verhalten gezielt zu korrigieren. Zum anderen in Übungen und Verhaltensweisen, die darauf angelegt sind, **langfristig Veränderungen** der inneren Einstellungen gegenüber sich selbst und der Welt zu kultivieren. Dazu gehören etwa präventiv wirksame Skills, die auf eine Verbesserung der emotionalen Vulnerabilität zielen, oder auch die Imaginationsübungen zu *Wise Mind.*

Aber auch kurzfristig wirksame Skills werden sich nach längerer Übung automatisieren, das heißt, von der bewussten Steuerung in non-bewusstes Erleben und Verhalten übergehen. Dann verhält man sich »skillful«, also angemessen, aber man benötigt nicht mehr die dezidierten Steuerungsprozesse, und damit setzt man keine Skills mehr ein, sondern prozessiert diese automatisch.

Wie aber fördert man diesen Prozess der Automatisierung, ohne die sich der Alltag doch sehr anstrengend oder holprig anfühlen würde? Viele Betroffene stellen diese Frage gar nicht, weil sie die Antwort bereits erahnen: durch üben, üben, üben. Wir begrüßen die neuen Teilnehmerinnen einer Skillsgruppe beim Vorgespräch mit der Frage, ob sie jemals gelernt haben, ein Instrument zu spielen. Und falls sie auf diesem Gebiet keine Erfahrung machen konnten, so haben die meisten Patientinnen Bekanntschaft mit anderen komplexen Prozessen gemacht, die anfangs sehr langsam und **anstrengend** verliefen, bis sie sich schließlich automatisierten: Tanzen, Basketball, Skifahren, Fremdsprachen lernen, die Liste lässt sich beliebig erweitern. Immer geht es darum, bewusste, linear gesteuerte Prozesse durch permanente Wiederholung in Automatismen zu verwandeln. Erst mit den Automatismen kommen Leichtigkeit und Geschmeidigkeit ins Spiel und damit schließlich auch der Spaß und bisweilen berauschende Momente.

1.2 Die Module des Skillstrainings

M. Linehan gliederte das Skillstraining in **vier Module**, die wir in diesem Manual beibehalten. Ausführliche Erläuterungen finden Sie im Kapitel 2 dieses Bandes, hier wollen wir nur einen kurzen Überblick zur Orientierung geben.

1.2.1 Achtsamkeit (Mindfulness)

Das Achtsamkeitsmodul bildet das grundlegende Fundament des gesamten Skillstrainings. Es wird sowohl am Anfang des Trainings eingeführt als auch in regelmäßigen Abständen wiederholt. **Achtsamkeit in der DBT verfolgt zwei Ziele:** Erstens geht es darum, die **meta-emotionalen Fähigkeiten** zu verbessern, um das heißt gezielt **Kompetenzen** zu verbessern, die eigenen Emotionen, Gedanken und Handlungsimpulse zu beobachten und zu beschreiben, ohne den jeweiligen Handlungsimpulsen zu folgen. Zweitens geht es darum, eine nicht-wertende, wohlwollende und akzeptierende **Haltung** gegenüber sich selbst und anderen zu entwickeln. Die von M. Linehan konzeptualisierten »Was-Fertigkeiten« (wahrnehmen, beschreiben, teilwerden) und »Wie-Fertigkeiten« (offen annehmen, im Augenblick sein und umsichtig handeln) lassen sich in Form eines Ringes darstellen, in dessen Mitte *Wise Mind* platziert ist.

Das Prinzip des **Wise Mind** bezeichnet in der DBT den inneren Zustand, in dem **emotionale** und **rationale Anteile** des Denkens in Balance sind, also einen mentalen Modus, in dem Menschen auf eine **kohärente, intuitive und situationsangemessene Weise** handeln können – weder rein impulsiv-emotional noch rein intellektuell-distanziert. Um der fundamentalen Bedeutung von *Wise Mind* in der DBT Rechnung zu tragen, haben wir das Wise-Mind-Konzept in dieser Auflage des Skills-Manuals deutlich erweitert und vertieft. Die Details finden Sie im Kapitel 2.3.

1.2.2 Stresstoleranz (Distress Tolerance Skills)

Auch das Modul der Stresstoleranz verfolgt **zwei Ziele:** Einerseits geht es darum, den Umgang mit **akuten Krisen- und Belastungssituationen** zu verbessern (intensive Spannungszustände, Dissoziation und Krisenmodi), andererseits geht es darum, langfristig die Toleranz für aversive Emotionen, Kränkungen, schlechte Laune und Ungerechtigkeit zu erhöhen. Also darum, eine **annehmende Haltung** zu entwickeln, um auf dieser Basis handlungsfähig zu bleiben. Detailliertere Ausführungen finden Sie in Kapitel 2.4.

1.2.3 Umgang mit Gefühlen (Emotion Regulation Skills)

Das Modul zur Emotionsregulation vermittelt den Patientinnen einerseits **Verständnis** für die Entstehung, Funktion und Steuerung von Emotionen, andererseits **grundlegende Kompetenzen,** aversive Emotionen zu regulieren, multiple Emotionen zu erkennen und zu handhaben, und schließlich lernen sie Verhaltensmuster, um ihre emotionale Vulnerabilität zu reduzieren. Eine Neuerung in dieser Auflage des Skills-Manuals besteht in der Entwicklung von sog. »Schlüssel-Emotionen-Netzwerke« (SEN) wie Furcht vor Verlassenwerden und Furcht vor sozialer Demütigung. Auch hierzu finden sie alle Details in Kapitel 2.5.

1.2.4 Zwischenmenschliche Fertigkeiten (Interpersonal Effectiveness Skills)

Das vierte Modul fokussiert auf den Aufbau und Erhalt **stabiler, erfüllender sozialer Beziehungen** sowie auf die Fähigkeit, eigene Bedürfnisse durchzusetzen, Grenzen zu setzen und dabei die Beziehung und Selbstachtung zu wahren. Gerade Patientinnen mit Borderline-Symptomatik erleben in diesem Bereich häufig intensive Konflikte, instabile Beziehungen oder Schwierigkeiten, Autonomie und Bindung in Balance zu halten. Details finden Sie in Kapitel 2.6.

1.3 Zum Stand der Forschung: Wirksamkeit des Skillstrainings

Die Struktur des Skillstrainings lädt zum Experimentieren ein. Die Module können einzeln oder in Kombination angeboten werden, auch innerhalb eines Moduls lassen sich die Skills variieren. Im Rahmen der Einzeltherapie können Skills auch einzeln angeboten werden. Diese Flexibilität ist vorteilhaft und hat sicherlich zur weiten Verbreitung der Skills im psychiatrisch-psychotherapeutischen Kontext beigetragen. Andererseits ist es naturgemäß schwierig, wissenschaftlich fundierte Aussagen zur Wirksamkeit der jeweiligen Kombinationen zu machen.

Wenn man nach den Kriterien für die jeweilige Auswahl der Module und Skills fragt, stehen klinische Überlegungen und Praktikabilität meist im Vordergrund. Das ist auch gut so. Dennoch ist es sicherlich hilfreich, den aktuellen Stand der Wirksamkeitforschung zu berücksichtigen und in die jeweiligen Entscheidungsprozesse einfließen zu lassen, soweit eben verfügbar. Das folgende Kapitel bietet einen kurzen und selektiven Überblick über die aktuellen Erkenntnisse der Therapieforschung zur Anwendung und Wirkung von DBT-Skillsgruppen und leitet daraus einige konkrete Implikationen für das therapeutische Handeln ab.

Zunächst werden wir die verschiedenen Kontexte und Zielgruppen darstellen, in denen Skillsgruppen häufig angeboten werden, mit besonderem Fokus auf Skillsgruppen als Stand-alone-Intervention. Anschließend werden Studien zu Wirkmechanismen und Untersuchungen einzelner Module und Komponenten betrachtet (sogenannte Dismantling-Studien).

Um die Relevanz und Implikationen der dargestellten Befunde für die therapeutische Arbeit nicht aus dem Auge zu verlieren, orientieren wir uns in diesem Kapitel an häufig gestellten klinischen Fragen, denen wir immer wieder begegnen. Eine Google-Scholar-Suche im Mai 2024 ergab 42 200 Treffer für die Suchanfrage »DBT skills group«. Dies deutet auf eine sehr breite, aber auch sehr heterogene Evidenzlage hin. Dieses Kapitel stellt daher lediglich die zentralen Befunde und deren Implikationen für die therapeutische Arbeit zusammen, erhebt dabei jedoch keinen Anspruch auf wissenschaftliche Vollständigkeit.

1.3.1 Ist eine Skillsgruppe als Stand-alone-Treatment wirksam?

Aufgrund der einfachen Anwendbarkeit und Kosteneffizienz von Gruppentherapie werden DBT-Skillsgruppen häufig als alleinige Behandlung, also als Stand-alone-Treatment ohne begleitende Einzeltherapie, angeboten. Wirksamkeits-Studien mit Borderline-Patientinnen können diese Praxis untermauern, sie zeigen eine generelle Wirksamkeit von Skillsgruppen als eigenständige Behandlung (siehe Valentine et al. 2015; Valentine et al. 2020).

Die Studienlage im Vergleich zwischen alleiniger Skillsgruppe und kombinierter DBT-Behandlung (Einzeltherapie plus Skillstraining) ist jedoch deutlich schlechter. Lyng et al. (2020) verglichen in einer naturalistischen, nicht-randomisierten Studie die Effektivität von DBT-Skillsgruppen als Standalone-Treatment mit kombinierter DBT für Borderline-Patientinnen. Dabei fanden sie keine Unterschiede der Wirksamkeit im klinischen Outcome, jedoch eine 2,4-fach erhöhte Drop-out-Rate in der alleinigen Gruppenbehandlung (38 % vs. 16 %). Die wohl bekannteste Studie zur Effektivität der einzelnen DBT-Komponenten stammt von Marsha Linehan selbst (Linehan et al. 2015). In dieser Studie wurden Patientinnen mit Borderline-Störungen zu einer alleinigen Gruppenbehandlung plus individuellem Case-Management, DBT-Einzeltherapie plus Aktivitätsgruppe oder kombinierter DBT (Einzel- und Gruppentherapie) randomisiert. Dabei wurden vor allem Suizidalitäts-Maße als Outcomes erfasst. Entgegen der ursprünglichen Hypothese führten alle drei Bedingungen zu einer signifikanten Verringerung der Suizidversuche, Suizidgedanken, der medizinischen Schwere der beabsichtigten Selbstverletzung und der Inanspruchnahme von Krisendiensten aufgrund von Suizidalität. Die Reduktion von Anzahl und Schwere der Selbstverletzungen zeigte sich jedoch in den Bedingungen als wirksamer, die eine Gruppentherapie einschlossen. Dies deutet darauf hin, dass der Erwerb von DBT-Fertigkeiten in der Gruppe eine wichtige Komponente sein könnte, um optimale Behandlungsergebnisse zu erzielen. Die Drop-out-Raten waren am geringsten in der Kombinationsbehandlung (24 %) und erhöhten sich bei der alleinigen Einzeltherapie (48 %) und der alleinigen Gruppentherapie (39 %). Vor diesem Hintergrund wäre allerdings auf die große randomisierte Studie zur Wirksamkeit von DBT-PTBS hinzuweisen (Bohus et al. 2020). Hier wurden die Skills ausschließlich im Rahmen der Einzeltherapie angeboten, die Drop-out-Raten lagen bei 25 %.

Eine weitere klinische Anmerkung sei hier erlaubt: Unter Forschungsbedingungen sind alle Teilnehmerinnen angewiesen, die jeweiligen Therapieangebote auch tatsächlich wahrzunehmen. Viermaliges Versäumen einer Sitzung in Folge, sei dies nun Einzeltherapie oder Skillsgruppe, führt automatisch zum Ausschluss aus der Studie. Wir müssen mittlerweile davon ausgehen, dass ca. 15 % der Studienabbrecher angeben, dass sie mit den Skillsgruppen nicht zurechtkommen – sei dies terminlich, inhaltlich oder sozial bedingt. Wir würden daher raten, sich unter klinischen Bedingungen nicht zu rigide an die Forschungsvorgaben zu halten, sondern im Einzelfall (nach Diskussion im Konsultationsteam) individuell zu entscheiden (siehe auch Kapitel 1.6.2.5).

Fazit: Der Stand der Forschung legt die Empfehlung nahe, Patientinnen mit Borderline-Störungen DBT-Skillsgruppen anzubieten. Falls irgend möglich, sollten diese mit Einzeltherapie kombiniert werden. Dies ist jedoch nicht zwingend notwendig, sofern kein freier Behandlungsplatz im Einzelsetting zur Verfügung steht.

1.3.2 Wer kann von DBT-Skillsgruppen profitieren?

In einem systematischen Review stellen Delaquis et al. (2022) die Evidenzlage von DBT-Skillsgruppen als **transdiagnostische Behandlung,** also für Patientinnen mit unterschiedlichen psychischen Störungen **ohne Persönlichkeitspathologie** dar. Über zwölf randomisierte kontrollierte Studien hinweg zeigen die Ergebnisse moderate bis hohe Effektstärken von DBT-Gruppen im Vergleich zu Wartelisten und aktiven Kontrollgruppen (between-group): $g = 0.50$ für depressive Symptomatik, $g = 0.83$ für Essstörungssymptomatik, $g = 0.45$ für Angstsymptomatik und $g = 0.48$ für die Emotionsregulation in diesen Störungsgruppen. Dies weist darauf hin, dass DBT-Skillsgruppen **auch außerhalb** der Borderline-Störung effektiv eingesetzt werden können.

Ein besonderer Kontext für DBT-Skillsgruppen ist der **Straf- oder Maßregelvollzug**. Eine aktuelle Übersichtsarbeit von Cunha et al. (2024) identifizierte insgesamt 28 Studien zu DBT mit straffälligen Personen. Diese Studien berichten über eine Reduktion von Schwierigkeiten der Emotionsregulation und Impulsivität, Aggression und impulsivem Verhalten, Feindseligkeit, Externalisierung von Schuld, Symptome von Angst, Depression und/oder geringem Selbstwertgefühl, selbstverletzendes und dysfunktionales Verhalten, PTBS-Symptome sowie Drogen- und Alkoholabstinenz. Es wurde auch über eine Verringerung der Inhaftierung, des Rückfallrisikos, des Regelverstoßes und geringere Rückfallquoten bei Nachuntersuchungen berichtet.

Auch im **Präventionskontext** haben sich DBT-Gruppeninterventionen als effektiv erwiesen, insbesondere bei der Früherkennung und Frühbehandlung von Suizidalität und selbstverletzendem Verhalten, z.B. bei Studierenden (Pistorello et al. 2012). Auch die groß angelegte kontrollierte Studie zur Wirksamkeit des DBT-basierten Programmes »Lebe Balance«, die über 3500 Teilnehmer analysierte, zeigte gute Wirksamkeit hinsichtlich Reduktion allgemeiner psychischer Belastung ($g = 0.40$)

und einer signifikanten Risikoreduktion für die Entwicklung von psychischen Störungen (Bohus, Lyssenko et al. 2013; Lyssenko et al. 2016, 2019). Auch im Bereich der Prävention am Arbeitsplatz konnte ein DBT-basiertes Gruppenprogramm für Führungskräfte (»Führung in Balance«) die Gesundheit sowie die gesunde Selbst- und Mitarbeiterführung der teilnehmenden Führungskräfte im Vergleich zu einer Kontrollgruppe signifikant stärken (g = 0.19–0.59; Vonderlin et al., 2021; 2023). Ein nicht neuer, aber in der Forschung noch unterrepräsentierter Ansatz ist, DBT-Skillsgruppen zur Verbesserung der **Emotionsregulation bei Eltern** einzusetzen. Erste Befunde aus Pilotstudien sind vielversprechend und weisen darauf hin, dass Skillsgruppen neben der Emotionsregulation und psychischen Gesundheit von Müttern auch deren Erziehungsverhalten signifikant verbessert. Erkenntnisse aus Tagebuchkarten zeigten, dass die Mütter ca. fünf Skills pro Tag im Erziehungsbereich nutzten, was einen großen Einfluss auf ihr Erziehungsverhalten hatte (Martin et al. 2017).

Fazit: DBT-Skillsgruppen können nicht nur für Patientinnen mit Borderline-Störung, sondern in verschiedensten Kontexten und bei unterschiedlichen Störungsbildern effektiv eingesetzt werden. Dabei werden in Studien in der Regel kontext- und zielgruppenspezifische Anpassungen oder Auswahlen der Skills vorgenommen.

1.3.3 Wodurch wirkt die Skillsgruppe im Allgemeinen und worauf sollte man bei der Durchführung achten?

Die Suche nach den sogenannten **Wirkmechanismen** von Psychotherapie nimmt einen zentralen Platz in der Psychotherapieforschung ein. Oftmals gleicht dieses Unterfangen jedoch der Suche nach der berühmten Nadel im Heuhaufen. Psychotherapeutische Veränderungen unterliegen komplexen, häufig individuellen Prozessen, die für empirische Wissenschaften oft schwer zu erfassen sind. Dennoch versuchen wir, einen kurzen Überblick über die aktuelle Forschungslage zu geben, um klinische Implikationen aufzuzeigen, auf welche therapeutischen Veränderungsmechanismen bewusst fokussiert werden können.

In einem theoretischen Artikel postuliert Marsha Linehan vier zentrale und spezifische Wirkmechanismen der DBT: Achtsamkeit, Validierung, Fokussierung auf Emotionen und Problemverhalten sowie Dialektik (Lynch et al. 2006). Während Achtsamkeit und die Fokussierung auf Emotionen sich den Gruppenmodulen direkt zuordnen lassen, finden sich Dialektik und Validierung in vielfältigen Interventionen und spiegeln sich in der therapeutischen Grundhaltung wider. Empirische Studien zeigen, dass Patientinnen, die sich in Therapiesitzungen validiert fühlen, weniger negativen Affekt nach der Sitzung aufweisen. Im Gegensatz dazu berichten Patientinnen bei gefühlter Invalidierung von einem stärkeren negativen Affekt nach der Sitzung. Dieser Effekt war stärker bei Patientinnen mit ausgeprägter Borderline-Symptomatik (Benitez et al. 2019).

Ein bewusster Einsatz von **Validierungs- und dialektischen Strategien** sollte daher allen DBT-Therapeutinnen am Herzen liegen. Viele praxisnahe und klinische Anwendungsmöglichkeiten der Dialektik finden sich beispielsweise in Swensons ausgezeichnetem Werk zur Praxis der DBT (Swenson 2016).

Darüber hinaus ist der wohl am häufigsten untersuchte allgemeine Wirkmechanismus von DBT-Skillsgruppen die Nutzung und Umsetzung **neu erlernter Fertigkeiten im Alltag** der Patientinnen. Dieser Wirkmechanismus bezieht sich vor allem auf die sogenannte Skill-Defizit-Annahme in der biosozialen Theorie, nämlich dass Patientinnen neue Fertigkeiten erlernen müssen, um einen adaptiven Umgang mit ihren Emotionen zu entwickeln (Chapman & Owens 2020).

Die erste Studie, die die Nutzung von Skills im Alltag genauer untersuchte, stammt von der Arbeitsgruppe von Marsha Linehan selbst. Neacsiu, Rizvi und Linehan (2010) zeigten, dass, obwohl alle Patientinnen angaben, vor Beginn der Behandlung bereits einige DBT-Skills anzuwenden, die Teilnehmenden in einer DBT-Behandlung dreimal so viele Skills nach der Therapie anwandten als in einer Kontrollbehandlung. Signifikante Mediationseffekte deuteten auch darauf hin, dass die Anwendung von DBT-Fertigkeiten den Rückgang von Suizidversuchen und Depressionen sowie die Zunahme der Wutkontrolle im Laufe der Zeit vollständig vermittelte. Die Anwendung von DBT-Skills vermittelte auch teilweise den Rückgang der nichtsuizidalen Selbstverletzungen im Laufe der Zeit.

In einer Tagebuchstudie untersuchten Southward et al. (2022) den Einsatz von DBT-Skills im Alltag über 16 Wochen DBT-Behandlung in einer transdiagnostischen Stichprobe. Die Anzahl der genutzten DBT-Skills nahm während der Behandlung zu, die Wirksamkeit einzelner Skills jedoch nicht. Die Teilnehmenden nutzten mehr Skills an Tagen mit mehr Stress und Angst, was eine Abnahme von Stress und Angst am nächsten Tag vorhersagte. An

Tagen, an denen die Teilnehmer über eine höhere Effektivität berichteten, nutzten sie mehr Skills als ihr persönlicher Durchschnitt bei hohem negativem Affekt.

Um die **Umsetzung der Skills im Alltag** zu messen, wurde ein DBT-spezifischer Fragebogen entwickelt: die Dialectical Behavior Therapy Ways of Coping Checklist (DBT-WCCL; Neacsiu, Rizvi, Vitalino et al. 2010); deutsche Version (Burmeister et al. 2016), die auch in der klinischen Praxis angewendet werden kann.

Fazit: Patientinnen berichten auch schon vor der DBT-Behandlung von Skills, die sie bereits nutzen. Diese könnten zu Beginn einer Gruppentherapie gesammelt und gewürdigt werden. Die Fertigkeiten werden von Patientinnen als wirksam erlebt, diese Einschätzung verändert sich über die Therapie hinweg nicht. Das Repertoire und die Anzahl an Fertigkeiten nehmen jedoch zu und sollten in der Therapie aktiv gefördert werden. Maßnahmen zur Begleitung der Skill-Anwendung (z.B. Tagebuchkarten) können helfen, den Therapieprozess zu unterstützen.

Neben der Skills-Anwendung können positive Beziehungserfahrungen und die **Gruppenkohäsion** als weitere eigenständige Wirkfaktoren postuliert werden. Obwohl die DBT mit ihrem dialektischen Ansatz einen expliziten Fokus auf die Gestaltung der therapeutischen Beziehung und der Gruppenkohäsion legt, gibt es bisher nur wenige Studien, die dies untersuchen. In einer Skillsgruppe mit Suchtpatientinnen zeigte sich, dass positive Beziehungserfahrungen über die Gruppenzeit hinweg zunahmen und negative Beziehungserfahrungen abnahmen. Negative Beziehungserfahrungen wiesen einen signifikanten negativen Zusammenhang mit der Anzahl der Abstinenztage nach Behandlungsende auf (Cavicchioli et al. 2021).

Fazit: Es sollte ein expliziter Fokus auf die Gestaltung der Gruppenkohäsion gelegt werden. Hierbei können Gruppenregeln, der Umgang mit Stolpersteinen (2.2 AB 1; Patientenmanual S. 39), gemeinsame Achtsamkeitsübungen, gegenseitige Validierung und ein bisschen Humor sicherlich hilfreich sein.

1.3.4 Wie gut wirkt das Modul Achtsamkeit?

In einer randomisierten Studie untersuchten Elices et al. (2016) die Effekte der beiden **Module Achtsamkeit** und **Zwischenmenschliche Fertigkeiten**. Es zeigte sich, dass in der Achtsamkeitsgruppe 40 % der Patientinnen klinisch relevante Veränderungen auf der BSL-23 (Bohus et al. 2009; Wolf et al. 2009), zeigten, während in der Gruppe, die ausschließlich Zwischenmenschliche Fertigkeiten anbot, lediglich 13 % der Patientinnen eine klinisch relevante Veränderung aufwiesen. Über die gesamte Stichprobe hinweg zeigte das Modul Zwischenmenschliche Fertigkeiten als alleiniges Modul keinerlei signifikante Veränderungen bezüglich klinischen Outcomes, was wir zum Anlass nahmen, dieses Modul grundlegend zu modifizieren. Die stärksten Veränderungen wurden in der Achtsamkeitskomponente »Decentering« gefunden, d.h. Abstandnehmen von eigenen Gedanken und Gefühlen. Es liegt die Vermutung nahe, dass die weiteren Module der Skillsgruppe vor allem in Kombination mit der Grundfertigkeit der Achtsamkeit ihre Wirkung entfalten. Die Kombination der Module wurde in der Studie allerdings nicht untersucht.

Zeifman et al. (2020) untersuchten die Effekte einer Skillsgruppe auf Achtsamkeit und deren Prädiktionseffekt für klinische Outcomes. Sie zeigten, dass im Vergleich zu einer aktiven Wartelisten-Kontrollgruppe eine stärkere Zunahme von Achtsamkeit, gemessen mit dem Kentucky Inventory of Mindfulness Skills (KIMS, Baer et al. 2004), zu verzeichnen war. Außerdem war die Zunahme von Achtsamkeit signifikant mit der Abnahme der allgemeinen Psychopathologie korreliert, was darauf hinweist, dass die klinische Veränderung durch DBT-Skillsgruppen durch eine Verbesserung der meta-emotionalen Kompetenzen vermittelt sein könnte.

Mitchell et al. (2019) untersuchten genauer, welche **Facetten der Achtsamkeit** durch die Teilnahme an der Skillsgruppe die stärksten Veränderungen zeigen und das klinische Outcome prädizieren. Auf den Facetten des Five Facet Mindfulness Questionnaire (FFMQ, Baer et al. 2006; Baer et al. 2008), das mehrere Facetten der Achtsamkeit erhebt (observing, describing, acting with awareness, nonjudging of inner experience und nonreactivity to inner experience), zeigten sich die größten Effekte auf den Dimensionen »acting with awareness« und »nonjudging of inner experience«, die auch am stärksten mit einer Reduktion der klinischen Symptomatik korreliert waren. Dies steht im Einklang mit meta-analytischen Befunden von Eeles & Walker (2022), die in einem Review über elf Studien hinweg die größten Effekte von DBT-Achtsamkeitstraining auf »acting with awareness« und »nonjudgement« zeigten.

Fazit: Achtsamkeit bildet konzeptionell und empirisch eine wichtige Grundlage für Module und damit einen zentralen Wirkfaktor zur Veränderung des klinischen Symptombilds. Patientinnen sollten in regelmäßigen Übungen immer wieder angeleitet werden, eigene Gedanken, Gefühle und Handlungsimpulse bewusst mit Abstand (awareness) und einer annehmenden Haltung (non-judgemental) zu betrachten.

1.3.5 Wie gut wirkt das Modul Stresstoleranz?

Das Modul der Stresstoleranz hat das Ziel, Patientinnen dabei zu unterstützen, auch im Krisenmodus zielorientiert zu handeln, und langfristig die Anfälligkeit für Krisen zu reduzieren. Dies betrifft unter anderem den Umgang mit innerer Anspannung.

Viele Studien weisen darauf hin, dass Patientinnen dazu tendieren, Zustände **intensiver Anspannung** durch Selbstverletzungen oder andere Problemverhaltensweisen zu beenden (Kleindienst, Bohus et al. 2008; Ludäscher et al. 2009). Im Rahmen des Stresstoleranz-Modules werden Skills mit starken sensorischen Inputs gelehrt, um Anspannung zu kupieren. Die neurobiologischen Wirkmechanismen sind noch weitgehend unklar, es gibt jedoch Befunde, die zeigen, dass kaltes Wasser im Gesicht zu einer raschen Aktivierung des parasympathischen Systems und damit zu einer Abnahme der physiologischen Erregung, einer Abnahme der Herzfrequenz und zu einer rasch einsetzenden kognitiven Beruhigung führt (sogenannter Tauchreflex, Muth et al. 2005).

In einer qualitativen Arbeit befragten Schaich et al. (2021) 24 Borderline-Patientinnen nach ihren Erfahrungen mit Stresstoleranz-Skills. 25 % der Patientinnen gaben an, diese täglich zu nutzen, während 46 % der Patientinnen Stresstoleranz-Skills mehrmals die Woche einsetzten. Nahezu alle Patientinnen nutzten akzeptanzbasierte Strategien (96 %), gefolgt von Selbstberuhigung (63 %) und TIP-Skills (Hochstress-Skills) über die fünf Sinne (54 %). Anwendung fanden die Skills vor allem in zwischenmenschlich schwierigen Situationen (58 %), bei intensiven Emotionen (33 %) und nur 21 % der Patientinnen nutzten diese bei tatsächlich hoher Anspannung. Interessanterweise stimmten alle Patientinnen der Aussage zu, dass die Effektivität der Stresstoleranz-Skills abhängig vom Spannungslevel ist und dass Stresstoleranz-Skills einen abrupten Abfall der Anspannung erzeugen. Außerdem gaben alle Patientinnen an, dass in einem ersten Schritt die Akzeptanz der Skills und in einem zweiten Schritt das regelmäßige Üben des Einsatzes den Erfolg der Skills bestimmt. Alfonsson et al. (2022) weisen darauf hin, dass die Vermittlung von Stresstoleranz-Skills auch die Selbstwirksamkeit der Patientinnen steigert, mit Stress und Anspannung umzugehen.

Im Rahmen von DBT-Studien zeigte sich, dass eine erhöhte Stresstoleranz auch unabhängig von der Verbesserung der Achtsamkeit die Therapieeffekte auf die Psychopathologie prädizierte. Dies weist darauf hin, dass die Verbesserung der Stresstoleranz als eigenständiger Wirkmechanismus in der DBT aufgefasst werden kann (Zeifman et al. 2020).

Fazit: Ein Großteil der Patientinnen berichtet, dass Stresstoleranz-Skills zur Regulation der inneren Anspannung nützlich sind. Insbesondere Hochstressskills sollten nur bei hoher Anspannung eingesetzt werden, um anschließend an den Kernbereichen der Emotionsregulation arbeiten zu können. Stresstoleranz-Skills können dabei helfen, die Selbstwirksamkeit von Patientinnen zu stärken.

1.3.6 Wie gut wirkt das Modul Emotionsregulation?

Verbesserung der Emotionsregulation wird häufig als der zentrale Wirkfaktor der DBT beschrieben und zeigt sich darin, dass die DBT, wann immer es möglich ist, explizit die emotionalen Prozesse fokussiert.

Die DBT integriert dabei die verschiedenen Module der Skillsgruppe, die alle zur Verbesserung der Emotionsregulation beitragen sollen. So wird beispielsweise im Modul Achtsamkeit geübt, Emotionen und Gedanken bewusst wahrzunehmen und mit einer nicht-wertenden Haltung zu betrachten. Im Modul Stresstoleranz erlernen Patientinnen Techniken, um intensive innere Anspannung auszuhalten, ohne in destruktive Verhaltensmuster zurückzufallen. Im Modul Emotionsregulation wird gezielt an der Veränderung und Steuerung emotionaler Reaktionen gearbeitet. Und das Modul Zwischenmenschliche Fertigkeiten hilft, emotionale Konflikte in Beziehungen zu bewältigen.

Der wohl bekannteste Fragebogen zur Erhebung der Schwierigkeiten in der Emotionsregulation (die Difficulties in Emotion Regulation Scale, DERS; Gratz & Roemer 2004) postuliert unterschiedliche Facetten der Emotionsdysregulation: Nicht-Akzeptanz emotionaler Reaktionen, Schwierigkeiten, unter Emotionen zielorientiert zu handeln, Schwierigkeiten der Impulskontrolle, Mangel an emotionaler Awareness, eingeschränkter Zugang zu Emotionsregulations-Strategien und Mangel an emotionaler

Klarheit. Ziel des Moduls Emotionsregulation sollte es sein, alle Facetten zu adressieren.

Gibson et al. (2014) und Neacsiu et al. (2014) untersuchten die Effekte von DBT bei Borderline-Patientinnen auf die einzelnen Facetten der DERS. Gibson et al. (2014) zeigte Prä-Post-Effekte von d = 0,16 (Impulskontrolle) bis d = 0,38 (Emotionale Klarheit und Akzeptanz von Emotionen). Neacsiu et al. (2014) zeigte Prä-Post-Effekte von DBT in einem transdiagnostischen Sample von d = 0,53 (Awareness) bis d = 2,15 (Regulationsstrategien).

McMain et al. (2013) untersuchten in einem RCT (DBT vs. General Psychiatric Management) anhand von Selbstauskünften die Rolle von Affekt, Problemlösung und emotionaler Kontrolle auf Borderline-Symptomatik und zwischenmenschliche Fertigkeiten. Eine verbesserte Affektbalance, definiert als Verhältnis zwischen positiven und negativen Gefühlen, sowie die Fähigkeit, Emotionen zu benennen, prädizierten eine Verringerung der Symptombelastung sowie eine verbesserte zwischenmenschliche Funktion.

Konzeptuell postuliert die DBT enge Zusammenhänge zwischen Achtsamkeit und Emotionsregulation, da Erstere die Fähigkeit zur meta-emotionalen Kompetenz verbessern sollte, was wiederum die Voraussetzung schafft, die emotionalen Reaktionen gezielter zu steuern. Die diesbezügliche Datenlage ist allerdings überschaubar.

Schmidt et al. (2024) erhoben Achtsamkeit und Emotionsregulation auf wöchentlicher Basis über eine Achtsamkeits-Skillsgruppe hinweg. Sie zeigten, dass erhöhte Achtsamkeit die Emotionsregulation in der nächsten Woche prädizierte. Entscheidende Dimensionen waren hierbei die Nichtbewertung von Affekten, ein erhöhtes Körperbewusstsein sowie die Fähigkeit, Gefühle und Gedanken mit Abstand zu betrachten.

Neurowissenschaftliche Untersuchungen zeigten auch, dass Veränderungen in der Emotionsregulation mit spezifischen Veränderungen in der Amygdala-Regulation und einer Zunahme von grauer Substanz im angulären Gyrus und supramarginalen Gyrus assoziiert waren (Goodman et al. 2014; Herpertz et al. 2018; Mancke et al. 2018).

Fazit: Die explizite Fokussierung auf emotionale Prozesse und die Verbesserung der Emotionsregulation sind wesentliche Elemente der DBT, die maßgeblich zur Wirksamkeit der Therapie beitragen. Die kontinuierliche Förderung der Fähigkeit, Emotionen bewusst wahrzunehmen, zu akzeptieren und zu regulieren, stellt einen zentralen Bestandteil der therapeutischen Arbeit dar und sollte in jeder Phase der Behandlung betont werden. Dabei werden immer wieder folgende Aspekte in der Forschung diskutiert: Zulassen, Beschreiben und Benennen von Emotionen, Akzeptanz von Emotionen, das Fördern emotionaler Klarheit, eine erhöhte Affektbalance als dialektischer Prozess zwischen positiven und negativen Emotionen.

1.3.7 Wie gut wirkt das Modul Zwischenmenschliche Fertigkeiten?

Zu den spezifischen Wirkmechanismen des Moduls Zwischenmenschliche Fertigkeiten gibt es bisher nur sehr begrenzte empirische Forschung. In der theoretischen Arbeit von Choudhary & Thapa (2012) werden mögliche Wirkmechanismen und Effekte dieses Moduls erörtert. Sie postulieren, dass die Fertigkeiten dabei helfen können, Beziehungsprobleme zu lösen, Validierungs- und Akzeptanzstrategien die Zurückweisungssensitivität und negative Gefühle vermindern können und dass dialektisches Denken Schwarz-Weiß-Denken auflösen kann, indem durch Akzeptanz und Veränderung ein Mittelweg gefunden wird. Empirische Daten zu diesen Effekten sind jedoch bisher spärlich.

In der Studie von Elices et al. (2016) wurden die interpersonellen Fertigkeiten als eigenständiges Modul bei Borderline-Patientinnen untersucht. Dabei zeigten sich keine signifikanten Effekte dieses Moduls auf die Psychopathologie, was darauf hinweist, dass die Wirksamkeit möglicherweise stärker in der Kombination mit anderen DBT-Modulen zum Tragen kommt. Ein aufstrebender Bereich in der Forschung ist die funktionale interpersonelle Emotionsregulation, bei der eigene Emotionen durch die Einbindung anderer Personen reguliert werden, z.B. durch Emotional Sharing. Hierzu gibt es noch wenig spezifische Forschung, aber die theoretische Grundlage deutet auf potenziell bedeutende Effekte hin (Howard & Cheavens 2023).

Besonders im Bereich der Adoleszenten-Therapie wurden Skillsgruppen im Mehrpersonensetting, wie z.B. mit Paaren und Angehörigen, untersucht (z.B. Fruzzetti et al. 2007). Wilks et al. (2017) zeigen, dass DBT-Gruppen nach dem Family-Skills-Konzept zu einer Verbesserung der Familienbeziehungen führen können. Nach einer 20-wöchigen DBT-Gruppe berichteten Familien über eine höhere Zufriedenheit und weniger Feindseligkeit und Belastung (Prä-Post-Effektstärke d = 1.10). Diese Gruppen umfassten jedoch alle DBT-Module und nicht nur die interpersonellen Fertigkeiten, und es wurde keine Kontrollgruppe einbezogen. Daher sind weitere Studien notwendig, um die spezifischen Effekte der interpersonellen Fertigkeiten in einem Multipersonen-Setting zu untersuchen. Besonders die Effekte im Alltag durch Ambulatory-Assessment-Erhebungsmethoden oder aus Sicht von Interaktionspartnern (z.B. Partner, Angehörige) würden wichtige Hinweise auf die Wirksamkeit und Wirkweise der interpersonellen Fertigkeiten geben.

Fazit: Das Modul der zwischenmenschlichen Fertigkeiten sollte nach aktuellem Forschungsstand mit vorherigen Skills aus den Modulen der Achtsamkeit und Emotionsregulation verknüpft werden. Skillsgruppen im Multipersonen-Setting mit Angehörigen und Partnern zeigen erste vielversprechende Befunde, benötigen jedoch weitere empirische Untersuchung. In der vorliegenden dritten Auflage des Skillstrainings haben wir das Modul der zwischenmenschlichen Fertigkeiten gezielt erweitert, um insbesondere den interaktionellen Rollenspielen mehr Raum zu geben.

1.3.8 Neuere Entwicklungen und innovative Ideen für DBT-Skillsgruppen

Neue Entwicklungen in der DBT zielen darauf ab, den Aufbau und den Transfer von Skills in den Alltag zu stärken, indem App-basierte Add-on-Interventionen entwickelt werden (Schroeder et al. 2018; Wilks et al. 2021). Diese Apps können den Patientinnen helfen, ihre erlernten Fertigkeiten zu festigen und in verschiedenen Lebenssituationen anzuwenden.

Des Weiteren wird das Potenzial von Online-Gruppentherapien untersucht, um den Zugang zur DBT-Behandlung zu erleichtern (Lakeman et al. 2022; van Leeuwen et al. 2021). Insbesondere in Zeiten wie der COVID-19-Pandemie haben sich virtuelle Therapieoptionen als hilfreich erwiesen, um Kontinuität in der Behandlung zu gewährleisten und den Zugang zu Therapieoptionen zu verbessern. Die Sicherheit, Wirksamkeit und Machbarkeit von Online-Gruppentherapie sind noch nicht abschließend empirisch geklärt. Erste Daten aus kontrollierten Studien weisen jedoch darauf hin, dass Skillsgruppen im Online-Format durchgeführt werden können, ohne dabei an Akzeptanz und Wirksamkeit Schaden zu nehmen (Vonderlin et al. 2025).

Ein weiterer vielversprechender Ansatz ist die Nutzung von Virtual-Reality- (VR) Techniken, um die Vermittlung von Skills erlebnisbasierter und individueller zu gestalten (Navarro-Haro et al. 2019). Durch die immersiven Erfahrungen in virtuellen Umgebungen können Patientinnen ihre Fertigkeiten in realistischen Szenarien üben und anwenden, was den Transfer in den Alltag möglicherweise erleichtert.

Um die spezifischen Wirkmechanismen und die Wirksamkeit einzelner Gruppenmodule besser zu verstehen, sind weitere Dismantling-Studien erforderlich. Diese Studien könnten dazu beitragen, die Effektivität der verschiedenen Komponenten der DBT besser zu isolieren und die Behandlung noch gezielter an die Bedürfnisse der Patientinnen anzupassen.

1.4 DBT – Regeln und Prinzipien

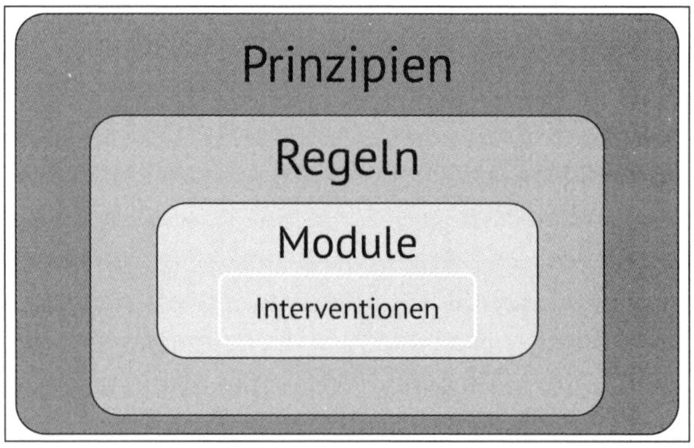

Abbildung 1.4.1 Hierarchische Struktur der DBT

Auch wenn DBT-Skillstraining als »Stand-alone«-Behandlungsmodul angeboten wird, sind Skills doch immer **integraler Bestandteil der DBT**, oder anders ausgedrückt, jede Skillstrainerin sollte sich auch als DBT-Trainerin verstehen und sich an den **grundlegenden Regeln und Prinzipien der DBT** orientieren. Zur Komposition der DBT siehe Abbildung 1.4.1. Bevor wir daher auf die Einzelheiten des Skillstrainings eingehen, also auf die verschiedenen Formate, Inhalte und Didaktik, möchten wir in diesem Kapitel die wichtigsten Regeln und Prinzipien der DBT zusammenfassen. Uns ist durchaus bewusst, dass die meisten Skillstrainerinnen versucht sind, dieses Kapitel zu überspringen. Was können wir tun, um Sie zu überzeugen, kurz innezuhalten, diesen Impuls wahrzunehmen und entgegengesetzt zu handeln? Wie wäre es mit diesem Argument: Wenn Sie als Skillstrainerin arbeiten, arbeiten Sie nicht allein. Sie arbeiten im Team. Und die **meisten Probleme und Unstimmigkeiten in Teams lassen sich vermeiden**, wenn wir uns auf die im Folgenden dargestellten Regeln und Prinzipien beziehen und diese entsprechend nutzen.

M. Linehan entwickelte die Standard-DBT gezielt zur Behandlung von Hochrisikopatientinnen mit zahlreichen Komorbiditäten und schweren Störungen der Emotionsregulation (Linehan 2015). Es liegt in der Natur eines komplexen Störungsbildes begründet, dass ein konsekutives, also Schritt für Schritt aufgebautes Behandlungskonzept für viele dieser Patientinnen nicht geeignet ist. So ist es z.B. schwierig für eine Patientin, eine Therapie mit positiv formulierten Therapiezielen zu beginnen, wenn sie selbst davon ausgeht, dass sie es nicht verdient hat, dass es ihr im Leben gut geht. Sollte man also diese dysfunktionale Selbstannahme als Erstes behandeln? Was aber, wenn diese Selbstannahmen an ausgeprägte Schuldgefühle gekoppelt sind, die wiederum dazu dienen, traumaassoziierte Ohnmachtserfahrung in Schach zu halten? Müsste man dann nicht zunächst die Angst vor dieser Ohnmacht behandeln? Aber dazu müsste sich die Patientin zunächst auf die Therapie einlassen, und das, meint sie, habe sie ja nicht verdient ... Oder wie arbeiten wir mit einer Patientin, die sich schwere Selbstverletzungen zufügt, um diese im Internet ihrer Peergroup zu präsentieren, und sich entsprechende »Likes« abzuholen? Sollten wir in diesem Fall zunächst Hochstress-Skills vermitteln oder im Sinne des Kontingenz-Managements darauf hinarbeiten, dass sie den Zugang zur Plattform löscht, oder beides gleichzeitig?

Komplexe Störungen sind nicht deshalb komplex, weil viele Problembereiche nebeneinander existieren, sondern **weil diese Probleme sich gegenseitig dynamisch beeinflussen** – und daher von den Behandlerinnen ein hohes Maß an Flexibilität und Variabilität erfordern. Aber wie hält man dann »Kurs« in diesem therapeutischen Prozess, ohne sich in den Alltagsproblemen und individuellen Besonderheiten der Patientinnen zu verlieren?

Als Marsha Linehan bei der Behandlung von chronisch suizidalen Borderline-Patientinnen genau vor diesem Problem stand, entschloss sie sich, die DBT als ein **prinzipien- und regelbasiertes** Programm aufzubauen und die Fokuswahl am jeweils schwerwiegendsten dysfunktionalen Verhalten der Patientinnen auszurichten, das in den Tagebuchkarten erfasst wird (siehe 2.7 AB 7, Patienten-Manual, S. 419). Im Sinne einer übergeordneten Struktur der DBT definierte Linehan (1993a) **fünf Mediator-Variablen** (treatment functions), die wiederum in vier **Behandlungsmodulen** (treatment modes) umgesetzt werden. Die fünf DBT-Mediator-Variablen »treatment functions« nach M. Linehan sind: 1. Verbesserung der Kompetenzen der Patientin; 2. Vermittlung von Skills; 3. Verbesserung der Motivation der Patientin; 4. Verbesserung von Kompetenz und Motivation der Therapeuten; 5. Strukturierung des sozialen Umfeldes. Wie Alan Fruzzetti (2002) es so schön ausdrückt: »Wenn man nur einen Teil dieser fünf Funktionen anbieten würde, wäre dies in etwa so, wie wenn man einen herzchirurgischen Eingriff ohne Anästhesie, sterile Operationsräume und OP-Assistenz durchführen würde«.

Wir würden im Sinne einer **stringenten Weiterentwicklung** der DBT noch drei weitere unabdingbare Mediator-Variablen hinzufügen: Verbesserung der Emotionsregulation der Patientin, Verbesserung des Selbstkonzeptes und Verbesserung der zwischenmenschlichen Kompetenzen.

Unter **Prinzipien** versteht die DBT vereinheitlichte therapeutische Haltungen und Sichtweisen, die im Rahmen der DBT immer gültig sind. Hierzu gehört die dialektische Grundhaltung, die Balance zwischen Akzeptanz und Veränderung, Validierung, Berücksichtigung der Lerntheorie und des Kontingenzmanagements, die Grundlagen des Zen sowie das Statement, dass die Prinzipien der DBT nicht nur für Patientinnen, sondern für alle Mitglieder des therapeutischen Teams gleichermaßen gelten. Einige dieser Prinzipien finden Sie in diesem Band in den »Grundannahmen« (Kapitel 1.7, TB 1) oder den Konsultationsteam-Vereinbarungen (Kapitel 1.7, TB 2).

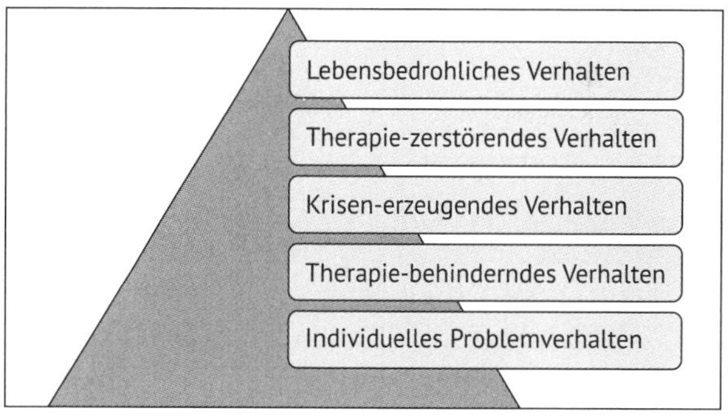

Abbildung 1.4.2 Hierarchie der Behandlungsfoki in der Einzeltherapie

Neben den Prinzipien gibt es **allgemeingültige Regeln**, also **Entscheidungs-Heurismen**, die ebenfalls grundsätzlich gültig sind. Hierzu zählt z.B. die **Hierarchisierung der Behandlungsfoki**, das heißt die erstrangige Bearbeitung von akuter Suizidalität oder von therapiestörendem Verhalten, wann immer es auftritt (siehe Abb. 1.4.2). Diese klassische Hierarchie der Behandlungsfoki gilt für die **einzeltherapeutische Behandlung** nach DBT (siehe auch Kapitel 3.2 im Patienten-Manual).

Diese **allgemeingültigen Prinzipien und Regeln** bilden das Rückgrat der DBT, und sie gelten mit einigen Ausnahmen (siehe unten) auch für alle DBT-Adaptationen oder Erweiterungen. **Die vier Module**, in denen sich die klassische DBT entfaltet, sind: Einzeltherapie, Skillstraining, Telefoncoaching und Konsultationsteam. Die Module wiederum gliedern sich in verschiedene **Interventionen** (z.B. Exposition gegenüber Angst vor dem Verlassenwerden, oder Vermittlung von Skills, oder Kontingenzmanagement), die natürlich ebenfalls bestimmten Regeln und Abläufen unterworfen sind.

1.4.1 Hierarchie der Behandlungsfoki in der Skillsgruppe

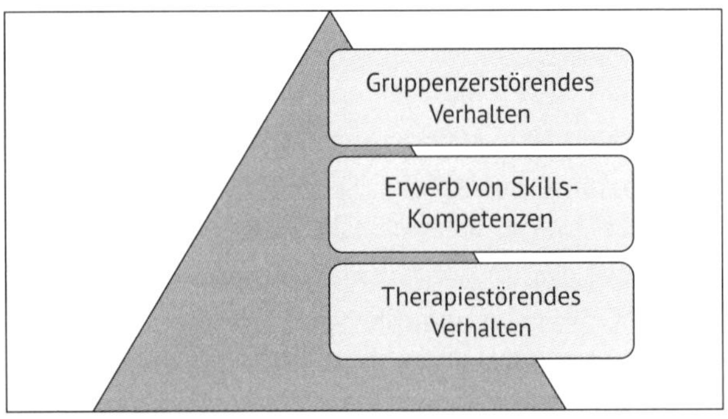

Abb. 1.4.3 Priorisierung der Behandlungsfoki in der Skillsgruppe

Für die Skillsgruppe gelten **modifizierte Behandlungsfoki:** Wie in Abbildung 1.4.3 skizziert, steht hier die Entwicklung von Skills-Kompetenz an zweiter Stelle, und die Bearbeitung von lebensbedrohlichem oder schwerem krisengenerierendem Verhalten ist gar nicht aufgeführt. Sie werden rasch verstehen, weshalb: Die Skillsgruppen sind so konzipiert, dass die Bearbeitung von suizidalen Krisen innerhalb der Gruppe nicht vorgesehen, aber auch nicht möglich ist. Wir haben dieser Thematik in Kapitel 1.6.2 einen breiten Raum eingeräumt, an dieser Stelle daher nur in aller Kürze: Die Bearbeitung von suizidalen Krisen erfordert ein **hohes Maß an Sorgfalt, Genauigkeit und Flexibilität**. Dies überfordert nicht nur die Strukturen, sondern oft auch die Kompetenzen von Skillstrainerinnen. Und selbst wenn Sie erfolgreich versuchen würden, diese Krisen innerhalb der Skillsgruppe zu bearbeiten, würden alle anderen Teilnehmerinnen darunter leiden. Emotional, und auch, was ihre je eigenen Ziele anbelangt. Zudem besteht immer auch die Gefahr, dass Patientinnen sich zurückgesetzt fühlen und lernen, dass suizidale Krisen große Aufmerksamkeit seitens der Trainerinnen absorbieren, und ihr eigenes Verhalten entsprechend anpassen (Lernen am Modell). Unterschätzen Sie niemals die Kraft von Neid und Eifersucht im Kampf um Zuwendung. **Aus diesem Grund muss die Bearbeitung von suizidalen Krisen aus der Gruppe ausgelagert werden**. Hier eröffnen sich zwei Möglichkeiten, die bereits **im Vorgespräch** mit den Patientinnen geklärt werden müssen (siehe Kapitel 1.6.2): Wenn die Skillsgruppe als Kombinationsbehandlung angeboten wird, also in Kooperation mit einer Einzeltherapeutin, so wird sich **die Einzeltherapeutin um die Bearbeitung von suizidalen Krisen kümmern**. Aber auch wenn die Skillsgruppe im Stand-alone-Modus angeboten wird, sollten Sie im Vorfeld klären, wer im Krisenfall für die Patientin zuständig ist. Oder Sie verfügen selbst über so viel Zeit und Flexibilität, dass Sie die Patientin **außerhalb der Skillsgruppe** im Krisenfall coachen können.

Priorität 1: Gruppenzerstörendes Verhalten

An erster Stelle der Hierarchie sehen Sie in Abb. 1.4.3 **Gruppen-zerstörendes Verhalten**. Damit folgt die DBT einer simplen Logik: Wenn die Patientin nicht in die Skillsgruppe kommt, wird sie die Skills nicht lernen. Dies kann nun grob gegliedert daran liegen, dass die Patientin die Skillsgruppen nicht mehr besuchen kann oder möchte, oder es kann daran liegen, dass ihr Verhalten die Skillsgruppe in einem Maß behindert, dass ihr weiterer Aufenthalt für alle anderen nicht erträglich erscheint, und daher der Rauswurf droht. Alle Probleme, die die Motivation der Patientin betreffen, oder organisatorische Probleme sind im Aufgabenbereich der Einzeltherapie zu verorten. Verhaltensmuster, die den Bestand der Gruppe gefährden, sollten von der **Gruppenleiterin außerhalb** der Gruppe angesprochen und dann an die Einzeltherapeutin im Rahmen des Konsultationsteams übergeben werden.

Wir sprechen hier von schwerwiegenden Problemen wie aggressiven Ausbrüchen gegenüber Objekten oder Personen, Selbstverletzungen oder Drogeneinnahme während der Gruppe, aber auch von Verhaltensmustern, die die Teilnahme und Konzentration von anderen erheblich stören (dissoziative Anfälle, Heulkrämpfe oder ununterbrochener Redefluss). Diese Phänomene sind einfach zu erkennen und meist klar zu adressieren, indem Sie als Gruppenleiterin **nach der Gruppe** das direkte Gespräch mit der Betroffenen suchen und versuchen, diese schwerwiegenden dysfunktionalen Verhaltensmuster mithilfe von Skills zu bearbeiten. Machen Sie sich und den Patientinnen klar, dass es Ihre Aufgabe ist, die **Gruppe funktionsfähig** zu erhalten, und daher eventuell auch Time-outs notwendig sind, bis die Patientin diese Problematik mit ihrer **Einzeltherapeutin** bearbeitet hat. Machen Sie diese Interventionen gegenüber der Gruppe transparent. Schwieriger sind Interventionen bei **Auseinandersetzungen zwischen Gruppenmitgliedern**. Hier ist es naturgemäß nicht immer klar, wie die interpersonellen Schwierigkeiten genau ablaufen und wer diese maßgeblich beeinflusst. Dennoch sollten Sie als Gruppenleiterin versuchen, schwerwiegendere Konflikte **außerhalb der Gruppe** im direkten Gespräch mit den Beteiligten mithilfe zwischenmenschlicher Skills zu klären. Bisweilen sind auch hier Interventionen aus dem Bereich des Kontingenzmanagements hilfreich (vorübergehender Ausschluss von einer oder allen Beteiligten). Bisweilen geschieht es, dass sich mehrere oder gar alle Teilnehmerinnen einer Skillsgruppe zusammenschließen, um gegen die Leiterinnen zu rebellieren – oder auch umgekehrt, dass die Leiterinnen überlegen, ob sie die Gruppe auflösen. Alles wichtige Themen, die so früh wie möglich im **Konsultationsteam** besprochen werden müssen (siehe Kapitel 1.5).

Therapeutische Strategien bei gruppenzerstörendem Verhalten

Angenommen, eine Teilnehmerin zerstört in einem Wutanfall während der Skillsgruppe einen Stuhl:

- **Skillstrainerin bittet die Patientin außerhalb der Gruppe zum Gespräch.** *»Könnte ich Sie bitte nach der Gruppe noch 10 Minuten unter vier Augen sprechen?«*
- **Skillstrainerin validiert und definiert das Problemverhalten und reflektiert die Konsequenzen für die Gruppe.** *»Ich wollte Ihnen zunächst sagen, dass ich Ihr Engagement in der Gruppe grundsätzlich sehr zu schätzen weiß. Sie arbeiten gut mit und Ihre Beiträge sind oft sehr hilfreich. Es fällt mir nicht ganz leicht, das Thema jetzt anzusprechen, und vielleicht ist es Ihnen auch unangenehm, wären Sie trotzdem einverstanden, darüber zu sprechen, was heute geschehen ist?«* Pat.: *»Okay.«* Th.: *»Also: Sie haben heute in einem Wutanfall einen Stuhl zertrümmert. Zugegeben, er war nicht besonders hübsch, aber immerhin ein Stuhl. Sie hatten sicherlich gute Gründe, wütend zu sein, aber darum geht es gar nicht. Haben Sie mal überlegt, wie dies auf die anderen Teilnehmerinnen gewirkt hat?«* Pat.: *»Da hat keine was gesagt.« Th.: »Genau, niemand hat was gesagt, und deshalb frage ich Sie ja – was meinen Sie denn, was dieser Wutanfall bei den anderen auslöst?«* Pat.: *»Keine Ahnung.«* Th.: *»Jetzt echt nicht, oder haben Sie keine Lust, sich das zu überlegen?«* Pat: *»Hm …«* Th.: *»Okay, dann darf ich vielleicht sagen, wie es mir dabei ging?«* Pat.: *»Hm …«* Th.: *»Also, ich habe einen Heidenschreck bekommen. Ich dachte, Sie rasten jetzt völlig aus und sind nicht mehr zu stoppen und zerstören das ganze Mobiliar und verletzen sich selbst und auch andere. Ich hatte wirklich Angst, und ich überlegte kurz, ob ich jetzt die Polizei rufen sollte. Und ich fühlte mich verdammt hilflos, weil ich das Gefühl hatte, ich kann die Gruppe nicht schützen.«* Pat.: *»Oh …«* Th.: *»Wollten Sie das erreichen?«* Pat.: *»Nein, auf keinen Fall, ich habe an überhaupt nichts gedacht. Ich habe gar nichts gedacht.«* Th.: *»Okay, prima, was wollten Sie denn erreichen?«* Pat.: *»Gar nichts, was sollte ich denn erreichen wollen, ich hatte einfach eine extreme Wut.«* Th.: *»Okay, verstehe, trotzdem noch einmal: Wenn Sie jetzt hören, wie es mir ging, als Sie so tobten – und ich bin nicht besonders ängstlich – was meinen Sie, wie es den anderen Patientinnen erging?«* Pat.: *»Ja, scheiße.«* Th.: *»Sieht so aus. Und was meinen Sie genau mit scheiße?«* Pat.: *»Ja, die hatten wahrscheinlich auch Angst und sind erschrocken.«* Th.: *»Genau, das glaube ich auch. Wollten Sie das?«* Pat.: »Nein, natürlich nicht.« Th.: *»Was wollten Sie dann?«* Pat.: *»Habe ich Ihnen doch schon gesagt, ich hatte keine Ahnung, ich wollte gar nichts, ich hatte einfach eine Riesenwut.«* Th.: *»Genau, das habe ich verstanden, das haben sicher auch die anderen gesehen, aber was denken Sie denn, wie die anderen jetzt auf Sie reagieren?«* Pat.: *»Die haben jetzt wohl Angst vor mir.«* Th.: *»Sieht so aus. Wollen Sie das?«* Pat.: *»Nein, natürlich nicht, die sollen keine Angst haben vor mir.«* Th.: *»Was sollen sie denn dann? Wie wollen Sie denn, dass die anderen mit Ihnen umgehen?«* Pat. beginnt zu weinen: *»Das ist ja die Scheiße, das passiert mir immer wieder, dann wollen mich alle loswerden, ich bin zu nichts gut, alle hassen mich, ich sollte mich umbringen, hier ist es genauso wie überall, die Gruppe ist der letzte Mist.«*
- **Skillstrainerin bietet Skills als Lösungsmöglichkeiten an:** Th.: *»Ich sehe und spüre Ihre Verzweiflung, Sie haben das Gefühl, dass sich das nie ändert? Andererseits sind Sie ja genau dafür hier in der Skillsgruppe, um Fertigkeiten zu lernen, wie Sie mit Wut und Aggression besser umgehen können. Es ist auch logisch, dass das nicht sofort funktioniert, sonst bräuchten Sie die Gruppe ja gar nicht. Also machen wir das Beste draus. Vielleicht können wir genau diese Situation von heute nutzen, um genauer zu verstehen, was diese Wut ausgelöst hat, und insbesondere, was für Skills Sie anwenden können, um ihre Wutimpulse besser*

zu steuern und die akute Wut mithilfe von Skills herunterzuregeln. Einverstanden?« Pat.: *»Ja, klar, aber ich habe keine Ahnung.«*

- **Skillstrainerin delegiert die Bearbeitung an die Einzeltherapeutin.** Th.: *»Genau, das ist ja auch unser Job, Ihnen dabei zu helfen. Wie machen wir es? Wollen Sie selbst Ihre Einzeltherapeutin informieren, dass Sie gemeinsam eine Verhaltensanalyse erarbeiten und die Skills zur Regulation von Wut lernen, oder soll ich das in unserer Teambesprechung ansprechen?«* Pat.: *»Ich mache das schon.«* Th.: *»Prima, dann können Sie sich ja schon mal vorbereiten und die Verhaltensanalyse ausfüllen (2.7 AB 6; Patienten-Manual, S. 416) und vielleicht die Info und Arbeitsblätter zu Wut und Zorn durcharbeiten? (2.5 IB 11; AB 3; Patienten-Manual, S. 189; 195)«* Pat.: *»Okay.«*
- **Skillstrainerin bereitet die Widergutmachung in der Gruppe vor.** Th.: *»Und noch was: Was könnten Sie denn tun, um ihren Stand gegenüber den anderen etwas zu verbessern?«* Pat.: *»Keine Ahnung, die denken eh, ich bin völlig bescheuert.«* Th.: *»Nun, was die anderen wirklich denken, wissen wir nicht, das ist eine Vermutung. Aber wahrscheinlich haben sie Angst vor Ihnen. Was könnten Sie denn dagegen tun?«* Pat.: *»Schwierig … vielleicht sollte ich ihnen klarmachen, dass ich niemals Personen angreife?«* Th.: *»Guter Anfang, vielleicht stellen Sie das nächste Mal in der Gruppe kurz ihre Verhaltensanalyse vor und die neuen Skills zur Regulation von Wut und erklären, dass Sie genau daran arbeiten möchten?«* Pat.: *»Okay, das kann ich tun.«* Th.: *»Prima, ich unterstütze Sie gerne dabei.«*

Priorität 2: Entwicklung von Skills-Kompetenzen

Gehen wir davon aus, dass Sie die überwiegende Zeit in der Skillsgruppe mit Priorität 2 verbringen, also damit, Skills zu lehren, zu üben und zu generalisieren. Die Handreichungen dazu finden Sie im Überblick im Kapitel 1.6 und jeweils spezifisch aufgearbeitet für die einzelnen Module im Kapitel 2 dieses Bandes.

Priorität 3: Therapiestörendes Verhalten

Natürlich stellen die formalen und strukturellen Bedingungen in Skillsgruppen hohe Anforderungen an Patientinnen mit Störungen der Emotionsregulation oder komplexer PTBS.Vergessen wir nicht, dass viele Teilnehmerinnen an zusätzlichen Störungen aus dem Spektrum der Neurodiversität leiden, wie etwa an ADHS oder Autismus. Es sollte Sie also nicht verwundern, wenn immer mal wieder Verhaltensmuster auftauchen, die im Allgemeinen als störend empfunden werden: Patientinnen dissoziieren, geben sich betont gelangweilt, balancieren halsbrecherisch auf ihren Stuhlkanten, fläzen sich provokativ lässig in ihre Sessel oder bauen ganze Wagenburgen von Kuscheltieren um sich herum. Wie damit umgehen? Wenn Sie jedes dysfunktionale Verhalten ansprechen und korrigieren, werden Sie sehr viel Zeit verlieren und außerdem ein ziemlich unangenehmes Arbeitsklima generieren. Wenn Sie alles durchgehen lassen, wird das dem Lernklima auch nicht besonders zuträglich sein. Am besten schlagen Sie einen Mittelweg ein: Kleinere Störungen können Sie durchaus ignorieren, andere Störungen können Sie nutzen, um »Skills on the Spot« auszuprobieren, also etwa antidissoziative Skills anzubieten, gröbere Störungen sollten Sie im Einzelgespräch nach der Skillsgruppe ansprechen.

1.4.2 DBT-Grundannahmen

Auf der großen Feier zu Marsha Linehans Emeritierung an der University of Washington sollten einige wichtige Wegbegleiter mit wenigen Sätzen Marshas Bedeutung skizzieren – für ihr eigenes Leben, für Borderline-Patientinnen, für die Psychotherapie und für den Rest der Welt. Natürlich gab es viele bewegende, lustige und sentimentale Beiträge. Aber alle, die dabei waren, waren sich einig, dass Allan Frances herausstach: Er sprach nämlich so gut wie gar nichts. Er nahm einfach einen Plastikbecher und eine Schere. Dann schnitt er mehrere Löcher in den Becher und füllte ihn mit Wasser. Natürlich ergoss sich das Wasser aus allen Ritzen und Löchern auf den kostbaren Parkettboden der Aula. »This was before Marsha« (»Das war vor Marsha.«) sagte er, »no one had a clue how to handle these patients« (»Niemand hatte eine Idee, wie man mit diesen Patienten umgehen sollte«). Dann nahm er einen zweiten, einen dritten und einen vierten Plastikbecher und malträtierte diese ebenso. Natürlich rieselte das Wasser auch durch diese Becher. »Really, nobody had a clue. It was like throwing the gifts of God into a barrel without bottom« (»Tatsächlich hatte niemand eine Ahnung. Das war wie ein Fass ohne Boden.«). Dann steckte er drei der Becher ineinander – deutlich weniger Wasser rieselte heraus. Und als er schließlich den vierten löchrigen Becher hinzufügte, da waren die Becher vollkommen dicht. »And this is after Marsha«, sagte Allan Frances, »we have learned that we have to work as a team« (»Und das ist nun nach Marsha: Wir haben gelernt, dass wir als Team arbeiten müssen«).

Das, was der ehemalige Chairman des DSM-IV, also einer der ganz Großen der US-amerikanischen Psychiatrie, so genial auf den Punkt brachte, hat die Psychotherapie von Patienten mit komplexen Störungen fundamental verändert: Im Rahmen der DBT spielt sich die Behandlung **nicht länger im dyadischen Kontext** eines therapeutischen Hinterzimmers ab, sondern im Rahmen eines offenen, **transparenten Teams**, das sich gegenseitig unterstützt, kritisiert, korrigiert – und die Patientinnen sind Teil dieses Teams.

Alle Therapeutinnen, die nach den Richtlinien der DBT arbeiten, einigen sich deshalb auf einige **Grundannahmen**, die die Arbeit mit den Patientinnen, aber auch die Zusammenarbeit im Team bestimmen sollten (siehe auch Therapeutenblatt TB 1, Kapitel 1.7):

1. Das übergeordnete Ziel der DBT ist, Menschen dabei zu helfen, ein sinnerfülltes Leben aufzubauen – für sich selbst und für diejenigen, für die sie Verantwortung tragen. Viele Patientinnen haben zu Beginn der Behandlung keine konkrete Vorstellung davon, wie dies aussehen sollte. Die Therapeutinnen helfen dabei, sinnerfüllte Ziele zu identifizieren.
2. Die Grundhaltung der DBT-Therapeutinnen umfasst die vier Komponenten von Wise Mind: liebevolle Güte, Mitgefühl, Freude für andere und Gelassenheit:
   - Das bedingungslose Wohlwollen, die Freundlichkeit, das aktive Interesse und die Sorge um das Wohlergehen unserer Klienten, unseres Teams und von uns selbst.
   - Die Weisheit, dass Leiden und Scheitern Teil der gemeinsamen menschlichen Erfahrung ist: die Bereitschaft, das Leiden unserer PatientInnen und von uns selbst zu teilen und zu tragen; die Überzeugung und Ermutigung, unsere PatientInnen und unsere Teammitglieder zu motivieren, die Folgen hochgradig aversiver zwischenmenschlicher Erfahrungen zu überwinden.
   - Die Freude und das Vergnügen, wenn es unseren PatientInnen besser geht und sie beginnen, ihr Leben sinnerfüllt zu gestalten.
   - Die Fähigkeit, auch inmitten von Schwierigkeiten, Stress, Spannungen und Provokationen ruhig und gelassen zu bleiben; die radikale Akzeptanz der Tatsachen, die wir nicht ändern können, und die radikale Akzeptanz, dass auch unsere Wirksamkeit ihre Grenzen hat.
3. Achtsamkeit lehrt uns, einen ausgewogenen Umgang auch mit eigenen negativen Emotionen zu pflegen, sodass Gefühle weder unterdrückt noch übertrieben werden. Negative Gedanken und Gefühle werden mit Offenheit beobachtet und in achtsamer Aufmerksamkeit gehalten.
4. Menschen mit Borderline-Störung oder komplexer PTBS wollen von ihren Symptomen genesen und ihr dysfunktionales Verhalten ändern. Auf der anderen Seite gibt es viele Parameter, die dafür sorgen, dass alles beim Alten bleibt. Dementsprechend ist es unsere Aufgabe, unsere PatientInnen kontinuierlich zu motivieren. Wir achten darauf, nicht ungewollt dysfunktionales Verhalten zu belohnen oder funktionales Verhalten zu bestrafen.
5. Menschen mit Borderline-Störung oder komplexer PTBS sind durch die Hölle gegangen und sie verdienen unser volles Mitgefühl. Dennoch werden sie in der Hölle bleiben und sie können anderen die Hölle bereiten, wenn wir ihnen nicht helfen, sich selbst zu motivieren, den neuen Weg zu gehen.
6. Menschen mit Borderline-Störung oder komplexer PTBS müssen neue Verhaltensweisen im sozialen Kontext ausprobieren und manchmal ist der soziale Kontext Teil des Problems.
7. Therapeutinnen, die mit Borderline-Patientinnen oder mit schwer traumatisierten Menschen arbeiten, brauchen professionelle Unterstützung und Mitgefühl.
8. Das Konsultationsteam hilft den Therapeutinnen, sich selbst zu motivieren, die Behandlungsziele zu definieren, sich an das Manual zu halten und Akzeptanz und Veränderung in Einklang zu bringen.
9. Patientinnen können in der DBT nicht versagen.
10. Die Prinzipien der DBT gelten gleichermaßen für Patientinnen und Behandlerinnen.

Die erste Grundannahme *(Gestaltung eines sinnerfüllten Lebens)* betont, dass es **nicht darum geht, lediglich die Symptome der psychischen Störungen zu reduzieren oder dysfunktionales Verhalten zu ändern**. Vielmehr geht es letztendlich darum, den Patientinnen im Sinne des Empowerments zu helfen, ein Leben zu gestalten, das ihren eigenen Wertvorstellungen entspricht – auch wenn dies manchmal schwierig ist und Erinnerungen an traumatische Erfahrungen der Vergangenheit wie schmerzhafte Narben verbleiben. Die Arbeit an den eigenen Zielen ist ein **iterativer, das heißt wachsender und wiederkehrender Prozess**, der den gesamten Therapieverlauf der DBT durchdringt und begleitet. Zu Beginn der Therapie ist es für die meisten Betroffenen ausgesprochen schwierig, eine Idee von sinnerfülltem Leben zu entwickeln oder auch nur persönliche Werte zu definieren. Die Gründe erschließen sich, wenn man sich die Maslowsche Bedürfnispyramide vor Augen führt: Hier steht die »Selbstaktualisierung«, also die Umsetzung eigener Ziele an der Spitze, also an letzter Stelle. Man kann sich um seine eigenen Werte und Ziele erst kümmern, wenn man sich keiner Bedrohungen der körperlichen Unversehrtheit und Sicherheit, der sozialen Zugehörigkeit und des sozialen Status ausgesetzt sieht (Maslow 1943). Und da genau diese Bedrohungsmuster zentrale Automatismen von traumaassoziierten Störungen wie Borderline-Störung oder komplexer PTBS sind, haben unsere Patientinnen häufig Schwierigkeiten, sich persönliche Ziele vorzustellen oder diese gar umzusetzen, solange sie ihre körperliche Unversehrtheit durch Intrusionen und Flashbacks gefährdet sehen oder die Angst vor Verlassenwerden und sozialem Ausschluss ihr Verhalten dominiert.

Dennoch ist eine positive Utopie, also eine Idee, wie das Leben ohne die Störung aussehen könnte, ein wichtiger Bestandteil von Hoffnung und daher ein sehr starkes Motiv, das Kraft gibt, eine anstrengende Therapie und auch schwierige emotionale Lernprozesse durchzustehen. Einzeltherapeuten sollten in der DBT sehr früh an positiven Therapiezielen arbeiten.

Auch als Skillstrainerin können Sie die Patientinnen, etwa **im Vorgespräch, anregen, klare positive Therapieziele zu benennen** und diese auch zu verschriftlichen (2.2 AB 3; Patienten-Manual, S. 41; und TB 4, Kapitel 1.7). Falls Patientinnen Schwierigkeiten haben, die eigenen Werte zu benennen, können Sie das Werteprofil heranziehen (2.7 AB 4 und AB 5; Patienten-Manual, S. 409; 413). Nützliche Fragen wie: »*Was würden Sie mit Ihrem Leben anfangen, wenn die Borderline-Störung oder die komplexe PTBS Sie nicht mehr daran hindern würde?*« und: »*Welche kleinen Schritte auf diesem neuen Weg könnten Sie schon mal unternehmen?*« können schon zu Beginn gestellt werden, sollten dann gegen Ende der Therapie noch einmal aufgegriffen werden, um tatsächlich neue Wege zu beschreiten. Marsha Linehan bezeichnete dieses informelle Vorgehen als »Life Worth Living Discussion«, das idealerweise am Beginn jeder Therapie stehen sollte. Das Skills-Manual bietet nun formalisiert Arbeitsmaterialien zur Exploration von Werten und Zielen sowie Tools zur Umsetzung und Entwicklung von neuen Gewohnheiten, die bereits zu einem frühen Stadium der Therapie eingesetzt werden können und dann zu einem ständigen Begleiter werden (2.7 AB 2; AB 3; Patienten-Manual, S. 404; 408).

Noch einmal zusammengefasst: Das **übergeordnete Ziel** des Skillstrainings ist keinesfalls, Skills zu erlernen. So wie man Vokabeln nicht um ihrer selbst willen erlernt, sondern um eine Fremdsprache zu sprechen. **Skills sind immer Mittel zum Zweck, ein sinnerfülltes Leben zu entwickeln – für sich selbst und für diejenigen, für die unsere Patientinnen Verantwortung tragen.** Wir haben diesen Passus, also die Aussage, dass es immer auch darum geht, sich um andere zu kümmern, bewusst als Erweiterung von Linehans Grundannahmen hinzugefügt, um zu verdeutlichen, dass wir die Patientinnen nicht isoliert sehen, sondern immer auch eingebettet in ihr soziales Umfeld. Gerade weil sich die DBT auf die Prinzipien der buddhistischen Philosophie als ein zentrales Prinzip verständigt, ist »rechtes Handeln«, also die Reflexion der Wirkung des eigenen Handelns auf andere, sowie die **Übernahme von Verantwortung** für das eigene Handeln ein wesentliches Merkmal. Jeder Mensch, der *Wise Mind* praktiziert, wird sich seiner ethischen Verantwortung gegenüber sich selbst und anderen bewusst. »Genesung« ist immer ein reziproker und resonanter Prozess: Indem wir liebevolle Güte für andere kultivieren, empfinden wir dies auch für uns selbst und umgekehrt. Indem wir Mitgefühl für uns selbst entwickeln, entwickeln wir immer auch Mitgefühl für andere und umgekehrt. Wir erfahren Glück, indem wir uns über das Glück eines anderen Menschen freuen, und auch die Gelassenheit entwickelt sich reziprok. Menschen sind keine solitären Wesen. **Eigene traumatische Erfahrungen in der Vergangenheit mögen viele schwierige mentale Prozesse verständlich machen, aber sie legitimieren niemals dazu, andere Wesen schlecht zu behandeln.**

Die zweite Grundannahme (*Die Grundhaltung der DBT-Therapeutinnen umfasst die vier Komponenten von Wise Mind: liebevolle Güte, Mitgefühl, Freude für andere und Gelassenheit.*) formuliert die therapeutische Grundhaltung als fortwährende Praxis von *Wise Mind*. Wie in Kapitel 2.3 ausführlich beschrieben wird, greift die DBT mit *Wise Mind* einige zentrale buddhistische Topoi auf, deren Wurzeln weit in präbuddhistischer Zeit gründen. *Wise Mind* (»citta«) beschreibt die Erfahrung von liebevoller Güte (»metta«), Mitgefühl (»karuna«), Freude für andere (»mudita«) und Gelassenheit (»upekkha«). Wir können *Wise Mind* als eine affektiv resonante Erfahrung beschreiben, für die wir uns öffnen, indem wir mit anderen Lebewesen liebevoll, mitfühlend, freudig und gelassen in Verbindung treten. Diese Erfahrung ist für alle **Menschen gleichermaßen offen**, sie ist uns jedoch nicht in die Wiege gelegt. Vielmehr geht es darum, diese Erfahrungen zu kultivieren, das heißt, sich eine Vorstellung davon machen, und dann das eigene Verhalten zu modifizieren, indem man sich diesem Ideal fortwährend annähert. DBT-Teams unterstützen sich gegenseitig darin, indem wir etwa Wise-Mind-Übungen zu Beginn der Konsultationsteams durchführen, aber auch indem wir uns fortwährend daran erinnern und einander bestärken.

Die **dritte Grundannahme** (*Achtsamkeit lehrt uns, einen achtsamen Umgang mit unseren eigenen negativen Emotionen zu pflegen*) verweist auf eine therapeutische Kernkompetenz, die sich am griffigsten mit dem englischen Term »reacting without reaction« beschreiben lässt. So sollten Therapeutinnen fortwährend in emotionaler Resonanz mit ihren Patientinnen stehen, also mitfühlend und mitschwingend, ohne jedoch diese Emotionen in Handlungen umzusetzen. Äußert sich eine Patientin etwa beleidigend über die Inkompetenz der Therapeutin, so wird diese ihren eigenen berechtigten Ärger durchaus wahrnehmen und auch zulassen, jedoch nicht in Form von aggressiven Antworten zum Ausdruck bringen, sondern diese Wahrnehmung verbalisieren. *»Sie beschreiben mich gerade als völlig inkompetent, wollen Sie wissen, was dies in mir auslöst? Nun, ich fühle mich gekränkt und auch enttäuscht. Wollten Sie dies bezwecken?«* Auf diese Weise wird der Patientin die Wirkung ihres Verhaltens auf andere verdeutlicht, ohne dass es zum Eklat kommt. Diese prozedurale Fähigkeit, also das annehmende Beobachten und Beschreiben der eigenen Emotionen ohne deren Umsetzung in Handlungen, wird in Achtsamkeitsübungen kultiviert.

Die **vierte Grundannahme** (*Menschen mit Borderline-Störung oder komplexer PTBS wollen von ihren Symptomen genesen und ihr dysfunktionales Verhalten ändern. Wenn sich die Patientin optimaler verhalten könnte, so würde sie dies tun! Auf der anderen Seite gibt es viele Parameter, die dafür sorgen, dass alles beim Alten bleibt.*) will uns gerade in schwierigen Zeiten daran erinnern, dass unsere Patientinnen selbstverständlich ein genuines Interesse daran haben, ihr Leid zu reduzieren, dass es manchmal aber äußerst schwierig sein kann, die entsprechende Motivation aufzubringen. Statt die »Schuld« nun bei der Patientin zu suchen (»Frau X ist einfach nicht motiviert«), sind wir als DBT-Therapeutinnen angehalten, gemeinsam diejenigen Parameter zu verstehen, die sie daran hindern, die entsprechende Veränderungsmotivation aufzubauen. Bisweilen scheitern wir daran, dann ist das so. Wir können nicht alle Zusammenhänge ergründen und sollten der Gelassenheit im Sinne von Wise Mind Respekt erweisen.

Die **fünfte Grundannahme** (*Menschen mit Borderline-Störung oder komplexer PTBS sind durch die Hölle gegangen und sie verdienen unser volles Mitgefühl. Dennoch werden sie in der Hölle bleiben und sie können anderen die Hölle bereiten, wenn wir ihnen nicht helfen, sich selbst zu motivieren, den neuen Weg zu gehen.*) beschreibt einen häufigen und leider oft sehr hinderlichen Standpunkt der Betroffenen: Warum soll ich kämpfen, um meine Ziele zu erreichen, obwohl mir dies alles angetan wurde? In Vorwegnahme dieser Problematik führen DBT-Therapeutinnen bereits zu Beginn der Therapie gerne folgende Metapher ein: »*Stellen Sie sich vor, ein Mann ist auf dem Heimweg von der Arbeit, der ihn an einem Fluss entlangführt. Plötzlich, aus heiterem Himmel, wird er überfallen und in den Fluss gestoßen. Nun, da der Mann ja wirklich nicht freiwillig in den Fluss gesprungen ist – bedeutet dies, dass er nicht selbst an Land schwimmen muss?*« Man sollte diese Problematik nicht unterschätzen und immer wieder im Verlauf der Therapie ansprechen.

Die sechste Grundannahme (*Patientinnen müssen neues Verhalten im relevanten Kontext erlernen, und manchmal ist der Kontext das Problem.*) verdeutlicht die Notwendigkeit, neu erlernte Fertigkeiten (Skills) nicht nur unter »Ruhebedingungen«, also während emotionaler Balance zu trainieren, sondern diese auch unter emotionaler Belastung und starkem Stress anzuwenden. Daher ist Skillstraining meistens so konzipiert, dass genügend Zeit bleibt, »Hausaufgaben«, also die Umsetzung der erlernten Skills unter Alltagsbedingungen, zu besprechen. Krisensituationen können immer auch als Chance genutzt werden, die Fertigkeiten zu vertiefen. Man tut jedoch gut daran, zu berücksichtigen, dass der soziale Kontext, also Partnerschaften, Familien usw., bisweilen erheblichen Anteil an der Aufrechterhaltung dysfunktionaler Prozesse hat. Diese häufig komplexen Parameter sind im Skillstraining oft nur unzureichend zu verstehen und noch schwieriger zu verändern. Steht keine begleitende Einzeltherapeutin zur Verfügung, sollte man sich ab und an etwas Zeit nehmen, diese Aspekte zu betrachten. Häufig brauchen auch die Angehörigen Unterstützung.

Die **siebte Grundannahme** (*Therapeutinnen, die mit Borderline-Patientinnen oder mit schwer traumatisierten Menschen arbeiten, brauchen professionelle Unterstützung und Mitgefühl.*) formuliert die Notwendigkeit einer fachlichen und emotionalen Unterstützung für Mitglieder des Behandler-Teams. Je nach Ausprägungsgrad der Störung birgt die Arbeit mit Trauma-Folgestörungen oft auch eine besondere Belastung für den psychischen Verarbeitungsprozess der Behandler. Taucht man in die Biografien der Patientinnen ein, so wird man oft mit der gesamten Wucht menschlicher Grausamkeit, Kälte oder auch Hilflosigkeit konfrontiert. Dies hinterlässt Spuren – bei jeder und bei jedem von uns. Gerade junge Therapeutinnen werden etwa nach ihrer ersten intensiven PTBS-Traumatherapie nicht mehr dieselbe unbelastete Person sein wie vorher. Viele Therapeutinnen und Therapeuten (dies betrifft natürlich auch die Männer!) berichten über vorübergehende Störungen der eigenen Sexualität, über Schwierigkeiten mit eigenen Fantasien und mit Geschlechterrollen. Besonders belastend ist das empathische Mitfühlen von Ohnmacht und erlittener Demütigung, wenn man Kinder in demselben Alter hat, in dem die Patientin missbraucht wurde. Und dennoch sind wir immer beides: Zeugen und Therapeuten. Unser Beruf bringt es mit sich, dass wir tiefste Not und Verzweiflung emotional teilen und dennoch einen kühlen Kopf bewahren sollten, um der Patientin zu helfen, ihre Wahrnehmungs- und Verhaltensmuster zu ändern. Unseren Patientinnen ist mit Sicherheit nicht geholfen, wenn wir nur zuhören und in geteilter Not versinken. Marsha Linehan mahnt hier: **»Don't fall into the pool.«** Also: Fallen Sie nicht in den Sumpf. Denn wenn Sie selbst im Sumpf feststecken, können Sie nicht mehr helfen. Machen Sie sich immer wieder bewusst: Die Patientin hat überlebt, und ihre Erfahrungen gehören der Vergangenheit an. Es liegt an Ihnen, die Balance zwischen Orientierung am Vergangenen und Orientierung an der Zukunft in Richtung ungefährlicher Gegenwart zu verschieben. Im Zweifelsfall teilen Sie Ihre Sorgen im Konsultationsteam! Nicht nur die Arbeit mit Missbrauchsopfern birgt ein hohes Maß an emotionaler Intensität und erfordert enorme Energie – besonders, wenn die Patientinnen chronisch suizidal sind. Dies sollte, auch um Burnout-Phänomenen vorzubeugen, im Rahmen der Konsultationsgruppe gewürdigt und emotional aufgefangen werden. Fordern Sie Raum, um Ihre eigenen Reaktionen auf die Traumata zu besprechen! Falls dies in der Gruppe nicht geht, so sollten Sie auf alle Fälle mindestens eine andere Therapeutin (Therapeuten) auf Ihrer Seite wissen, der/dem Sie sich anvertrauen können (siehe auch Kapitel 4.6).

Hieraus folgert sich schlüssig die **achte Grundannahme** der DBT, die die Funktion der Konsultationsgruppe vorgibt: *Das Konsultationsteam hilft den Therapeutinnen, sich selbst zu motivieren, die Behandlungsziele zu definieren, sich an das Manual zu halten und Akzeptanz und Veränderung in Einklang zu bringen.* Wie weiter unten in Kapitel 1.5 ausgeführt, obliegt der Konsultationsgruppe die Fallführung. Damit unterscheidet sich diese Therapieform deutlich von den meisten Intervisionen oder Supervisionen: Es ist nicht so, dass Sie als Therapeutin für das Gelingen der Therapie allein verantwortlich sind und die Konsultationsgruppe in Ihrem eigenen Ermessen konsultieren können, um etwaige Ratschläge dann anzunehmen oder zu verwerfen. Vielmehr steuert die Konsultationsgruppe die Behandlung und hilft Ihnen und Ihrer Patientin, gemeinsam die definierten Therapieziele zu erreichen. Dies hat Vor- und Nachteile: Zunächst stellt es eine große Entlastung dar. Die Verantwortung für Schlüsselentscheidungen (z.B. etwaige stationäre Aufenthalte) wird immer von der Konsultationsgruppe getragen. Andererseits können Sie nicht einfach tun, was Sie wollen. Die Konsultationsgruppe wird Ihnen helfen, sich an den Regeln und Prinzipien der DBT zu orientieren.

Die **neunte Grundannahme** (*»Patienten können in der DBT nicht versagen.«*) verdeutlicht eine eigentlich selbstverständliche therapeutische Position: Niemand wird auf die Idee kommen, das Versagen einer Chemotherapie einem an Krebs leidenden Patienten anzulasten. Falls die Therapie stagniert oder es zu Therapieabbrüchen kommt, so sind die Ursachen in dem angewandten therapeutischen Konzept, den eigenen Ressourcen, der Supervision oder der mangelhaften Ausbildung des Therapeuten zu suchen – und nicht einem Versagen der Patientin. Das sollte man der Patientin auch so mitteilen. Die Grundannahme entfaltet zudem ihre Wirkung, indem sie sich entschieden gegen die häufig tief verankerten negativen Selbstbilder und Ängste der Patientinnen stellt und somit ein »dialektisches Fenster« öffnet. Viele Patientinnen fürchten, in der Therapie »zu versagen«, oder bringen einschlägige Vorerfahrungen mit. Diese Ängste können im sokratischen Dialog aufgegriffen werden: Was bedeutet »Versagen« für die Patientin?

Welche Erfahrungen hat sie damit gemacht? Auf dieser Basis kann die Grundannahme helfen, Mut, Akzeptanz und Gelassenheit im therapeutischen Prozess zu fördern.

Die **zehnte Grundannahme** (*Die Prinzipien der DBT gelten gleichermaßen für Patientinnen und Behandlerinnen.*) erschließt sich eigentlich schon aus der *Wise-Mind*-Grundhaltung. DBT ist weit mehr als ein psychotherapeutisches Programm, DBT ist auch eine Weisheitslehre, die hilft, ein eigenes sinnerfülltes Leben zu gestalten. Uns allen.

1.4.3 Dialektik

Schalten wir uns mitten in ein Vorgespräch zur Teilnahme an einer Skillsgruppe: Die Patientin ist sehr besorgt. Sie hat früher schlechte, herabwürdigende Erfahrungen in Gruppen gemacht, sieht sich selbst als minderwertig an und hat große Angst, dass die anderen Mitglieder der Skillsgruppe dies bemerken werden und sich wieder lustig machen über sie. Ihre Einzeltherapeutin jedoch, die sie sehr schätzt, besteht darauf, dass sie an dieser Skillsgruppe teilnimmt. Im Vorgespräch hört sich die Skillstrainerin diese Bedenken eine Weile an, dann fragt sie: *»Was genau befürchten Sie denn, was geschehen könnte?« »Die anderen könnten sich über mich lustig machen und mich dissen«, meint die Patientin. »Und dann?«*, fragt die Therapeutin. *»Das würde ich nicht aushalten«*, meint die Patientin. *»Sie würden gerne Anerkennung finden in der Gruppe und haben Angst davor, dass das nicht klappt?«*, versucht die Therapeutin zu klären, *»das kann ich gut verstehen, so was fühlt sich nicht gut an.«* Nach kurzer Überlegung meint sie weiter: *»Ich fürchte, Sie haben ein Problem. Einerseits wollen Sie gerne in eine Gruppe aufgenommen und von dieser anerkannt werden, andererseits können Sie gar nicht in die Gruppe, weil es Ihnen wichtig ist, auf keinen Fall abgelehnt zu werden.«* Nun legt die Therapeutin eine Pause ein. Die Patientin wird spürbar unruhig und blickt erwartungsvoll auf: *»Ja, und jetzt?«* Darauf die Therapeutin: *»Genau ... und jetzt?«* Und nach einer Pause: *»Vielleicht sollten Sie einfach akzeptieren, dass Ihnen die Anerkennung der anderen so wichtig ist, dass Sie lieber allein bleiben.«*

Lassen wir die beiden einen Augenblick allein und die aufgeladene Spannung wirken. In der Sprache der DBT nennt man dies ein dialektisches Dilemma, und die beschriebene therapeutische Technik heißt »enter the paradox«. Dabei zielt die Therapeutin darauf, die immanente Widersprüchlichkeit einer festgefahrenen Situation herauszuarbeiten und diese dann wirken zu lassen, **bis die Patientin eine eigene, neue Sichtweise oder Lösung entwickelt**.

Will man das Verhältnis von Veränderung und Akzeptanz in der DBT beschreiben, so ist der Begriff der Balance, obgleich in der Welt der DBT ein geläufiges Idiom, zwar eingängig, aber leider nicht besonders glücklich gewählt. Insbesondere das viel zitierte Bild einer Wippe, auf deren Enden jeweils die Extreme eines Kontinuums platziert werden, suggeriert, dass das Optimum in Form eines Kompromisses eine wohltemperierte Mitte wäre – so wäre also der Kompromiss zwischen Akzeptanz und Veränderung etwa ein bisschen Akzeptanz und ein bisschen Veränderung. Viele Gespräche mit M. Linehan haben mir jedoch verdeutlicht, dass dies bei Weitem nicht so gemeint ist.

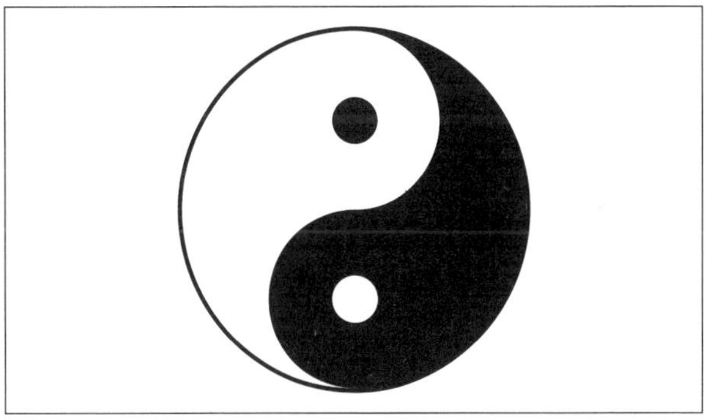

Abbildung 1.4.4 In der Akzeptanz liegt der Keim der Veränderung

Der Grundgedanke der Dialektik in Sinne der DBT speist sich aus der Idee der Inklusion. Das heißt, die jeweiligen Extreme werden nicht als getrennte, widersprüchliche separierte Entitäten aufgefasst, die entweder voneinander abgegrenzt werden oder durch einen Kompromiss zu verbinden sind, sondern als eine Einheit: Gerade weil die Patientin in obigem Beispiel ein so hohes Bedürfnis nach sozialer Anerkennung hat, hat sie große Angst vor Zurückweisung, und gerade weil sie deshalb ein sozial isoliertes Leben führt, ist ihr die soziale Anerkennung so wichtig. Erst die tiefere Akzeptanz der Dinge in ihrem So-Sein eröffnet den Blick auf die Veränderung und Veränderung ist im So-Sein der Dinge, wie sie sind, bereits angelegt. Dabei sind auch wir Therapeuten Teil der Dinge, wie sie sind. Manchmal schwingen wir hin und her zwischen Demut und Ungeduld, dann verlieren wir Energie. Und manchmal gelingt es, uns in einen Zustand kraftvoller Akzeptanz zu versetzen und ein Teil von tiefgreifenden Veränderungsprozessen zu werden. Vielleicht versinnbildlicht das altbekannte daoistische Symbol von Yin und Yan am ehesten das DBT-Verständnis vom Zusammengehören und Zusammenwirken der Gegensätze (siehe Abbildung 1.4.4): In diesem alten Symbol wird deutlich, dass Gegensätze eine einander bedingende Gesamtheit darstellen und dass die Stärkung des einen immer zur Stärkung des anderen führen muss. Dieser Prozess der gegenseitigen Aktivierung kann nun rhythmisch pendeln, wodurch er Energie verliert, oder er kann kraftvoll in der Balance schwingen – dann entsteht gebündelte Energie.

Oder an obigen Beispiel etwas praxisnaher erklärt: Wenn sich die Skillstrainerin im Vorgespräch dazu hätte verleiten lassen, all die wunderbaren Vorzüge der Skillsgruppe aufzuzählen, und primär an die Stärken der Patientin appelliert hätte (*»Das schaffen Sie schon!«*), so hätte dies wohl ihre Angst verstärkt, zu versagen und aus dieser Gruppe erneut ausgeschlossen zu werden. Die Patientin wäre nie in der Skillsgruppe angekommen. Wenn sich die Skillstrainerin jedoch zu sehr auf die Ängste und Schwächen der Patientin fokussiert hätte (*»Welche Unterstützung und Hilfe kann ich Ihnen anbieten, um mit dieser Gruppe zurechtzukommen?«*), hätte dies wahrscheinlich die Selbstwahrnehmung der Patientin als schwach und minderwertig bestätigt und die Angst davor, in der Gruppe zu versagen, verstärkt, mit der Konsequenz, dass die Patientin die Teilnahme verweigert hätte.

Indem die Therapeutin den immanenten Widerspruch (oder Teufelskreis) herausarbeitet (*»Weil Sie Gruppen meiden, fühlen Sie sich allein, und deshalb haben Sie ein intensives Bedürfnis nach Anerkennung, und deshalb haben Sie große Angst, und deshalb versuchen Sie, Gruppen zu meiden.«*), baut sie Spannung auf und diese Spannung schafft Energie für Veränderung.

Indem die Therapeutin dann auch noch den immanenten Widerspruch des Status quo herausarbeitet (*»Vielleicht sollten Sie einfach akzeptieren, dass Ihnen die Anerkennung der anderen so wichtig ist, dass Sie lieber allein bleiben.«*), aktiviert sie die notwendige Energie, um neue Lösungen zu finden. Natürlich funktioniert das nicht immer, aber wenn man Dialektik in der DBT so denkt, wird deutlich, dass dieses beschriebene inklusive Denken kein sanfter, sondern ein hoch energetisierter Prozess ist. Wir wollen *intensive* Akzeptanz, weil dadurch *intensive* Energie zur Veränderung erwächst. M. Linehan hat dieses Konzept nicht erfunden. Hegel hat vor ihr gelebt und einige griechische und persische Denker ebenfalls. M. Linehan ist auch nicht die erste Therapie-Entwicklerin, die dialektische Prinzipien in der modernen Psychotherapie verankert. Diese Ehre gebührt wohl eher Milton Erikson, der Palo-Alto-Gruppe oder auch Steve de Shazer, die dezidiert auf Veränderung durch Fokussierung auf Funktionierendes setzten. Aber M. Linehan war die Erste, die diese Prinzipien in der buddhistischen Philosophie verankerte und damit eine andere Dimension eröffnete.

Vor diesem Hintergrund sollten wir noch einmal versuchen, die beiden zentralen Komponenten des dialektischen Wirkprinzips auszuloten, also Akzeptanz und Veränderung.

1.4.4 Akzeptanz

Die DBT sieht Akzeptanz als ein multidimensionales, prozesshaftes Konstrukt. Prozesshaft, weil Akzeptanz sowohl ein Therapieziel darstellt (etwa die Akzeptanz der eigenen Person) als auch eine interventionelle Methode (etwa die Anwendung von Wise-Mind-Skills zur Förderung von Gelassenheit). Akzeptanz vollzieht sich in Mikro- und Makroprozessen und durchdringt sämtliche Aspekte der Therapie. Charles Swenson, einer der klarsten Didaktiker der DBT, hat diese Prinzipien der Akzeptanz in seinem äußerst lesenswerten Buch »DBT – Principles in Action« zusammengefasst (Swenson 2016):

1. Vergegenwärtigung (presence)
2. Einzigartigkeit (impermanence)
3. Loslassen (non-attachment)
4. Verbundenheit (interbeing)
5. Kausalität (perfect as it is)

Das **erste Prinzip**, die Vergegenwärtigung (presence), meint das Eintauchen in den Augenblick, die fortwährende Ermutigung, sich auf den jeweiligen Moment einzulassen, mit all seinen Facetten, so wie er sich gerade entfaltet. Die Therapeutin ist also präsent mit all ihrer Aufmerksamkeit und teilt und trägt die Erfahrungen der Patientin und lässt sich von ihr berühren, als Mensch, nicht in ihrer beruflichen Rolle. Erleben und Verhalten von traumatisierten Menschen sind geprägt vom Überlebenskampf. Häufig dominiert die Vergangenheit und überschattet die Gegenwart: Überall lauert Gefahr, niemandem kann man trauen, alles ist zu überwachen und zu kontrollieren. Oder kognitionspsychologisch ausgedrückt: Automatisierte Algorithmen determinieren die Interpretationsprozesse und lassen nur wenig Raum, den Augenblick zu entfalten und in seiner gegenwärtigen Schönheit und Vielfalt wahrzunehmen. Das Eintauchen in den Augenblick erfordert Mut, weil man die alten Automatismen überwinden muss; erzeugt Angst und Unsicherheit, weil man die gelernten Kontrollmechanismen beiseitelegen muss; schenkt uns aber Freiheit und

Leichtigkeit, weil im Augenblick nichts Schlimmes passiert, weil sich der Augenblick selbst trägt, und weil man sich von ihm tragen lassen kann.

Das **zweite Prinzip** der Akzeptanz, die Einzigartigkeit (impermanence) bezieht sich darauf, dass dieser eine Moment in seinem So-Sein nicht wiederkommt – alles verändert sich und alles ist im Fluss. Dies bringt den Wert des Augenblicks zum Leuchten und damit auch die Wertigkeit der therapeutischen Arbeit. Indem die Therapeutin den Moment stärkt und würdigt, kann die Patientin damit beginnen, die therapeutische Arbeit als wertvollen und einzigartigen Moment zu erleben. Gerade wenn es um die Relativierung von alten Selbstkonzepten geht, die lange schmerzhaft, aber tragfähig waren, ist es hilfreich, sich auf die menschliche Begegnung mit der Therapeutin zu verlassen. Und wenn wir im Rahmen der Expositions-Arbeit zusammen mit der Patientin belastende Emotionen, Verlassenheit, Zurückweisung oder Ekel und Schmerzen noch einmal aktivieren müssen, dann ist es auch tröstlich, dass dieser Moment sich nicht unendlich fortsetzt. Ich selbst (MB) bin gern in den Bergen und habe mit vielen erfolgreichen Kletterern darüber gesprochen, wie diese mit intensiver Gefahr in großen Wänden umgehen. Alle sind sich einig: Man konzentriert sich dann nur auf diesen einen Moment. Auf diese eine nächste Bewegung. Mit allen Sinnen. Es ist gar keine Zeit, darüber nachzudenken, was alles passieren könnte. Niemand liebt die Gefahr, aber alle lieben diese Momente, in welchen man gezwungen wird, sich im Augenblick aufzulösen. Dafür nehmen Kletterer auch große Gefahren in Kauf. Achtsamkeitsübungen haben denselben Effekt – ohne dass man sich dafür in große Wände begeben muss.

Das **dritte Prinzip** der Akzeptanz, das Loslassen (non-attachment) bezieht sich auf die therapeutische Praxis, Interpretationen, Überzeugungen und auch eigene Wünsche zu relativieren. Auf therapeutischer Seite betrifft dies Annahmen über Patientinnen und deren Leben (die Patientin sollte sich anders verhalten, sie sollte die Therapie-Aufgaben machen, sie sollte sich um ihre Kinder kümmern, sie sollte weniger dissoziieren). Die Praxis des Loslassens von Anhaftungen im »Sollte und Wollte« ist sehr hilfreich, wenn es darum geht, sich nicht in den Strudel von Verzweiflung hineinziehen zu lassen, und sich stattdessen schlicht und einfach auf die Ziele zu fokussieren und weiterhin DBT zu praktizieren. Den Patientinnen und Patienten hilft dieses Prinzip dabei, weniger hohe Ansprüche an sich selbst zu stellen (»Ich muss das auf alle Fälle schaffen.«), automatische Gedanken zu relativieren (*»Ich bin nichts wert, ich bin eine Schlampe.«*), aber auch sehnliche Wünsche (*»Meine Mutter sollte einmal zuhören und anerkennen, dass sie versagt hat.«*) als das zu akzeptieren, was sie sind: sehnliche Wünsche, die nicht immer in Erfüllung gehen müssen.

Das **vierte Prinzip** der Verbundenheit (interbeing) bezieht sich auf die buddhistische – und elementarphysikalische Erkenntnis, dass es keine solitären Entitäten gibt. Das »Selbst« ist ein mentales Konstrukt, das kulturellen, zeitlichen und neuronalen Wandlungen unterworfen ist, das aber keine unabhängige solitäre Größe darstellt. Und da alles mit allem verbunden ist, ist auch die Therapeutin keine solitäre Entität, sondern mit ihrer Patientin verbunden, und zwar auf tieferer Ebene, als sie mit einer beruflichen Rolle definiert werden kann. Aufseiten der Patientin ist das Erleben und Erfahren von Verbundenheit ein essenzieller Bestandteil der Therapie. Die meisten unserer Patientinnen haben wiederholt erlebt, dass enge Bezugspersonen, denen sie vertrauten, ihnen nicht glaubten, sie zurückwiesen oder beschuldigten, selbst verantwortlich zu sein für das, was geschehen ist. M. Linehan prägte dafür den Begriff der traumatischen Invalidierung. Eine der mentalen Folgen dieser fehlgeschlagenen sozialen Synchronisierung ist das Gefühl von tiefgreifender Entfremdung (alienation): die schmerzhafte Wahrnehmung, anders zu sein als alle anderen, nicht dazuzugehören. Wenn die Patientin Momente von Verbundenheit erlebt, so können dies tiefgreifende korrigierende Erfahrungen sein: »Ich saß nach der Therapie im Zug und mit einem Mal begann ich, die Leute zu spüren. Es war wie ein Schleier, der weggezogen wurde, die Welt war voller Gerüche, die Farben sprangen mich an, und ich spürte die anderen Reisenden. Ich begann zu weinen, überwältigt vor Glück«, schilderte mir eine Patientin, die lange Jahre unter dem Gefühl der emotionalen Taubheit (numbness) gelitten hatte.

Das **fünfte Prinzip** der Kausalität (perfect as it is) ist für Menschen mit sozialer oder sexueller Traumatisierung und ihre Therapeutinnen natürlich eine echte Herausforderung. Gemeint ist damit, dass alle Dinge und Prozesse kausal miteinander verbunden sind, das heißt, dass sie bestimmten Gesetzen unterworfen sind, die das Auftreten von Ereignissen bedingen. Daraus folgt, dass alles, was existiert, nicht anders existieren konnte. »Die Dinge sind so, wie sie sind, sonst wären sie anders.« bedeutet jedoch nicht, dass die Dinge »gut sind« oder dass man die Dinge nicht ändern kann und sollte.

Im Gegenteil. Erst wenn man akzeptiert, dass die Dinge sind, wie sie sind, kann man beginnen, sie zu ändern. Für Therapeutinnen und für Patientinnen ist diese Sichtweise hilfreich, um das Leiden zu verringern, das immer dann entsteht, wenn man meint, die Dinge sollten anders sein, als sie sind. – Dazu ist es hilfreich, sich den Unterschied zwischen Leid und Leiden klarzumachen. Vielleicht können Sie genau diesen Aspekt mit Ihrer Patientin erörtern?

Diese hier kurz skizzierten **fünf Prinzipien der Akzeptanz** werden Sie im Skills-Manual wiederfinden: So werden Ihnen etwa die »kleinen Monster« begegnen, also Übungen zum Umgang mit automatischen Gedanken, die das Loslassen von Überzeugungen im Fokus haben, Sie werden Übungen zur mentalen Verbundenheit finden, zur radikalen Akzeptanz der Vergangenheit und zur Fokussierung auf den Augenblick, bis hin zur Körperwahrnehmung ohne Dissoziation. Aber all diese Übungen würden in der Luft hängen, wenn sie nicht eingebunden sind und getragen werden von einer therapeutischen Haltung, die diese fünf Prinzipien zum Leben erweckt.

1.4.5 Veränderung

Auch für das Grundprinzip der Veränderung im Rahmen der DBT identifiziert Charlie Swenson (2016) fünf Prinzipien:
1. Zielsetzung (direction)
2. Kraft (force)
3. Beharrlichkeit (persistence)
4. Technik (technique)
5. Kompetenz (intelligence)

Das **erste Prinzip** (Zielsetzung) markiert die Bedeutung von klar definierten gemeinsamen Behandlungszielen für die Patientin, die Therapeutin und das Konsultationsteam. Die Therapieziele sollten positiv formuliert, messbar, erreichbar und für die Patientin von hoher Relevanz sein. Wenn die Ziele klar sind, entwickeln sich aus der Frage »Was hindert die Patientin daran, diese Ziele umzusetzen?« konkrete Problem- und Bedingungsanalysen, die dann in einen Behandlungsplan münden. Ohne klare Zielsetzung ist es für die Patientin schwierig, die entsprechende Motivation für Veränderung aufzubauen. Therapeutinnen und ganze Behandler-Teams laufen Gefahr, abzudriften und sich in Mikro-Problemen zu verlieren oder Ziele mit Methoden zu verwechseln (die Patientin macht Therapie, um Skills zu erlernen).

Das **zweite Prinzip** (Kraft) meint die Energie, die nötig ist, um Veränderungsprozesse einzuleiten. Diese Energie speist sich aus vielen Quellen: Zum einen setzt eine wertebasierte Zielsetzung auch motivationale Kraft frei – wenn wir etwas sehr Wertvolles erreichen wollen, kämpfen wir stärker darum. Daneben ist auch das Vertrauen in die therapeutische Erfahrung und in die zwischenmenschliche Beziehung eine wichtige Ressource. Auch die Therapeutin braucht Kraft und Energie, sollte also sorgfältig auf erste Anzeichen von Ermüdung und Erschöpfung achten und ihr Konsultationsteam dazu nützen.

Das **dritte Prinzip** (Beharrlichkeit) meint nicht nur die Ausdauer, die nötig ist, um etablierte Erlebens- und Verhaltensweisen zu ändern, sondern auch eine gewisse motivationale Komponente: nicht aufgeben, wenn es schwierig wird, dranbleiben, wenn es eng wird, die Patientin spüren lassen, dass man an den Therapieerfolg glaubt und an die Fähigkeiten der Patientin. Das soll nicht bedeuten, dass einmal gefasste Therapieziele stur verfolgt werden müssen, vielmehr geht es hier um iterative Prozesse. Ziele können und müssen in gewissen Abständen hinterfragt werden, ob sie noch gültig sind. Man kann sie gegebenenfalls ändern, solange sie den übergeordneten Zielen der DBT entsprechen. Zur Beharrlichkeit gehört auch ein gewisses Maß an Sorgfalt, den Therapieverlauf zu monitoren, die Patientin zu ermuntern, die Therapie-Aufgaben zu machen, und das Behandlungsprotokoll durchzuarbeiten.

Zielsetzungen, Energie und Beharrlichkeit sind notwendige, aber nicht hinreichende Ingredienzien, um eine erfolgreiche Therapie durchzuführen. Ohne die entsprechenden interventionellen Kompetenzen und Methoden wäre dies wie ein starker Motor in einem Fahrzeug ohne Getriebe: viel Lärm und Kraft und Aufwand ohne Bewegung.

Das **vierte Prinzip** (Technik) referiert daher auf eine Vielzahl von interventionellen Methoden, die zum richtigen Zeitpunkt eingesetzt werden und damit die erwünschten Veränderungen erst in Gang setzen. DBT bietet hier ein breites Set an Interventionen aus dem Bereich der kognitiven, behavioralen, hypnotherapeutischen und psychodynamischen Schulen.

Kompetenz, das **fünfte Prinzip** der veränderungsorientierten Grundhaltung, weist darauf hin, dass es dann natürlich einen Unterschied macht, wie man Beziehung aufbaut, wie man Sorgen und Ängste der Patientinnen aufgreift, wie man kognitive Fragetechniken einleitet oder eine in-sensu-Exposition durchführt, denn natürlich ist Psychotherapie auch ein Handwerk, das gelernt sein will. Und da kein Meister vom Himmel gefallen ist, ist es im ersten Schritt hilfreich, sich seinen Stärken und Schwächen zu stellen, Videoaufnahmen der Therapiesitzungen zu machen und diese gemeinsam in der Konsultationsgruppe anzusehen, um sich entsprechende Ratschläge einzuholen. Sie sollten auch nicht die Kompetenzen Ihrer Patientinnen unterschätzen. Meistens ist es hilfreich, seine Schwächen offenzulegen und die Patientin um aktive Korrekturen zu bitten. Ich hatte das große Glück, unter meinen Patientinnen viele ausgezeichnete Lehrerinnen zu haben.

1.4.6 Flexibilität

Viele Jahre lang eröffnete M. Linehan ihre DBT-Seminare mit einer Powerpoint-Folie, auf der eine wilde Saxofonistin zu sehen war. Im Hintergrund jamte eine kleine Jazz-Combo, und M. Linehan meinte dann nach einer längeren, spannungsgeladenen Pause trocken: »That's all about DBT; DBT is jazz.«

Damit war tatsächlich alles gesagt: Um guten Jazz zu spielen, bedarf es einer klaren Struktur sowie eines stabilen, aber treibenden Rhythmus, der sich aus der Spannung zwischen Schlagzeug und Bass entwickelt. Der Drummer gibt den stabilen, verlässlichen Takt (acceptance) vor, und unter diesem treibenden Rhythmus wird improvisiert. Die Improvisation ist stets eingewoben in den Rhythmus, setzt aber überraschende Akzente, verlangsamt, beschleunigt, verwirrt und strahlt Klarheit aus, greift Bekanntes auf und führt zu neuem Erleben.

Auch als DBT-Therapeutin werden Sie improvisieren – und zwar nicht aus Verlegenheit, sondern aus Prinzip. Basierend auf einem stabilen Rhythmus zwischen achtsamkeitsbasierter Akzeptanz und veränderungsorientierten, behavioristischen Interventionen, werden Sie sich durch die verschiedenen Phasen der Therapie arbeiten und dabei immer wieder flexibel reagieren, wenn Hindernisse auftauchen, wenn Besonderheiten sich abzeichnen oder alles wieder einmal ganz anders ist, als es im Manual steht oder sein sollte. Man kann das Manual benutzen wie ein Instrument, man kann die verschiedenen Materialien zu verschiedenen Zeitpunkten einsetzen und auch vieles weglassen, wenn man es für unnötig erachtet.

Nur: Wenn man improvisieren will, muss man seine Tonleitern beherrschen und seine Patterns und Arpeggios. Erst wenn man diese Strukturen und Hilfsmittel wirklich beherrscht, kann man loslassen und improvisieren. Nur so wird aus Handwerk Kunst.

1.5 Das Konsultationsteam

1.5.1 Grundlagen des Konsultationsteams

Wie schon erwähnt, benennt Linehan vier Module, in deren Rahmen die DBT vermittelt wird: Neben Einzeltherapie, Skillstraining und Telefoncoaching ist auch das Konsultationsteam eine obligatorische Komponente der Behandlung. Andererseits orientiert sich die DBT an Prinzipien (principle-driven) und nicht primär an formalen Gegebenheiten. Das heißt, der Art und Weise, wie diese Komponenten jeweils umgesetzt werden, wird ein gewisser Spielraum eingeräumt. Wer sich umfassend zum Thema Konsultationsteam in der DBT informieren möchte, dem sei neben dem Kapitel im Manual von Marsha Linehan (Linehan 1993a) das ausführliche Handbuch von Jennifer Sayrs und Linehan (2019) empfohlen.

Warum ist das Konsultationsteam so wichtig?

Das Konsultationsteam wendet die Prinzipien der DBT auf die Therapeutinnen an, um deren Motivation zu verbessern und ihnen zu helfen, sich am Manual zu orientieren. Das gilt auch für Skillstrainerinnen. Wenn wir das Konsultationsteam als aktive, wirksame Komponente in der DBT einsetzen, rückt noch ein dritter Aspekt in den Vordergrund: die sog. Psychohygiene oder Burnout-Prophylaxe. Gerade wenn wir im Rahmen der DBT-PTBS frühe Missbrauchserfahrungen bearbeiten, ist dies nicht nur für unsere Patientinnen, sondern auch für Therapeutinnen oft sehr belastend und macht es manchmal schwierig, sich am Behandlungsplan zu orientieren. Letzteres liegt nicht zuletzt daran, dass die Patientinnen, die häufig große Angst oder Scham davor haben, traumabezogene Themen anzugehen, Therapeutinnen in ihren unbeabsichtigten Vermeidungsstrategien verstärken oder auf adäquate therapeutische Interventionen bisweilen negativ reagieren. Und da Therapeutinnen auf freundliche Zuwendung und Kooperation ihrer Patientinnen positiv reagieren, kann es leicht passieren, dass eine dyadische Einheit sich in therapeutisch seich-

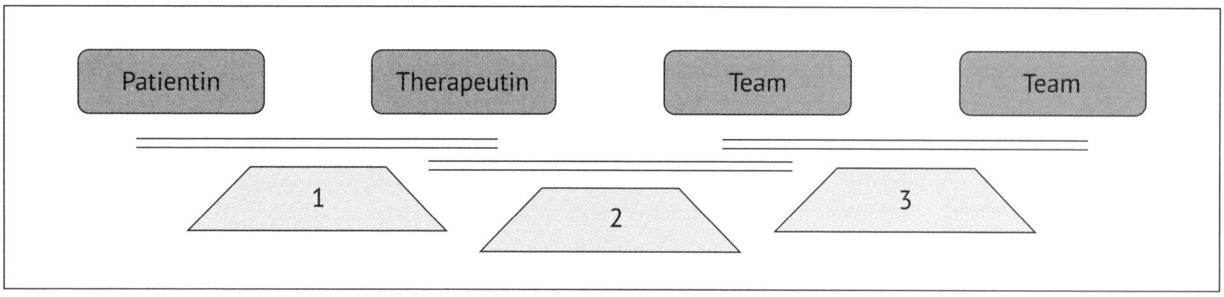

Abbildung 1.5.1 Das Team balanciert die Therapeutin und sich selbst (modifiziert nach Linehan 1993a, S. 424).

tes Gewässer manövriert, sich dabei zunehmend wohlfühlt, aber wenig an der Veränderung von Erleben und Verhalten arbeitet. Oder, um es mit einer Aussage von Marsha Linehan zu formulieren: »Patientinnen belohnen manchmal ihre Therapeutinnen für schlechte Therapie.«

Ein Team ist hier von unschätzbarem Vorteil: Man kann sich gegenseitig unterstützen, man kann seine Unsicherheiten, Ängste und Enttäuschungen teilen. Das Team wird Ratschläge erteilen, Fehler korrigieren und auch Verantwortung übernehmen. Im stationären Setting gehören alle an der Behandlung Beteiligten, also neben Therapeuten, Co-Therapeuten und Pflegekräften auch die Patientinnen, zum Team. Man trifft sich einmal pro Woche zu einer gemeinsamen Besprechung (Teamvisite).

Auch unter ambulanten Bedingungen, und auch, wenn Sie lediglich eine Skillsgruppe durchführen, sollten Sie sich mit einer Gruppe von anderen DBT-Therapeuten und -Therapeutinnen zusammenschließen. In Zeiten der digitalen Vernetzung ist es nicht allzu schwierig, zumindest ein oder zwei Kolleginnen zu finden, mit denen Sie sich einmal pro Woche online gezielt und nach den Regeln der DBT austauschen können. Viele Teams gehen dazu über, zu bestimmten Zeitpunkten im Verlauf der Therapie auch die Patientinnen zu diesen Treffen einzuladen. Stehen externe erfahrene DBT-Supervisoren zur Verfügung, so sollten sich diese darauf konzentrieren, das Team zu unterstützen, auch eigenständig gute Arbeit zu machen. Supervision im klassischen Sinn ist in Linehans DBT-Modell nicht vorgesehen, vielmehr geht es um sehr ausdifferenzierte Intervision.

Das Supervisionskonzept (oder besser, das Intervisionskonzept) der DBT unterscheidet sich damit in einigen wesentlichen Punkten von der herkömmlichen psychotherapeutischen Supervision: Letztere folgt im weitesten Sinn einem Beratungskonzept, in welcher die Supervisorin die Einzeltherapeutin hinsichtlich ihrer Wünsche und basierend auf deren Erwartungen berät. In der DBT übernimmt das Behandler-Team nicht nur die Beratung, sondern auch die Steuerung und letztendlich die Verantwortung für den Erfolg der Behandlung *(die Patientin »gehört« dem Team, nicht der Einzeltherapeutin)*. Steht in der traditionellen psychologischen Supervision also das Anliegen der Therapeutin im Vordergrund, so steht in der DBT die Verantwortung für den Therapieerfolg im Vordergrund. Auch auf der sprachlichen Ebene zeigt sich dieses DBT-Grundverständnis: Wir sprechen von »**unseren** Patientinnen«, und wenn etwas schiefläuft, dann haben *wir* ein Problem, und nicht nur die jeweils behandelnde Einzeltherapeutin.

Dabei ist wichtig, dass das Konsultationsteam nicht direkt in die Behandlung der Patientin eingreift, sondern die Therapeutin »behandelt«: Indem das Team die Prinzipien und Regeln der DBT anwendet, motiviert und korrigiert das Team die Therapeutin, optimale Therapie zu machen. Gleichzeitig sorgen wir im Team für eine spezifische Atmosphäre oder Kultur, manche sagen auch »Spirit«, indem wir die Regeln und Prinzipien der DBT auf das Team selbst anwenden.

Abb. 1.5.1 skizziert diese Zusammenhänge: Das Team hilft der Therapeutin, deren Beziehung zu ihrer Patientin (1) zu balancieren (2). Gleichzeitig wendet das Team die Prinzipien der DBT auf sich selbst an (3). Im Rahmen der Konsultationsgruppe fokussiert das Team also das Erleben und die Verhaltensmuster der Einzeltherapeutin (do therapy to the therapist). Die Therapeutin setzt ihr eigenes Erleben und Verhalten auf die Agenda und nicht das der Patientin. Das Team wendet dann DBT-Strategien an, um die Therapeutin entsprechend zu motivieren und ihr zu helfen, DBT erfolgreich umzusetzen. Der Fokus liegt also nicht primär auf der Veränderung des Verhaltens der Patientin. Um dies mit einem Beispiel zu verdeutlichen: Die Therapeutin berichtet, dass ihre Patientin trotz anhaltender Exposition in sensu keine Abnahme der Intrusionen zeigt. Das Konsultationsteam sieht sich gemeinsam mit der Therapeutin ein Video der entsprechenden Sitzung an und hilft der Therapeutin, deren Techniken zu verbessern. Das Team hilft ihr aber auch, mit ihrer eigenen Ungeduld umzugehen und mit ihrer Frustration, dass die Dinge sich nicht so entwickeln, wie sie sich das wünscht.

Atmosphäre und Kultur des Konsultationsteams

Das DBT-Team lebt die Dialektik zwischen Akzeptanz und Veränderung (acceptance and change). Dies erfordert eine gewisse Offenheit, seine eigenen Schwächen zu zeigen, Bereitschaft, sich und andere zu korrigieren, und damit auch ein gewisses Maß an Vertrauen. Die Therapeutinnen zeigen in den Videos auch ihre eigenen Probleme, sie sprechen offen über ihre Fehler und Ängste. Die anderen Mitglieder des Teams bieten Unterstützung, geben Anregungen und Verbesserungsvorschläge. Wie in jeder Therapie ist eine gute Arbeitsbeziehung zwar eine notwendige, aber keine hinreichende Bedingung für Erfolg. Es geht also nicht nur darum, sich als Therapeutin aufgehoben und unterstützt zu fühlen, die Therapeutin will auch korrigiert werden und möglichst viele konkrete Tipps bekommen, was sie besser machen kann. Diese »wohlwollende Unterstützung« (compassionate support) hilft natürlich auch bei der Verarbeitung von eigenen emotionalen Reaktionen auf das, was wir von den Patientinnen mitgeteilt bekommen. Grundsätzlich versuchen wir, die stilistischen Strategien der Einzeltherapie auch auf das Konsultationsteam anzuwenden: Um eine wohlwollende Fehlerkultur zu entwickeln, erhält die sog. »Hüterin der Dialektik« hier eine besondere Funktion (siehe unten).

Im Sinne der dialektischen Gestaltung versucht das Team, den therapeutischen Prozess nicht nur zu optimieren, sondern auch auszubalancieren: Wann immer die Therapeutin sich frustriert, hilflos oder ärgerlich fühlt, weil die Patientin ihrer Ansicht nach nur wenig Fortschritte macht, legt das Team das Augenmerk auf die kleinen Therapieerfolge, validiert auch die kleinen Schritte, um Druck und Ansprüche zu reduzieren. Wann immer sich die Therapeutin beruhigt zurücklehnt und keine Schwierigkeiten vermeldet, wird das Team auf eine Verschärfung des Tempos und der Ansprüche drängen. Um dieser Aufgabe gerecht zu werden, ist es unabdingbar, möglichst ungefilterte Informationen über den Therapieverlauf zu erhalten. Die **gemeinsame Analyse von Videoaufzeichnungen** ist also eine Grundvoraussetzung. Der Dachverband DBT bietet eine günstige digitale Online-Supervisionsplattform an, auf die Therapie-Videos sicher hochgeladen, asynchron bearbeitet, kommentiert und in der Gruppe diskutiert werden können (https://ddbt-supervision.de/).

Die wichtigsten dialektischen Prozesse im Konsultationsteam

Wir gehen also davon aus, dass es ausgesprochen schwierig ist, ohne Unterstützung und Beratung durch das Team wirkungsvolle Behandlungen im Sinne der DBT durchzuführen. Dafür gibt es zahlreiche gute Gründe, die wir am Beispiel der DBT-PTBS verdeutlichen: Die typischen Verhaltensmuster der PTBS wie Intrusionen, Flashbacks und dissoziative Amnesien erzeugen bei vielen Therapeutinnen starkes Mitgefühl und den dringenden Wunsch, rasch zu helfen. Leider braucht auch die DBT-PTBS ihre Zeit, und manchmal ist die eigene Ohnmacht und Hilflosigkeit als Therapeutin schwer auszuhalten. Manche Therapeutinnen tendieren dann dazu, ihre Patientinnen sehr schonend zu behandeln, und andere werden unter Belastung sehr fordernd. Dann gibt es natürlich die vielen dysfunktionalen Verhaltensweisen wie Selbstverletzungen, Hochrisikoverhalten, aggressive Durchbrüche und suizidale Kommunikation, die für Therapeutinnen manchmal sehr beängstigend und belastend sind. Einige Therapeutinnen neigen dann dazu, sehr hart durchzugreifen, und andere verschließen vor diesen Problemen am liebsten die Augen. Manchmal ist es auch schwierig, bei der Vielzahl von alltäglichen Problemen der Patientin das Manual im Auge zu behalten, ein anderes Mal, rechtzeitig vom Manual abzuweichen, um den persönlichen Problemen der Patientinnen genügend Raum zu geben.

1) Balance zwischen Unterstützung und Veränderung (support and change)

Die DBT-Therapeutin erfährt im Team ein Gleichgewicht zwischen emotionaler Unterstützung und Hilfestellung, ihr Verhalten zu verändern bzw. zu korrigieren. Es gelten dabei dieselben Regeln wie in der Behandlung der Patientinnen: Je intensiver an der Veränderung gearbeitet wird, umso intensiver sollte die emotionale Unterstützung ausfallen. Sicherlich kann die Therapeutin diese Balance steuern. Angenommen, eine Therapeutin kommt mit der Ansage in die Stunde, *»Ich bin absolut am Anschlag, ich weiß schon, was zu tun ist, aber diese Geschichte, die ich da hören muss, ist für mich nur schwer zu ertragen.«* In diesem Fall wird sich das Team sicherlich wenig um die Interventionen kümmern, sondern der Therapeutin helfen, diese Erfahrungen besser zu ertragen (etwa: *»Würde es dir helfen, daran zu denken, dass die Patientin das auch alles ertragen hat? – Und ihr ist das ja wirklich passiert.« »Oder daran zu denken, was der Patientin geholfen hat, zu überleben?« »Kannst du mal darüber meditieren, welche Bedeutung Leiden* *in der Welt für dich hat?« »Kannst du mal darüber meditieren, dass du mit deiner Betroffenheit der Patientin etwas Last abnimmst?« »Wenn du deine Betroffenheit aus der Sicht deines Wise Mind betrachtest, wie geht's dir dabei?«*). Wenn die Therapeutin allerdings anmerkt, sie fühle sich okay, braucht aber einige Tipps, wie sie mit dem schwierigen Partner der Patientin umgehen soll, der nachdrücklich Geschlechtsverkehr während der Expositionsphase einfordert, dann versucht das Team natürlich in erster Linie, eine Lösung für dieses Problem zu finden.

2) Balance zwischen Fokus auf eigene Grenzen und Erweiterung der eigenen Grenzen
Jede Therapeutin ist dafür verantwortlich, ihre eigenen Grenzen der Belastbarkeit wahrzunehmen und anzuerkennen. Die Belastbarkeit ist manchmal schwankend, hängt natürlich von vielen Variablen, unter anderem auch dem Gesundheitszustand ab. Im Sinne der Burnout-Prophylaxe ist es also unumgänglich, auf sich zu achten. Andererseits ist es bisweilen nötig, seine eigenen Grenzen auch zu erweitern, wenn z.B. eine Patientin in eine akute Krise gerät und dringend telefonische Beratung braucht oder wenn man eigentlich grundsätzlich nicht bereit ist, mit gewalttätigen Partnern zu arbeiten, die Patientin nun aber leider in solch eine Partnerschaft verwickelt ist. Die Aufgabe des Konsultationsteams ist, der Therapeutin zu helfen, diese Extreme auszubalancieren: *»Was würde dir denn helfen, etwas mehr auf deine Grenzen zu achten und deine Telefonkontakte am Wochenende einzustellen?«* oder: *»Unter welchen Umständen wärst du bereit, deine Grenzen etwas zu erweitern und dich mit diesem Partner auseinanderzusetzen?«*

Diese Balance betrifft nicht nur das Verhalten der Therapeutin gegenüber ihrer Patientin, sondern auch gegenüber den anderen Mitgliedern der Konsultationsgruppe. Therapeutinnen, die nicht bereit sind, Ratschläge anzunehmen, Videos zu zeigen oder den Kolleginnen Ratschläge zu geben, sollten darauf hingewiesen werden, dass es vielleicht angemessen wäre, ihre Grenzen zu etwas zu erweitern, und umgekehrt. Man tut sich sicherlich leichter, wenn die Teamvereinbarungen (siehe TB 2, Kapitel 1.7) bereits besprochen wurden, bevor die Therapeutin sich der Konsultationsgruppe anschließt.

3) Balance zwischen Manualtreue und Flexibilität
Während sich die Standard-DBT an den jeweiligen in der Tagebuchkarte notierten Ereignissen orientiert (event-based program), sind die Behandlungsfolgen in der Trauma-Fokussierten DBT linear organisiert. Im besten aller Fälle könnte man also ganz einfach das Programm Schritt für Schritt »durcharbeiten«. In aller Regel kollidiert diese Idee jedoch mit den Alltagsproblemen der Patientinnen, die immer wieder gesonderte Aufmerksamkeit erfordern. Die Therapeutin versucht, möglichst allen Anforderungen gerecht zu werden. Die Tagebuchkarte kann dabei helfen, den Überblick nicht zu verlieren. Das Konsultationsteam wird sie dabei unterstützen. Es macht durchaus Sinn, für jede Patientin einen eigenen Zeitplan zu führen, um den Überblick zu behalten und rechtzeitig auf Verzögerungen aufmerksam zu machen.

4) Balance zwischen Behüten und Fordern
Das Konsultationsteam unterstützt die Therapeutin darin, eine dynamische Balance zwischen warmer emotionaler Unterstützung und drängender Forderung zu finden. Häufig zeigen sich die Feinheiten der therapeutischen Interaktion erst im Video, da viele Therapeuten ihren persönlichen Stil selten reflektieren oder gar zur Disposition stellen. Therapeutinnen, die dazu tendieren, eher zu sorgenvoll und behütend zu interagieren, benötigen bisweilen Ermunterung, auch mal »Klartext« zu reden oder zu provozieren, während es anderen, die stets »pushen«, guttut, ermahnt zu werden, auch mal Ruhe und Geborgenheit herzustellen. Und natürlich unterstützt das Konsultationsteam die Therapeutin darin, nicht unbeabsichtigt dysfunktionales oder vermeidendes Verhalten ihrer Patientinnen durch Zuwendung zu verstärken.

1.5.2 Konsultationsteam-Vereinbarung

Diese »Core DBT Team Agreements« wurden ursprünglich von Marsha Linehan ausgearbeitet (Linehan 1993a, S.117–119). Die meisten DBT-Teams verständigen sich im Vorfeld darauf, entsprechend dieser Grundlage zu arbeiten. Wir haben diese Vereinbarungen etwas adaptiert und im Therapeutenblatt TB 2, Kapitel 1.7 (S. 83) zusammengefasst. Als Skillstrainerin sollten Sie sich als Mitglied eines Konsultationsteams sehen, selbst wenn Sie keine DBT-Einzeltherapien durchführen. Sie verfügen über wichtige Informationen, die Sie teilen sollten, Sie bekommen Informationen über Probleme oder Fortschritte Ihrer Skillsgruppen-Teilnehmerinnen, und Sie können sich persönliche Unterstützung holen. Auch wenn Sie Skillsgruppen lediglich im »Stand-alone-Modus« durchführen, also ohne Einzeltherapeuten, sollten Sie dennoch versuchen, sich mit anderen Skillstrainerinnen zu vernetzen.

Der Dachverband DBT bietet ein Online-Portal zur Vernetzung von Konsultationsteams an: https://www.dachverband-dbt.de/dbt-therapieangebote/konsultationsteams/team_finden

1. **Widersprüche sind immanent (Dialectical Agreement)**
   Wir bemühen uns, in allen Belangen dialektisch zu denken. Es gibt keine absolute Wahrheit. Wenn Widersprüche auftreten, geht es nicht primär darum, über richtig oder falsch zu entscheiden, sondern nach einer Synthese zu suchen. Wenn keine Widersprüche auftauchen, sollten wir skeptisch werden.

Diese Vereinbarung beschreibt die zentrale Sichtweise der DBT (siehe auch Kapitel 1.4.3). Im Rahmen der Konsultationsgruppe geht es um zwei Aspekte: Zunächst geht es darum, mögliche Teamspaltungen zu verhindern, indem wir die Teilnehmerinnen ermuntern, klare Positionen zu vertreten, aber gleichzeitig gegenteilige Ansichten zu validieren und im Sinne einer Synthesebildung auch als Denkanstoß zu berücksichtigen. *»Ich bin völlig davon überzeugt, dass die Patientin so rasch wie möglich die Exposition angehen sollte. Andererseits höre ich deine Bedenken, dass sie noch nicht über genügend Skills verfügt. Vielleicht sollten wir beide Sichtweisen ernst nehmen und die Patientin fragen, welche Skills sie noch braucht, um so rasch wie möglich mit der Expo zu beginnen?«* Der zweite Aspekt geht noch ein Stück weiter: Es kann ja durchaus sein, dass das gesamte Team geschlossen einer Meinung ist. Dann sollte die Hüterin der Dialektik (siehe unten) aufmerksam werden und aktiv nach alternativen Optionen fragen, die eventuell übersehen werden könnten. *»Erlaubt mir mal kurz eine Bemerkung in meiner Rolle als Hüterin der Dialektik: Wir alle sind der Meinung, dass die Patientin hoch motiviert ist und sich so rasch wie möglich um einen neuen Job kümmern sollte. Ich höre keine Gegenstimmen. Könnte es sein, dass wir etwas übersehen? Könnte jemand mal kurz mögliche Bedenken formulieren?«*

2. **Wir sind nicht das Sprachrohr der Patientinnen (Consultation-to-the-Patient-Agreement)**
   Das Konsultationsteam dient nicht dazu, anderen Teammitgliedern zu erklären, wie sie mit den jeweiligen Patientinnen umgehen sollen. Aber wir versuchen, möglichst viele Informationen über unsere Patientinnen zu sammeln und zu teilen.

3. **Akzeptanz von Diskrepanz (Consistency Agreement)**
   Es ist nicht unsere Aufgabe, für unsere Patientinnen eine stressfreie, perfekte Umgebung zu schaffen. Abweichungen von Regeln und Vereinbarungen sind manchmal unvermeidlich.

Diese beiden Vereinbarungen sind primär für stationäre Behandlerteams geschrieben. Vereinbarung 2 zielt darauf, dass die Einzeltherapeutin ihrer Patientin dabei hilft, mit den jeweiligen Eigenarten der anderen Teammitglieder umzugehen, statt zu versuchen, das Verhalten der Teammitglieder zu korrigieren. Beispiel: Eine Patientin beschwert sich in der Einzeltherapie über eine Pflegekraft, Frau Müller, dass diese bisweilen etwas mürrisch und kurz angebunden reagiert. Die Therapeutin antwortet: *»Nun, wenn das so ist, kann ich nachvollziehen, dass Sie sich über das Verhalten von Frau Müller ärgern. Was können Sie denn tun, um damit umzugehen? Es gibt ja mehrere Möglichkeiten: Sie versuchen, das Verhalten von Frau Müller zu ändern, oder – wenn Sie meinen, dass das aussichtslos ist, dann nehmen Sie deren Verhalten als gute Möglichkeit, radikale Akzeptanz oder Wise-Mind-Skills zur Gelassenheit zu üben. Klingt hart, aber was meinen Sie?«*

Es geht also darum, auch unangenehme Bedingungen im Team zu nutzen, um die Patientin für die Bewältigung unangenehmer Situationen im Alltag zu trainieren. Und weil Sie als Therapeutin wahrscheinlich nicht in der Lage sind, das Verhalten der nächsten mürrischen Sachbearbeiterin im Sozialamt zu steuern, sollten Sie Frau Müller dankbar sein, dass sie so exzellente Trainingsmöglichkeiten für die Patientin kreiert (Limonade aus Zitronen).

Vereinbarung 3 greift ein immanentes Problem von stationär und teilstationär arbeitenden Teams auf: Selbst wenn wir noch so gute Absprachen treffen – es ist schlicht unmöglich, dass sich alle Beteiligten immer an die vereinbarten Regeln und Abläufe halten. Natürlich wäre dies ein erstrebenswerter Zustand, aber irgendetwas läuft immer schief, was viele unserer Patientinnen als ungerecht empfinden und sie entsprechend empört. Auch hier sollten wir den Patientinnen vermitteln, dass dies zwar unangenehm ist, aber eben normal, wenn unterschiedliche Menschen mit unterschiedlichen Charakteren zusammenarbeiten. Wir können nicht alles korrigieren und kontrollieren. Vielmehr geht es darum, den Patientinnen zu helfen, DBT-Skills anzuwenden, um damit sinnvoll umzugehen: *»Ich verstehe, dass Sie es als ungerecht empfinden, dass die Wochenendurlaube nicht richtig eingetragen wurden und Sie deshalb nicht wie vereinbart* *nach Hause konnten. Ich wäre an Ihrer Stelle auch sehr verärgert und es tut mir leid, dass das passiert ist. Blöderweise passieren solche Dinge überall. Nicht nur auf unserer Station, sondern wirklich überall. Die Welt ist nicht so, wie sie sein sollte. Was könnten Sie denn tun, um mit diesen Gemeinheiten des Alltags besser umzugehen – wie wäre es mit dem Skill »Innere Bereitschaft«? (Willingness)«* (2.4 IB 11 und 2.4 AB 10, Patienten-Manual, S. 147)

4. **Wir beachten unsere Grenzen (Observing-Limits Agreement)**
   Wir beachten unsere eigenen Grenzen und erweitern diese, falls nötig. Wir entwickeln eine annehmende Haltung gegenüber den Grenzen der anderen, auch wenn diese nicht den eigenen Grenzen entsprechen.

Bei dieser Vereinbarung geht es in erster Linie darum, eine annehmende, aber auch balancierend-fordernde Haltung gegenüber persönlichen Grenzen und den Grenzen anderer einzunehmen: Wir beachten und akzeptieren die Grenzen anderer, auch wenn uns diese als zu eng erscheinen – wenn nötig ermutigen wir aber auch die anderen Teammitglieder, deren Grenzen zu erweitern. Wenn andere uns vorschlagen, unsere eigenen Grenzen zu erweitern, nehmen wir diese Anregung an und überlegen, was wir tun können, um dies umzusetzen. Andererseits unterstützen wir uns gegenseitig im Team, unseren Patientinnen zu helfen, mit unseren Grenzen umzugehen.

5. **Wir beschreiben das Verhalten (Phenomenological Empathy Agreement)**
   Wir beschreiben das beobachtbare Verhalten der Patientinnen in würdigender, nicht-herabsetzender Sprache. Jedes Gespräch über eine Patientin wird geführt, als wäre die Patientin awesend. Interpretationen werden als solche erkannt und benannt.

Diese Vereinbarung weist auf den grundlegenden verhaltenstherapeutischen Ansatz hin, pathologische Prozesse der Patientinnen nicht als »Symptome« zu beschreiben und damit explizit oder implizit intrapsychische kausale Intentionen zu vermuten. Vielmehr beschreiben wir die Prozesse der Patientinnen auf der phänomenologischen Ebene, das heißt, wir gehen zunächst davon aus, dass die Dinge so sind, wie sie sind, und wenn sie anders sein könnten, wären sie anders. Die Frage nach dem Warum kann – und sollte – natürlich gestellt werden, aber sie muss dann als Hypothese oder Vermutung deklariert werden, die der Überprüfung bedarf. Beispiel: Eine ambulant arbeitende Therapeutin berichtet darüber, dass sie am Wochenende vor der ersten Expositionssitzung eine E-Mail ihrer Patientin bekommen hat, in welcher diese mitteilt, dass sie schwer suizidal sei und sich nach dieser Sitzung sofort in stationäre Behandlung begeben werde. Sie würde in der kommenden Therapiestunde allerdings gern über die Einweisungsmodalitäten verhandeln. Die Therapeutin gibt an, dass sie sich über diese E-Mail ihrer Patientin massiv geärgert habe, weil sie dies als ein Vermeidungsmanöver interpretiert hat, so kurz vor der Exposition. Die anderen Teammitglieder validieren zunächst den Ärger und die Enttäuschung der Therapeutin: »*Ich kann mir vorstellen, dass du dich da ärgerst, gerade weil du so engagiert bist, und so hart gearbeitet hast, dass ihr vorankommt.*« »*… und weil du eigentlich dachtest, die Patientin wäre schon bereit für die Expo.*« Im zweiten Schritt validieren sie das Verhalten der Patientin: »*Nun, offensichtlich kommuniziert sie Suizidgedanken – warum auch immer – sie scheint gerade keinen besseren Weg zu finden, um mit dir zu kommunizieren.*« Im dritten Schritt versucht das Team, das Problem zu verstehen: *»Es könnte sein, dass du recht hast und sie Angst vor der Exposition hat; es könnten aber auch andere Beweggründe vorliegen, die wir gerade nicht verstehen; sie könnte genauso gut Angst haben, zu versagen; sie könnte sich schämen, oder ihr Freund hat mal der Patientin besser zu verstehen?«* Die Therapeutin antwortet: »*Okay, verstanden, danke! Ich werde zunächst mal validieren, dass sie irgendein schwerwiegendes Problem hat, sonst hätte sie ja keine Suizidgedanken. Dann werde ich versuchen, das Problem zu verstehen, und ich werde ihr auch meine Vermutung sagen, dass diese Suizidgedanken eventuell mit der bevorstehenden Expo zusammenhängen. Und wenn dem so ist, werde ich fragen, ob wir gemeinsam noch einmal ihre Bedenken besprechen sollen, ohne dabei zu sehr vom Zeitplan abzuweichen.«*

6. **Wir brauchen Fehler (Fallibility Agreement)**
   Wir stimmen überein, dass wir alle Fehler machen und diese Fehler teilen, weil wir uns nur so verbessern können.

Wir gehen grundsätzlich davon aus, dass alle Menschen Fehler machen – und alle Therapeutinnen sowieso. Wenn wir uns auf diesen Standpunkt stellen, brauchen wir uns auch nicht zu verteidigen, wenn wir beschuldigt werden, einen Fehler gemacht zu haben. Fehler sind unbedingt nötig, um das Verhalten zu verbessern. Also wenden wir die Prinzipien der DBT auf uns selbst an: Zunächst validieren: Der Therapeut hat genau so gehandelt, wie er dachte, es wäre in dieser Situation am besten, sonst hätte er anders gehandelt. Dann eine kurze Verhaltensanalyse, um die Problemkette zu verstehen, und schließlich sollten die entsprechenden Skills helfen, in Zukunft anders zu handeln. Das Team sollte nicht vergessen, etwaige Verhaltensänderungen zu verstärken (shaping the teams behavior; siehe 2.6 AB 16, Patienten-Manual, S. 385).

Zusätzlich zu diesen von Marsha Linehan konzipierten Standard-DBT-Teamvereinbarungen haben sich noch einige Erweiterungen als sinnvoll erwiesen:

7. Die Patientin gehört zum Team

Wir arbeiten als eine Gemeinschaft von Therapeutinnen für und mit einer Gruppe von Patientinnen. Wenn eine Therapeutin ein Problem hat, dann hat das Team ein Problem, wenn eine Patientin keine Fortschritte macht, dann sind wir alle gefordert.

Diese Vereinbarung verpflichtet uns, als Team Verantwortung zu übernehmen. Streng genommen gehören auch die Patientinnen zum Team. Sie werden nicht nur zu den definierten Zeitpunkten eingeladen, sondern auch ermuntert, sich an das Team zu wenden, wenn sie Schwierigkeiten mit ihrer Therapeutin haben und diese Probleme nicht in der Einzeltherapie lösen können. Das Team hilft den Therapeutinnen im Umgang mit ihren Patientinnen und den Patientinnen im Umgang mit ihren Therapeutinnen.

8. DBT gilt auch für das Team

Nach dem Motto »therapy for the therapists« nehmen wir eine annehmende, wohlwollende und fordernde Haltung gegenüber uns selbst ein und intervenieren bei Problemen mithilfe von DBT-Strategien.

Wie bei allen Menschen unterliegt das Verhalten von Therapeutinnen den Lerngesetzen. Und da DBT auf diesen Lerngesetzen basiert, lassen sich die Interventionen der DBT auch auf Therapeutinnen anwenden, wenn wir uns etwa zum Ziel setzen, dass diese ihre Therapie verbessern, indem sie sich besser am Manual orientieren und dieses umsetzen. Zu den klassischen DBT-Strategien gehören natürlich motivationale Strategien (*»Unter welchen Umständen wärst du denn bereit, deine Verhaltensmuster zu ändern?«);* Problem- und Bedingungsanalysen (*»Okay, ich habe verstanden, ich mach mal eine VA zu der Frage, weshalb ich immer vergesse, meine Patientinnen nach der Diary-Card zu fragen.«);* Lösungsvorschläge (*»Also, ich glaube, ich werde meine Patientinnen darauf hinweisen, dass sie mir helfen müssen, daran zu denken.«)* und Kontingenzmanagement (*»Okay, wenn du die nächsten drei Patientinnen dreimal hintereinander gefragt hast, darfst du eine Mindfulness-Übung zur Wahrnehmung von berechtigtem Stolz anleiten.«).*

9. DBT-PTBS fokussiert auf die PTBS

Wenn Sie eine Patientin im DBT-PTBS-Programm behandeln, sollten die traumaassoziierten Probleme auch im Zentrum der Therapie stehen. Wann immer kein suizidales oder therapiestörendes Verhalten auftritt, arbeiten wir an der PTBS. Andere Probleme können später bearbeitet werden.

Anders als in der Standard-DBT, in der der Problemfokus relativ variabel in Abstimmung mit der Patientin frei definiert werden kann und auch relativ oft wechselt, konzentriert sich DBT-PTBS primär auf die Bearbeitung traumaassoziierter Probleme. Das erfordert eine gewisse Balance, weil viele Patientinnen regelhaft wichtige Probleme aus anderen Lebensbereichen berichten und diese auch gerne bearbeitet hätten. Es gilt die Regel: Alles, was eine effektive Traumabehandlung verhindert, hat Vorrang. Wenn eine Patientin sich z.B. mit Abbruchgedanken trägt, weil sie das Gefühl hat, dass ihre »wirklichen Probleme« nicht gesehen werden, weil die Therapeutin das Manual durchpeitschen möchte, hat dieses Problem Vorrang. *»Was brauchst du von uns, um deiner Patientin das Gefühl zu vermitteln, dass du ihre täglichen Probleme siehst, damit du trotzdem das Manual durchbringst?«* Wenn eine Patientin über eine hohe Schuldenlast berichtet, die ihr große Sorgen macht, sollte dieses Problem an eine Schuldnerberatung »ausgelagert« werden. Wir gehen einerseits davon aus, dass sich viele Probleme bessern, wenn sich die Symptomatik der PTBS bessert, und andererseits ist es ja durchaus erwünscht und in Deutschland auch möglich, nach Abschluss der DBT-PTBS weitere psychotherapeutische Unterstützung zu erhalten.

10. Wir vertrauen auf das Manual

Wenn wir vom Manual abweichen, so werden wir dies gegenüber dem Team begründen.

Natürlich ist ein Behandlungs-Manual nie der Weisheit letzter Schluss, und natürlich hat jedes Manual zahlreiche Schwachstellen, die dringend verbessert werden sollten. Aber machen wir uns nichts vor: Alle manualbasierten Therapieprogramme kämpfen mit dem Problem, dass die Therapeuten bei der Bearbeitung ihrer Fälle häufig vermuten, dass die Problematik dieses einen Falls jetzt leider nicht nach den Prinzipien und Interventionen des Manuals behandelt werden kann, sondern einiger spezifischer Erweiterungen oder Verbesserungen bedarf. Das kann natürlich zutreffen, meistens aber sind auch diese Probleme mithilfe des Manuals lösbar. Wunderbarerweise hat die DBT auch für dieses Dilemma einen Sinnspruch: Jede Regel ist dazu da, um Ausnahmen zu begründen. Als Einzeltherapeutin sollten Sie sich also so lange an das Manual halten, bis Sie das Konsultationsteam davon überzeugt haben, dass eine andere, nicht im Manual vorgesehene Intervention sinnvoller ist.

1.5.3 Wie organisiert man ein Konsultationsteam?

Vorbereitung

Therapeutinnen, die sich zu einer Konsultationsgruppe zusammenschließen, oder Therapeutinnen, die sich einer bestehenden Gruppe anschließen, sollten im Vorfeld die entsprechenden Vereinbarungen (TB 2, Kapitel 1.7) lesen und sich gründlich darüber austauschen. Insbesondere die Bereitschaft, sich gegenüber der Gruppe zu öffnen, auch Schwächen und Fehler zu zeigen und Kritik anzunehmen, sollte man in Ruhe prüfen, bevor man im späteren Verlauf Energie mit Grundsatzdiskussionen vergeudet.

Die Patientinnen werden bereits in der Probatorik-Phase darüber aufgeklärt, dass das Konsultationsteam ein integraler Bestandteil der Behandlung ist, dass die jeweiligen Mitglieder über den Verlauf der Behandlung informiert werden, dass sie sich Videos ansehen, dass sie die Therapeutin beraten und ihr helfen, möglichst gute Therapie zu machen. Sie unterschreiben eine Behandlungsvereinbarung (2.2 AB 6 Patienten-Manual, S. 47), dass sie damit einverstanden sind. Manchmal ist es hilfreich, die Mitglieder des Konsultationsteams auf einer webbasierten Kommunikationsplattform vorzustellen, auch wenn die Mitglieder des Teams wechseln, sollte dies mitgeteilt werden.

Es gibt inzwischen mehrere Internet-Plattformen, die einen datensicheren Austausch von Videoaufnahmen anbieten, auf denen die Mitglieder sich entweder live oder post hoc auch außerhalb der Teamkonsultation gegenseitig beraten können (der Dachverband DBT bietet seinen Mitgliedern eine kostenlose, videogestützte Supervisionsplattform an).

Welche Rollen gibt es zu verteilen?

Unterschiedliche Bedingungen erfordern unterschiedliche Lösungen. Deshalb gibt es erhebliche Varianz hinsichtlich Größe der Gruppe, des Settings und der Frequenz der Sitzungen. Trotzdem gibt es einige Komponenten, die in keiner Konsultationsgruppe fehlen sollten:

- **Teamleitung**
- **Sitzungsleitung**
- **Hüterin der Dialektik**

Die besten Erfahrungen haben wir damit gemacht, wenn einzelnen Personen diese Funktionen zugewiesen werden, wobei bis auf die Teamleitung alle Rollen rotieren können.

Die Teamleitung: Die meisten DBT-Teams verständigen sich auf eine Person, der sie die Teamleitung übertragen. Die Teamleiterin (oder der Teamleiter) übernimmt die längerfristige Gesamtleitung des Projektes: Sie trägt die Vision eines funktionierenden DBT-Teams und versucht, eine entsprechend wohlwollende Arbeitsatmosphäre zu schaffen, um das Team fortwährend zu verbessern und zu unterstützen. Es geht hier nicht primär um Managementaufgaben, sondern um »Leadership« im besten Sinne: Enthusiasmus und Engagement, Sorge um Patientinnen und Therapeutinnen, Arbeit an der Teamkohäsion, Kümmern um die entsprechende Logistik, Interaktion mit der Administration, Rekrutierung neuer Mitglieder – und manchmal ist es auch nötig, dass man sich von Mitgliedern trennt. Eine wichtige Aufgabe ist, die Therapieverläufe der einzelnen Patientinnen zu kontrollieren und bei Problemen die Therapeutinnen darauf anzusprechen. All dies erfordert natürlich einige inhaltliche und persönliche Kompetenzen.

Jennifer Sayrs beschreibt diese in Ihrem Handbuch (Sayrs & Linehan 2019; S.46–47):

- Es ist natürlich hilfreich, wenn man als Teamleiterin nicht nur das Manual und die grundlegenden Prinzipien der DBT kennt, sondern schon einige Patientinnen behandelt hat.
- Eine Teamleiterin sollte die Fähigkeit haben, einen dialektischen Standpunkt einzunehmen und widersprüchliche Aspekte zu einer Gesamtsicht zusammenzuführen. Sie sollte zwischen Akzeptanz und Änderung balancieren und helfen, die Bedürfnisse des Teams, der Therapeutinnen und damit auch der Patientinnen zu erkennen und anzusprechen.

- Auch Expertise in Achtsamkeit hilft der Teamleiterin, ihre volle Aufmerksamkeit auf das Team zu richten, das Team als Ganzes zu sehen, in annehmender Haltung auch auf schwierige Situationen einzugehen, die einzelnen Entwicklungsstadien der Therapeutinnen zu berücksichtigen und dennoch den Therapieerfolg im Blick zu behalten.
- Skills zu Stresstoleranz und Emotionsregulation helfen dabei, mit Beschwerden und Enttäuschungen oder auch mit Druck umzugehen. Teamleiterinnen sollten einerseits in der Lage sein, ihre eigenen Emotionen zu regulieren, und andererseits die Teammitglieder darin anleiten.
- Und schließlich sollten zwischenmenschliche Fertigkeiten dabei helfen, das Verhalten von Teammitgliedern zu verändern, ohne dabei die Beziehung zu gefährden oder die Motivation der Teammitglieder zu schmälern.

Die Rolle der Teamleitung ist manchmal höchst erfüllend und bereichernd, bisweilen aber auch sehr belastend. Teams, die ausgeprägte zwischenmenschliche Konflikte haben, die Schwierigkeiten haben, das Manual umzusetzen, oder auch knapp am Burnout sind, kosten viel Energie. Aber eine Teamleiterin in Schwierigkeiten setzt das gesamte Team in Schwierigkeiten und damit letztendlich auch die Behandlungserfolge. Also braucht auch eine Teamleiterin Unterstützung. Man könnte nun argumentieren, dass sich Teamleiter wiederum untereinander organisieren sollten, um sich gegenseitig auszutauschen, zu unterstützen und zu beraten. Im Zeitalter der Online-Kommunikation sollte dies keine Schwierigkeit mehr bereiten. Teamleiter können sich über die Plattform des Dachverbandes DBT vernetzen. Diese Verbindungen können eine ausgezeichnete »Backup-Lösung« darstellen. Folgt man der DBT-Regel »do DBT to the team«, so lautet die Antwort auf die Frage, wer die Teamleiterin unterstützt, dass dies natürlich auch die Aufgabe des Teams selbst ist. Das Team stützt, validiert und stärkt die Teamleiterin für ihre Arbeit. Das Problem dabei ist oft, dass die meisten Teams nicht wissen, dass auch die eigene Teamleiterin Unterstützung braucht. Streng nach dem DBT-Motto »Die Teamleiterin ist dafür verantwortlich, dass ihr Team sie gut behandelt.« ist es also durchaus sinnvoll, sein Team ab und zu darauf hinzuweisen, dass man auch als Teamleiterin den normalen Gesetzen der Verhaltenssteuerung unterliegt und ab und zu positive Unterstützung benötigt. *»Hi, ich wollte nur mal anmerken, dass es für mich zurzeit wirklich sehr anstrengend ist, mich darum zu kümmern, dass wir die Gelder von der Verwaltung bekommen, ich brauche jetzt mal ein dickes Lob von euch!«*

Die Sitzungsleitung: Im Gegensatz zur Teamleitung kann die Sitzungsleitung rotieren und ist primär verantwortlich für die Tagesordnung, den Ablauf und das Zeitmanagement der jeweiligen Sitzung sowie für das Protokoll:

- Zu Beginn der Teamsitzung leitet die Sitzungsleiterin eine fünfminütige Achtsamkeitsübung an.
- Sie liest dann jeweils eine oder zwei Items der Teamvereinbarung vor, mit der Bitte, dass jede Anwesende kurz berichtet, was dieses Item spezifisch für sie heute bedeutet.
- Im Anschluss bespricht sie kurz das Protokoll der letzten Sitzung und klärt, ob noch Punkte offen sind, die in dieser Sitzung geklärt werden müssen.
- Sie entwickelt die Tagesordnung (siehe Kapitel 1.5.4, S. 45).
- Sie leitet die Sitzung und achtet auf das Zeitmanagement.
- Sie beendet die Sitzung entweder mit einer kurzen Achtsamkeitsübung, der Klangschale oder auch mit einer kurzen Frage nach einer erfreulichen Neuigkeit: *»Hat noch jemand etwas Positives aus einer Therapie mitzuteilen?«*

Die Hüterin der Dialektik: Die Hüterin der Dialektik ist mit einer kleinen Klangschale ausgestattet und achtet darauf, dass das Team die Vereinbarungen einhält. In erster Linie geht es darum, darauf zu achten, dass die Balance stimmt und dass wir eine freundliche und unterstützende Fehlerkultur praktizieren. Jennifer Sayrs listet in ihrem Handbuch eine Reihe von Punkten auf (observer reminders; (Sayrs & Linehan 2019, S. 26–35), die besonders beachtet werden sollten:

- Ein Teammitglied schweigt anhaltend.

Es ist schwierig, ein offenes und vertrauensvolles Klima zu schaffen, wenn eine Teilnehmerin nichts beiträgt und stattdessen schweigt. Ihr Verhalten hat natürlich Auswirkungen auf das gesamte Team. Das anhaltende Schweigen eines Teammitgliedes kann viele Gründe haben: Die Teilnehmerin könnte schlicht nicht bei der Sache sein, sie kann aber auch frustriert und verärgert sein oder zu schüchtern, weil sie denkt, dass sie zu unerfahren sei und nichts Wesentliches beizutragen habe. Oder sie ist erschöpft oder ein bisschen langsamer als die anderen und findet den Einstieg in den Gesprächsverlauf nicht.

Die Hüterin der Dialektik kann dann kurz die Glocke schlagen und anmerken: »Du bist so schweigsam heute, darf ich dich ermuntern, etwas beizutragen? Oder gibt es einen wichtigen Grund dafür, und wir sollten darüber sprechen?«

- Ein Teammitglied ist mental nicht präsent (nicht achtsam im Augenblick).

Zu einer wohlwollend-unterstützenden Teamkultur gehört, dass alle Anwesenden bei der Sache sind. E-Mails beantworten, sich mit dem Handy beschäftigen oder Nebengespräche zu führen ist nicht nur störend, sondern auch ein Zeichen von Geringschätzung der anderen. Die Hüterin der Dialektik sollte darauf mit einem sanften Ton auf der Klangschale reagieren: *»Kann es sein, dass jemand gerade versucht, zwei Dinge gleichzeitig zu erledigen?«*

- Ein Teammitglied kommt zu spät, ist nicht vorbereitet oder hält den Therapieverlaufsplan seiner Patientin nicht ein.

Zuspätkommen ist im Jargon der DBT »therapieschädigendes Verhalten«, weil die Arbeit der anderen Therapeutinnen davon beeinflusst wird. Die Hüterin der Dialektik bittet hier nicht um lange Entschuldigungen oder Verhaltensanalysen, denn jeder hat immer gut Gründe, zu spät zu kommen. Sie erinnert vielmehr an den DBT-Skill »correction over-correction« und ermahnt die Säumige freundlich, daran zu denken, in der nächsten Sitzung zur Wiedergutmachung jedem Teammitglied ein kleines persönliches Geschenk mitzubringen.

- Ein Teammitglied äußert sich abwertend über Patienten, deren Partner oder Angehörige oder andere Beteiligte im Gesundheitssystem (Betreuer, Sozialpädagogen etc.)

Natürlich geschieht es immer mal wieder, dass sich jemand abwertend über eine Patientin äußert, oder, was viel häufiger geschieht, über deren Partner, Eltern oder vorbehandelnde Ärzte und Therapeuten, oder, und das ist schon fast die Regel, über die eigene Administration. Die Kultur der DBT zielt auf Inklusion: Es gibt kein Richtig und kein Falsch, und alle Dinge haben zwei Seiten. Da wir die Zusammenhänge nie vollständig verstehen, sollten wir zumindest eine annehmende Haltung entwickeln – streng genommen für alles. Im Rahmen des Konsultationsteams machen wir kein großes Aufheben um diesbezügliche Fehler. Die Hüterin der Dialektik schlägt einen sanften Ton an der Klangschale und die Therapeutin korrigiert sich kurz. Klingt nachvollziehbar? – Nun ja, manche Teams, insbesondere im stationären Bereich, stellt diese einfache Regel vor echte Herausforderungen: *»Wo und wie soll ich denn bitte dann meine Emotionen rauslassen und erzählen, wie es mir mit dieser Patientin geht?«* – Eine gute Gelegenheit, um noch einmal auf die Grundlagen der DBT zu verweisen: Selbstverständlich dürfen und sollen wir unsere emotionalen Reaktionen äußern. Aber sehen Sie den Unterschied zwischen den beiden Aussagen? *»Diese Patientin ist nervig und hochnäsig.«* oder: *»Wenn die Patientin alle 15 Minuten an der Stationstüre klopft und fragt, was sie gegen die Intrusionen tun kann, fühle ich mich hilflos und überfordert, und ich glaube, das macht sie absichtlich, um mich zu ärgern.«* Der erste Satz beschreibt die Person, der zweite Satz beschreibt zunächst das Verhalten der Patientin, dann die eigene emotionale und kognitive Reaktion darauf und abschließend eine als Hypothese formulierte Vermutung über die Motive der Patientin. Letzteres ist völlig in Ordnung. Das Verhalten ist stimmig beschrieben, und die eigenen Reaktionen sind so, wie sie sind. Das Team kann dieser Person nun helfen, mit ihrer Hilflosigkeit und ihren Interpretationen anders umzugehen: *»Okay, du fühlst dich hilflos und überfordert, das kann ich gut nachvollziehen. Wollen wir mal versuchen, das konkrete Problem der Patientin zu verstehen?«*

Auch wenn manche Verhaltensweisen unserer Mitbürger gerade im Umgang mit unseren Patientinnen manchmal äußerst seltsam anmuten, sollten wir doch die DBT-Kommunikationsregeln beibehalten: »Keine abwertenden Bemerkungen« und »Jedes Gespräch über einen anderen wird so geführt, als wäre die Person anwesend.« Dies gilt auch für Gespräche über Täter oder gewaltbereite Partner: Th.: *»Dieser Vollidiot verlangt von meiner Patientin, dass sie mit ihm Sex hat, obwohl wir gerade Expo machen. Und zwar reichlich perversen Sex …«* – Gong – die Hüterin der Dialektik (HD): *»Oh, hier ist jede Menge Empörung und Ärger im Raum. Können wir das noch mal so formulieren, als ob er im Raum wäre?«* Th.: *»Ungern.«* – Gong – Th.: *»Also gut: Der Partner meiner Patientin sagt zu ihr, er bräuchte Sex, sonst würde er es nicht aushalten, und meine Patientin willigt dann ein, obwohl sie weiß, dass sie dann wieder dissoziiert.«* HD: *»Und das macht dich wütend …«* Th.: *»Genau.«* HD: *»Hat jemand eine Idee, wie wir dir helfen können, das zum einen zu ertragen, und zum anderen deine Patientin etwas zu stärken?«*

- Ein Teammitglied ist nicht bereit, sich zu öffnen, Fehler zu kommunizieren oder sein Verhalten zu ändern.

Natürlich ist es anfangs manchmal schwierig, eine vertrauensvolle Arbeitsatmosphäre herzustellen. Nicht jeder ist bereit, seine Schwierigkeiten, Sorgen und Fehler mit den anderen zu teilen. Hier hat es sich als hilfreich erwiesen, wenn die Teamleiterin oder eine andere erfahrene Therapeutin damit beginnt, Videosequenzen zu zeigen, die eben nicht den DBT-Kriterien entsprechen, um so als Modell für den konstruktiven Umgang mit Fehlern das Eis zu brechen. Im Sinne von »do DBT to the team«

geht es ja primär um den Umgang mit Scham – und hier sind »social sharing« und Normalisierung die beste Intervention. In vielen Teams gibt es Mitglieder, die etwas ruppig oder unwirsch auf Kritik reagieren und damit die anderen einschüchtern. Manchmal hilft es, wenn die Teamleiterin die Betroffenen außerhalb des Teams anspricht, manchmal ist dies aber auch eine Aufgabe der Hüterin der Dialektik nach dem Schlagen der Klangschale: *»Oh, ich merke, dass du dich verteidigst. Kann es sein, dass es dir lieber wäre, keine Fehler zu machen? Vielleicht hast du ja recht, aber ich kann nur sagen, wir alle lieben Fehler. Wir brauchen dringend Fehler, um Dinge besser zu machen.«* Oder: *»Was würde dir denn helfen, nur probeweise die Perspektive zu wechseln?«*

- Das Team schwelgt in Problemlösen ohne Problemanalyse.

In fast jedem Team gibt es meist einen oder zwei Schnellschießer. Vielleicht denken sie tatsächlich schneller, in aller Regel aber denken sie weniger komplex und verlassen sich auf einige wenige Indizien, um Entscheidungen zu fällen. Das ist manchmal von Vorteil, wenn man beispielsweise wenig Zeit hat, um bei einer Skiabfahrt die Richtung zu wählen, in der Psychotherapie haben wir es jedoch regelhaft mit komplexen, oft verdeckten dynamischen Prozessen zu tun. Hier führen allzu rasche und damit notgedrungen stereotype Entscheidungen häufig in die Irre, insbesondere, wenn sie mit hoher Überzeugungskraft und der entsprechenden Vehemenz vorgetragen werden: *»Das ist doch klar, das kenn ich, das ist hier genauso wie bei Frau M., ich weiß nicht, weshalb wir hier so lange überlegen müssen.«* Hier könnte die Hüterin der Dialektik intervenieren, indem sie sich an die Therapeutin wendet: *»Du, ich habe das Gefühl, wir überbieten uns hier an Lösungen. Hast du das Gefühl, dass wir das Problem vollständig verstanden haben?«*

- Das Team vertritt eine sehr einseitige Sichtweise der Dinge.

Die meisten Teams haben die Tendenz, homogene Meinungen zu bilden. Dies stärkt das Kohärenzgefühl und damit die Wertigkeit der Gruppe für den Einzelnen. Leider korreliert eine homogene Meinung nicht unbedingt mit der Richtigkeit oder Sinnhaftigkeit der Annahmen. Die Geschichte ist voll von traurigen Beispielen. Seien wir also skeptisch: Wann immer ein Team sich rasch einig ist in der Urteilsbildung, sollte die Hüterin der Dialektik aufmerksam werden: *»Hm, ich habe den Eindruck, dass alle im Team der Meinung sind, dass Ursula mit ihrer Patientin so rasch wie möglich in die Expo-Phase gehen sollte, weil sie eh schon zu viel Zeit mit Beziehungsarbeit verloren hat. Kann es sein, dass wir hier etwas übersehen? Könnte jemand mal die Gegenposition einnehmen?«*

Sie haben es bemerkt? Die Hüterin der Dialektik übernimmt eine wesentliche Rolle in der Gestaltung der Teamkultur. Wenn sie sich an diese Regeln hält, sollte dies gelingen. Aber übertreiben Sie es nicht, wenn alle fünf Minuten ein Gongschlag ertönt, kann das auch erheblich nerven.

1.5.4 Wie gestaltet man die Tagesordnung?

Die Teamleiterin verteilt zunächst die Rollen: Sitzungsleitung und Hüterin der Dialektik.

Die Sitzungsleiterin leitet eine kurze Achtsamkeitsübung an, liest dann einen Punkt der Teamvereinbarung vor (TB 2) und fragt die Teilnehmerinnen nach ihren Gedanken zu diesem Text. Man kann daraus auch eine hübsche Achtsamkeitsübung gestalten: *»Ich lese euch jetzt eine Passage der Teamvereinbarung vor. Achtet bitte darauf, welche Gedanken euch dabei durch den Kopf gehen. Lasst alle Gedanken zu und beschränkt euch ausschließlich darauf, die Gedanken zu beobachten.«*

Nun kümmert sich die Leiterin der Sitzung um die Tagesordnung. Zunächst muss natürlich geklärt werden, ob eine Patientin oder ein Patient zu dieser Sitzung eingeladen wurde. Falls das so ist, so hat dies Vorrang, weil es unhöflich ist, der Betroffenen Wartezeiten zuzumuten. In aller Regel stellen wir jeder Patientin 20 Minuten Zeit zur Verfügung (siehe unten). Nach der Patientenvorstellung, oder wenn keine ansteht, sofort, geht die Sitzungsleiterin zunächst das Protokoll der letzten Sitzung durch und klärt, ob entsprechende Punkte offen sind, die in dieser Sitzung besprochen werden müssten. Anschließend orientiert sie sich an den allgemeinen Hierarchien der DBT:

1) Hat jemand Probleme mit akuter Suizidalität oder schwerwiegendem krisenerzeugendem Verhalten?
2) Hat jemand Probleme mit therapiezerstörendem Verhalten?
3) Hat jemand Probleme mit Verhaltensmustern, die den Fortschritt der Therapie erheblich beeinträchtigen?
4) Führt jemand lange oder häufig Telefongespräche zur Krisenintervention?
5) Hat jemand Probleme, das Manual zu bearbeiten?

Falls Probleme in diesen Bereichen vorliegen, werden diese als Erstes auf die Tagesordnung gesetzt.

6) Wer hat ein allgemeines Anliegen zur Therapie?

Jetzt werden die einzelnen Anliegen der Therapeuten gesammelt: Jede Therapeutin meldet reihum ihre Bedürfnisse an, mit einer möglichst klaren Formulierung, was sie vom Team benötigt: Geht es nur um einen kurzen Bericht, braucht sie in erster Linie validierende Unterstützung, ist ihr unklar, welche Interventionen sie anwenden soll oder ob die jeweiligen Interventionen kompetent angewendet wurden, braucht sie Unterstützung in der Therapieplanung, hat sie eine Videosequenz vorbereitet? Und schließlich schätzt sie selbst ein, wie viele Minuten sie benötigen wird.

Die Leiterin der Sitzung macht sich Notizen. Schließlich wird gemeinsam, unter Berücksichtigung aller hierarchischen Aspekte, die Agenda festgelegt. Erfahrene Teams benötigen für diesen Prozess etwa 5 Minuten, neu gebildete Teams brauchen etwas länger.

Umsetzung der Tagesordnung

Wie schon erwähnt unterscheiden sich DBT-Teams von herkömmlichen Supervisionsteams, indem sie sich auf die Teammitglieder konzentrieren, d.h. in erster Linie DBT für die Teammitglieder praktizieren, statt über Patientinnen zu diskutieren. Deshalb haben sich die Therapeutinnen selbst mit ihren jeweiligen Anliegen auf die Agenda gesetzt und nicht die entsprechenden Patientinnen. Und je nach Anliegen wendet das Team nun unter Berücksichtigung der jeweiligen Balancen und der stilistischen Strategien entweder akzeptanzbasierte oder veränderungsorientierte Strategien an. Immer aber stehen die Motivation der Therapeutin und damit die entsprechenden Validierungsstrategien an erster Stelle. Wenn es um veränderungsorientierte Strategien geht, sollten Sie grundsätzlich versuchen, zunächst eine fundierte Problemanalyse durchzuführen, bevor Sie nach entsprechenden Lösungen suchen. Hier kommt den Videoaufzeichnungen der Therapiestunde natürlich eine herausragende Rolle zu.

1.5.5 Umgang mit Videoaufzeichnungen

Jede Einzeltherapiestunde, aber auch jede Skillsgruppe sollte videoaufgezeichnet werden, und die Patientin unterschreibt in den Therapievereinbarungen ihr Einverständnis, dass die Videoaufnahmen von der Konsultationsgruppe eingesehen werden dürfen. Natürlich haben die Patientinnen jederzeit das Recht, dieses Einverständnis zu widerrufen, das gilt auch für einzelne Sitzungen. Meistens steht nicht genügend Zeit zur Verfügung, um sich die Aufzeichnung einer kompletten Therapiestunde anzusehen, das ist auch nicht nötig. Wenn die Therapeutin die Sequenzen vorbereitet, die sie zeigen möchte, kommt man meistens damit aus, Drei- bis Fünf-Minuten-Sequenzen anzusehen, aber das sollte man tatsächlich auch tun. Es gibt de facto keine andere Möglichkeit, zu klären, wo z.B. die Probleme in der Expositionsbehandlung liegen, wenn man keine Videoaufzeichnungen zur Hand hat. Die Therapeutin kann nur berichten, was sie selbst schon bemerkt, und dies ist eben meist nicht ausreichend. Auch wenn die Therapeutin über interaktionelle Probleme berichtet, eröffnet die Videoanalyse meist neue Perspektiven.

Leitsatz: In jeder Konsultationsgruppe sollte zumindest eine kurze Videosequenz gesehen werden.

Versuchen Sie, diesen Leitsatz ernst zu nehmen. Als Gruppe, und auch in Ihrer Rolle als Sitzungs- oder Teamleitung. Alle Gruppen haben die Tendenz, die Videos außer Acht zu lassen und stattdessen kluge Gedanken auszutauschen. Das liegt schlicht an der immanenten Tendenz, die eigene Scham zu vermeiden, die natürlich immer eine Rolle spielt, wenn man die eigene Arbeit offenlegt. Da es immer wieder mal vorkommt, dass man ad hoc auf eine Videosequenz zurückgreifen möchte, hat sich die Praxis bewährt, dass grundsätzlich jede Therapeutin eine Speicherkarte mitbringt, auf welcher die letzten vier, fünf Stunden aufgezeichnet sind. Es gibt mittlerweile auch einige datensichere Plattformen, die genutzt werden können, um Videos hochzuladen und offline anzusehen und zu kommentieren. So kann man sich auf die Konsultationsgruppe zeitsparend vorbereiten.

1.6 Settings, Struktur und Abläufe

1.6.1 Grundlegendes

Wie vermitteln wir Skills? Suchen wir uns ein Beispiel, das die Dringlichkeit und Komplexität dieser Aufgabe widerspiegelt und auch die entsprechende Lösungsschritte verdeutlicht: Wie bringt man einem Kind bei, sich im Straßenverkehr einer Großstadt sicher zu bewegen? Dies ist keine banale Angelegenheit, vom Gelingen dieser Aufgabe hängt das Überleben des Kindes ab. Und dennoch arbeiten jeden Tag weitgehend klaglos Scharen von Eltern, Erzieherinnen und entnervten Großeltern daran, den Kindern die grundlegenden Verhaltensregeln einzubläuen, ohne diese zu verschrecken und den

Spaß an der Fortbewegung zu nehmen. Dieses Beispiel ist im Patienten-Manual auf S. 10 ausgearbeitet, Sie können sich in der Gruppe darauf beziehen. Man kann sich den Prozess leicht vergegenwärtigen: Zunächst bringen wir dem Kind bei, die wichtigsten Gefahrenquellen rasch und präzise zu erkennen und anzuhalten: »Halte an jeder Straßenkreuzung an. Laufe an der Bordsteinkante auf keinen Fall weiter, auch wenn kein Auto kommt, zunächst immer anhalten. Immer!«

Auch den Patientinnen helfen wir, deren wichtigste dysfunktionale Automatismen zu erkennen: *»Wann immer Sie Schneidedruck verspüren, halten Sie zunächst inne. Wann immer Sie bemerken, dass Sie sich aus einer sozialen Situation zurückziehen möchten, setzen Sie sich ein kurzes Stoppsignal. Wann immer Sie bemerken, dass Sie panische Angst davor bekommen, verlassen zu werden, halten Sie kurz inne.«*

Unser Kind im Straßenverkehr wird erlernen, typische Gefahrenpunkte zu erkennen und anzuhalten. Die Verantwortlichen werden das Kind zunächst begleiten und auf Gefahrenquellen hinweisen (»Da vorne ist der Randstein, du weißt, dass du halten musst, oder?«). Dieser Prozess wird wiederholt, immer und immer wieder, auch wenn das Kind bereits genervt reagiert (»Mama, ich weiß das doch!«).

Im Skillstraining verbessern die Übungen zum achtsamen Beobachten und Beschreiben auf der unspezifischen Ebene die metakognitiven und metaemotionalen Kompetenzen, also die Fähigkeiten, seine eigenen Emotionen zu beobachten, zu benennen und zu entaktualisieren. Auf der individualisierten Ebene erarbeiten die Patientinnen ihre typischen »kleinen Monster«, das heißt ihre persönlichen automatischen Gedanken, sowie prototypische Schlüssel-Emotionen-Netzwerke (SEN) wie »Furcht vor Verlassenwerden« oder »Angst vor sozialer Abwertung«. So fällt es leichter, diese Muster zu erkennen, wenn sie aktiviert sind.

Im zweiten Schritt erlernt das Kind einige einfache Verhaltensregeln: »Links – rechts – links, das bringt's«; »Bei Rot bleib ich stehn, bei Grün darf ich gehn. Ich schau dem Fahrer ins Gesicht, hat er mich auch gesehn?«

Auch im Skillstraining setzen wir auf einfache Selbstinstruktionen »STOP-Skill«; »Akzeptanz von Diskrepanz«; »Mach Limonade aus Zitronen«.

Im dritten Schritt wird das Kind lernen, wie man rasch, zielgerichtet und wachsam die Straße überquert.

Die Patientinnen werden lernen, die Skills im Alltag umzusetzen, und sie werden sich darauf einstellen, dass neues Verhalten nicht immer, und auch nicht sofort, positive Konsequenzen mit sich bringt.

Im Laufe der Zeit wird das Kind die vielen neuen Prozesse der Aufmerksamkeitsfokussierung, der Gefahreneinschätzung, der Impulskontrolle automatisieren, und dabei eine Reihe von Verhaltensmustern etablieren, die variabel an die jeweiligen Situationen angepasst werden, ohne dass dafür bewusste steuernde Prozesse nötig sind.

Auch unsere Patientinnen werden skillsbasiertes Verhalten automatisieren und im Laufe der Zeit ohne bewusste Steuerung einsetzen. Die Voraussetzung ist jedoch permanentes Üben und Wiederholen.

Um die Verkehrsmetapher nicht überzustrapazieren: Es geht beim Erlernen von Skills keinesfalls darum, einen Kanon von Regeln, Sprüchen und Weisheiten auswendig zu lernen. Es geht vielmehr darum, einige wenige **zentrale dysfunktionale Verhaltensmuster** zu identifizieren, diese mithilfe von Skills zu unterbrechen und das Verhalten neu auszurichten, um im Langzeitverlauf funktionales Verhalten zu automatisieren. Unter »Verhalten« verstehen wir hier emotionale, kognitive und handlungsbezogene Prozesse. Es geht also durchaus auch darum, »neu und stimmiger zu empfinden und zu denken«.

Insofern ist es hilfreich, sich selbst, den Kolleginnen und den Patientinnen immer wieder klarzumachen, dass nicht das theoretische Wissen, sondern die **Anwendung der Skills** zur Veränderung von dysfunktionalem Erleben und Verhalten führen wird. Der Erfolg von Psychotherapie basiert auf emotionalen Lernprozessen, und den stärksten Lerneffekt vermitteln wiederholte Verhaltensexperimente.

Bei der **Skills-Vermittlung** stehen uns Therapeuten zwei **grundlegende Wege** zur Verfügung, die wir auch kombinieren können: **bottom-up**, also von der jeweils individuellen Problemlage der Patientinnen ausgehend, zur übergreifenden Theorie, oder **top-down**, von der theoretischen Vermittlung zur individualisierten Anwendung.

Bei **Bottom-up-Prozessen** identifizieren und analysieren wir wichtige Problembereiche der Patientinnen und schlagen bestimmte Skills vor, um kurz- oder langfristige Verhaltensveränderungen in die Wege zu leiten. So wird beispielsweise eine Patientin mithilfe des Dissoziationstagebuchs (2.4 AB 7; Patienten-Manual, S. 138) ihre typischen Frühwarnzeichen für dissoziative Zustände identifizieren und gemeinsam mit ihrer Therapeutin während der Einzeltherapie einige rasch wirksame antidissoziative Skills heraussuchen (etwa Kieselsteine in die Schuhe legen) und diese auch umsetzen. In aller

Regel werden Bottom-up-Prozesse in der **Einzeltherapie** eingesetzt. Sie benötigen mehr Zeit und Sorgfalt, führen dann aber seitens der Patientinnen zu einer besseren Akzeptanz und damit verbesserten Compliance. Die Hauptlast der Arbeit liegt hier bei der Therapeutin, die im Prinzip das gesamte Repertoire an Skills im Kopf haben sollte, um dann problembasiert die entsprechend richtige Auswahl für ihre Patientinnen zu treffen.

Mitunter ist es auch sinnvoll, die Patientin nach einer gründlichen Problemanalyse direkt zu fragen, was ihr in der jeweiligen Situation helfen könnte. Aufbauend auf dieser individuellen Lösungsanalyse lassen sich dann gezielt passende Skills aus dem DBT-Repertoire auswählen – meistens findet sich etwas Passendes.

Im Idealfall erklärt die Therapeutin ihrer Patientin die Funktion der entsprechenden Skills und weist sie dann auf die jeweiligen Handouts im Manual hin. »Wir haben jetzt herausgearbeitet, dass Sie, wann immer Sie Schneidedruck verspüren, zunächst den STOP-Skill einsetzen können. Sie finden das entsprechende Handout 2.4 IB 4 in Ihrem Patienten-Manual. Vielleicht arbeiten Sie dieses Handout bis zur nächsten Stunde durch? Wir besprechen es dann noch einmal in der nächsten Sitzung.«

Die meisten Handouts sind so verfasst, dass sowohl der theoretische Hintergrund als auch die Anwendungspraxis beschrieben sind. So kann die Patientin die Anregungen der Therapeutin aufgreifen und zu Hause im Selbstmanagement nacharbeiten. Natürlich werden nur wenige Therapeutinnen das vollständige Repertoire der Skills abrufen können. Die meisten werden sich im Laufe der Zeit eine kleine Auswahl von Skills merken, die sie dann aktiv abrufen und in der Therapie einsetzen können. Therapeutinnen, die bereits einige Skillsgruppen geleitet haben, tun sich hier naturgemäß leichter, da sie die gesamte Bandbreite der Skills bereits vermittelt haben.

Es gibt jedoch auch DBT-Adaptionen wie etwa die neu entwickelte DBT-PTBS (Bohus & Vonderlin 2024), die auch in der Einzeltherapie standardisiert eine reduzierte Anzahl von Skills anbieten, die von der Einzeltherapeutin vermittelt werden.

In den **Skillsgruppen hingegen** kommen meist **Top-down-Prozesse** zum Einsatz: Hier werden die Skills unabhängig von den individuellen Problemen der Patientinnen vermittelt. Die entsprechenden Skills werden in Abhängigkeit von der allgemeinen Problemlage von vornherein festgelegt. So wird man beispielsweise im Rahmen der akuten Krisenintervention Skillsgruppen zusammenstellen, deren Inhalte sich primär aus dem Modul der Stresstoleranz zusammensetzen. Die Patientinnen werden zwar ermuntert, zwischen den jeweiligen Skillsgruppen die Skills zu üben und im Alltag umzusetzen, aber eben die jeweils besprochenen Skills, unabhängig von der individuellen Problemlage. Um es einfacher auszudrücken: In den Gruppen lernen die Patientinnen wahrscheinlich eine Menge Skills, die sie kaum jemals umsetzen werden. Die schwierigste Aufgabe für die Skillstrainerinnen liegt also in der Motivation.

Besonders hilfreich bei der Top-down-Vermittlung ist es, bei der Einführung eines neuen Skills zunächst dessen grundlegenden Zweck – also das Warum – zu erläutern und diesen möglichst lebensnah in den Alltag der Patientinnen zu integrieren. Beispielsweise: »*Heute lernen wir den Skill ›Prüfen Sie die Fakten‹ kennen. Er kann hilfreich sein, wenn übermäßige Sorgen oder Ängste vor bestimmten Situationen auftreten. Wer kennt dieses Erleben – und welche Schwierigkeiten ergeben sich daraus für Sie persönlich?*«

Wir wollen ein Arbeitsklima schaffen, das tatsächlich Spaß macht: Videoclips, Rollenspiele, Kleingruppenarbeit – die Trainerinnen sollten auf das gesamte Repertoire der modernen erlebnisbasierten Pädagogik zurückgreifen. Im Idealfall arbeiten die Skillsgruppen-Teilnehmerinnen im Rahmen einer parallel stattfindenden Einzeltherapie. Die Einzeltherapeutin wird die jeweils individuelle Problematik Ihrer Patientinnen berücksichtigen, aus der Vielzahl der in der Gruppe erlernten Skills einige wenige aussuchen und diese vertiefen (die Skills sind der Ton, aus der die Einzeltherapie ein Gefäß formen kann).

DBT-Skills haben sich als so wirksam und erfolgreich erwiesen, dass sie nicht nur unter strukturierten DBT-Modalitäten eingesetzt werden, sondern in unterschiedlichsten therapeutischen Settings und in Kombination mit unterschiedlichsten therapeutischen Ansätzen wie etwa Schematherapie oder Interpersoneller Psychotherapie (IPT). Dies ist einerseits erfreulich, birgt aber auch Probleme. Schon als Therapeutin verliert man leicht den Überblick, und für Patientinnen ist das Ganze oft vollkommen unübersichtlich. So meinen viele Betroffene etwa, dass sie eine (eventuell erfolglose) DBT-Therapie absolviert haben, wenn ihnen im akuten psychiatrischen Setting lediglich einige Stresstoleranz-Skills beigebracht wurden. Oder sie beharren auf der Meinung, dass Emotionsregulations-Skills eingesetzt werden, um Emotionen zu dämpfen, weil sie dies von ihrer Einzeltherapeutin so erfahren haben. Wir müssen auch aufpassen, dass sich DBT-Skills nicht zu Tode siegen. Gerade weil einige Skills kurzfristig durchaus erfolgreiche Ablenkungsstrategien darstellen, besteht die Gefahr, dass diese Skills als dysfunktionale maladaptive Bewältigungsstrategien im Sinne der »Stabilisierung« eingesetzt werden, was langfristig meist zur Chronifizierung der Symptomatik führt.

Wie können wir mit dieser Problematik umgehen? Nun, es empfiehlt sich, die Patientinnen gründlich darüber aufzuklären, über welche Komponenten das DBT-Skillstraining grundsätzlich verfügt, und welche Komponenten man im jeweils konkreten Fall anbietet. Zudem empfiehlt sich immer die Anschaffung des Patienten-Manuals (Bohus 2024) oder zumindest einer Aufklärungsbroschüre, die in die Grundlagen der DBT und des Skillstrainings einführt (etwa Bohus & Reicherzer 2020; von Auer & Kaess 2022).

Wie oben ausgeführt, können in diesem Manual nicht alle Varianten und Möglichkeiten erläutert werden, in deren Rahmen DBT-Skills vermittelt werden können. Die meisten Ausführungen beziehen sich daher auf Modalitäten, die sich in irgendeiner Weise im DBT-Kontext abspielen. Das bedeutet keineswegs, dass andere Modalitäten, wie etwa die häufige Kombination von Schematherapie und Skillstraining, nicht opportun wären (z.B. Reiss et al. 2014).

Bevor wir auf die Zusammensetzung der Inhalte der jeweiligen Skillsgruppen eingehen, also darauf, **was** unter welchen Bedingungen vermittelt wird, wollen wir uns auf die unterschiedlichen Rahmenbedingungen und die jeweiligen Dynamiken konzentrieren, also darauf, **wo und wie** wir die Skills vermitteln.

1.6.2 Die ambulante Gruppentherapie

Die weitaus häufigste und effektivste Modalität, in der Skills vermittelt werden, ist das Setting der **ambulanten Gruppentherapie –** im Idealfall in Kombination und enger Absprache mit einer Einzeltherapeutin, die ebenfalls nach DBT arbeitet, häufig jedoch auch als Stand-alone-Angebot. In der Skillsgruppe treffen sich zwischen drei und neun Patientinnen einmal die Woche für zwei Stunden (ca. 100 Minuten Therapie plus 20 Minuten Pause). Es versteht sich fast von selbst, dass Diagnostik und Indikationsstellung bereits im **Vorfeld der Skillsgruppe** durchgeführt und die Patientinnen über ihre jeweiligen Diagnosen aufgeklärt worden sein sollten.

Auch die **Tageszeit,** während derer die Skillsgruppen stattfindet, sollte bedacht werden. Ein weitverbreitetes und dennoch wenig diskutiertes Problem stellen die oft **limitierten tageszeitlichen Angebote** in den Instituts- oder Hochschulambulanzen dar. Bedingt durch restriktive Arbeitszeiten der Mitarbeiterinnen werden viele Skillsgruppen ausschließlich während der sog. Kernarbeitszeiten (also zwischen 10 und 17 Uhr) angeboten. Dies ist für Patientinnen, die einer geregelten Beschäftigung auf dem ersten Arbeitsmarkt nachgehen wollen (und dies ist ein wichtiges Anliegen der DBT), kein besonders förderlicher Anreiz. Es ist schwierig, einem Arbeitgeber zu vermitteln, dass man ein ganzes Jahr wöchentlich drei Stunden während der Arbeitszeit abwesend sein wird. Es ist auch nicht besonders sinnvoll, einer Patientin, die derzeit ohne geregelte Arbeitsverhältnisse ist, anzuraten, mit einer Skillsgruppe zu beginnen, die während der klassischen Kernarbeitszeiten angeboten wird. Im Falle eines erfolgreichen Therapieverlaufes wird die Patientin sich Arbeit suchen und müsste dann aus der Skillsgruppe ausscheiden. Wenn irgend möglich, sollten wir also versuchen, arbeitnehmerfreundliche zeitliche Angebote (wir sprechen hier dezidiert von den Patientinnen!) zu machen, die in den Abendstunden liegen, oder eventuell auf Online-Therapie zu verweisen.

1.6.2.1 Patientinnen

An dieser Stelle sei noch einmal erwähnt: Wir verwenden die weibliche Sprachform nur der Einfachheit halber. Selbstverständlich nehmen neben Frauen auch Männer und nonbinäre Personen an den Gruppen teil.

In den meisten Fällen versuchen wir, **relativ homogene Diagnosegruppen** zusammenzustellen. So werden wir im Idealfall etwa Borderline-Patientinnen mit oder ohne komorbide PTBS in unterschiedlichen Gruppen unterschiedliche Schwerpunkte anbieten. Auch Patientinnen mit ausgeprägten Sucht- oder Essproblemen können von homogenen Diagnosegruppen profitieren. Jugendliche und junge Erwachsene (im Alter von 15 bis 25 Jahren) sollten möglichst in altershomogenen Gruppen behandelt werden. Bildungsniveau oder sozioökonomischer Status werden hingegen bei der Zusammensetzung der Gruppen keine Rolle spielen. Für viele unserer Patientinnen bietet sich in den Skillsgruppen erstmals im Leben die Gelegenheit, ihre Erfahrungen mit Menschen zu teilen, die unter ähnlichen Problemen leiden wie sie selbst. Dies ist häufig tröstlich und entlastend, ist man doch nicht mehr die Einzige, die mit heftigen Gefühlen zu kämpfen hat. Trotzdem kann man neben den offensichtlichen Vorteilen auch Nachteile homogener Gruppen abwägen, die weiter unten diskutiert werden.

Unter Standardbedingungen werden alle vier Module im Rahmen einer **halb offenen Gruppe** angeboten. Das heißt, die Patientinnen wechseln jeweils zwischen zwei Modulen. Wenn Patientinnen ausscheiden, werden neue Patientinnen **nach einem individuellen Vorgespräch** mit einer der Skillstrainerinnen zu Beginn eines neuen Moduls in die Gruppe aufgenommen (siehe unten). Wir haben gute Erfahrungen damit gemacht, erfahrene Teilnehmerinnen zu bitten, eine **Patenschaft** für Neuankömmlinge zu übernehmen. Der Einstieg in eine neue Gruppe ist oft schwierig, und eine Patin kann nicht nur inhaltliche Fragen klären, sondern auch dazu beitragen, die sozialen Hindernisse etwas zu glätten. Die Patin fühlt sich dafür verantwortlich, dass die neue Patientin in der Gruppe gut aufgenommen wird.

Das Gruppenformat birgt eine Reihe von **grundlegenden Vorteilen**, aber auch einige Probleme, die man antizipieren sollte. Natürlich ist es günstig, die Patientinnen dabei zu beobachten, wie sie in der Gruppe interagieren. Wer wird sich aktiv beteiligen, andere unterstützen, für **Gruppenkohäsion** sorgen, wer wird sich eher zurückhalten oder gar andere attackieren und für schlechte Stimmung sorgen? Diese Informationen fließen im Konsultationsteam an die Einzeltherapeutinnen und können dann entsprechend bearbeitet werden. Die Patientinnen werden in der Skillsgruppe andere Menschen kennenlernen, die in ähnlichen Schwierigkeiten stecken wie sie selbst, die ähnlich denken, emotional instabil sind und ähnliche Verhaltensmuster aufweisen. Diese Erfahrungen sind natürlich äußerst hilfreich, wenn man sich im bisherigen Leben als Außenseiterin erlebt hat. Das Gefühl, »anders zu sein als alle anderen«, reduziert sich und damit auch dieses grundlegende Schamgefühl, das viele Borderline-Patientinnen so peinigt. Unter positiven Bedingungen fungiert die Gruppe auch als Lernfeld – man kann sich Skills bei anderen abschauen und sich gegenseitig ermuntern, neue Dinge auszuprobieren.

So ist es durchaus folgerichtig, dass wir die Patientinnen ermuntern, sich auch **außerhalb der Gruppensitzungen** persönlich oder auch virtuell zu treffen, um gemeinsam an den Skills zu arbeiten. Es sollten dabei allerdings die Regeln der Skillsgruppe beachtet werden (siehe 2.2 AB 6 Patienten-Manual, S. 47). Diese Regeln werden weiter unten noch einmal dargelegt.

Für Therapeutinnen sind die Interaktionen innerhalb der Gruppe eine ausgezeichnete Quelle an Informationen. Im Gegensatz zur Einzeltherapie eröffnet sich hier ein unverstellter Blick auf die Interaktionsmuster der Patientinnen, die ja häufig ausgesprochene Schwierigkeiten im zwischenmenschlichen Bereich haben und aus vielen »normalen« sozialen Zusammenhängen herausfallen.

Die Kehrseite der Medaille liegt auf der Hand: Viele unserer Patientinnen sind ausgesprochen **empfindlich für soziale Zurückweisungen**, haben ein geringes Selbstwertgefühl, sind impulsiv (komorbide ADHS) oder haben Schwierigkeiten, nonverbale Signale bei anderen Personen intuitiv zu erkennen (komorbides Adult-Asperger-Syndrom). Soziale Gruppen, gerade wenn diese, wie in der Skillsgruppe, ein gewisses Maß an »Selbstöffnung« erfordern, sind also immer auch eine Art Schlangengrube für alle Beteiligten. Neben der Neurodiversität spielen natürlich auch biografisch relevante soziale Erfahrungen eine erhebliche Rolle: Die meisten unserer Patientinnen habe reichlich unangenehme Erfahrungen mit Gleichaltrigen gemacht. Neuere empirische Untersuchungen zeigen, dass etwa 70 % der Borderline-Patienten über Mobbingerfahrungen berichten (Seiffert et al. 2024). Mobbingerfahrung ist ein wichtiger Prädiktor für Selbstverletzungen und Suizidalität in der Adoleszenz (Jantzer et al. 2015; Jantzer et al. 2019), und wird mittlerweile von vielen Autoren als soziale Traumatisierung eingestuft (z.B. Ossa et al. 2019). Die Ursachen hierfür sind sicherlich vielfältig:

Die Betroffenen können, wie oben beschrieben, psychosoziale Eigenheiten (Neurodiversität) aufweisen, die sie verwundbar für Mobbing machen. Intensive Emotionalität und extreme Reaktionen auf Ablehnung können dazu führen, dass sie in sozialen Kontexten noch anfälliger für Ausgrenzung werden. Gerade Selbstverletzungen können zu Stigmatisierung und Diskriminierung führen, was wiederum das Risiko für Mobbing begünstigt.

Auch ein niedriges Selbstwertgefühl oder ein instabiles Selbstbild können sie anfällig für Mobbing machen, insbesondere, wenn sie von Gleichaltrigen oder in sozialen Gruppen als anders oder »schwächer« wahrgenommen werden.

Viele Betroffene haben bereits traumatische Erfahrungen im familiären Umfeld gemacht, wie z.B. sexuelle, körperliche oder emotionale Misshandlung. Solche Erfahrungen werden die Wahrscheinlichkeit der Reviktimisierung erhöhen, also die Gefahr, im späteren Leben Mobbing oder andere Formen der sozialen und körperlichen Gewalt zu erleben.

All diese Erfahrungen beeinflussen das Erleben und Verhalten unserer Patientinnen in den Skillsgruppen und verstärken das **Risiko eines vorzeitigen Therapieabbruchs**. Wir tun also gut daran, diese Probleme zu antizipieren und die Patientinnen darauf **vorzubereiten**. Die Info- und Arbeitsblätter 2.2 IB 2 und 2.2 AB 1 (Patienten-Manual, S. 38 ff.) wurden dafür entwickelt. Wenn diese Probleme sich im Verlauf der Therapie zeigen, ist es meist hilfreich, ein persönliches Gespräch mit der betroffenen Teilnehmerin **außerhalb** des Gruppensettings zu suchen, auf die Auffälligkeiten hinzuweisen und gemeinsam Lösungsmöglichkeiten zu erörtern. Je nach Konfiguration der Gruppe kann es durchaus hilfreich sein, wenn die Patientin ihre Probleme offenlegt und damit ein besseres Verständnis für bestimmte Verhaltensmuster erwirkt. (*»Euch ist vielleicht aufgefallen, dass ich manchmal etwas ruppig und harsch reagiere, wenn mir etwas unklar ist. Das kann daran liegen, dass bei mir eine gewisse Ausprägung des Asperger-Syndroms festgestellt wurde. Das bedeutet, dass ich oft Schwierigkeiten habe, die Bedeutung oder den Sinn von Gesprächen intuitiv zu verstehen oder mich in andere hineinzuversetzen. Das war immer schon ein Problem für mich, ich versuche, damit jetzt konstruktiv umzugehen. Das ist also nicht böse gemeint, sondern ich werde einfach kirre, wenn ich nicht verstehe, was andere wollen. Habt also ein bisschen Geduld mit mir, und meldet mir gerne zurück, wenn ich zu harsch reagiere.«)*

1.6.2.2 Trainerinnen

Wann immer es finanziell möglich ist, empfehlen wir, die Skillsgruppen mit zwei Trainerinnen oder Trainern durchzuführen. Zumindest eine der beiden Trainerinnen sollte eine vollständige **DBT-Weiterbildung durchlaufen** haben (Info: www:// dachverband-dbt.de), wobei eine abgeschlossene Psychotherapie-Aus- oder Weiterbildung nicht unbedingt nötig erscheint. Auch gut ausgebildete Pflegekräfte, Sozialpädagoginnen oder Ergotherapeutinnen, also eigentlich alle Mitarbeiterinnen im psychiatrisch-psychotherapeutischen Versorgungssystem, die eine DBT-Weiterbildung durchlaufen haben, können Skillsgruppen erfolgreich leiten. Wir gehen auch davon aus, dass Menschen mit persönlicher Borderline-Erfahrung (im Englischen »lived experience«) unter bestimmten Bedingungen Skillsgruppen sehr erfolgreich leiten können (siehe Patienten-Manual, S. 454). Leider gibt es bislang (2025) hierzu keine empirischen Daten.

Unter optimalen Bedingungen übernimmt jeweils eine Trainerin die Rolle der **Gruppenleiterin,** die andere übernimmt diejenige der **Co-Leiterin**. Diese Rollen können von Stunde zu Stunde wechseln, die jeweiligen Funktionen sollten den Patientinnen jedoch transparent gemacht werden (»Heute übernehme ich die inhaltliche Leitung der Gruppe, während meine liebe Kollegin sich um die Gruppe kümmert.«). Die beiden Trainerinnen teilen sich spezifische Aufgaben im Sinne einer »dialektischen Balance«: Während die Gruppenleitung sich insbesondere um die Theorievermittlung, die Rollenspiele und die Hausaufgaben kümmert, also in erster Linie um die Durchsetzung der **Lerninhalte**, sorgt sich die Co-Trainerin um die Belange der einzelnen Patientinnen, um die »Stimmung« in der Gruppe und um die motivationalen Probleme der Einzelnen. Gemeinsam entwickeln die beiden also eine gewisse **Balance zwischen »Konzentration auf die Lernziele«** und **»Konzentration auf Gruppenprozesse**«.

Stilistisch kann man es so halten, dass die Gruppenleiterin eher fordernd auftritt, während die Co-Leiterin eher Verständnis für die individuellen Schwierigkeiten der Patienten ins Feld führt und gezielt validiert. Gemeinsam sorgen sie also auch für die **Balance zwischen »Drängen auf Veränderung«** und **»Verständnis der gegenwärtigen Situation**«.

Während die Gruppenleiterin versucht, die Zeitstrukturen klar einzuhalten, berücksichtigt der Co-Therapeut die individuellen Tempi und Kapazitäten der Patientinnen. Gemeinsam sorgen sie also für die **Balance zwischen »Einhalten der Struktur«** und **»Berücksichtigen der Ausnahmen**«, d.h. der individuellen Bedürfnisse.

Ein Beispiel:

Die **Gruppenleiterin** stellt fest, dass die Patientin vergessen hat, ihre Hausaufgaben zum Modul »Stresstoleranz« zu machen. Die Aufgabe der Gruppenleiterin ist in diesem Fall, dezent aversiv zu reagieren, da dysfunktionales Verhalten mit negativen Konsequenzen verknüpft werden sollte: *»Oje, jetzt investieren Sie schon so viel Zeit, in die Gruppe zu kommen, und nutzen die Therapie nicht ausreichend, weil Sie dies zu Hause nicht umsetzen.«*

Die **Co-Therapeutin** hingegen wird die Patientin nun unterstützen und einwerfen: *»Ich kann mir nicht vorstellen, dass Sie überhaupt keine Übungen zur Stresstoleranz angewandt haben, das hätten Sie gar nicht überlebt, Sie haben sie nur nicht aufgeschrieben. Lassen Sie uns jetzt, hier in der Gruppe, Ihre Hausaufgaben nachholen. Überlegen Sie, wann Sie, ohne gezielt zu üben, automatisch Stresstoleranz-Übungen angewandt haben.«*

Es ist gar nicht so ungewöhnlich, dass Skillstrainerinnen parallel auch die DBT-Einzeltherapie ihrer Patientinnen durchführen. Die Vorteile liegen auf der Hand: Es gibt keinen Informationsverlust, und Probleme in der Skillsgruppe können in der Einzeltherapie aufgegriffen werden. Die Therapeutin sollte dann allerdings darauf achten, die Rollen streng zu trennen und keine Informationen aus der Einzeltherapie in die Skillsgruppe einzubringen. Für die Patientin ist diese Konstellation nicht immer einfach. Sie muss lernen, mit den Rollenwechseln ihrer Therapeutin umzugehen, die Aufmerksamkeit mit anderen zu teilen, Kritiken oder Anregungen angemessen zu verarbeiten und mögliche Eifersucht von anderen Gruppenteilnehmerinnen abzufedern. Mögliche Stolpersteine sollten also nicht nur im Vorfeld besprochen, sondern regelmäßig in der Einzeltherapie thematisiert werden.

1.6.2.3 Kooperation mit externen Behandlerinnen

Wir werden nicht müde, zu betonen, dass das Skillstraining am besten in Kombination mit einer fachgerechten DBT-Einzeltherapie angeboten werden sollte. Dennoch zeigt der Alltag ein deutlich bunteres Bild. So werden Skillsgruppen häufig in den Institutsambulanzen der großen Kliniken angeboten, um auf diesem Weg Patientinnen zu versorgen, die keine niedergelassenen Psychotherapeuten finden. Oder Skillsgruppen an Institutsambulanzen zeigen sich offen für Patientinnen, die von niedergelassenen Kolleginnen einzeltherapeutisch nach DBT oder anderen Verfahren behandelt werden. Bisweilen bieten auch einzelne Praxen Skillsgruppen an, sowohl den eigenen Patientinnen, aber auch Patientinnen anderer Kolleginnen. Jede dieser Konstellationen hat ihre eigenen Herausforderungen wie auch Vorteile.

Zusammenarbeit mit DBT-Einzeltherapeutinnen

Besucht eine Teilnehmerin der Skillsgruppe parallel eine DBT-Einzeltherapie, sollten wir im Regelfall davon ausgehen, dass die **Einzeltherapeutin verantwortlich** ist für die die **Fallführung**. Im besten Fall werden sich die Leiterinnen der Skillsgruppe und die Einzeltherapeutin im Konsultationsteam beraten (siehe Kapitel 1.5). Aber auch dann ist die Einzeltherapeutin verantwortlich für die Behandlungsplanung, die Kriseninterventionen, gegebenenfalls auch für das Telefon-Coaching. Abgesehen von (äußerst seltenen) akuten suizidalen Krisen werden die Skillstrainerinnen die Verantwortung für das Krisenmanagement an die Einzeltherapeutin delegieren. Selbstverständlich können Informationen zwischen Skillstrainerinnen und Einzeltherapeutin ausgetauscht werden (das sollte im Behandlungsvertrag geregelt sein). Mit Ausnahme des Konsultationsteams sollten Gespräche zwischen den Behandlern jedoch in Anwesenheit der Patientin geführt werden.

Und natürlich ist es hilfreich, wenn die Einzeltherapeutin sich im Rahmen der Therapie regelmäßig informiert, wie ihre Patientin mit der Skillsgruppe zurechtkommt. Dies betrifft sowohl die anderen Teilnehmerinnen als auch die jeweiligen Inhalte. Letztendlich ist sie als Einzeltherapeutin ja auch verantwortlich dafür, dass die Patientin die gelernten Skills in ihr Verhaltensrepertoire übernimmt (die Skills sind wie gesagt der Ton, aus dem die Einzeltherapeutin das Gefäß formt). Die Utilisierung geschieht in beide Richtungen: Einerseits erkundigt sich die Einzeltherapeutin nach den jeweils in der Gruppe vermittelten Inhalten und versucht, diese gezielt in die Praxis einzubauen. Wenn z.B. im Modul »Zwischenmenschliche Fertigkeiten« das Thema Beziehungsaufbau bearbeitet wird, so wird sie ihre Patientin eventuell ermuntern, genau diese Skills in ihrem Alltag anzuwenden und z.B. Small Talk zu üben. Andererseits wird sie immer versuchen, aktuell anstehende Probleme, die in der Einzeltherapie auftauchen, mithilfe von Skills zu lösen. Hierzu ist es natürlich immer wieder notwendig, auch in der Einzeltherapie neue Skills zu vermitteln, sofern diese noch nicht in der Gruppe gelernt oder vielleicht auch schlicht vergessen wurden. So ist es sicherlich hilfreich, bei stark dissoziierenden Patientinnen gleich zu Beginn der Einzeltherapie antidissoziative Skills zu vermitteln und nicht zu warten, bis diese in der Gruppe an der Reihe sind. Es versteht sich von selbst, dass DBT-Einzeltherapeutinnen die ganze Bandbreite der Skills kennen und auch anwenden. Wobei es natürlich seine Zeit braucht, bis dieser hehre Anspruch Wirklichkeit wird. In der Praxis zeigt es sich immer wieder, dass sich DBT-Therapeutinnen in der Einzeltherapie deutlich leichter tun, wenn sie bereits selbst Skillsgruppen angeleitet haben.

Wenn es gut läuft, sind Einzel- und Gruppentherapie miteinander verflochten. Um nur einige Beispiele zu nennen: Jede Stunde beginnt mit einer Achtsamkeitsübung, die Einzeltherapeutin ist für die Entwicklung der Wise-Mind-Imaginationsübung verantwortlich und dafür, dass die Tonaufnahmen regelmäßig gehört werden (siehe TB 5,, Kapitel 1.7; aber auch 2.3 AB 4; Patienten-Manual, S. 111). Kettenanalysen (2.7 AB 6; Patienten-Manual, S. 416) werden immer so durchgeführt, dass skillsbasierte Lösungen eingeflochten werden, und auch für zwischenmenschliche Probleme in der Skillsgruppe wird in der Einzeltherapie nach Lösungen gesucht (etwa mit 2.6 IB 11; Patienten-Manual, S. 380). Für die Entwicklung der Behandlungsziele kann man auf die Arbeitsblätter zum alten und neuen Weg zurückgreifen (2.7 AB 2; Patienten-Manual, S. 404 ff.), und auch die Stolpersteine der Skillsgruppe (2.2 AB 1; Patienten-Manual, S. 39), sollte man in der Einzeltherapie bearbeiten.

Zusammenarbeit mit Therapeutinnen anderer Schulen

Für den Fall, dass Skillsgruppenteilnehmerinnen von Einzeltherapeutinnen behandelt werden, die über keine DBT-Weiterbildung verfügen, bedarf es sehr klarer Absprachen. Einzeltherapeuten anderer Schulen verfügen häufig über keine spezifische Weiterbildung in störungsspezifischer Borderline-Therapie. Deshalb gehen sie oft implizit und unabgesprochen davon aus, dass DBT-Skillstrainerinnen über mehr Kompetenzen im Krisenmanagement verfügen und daher auch dafür zuständig wären. Es ist also hilfreich, die Zuständigkeiten **im Vorfeld** zu klären. Die jeweilige Einzeltherapeutin sollte schriftlich festlegen, dass sie als fallführende Behandlerin verantwortlich ist für die Behandlung und Steuerung von Krisen. Dies betrifft sowohl die Abfassung eines schriftlichen Krisenplanes mit den entsprechenden Notfallnummern und Verhaltensregeln als auch das Handling im akuten Krisenfall.

Des Weiteren ist es natürlich sinnvoll und hilfreich, wenn die jeweilige Einzeltherapeutin zumindest versucht, die Patientin zu ermuntern, die erlernten Skills im Alltag umzusetzen. Auch darüber sollte man sich im Vorfeld offen austauschen.

1.6.2.4 Die Skillsgruppe im Stand-alone-Modus

Falls das Skillstraining **ohne begleitende Einzeltherapie** stattfindet, ist es sicherlich hilfreich, einige Modifikationen vorzunehmen: In diesem Fall sehen sich die Skillstrainerinnen in der Verantwortung, in den **Vorgesprächen** die Therapieziele zu vereinbaren, sich einen Überblick über die psychosoziale Gesamtsituation zu verschaffen und auch Krisenpläne zu entwerfen, wobei hier schon aus Gründen der Praktikabilität sicherlich auf die in Deutschland meist gute psychiatrische Notfallversorgung zurückgegriffen werden kann. Nur notfalls, also falls keine hinreichende psychiatrische Versorgung möglich ist, sollten die Skillstrainerinnen auch für telefonische Krisenintervention zur Verfügung stehen. Es empfiehlt sich dringend, in **regelmäßigen Abständen Einzelstunden** einzufügen, um die Umsetzung der Skills im Alltag der jeweiligen Patientinnen zu besprechen, und die individuellen Problemsituationen nicht aus den Augen zu verlieren. Das ist natürlich besonders dann sinnvoll, wenn Angehörige, also Eltern oder Partner, in die Behandlung einbezogen werden müssen. In den eingestreuten Einzelsitzungen können auch Skills »nachgeschärft« oder Tonaufnahmen für individualisierte Imaginationsübungen wie etwa die Wise-Mind-Imagination (1.7 TB 5) bearbeitet werden. Im Stand-alone-Modus gibt es zudem die Möglichkeit, einzelne Interventionen und Themen, die die DBT im Idealfall in der Einzeltherapie verortet, gemeinsam in der Gruppe zu bearbeiten. So werden beispielsweise in Gruppen gemeinsam Kettenanalysen erstellt, Therapieziele formuliert und Tagebuchkarten erarbeitet.

Es sollte jedoch **bereits in den Vorgesprächen** geklärt werden, dass akute suizidale Krisen, schwerwiegendes Krisenverhalten oder Hochrisikoverhalten **nicht im Rahmen der Skillsgruppe** bearbeitet werden können. Dies würde ja immer eine genaue Problem- und Bedingungsanalysen erfordern sowie engmaschige Führung und eine tragfähige Beziehung. Die Skillsgruppe ist hierfür nicht das richtige Format. Zudem können wir nicht davon ausgehen, dass Skillstrainerinnen darin ausgebildet sind, suizidale Krisen zu erkennen oder adäquat zu behandeln. Ergotherapeuten, Pflegekräfte oder Sozialpädagogen mögen hervorragende Skillsgruppenleiterinnen sein, aber sie ersetzen gerade in suizidalen Krisen keine ausgebildeten Psychotherapeuten. **Skillstrainerinnen vermitteln Skills**, das ist ihre Aufgabe, dabei sollten wir es dann auch belassen. Zu den Problemfeldern, die nicht in den Kompetenzbereich der Skillsgruppenleiterinnen fallen, gehören auch schwerwiegende Komorbiditäten wie etwa Essstörungen, Substanz-Abusus, komplexe PTBS oder ausgeprägte sozialphobische Verhaltensmuster, die einer spezifischen Behandlung bedürfen und den Rahmen der solitären Skillsgruppe sprengen würden. Auch wenn dies manchmal harte Entscheidungen erfordert: Wir würden davon abraten, chronisch suizidale Borderline-Patientinnen in Skillsgruppen aufzunehmen, wenn keine fachkundige Krisenintervention zur Verfügung steht.

Sind die Rahmenbedingungen jedoch erfüllt, kann man eine Skillsgruppe auch sehr erfolgreich im Stand-alone-Modus führen. Wir haben sehr gute Erfahrungen damit gemacht, die Teilnehmerinnen in diesem Fall etwas mehr in die Verantwortung zu nehmen: Sie können sich gegenseitig unterstützen, kleine Arbeitsgruppen bilden, die sich (online) treffen, um die Hausaufgaben zu machen oder die Inhalte der Gruppe thematisch vorzubereiten. Wie oben schon ausgeführt, sollte im Vorhinein geklärt sein, in welchen Abständen die Einzelgespräche stattfinden, sodass dies nicht als Belohnung oder Kritik interpretiert wird. Alle Teilnehmerinnen sollten die gleiche Anzahl an Einzelgesprächen bekommen. Falls Sie die Skillsgruppe im Standalone-Modus durchführen, sollten Sie sich mindestens jeweils **drei Stunden Zeit für die Vorbereitungsgespräche** mit den Patientinnen nehmen.

1.6.2.5 Prinzipien und Regeln in der Gruppe

Die DBT legt eine Reihe **grundlegender Prinzipien und Regeln** vor, die das soziale Miteinander in der Gruppe gestalten und eine sichere Basis für raschen Kompetenzerwerb bilden. Unter Prinzipien verstehen wir Grundsätze oder auch Leitlinien, auf denen die therapeutische Arbeit basiert. Die Regeln sind immer in die Prinzipien eingebettet und stellen klarere Anweisungen oder Vorschriften dar, die Abläufe festlegen oder auch klären, was erlaubt oder verboten ist. Natürlich läuft nicht immer alles glatt, unsere Patienten bräuchten keine Skillsgruppen, wenn sie sich jederzeit entsprechend den Prinzipen und Regeln der DBT verhalten könnten. Dann nutzen wir Skills, um das Verhalten an den Regeln neu auszurichten (**Limonade aus Zitronen machen**).

Auch wenn wir häufig die Bedeutung von Regeln betonen, so zeichnet die DBT dennoch eine gewisse Flexibilität aus: **Jede Regel ist dazu da, um Ausnahmen zu begründen.** Wenn wir Regeln zu lasch handhaben, besteht die Gefahr von Unruhe und Unsicherheit, und meist vergeuden wir sehr viel Zeit mit der Klärung von Kleinigkeiten, die nicht unbedingt zum Therapiefortschritt beitragen. Wenn wir Regeln zu rigide handhaben, besteht die Gefahr, dass sich Patientinnen bevormundet oder gegängelt fühlen und die Therapie abbrechen. Man könnte es auch so ausdrücken: Regeln schützen eher die Gruppe, die Ausnahmen schützen eher die Individuen. Wann jedoch sollten wir Ausnahmen machen? Die Regel ist einfach: **Immer dann, wenn im Einzelfall eine Regel gegen ein Grundprinzip verstößt, sollten wir entsprechend der Prinzipien Ausnahmen gewähren.**

Im Arbeitsblatt 2.2 AB 6 (Patienten-Manual, S. 47) sind alle Prinzipien und Regeln für die Patientinnen zusammengefasst. Als Therapeutin sollten Sie diese Blätter bereits in den Vorgesprächen aushändigen und besprechen, auch während der Behandlungen wird es immer mal wieder angelegen sein, darauf hinzuweisen.

Grundlegende Gruppenregeln und Prinzipien

- Alle Teilnehmerinnen, auch die Skillstrainerinnen, verpflichten sich, sich gegenseitig zu unterstützen, ihre jeweiligen Therapieziele zu erreichen und ein sinnerfülltes Leben zu gestalten.
- Wir behandeln uns gegenseitig freundlich, mitfühlend, unterstützend und rücksichtsvoll und verleiten einander nicht zu problematischen Verhaltensmustern. Intrigen, Ausgrenzungen und Abfälligkeiten, wie die Patientinnen es vielleicht in ihrem bisherigen Leben erlebt haben, haben in der Skillsgruppe keinen Platz.

Unserer Erfahrung entsprechend ist die Interaktion zwischen den Teilnehmerinnen zumindest in den ambulanten Gruppen in aller Regel sehr zugewandt und unterstützend. Die meisten Patientinnen erleben es als entlastend, dass andere ähnliche Probleme haben, und zeigen ein ausgesprochen feines Gespür für emotionale Schwingungen. Deshalb ermuntern wir die Patientinnen auch, sich außerhalb der Skillsgruppen **eigenständig zu organisieren** und z.B. zur Nachbearbeitung der Gruppen (online) zu treffen. Aber wie immer im Leben gibt es bisweilen auch Probleme und Verwicklungen. Manchmal entwickeln sich Untergruppen und manchmal können die Umgangsformen durchaus auch gehässige Züge annehmen. Es obliegt den Skillstrainerinnen, hier rasch und klar einzugreifen: Wann immer wir den Eindruck haben, dass der Ton vorwurfsvoll wird, dass Patientinnen angegriffen werden oder dass über andere in Abwesenheit abschätzig kommuniziert oder gelästert wird, erfordert dies sofortige Reaktionen seitens der Co-Therapeutin: *»Ich mag mich täuschen, aber ich habe den Eindruck, dass in Ihrer Antwort doch ziemlicher Ärger mitschwingt, der durchaus auch verletzend wirken kann. Der Ärger mag berechtigt sein oder auch nicht, aber es ist meine Aufgabe, das Arbeitsklima in der Gruppe so zu gestalten, dass alle Teilnehmerinnen, also wirklich alle, ihre Therapieziele erreichen. Vielleicht können wir die Gelegenheit nutzen, noch einmal kurz auf die LIVE-Skills hinzuweisen? Also: Lächeln, Interesse zeigen, validieren und entspannt bleiben, wenn man möchte, dass die Beziehung tragfähig bleibt. Es geht nicht darum, den* ***Inhalt*** *seines Ärgers zu verschweigen, es ist wichtig, Kritik zu üben. Aber die* ***Form*** *sollte immer wohlwollend sein. Alle einverstanden?«*

- Verhaltensweisen anderer Personen (von Trainerinnen wie Teilnehmerinnen), die von jemandem als störend empfunden werden, sollten möglichst direkt an die jeweils Betreffenden zurückgemeldet und nicht über Dritte (oder in anderer Form indirekt) kommuniziert werden.
- Insbesondere in sozialen Netzwerken (wie z.B. Facebook etc.) darf unter keinen Umständen

abwertende Kommunikation über Teilnehmerinnen, die Therapie oder Therapeutinnen stattfinden. Diese Form des Cybermobbings halten wir für a) unsozial und b) therapiestörend und wir werden gegebenenfalls Konsequenzen ziehen. Auf keinen Fall dürfen persönliche Informationen über Teilnehmerinnen ohne deren Zustimmung (online) öffentlich gemacht werden.

Es ist nicht immer ganz einfach, die Einhaltung dieser Prinzipien persönlich zu gewährleisten. In aller Regel ist es nicht zielführend, wenn die Trainerinnen an den Gruppenchats teilnehmen. Man sollte dies durchaus in die Selbstverpflichtung der Patientinnen legen, nicht ohne sich ab und an danach zu erkundigen. Subgruppen sind immer problematisch, und niemand sollte sich ausgeschlossen fühlen. Auch im Chat gilt: Jede Kommunikation über Dritte sollte so formuliert sein, als ob diese anwesend wäre oder die Einträge jederzeit lesen könnte.

- Wir bemühen uns, gute Lernvoraussetzungen in der Gruppe zu schaffen (z.B. Streitereien oder sexuelle Beziehungen zu anderen Teilnehmerinnen, die die Situation zu kompliziert machen, zu vermeiden).

Insbesondere die Frage, wie man mit sexuellen Beziehungen unter Skillsgruppenteilnehmerinnen oder -teilnehmern umgehen soll, wird meistens relativ klar beantwortet: Solange niemand etwas bemerkt, ist dies kein Thema. Wir sind ja keine Sittenpolizei. Sobald sexuelle Verhältnisse jedoch bemerkt werden, können wir davon ausgehen, dass dies zu Ablenkung oder zu Problemen seitens der Mitpatienten führt, die das jedoch meist nicht ansprechen werden. Daher gilt: Die Trainerinnen sorgen dafür, dass eine der beiden Betroffenen die Skillsgruppe verlässt. Meistens bieten wir an, dass die beiden auswählen können, wer bleiben möchte. Selbstverständlich werden wir dies innerhalb der Gruppe thematisieren und insbesondere darauf hinweisen, dass moralische Überlegungen keinesfalls eine Rolle spielen, sondern dass es ausschließlich darum geht, für alle Teilnehmenden optimale Arbeitsbedingungen zu schaffen. Selbstverständlich kann die Patientin, die die Gruppe verlassen musste, wieder in die Gruppe einsteigen, wenn ihre Partnerin die Gruppe verlassen hat (jedoch nicht, wenn lediglich die sexuelle Beziehung beendet wurde und die Partnerin noch an der Gruppe teilnimmt).

- Jede Teilnehmerin versucht, sich aktiv einzubringen.

Auch wenn dies ein wenig banal klingen mag, für viele Menschen mit Mobbing-Erfahrung oder sozialer Phobie ist es manchmal eine schier unüberwindbare Herausforderung, auch nur einfache Redebeiträge zu leisten. Neben fortwährender validierender Ermunterung helfen hier klare Regeln und Zeiteinteilungen: So fragen wir z.B. jede Patientin in einem vorher definierten Zeitraum nach ihren Hausaufgaben. Immer wieder spricht die Trainerin die Teilnehmerinnen gezielt an, oder die Co-Therapeutin springt ein, wenn ihr auffällt, dass sich eine Patientin zu wenig meldet. Im Zeitalter der Online-Therapie eröffnen sich in den Chatrooms viele Möglichkeiten, in Kleingruppen zu arbeiten. Das fällt Menschen mit sozialer Phobie oft deutlich leichter.

- Wir versuchen, wann immer es passt, die Inhalte der Skillsgruppe auch auf den Umgang untereinander, innerhalb der Skillsgruppe anzuwenden.

Wie oben schon dargestellt, »freuen« wir uns über Gelegenheiten, bereits erlernte Skills »on-sight« anzuwenden, also immer dann, wenn diese sich im gegenwärtigen Gruppenkontext als wirksam oder nötig erweisen könnten. Häufig beginnen wir mit einem »dialektischen Auftakt«: *»Frau M., Sie berichten, dass Sie sich in der letzten Gruppenstunde von Frau W. abfällig behandelt gefühlt haben. Das ist sicherlich eine schmerzhafte Erfahrung, und ich bin Ihnen dankbar, dass Sie dies ansprechen. Gleichzeitig ist es auch eine mögliche Lernerfahrung für Frau W. und Sie selbst. Was halten Sie beide davon, wenn Sie sich im Chatroom treffen und beide das Arbeitsblatt 2.6 AB 8, also die zwischenmenschliche Kettenanalyse (Patienten-Manual, S. 353) ausfüllen und besprechen? Wir können dies dann gerne in der Gruppe nachbesprechen.«*

- Alle Teilnehmerinnen verpflichten sich, zu versuchen, die jeweiligen Therapie-Aufgaben zu machen und die erlernten Skills im eigenen sozialen Umfeld umzusetzen.

Ob man die Hausaufgaben nun Hausaufgaben nennt oder etwas beschönigend Therapie- oder Übungsaufgaben, im Grunde gibt es zwei Funktionen: Einerseits können wir die Patientinnen bitten, bestimmte Inhalte vor- oder nachzubereiten, andererseits kann jeder Versuch, Skills im Alltag umzusetzen, als »Therapie-Aufgabe« verstanden werden. Genaueres, insbesondere der Umgang mit nicht gemachten Hausaufgaben, wird weiter unten besprochen.

- Keine Teilnehmerin der Skillsgruppe wird einen Suizidversuch unternehmen. Diese Vereinbarung gilt für den gesamten Verlauf der Skillsgruppe und drei Monate nach deren Beendigung. Sollte es im Verlaufe der Therapie zu einer Zunahme von Suizidgedanken kommen, sollte die Patientin dies mit ihrer Therapeutin und nicht mit den Mitpatientinnen besprechen. Suizidale Patientinnen sollten sich zusätzlich in Einzeltherapie begeben.

Die sogenannte Non-Suizid-Vereinbarung klären wir im Vorgespräch (siehe nächster Absatz). Hier nur so viel: Auch wenn der Nutzen dieser Vereinbarungen nicht durch empirische Studien belegt ist und immer wieder Vermutungen laut werden, dass diese Non-Suizid-Vereinbarungen überflüssig sein könnten, so möchten wir doch ausdrücklich darauf hinweisen, dass aus unserer Sicht diese Non-Suizid-Vereinbarungen in der DBT unumgänglich sind. Auch die DBT-Peergroups weisen darauf hin und treffen unter sich diese Vereinbarungen.

Regeln

Umgang mit suizidaler Kommunikation:

- Falls Sie von einem Gruppenmitglied erfahren, dass es ernsthafte Suizidabsichten hegt, so sind alle Teilnehmerinnen verpflichtet, dies unverzüglich dem therapeutischen Team mitzuteilen.

Diese Regel hat sich nicht nur in der Skillsgruppe, sondern auch und vor allem im stationären Setting sehr bewährt. Suizidale Kommunikation führt, falls die Regeln nicht eingeführt werden, häufig zu erheblichen Verwicklungen. Aussagen wie: *»Du, mir geht es so schlecht, ich werde mich umbringen, aber sage es bitte niemandem, sonst bist du nicht mehr meine beste Freundin«* lösen beim Gegenüber kaum lösbare Schuldgefühle aus. Was man macht, ist verkehrt. Deshalb klären wir diesen Algorithmus im Vorfeld: Erfährt eine Patientin von ihrer Mitpatientin, dass diese konkrete Suizidabsichten hegt, so lautet die obligate Antwort: *»Ich verstehe, dass es dir schlecht geht, und weil du mich jetzt darüber informierst und genauso wie ich weißt, dass ich verpflichtet bin, dies dem Team mitzuteilen, gehe ich jetzt davon aus, dass du möchtest, dass das Team dies erfährt. Könntest du eventuell selbst das Team informieren? Sonst muss ich dies jetzt tun.«*

Natürlich ist es wichtig, klar zu trennen zwischen Selbstverletzungen und Suizidabsichten! Selbstverletzungen ohne Tötungsabsicht müssen und sollen nicht an das Team weitergeleitet werden. In der DBT stufen wir Selbstverletzungen in aller Regel als Problemverhalten ein, das in der Einzeltherapie bearbeitet werden sollte. Nicht ganz unproblematisch ist die immer wieder diskutierte Frage, ob Selbstverletzungen oder andere dysfunktionale Verhaltensmuster wie etwa Hochrisikoverhalten »ansteckend« sein könnten, ob sich also die Mitglieder der Skillsgruppe gegenseitig nachahmen. Auch wenn dieser Effekt häufig überschätzt wird, so sollten wir dieses Phänomen sicher nicht ausschließen und darauf hinweisen, dass die **Kommunikation über Selbstverletzungen** oder anderes dysfunktionales Verhalten außerhalb der Skillsgruppe unterlassen werden sollten. Dies gilt insbesondere für die Zeit unmittelbar *nach* der Selbstverletzung, da alles unternommen werden sollte, um nicht unabsichtliche soziale Verstärker für dysfunktionales Verhalten anzubieten.

Klarer Kopf:

Eigentlich gibt es eine klare Regel: Drogen, Alkohol oder unverordnete Medikamente dürfen keinesfalls in die Skillsgruppe mitgebracht werden oder vor der Skillsgruppe konsumiert werden. Wenn Patientinnen mitbekommen, dass jemand damit Schwierigkeiten hat oder anderen Alkohol/Drogen anbietet, muss dies unverzüglich an ein Mitglied des Trainerteams weitergeben werden. In der zweiten Auflage ihres Manuals (Linehan 2015, S. 52) erwähnt Marsha Linehan jedoch eine Ausnahme: Patientinnen, die an komorbider Drogen- oder Alkoholabhängigkeit leiden, laufen Gefahr, bei zu rigider Auslegung der Abstinenzregel die Skillsgruppe häufig zu verpassen und dann abzubrechen. In diesem Fall empfiehlt M. Linehan: »clients are to come to the sessions, acting clean and sober«. Die Patientinnen können also auch unter dem Einfluss von Drogen oder Alkohol in die Gruppe kommen, solange sie sich normal **verhalten.** Wir würden empfehlen, diese Regelungen gegebenenfalls an die klinischen Erfordernisse anzupassen, dann aber immer transparent zu gestalten.

Pünktlichkeit und regelmäßige Teilnahme:

Alle Teilnehmerinnen der Skillsgruppe unterstützen sich gegenseitig. Dieses Grundprinzip gilt auch hinsichtlich Pünktlichkeit. Patientinnen, die zu spät kommen (auch online), behindern den Therapiefortschritt von anderen. In der Sprachregelung der DBT würden wir dies als »therapieschädigendes Verhalten« (therapy interfering behaviour) einstufen. Es liegt also im Aufgabenbereich der Gruppenleiterinnen, für Pünktlichkeit zu sorgen, ohne allerdings ein rigides und angstbesetztes Klima aufkommen zu lassen. Als Verhaltenstherapeuten denken wir natürlich immer an eine möglichst spielerische Umsetzung des Kontingenzmanagements. So könnte man Pluspunkte (Token) austeilen an alle Teilnehmerinnen, die rechtzeitig anwesend sind, und alle drei Monate eine kleine Tombola veranstalten. Umgekehrt könnte man die Teilnehmerinnen auffordern, die Störung der Gruppe (bei Zuspätkommen) durch kleine Geschenke an alle Teilnehmerinnen beim nächsten Treffen wiedergutzumachen (correction – overcorrection). Wenn sich Patientinnen für einen Gruppentermin entschuldigen möchten, so sollten sie dies rechtzeitig tun, also **spätestens 24 Stunden vor dem Termin**. Die Entschuldigung muss den Skillstrainerinnen mitgeteilt werden, nicht den Mitpatientinnen. Wenn Patientinnen unentschuldigt fehlen, findet ein klärendes Gespräch mit den Skillstrainerinnen statt. Ebenso findet ein klärendes Gespräch statt, wenn diese mehr als dreimal im Quartal (d.h. in drei Monaten) fehlen – egal, ob entschuldigt oder unentschuldigt.

Abbruchkriterien:
M. Linehan betont auch in der zweiten Auflage ihres Skills-Manuals (Linehan 2015, S.51), dass Patientinnen, die vier Sitzungen in Folge versäumen (4 weeks in a row), automatisch bis zum Ablauf der vereinbarten Laufzeit (meistens ein Jahr) von der weiteren Teilnahme ausgeschlossen werden. Und auch wenn nicht explizit erwähnt, so ist doch gemeint, dass diese Fehlzeiten unabhängig von möglichen Entschuldigungen wie Krankheit oder Urlaub gelten. Man könnte sich nun auf den Standpunkt stellen, diese Vorgabe auch in Deutschland oder Europa zu übernehmen, man könnte sie aber auch etwas relativieren. Die Vorteile dieser Regelung liegen auf der Hand: Zwingt sie doch die Teilnehmerinnen zu einer gewissen Ernsthaftigkeit und Regelmäßigkeit, was natürlich positive Auswirkungen auf die gesamte Gruppe hat. Auch die jeweils behandelnden Therapeutinnen sind aufmerksam und werden aktiv, falls ihre Patientinnen eine gewisse Frequenz an Fehlzeiten aufweisen. Andererseits wurde diese Regelung in den USA entwickelt und spiegelt die dortigen geringen Urlaubstage wider. Auch längere elektive stationäre Behandlungsprogramme, wie in Deutschland weitverbreitet, gibt es dort nicht. Wenn wir die strikte Linehan-Regel aufgreifen, laufen wir Gefahr, die deutsche (und europäische) Realität aus den Augen zu verlieren; wenn wir keine Regeln aufstellen, laufen wir Gefahr, dass die Gruppe zerfleddert. Wir würden daher für eine etwas angepasste Auslegung der Vier-Wochen-Regelung plädieren: Patientinnen verlieren ihren Anspruch auf einen Platz in der Gruppe wenn sie viermal in Folge *unentschuldigt* fernbleiben. Diese Regelung impliziert, dass die Entschuldigungen rechtzeitig und nachvollziehbar sein müssen, wobei die jeweiligen Kriterien durch die Gruppenleiter festgelegt werden. So könnte man z.B. vereinbaren, dass 24 Stunden vor Termin abgesagt werden muss und nur Krankheiten oder wichtige soziale Gründe, deren Umsetzung im Einklang mit den Therapiezielen stehen, als nachvollziehbar gewertet werden. So würden wir etwa einen unumgänglichen Vorstellungstermin am neuen Arbeitsplatz als guten Entschuldigungsgrund werten, den Babysitterdienst bei der Freundin jedoch nicht. Eine weitere Möglichkeit besteht darin, dass man **quartalsweise rechnet**: Dreimaliges entschuldigtes oder einmaliges unentschuldigtes Fehlen pro Quartal erfordert dann ein klärendes Gespräch mit den Skillsgruppenleiterinnen, weitere Fehltermine werden dann im Konsultationsteam besprochen. Viele erfahrene DBT-Therapeutinnen weisen zudem darauf hin, dass wir bei Adoleszenten etwas mehr Spielraum gestatten sollten als im Erwachsenenbereich.

Schweigepflicht:
Was in der Skillsgruppe gesagt wird, muss auch in der Gruppe bleiben bzw. darf nicht nach außen getragen werden. Dies betrifft insbesondere auch Filmaufnahmen und Mitschnitte oder unbeteiligte Dritte im Hintergrund bei Online-Sitzungen (z.B. Familienangehörige).

Konsultationsteam:
Die Skillstrainerinnen tauschen sich mit einer definierten kleinen Gruppe von therapeutischen Kolleginnen aus, um sich gegenseitig zu unterstützen und zu beraten (siehe Kapitel 1.5). Die Teilnehmerinnen haben das Recht, zu erfahren, wer die Mitglieder des Konsultationsteams oder gegebenenfalls die Supervisoren sind. Häufig werden aus diesem Grunde auch Videoaufnahmen gemacht.

Bei hoher Anspannung oder Dissoziation während der Skillsgruppe:
Natürlich kommt es immer wieder vor, dass Patientinnen sich in bestimmten Augenblicken überfordert fühlen und dann mitteilen, dass es ihnen gerade nicht gutgeht. Auch für diese Momente sollte man im Voraus die Abläufe klären: Zunächst sollte die Patientin versuchen, in der Gruppe zu verbleiben und den STOP-Skill anzuwenden. Falls sie damit überfordert ist, kann sie den Raum auch vorübergehend verlassen. Hierbei ist es allerdings unbedingt notwendig, kurz kundzutun, was die Patientin zu unternehmen plant (Welchen Skill möchte die Patientin anwenden? »An die frische Luft gehen«, »Hirn-Flickflack« usw.). Zudem sollte die Pati-

entin unbedingt mitteilen, wann sie wieder zurückkommt. Falls sie nach Hause gehen möchte, sollte dies keinesfalls ohne Absprache mit einer der Leiterinnen erfolgen. Es geht in diesem Fall immer auch um Sicherheit, aber auch darum, dass die Mitpatientinnen nicht in Sorge versetzt werden.

Es ist also eine weitere wichtige Aufgabe der Co-Therapeutin, jenen Patientinnen, die die Gruppe in einem Zustand emotionaler Aufgewühltheit verlassen haben, zu klären, ob diese für sich selbst sorgen können oder ob sie ihr Skills zur Stressregulation vermitteln soll. Währenddessen kann die Gruppenleiterin die Gruppe weiterführen und die entsprechenden Lerninhalte vermitteln.

Grundsätzlich sollten alle Patientinnen den Gruppenraum also nur in absoluten Ausnahmesituationen verlassen. Und wenn, dann sind sie angehalten, den anderen Teilnehmerinnen ein Gefühl der Sicherheit zu vermitteln: *»Ich gehe mal kurz raus, um einige Skills anzuwenden. Ich komme in zehn Minuten wieder.«* Da wir in der DBT derartiges Verhalten unter der Rubrik »therapiestörendes Verhalten« einordnen, sollte die Patientin diese Situation in der Tagebuchkarte eintragen und im Rahmen der Einzeltherapie besprechen, analysieren sowie sich alternative, skillsbasierte Verhaltensmuster vornehmen. Auch als Skillstrainerin sollten Sie darauf achten, dass die Patientin ihr Problemverhalten in der nächsten Skillsgruppensitzung kurz anspricht und mögliche Skills formuliert, die sie in Zukunft anwenden wird.

Sie sehen, derartige Prozesse erfordern ein wenig Fingerspitzengefühl: Man sollte vermeiden, die Patientin zu kränken oder gar bloßzustellen, und dabei dennoch dysfunktionales Verhalten nicht einfach ignorieren oder gar durch besondere Aufmerksamkeit verstärken. Die Kunst liegt darin, wohlwollend, validierend und unterstützend dysfunktionales Verhalten als Gelegenheit aufzugreifen, um neue Skills zu vermitteln, die dann direkt umgesetzt werden können. (*»Bevor wir zu den Hausaufgaben kommen, müssen wir noch kurz besprechen, was für Frau Müller das letzte Mal so schwierig war, dass sie die Gruppe kurz verlassen musste. Frau Müller, zunächst mal Respekt, dass Sie wieder reingekommen sind und dass Sie uns alle informiert haben, sodass wir uns keine Sorgen machen mussten. Vielen Dank dafür, das ist ja keine Selbstverständlichkeit, das haben Sie gut gemacht. Wollen Sie uns kurz in ein, zwei Sätzen sagen, welche Emotionen Sie nicht ausgehalten haben und welche Skills Ihnen dann draußen geholfen haben?«*) Es versteht sich von selbst, dass insbesondere bei sehr sozial ängstlichen Neueinsteigern auch Ausnahmen gemacht werden können, um die Patientinnen nicht zu verlieren. **Jede Regel ist dazu da, um Ausnahmen zu begründen.** *»Hallo, Frau Müller, ich freue mich ganz besonders, dass Sie sich durchgerungen haben, heute wieder in die Gruppe zu kommen, auch wenn Sie letzte Stunde Schwierigkeiten hatten. Ich frage jetzt mal nicht nach, was los war, weil ich vermute, dass ich dann gleich wieder sehr intensive Emotionen auslöse, und Sie erst lernen werden, wie Sie damit besser umgehen können. Aber genau dazu sind Sie ja hier in der Skillsgruppe. Konnten Sie das Problem mit Ihrer Einzeltherapeutin besprechen?«*

Kontakte außerhalb der Gruppensitzungen:
Wir haben in den letzten Jahren sehr gute Erfahrungen damit gemacht, die Patientinnen zu ermuntern, sich auch außerhalb der Gruppensitzungen zu treffen. Man kann sich bei den Hausaufgaben unterstützen, man kann die Sitzungen vorbereiten, man kann aber auch einfach Spaß haben und gemeinsam etwas unternehmen (kann man dann auch in die Tagebuchkarte eintragen). Wir sollten jedoch darauf achten, dass diese Treffen konstruktiv und unterstützend verlaufen. Auch Marsha Linehan betont in der 2.Auflage den Wert dieser Treffen: »Das Modell ähnelt dem Konzept der Anonymen Alkoholiker und anderen Selbsthilfegruppen, die unterstützende Treffen und Sozialkontakte ihrer Mitglieder als therapeutisch wirksam einstufen« (Linehan 2015, S.52). Sie weist weiter darauf hin, dass alle Kontakte so gestaltet sein sollten, dass sie offengelegt und innerhalb der Gruppe diskutierbar sein sollten. Bezüglich der sexuellen Kontakte haben wir schon erwähnt, dass in diesem Fall eine oder einer der Beteiligten die Gruppe verlassen muss.

1.6.2.6 Abläufe

Im Folgenden werden wir zunächst die allgemeinen strukturellen Abläufe einer Skillsgruppe beschreiben, bevor wir zur Strukturierung der einzelnen Sitzungen kommen. Die jeweiligen Inhalte der Gruppen werden in Kapitel 3 beschrieben.

Vorbereitung (Pre-Treatment)
Wie in der Einzeltherapie unterscheidet die DBT auch in Skillsgruppen dezidiert zwischen Vorbereitungsphasen und den eigentlichen Behandlungsphasen. Zu ersteren gehören alle Gespräche, die Patientinnen und Therapeutinnen vor Beginn der Behandlung führen, aber auch die Materialien, die ausgehändigt werden, bevor der Entschluss zur Behandlung feststeht und deren Finanzierung geregelt ist. Diese Vorbehandlung findet **außerhalb der Gruppe**, also im **Einzelkontakt** statt. Falls die Skillsgruppe in Kombination mit DBT-Einzeltherapie

angeboten wird, können Sie sich als Skillstrainerin beim Vorgespräch darauf konzentrieren, einen Überblick über Inhalte der Skillsgruppe zu vermitteln, die Bedenken und Sorgen der Teilnehmerin zu verstehen, die Regeln und Prinzipien der Gruppe zu erklären und den Behandlungsvertrag zu unterschreiben. Die Materialien im Patienten-Manual, Kapitel 2.1. »Hintergrundwissen« und Kapitel 2.2. »Einführung in das Skillstraining« sollten in dieser Pre-Treatment-Phase genutzt werden.

Um einem naheliegenden Missverständnis vorzubeugen: **Die Vorbehandlung ist zwar nicht Teil der Behandlung, jedoch Teil der DBT**. Viele unserer Patientinnen sind zu Beginn ambivalent, misstrauisch oder auch angstvoll, was die Teilnahme an einer Gruppentherapie betrifft. Es ist also unsere Aufgabe, ihnen den Weg in die Gruppe zu erleichtern. Falls die Skillsgruppe als **Stand-alone-Verfahren** angeboten wird, sollten Sie mindestens zwei bis drei Sitzungen planen und folgende Aspekte während der Vorbereitungsphase bearbeiten (siehe auch Kapitel 3):

Themen der Vorbereitungsphase im Stand-alone-Modus

- Diagnostik
- Klinische Einstufung
- Behandlungsziele
- Aufklärung über die Störung
- Aufklärung über DBT und die Skillsgruppe
- Stolpersteine der Skillsgruppe
- Behandlungsvertrag inkl. Non-Suizid-Vereinbarung
- Anschaffung des Manuals
- Klärung Wise-Mind-Vorarbeit

Diagnostik

Die diagnostischen Kriterien der Borderline-Störung und komplexen PTBS sind in Kapitel 4.1 ausführlich beschrieben. Dort finden Sie auch eine Tabelle mit den entsprechenden diagnostischen Instrumenten.

Klinische Einstufung

Bei aller Wertschätzung der operationalisierten psychiatrischen Diagnostik – es ist schon sehr hilfreich, sich im Vorfeld der Behandlung einen individualisierten Überblick über die soziale Situation unserer Patientinnen zu verschaffen: Gehen sie einer geregelten Tätigkeit nach, verfügen sie über ausreichende finanzielle Mittel, sind Kinder im Haushalt zu versorgen, wie ist es mit der Partnerschaft bestellt, sind psychiatrische Hilfssysteme eingebunden, falls ja, wie sind diese organisiert? Zudem sollten wir uns einen Überblick bezüglich der schwerwiegendsten dysfunktionalen Verhaltensmuster verschaffen. Hieraus lassen sich mit einiger Sicherheit potenzielle Krisen ableiten. Im Kapitel 1.7 finden Sie das **Interview zu schwerwiegendem Problemverhalten** (TB 3 Severe Behavior Dyscontrol Interview; SBDI). Mit dessen Hilfe können Sie in strukturierter Form die wichtigsten Problemfelder von Menschen mit Borderline-Störung und/oder komplexer PTBS erfragen und gegebenenfalls die dysfunktionalen Bewältigungsstrategien erfassen.

Behandlungsziele

Falls die Patientin ihre Behandlungsziele in der Einzeltherapie bereits erarbeitet hat, fragen Sie nach einer Kopie des Arbeitsblattes 2.2 AB 2 (Patienten-Manual, S.41), und besprechen Sie dieses. Ansonsten wäre es sicherlich hilfreich, dieses Blatt gemeinsam mit der Patientin auszufüllen.

Wie im Arbeitsblatt ausführlich erläutert, geht es darum, möglichst konkrete, fassbare und relevante Therapieziele festzulegen. »Skills zu erlernen« ist per se kein Therapieziel, sondern ein probates Mittel, um Ziele zu erreichen. Es geht also stets um die Frage, **was sich durch die Therapie verändern soll**. Was soll weniger werden und was soll dazukommen? Gleichzeitig geht es um die Frage – und die wird häufig vergessen –, was so bleiben soll, wie es ist. *»Gehen wir einmal davon aus, dass diese Therapie erfolgreich ist – woran würden Sie das merken?«* oder *»Stellen Sie sich einmal vor, dass wir beide hier in einem Jahr sitzen und Sie mir erzählen, dass die Therapie wirklich erfolgreich war und geholfen hat; was wäre anders?«*. Als Möglichkeit der Exploration kann auch die »Wunderfrage« genutzt werden: *»Angenommen, es ist Nacht und Sie legen sich schlafen. Während Sie schlafen, geschieht ein Wunder und Ihre Probleme, die Sie schon die ganze Zeit belasten, sind gelöst. Da Sie geschlafen haben, wissen Sie nicht, dass dieses Wunder geschehen ist. Woran merken Sie am Morgen, dass sich etwas verändert hat?«*. Sollten Patientinnen ausschließlich symptombezogene Ziele (z.B. weniger Selbstverletzungen) nennen, explorieren Sie, welche positiven Auswirkungen dies auf ihr Leben hätte. Was könnte die Patientin dann Neues tun, was würde sie im Leben angehen? Erlauben Sie sich hier ruhig ein wenig Leichtigkeit. Seien Sie einfach ganz interessiert daran, fragen Sie nach und versuchen Sie zu verstehen, warum diese Ziele so wichtig sind. DBT-Therapeutinnen versuchen schon hier, Hoffnung zu vermitteln. *»Prima, dass Sie da sind. Ich möchte Sie gern auf Ihrem Weg beglei-*

ten.« Sie müssen diese Stelle nicht unbedingt abgleichen, ob die Behandlungsziele auch realistisch sind. Es geht primär darum, Hoffnung und Optimismus zu fördern. Im Laufe der Zeit können diese Ziele immer mal wieder angepasst werden.

Wenn Sie sich an einem Schema orientieren wollen, so können Sie das **SMART-Goals-**Prinzip nutzen, um positive Therapieziele, also Annäherungsziele, zu formulieren (siehe auch 2.2 AB 2; Patienten-Manual, S.41):

S = spezifisch, also möglichst konkret und genau definiert, z.B.: *»Was genau möchten Sie am Ende der Therapie erreichen?« »Ich möchte am Ende der Therapie meinen Job als Krankenschwester wiederaufnehmen.«*

M = messbar, das heißt operationalisierbar, z.B.: *»Wie genau können wir sehen, dass Sie Ihre Therapieziele erreicht haben?« »Ich habe dann einen Arbeitsvertrag für eine Halbtagsstelle.«*

A = ausführbar, also machbar, z.B.: *»Meinen Sie, das Ziel wäre realistisch, also wenn wir davon ausgehen, dass sich die Symptomatik der PTBS erheblich gebessert hat?« »Ja, das halte ich für machbar; mein Arbeitgeber hat mir angeboten, dass ich jederzeit wieder anfangen könnte, auch halbtags.«*

R = relevant. Die Ziele entsprechen den wichtigsten Werten und Lebensmottos der Patientin, z.B.: *»Warum wäre denn genau diese Arbeit für Sie von Bedeutung?« »Nun, es ist mir wichtig, anderen zu helfen und im Team zu arbeiten.«*

T = termingerecht, im entsprechenden Zeitrahmen umsetzbar, z.B.: *»Meinen Sie, dass Sie dies bis in einem Jahr schaffen?« »Ja, ich müsste vielleicht vorher ein Praktikum absolvieren.«*

Zugegeben, auf dem Papier klingt das einfach. Im klinischen Alltag gehört die Entwicklung von **»SMART Goals«** zu den schwierigeren therapeutischen Aufgaben. Dies liegt meist daran, dass die Patientinnen von den psychischen Problemen so absorbiert sind, dass wenig Energie und Fantasie verbleiben, um sich Gedanken darüber zu machen, was denn alles möglich wäre, wenn die Erkrankung verschwunden wäre. Der Verlust der Hoffnung und der persönlichen Utopie ist häufig ein wichtiger Aspekt der Psychopathologie. Diese Wahrnehmung der Patientinnen von sich selbst überschattet große Teile der Wahrnehmung von sich selbst und der Welt und stellt sie in einem sehr negativen Licht dar. Positive Zukunftsgedanken wirken daher oft schmerzhaft. Es ist daher wenig verwunderlich, dass die Patientinnen primär negativ formulierte Wünsche, das heißt etwas soll weniger werden, äußern: Die Intrusionen sollen weniger werden. Der Selbsthass soll geringer werden. Die Erinnerungen an das Trauma sollen verschwinden etc. Positive Wünsche (das heißt, was soll dazukommen) werden, wenn überhaupt, oft sehr vage formuliert: »Es soll mir besser gehen. Ich möchte wieder mehr Energie haben. Ich möchte mehr Selbstbewusstsein haben. Ich möchte eine bessere Mutter sein.« etc.

Trotzdem ist es hilfreich, sich eine sehr konkrete und möglichst plastische Vorstellung von den Möglichkeiten zu machen, die sich jenseits der psychischen Erkrankung eröffnen. Dieses Bild kann ein starker motivationaler Anreiz sein, der auch über die Phasen der Unsicherheit und Angst tragen sollte. Wir können uns nicht allein auf die Kraft der negativen Wünsche verlassen, weil diese den motivationalen Gegenspielern oft nicht standhalten, sonst hätte sich die Symptomatik ja längst gebessert. Wenn es der Patientin aber gelingt, Ziele zu formulieren, die sich mit ihrem inneren Wertesystem decken, so können damit neben dem Vertrauen in die Behandlung und in Ihre therapeutische Expertise zusätzliche starke motivationale Quellen erschlossen werden.

Eine weitere Möglichkeit, sich über Behandlungsziele, Stolpersteine und hilfreiche Eigenmotivation im Klaren zu werden, bieten die Arbeitsblätter zum »alten und neuen Weg« (2.7 AB 2 und AB 3; Patienten-Manual, S.404–408). Im optimalen Fall sollte dieses Blatt in der Einzeltherapie bearbeitet werden, aber im Stand-alone-Modus liegt auch dies in der Hand der Skillstrainerin.

Aufklärung über das Störungsbild

Nach Abschluss der Diagnostik, und falls nicht bereits in der Einzeltherapie geschehen, erklären Sie der Patientin die Diagnosen. Weisen Sie sie darauf hin, dass die Skillsgruppe sicherlich eine wichtige Komponente der DBT darstellt, dass es aber äußerst sinnvoll ist, sich um eine zusätzliche DBT-Einzeltherapie zu bemühen bzw. eventuell fachfremde Therapeutinnen über die jeweils gelernten Skills zu informieren.

An dieser Stelle sollten Sie, falls noch nicht durch die Einzeltherapeutin geschehen, die Infoblätter zur Borderline-Störung bzw. komplexen PTBS aushändigen und die Patienten ermuntern, diese zu lesen (2.1 IB 1 und 2.1 IB 3, Patienten-Manual, S. 23 und S. 27). Falls Interesse besteht, können Sie auch auf den spezifisch für Betroffene geschriebenen **Borderline-Ratgeber** hinweisen (Bohus & Reicherzer 2020).

Aufklärung über das Behandlungskonzept und die Skillsgruppe
Sie können die Infoblätter zur DBT (2.1 IB 2 und IB 4; Patienten-Manual, S.25 und S.29) aushändigen. Das Infoblatt 2.1 IB 4 zu DBT-PTBS bezieht sich ausschließlich auf behandlungsbedürftige komorbide PTBS und sollte daher bereits von der Einzeltherapeutin besprochen worden sein. Auf alle Fälle aber sollten Sie die Infoblätter »Die Komponenten der Skillsgruppe« (2.1 IB 5; Patienten- Manual, S. 30) und »Was sind Skills?« (2.2 IB 1; Patienten-Manual, S.37) aushändigen und besprechen.

Stolpersteine
Wiederholte Erfahrungen von Ausgrenzung, Zurückweisung und Mobbing durch Gleichaltrige gehören zu den wichtigsten sozialen Prägungen von Borderline-Patientinnen (siehe auch im Patienten-Manual Kapitel 3.1). Wir müssen daher davon ausgehen, dass sich diese Erfahrungen in einer **hohen Sensibilität und Sensitivität für mögliche soziale Ausgrenzung und Kränkung** niederschlagen. Etwa 25 % der Borderline-Patientinnen erfüllen die Kriterien einer komorbiden sozialen Phobie (Shah & Zanarini 2018). Natürlich hat dies Auswirkungen auf die Beteiligung in der Skillsgruppe. Viele Betroffene haben große Angst davor, sich bloßzustellen, erneut gedemütigt oder ausgegrenzt zu werden, oder schlicht zu versagen. Andererseits spielen Emotionen wie Neid und Eifersucht immer im Hintergrund mit, wenn es um Konkurrenz geht, um Aufmerksamkeit und Gruppenzugehörigkeit. Und da all diese Phänomene die unterstützende Zusammenarbeit innerhalb der Gruppe oder den Lernfortschritt der einzelnen Teilnehmerinnen gefährdet, erscheint es sinnvoll, sich entsprechend darauf vorzubereiten. Das Infoblatt »Teilnehmende der Skillsgruppe« (2.2 IB 2; Patienten-Manual, S.38) sowie das Arbeitsblatt »Stolpersteine der Skillsgruppe« (2.2 AB 1; Patienten-Manual, S.39) wurden spezifisch entwickelt, um die Patientinnen auf mögliche interaktionelle Herausforderungen in der Skillsgruppe vorzubereiten. Auch hier ist es sinnvoll, wenn die Einzeltherapeutin diese vorbereitende Arbeit übernimmt, im Stand-alone-Modus sollten Sie sich als Skillstrainerin im Vorbereitungsgespräch die Zeit nehmen, um diese Blätter zu bearbeiten. Falls alle Teilnehmerinnen die Gruppe gleichzeitig beginnen, können diese Info- und Arbeitsblätter auch in Kleingruppen im Rahmen der Gruppentherapie bearbeitet werden. Die Betroffenen werden erleichtert oder verblüfft feststellen, dass die meisten Teilnehmerinnen ähnliche Mobbing-Erfahrungen gemacht haben und daher viele Ängste und Sorgen teilen. Diese frühe Erfahrung trägt oft erheblich zur Gruppenkohäsion bei.

Behandlungsvertrag
Ist die Patientin ausreichend motiviert, die Skillsgruppe zu beginnen, so sollte während der Vorbereitungsphase der Behandlungsvertrag für die Skillsgruppe besprochen und auch unterschrieben werden. Der im Patienten-Manual abgedruckte Vertrag (2.2 AB 6; Patienten-Manual, S.47) ist lediglich als Vorschlag gedacht. Sie können und sollten diesen Vertrag an Ihre jeweiligen Bedingungen anpassen. Die grundlegenden Regeln und Prinzipien wurden bereits ausführlich besprochen (siehe oben). Verzichten Sie bitte keinesfalls auf die Non-Suizid-Vereinbarung, denn sie ist ein integraler Bestandteil des Behandlungsvertrages. Unsere Erfahrungen in den letzten 20 Jahren haben gezeigt, dass auch chronisch suizidale, schwer traumatisierte Patientinnen, wenn sie nicht an einer akuten Psychose oder einer schweren Depression leiden, in der Lage sind, ihr Verhalten diesbezüglich zu kontrollieren. Wenn Sie darauf bestehen, dass dies die »**Eintrittskarte**« für die Skillsgruppe ist, und wenn Sie die entsprechenden Argumente liefern, sollte es gelingen, den Non-Suizid-Vertrag gemeinsam zu entwickeln:

Non-Suizid-Commitment-Strategien

1. **Validieren Sie** zunächst die subjektive Not der Patientin und deren Wunsch, sich auch während der Therapie die Möglichkeit des Suizids offenzuhalten. *»Das kann ich verstehen, das ist ungefähr so, wie wenn es brennt, und ich würde Sie auffordern, den Notausgang zu schließen, bevor wir anfangen zu löschen.«*
2. **Suizidgedanken haben meist eine lang zurückliegende individuelle Entstehungsgeschichte**. Diese Gedanken waren meist tröstlich und haben das wichtige Gefühl vermittelt, aus scheinbar unentrinnbaren Situationen entkommen zu können und mental die Kontrolle wiederherzustellen. »*Wie lange kennen Sie schon Suizidgedanken oder auch einfach Gedanken, mit denen Sie sich weit weg, in eine andere Welt versetzen konnten? Wahrscheinlich waren diese Gedanken mal sehr hilfreich und haben Ihnen geholfen, unter sehr schwierigen Bedingungen zu überleben?«*
3. **Suizidgedanken wurden ursprünglich häufig als mentale Escape-Strategien** eingesetzt. Also als »kleine Fluchten«: »*Was meinen Sie, als Sie lernten, Suizidfantasien einzusetzen – ging es Ihnen dann dabei jeweils besser oder schlechter?«*

4. **Diese ursprünglich gut steuerbaren, oft hilfreichen »kleinen Fluchten« haben sich irgendwann verselbstständigt**, wurden konditioniert. *»Darf ich Ihnen etwas erklären? Mit den Suizidgedanken ist es manchmal so wie mit Drogen. Das Gehirn lernt, dass Suizidgedanken in schwierigen, verzweifelten Situationen durchaus entlastend sein können. Oder einfacher ausgedrückt: Es geht einem besser. Das ist so, wie wenn man eine Droge nimmt, wenn es einem schlecht geht. Wenn man oft genug zu Drogen greift, wird das Gehirn unangenehme Gefühle mit dem Bedürfnis nach Drogen verknüpfen. Kurz gesagt: Wenn es einem schlecht geht, entsteht plötzlich das Bedürfnis nach Drogen. Dies nennt man Craving. Mit den Suizidgedanken verhält es sich ähnlich: Wenn Sie häufig genug Suizidfantasien entwickeln, um emotional schwierige Situationen zu verbessern, wird sich Ihr Gehirn dies merken. Wir nennen dies Konditionierung: Wann immer es Ihnen schlecht geht, entwickelt Ihr Gehirn ganz automatisch Suizidgedanken. Das wirkt dann so, als wären diese Gedanken gar nicht mehr zu steuern. Das kann sehr unangenehm werden, oder?«*
5. **Man kann Suizidgedanken als Warnhinweise nutzen**, um sich selbst auf ein aktuelles Problem hinzuweisen: *»Nun, wenn Sie erleben, dass Ihre Suizidgedanken unkontrolliert auftauchen, so können Sie dies immer auch als einen Hinweis sehen, dass gerade etwas im Argen liegt. So wie andere Menschen Bauchschmerzen bekommen, wenn sie ein Problem haben, oder ein Kloßgefühl im Hals, so können Sie Ihre Suizidgedanken als Warnsignal begreifen, dass gerade ein Problem vorliegt, um das Sie sich kümmern sollten.«*
6. **Man muss Suizidgedanken niemals Folge leisten.** *»Und nun, ganz wichtig: Sie müssen diesen, Ihren Suizidgedanken nicht folgen. Sie müssen sie nicht in Handlungen umsetzen. Wir denken jeden Tag tausend Dinge, die wir nicht tun. Und das ist auch gut so. So wie Sie einen Ohrwurm, der Ihnen durch den Kopf geht, nicht laut singen müssen.«*
7. **Der Verzicht auf Suizidversuche während** des Zeitraums, in dem Sie die Skillsgruppe besuchen, **sowie drei Monate nach deren Beendigung**, ist eine nicht verhandelbare Bedingung: *»Sie ahnen es vielleicht schon, aber wir sollten es noch einmal unmissverständlich klären – auch wenn es Ihnen schwerfällt. Sie müssen uns versprechen, dass Sie, während Sie die Skillsgruppe besuchen, also während des nächsten Jahres und auch drei Monate darüber hinaus, keinen Suizidversuch durchführen. Was immer auch geschehen mag.«*
8. **Es geht um die Sicherheit der anderen Patientinnen, und auch darum, dass Sie als Therapeutin nicht in einem Zustand der Angst arbeiten wollen.** *»Alle Teilnehmerinnen und Teilnehmer der Skillsgruppe unterschreiben diese Übereinkunft. Es geht in erster Linie um die Sicherheit der Patientinnen. Suizidversuche sind ansteckend. Wenn eine Patientin einen Suizidversuch begeht, setzt sie die anderen dem Risiko aus, ebenfalls Suizidversuche zu begehen. Sie gefährdet damit alle anderen. Ich nehme nicht an, dass Ihnen dies egal ist oder Sie dies sogar bewusst in Kauf nehmen?« »Nein, natürlich nicht.« »Okay, danke, das beruhigt mich. Niemand ist eine Insel. Ein Suizidversuch ist immer auch ein sozialer Akt, auch wenn man dies nicht beabsichtigt. Vielleicht nenne ich Ihnen noch einen weiteren Grund: Das bin ich. Wenn ich Angst haben muss, dass sich Teilnehmerinnen der Skillsgruppe suizidieren, werde ich schlecht schlafen, ich werde vielleicht Sorgen haben, bestimmte Dinge anzusprechen und Themen aufzugreifen, und auf die Dauer werde ich dann wahrscheinlich keine besonders gute Arbeit machen …«*
9. **Notfallplan?** Klären Sie, ob die Patientin im Rahmen der Einzeltherapie einen Notfallplan ausgearbeitet hat, der unabhängig von Ihnen als Skillsgruppenleiterin funktionieren sollte! Falls die Patientin keine Einzeltherapeutin hat, können Sie einen Notfallplan erarbeiten, der im allgemeinen psychiatrischen Versorgungssystem verankert ist. Bitte bieten Sie nicht an, als Skillsgruppenleiterin im Krisenfall zur Verfügung zu stehen. Die meisten Krisen sind zu komplex und erfordern Klärung, und dies benötigt Zeit, die Ihnen in dieser Funktion nicht zur Verfügung steht.

Therapie-Aufgaben

Natürlich möchte man als Therapeutin die Vorbesprechung so angenehm wie möglich gestalten. Und natürlich ist es für uns alle aversiv, gleich in der ersten Stunde auf den formalen Bedingungen »herumzureiten«. Dennoch sollten Sie sich einen Ruck geben und auf die Bedeutung von Hausaufgaben im Rahmen des Skillstrainings hinweisen. Die meisten Patientinnen kommen nicht mit der Erwartung zur Therapie, dort zu »arbeiten«. Sie wollen Verständnis und Unterstützung. Das ist nachvollziehbar, aber wir wissen, dass Eigenarbeit sinnvoll und notwendig ist, um die Inhalte von Skillsgruppen vor- und nachzubereiten, aber auch, um die erlernten Skills im sozialen Umfeld umzusetzen. Unser Gehirn braucht diese Wiederholungen, um neue Verhaltensweisen in Routinen und automatisches Verhalten zu überführen. Erklären Sie die Bedeutung und die Erwartung: Ca. 30 Minuten täglich sollten aufgewendet werden. Verweisen Sie auf die Arbeitsblätter 2.2 AB 3 und AB 4 (Patienten-Manual, S.43 und S.44).

Anschaffung des Manuals

Falls irgend möglich, sollten die Patientinnen das **Patienten-Manual** käuflich erwerben. Der Preis beträgt derzeit (2025) 38,99 € (also etwas mehr als drei Euro pro Monat, oder 10 Cent pro Tag). Man kann natürlich darüber diskutieren, ob diese Ausgaben den Patientinnen zumutbar sind, wir wissen, dass viele Betroffene in prekären Verhältnissen leben. Wissenschaftliche Studien zeigen jedoch, dass Menschen dazu neigen, Objekte oder Leistungen höher zu schätzen und eher zu nutzen, wenn sie dafür bezahlt haben – ein Effekt, der als *Sunk Cost Effect* oder *IKEA-Effekt* bekannt ist. Bezahlt man also für ein Buch, steigt tatsächlich die Wahrscheinlichkeit, dass man es liest oder bearbeitet, weil der eigene finanzielle Einsatz das Bedürfnis verstärkt, den Wert daraus zu ziehen.

Klärung Wise-Mind-Vorarbeit

Erkundigen Sie sich, ob die Einzeltherapeutin bereits eine personalisierte Wise-Mind-Imaginationsaufnahme (siehe 1.7 TB 4) gemacht hat oder ob Sie selbst diese vor Eintritt in die Gruppe noch erstellen sollten. So kann sichergestellt werden, dass die Patientin ein wenig Zeit hat, sich die Aufnahme im Vorfeld regelmäßig anzuhören.

Zeitlicher Ablauf und Struktur einer Gruppensitzung

In aller Regel veranschlagen Sie unter ambulanten Bedingungen zwei Zeitstunden (120 Minuten) für eine Skillsgruppensitzung, die sich wie folgt gliedert:

Zeitlicher Ablauf einer Sitzung

- Vorbereitung
- Achtsamkeitsübung: 3 Minuten
- Grundlegende Prinzipien: 2 Minuten
- Hausaufgaben-Besprechung: 45 Minuten
- Pause: 15 Minuten
- Neue Inhalte: 45 Minuten
- Hausaufgaben-Instruktion: 5 Minuten
- Achtsamkeitsübung: 3 Minuten
- Nachbereitung

Vorbereitung der Sitzungen

Wie oben angemerkt, sollten die Patientinnen das Manual möglichst käuflich erwerben und mitbringen. Sonst müssen Sie dafür sorgen, dass die entsprechenden Kopien vorliegen (für diese Stunde und die entsprechenden Hausaufgaben). Sie sollten die Patientinnen am Ende jeder Stunde über die Inhalte der nächsten Stunde informiert haben, damit sie sich vorbereiten konnten.

Grundsätzlich sorgen Sie für eine **angenehme Lernatmosphäre** mit Workshop-Charakter (z.B. Getränke, kleine Schreibtische, Flipchart), also bitte keine »offenen Stuhlkreise«. Gerade für sozialphobische Patientinnen ist es oft einfacher, wenn optische Barrieren wie etwa Schreibtische vor den Blicken der anderen schützen. Sie sollten klären, wo Sie die Videokamera aufstellen, und auch die Tonqualität der Aufnahmen überprüfen. Es ist sinnvoll, jede Stunde aufzunehmen, um gegebenenfalls videobasierte Fragen an das Konsultationsteam zu stellen (siehe Kapitel 1.5). Patientinnen, die erhebliche Schwierigkeiten mit den Videoaufnahmen haben, werden sich eher in den toten Winkel setzen, das ist dann auch in Ordnung.

Denken Sie daran, **Kopien** von sich wiederholenden Arbeitsblättern **anzufertigen**, also etwa von den Therapie-Aufgaben (2.2 AB 3; Patienten-Manual, S.43); den Tagebuchkarten (im Stand-alone-Modus; 2.7 AB 7; Patienten-Manual, S.419); evtl. Verhaltensanalysen (2.7 AB 6; Patienten-Manual, S.416); oder auch »Der alte und der neue Weg« (2.7 AB 3; Patienten-Manual, S.408).

Es kann Teilnehmerinnen der Skillsgruppe Sicherheit geben, wiederholt »ihren« festen Platz in der Gruppe einzunehmen. Wir machen allerdings auch sehr gute Erfahrungen mit einer schon früh beschriebenen Idee von Marsha Linehan, die darauf bestand, dass alle Teilnehmerinnen, also auch die Skillstrainerinnen, in jeder Sitzung ihren Platz wechseln (sofern das räumlich mit dem Flipchart und der Kamera möglich ist).

Achtsamkeitsübungen

Wie jede therapeutische Gruppe strukturieren sich auch Skillsgruppen durch **Rituale**: So steht z.B. zu Beginn und am Ende jeder Gruppensitzung eine kurze Achtsamkeitsübung (3 bis 5 Minuten). Diese wird in den ersten Stunden von einer Trainerin angeleitet, bei fortgeschrittenen Gruppen kann diese Aufgabe an die Teilnehmerinnen delegiert werden (die Übungen können vorbereitet werden, indem die Teilnehmer Kleinigkeiten mitbringen, welche dann als Objekte der Achtsamkeitsübungen dienen: Blumen, Bilder, Früchte, Musik, ein Gedicht etc.). Ein großer Vorteil der Achtsamkeitsübungen zu Beginn der Stunde liegt in der Erziehung zur Pünktlichkeit. Die Achtsamkeitsübung am Ende der Stunde sollte dann in erster Linie Distanz zu emotionalisierten Themen ermöglichen. Bitte achten Sie streng darauf, dass die Einrahmung der jeweiligen Achtsamkeitsübungen stets das gleiche Format haben. Wie in Kapitel 2.3.8 beschrieben, sollte die Übungseinführung jeweils einem klaren Ablauf folgen:

»Ich lade Sie zu einer Achtsamkeitsübung ein: Nehmen Sie bitte eine aufrechte und entspannte Sitzhaltung ein. Die Ohren parallel zu den Schultern, sodass der Kopf frei auf der Wirbelsäule balanciert. Legen Sie die Hände mit den Handflächen nach oben auf die Oberschenkel, schenken Sie sich ein leichtes Lächeln, gerade so, dass es von außen nicht sichtbar ist. Sie können die Augen offen halten oder schließen, und begrüßen Sie sich selbst in einem freundlichen und wohlwollenden Tonfall. Ich werde Ihnen mit der Klangschale zwei Töne geben.« (Nur bei stillen Übungen im Sitzen: *»Nach dem ersten Gong können Sie sich noch ein bisschen bewegen, nach dem zweiten Gong sollten sie versuchen, sich nicht mehr zu bewegen, sondern die Bewegungsimpulse einfach wahrnehmen und sich weiter auf die Übung konzentrieren.«*) *»Die Übung funktioniert wie folgt: …«* (Geben Sie jetzt (also **vor dem Gong**) die genaue Anweisung.) »Die Übung dauert … Minuten. (Schlagen Sie nun **zweimal** die Klangschale und achten Sie auf die Zeit. Sie beenden die Übung mit **einem Schlag** an die Klangschale. Nach einer kurzen Pause können Sie kurz nachfragen, wie die Übung angenommen wurde. Bitte beteiligen Sie sich selbst auch an den Rückmeldungen und berichten über Ihre persönlichen Erfahrungen mit den jeweiligen Übungen.)

Nach der Achtsamkeitsübung können Sie ein oder zwei Sätze aus den **Grundlegenden Prinzipien** vorlesen, wie sie im Behandlungsvertrag formuliert wurden (2.2 AB 6; Patienten-Manual, S.47), und kurze Rückmeldungen seitens der Patientinnen einholen.

Wie gestaltet man Rückmeldungen? Wenn Sie offene Fragen an die Gruppe stellen wie *»Möchte jemand etwas dazu sagen?«*, werden Sie meist Schweigen ernten. Auch wenn es gut läuft, werden sich meist nur einige wenige melden, und dann oft dieselben Personen. Erfolgreiche Therapeutinnen verfahren meist so, dass sie nach einer offenen Frage nur wenige Sekunden warten und dann die Teilnehmerinnen gezielt persönlich ansprechen. Dabei, und das ist wichtig, hat jede Teilnehmerin die Möglichkeit, ohne Angabe von Gründen diese Frage einfach weiterzugeben. So entsteht eine lebhafte Arbeitsatmosphäre, die alle Teilnehmerinnen integriert, aber dennoch einen gewissen Spielraum lässt und peinliche Situationen vermeidet. Auch unter Online-Bedingungen sollten Sie auf diese Weise versuchen, das Tempo zu halten.

Bevor Sie fortfahren, können Sie den Teilnehmerinnen, die die letzte Stunde versäumt haben, Gelegenheit bieten, sich kurz zu erklären, allerdings ohne dem zu viel Raum zu geben. Abschließend können Sie noch die Aufgaben »Hüter der Zeit« und »Hüter der Dialektik« vergeben, um die Patientinnen in die Strukturierung der Sitzung einzubinden.

Wiederholung der letzten Sitzung

Es bietet sich an, die Inhalte der letzten Sitzung kurz durch Patientinnen rekapitulieren zu lassen. Das verschafft den Gruppenleiterinnen einen Überblick, ob Inhalte der letzten Sitzung verstanden wurden oder ob es noch Unklarheiten oder Fragen zu zuletzt vermittelten Inhalten gibt. Unsere Erfahrung ist es, dass die Patientinnen sich bei der Wiederholung und Zusammenfassung unterstützen und einander offene Fragen beantworten.

Besprechung der Hausaufgaben

In den nächsten 45 Minuten widmen Sie sich der Besprechung der Hausaufgaben. Zu den Hausaufgaben gehören einerseits die Vor- oder Nachbearbeitung von Themen anhand des Manuals, die in der Skillsgruppe bearbeitet werden, und andererseits geht es um die **gezielte Umsetzung** von gelernten Skills im praktischen Alltag. Auch auf die Gefahr hin, dass wir uns wiederholen: Skills haben in der DBT **zwei Funktionen**: Einerseits dienen sie dazu, **kurzfristig** und im Sinne der Selbststeuerung gezielt Einfluss zu nehmen auf das eigene automatisierte Verhalten und Erleben. Andererseits geht es darum, **langfristig** die Anfälligkeit für emotionale Verwundbarkeit zu reduzieren und eine wohlwollend-zugewandte Einstellung gegenüber sich selbst und der Welt zu entwickeln. Oder anders ausgedrückt können Skills eingesetzt werden, um sowohl **spezifisches, durch Trigger ausgelöstes Verhalten** zu modifizieren, als auch, um **Gewohnheiten (Habits)** zu modifizieren. Diese beiden Prozesse erfordern sehr **unterschiedliche Trainingsmaßnahmen**. Beim Aufbau von neuen Sichtweisen, Einstellungen und Gewohnheiten (also Habits), geht es darum, möglichst viele Wiederholungen durchzuführen, unabhängig von den jeweiligen Bedingungen. Ihre Aufgabe als Skillstrainerin besteht hier darin, der Patientin zu helfen, **Trainingsroutinen** aufzubauen (z.B. jeden Tag 10 Minuten die Imaginationsübungen zu Wise Mind anzuhören; oder jeden zweiten Tag 30 Minuten Sport zu treiben). Die Utilisierung basiert also auf **Wiederholung der stets gleichen Übungen**. Die sollte auch so besprochen und in den Tagebuchkarten festgehalten werden. Und natürlich ist es wichtig, dass gerade die Routinen durch Aufmerksamkeit und Lob in der Gruppe verstärkt werden.

Anders verhält es sich, wenn es um die Verbesserung von **Selbststeuerung** geht, also beispielsweise darum, Selbstverletzungen bei hoher Anspannung durch den STOP-Skill zu ersetzen (2.4 IB 4; Patienten-Manual, S.125). Hierzu sind drei Schritte notwendig: Erstens muss die Patientin den Skill, also das alternative Verhalten, auf theoretischer Ebene kennenlernen (Wie funktioniert der Stop-Skill?), zweitens muss sie verstehen, unter welchen Bedingungen dieser Skill anzuwenden ist (immer dann, wenn man den starken Impuls zu dysfunktionalem Verhalten spürt), und drittens muss die Patientin diesen Skill unter den jeweils spezifischen Bedingungen im Alltag üben.

In diesem Fall besteht Ihre Aufgabe als Skillstrainerin also nicht nur darin, den Skill in der Gruppe zu vermitteln, sondern individuell abzuklären, unter welchen Umständen es sinnvoll ist, diesen jeweils einzusetzen, und welche Übungsmöglichkeiten es im Alltag für diesen Skill gibt. Hier ist man oft angewiesen auf Alltagsereignisse, durch die sich dann die jeweiligen Gelegenheiten ergeben.

Schon bei der Vermittlung der Skills, spätestens aber bei den Hausaufgaben sollten Sie also darauf Wert legen, dass jede einzelne Patientin folgende Fragen beantwortet:

1) Ist dieser Skill für mich hilfreich?
2) Unter welchen Umständen kann ich den Skill einsetzen?
3) Wie kann ich diesen Skill üben?

Es geht also keinesfalls darum, dass alle Patientinnen alle Skills erlernen, Skills sind keine Sprache und keine ubiquitären Lebenshilfen. Im optimalen Fall sollten Sie als Trainerin zusammen mit den Patientinnen überlegen, welche Skills sich unter welchen Umständen für wen als hilfreich erweisen. Passen Sie auch die Hausaufgaben entsprechend an, und versuchen Sie, bei deren Bearbeitung zu **differenzieren zwischen Aufbau von Trainingsroutinen und Skills als Problemlösung.** Gestalten Sie die geplanten Hausaufgaben möglichst individuell und machen sich Notizen dazu, wie und in welcher möglichen Situation die Patientin den Skill üben kann.

Sie sollten stets versuchen, beide Gruppen von Skills zu üben – die langfristig wirksamen, die regelmäßige Übungsroutinen erfordern, und die kurzfristigen Skills, die akute Ereignisse erfordern, deren Auftreten man nicht unbedingt steuern kann. Fragen Sie bei den Hausaufgaben also nicht: *»Welche Skills haben Sie geübt?«*, sondern:

1) *»Welche Routinen haben Sie aufgebaut?«*
2) *»Welche Probleme haben Sie mit welchen Skills gelöst?«*

Dabei kann man sich immer am sog. »Therapie-Aufgabenblatt« (2.2 AB 3; Patienten-Manual, S.43) orientieren. Dieses sollten die Patientinnen am Ende der vorangegangenen Stunde ausgefüllt haben. Für die Übungen zur Achtsamkeit und zu Wise Mind haben wir einen eigenen Trainingskalender entwickelt, den Sie zusätzlich nutzen können (2.3 AB 3 und 2.3 AB 4; Patienten-Manual, S.110 und 111).

Zeitlicher Ablauf der Hausaufgabenbesprechung: Marsha Linehan lehrte ursprünglich, dass die zur Verfügung stehende Zeit gleichmäßig auf alle Teilnehmerinnen aufgeteilt werden sollte (z.B. stehen bei 7–8 Teilnehmerinnen für jede 6 Minuten zur Verfügung) und die Teilnehmerinnen der Reihe nach jeweils der gesamten Gruppe berichten. Falls eine Patientin angibt, keine Hausaufgaben gemacht zu haben, bleiben Sie validierend (*»Ich verstehe, manchmal ist das schwierig.«*) und versuchen Sie, in der vorgegebenen Zeit die jeweiligen Gründe herauszuarbeiten (siehe auch 2.2 AB 4; Patienten-Manual, S.44), ohne die Patientin bloßzustellen. Im Grunde genommen geht es um **zwei Fragen und die entsprechenden Lösungsansätze**: Hat die Patientin einfach vergessen, die Hausaufgaben zu machen? In diesem Fall sollten Lösungen gefunden werden, die Patientin daran zu erinnern. Sie können dann auch die Gruppe miteinbeziehen und Mitpatientinnen fragen, wie diese es schaffen, an die Hausaufgaben zu denken, oder was helfen kann, sich daran zu erinnern. Hat die Patientin daran gedacht, aber nicht genau verstanden, was zu tun wäre? Dann sollte sie ermuntert werden, das nächste Mal genauer nachzufragen oder evtl. eine Mitpatientin zu kontaktieren. Hat sie jedoch daran gedacht und einfach keine Lust verspürt, so sollte sie überlegen, wie sie sich motivieren kann, in Zukunft die Hausaufgaben zu machen.

Falls Sie im Stand-alone-Modus arbeiten, sollten Sie **zusätzliche Zeit** veranschlagen, weil Sie in diesem Fall einen Blick zusätzlich auf die Tagebuchkarte der Patientinnen werfen sollten.

Spätestens hier wird klar, dass diese Hausaufgabenbesprechungen, gerade wenn man im Stand-alone-Modus arbeitet und die jeweiligen Patientinnen dann vor der gesamten Gruppe befragt werden, sehr belastend sein können – oder auch etwas dröge. Natürlich ist es grundsätzlich immer förderlich, bei der Bearbeitung der **Hausaufgaben die gesamte Gruppe** einzubeziehen, ob es um Wiederholung von Inhalten geht oder darum, Tipps und Tricks für die Umsetzung im Alltag zu sammeln. Dennoch besteht die Gefahr, dass eine Patientin nach der anderen lediglich den Therapeutinnen von ihren Erfahrungen berichtet, während der Rest der Gruppe untätig danebensitzt.

Wir haben sehr gute Erfahrungen damit gemacht, die Patientinnen zur Hausaufgabenbesprechung in **Kleingruppen** einzuteilen und sie zu ermuntern, diese Besprechungen in **Eigenregie** durchzuführen. Nach etwa 30 Minuten kann man die Gruppen wieder im Plenum zusammenführen und bei Bedarf können kurze »Blitzlichter« aus den Kleingruppen in der Großgruppe aufgegriffen werden. Dies funktioniert insbesondere unter Online-Bedingungen ganz ausgezeichnet. Führt man jeweils drei Patientinnen zusammen, so verbleibt für jede einzelne Patientin eine Menge Zeit. Die meisten Patientinnen arbeiten in den Kleingruppen aktiver und partizipieren auch davon, den anderen Teilnehmerinnen mit Rat zur Seite zu stehen. Die Gruppenleiterinnen können sich dann aufteilen und den Kleingruppen assistieren. Sie können die Großgruppe zur Hausaufgabenbesprechung auch in zwei Kleingruppen aufteilen, die jeweils von einer Skillstrainerin moderiert wird, dann brauchen Sie anschließend kein Plenum mehr. Auch dieses Vorgehen spart enorm viel Zeit und Nerven.

15 Minuten Pause

Skillstraining kann sehr anstrengend sein – für alle Beteiligten. Sorgen Sie also für Entspannung in der Pause. Getränke sind immer hilfreich, vielleicht kann man auch leise Musik einspielen oder etwas Yoga anbieten?

Neue Inhalte

Die Zeit nach der Pause werden Sie verwenden, um neue Inhalte zu vermitteln oder Rollenspiele durchzuführen, um insbesondere zwischenmenschliche Skills gezielt zu üben. Die didaktischen Methoden zu den jeweiligen Skills sind in Kapitel 2 detailliert ausgeführt.

Neue Hausaufgaben

Zu den Inhalten der Hausaufgaben wurde bereits vieles gesagt (siehe oben). Verwenden Sie gegen Ende der Skillsgruppe einige Minuten, um die neuen Hausaufgaben festzulegen und die nächste Stunde vorzubereiten. Klären Sie, welche Info- und Arbeitsblätter aus dem Manual gelesen werden sollen, wer welche Routineübungen durchführen möchte und wer welche Automatismen mithilfe spezifischer Skills neu ausrichten möchte. Wir haben gute Erfahrung damit gemacht, wenn jede einzelne Patientin für sich auf dem Arbeitsblatt 2.2 AB 3 (Therapie-Aufgaben; Patienten-Manual, S.43) die entsprechenden Notizen macht und diese dann kurz in der Gruppe vorliest. Achten Sie also darauf, die Therapie-Aufgaben an die individuellen Bedürfnisse der Patientinnen anzupassen. Falls Patientinnen die Achtsamkeitsübungen der nächsten Stunde vorbereiten, sollte hier daran erinnert werden.

Fade-out

Wie jede DBT-Sitzung sollte auch die Skillsgruppe ihren Abschluss mit einer kurzen Achtsamkeitsübung finden. Hier geht es darum, eine gewisse Distanz zu den emotionalen Themen in der Skillsgruppe zu erzielen. Hierzu eignen sich Achtsamkeitsübungen mit einer starken Orientierung auf sensorische Wahrnehmungen im Außen, wie etwa »Orchester der Welt«, »Kräutergarten« oder »Kostproben der Welt« (2.3 IB 4; Patienten-Manual, S.56).

Nacharbeit

Wir haben sehr gute Erfahrungen damit gemacht, nach der Skillsgruppe eine kurze **Zusammenfassung** der bearbeiteten Inhalte sowie der anstehenden Therapie-Aufgaben zu verfassen und über den **E-Mail-Verteiler** an alle Patientinnen zu versenden. So können sich auch diejenigen Patientinnen auf dem Laufenden halten, die diese Stunde versäumt haben. Bei Bedarf können auch die Patientinnen selbst – im Wechsel – die Zusammenfassungen erstellen und an die Gruppe weiterleiten. Falls Patientinnen die Achtsamkeitsübungen der nächsten Stunde vorbereiten, sollten sie hier daran erinnert werden.

1.6.3 Skills in der ambulanten Einzeltherapie

Auch wenn die klassische DBT das Skillstraining in der Gruppe präferiert, so gibt es eine Reihe von Umständen, unter denen es durchaus sinnvoll oder auch nötig erscheint, die Skills im Rahmen der DBT-Einzeltherapie zu vermitteln. Das Argument, dass gerade keine ambulante Skillsgruppe in der nahen Umgebung angeboten wird, sollte in Zeiten der Online-Therapie eigentlich keine Rolle mehr spielen. Dennoch ist es gerade für berufstätige oder alleinerziehende Patientinnen bisweilen schwierig, passende Gruppentermine zu finden. Manchmal sind es aber auch psychische Gründe, die gegen eine Teilnahme an gruppentherapeutischen Angeboten sprechen: schwere soziale Phobien etwa oder auch Probleme mit der Kontrolle aggressiver Impulse. In diesen Fällen obliegt es der Einzeltherapeutin, die DBT-Skills zu vermitteln.

Dass dies eine durchaus vernünftige Alternative zur Gruppentherapie darstellt, zeigen die guten Therapieergebnisse von DBT-PTBS (Bohus et al. 2020; Bohus & Vonderlin 2024; Kleindienst et al. 2021; Vonderlin et al. 2024). Das Behandlungsprogramm wurde als traumafokussierte Einzeltherapie ohne Gruppentherapie konzipiert. Hier ist die Einzeltherapeutin dafür verantwortlich, dass eine weitgehend definierte und spezifizierte Auswahl von Skills während bestimmter Behandlungsphasen vermittelt wird. Zur Auswahl der entsprechenden Skills siehe Tabelle 1.6.1. Therapeutinnen, die Skills in der Einzeltherapie vermitteln, also ohne Unterstützung durch eine parallele Skillsgruppe, haben eine deutlich schwierigere Aufgabe als Skillstrainerinnen, die mit Gruppen arbeiten. Während Letztere in aller Regel die Skills nach einem bestimmten, vorher festgelegten Schema abarbeiten, müssen Einzeltherapeutinnen eine gewisse Auswahl treffen. Dabei verfolgen sie, wie die Gruppentrainerinnen auch **zwei sehr unterschiedliche Ansprüche**: Zum einen sollten Sie dafür sorgen, dass ihre Patientinnen einige wichtige **langfristige wirksame Skills**, wie etwa Achtsamkeit, Wise Mind, ABC GESUND, regelmäßig zu Hause üben. Zum anderen sollten Sie in der Lage sein, die relevanten kurzfristig wirksamen Skills, wie etwa den STOP-Skill oder auch LIVE-Skills, um nur einige zu nennen, basierend auf der jeweiligen Problemsituation Ihrer Patientin auszuwählen und dann auch selektiv zeitnah zu vermitteln.

Diese zwei unterschiedlichen Pläne erfordern **unterschiedliches didaktisches Vorgehen**:

Langfristige Skills, die nur dann Wirkung entfalten, wenn die Patientin zu Hause regelmäßig übt, vermitteln Sie am besten, indem Sie diesen in einen **klaren, vorher definierten Zeitrahmen setzen**. Am besten bereiten Sie Ihre Patientin darauf vor: *»In der nächsten Stunde würde ich gerne etwa 20 Minuten darauf verwenden, mit Ihnen die Einführung in die Achtsamkeits-Skills zu besprechen. Sind Sie damit einverstanden? Achtsamkeit ist ein zentraler Bestandteil unserer Therapie. Auch wenn diese Skills zu Beginn nicht immer ganz einfach sind, so entfalten sie doch langfristig eine sehr starke Wirkung, die Ihnen helfen, einen direkten, wohlwollenden und vertrauensvollen Zugang zu sich selbst und anderen zu entwickeln. Hätten Sie Lust, sich schon mal ein wenig einzulesen? Dann könnten Sie in Ihrem Patienten-Manual die Infoblätter 2.3 IB 1, IB 2 und IB 3 lesen. Es ist natürlich nicht verboten, auch die anderen Infoblätter anzusehen.«* In den darauffolgenden Stunden sollten Sie sich dann gezielt mit diesen Skills auseinandersetzen. Es ist nicht immer ganz einfach, sich die Zeit freizuschaufeln, die nötig ist, um diese langfristig wirksamen Skills zu vermitteln. Gerade zu Beginn der Therapie stehen oft drängende Probleme seitens der Patientinnen an, und die Patientinnen zeigen häufig wenig Interesse daran, sich mit Dingen zu beschäftigen, die erst im Laufe der Zeit ihre Wirksamkeit entfalten. Hier sind Ihre motivationalen Fähigkeiten gefragt: Verknüpfen Sie die Skills mit den Behandlungszielen der Patientinnen, bilden Sie Metaphern (*»Das ist, wie wenn man ein Instrument lernen möchte, nicht alle Übungen erscheinen sofort sinnvoll.«*), suchen Sie sich Unterstützung in Ihrem Konsultationsteam. Wie immer geht es darum, die Balance zu finden zwischen Manual-Treue und den jeweiligen Bedürfnissen der Patientin. Und seien Sie vor allem ehrlich gegenüber sich selbst. Versuchen Sie, sich einen Therapieplan zurechtzulegen, in dem Sie notieren, welche Skills Sie bis wann vermitteln möchten. Besprechen Sie diesen Plan mit Ihren Patientinnen und holen Sie sich deren Zustimmung. Wenn Sie etwas chaotisch veranlagt sind – oder sozialverträglicher ausgedrückt, falls Ihnen einige Aspekte der ADHS nicht ganz fremd sind, dann bitten Sie Ihre Patientin, auf die Einhaltung des Plans zu achten.

Einfacher verhält es sich mit den **kurzfristig wirksamen Skills**. Hier können Sie sich als Einzeltherapeutin an den jeweils anstehenden vorrangigen Problemen Ihrer Patientin orientieren. Sie können Skills durchaus als eine **Problemlösestrategie** auffassen: Skills ersetzen dysfunktionale Bewältigungsstrategien durch zielorientiertes Verhalten (also denken, fühlen und handeln). Und natürlich können Sie Verhaltensanalysen heranziehen, um das jeweilige Problemverhalten zu verstehen und die entsprechenden Skills für Ihre Patientin zielgenau auszuwählen. Die entsprechenden Werkzeuge finden Sie im Patienten-Manual auf den Seiten 134–136 (2.4 AB 6 Problem- und Lösungsanalyse) bzw. auf den Seiten 416–418 (2.7 AB 6 Verhaltensanalyse). Die Voraussetzung für eine gelungene Auswahl an Skills ist jedoch, dass Sie die Skills tatsächlich kennen. Und da es für die meisten von uns schwierig bis unmöglich ist, sich diese Vielzahl von Skills durch schlichtes Lesen des Manuals anzueignen, empfehlen wir dringend, dass Sie als DBT-Therapeutin ein bis zwei Skillsgruppen durchgeführt haben, schlicht, um sich das gesamte Repertoire anzueignen.

1.6.3.1 Skills in DBT-PTBS

Wie oben bereits erwähnt, wurde die DBT-PTBS am ZI Mannheim unter der Leitung von M. Bohus entwickelt, um den spezifischen Anforderungen gerecht zu werden, die die Behandlung von komplexer PTBS bei Patientinnen mit und ohne Borderline-Störungen erfordert. Eine Übersicht über dieses Behandlungskonzept finden Sie in Kapitel 4.4 dieses Bandes. Die Wirksamkeit dieser Behandlung konnte in mehreren randomisierten kontrollierten Studien nachgewiesen werden (Bohus et al. 2020; Kleindienst et al. 2021; Vonderlin et al. 2024).

Unter ambulanten Bedingungen kann die DBT-PTBS als Stand-alone-Einzeltherapie angeboten werden, das heißt eine Auswahl von Skills werden von der Einzeltherapeutin vermittelt, und zwar während bestimmter, definierter Behandlungsphasen. Natürlich kann man die DBT-PTBS-Einzeltherapie auch mit einer Skillsgruppe kombinieren, allerdings liegt es dann immer noch im Verantwortungsbereich der Einzeltherapeutin, dafür Sorge zu tragen, dass die Patientin die richtigen Skills zum richtigen Zeitpunkt kompetent anwenden kann.

Warum ist das wichtig? Wie in Abb. 1.6.1 skizziert, gliedert sich die DBT-PTBS in vier Behandlungsphasen. Die erste Behandlungsphase dauert zwischen 15 und 20 Sitzungen und dient dazu, die Patientinnen auf die traumazentrierte in-sensu-Exposition vorzubereiten, die im Zentrum der zweiten Behandlungsphase steht. Um die in-sensu-Exposition erfolgreich zu bewältigen, ist es hilfreich und notwendig, dass die Patientinnen wissen, wie man erfolgreich dissoziative Zustände auflöst oder verhindert, wie man mit akuten Attacken von Schuld, Scham, Ekel und Selbstverachtung umgeht. Des Weiteren sollten die Patientinnen zu einem sehr frühen Zeitpunkt der Therapie das Konzept von Wise Mind kennenlernen und regelhaft personifizierte Wise-Mind-Imaginationsübungen durchführen. Gegen Ende der zweiten Behandlungsphase kommen Komponenten der radikalen Akzeptanz zum Tragen sowie Trauerprozesse, die mithilfe der entsprechenden Info- und Arbeitsblätter gut vorbereitet und vertieft werden können. Während der dritten Behandlungsphase konzentriert sich die Patientin darauf, einige wesentliche Aspekte ihres Lebens neu zu definieren und zu gestalten. Dies ist wichtig, weil durch die Therapie neben dem Traumagedächtnis auch traumabezogene Selbstkonzepte einer grundlegenden Revision unterzogen werden. Hier kommt eine Vielzahl von Skills zum Tragen, die allerdings individuell, also nach den jeweiligen Bedürfnissen und Erfordernissen der Patientinnen, ausgewählt werden. Die Tabelle 1.6.1 gibt einen Überblick über die Zuordnung der ausgewählten Skills zu den jeweiligen Behandlungsphasen der DBT-PTBS.

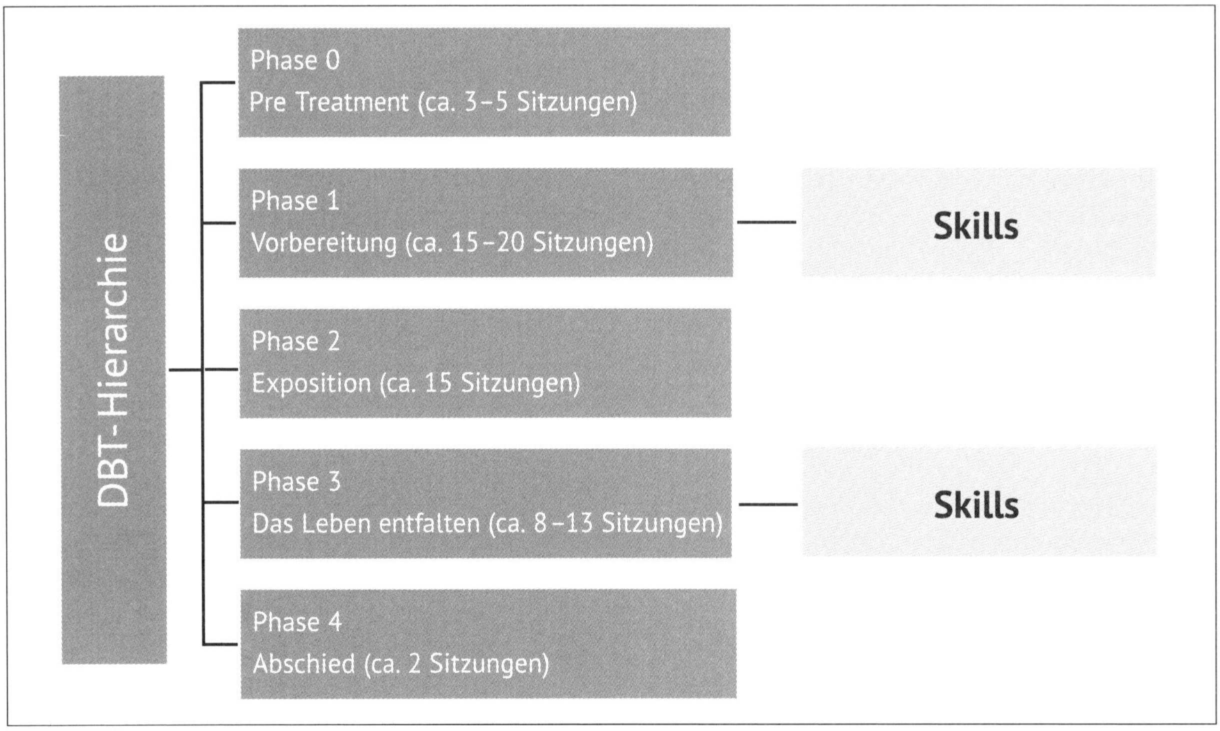

Abbildung 1.6.1 Behandlungsphasen der DBT-PTBS

Ausgewählte Skills in DBT-PTBS (Einzeltherapie)

Typ	Art	Skill	Handout	Wann
Langfristig wirksame Skills	Obligat	Wise Mind	2.3 IB 10–14 2.3 AB 1, 2, 4, 5	Phase 1
	Obligat	Achtsamkeit	2.3 IB 1–9	Phase 1
	Fakultativ	ABC GESUND	2.5 IB 31	Phase 3
	Obligat	Radikale Akzeptanz	2.4 AB 11	Phase 3
Kurzfristig wirksame Skills	Fakultativ	Hochstress-Skills	2.4 IB 3	Phase 1
	Obligat	Was macht den Unterschied?	2.4 AB 2	Phase 1
	Obligat	STOP-Skill	2.4 IB 4	Phase 1
	Obligat	Notfallkoffer	2.4 AB 5	Phase 1
	Obligat	Antidissoziative Skills	2.4 IB 8; AB 7, 8, 9	Phase 1
	Obligat	Emotionen abschwächen	2.5 IB 8	Phase 1
	Obligat	Scham	2.5 IB 12; 2.5 AB 4	Phase 1
	Obligat	Schuld	2.5 IB 13; 2.5 AB 5	Phase 1
	Fakultativ	Selbstverachtung	2.5 IB 14; 2.5 AB 6	Phase 1
	Fakultativ	Ekel	2.5 IB 16; 2.5 AB 8	Phase 1
	Obligat	Trauer	2.5 IB 17	Phase 3
	Fakultativ	Lust und Begehren	2.5 IB 25	
	Fakultativ	Zwischenmenschliche Fertigkeiten	Nach Bedarf	Phase 3

Tabelle 1.6.1 Obligatorische und fakultative Skills bei DBT-PTBS

1.6.4 Skillstraining im (teil)stationären Setting

Die DBT wurde von Marsha Linehan in den 1980er-Jahren als ambulantes Behandlungsprogramm konzipiert. Im europäischen Raum wurden auch bald sehr erfolgreich **stationäre und teilstationäre Anwendungsformen** entwickelt und evaluiert (u.a. Bohus et al. 2004; Kujovic et al. 2024; Thordarson et al. 2024). Die Studien zeigen, dass eine hohe Wirksamkeit in relativ kurzer Zeit erreicht werden kann, die sich dann auch über einen größeren Zeitraum (zwei Jahre) als stabil erweist (Kleindienst, Limberger et al. 2008). Im deutschsprachigen Raum wurden unter der Schirmherrschaft des Dachverbands DBT (DDBT) ca. 50 stationäre Behandlungseinheiten implementiert (Stand 2025). Diese DBT-Units sind hoch frequentiert und stellen sicherlich eine wesentliche Komponente der Versorgungsstruktur für diese Patientengruppe in Deutschland dar (für eine ausführliche Beschreibung des stationären Behandlungskonzeptes siehe etwa (Bohus, 2019). Eine Übersicht über zertifizierte stationäre DBT-Behandlungsangebote finden Sie unter www.dachverband-dbt.de.

Die Möglichkeiten stationärer und teilstationärer Behandlung psychischer Störungen in Deutschland sind weltweit einmalig. Für Borderline-Patientinnen birgt dies Licht- und Schattenseiten: Störungsspezifische, elektive DBT-Behandlungsprogramme sind wissenschaftlich abgesichert und hoch wirksam. Unspezifische und unstrukturierte Aufenthalte in psychiatrischen oder psychosomatischen Fachkliniken führen allerdings häufig zu langen Liegezeiten (durchschnittlich über 50 Tage pro Jahr), repetitiven Wiederaufnahmen (über 50 %) und zu wenig psychopathologischer

Verbesserung. Dies spiegelt sich auch in den hohen Behandlungskosten wider: Nach wie vor werden in Deutschland ca. 90 % der Kassenleistungen für BPD-Patientinnen für stationäre Settings ausgegeben. Es erscheint daher wichtig, die stationären Ressourcen zielgerichteter als einen Bestandteil eines **integrierten Behandlungskonzepts** einzusetzen (siehe auch Krog et al. 2021 sowie Franz & Lucke 2020).

Wir können im Wesentlichen drei Typen der stationären psychiatrisch-psychotherapeutischen Behandlung unterscheiden:

1. **Akute stationäre Krisenintervention (Emergency Units)**
2. **Postakute stationäre Behandlungsprogramme (inpatient units)**
3. **Elektive stationäre/teilstationäre DBT-Behandlung (residential treatments)**

Im Folgenden wollen wir uns auf die Rolle von Skills in den jeweiligen Behandlungsmodalitäten konzentrieren.

1. **Skills in der akuten stationären Krisenintervention**

Die meisten Kliniken für Psychiatrie und Psychotherapie halten geschlossene oder abschließbare Stationen vor, in welchen Borderline-Patientinnen während suizidaler Krisen aufgenommen werden können. Dies hat große Vorteile, birgt aber auch einige Nachteile: Einerseits ist es unumgänglich und auch verpflichtend, Patientinnen mit akuter Eigen- oder Fremdgefährdung eine sichere Umgebung anzubieten, andererseits ist es oft schwierig, den Hospitalisierungstendenzen von Borderline-Patientinnen konstruktiv zu widerstehen.

Die **Aufnahmekriterien** auf geschützte Stationen sollten so eng wie möglich gefasst werden:

- **Suizidale Krisen:** Die Patientin ist derzeit nicht in der Lage, ihre Suizidimpulse zu kontrollieren.
- **Schwere psychosoziale Krisen:** Die derzeitigen psychosozialen Belastungsfaktoren erfordern Bewältigungsstrategien, über welche die Patientin derzeit nicht verfügt, sodass unmittelbar mit einer lebensgefährlichen Zuspitzung des Verhaltens zu rechnen ist.

Beide Modalitäten erfordern einerseits aktiven Schutz, andererseits eine rasche Klärung der Problemsituation und die Entwicklung von Lösungsstrategien.

Suizidale Krisen werden als Episoden definiert, in welchen die Patientin tatsächlich nicht in der Lage ist, ihre Verhaltensimpulse zu kontrollieren oder – meist durch eine schwere Depression bedingt – bereits einen klaren Suizidplan entwickelt hat. Die Frage »sind Sie suizidal?« zielt hier deutlich zu kurz. Die Mehrzahl aller Borderline-Patienten wird Ihnen diese Frage jederzeit mit »Ja« beantworten: Bei Borderline-Patientinnen können Suizidgedanken als automatisiertes dysfunktionales Problemlösen gesehen werden, früh erlernt und oft mit unspezifischer Belastung konditioniert. Wann immer die emotionale Belastung ein gewisses Niveau erreicht, meldet sich im Gehirn die Idee, dass Suizid ein möglicher Ausweg aus dieser Situation wäre. Ähnlich wie beim Suchtgedächtnis werden diese Suizidgedanken wie gesagt über lange Zeit stimulusabhängig aktiviert, und ähnlich wie beim Suchtgedächtnis sollte die Patientin lernen, dass man diese automatischen Gedanken nicht in Handlungen umsetzen muss.

Borderline-Patienten sind – im Gegensatz zu depressiven oder psychotischen Patienten – in aller Regel in der Lage, diese Impulse zu kontrollieren. Um es kurz zu machen: **Chronische Suizidgedanken sind in aller Regel keine ausreichende Indikation für eine stationäre Krisenintervention.**

Ähnlich verhält es sich mit **selbstverletzendem Verhalten oder Hochrisikoverhalten**. Beides ist keine regelhafte Indikation für eine stationäre Behandlung. Selbstverletzungen werden in aller Regel eingesetzt, um Hochspannung, Flashbacks oder Dissoziation zu beenden, und sind normalerweise nicht vital gefährdend. Hochrisikoverhalten (Balancieren auf Brückengeländern, Bahngleisen oder Ähnlichem) wird meist eingesetzt, um sich durch die zentrale Flutung von aminergen Substanzen kurz lebendig zu fühlen, Ohnmachtsgefühle zurechtzurücken oder schlicht Lust an der Gefahr zu verspüren. Dieses Verhalten kann lebensgefährlich sein und muss natürlich sofort in der Therapie fokussiert werden. Kurzfristig geschlossene Türen aber helfen hier meist nicht weiter.

Die **Behandlungsdauer** auf einer Krisenstation sollte auf **maximal zwei bis drei Wochen** beschränkt sein. Dies sollte vom ersten Tag an so thematisiert werden. Wir gehen davon aus, dass die Patientin sich in einer Krise befindet, also in einer sehr belastenden Situation, in welcher ihr derzeitiges Verhaltensrepertoire nicht ausreicht, um die drängenden Probleme zu lösen, und sich daher die Problematik ohne externe Intervention, im Sinne einer Abwärtsspirale, permanent verschlechtert. Es gibt Sondersituationen bei Patientinnen, die aus geschlossenen oder offenen Wohngruppen überwiesen werden, in welchen sich die Teams nicht mehr zu helfen wissen und die Patientin für einige Zeit in sicherem Gewahrsam wissen wollen, um sich zu regenerieren.

Behandlungsalgorithmus während der stationären Krisenintervention

- **Tag 1:** Klärung der Psychopathologie inkl. akuter Suizidgefahr.
- **Tag 2 bis 6:** Problem- und Bedingungsanalyse der akuten Krise.
- **Nach 1 Woche:** Vorstellung im Krisenteam (die krisenauslösenden und -aufrechterhaltenden Bedingungen sollten verstanden sein).
- **Woche 2:** Umsetzung der Problemlösung.
- **Woche 3:** Entlassung oder Transfer in Langzeittherapie.

Tabelle 1.6.2 aus Bohus (2019)

Gehen wir zunächst davon aus, dass die meisten Krisen bei Borderline-Patientinnen akute psychosoziale Auslöser haben. Gehen wir weiter davon aus, dass nur wenige Patientinnen diese im ersten Interview benennen können. Zumeist antworten die Patientinnen in der Krise auf die Frage nach akuten Auslösern mit Generalisierungen (z.B. *»Alles ist eine Katastrophe, es wird immer schlimmer, ich pack das einfach nicht mehr«* etc.). Dies ist verständlich, aber wenig zielführend. Die Aufgabe des Therapeuten ist daher, in den ersten Tagen die akuten veränderten Bedingungen und Auslöser der Krise herauszuarbeiten, auch wenn diese oft nur die Tropfen sind, die das Fass zum Überlaufen bringen. Die folgende Checkliste kann dabei helfen:

Checkliste Krisenintervention

- Wann genau begann die Krise?
- Was sind **neu auftretende** Belastungsfaktoren?
  - Externe Variablen
  - Psychische und Verhaltensvariablen
- Wie reagiert die Patientin auf die neuen Belastungsfaktoren
  - im Erleben?
  - im Verhalten?
- Welche Auswirkungen haben diese Reaktionen auf das Problem?
- Welche Fertigkeiten (Skills) benötigt die Patientin, um auf das Problem angemessen zu reagieren?

Gute Krisenteams befragen in der Regel nicht nur die Patientin, sondern nehmen Kontakt mit dem sozialen Umfeld (inkl. des behandelnden Therapeuten) auf. Auf Kriseninterventionsstationen sollten Routinen implementiert sein, die garantieren, dass diese Parameter nach einer Woche im Team besprochen werden, um darauf basierend die nächsten Schritte zur Problemlösung einzuleiten. Es empfiehlt sich, diese Algorithmen im Voraus mit der Patientin zu besprechen und insbesondere auf die zeitliche Begrenzung des Aufenthalts hinzuweisen.

Hilfreiche Skills in der stationären Krisenintervention:

Strukturell erscheint es nicht sehr sinnvoll, auf geschlossenen Kriseninterventionsstationen Skillsgruppen anzubieten. Zum einen ist die Anzahl an Borderline-Patientinnen proportional zu gering, zum anderen erscheint es wesentlich sinnvoller, den Patientinnen gezielt einzelne Skills zu vermitteln, die sie unmittelbar zur Lösung ihrer Probleme anwenden können.

Bevor man aber reflexartig zu Hochstress-Skills greift, sollte man auch oder gerade im Krisenmodus versuchen, die Problemlage zu erfassen. Wie im Infoblatt 2.4 IB 2 (Patienten-Manual, S.120) dargelegt, unterscheiden wir in der DBT zwischen **einschießend hoher Anspannung**, **sozialen Krisen** und dem **Krisenmodus**.

Unter **sozialen Krisen** verstehen wir krisenhafte Situationen, die durch klar erkennbare soziale Probleme ausgelöst werden, welche die Betroffenen derzeit überfordern. Klassische soziale Probleme sind drohende finanzielle Engpässe, Kündigungen,

Erkrankungen von nahen Angehörigen, Probleme mit dem Jugendamt oder auch Probleme mit Partnern bis hin zu häuslicher Gewalt, um nur einige zu nennen. Diese ernsten sozialen Probleme, die die meisten Menschen belasten würden, treffen dann häufig auf dysfunktionale Grundannahmen wie: *»Ich habe das verdient, ich bin eh nichts wert, es wird nie wieder besser werden.«* Hier ist es wichtig, die Probleme zu benennen, diese anzunehmen und – eventuell mit Unterstützung von Skills –gezielt nach Lösungen zu suchen. Ein gutes Werkzeug hierfür ist das Arbeitsblatt »Problem- und Lösungsanalyse (2.4 AB 6; Patienten-Manual, S. 134).

Unter dem **Krisenmodus** verstehen wir länger anhaltende Phasen, also mehrere Stunden bis Tage, in denen die Betroffenen sich in einem selbsterhaltenden Zustand der Verzweiflung befinden, wobei sie diesen schlecht beenden können. Die äußeren Anlässe sind hier manchmal schwierig festzumachen, aber viele Erlebens-, Denk- und Verhaltensmuster verstärken diesen Krisenmodus und sorgen dafür, dass er sich selbst aufrechterhält: Das können Schlafstörungen sein, suizidale Gedanken, sozialer Rückzug, geringe Nahrungsaufnahme, Bewegungsmangel, Gedankenkreisen, Schuld, Scham oder Selbsthass usw. Hier ist es wichtig, zu lernen, mithilfe von Skills diese Zustände gezielt zu unterbrechen, die Aufmerksamkeit auf andere Dinge zu lenken und sich neu zu orientieren. Ein gutes Werkzeug zur Analyse der aufrechterhaltenden Bedingungen ist das Arbeitsblatt »Der Krisenmodus« (2.4 AB 3; Patienten-Manual, S. 128), sowie die Arbeitsblätter »Skills im Krisenmodus« (2.4 AB 4, IB 6, IB 7; Patienten-Manual, S. 130–132).

Da die meisten Patientinnen im Krisenmodus auch immer wieder akute Phasen von **Hochspannung** erleben, ist es sicherlich hilfreich, auch diese Problematik zu fokussieren. Unter »Hochspannung« verstehen wir kurze Phasen von intensiver Anspannung, meist als Folge von widersprüchlichen Emotionen oder von alten emotionalen Netzwerken. Diese **Hochstressphasen dauern meistens nur wenige Minuten**. Dabei ist das Denken häufig eingeengt, langfristige Planung ist schwierig, manche Patientinnen beginnen zu dissoziieren. Es drängt sich der Wunsch nach »dysfunktionalen Handlungen« auf. Die meisten Selbstverletzungen werden eingesetzt, um Hochstressphasen rasch zu beenden. Hier ist es wichtig, zu lernen, mithilfe rasch wirksamer Skills die Anspannung zu reduzieren, um wieder klar denken zu können, sich wieder an der Realität zu orientieren. Die wichtigsten Skills hierzu finden sich auf den Info- und Arbeitsblättern zu »Innere Anspannung« (2.4 AB 1; Patienten-Manual, S. 121); »Hochstress-Skills« (2.4 IB 3; Patienten-Manual, S. 122); »Was macht den Unterschied?« (2.4 AB 2 Patienten-Manual, S. 124); »STOP-Skill« (2.4 IB 4; Patienten-Manual, S. 125); »Skills-Kette« (2.4 IB 5 Patienten-Manual, S. 127), und »Notfallkoffer« (2.4 AB 5; Patienten-Manual, S. 133).

Zusammenfassend kann man sich auf der Akutstation an folgendem **Leitgedanken** orientieren: **Jetzt ist Krise, und wir wollen der Patientin helfen, beide Beine auf den Boden zu bekommen**. Sämtliche Aufmerksamkeit des Teams sollte sich an einer **raschen Problemanalyse** und **Vorbereitung der baldigen Entlassung** orientieren. Es sollte möglichst keine Verstärkung von dysfunktionalem Verhalten durch das Team stattfinden! Und wichtig: Auch der Nachtdienst gehört zum Team. Das »Therapeutikum Nr. 1«, **das sogenannte »entlastende Gespräch«**, wird auf geschlossenen Stationen meist ad hoc angeboten, um akute Anspannung oder Verzweiflung durch ein validierendes, aufmerksames Gespräch zu lindern. Dieses häufig im Nachtdienst applizierte »entlastende Gespräch« ist in aller Regel kurzfristig erfolgreich und hinterlässt bei den meisten Beteiligten auch die entsprechende Erkenntnis, dass das schiere Mitteilen der emotionalen Not meist als sehr hilfreich erlebt wird. Langfristig aber wird genau diese Erfahrung für Borderline-Patientinnen zum Problem: Die meisten akuten Borderline-Patientinnen haben noch nicht gelernt, ihre starken aversiven Emotionen und Kognitionen selbstständig zu regulieren, sondern haben die Erfahrung gemacht, dass die Zuwendung eines anderen bei der Emotionsregulation nicht nur hilfreich, sondern offensichtlich wirklich nötig ist. **Diese Erfahrung wird durch diese unspezifischen und ad hoc angebotenen »entlastenden Gespräche« fortwährend bestätigt und verstärkt** (z. B.: *Wenn es mir wirklich schlecht geht, benötige ich sofort ein entlastendes Gespräch, und diese Möglichkeit gibt es verlässlich eigentlich nur im psychiatrischen Kontext.*). Sollte man dann diese Gespräche verweigern und die Patientin in ihrer Not alleinlassen? Selbstverständlich ist dies auch keine Lösung. Vielmehr geht es darum, in diesen Gesprächen die Patientin zu befähigen, Fertigkeiten zu entwickeln, **in Zukunft eigenständig mit Phasen von Hochstress und Verzweiflung umzugehen**. Das ist für alle Beteiligten oft mühsam, aber es ist wohl der einzig sinnvolle Weg.

1.6.4.1 Skills in post-akuten stationären Behandlungsprogrammen

Viele psychiatrisch-psychotherapeutische Versorgungskliniken halten postakute Behandlungsprogramme vor. Die Indikationsstellung wird meist positiv formuliert: Viele Patientinnen benötigen nach den Aufenthalten auf geschlossenen Stationen noch eine Phase der Regeneration, in welcher sie sich mit therapeutischer Hilfe mit den auslösenden Bedingungen der Krisen auseinandersetzen, um so die Integration in den Alltag zu erleichtern und Wiederaufnahmen zu reduzieren. Diese Ansätze sind sicherlich bei sehr vielen Störungsbildern, insbesondere bei Erkrankungen aus dem Schizophreniespektrum oder auch bei schweren affektiven Störungen äußerst sinnvoll. Im Bereich der Borderline-Störung sollte man diesen ad hoc generierten Behandlungsprogrammen jedoch mit einer gewissen Skepsis entgegentreten. Schon die Indikation wird implizit meist negativ formuliert: Die Patientin sollte einerseits nicht länger als zwei Wochen auf der geschlossenen Station verbleiben, andererseits ist unklar, wie man die ambulante Behandlung organisieren sollte. De facto gibt es zu wenig niedergelassene Psychotherapeuten, die Borderline-Patientinnen ohne größere Wartezeiten nach einer stationären Akutbehandlung übernehmen könnten. Also sehen sich viele Versorgungskliniken gezwungen, hier in die Bresche zu springen. Im optimalen Fall verfügen diese Kliniken über angegliederte störungsspezifische ambulante Versorgungsangebote, in welche die Patientinnen zeitnah eingegliedert werden können. Wenn es jedoch nicht gelingt, die Schranken der sektorisierten Versorgung zu überwinden, wird es teurer: in diesem Fall werden die Patientinnen auf sogenannte Post-Akut-Stationen verlegt. Hier findet sich dann meist eine bunte Mixtur an Diagnosen, Behandlungsansätzen und rasch wechselndem Personal.

Eine gewisse Rat- und Hilflosigkeit bezüglich der Behandlung von Borderline-Störungen unter diesen Bedingungen ist systemimmanent. Oder pointierter ausgedrückt: Fragen Sie am besten nicht danach, welche therapeutischen Ansätze oder Programme Sie unter diesen Bedingungen anwenden können, sondern konzentrieren Sie Ihre Arbeitszeit und Energie darauf, den Patientinnen zu helfen, diese Stationen so rasch wie möglich zu verlassen. Die **vorrangige Frage**, die Sie sich und Ihrer Borderline-Patientin stellen sollten, wäre: **Was hindert die Patientin derzeit daran, eine leitliniengerechte störungsspezifische Behandlung aufzugreifen?**

Auch wenn dies auf den ersten Blick etwas despektierlich klingen mag – die Beantwortung dieser Frage ist häufig alles andere als trivial. Die möglichen Ursachen sind vielfältig und erfordern eine breite Palette an potenziellen Interventionen.

- Kennt die Patientin Ihre Diagnose?
- Stehen ambulante therapeutische Möglichkeiten zur Verfügung (an Online-Therapie denken!)
- Ist die Patientin bereit, ambulante therapeutische Hilfe anzunehmen?
- Wäre die Patientin in der Lage, die ambulante Therapie regelhaft in Anspruch zu nehmen?
- Ist die Patientin in der Lage, unter den derzeitigen sozialen Bedingungen außerhalb der Klinik zu existieren (Finanzen; Wohnung; reale Bedrohungen)?

Sie sehen auf den ersten Blick: Jeder diese Parameter erfordert differenzierte Problem- und Bedingungsanalysen und somit auch differenzierte Lösungen. Es macht nicht viel Sinn, den Patientinnen unter diesen Bedingungen ein fertig gepacktes Skills-Paket zu schnüren und in Form einer Gruppentherapie anzubieten. Sie können das gesamte Repertoire der DBT-Skills nutzen, um gezielt einzelne Skills zur Problemlösung anzubieten. **Aber bitte machen Sie nicht den Fehler, dies als DBT zu bezeichnen.** Sie verwenden **einzelne Werkzeuge** der DBT, um der Patientinnen den Weg in die DBT (oder eine andere leitliniengerechte Therapie) zu weisen.

1.6.4.2 Skills in elektiven stationären/ teilstationären DBT-Intensivprogrammen

Im Gegensatz zu der oben beschriebenen stationären Krisenintervention handelt es sich bei DBT-Intensivprogrammen um **strukturierte multimodale Behandlungskonzepte** mit klar abgestecktem zeitlichem Rahmen und elektiver Aufnahme nach ambulanten Vorgesprächen.

Die Einsicht, dass gerade bei schwerwiegenderen Störungsbildern **indikationsspezifische Stationen** den gemischten Stationen deutlich überlegen sind, hat sich in Deutschland durchgesetzt: Die Behandlungsteams können störungsspezifische Erfahrungen sammeln und die Patientinnen können voneinander lernen. Von entscheidender Bedeutung ist, wie unter ambulanten Behandlungsbedingungen auch, dass eindeutig **zwischen Vorbereitungs- und Therapiebedingungen unterschieden wird.** Während der Vorbereitungsphase erfolgt Diagnostik, Differenzialdiagnostik, Aufklärung über das Störungsbild, Aufklärung über die Behandlungskonzeption (Ziele und Regeln) sowie Abschluss einer Non-Suizid-Vereinbarung. **Primäres Ziel** während dieser Phase ist neben der Diagnostik die Klärung der gegenwärtigen Notlage und die Motivation der Patientin, sich für eine Behandlung zu entscheiden.

Ein übergreifendes strukturelles Anliegen im stationären und teilstationären Bereich ist, eine professionelle Arbeitsatmosphäre zu kreieren. **Das heißt in erster Linie, ein Umfeld zu schaffen, das funktionales Verhalten verstärkt und dysfunktionales Verhalten löscht oder negativ sanktioniert.**

Die meisten elektiven DBT-Therapieprogramme orientieren sich an folgender Behandlungshierarchie:

Hierarchische Gliederung der Behandlungsziele im stationären Setting

1. Aufbau von Überlebensstrategien zur Bewältigung suizidaler Verhaltensmuster.
2. Aufbau von Therapie-Compliance anstelle von therapieschädigenden Verhaltensmustern.
3. **Entweder:** Befähigung zur ambulanten Therapie
   - Aufbau von Fertigkeiten zur Bewältigung von akut krisenerzeugendem Verhalten.
   - Aufbau von Fertigkeiten, um Hospitalisierung und Behandlungsverlängerung zu verhindern.
   - Aufbau von Fertigkeiten, um die Wahrscheinlichkeit einer Wiederaufnahme zu verringern.

   Oder: Fokus auf ein spezifisches Problem, das die geballte Kompetenz eines stationären Teams erfordert (z.B. schwere komorbide komplexe PTBS; schwere komorbide Anorexie; schwere komorbide Drogen- oder Alkoholproblematik).

In diesem Band soll der Fokus ausschließlich auf den Skills liegen. Details zu den stationären DBT-Intensivprogrammen finden Sie der einschlägigen DBT-Literatur (etwa Bohus 2019; Swales 2018).

Wie vermittelt man Skills im stationären Intensiv-Setting?

Um den Anforderungen eines (teil-)stationären Intensivprogramms gerecht zu werden, empfiehlt es sich, beim Skillstraining einige **wesentliche Modifikationen** im Vergleich zum ambulanten Setting vorzunehmen:

Zunächst handelt es sich natürlich um **offene Gruppen**. Die Behandlungsdauer variiert zwischen neun und zwölf Wochen (maximal 14 Wochen). In dieser Zeit kann eine Patientin natürlich nicht warten, bis ein Modul abgeschlossen ist. Wir brauchen eine Struktur, die es möglich macht, dass neue Patientinnen zur Gruppe dazustoßen können.

Um nicht jedes Mal die Grundlagen neu vermitteln zu müssen und damit die gesamte Gruppe aufzuhalten, muss die Vorbereitung auf die Skillsgruppe, also die Psychoedukation, die Motivation und die Vereinbarung der Regeln, **vor Beginn der Gruppentherapie** erfolgen. Meist obliegt diese Aufgabe dem geschulten Pflegepersonal. Zudem ist es sicherlich hilfreich, den Patientinnen einige Materialien bereits **vor Aufnahme** zuzuschicken z.B. die Infoblätter zum Hintergrundwissen (2.1 IB 1; IB 2; oder IB 3; IB 4 und IB 5; Patienten-Manual, S. 23–30). Gleich zu Beginn der stationären Behandlung sollten die Info- und Arbeitsblätter zur Einführung in das Skillstraining besprochen werden: »Was sind Skills« (2.1 IB 1; Patienten-Manual, S.37); »Teilnehmende der Skillsgruppe« (2.1 IB 2; Patienten-Manual, S.38); »Stolpersteine der Skillsgruppe« (2.1 AB 1; Patienten-Manual, S.39).

Die **Skillsgruppen im stationären Setting** unterscheiden sich von den ambulanten Gruppen in mehrfacher Hinsicht:

- Die Zeitvorgaben sind deutlich kürzer, dafür ist die Frequenz der Gruppen höher.
- Es können mono-modulare Skillsgruppen parallel angeboten werden. So kann man z.B. DBT-hochfrequente Achtsamkeitsgruppen mit kürzerer Dauer anbieten oder Stresstoleranz-Gruppen zu Beginn einer elektiven stationären Behandlung.
- Die Skills können an Ort und Stelle, also auf Station, geübt und umgesetzt werden.
- Das therapeutische Team kann rasche und individuelle Unterstützung bei der Umsetzung geben.

Diesen offensichtlichen Vorteilen stehen organisatorische Herausforderungen gegenüber. Wenn man lediglich ein- bis zweimal pro Woche eine klassische, durchlaufende offene Skillsgruppe nach dem ambulanten Modell anbieten würde, so würde man sich mehr Nach- als Vorteile einhandeln. Denn dann würden die Module alle sechs Wochen wechseln. Während eines zwölfwöchigen stationären Aufenthalts würden die Patientinnen daher lediglich zwei Module kennenlernen.

	Montag	Dienstag	Mittwoch	Donnerstag	Freitag
20 Minuten	Morgenrunde mit Achtsamkeit	Morgenrunde mit Achtsamkeit	Morgenrunde mit Achtsamkeit	Morgenrunde mit Achtsamkeit	Morgenrunde mit Achtsamkeit
60 Minuten	Wise Mind Gruppe	Woche 1–6 Skills I: Stresstoleranz		Wise-Mind-Gruppe	Woche 1–6 Skills I: Stresstoleranz
			Selbstständige Übungszeit		Selbstständige Übungszeit
60 Minuten		Woche 7–12 Skills II: Emotionsregulation			Woche 7–12 Skills II: Emotionsregulation
60 Minuten	Zwischenmenschliche Fertigkeiten	Selbstständige Übungszeit		Zwischenmenschliche Fertigkeiten	
	Selbstständige Übungszeit			Selbstständige Übungszeit	
20 Minuten	Abendrunde mit Achtsamkeit	Abendrunde mit Achtsamkeit	Abendrunde mit Achtsamkeit	Abendrunde mit Achtsamkeit	Abendrunde mit Achtsamkeit

Tabelle 1.6.3 Skillsgruppenangebote im stationären/teilstationären Elektiv-Bereich

Im stationären Setting sollte man daher eher mehrere mono-modulare Skillsgruppen parallel anbieten. Die Tabelle 1.6.3 zeigt **einige Möglichkeiten** auf: Auch dieser Station werden beispielsweise die Achtsamkeitsübungen zweimal täglich im Rahmen der Morgen- und Abendrunden angeboten. Zusätzlich nehmen die Patientinnen zweimal wöchentlich an einer hoch spezifischen Wise-Mind-Gruppe teil. Während der ersten Hälfte der Behandlung werden Stresstoleranz-Skills angeboten. Während der zweiten Hälfte der Behandlung liegt der Schwerpunkt auf Verbesserung der Emotionsregulation. Auch die zwischenmenschlichen Fertigkeiten werden in separaten Gruppen angeboten. Jeden Tag ist eine Stunde reserviert für selbstständiges Arbeiten (Hausaufgaben). Während dieser Zeit arbeiten die Patientinnen eigenständig am Skills-Manual. Das Pflegeteam achtet auf die Rahmenstruktur und gibt bei Bedarf Unterstützung. In diesem Kalender sind nur die Skillsgruppenangebote eingetragen. Natürlich spielen die Skills auch in der Einzeltherapie bzw. im Rahmen der Bezugspflegegespräche eine wichtige Rolle.

Umsetzung der Skills im Stationsalltag

Ein weiterer, wesentlicher Vorteil der stationären Behandlung besteht darin, dass die erworbenen Skills **direkt im stationären Alltag** umgesetzt werden können. Dies betrifft natürlich in allererster Linie den STOP-Skill (2.4 IB 4; Patienten-Manual, S. 125), der sofort zur Abmilderung von Hochspannungszuständen eingesetzt werden kann. Immer wenn eine Patientin zum Pflegepersonal kommt und sich in einer Krisensituation befindet, wird sie ermuntert, den STOP-Skill einzusetzen. Sie wird gefragt, wie hoch ihre Anspannung derzeit ist, welche Skills sie normalerweise in diesem Spannungsbereich einsetzt, welche Skills sich in ihrem Notfallkoffer befinden und welche Skills sie jetzt bereits angewandt hat. Dann bietet die Pflegekraft an, der Patientin zu helfen, entsprechende Skills noch einmal auszuprobieren. Im zweiten Schritt sollte die Patientin Wise Mind aktivieren und ihre gegenwärtigen Emotionen beschreiben und akzeptieren, gerne auch mit der Pflegekraft darüber sprechen. Schließlich ermuntert selbige die Patientin, Wise Mind um Rat zu fragen, um eigenständig einen Umgang mit der Situation zu entwickeln.

Sie sollten allerdings darauf achten, dass die jeweilige Situation der Patientin entsprechend validiert wird und die Skills nicht angeboten werden, um sich die Patientinnen »vom Halse zu schaffen«. Andererseits sollte man sich mit zwei bis drei Skillsangeboten begnügen, sonst werden Krisen gerne zur Beziehungsaufnahme umfunktioniert.

Neben Stresstoleranz-Skills sind es primär die zwischenmenschlichen Fertigkeiten, die im Stationsalltag eine wichtige Rolle spielen und fortwährend umgesetzt werden können. In vielen DBT-Stationen werden sechs bis zwölf Borderline-Patientinnen zeitgleich behandelt. Es liegt auf der

Hand, dass im allgemeinen Ringen um intensive Beziehungen immer auch Neid, Eifersucht, Angst vor Zurücksetzungen und Versagen eine wichtige Rolle spielen – ein ideales Übungsfeld für zwischenmenschliche Fertigkeiten, für das Erlernen von Bitten, Nein-Sagen, Abgrenzen, Validieren und für Akzeptanz von Differenzen.

In jüngster Zeit wurden DBT-Konzepte für stationäre und betreute Wohngruppen, auch für Kinder und Jugendliche, entwickelt. In diesem Fall ist mit Aufenthaltsdauern von über einem Jahr zu rechnen. Unter diesen Umständen empfiehlt es sich also, den modularen Aufbau wie unter ambulanten Bedingungen zu wählen.

1.6.5 Online-Therapie

Die Digitalisierung psychotherapeutischer Angebote hat in den letzten Jahren erheblich an Dynamik gewonnen – nicht zuletzt durch die Erfahrungen mit pandemiebedingten Umstellungen. Auch in der DBT hat sich die Online-Vermittlung von Skills als praktikable und effektive Alternative zum klassischen Präsenzformat etabliert. Erste Daten zeigen, dass die DBT unter Online-Bedingungen ähnliche Ergebnisse erzielen kann wie unter Präsenz-Bedingungen (z.B. Vonderlin et al. 2025). Auch wenn weitere Studien notwendig sind, um fundierte Aussagen zur differentiellen Indikation oder zu Drop-out-Raten machen zu können, dürfen wir davon ausgehen, dass das Online-Format in Zukunft eine wesentliche Rolle in der psychotherapeutischen Versorgung spielen wird.

Online-Formate eröffnen neue Möglichkeiten, stellen Therapeutinnen und Teilnehmerinnen jedoch auch vor **spezifische Herausforderungen**. Dieses Kapitel beleuchtet, wie die Online-Vermittlung von DBT-Skills in Gruppen unter klinischen und didaktischen Gesichtspunkten wirksam gestaltet werden kann, welche Chancen und Grenzen bestehen und wie das Online-Format sinnvoll weiterentwickelt werden kann.

1.6.5.1 Grundlegende Rahmenbedingungen

Die berufsrechtlichen Rahmenbedingungen werden von der Bundepsychotherapeutenkammer in Abstimmung mit den Landeskammern festgelegt. Da diese stetigen Änderungen unterworfen sind, erkundigen Sie sich am besten auf den entsprechenden Webseiten nach dem jeweiligen Status quo. Gegenwärtig (2025) müssen im Rahmen der Eingangsdiagnostik, Indikationsstellung und Aufklärung gemäß den Vorgaben der Psychotherapierichtlinie und Berufsordnung mindestens 50 min in persönlichem Kontakt unter Präsenzbedingungen erfolgen. Die Online-Vermittlung von DBT-Skills erfolgt in der Regel über gängige Videokonferenzplattformen, die allerdings wesentliche Voraussetzungen zur Datensicherheit erfüllen und von der Kassenärztlichen Vereinigung anerkannt sein müssen. Empfehlungen zu entsprechenden Online-Plattformen finden sich ebenfalls auf den Webseiten der Bundespsychotherapeutenkammern.

Ein zentrales Merkmal erfolgreicher Online-Skillsgruppen ist ein **klares, verlässliches Rahmenkonzept**. Voraussetzung ist neben der stabilen technischen Ausstattung der Teilnehmenden auch eine klare Verabredung über Regeln und Abläufe. Dazu gehört unter anderem die verbindliche Teilnahme mit **eingeschalteter Kamera**, ein ruhiger, möglichst ungestörter Aufenthaltsort und die Bereitschaft, sich aktiv in die Gruppe einzubringen.

Emotionale Sicherheit ist auch in Online-Formaten ein zentrales Thema. Klare Absprachen, schriftliche Behandlungsvereinbarung, Non-Suizid-Vertrag und Sicherheitsvereinbarungen (Notfallplan) unterscheiden sich nicht wesentlich von den in Kapitel 1.6.2 ausgeführten Prozessen. All dies sollte im Vorfeld individuell abgesprochen werden.

Wesentliche Voraussetzungen für eine erfolgreiche Durchführung:

- **Technische Stabilität**: Stabile Internetverbindung, Headset, Kamera
- **Datenschutzkonforme Plattformen** (Am besten informiert man sich bei der Bundespsychotherapeutenkammer, welche Plattformen dort empfohlen werden.)
- **Die technischen Formalitäten sollten im Vorgespräch mit der Therapeutin geübt werden.**
- **Verbindliche Teilnahmebedingungen** (Einwahl mit Klarnamen, Teilnahme mit Video, ruhiger Ort)
- **Online-Regeln:**
  - Professionelle Haltung: Vollständig »ausgehfertig« gekleidet, am Tisch, mit Stuhl (also nicht im Bett).
  - Auf Hintergrund achten: Keine ungemachten Betten oder Berge von ungespültem Geschirr.
  - Kamera an bedeutet, ich nehme teil.
  - Kamera aus bedeutet, ich bin aus dem Raum.
  - Keine anderen Personen im Raum.

- Störungsfreie Atmosphäre: Keine Kleinkinder, Haustiere oder fleischfressende Pflanzen.

Bei geschlossenen Gruppen bietet es sich an, zu Beginn eine erste (noch nicht inhaltliche) kürzere Online-Sitzung anzubieten, in der alle Teilnehmerinnen und Trainerinnen die Möglichkeit bekommen, die Technik auszuprobieren und eventuelle technische Hindernisse zu beseitigen. Das ist deshalb sinnvoll, weil Sie sich als Gruppenleiterinnen und Patientinnen in der ersten »echten« Gruppensitzung dann tatsächlich auf die Inhalte konzentrieren und Ihre Aufmerksamkeit ganz der Gruppe widmen können. Das erspart erfahrungsgemäß allen oft unnötigen Stress.

Die Struktur der Sitzungen folgt im Online-Setting im Wesentlichen dem klassischen Format der DBT-Skillsgruppen. Üblicherweise dauern die Sitzungen 100 Minuten und finden einmal wöchentlich über einen Zeitraum von 24 bis 48 Wochen statt. Der typische Ablauf umfasst ein kurzes Check-in mit Achtsamkeitsübung, Besprechung der Hausaufgaben, gefolgt von einem inhaltlichen Input-Teil mit psychoedukativen Elementen. Im Anschluss werden die neuen Skills praktisch eingeübt – entweder durch Selbstversuche, Schreibübungen oder kurze Rollenspiele. Den Abschluss bildet eine Transferphase mit konkreten Alltagstipps, der Formulierung von Übungsaufgaben und einer kurzen Achtsamkeitsübung.

Online-Settings bringen **besondere didaktische Herausforderungen** mit sich. So zeigen viele Teilnehmerinnen kürzere Aufmerksamkeitsspannen, was eine Reduktion und klare Gliederung der Inhalte notwendig macht, aber auch häufigeren Wechsel der didaktischen Methodik erfordert.

Idealerweise werden längere Inputs in 15- bis 20-minütige Sequenzen unterteilt, dazwischen aktivierende Elemente wie Fragen, Mini-Umfragen oder visuelle Übungen eingebaut. Auch die Gruppendynamik verändert sich: Mimik, Körpersprache und spontane Reaktionen sind online deutlich eingeschränkt wahrnehmbar. Dies macht es erforderlich, Emotionen häufiger explizit zu benennen und zur Metakommunikation einzuladen. Im Vergleich zur klassischen Präsenz-Gruppentherapie, in der meist beschränkte Räumlichkeiten zur Verfügung stehen, bieten die **Breakout-Räume** im Online-Setting ausgezeichnete Möglichkeiten, unkompliziert kleinere Gesprächseinheiten in Dyaden oder Triaden zu gestalten, um den interpersonellen Kontakt zu fördern. Ein weiteres zentrales Element der Online-Skillsvermittlung ist die **Visualisierung**. Da räumliches Erleben und nonverbale Kommunikation eingeschränkt sind, ist es hilfreich, wenn Sie vermehrt Inhalte über geteilte Bildschirmpräsentationen, digitale Whiteboards oder vorbereitete Skillskarten vermitteln. Viele Therapeutinnen verschicken vorab Materialien per E-Mail oder stellen diese über eine geschützte Cloud zur Verfügung. Auch Alltagsgegenstände – etwa bei Stresstoleranz-Skills – können einbezogen werden: Eine sogenannte »Skillbox« z.B. mit Duftöl, kaltem Waschlappen oder einem Stein dient der sinnlichen Aktivierung in realen Räumen während der digitalen Sitzung.

Die Online-Vermittlung von Skills hat neben Herausforderungen auch spezifische Vorteile. So ist der Zugang ortsunabhängig, was vor allem für Menschen in ländlichen Gebieten, mit Mobilitätseinschränkungen oder engem Zeitbudget eine erhebliche Erleichterung darstellt. Auch für Menschen mit Scham- oder Rückzugstendenzen kann das niedrigschwellige Setting online eine hilfreiche Brücke sein, sich überhaupt auf eine therapeutische Maßnahme einzulassen. Die Planbarkeit, die Vermeidung von Anfahrtswegen und die Möglichkeit, sich in einer vertrauten Umgebung zu befinden, tragen oft zur höheren Regelmäßigkeit und Stabilität der Teilnahme bei.

Gleichzeitig dürfen die Grenzen des Formats nicht ausgeblendet werden. Nicht alle Menschen verfügen über die technischen Mittel oder die räumlichen Bedingungen für eine störungsfreie Teilnahme. Auch emotionale Distanz kann ein Problem werden, wenn Teilnehmerinnen sich nicht ausreichend verbunden fühlen. Das gemeinsame »Erleben« im physischen Raum, das Gruppengefühl durch Lachen, Gesten und Blickkontakte – all das fehlt und muss aktiv ersetzt werden. Regelmäßige Reflexionen über den Gruppenprozess, Rückmeldeschleifen sowie informelle Kontaktmomente helfen, dieser Entfremdung entgegenzuwirken.

Ein Blick in die Zukunft zeigt, dass die DBT-Skillsvermittlung online keineswegs nur eine Notlösung ist, sondern sich zu einem eigenständigen Format mit wachsendem Repertoire entwickelt. Hybride Gruppenformate – etwa Online-Skillsgruppen kombiniert mit monatlichen Präsenzmodulen – könnten ein sinnvoller Mittelweg sein.

Zusammenfassend lässt sich sagen: Die Vermittlung von DBT-Skills in Online-Gruppen ist nicht nur eine Notlösung, sondern eine eigenständige, moderne Erweiterung des klassischen DBT-Konzepts. Sie erfordert methodische Anpassungen, bietet aber neue Zugänge zu einer breiten Zielgruppe. Entscheidend bleibt – wie in allen DBT-Formaten – die Balance zwischen Struktur, Validierung und praktischer Anwendung. Mit klarem Setting, interaktiven Elementen und begleitender Unterstützung kann die Online-Skillsgruppe zu einem effektiven Raum für Lernen, Verbindung und Selbstwirksamkeit werden.

1.6.6 Skillstraining für Angehörige

Die DBT hat sich über die Jahre nicht nur für Betroffene als wirksames Therapieformat etabliert, sondern auch für deren Angehörige. Insbesondere durch die Arbeit von **Alan Fruzzetti** wurde der Fokus auf die Rolle von Angehörigen in der emotionalen Dynamik erweitert. Fruzzetti entwickelte ein spezifisches Konzept, die sogenannte **Family-Connections**-Intervention, das Angehörigen nicht nur Wissen vermittelt, sondern ihnen konkrete **Skills (Fertigkeiten)** zur Verfügung stellt, um mit belastenden Situationen umzugehen. Im deutschsprachigen Bereich haben die Autoren um Claudia Trasselli et al. (2022) ein ausgezeichnetes praxistaugliches Handbuch herausgegeben, das man nur wärmstens empfehlen kann. Deshalb können wir uns in diesem Band auf einige wenige, wesentliche Aspekte konzentrieren.

Die Bedeutung von Skills für Angehörige

Angehörige von Menschen mit starker emotionaler Dysregulation oder einer Borderline-Störung erleben oft einen hohen Leidensdruck. Sie sind konfrontiert mit impulsivem Verhalten, intensiven Gefühlen, zwischenmenschlichen Krisen und der ständigen Herausforderung, »richtig« zu reagieren – ohne die Situation zu verschlimmern. Gleichzeitig sind sie konfrontiert mit ihrer eigenen Ohnmacht, Angst, Kränkungen, Schuldgefühlen und Insuffizienzerleben. Sicherlich entsteht ein Großteil der alltäglichen Probleme aus einem **Teufelskreis von Invalidierung und Eskalation**. Angehörige wollen helfen, fühlen sich aber häufig hilflos, was zu eigenen Stressreaktionen führt. Dadurch können sie – meist unbeabsichtigt – die emotionale Not der Betroffenen verstärken. Die **Vermittlung von DBT-Skills** an Angehörige soll diesen Kreislauf durchbrechen und neue Handlungsmöglichkeiten eröffnen.

Strukturelle Möglichkeiten zur Vermittlung von DBT-Skills für Angehörige

Zur Vermittlung von DBT-Skills an Angehörige existieren verschiedene Formate, die sich in unterschiedlichen Settings bewährt haben. Jedes dieser Angebote bringt spezifische Vor- und Nachteile mit sich und kann je nach Situation und Bedarf sinnvoll eingesetzt werden.

Eine häufig genutzte Möglichkeit sind **psychoedukative Angehörigengruppen**, wie beispielsweise das »Family Connections«-Programm nach Alan Fruzzetti. Diese Gruppen werden in der Regel von ausgebildeten Angehörigen im Peer-to-Peer-Ansatz geleitet und richten sich an Eltern, Partnerinnen oder Geschwister von Betroffenen. Das Standardmodell umfasst zwölf Sitzungen à 90 Minuten. Inhaltlich werden grundlegende Informationen über die Borderline-Störung und emotionale Dysregulation vermittelt, ergänzt durch Themen wie Validierung und Kommunikation, den Umgang mit Krisen, Selbstfürsorge sowie eine Einführung in zentrale DBT-Skills wie Achtsamkeit, Emotionsregulation, Stresstoleranz und zwischenmenschliche Fertigkeiten. Zu den Vorteilen dieses Formats zählen das hohe Vertrauen in die Trainerinnen und Trainer, die Unabhängigkeit von der Zustimmung der jeweiligen Patientinnen, geringe Kosten sowie die standardisierte und erprobte Durchführung. Zudem fördert die Gruppenstruktur den Austausch unter den Teilnehmenden und senkt durch ihre Niedrigschwelligkeit die Zugangshürde.

Psychoedukative Angehörigengruppen (z.B. Family Connections nach Alan Fruzzetti)

Trainer: Ausgebildete Angehörige (peer to peer)
Zielgruppe: Angehörige (Eltern, Partnerinnen, Geschwister)
Struktur: 12 Sitzungen à 90 Minuten (Standardmodell)
Inhalte:

- Grundwissen über Borderline-Störung und emotionale Dysregulation
- Validierung und Kommunikation
- Umgang mit Krisen und Selbstfürsorge
- Einführung in zentrale DBT-Skills (Achtsamkeit, Emotionsregulation, Stresstoleranz, zwischenmenschliche Fertigkeiten)

Vorteile:

- Hohes Vertrauen in Angehörige als Trainer
- Unabhängig von der Zustimmung der jeweiligen Patientinnen
- Kostengünstig
- Standardisiert, manualisiert und erprobt
- Gruppenstruktur stärkt Austausch unter Angehörigen
- Niedrigschwellig

Ein weiterer Ansatz ist die **Einbindung der Angehörigen in bestehende DBT-Therapien**, also die klassische Angehörigenarbeit. Hier übernimmt in der Regel die Einzeltherapeutin in Anwesenheit der Patientin die Vermittlung von Inhalten. Dieses Angebot richtet sich gezielt an Angehörige einzelner Patientinnen, die sich bereits in Einzel- oder Gruppentherapie befinden. Die Struktur besteht aus Einzelterminen mit den Angehörigen, wobei auch gemeinsame Sitzungen – etwa in Form eines »Coachings zu zweit« – möglich sind. Thematisch geht es um Psychoedukation, Validierungsstrategien, die Erarbeitung von Notfallplänen sowie Skills-Coaching durch die Bezugstherapeutin. Dieses Format ist individuell zugeschnitten und ermöglicht ein systemisches Arbeiten im Rahmen der DBT. Es kann die Angehörigen gezielt vorbereiten und motivieren, sich tiefer mit der Problematik auseinanderzusetzen. Allerdings setzt die Teilnahme die Zustimmung der betroffenen Patientin voraus.

Einbindung in bestehende DBT-Therapien (Angehörigenarbeit)

Trainerin: Einzeltherapeutin der Patientin
Zielgruppe: Angehörige einzelner Patientinnen in Einzel- oder Gruppentherapie
Struktur: Einzeltermine mit Angehörigen, evtl. gemeinsame Sitzungen (z.B. »Coaching zu zweit«)
Inhalte:
- Psychoedukation
- Validierungsstrategien
- Erarbeitung von Notfallplänen
- Skills-Coaching durch Bezugstherapeutin

Besonderheit:
- Individualisiert, auf familiäre Dynamiken zugeschnitten
- Ermöglicht systemisches Arbeiten im DBT-Rahmen
- Vorbereitung und Motivation für vertiefte Auseinandersetzung
- Erfordert die Zustimmung der behandelten Patientin

Als dritte Möglichkeit bieten sich **Skillsgruppen für Angehörige** an, die sich strukturell an den klassischen Skillsgruppen orientieren. Diese Gruppen werden von geschulten Skillstrainerinnen geleitet und stehen Angehörigen offen – unabhängig davon, ob eine konkrete Patientenbehandlung besteht. Sie finden in wöchentlichen Sitzungen à 90 bis 120 Minuten über einen Zeitraum von 12 bis 24 Wochen statt. Inhaltlich wird ein vollständiges DBT-Skillstraining vermittelt, das speziell auf die Rolle der Angehörigen angepasst ist. Schwerpunkte liegen auf Selbstfürsorge, Emotionsregulation, dem Setzen von Grenzen und Kommunikation. Dieses Format ermöglicht eine tiefere Auseinandersetzung mit eigenen Verhaltensmustern und fördert gezielt die Resilienz der Angehörigen.

Skillsgruppen für Angehörige (analog zu Patientinnen-Skillsgruppen)

Trainer: Geschulte Skillstrainerinnen
Zielgruppe: Angehörige, unabhängig von konkreter Patientenbehandlung
Struktur: Wöchentliche Gruppentermine à 90–120 Minuten über 12–24 Wochen
Inhalte:
- Psychoedukation
- Vollständiges DBT-Skillstraining, angepasst auf Angehörigenrolle
- Fokus auf Selbstfürsorge, Emotionsregulation, Grenzen setzen, Kommunikation

Vorteile:
- Tiefere Auseinandersetzung mit eigenen Mustern
- Förderung der Resilienz der Angehörigen selbst

Ergänzend dazu existieren **Kurzformate und Workshops**, die insbesondere Angehörige mit begrenzter Zeit oder solche in der Einstiegsphase ansprechen sollen. Auch diese Formate werden von geschulten Skillstrainerinnen geleitet und finden meist als ein- bis dreitägige Workshops – häufig an Wochenenden – statt. Die Inhalte umfassen grundlegende psychoedukative Informationen zur emotionalen Dysregulation, eine Einführung in Validierungsstrategien sowie erste Skills aus den Bereichen Stresstoleranz und Emotionsregulation. Zudem bieten diese Workshops Raum für Austausch und Entlastung. Sie sind besonders hilfreich zur Informationsvermittlung in akuten Phasen und können als Motivationshilfe für intensivere Formate dienen.

Kurzformate & Workshops

Trainer: Geschulte Skillstrainerinnen
Zielgruppe: Angehörige mit begrenzter Zeit, Einstieg ins Thema
Struktur: 1- bis 3-tägige Workshops, oft als Wochenendseminar
Inhalte:
- Psychoedukation
- Einführung in emotionale Dysregulation

- Grundlagen der Validierung
- Erste Skills aus Stresstoleranz und Emotionsregulation
- Austausch und Entlastung

Besonders hilfreich für:

- Informationsvermittlung bei Akutphasen
- Motivationsaufbau für intensivere Formate

Schließlich steht mit der **Einzelberatung und dem Coaching** ein weiteres niedrigschwelliges Format zur Verfügung, das sich speziell an einzelne Angehörige mit hohem Leidensdruck oder individuellen Fragestellungen richtet. Die Struktur besteht aus Einzelgesprächen, deren Häufigkeit und Inhalt flexibel an den Bedarf angepasst werden können. Im Fokus stehen hier die Vermittlung von Skills zur emotionalen Stabilisierung, Unterstützung bei Entscheidungsprozessen und Abgrenzung sowie der Aufbau von Notfallplänen. Eine besondere Stärke dieses Formats liegt in der Möglichkeit, eigene biografische Themen vertieft zu bearbeiten. Zudem kann es als ergänzendes oder vorbereitendes Angebot zu Gruppensettings dienen.

Einzelberatung und Coaching

Zielgruppe: Einzelne Angehörige mit hohem Leidensdruck oder individueller Fragestellung
Struktur: Einzelgespräche, je nach Bedarf
Inhalte:

- Skills zur emotionalen Stabilisierung
- Unterstützung bei Entscheidungsprozessen und Abgrenzung
- Aufbau von Notfallplänen

Besonderheit:

- Tiefere Bearbeitung eigener biografischer Anteile möglich
- Ergänzend oder vorbereitend zu Gruppenangeboten

1.7 Therapeutenblätter und Imaginationsübungen

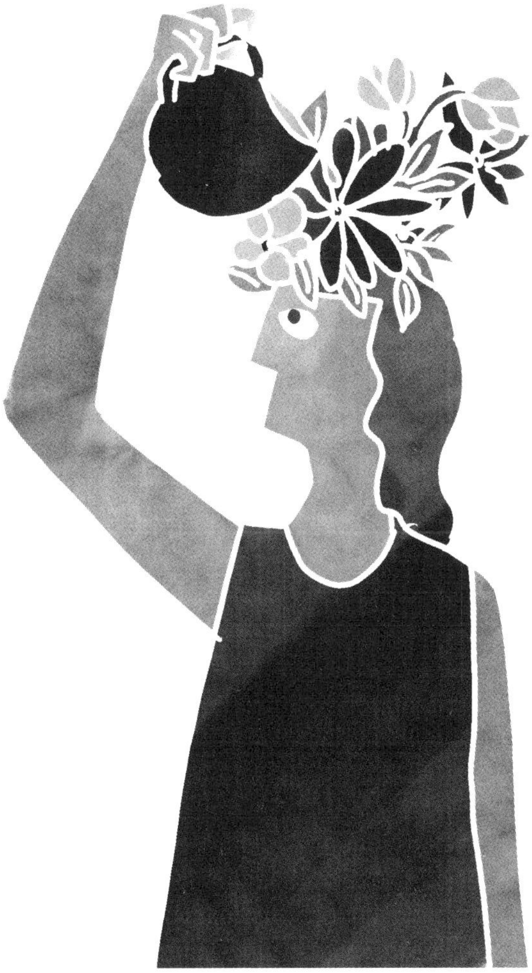

TB 1	DBT-Grundannahmen	83
TB 2	Konsultationsteamvereinbarungen	84
TB 3	Interview zu schwerwiegenden Störungen der Verhaltenskontrolle (SBDI-R)	85
	Therapeutenanleitung: Imaginationsübungen	95
TB 4	Imaginationsübung: Momente der Geborgenheit	97
TB 5	Imaginationsübungen: Wise Mind	100
TB 6	Imaginationsübung: Momente der Zuversicht	105

TB 1: DBT-GRUNDANNAHMEN

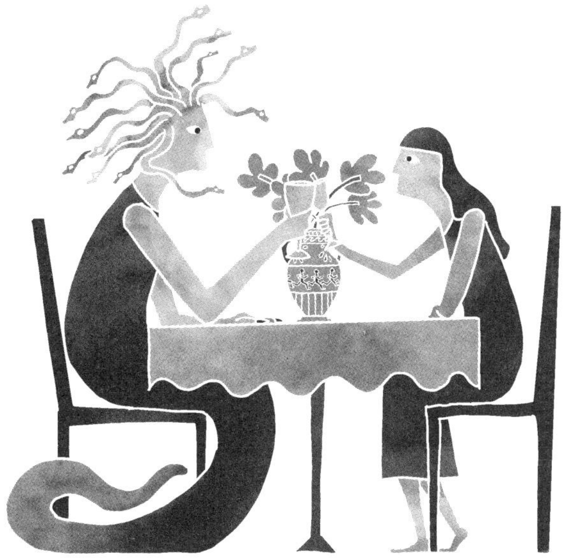

1. Das übergeordnete Ziel der DBT ist, Menschen dabei zu helfen, ein sinnerfülltes Leben aufzubauen –für sich selbst und für diejenigen, für die sie Verantwortung tragen. Viele Patientinnen haben zu Beginn der Behandlung keine konkrete Vorstellung davon, wie dies aussehen sollte. Die Therapeutinnen helfen dabei, sinnerfüllte Ziele zu identifizieren.

2. Die **Grundhaltung** der DBT umfasst die vier Komponenten von Wise Mind: liebevolle Güte, Mitgefühl, Freude für andere und Gelassenheit.
   - Das bedingungslose Wohlwollen, die Freundlichkeit, das aktive Interesse und die Sorge um das Wohlergehen unserer Patienten, unseres Teams und von uns selbst.
   - Die Weisheit, dass Leiden und Scheitern Teil der gemeinsamen menschlichen Erfahrung ist: die Bereitschaft, das Leiden unserer Patientinnen und von uns selbst zu teilen und zu tragen; die Überzeugung und Ermutigung, unsere Patientinnen und unsere Teammitglieder zu motivieren, die Folgen hochgradig aversiver zwischenmenschlicher Erfahrungen zu überwinden.
   - Die Freude und das Vergnügen, wenn es unseren Patientinnen besser geht und sie beginnen, ihr Leben sinnerfüllt zu gestalten.
   - Die Fähigkeit, auch inmitten von Schwierigkeiten, Stress, Spannungen und Provokationen ruhig und gelassen zu bleiben; die radikale Akzeptanz der Tatsachen, die wir nicht ändern können, und die radikale Akzeptanz, dass auch unsere Wirksamkeit ihre Grenzen hat.

3. Achtsamkeit lehrt uns, einen ausgewogenen Umgang auch mit eigenen negativen Emotionen zu pflegen, sodass Gefühle weder unterdrückt noch übertrieben werden. Negative Gedanken und Gefühle werden mit Offenheit beobachtet und in achtsamer Aufmerksamkeit gehalten.

4. Menschen mit Borderline-Störung oder komplexer PTBS wollen von ihren Symptomen genesen und ihr dysfunktionales Verhalten ändern. Auf der anderen Seite gibt es viele Parameter, die dafür sorgen, dass alles beim Alten bleibt. Dementsprechend ist es unsere Aufgabe, unsere Patientinnen kontinuierlich zu motivieren. Wir achten darauf, nicht ungewollt dysfunktionales Verhalten zu belohnen oder funktionales Verhalten zu bestrafen.

5. Menschen mit Borderline-Störung oder komplexer PTBS sind durch die Hölle gegangen und sie verdienen unser volles Mitgefühl. Dennoch werden sie in der Hölle bleiben und sie können anderen die Hölle bereiten, wenn wir ihnen nicht helfen, sich selbst zu motivieren, den neuen Weg zu gehen.

6. Menschen mit Borderline-Störung oder komplexer PTBS müssen neue Verhaltensweisen im sozialen Kontext ausprobieren, und manchmal ist der soziale Kontext Teil des Problems.

7. Therapeutinnen, die mit Borderline-Patientinnen oder mit schwer traumatisierten Menschen arbeiten, brauchen professionelle Unterstützung und Mitgefühl.

8. Patientinnen können in der DBT nicht versagen.

9. Das Konsultationsteam hilft den Therapeutinnen, sich selbst zu motivieren, die Behandlungsziele zu definieren, sich an das Manual zu halten und Akzeptanz und Veränderung in Einklang zu bringen.

10. Die Prinzipien der DBT gelten für Patientinnen und Behandlerinnen gleichermaßen.

TB 2: KONSULTATIONSTEAM-VEREINBARUNGEN

Dialektische Vereinbarung
Wir bemühen uns, in allen Fragen dialektisch zu denken. Es gibt keine absolute Wahrheit. Wenn Widersprüche auftauchen, geht es nicht in erster Linie darum, über »richtig« oder »falsch« zu entscheiden, sondern nach einer Synthese zu suchen. Wenn keine Widersprüche auftauchen, sollten wir ein bisschen skeptisch werden.

Das Team ist für das Gelingen der Therapie verantwortlich
Das Konsultationsteam fühlt sich verantwortlich für das Gelingen der Therapie. Das Team unterstützt die Therapeutinnen darin, deren Patientinnen darin zu unterstützen, den Therapieverlauf nach den Prinzipien der DBT zu gestalten und zu optimieren.

Umgang mit Realität und Flexibilität
Es ist nicht unsere Aufgabe, eine stressfreie, perfekte Umgebung für unsere PatientInnen zu schaffen. Abweichungen von Regeln und Vereinbarungen sind manchmal unvermeidlich. Wir sollten uns jedoch an die Prinzipien der DBT halten.

Grenzen beachten
Wir beachten unsere eigenen Grenzen und erweitern diese, wenn es nötig ist. Wir entwickeln eine akzeptierende Haltung gegenüber den Grenzen anderer, auch wenn sie nicht mit unseren eigenen übereinstimmen.

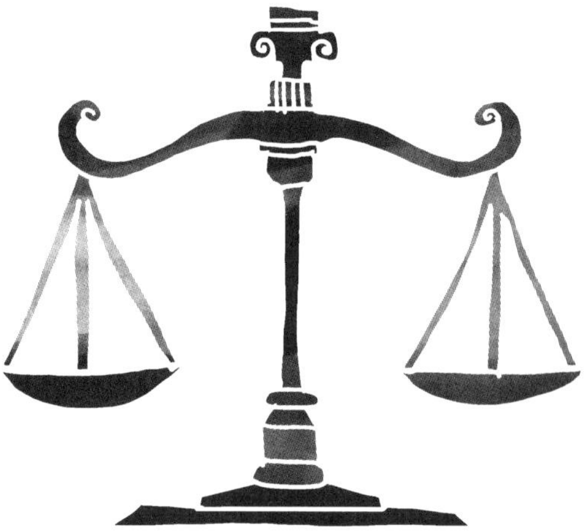

Verhalten wertschätzend beschreiben
Jedes Gespräch über eine Patientin wird so geführt, als ob die Patientin im Raum wäre. Interpretationen und Hypothesen werden als solche benannt.

Fehler sind willkommen
Wir sind uns einig, dass wir alle Fehler machen und diese mit anderen teilen, denn nur so können wir uns verbessern.

Die Patientin gehört zum Team
Wir arbeiten als eine Gemeinschaft von TherapeutInnen für eine Gruppe von Patientinnen. Wenn eine Therapeutin ein Problem hat, dann hat das Team ein Problem. Wenn eine Patientin keine Fortschritte macht, dann sind wir alle gefordert.

DBT gilt auch für das Team
Nach dem Motto »Do DBT to the team« nehmen wir eine akzeptierende, wohlwollende und fordernde Haltung uns selbst gegenüber ein und intervenieren bei Teamproblemen mithilfe von DBT-Strategien.

Wir halten uns an das Behandlungs-Manual
Wenn wir von dem Modell abweichen, werden wir dies gegenüber dem Team begründen.

TB 3: INTERVIEW ZU SCHWERWIEGENDEN STÖRUNGEN DER VERHALTENSKONTROLLE (SBDI-R)

Name der Patientin ....

Datum des Interviews ....

A Lebensbedrohliches Verhalten

A.1. Suizidversuche

Bitte tragen Sie **alle Suizidversuche** der vergangenen fünf Jahre chronologisch in die folgende Tabelle ein. Klären Sie, dass mit dem Terminus »Suizidversuch« alle Versuche gemeint sind, sich gezielt das Leben zu nehmen. Selbstverletzungen oder Hochrisikoverhalten werden später erfasst.

Suizidversuch / Datum	Methode

Falls es keine Suizidversuche gab, gehen Sie zu A2.

Suizidversuche in den vergangenen fünf Jahren:

Beginnen Sie bitte mit dem **jüngsten Suizidversuch** und fragen Sie dann nach den anderen.

☐ *Welche Methode wurde benutzt?* ....

☐ *Wie hoch war die Absicht, zu sterben?* ....

☐ *Wurde zuvor jemand über den Suizidversuch informiert?* ....

☐ *Wie hoch war die Wahrscheinlichkeit, gefunden zu werden?* ....

☐ *Welche medizinische Behandlung war notwendig?* ....

Bewerten Sie auf Basis der gesammelten Informationen, wie lebensbedrohlich dieser Suizidversuch war.

|---|

0 1 2 3 4 5 6 7 8 9 10

0 = unzutreffend, 1 = ungefährlich, 10 = knapp dem Tode entronnen

TB 3: INTERVIEW ZU SCHWERWIEGENDEN STÖRUNGEN DER VERHALTENSKONTROLLE (SBDI-R)

Tragen Sie die gewonnenen Einschätzungen in der nachfolgenden Tabelle ein.

Suizidversuch/ Datum	Methode	Absicht	Medizinische Behandlung	Schweregrad (lebensbedrohlich)

A.2 Lebensgefährliche körperliche Erkrankungen – unbehandelt

Fragen Sie nach Problemen mit körperlichen Erkrankungen oder – Untersuchungen:

🗀 *Leiden Sie zurzeit an einer schweren körperlichen Erkrankung oder Beschwerden?*

....

🗀 *Welche körperlichen Erkrankungen haben Sie?*

....

🗀 *Welche Behandlung erhalten Sie zurzeit? (falls zutreffend)*

....

🗀 *Nehmen Sie regelmäßig Vorsorgeuntersuchungen wahr?*

....

🗀 *Nehmen Sie regelmäßig Termine bei Fachärzten wahr wie z.B. dem Zahnarzt oder Gynäkologen?*

....

Bewerten Sie auf Grundlage der Antworten, wie sorgfältig die Patientin mit körperlichen Erkrankungen/ Beschwerden umgeht:

|---|
0 1 2 3 4 5 6 7 8 9 10
0 = unzutreffend, 1 = sorgsam, 10 = grob fahrlässig

TB 3: INTERVIEW ZU SCHWERWIEGENDEN STÖRUNGEN DER VERHALTENSKONTROLLE (SBDI-R)

A.3 Hochrisikoverhalten

Fragen Sie nun nach Hochrisikoverhalten (z.B. Balancieren auf Brückengeländern oder riskantes Fahren). Klären Sie die folgenden Rahmenbedingungen:

☐ *Gab es in den vergangenen drei Monaten Verhaltensweisen – um Anspannung abzubauen oder um ein Hochgefühl zu erzeugen –, die zu schwerwiegenden negativen Konsequenzen für Sie oder andere hätten führen können?*
Beispiele: Balancieren auf Brückengeländern; Fahrrad auf der Autobahn; U-Bahn-Surven; massives Rasen mit dem Auto ohne Hände am Steuer etc.
Falls ja – welches Hochrisikoverhalten praktiziert die Patientin derzeit?

....

....

....

Bewerten Sie auf Grundlage der Antworten, wie lebensbedrohlich das Hochrisikoverhalten ist:

|--|
0 1 2 3 4 5 6 7 8 9 10
0 = unzutreffend, 1 = harmlos, 10 = lebensbedrohlich

A.4 Selbstschädigendes Verhalten

Fragen Sie nach selbstschädigendem Verhalten.
Klären Sie die folgenden Rahmenbedingungen:

☐ *Wie oft verletzen Sie sich selbst?* ....

☐ *Was sind die häufigsten Auslöser für das Verhalten?* ....

☐ *Wo verletzten Sie sich (Genitalien?)* ....

☐ *Wie gefährlich sind diese Verletzungen?* ....

Bewerten Sie auf Grundlage der Antworten, wie schwerwiegend bzw. kontrollierbar das selbstschädigende Verhalten war.

|--|
0 1 2 3 4 5 6 7 8 9 10
0 = unzutreffend, 1 = harmlos (oberflächliches Ritzen), 10 = sehr gefährlich (Verletzung von Arterien)

TB 3: INTERVIEW ZU SCHWERWIEGENDEN STÖRUNGEN DER VERHALTENSKONTROLLE (SBDI-R)

B Krisengenerierendes Verhalten

B.1 Aggressives Verhalten

Klären Sie, ob die Patientin Probleme mit aggressivem Verhalten hatte.
Fragen Sie nach ...

- ☐ verbaler Aggression: *Werden Sie manchmal grob ausfällig, sodass Sie dies später bereuen?*
- ☐ Zerstörung von Eigentum: *Haben Sie im letzten Jahr in Rage Dinge zerschlagen oder zerstört?*
- ☐ Gewalt gegen andere Personen: *Haben Sie im letzten Jahr Personen angegriffen?*

Bewerten Sie, ob die Patientin ein relevantes Problem bei der Regulation von aggressivem Drang und Impulsen hat.

|---|
0 1 2 3 4 5 6 7 8 9 10
0 = kein Problem, 10 = massives Problem

B.2 Straftaten / illegales Verhalten

Klären Sie, ob die Patientin Probleme mit dem Gesetz oder illegalen Aktivitäten hatte.
Fragen Sie nach ...

- ☐ potenziell illegalem Verhalten (z.B. Kleptomanie) ....

- ☐ offenen Gerichtsverfahren ....

|---|
0 1 2 3 4 5 6 7 8 9 10
0 = kein Problem, 10 = massives Problem

B.3 Schwerwiegende soziale Probleme

Klären Sie, ob die Patientin derzeit schwerwiegende finanzielle oder arbeitsbezogene Probleme hat oder Probleme mit Einrichtungen des öffentlichen Rechts.
Fragen Sie nach ...

- ☐ finanziellen Problemen:

....

....

- ☐ Problemen in der Schule, in der Ausbildung oder am Arbeitsplatz:

....

....

....

TB 3: INTERVIEW ZU SCHWERWIEGENDEN STÖRUNGEN DER VERHALTENSKONTROLLE (SBDI-R)

☐ Problemen mit dem Jugendamt:

☐ ernsthaften Problemen mit dem Lebenspartner:

☐ sexuellen Kontakten mit dem Täter eines sexuellen oder körperlichen Traumas:

☐ realer Bedrohung durch den Täter eines sexuellen oder körperlichen Traumas:

☐ finanzieller Abhängigkeit von Prostitution:

☐ Bedrohungen durch Personen, die involviert sind in organisiertes Verbrechen, wie Zuhälter oder Drogendealer:

☐ Sonstigem (z.B. Obdachlosigkeit, häusliche Gewalt):

Bewerten Sie, ob die Therapie durch schwerwiegende soziale Probleme gefährdet wird.

|--|
0 1 2 3 4 5 6 7 8 9 10
0 = kein Problem, 10 = massives Problem

TB 3: INTERVIEW ZU SCHWERWIEGENDEN STÖRUNGEN DER VERHALTENSKONTROLLE (SBDI-R)

B.4 Hospitalisierung & Nutzung von Krisendiensten

Klären Sie, wie oft und wo die Patientin Krisendienste oder Notfalldienste und/oder psychiatrische Dienste in den letzten sechs Monaten in Anspruch genommen hat.
Fragen Sie nach ...

🗀 medizinischer Behandlung:

....

....

🗀 psychiatrischer Notaufnahme:

....

....

🗀 Aufenthalten in einer psychiatrischen Klinik:

....

....

Bewerten Sie, ob die Therapie durch unkontrollierte Klinikaufnahmen gefährdet sein könnte.

|---|

0 1 2 3 4 5 6 7 8 9 10

0 = kein Problem, 10 = massives Problem

B.5 Schädlicher Gebrauch von Alkohol

Klären Sie, wie häufig und in welchen Dosen die Patientin Alkohol zu sich nimmt.

🗀 *Wie oft trinken Sie alkoholische Getränke?*

( ) Zwei- bis viermal im Monat oder seltener.

( ) Zwei- bis dreimal pro Woche.

( ) Viermal oder häufiger pro Woche.

TB 3: INTERVIEW ZU SCHWERWIEGENDEN STÖRUNGEN DER VERHALTENSKONTROLLE (SBDI-R)

☐ Schätzen Sie für eine typische Woche, wie viele alkoholische Getränke die Patientin konsumiert:

Getränk	**Menge pro Woche**	**Standardglasgröße**
Bier (0,5 l)	______	~20 g Alkohol
Wein (0,2 l)	______	~16 g Alkohol
Sekt (0,1 l)	______	~10–12 g Alkohol
Schnaps (2 cl)	______	~6–8 g Alkohol
Mischgetränk (z. B. Longdrink)	______	variabel

In Deutschland gelten laut BZgA folgende Grenzwerte für risikoarmen Konsum:

- Männer: max. 24 g reiner Alkohol pro Tag (entspricht ca. 0,5 l Bier oder 0,25 l Wein)
- Frauen: max. 12 g pro Tag
- An mindestens zwei Tagen pro Woche sollte auf Alkohol komplett verzichtet werden.

☐ *Wie häufig nutzen Sie Alkohol zur Bewältigung von unangenehmen Gefühlen?*
(0) Nie.
(1) Seltener als monatlich.
(2) Monatlich.
(3) Wöchentlich.
(4) Täglich oder fast täglich.

☐ *Wie oft konnten Sie in den letzten drei Monaten nicht aufhören zu trinken, nachdem Sie einmal angefangen hatten?*
(0) Nie.
(1) Seltener als monatlich.
(2) Monatlich.
(3) Wöchentlich.
(4) Täglich oder fast täglich.

Bewerten Sie, ob die Therapie durch schädlichen Gebrauch von Alkohol gefährdet sein könnte.

|---|
0 1 2 3 4 5 6 7 8 9 10
0 = kein Problem, 10 = massives Problem

TB 3: INTERVIEW ZU SCHWERWIEGENDEN STÖRUNGEN DER VERHALTENSKONTROLLE (SBDI-R)

B.6 Schädlicher Gebrauch von Drogen

🗀 *Haben Sie in den letzten drei Monaten illegale Drogen konsumiert?*
( ) Nein.
( ) Ja.

🗀 *Verwendeten Sie Medikamente (z.B. Schmerzmittel, Beruhigungsmittel, Aufputschmittel) in anderer Weise als vom Arzt verschrieben?*
( ) Nein.
( ) Ja.

🗀 *Verwendeten Sie Drogen, um unangenehme Gefühle zu reduzieren?*
( ) Nein.
( ) Ja.

Substanzliste mit Mengenangaben:

Substanz	**Konsumiert? (Ja/Nein)**	**Häufigkeit (z.B. täglich, wöchentlich)**	**Konsummenge pro Tag oder Woche**	**Konsumform (z.B. Rauchen, nasal, oral, i.v.)**
Cannabis				
Kokain				
Amphetamine				
MDMA / Ecstasy				
Heroin / Opioide				
Benzodiazepine				
Neue psychoaktive Substanzen (NPS)				
Andere (bitte angeben)				

Bewerten Sie, ob die Therapie durch schädlichen Gebrauch von Drogen gefährdet sein könnte.

|--|
0 1 2 3 4 5 6 7 8 9 10
0 = kein Problem, 10 = massives Problem

TB 3: INTERVIEW ZU SCHWERWIEGENDEN STÖRUNGEN DER VERHALTENSKONTROLLE (SBDI-R)

B.7 Bedrohliche somatische Probleme, psychischer Genese

Klären Sie, ob die Patientin in den letzten drei Monaten schwerwiegende körperliche Probleme aufgrund dysfunktionaler Verhaltensmuster aufwies.

🗀 Schwere Anorexie: Wie häufig lag der BMI der Patientin in den letzten drei Monaten unter 16?
(0) Nie.
(1) Wenige Tage.
(2) Einige Wochen.
(3) Mehrere Wochen.
(4) Gegenwärtig anhaltend.

🗀 Blutentnahme: Wie häufig lag der HB der Patientin in den letzten drei Monaten aufgrund von eigenständiger Blutentnahme unter 10?
(0) Nie.
(1) Wenige Tage.
(2) Einige Wochen.
(3) Mehrere Wochen.
(4) Gegenwärtig anhaltend.

🗀 Eigenmedikation (Insulin, Schilddrüsenmedikamente etc.): Wie häufig verwendete die Patientin Medikamente, um das emotionale System zu dämpfen?
(0) Nie.
(1) Wenige Tage.
(2) Einige Wochen.
(3) Mehrere Wochen.
(4) Gegenwärtig anhaltend.

🗀 Oligodypsie (Flüssigkeitsmangel): Nimmt die Patientin bewusst reduzierte Flüssigkeit auf, um das emotionale System zu dämpfen? Wie viel Flüssigkeit trinkt die Patientin pro Tag?
(0) 1,5 bis 2 l.
(1) < 1000 ml.
(2) < 500 ml.
(3) < 250 ml.

Bewerten Sie, ob die Therapie durch körperliche Syndrome aufgrund von schwerwiegenden dysfunktionalen Verhaltensmustern gefährdet sein könnte.

|---|
0 1 2 3 4 5 6 7 8 9 10
0 = kein Problem, 10 = massives Problem

TB 3: INTERVIEW ZU SCHWERWIEGENDEN STÖRUNGEN DER VERHALTENSKONTROLLE (SBDI-R)

Abschließende Beurteilung
Tragen Sie die Ergebnisse der obigen Fragen und Beurteilungen in diese Tabelle ein. Die Tabelle gibt eine gute Übersicht und kann gut mit dem Konsultationsteam geteilt werden.

Übersicht: Problemverhalten Patientin		**am** ....
Lebensbedrohliches Verhalten		Gefährdung 0–10
A1	Suizidversuche	
A2	Körperliche Erkrankungen	
A3	Hochrisikoverhalten	
A4	Selbstschädigung	
Krisengenerierendes Verhalten		Gefährdung 0–10
B1	Aggression	
B2	Illegales Verhalten	
B3	Schwerwiegende soziale Probleme	
B4	Hospitalisierung	
B5	Schädlicher Gebrauch von Alkohol	
B6	Schädlicher Gebrauch von Drogen	
B7	Körperliche Probleme infolge dysfunktionalen Verhaltens	

ANLEITUNG: IMAGINATIONSÜBUNGEN

Imaginationsübungen sind etablierte therapeutische Interventionen zur Behandlung von psychischen und psychosomatischen Störungen. Verschiedene therapeutische Schulen (insbesondere die Hypnotherapie) setzen Imaginationsübungen seit Jahrzehnten ein. Dementsprechend hat nun auch die kognitive Verhaltenstherapie ihr Repertoire um imaginative Interventionen erweitert.

In der DBT werden Imaginationsübungen insbesondere im Kontext von Wise Mind sowie, um Gefühle von Geborgenheit oder Hoffnung zu generieren, durchgeführt.

Es gibt einige allgemeine technische Aspekte, die Sie als Therapeutin bei der Anwendung von imaginativen Techniken beachten sollten: Bevor Sie diese Techniken bei einer Ihrer Patientinnen zum ersten Mal anwenden, sollten Sie dieser die Grundzüge von imaginativen Interventionen erklären. Denken Sie daran, dass viele Menschen etwas seltsame Vorstellungen von Hypnose haben, also auch Angst vor einer ›Gehirnwäsche‹ oder vor Kontrollverlust. Stellen Sie klar, dass die imaginativen Übungen immer unter Kontrolle der Patientin sind und dass sie selbst ihre jeweiligen Erfahrungen auch während der Imagination steuern und modifizieren kann und selbstverständlich immer die Kontrolle über ihre Denkweise behalten wird.

Aufklärung:
Zu den relevanten Elementen, die Sie mit Ihrer Patientin besprechen sollten, gehören:

- Imaginationen sind innere Bilder, aber auch Gedanken und Ideen, die sich in unserem Geist abspielen. Wir sind in der Lage, meist mit geschlossenen Augen, mentale Bilder zu erzeugen und wahrzunehmen, während wir dabei wach und bewusst sind.
- Diese mentalen Bilder sind ähnlich wie Tagtraumbilder. Sie können jedoch bewusst beeinflusst und verändert werden.
- Imagination ist keine Meditation, sondern einfach ein Tagtraum mit etwas mehr Absicht oder Struktur, je nach Bedarf oder Wunsch.
- Imagination ist eine einfache Fähigkeit, die genutzt werden kann, um Stimmung, Erregung oder Handlungstendenzen zu verändern.
- Imaginationen können durch bestimmte Sinneseindrücke wie Gerüche oder Musik verstärkt werden.
- Imaginationen sind oft die letzte bewusste Aktivität kurz vor dem Einschlafen.
- Imaginationen während des Tages können eine Brücke zur nächtlichen Imagination (Träume) sein.
- Wissenschaftliche Studien haben gezeigt, dass die Häufigkeit von Albträumen durch imaginative Übungen effektiv verringert werden kann.
- Die imaginativen Fähigkeiten können in kurzen Übungen von wenigen Minuten getestet werden, und auch Betroffene von traumatischen Ereignissen haben eine angemessene Fähigkeit, solche Tests in Gruppen oder allein durchzuführen.
- Die meisten Klienten mit Borderline-Störung oder komplexer PTBS finden, dass sie angenehme imaginative Übungen zu Hause ohne große Schwierigkeiten durchführen können.

Weisen Sie Ihre Patientin an, imaginative Techniken zu erlernen.

1. Entspannung

Passen Sie Ihren eigenen Atemrhythmus dem Ihrer Patientin an und sprechen Sie nur, während Sie und die Patientin ausatmen. Instruieren Sie etwa wie folgt:

»Setzen Sie sich in eine bequeme Position und schließen Sie die Augen oder schauen Sie auf einen Punkt vor sich. Wenn Sie möchten, beobachten Sie Ihren Atem beim Ein- und Ausatmen. (Passen Sie Ihre Sprache dem Atemrhythmus an: Sagen Sie »ein«, wenn die Patientin einatmet, und »aus«, wenn sie ausatmet. Im Idealfall ist das Verhältnis Einatmung zu Ausatmung 4:6.) *Vielleicht erleben Sie ein angenehmes Gefühl von Schwere und Entspannung. Manchmal fühlt es sich so an, als ob Sie eine gewisse Schwere an Ihren Stuhl abgeben können. Beobachten Sie einfach, wie der Stuhl Ihr Gewicht hält, während Sie sich erlauben, mit jedem Ausatmen tiefer und tiefer in die Entspannung zu gehen.«*

Wiederholen Sie diese Anweisungen, bis Ihre Patientin eine tiefe Entspannung erlebt.

2. Angenehme Bilder

Wenn Sie als Therapeutin die Aktivierung von Bildern anregen wollen, sollten Sie die Balance halten zwischen Direktive und Raum geben. Sie können eine Szene vorgeben. Dann sollten Sie warten, welche Bilder die Patientin selbst generiert. Fragen Sie nach, was sie spürt, sieht, erlebt, und knüpfen Sie daran an. Vermeiden Sie Verneinungen, vermeiden Sie zu klare Anweisungen (nicht: *»Sie sehen das blaugraue Wasser«*, sondern: *»Sie achten auf die Farbe des Wassers.«*).

»Während Sie sich erlauben, mit jedem Ausatmen tiefer und tiefer in die Entspannung zu gehen, stellen Sie sich vielleicht vor, dass Sie auf einer Düne stehen und einen weiten Strand überblicken. Sie können das Wasser sehen und das Rauschen der Wellen hören. Nehmen Sie in sich auf, wie der Strand aussieht.

Sie können die Luft riechen; ist sie frisch und salzig?

Sie spüren vielleicht eine Meeresbrise, die Ihr Gesicht sanft berührt.

Gehen Sie nun langsam zum Wasser hinunter. Nehmen Sie wahr, wie das Wasser aussieht. Wenn das Wetter sonnig ist, sehen Sie vielleicht die Wellen im Sonnenlicht glitzern. Sie spüren die Wärme der Sonne auf Ihrer Haut. Sie ziehen Ihre Schuhe aus und spüren den warmen, feinen Sand unter Ihren Füßen und zwischen Ihren Zehen. Sie legen sich hin und spüren, wie sich die Wärme des Sandes auf Ihren Körper überträgt. Verweilen Sie eine Weile in diesem Bild und werden Sie sich bewusst, was Sie sehen, was Sie hören, was Sie fühlen, was Sie riechen und was Sie schmecken.

Wenn Sie sich dazu bereit fühlen, lenken Sie Ihre Aufmerksamkeit langsam zurück in diesen Raum, atmen Sie tief ein und aus und öffnen Sie die Augen. Strecken Sie Ihre Arme und Beine, wenn Sie möchten.«

Besprechen Sie die Erfahrung mit Ihrer Patientin und reflektieren Sie gemeinsam:

Wie erfolgreich war Ihre Bildersprache? Überlegen Sie, was hat gut geklappt, was war eher schwierig? Welche Sinnesmodalitäten konnte die Patientin gut für sich verarbeiten? Was konnte sie sehen, hören, fühlen, riechen und schmecken?

Die Konzentration auf verschiedene Sinnesmodalitäten ist nützlich für eine detaillierte Erinnerung.

3. Ermutigen Sie zur täglichen Übung

Scheuen Sie sich nicht, Ihre Klienten aufzufordern, jeden Tag einige Minuten lang zu üben, eine angenehme Bildvorstellung heraufzubeschwören. Sie berichten dann, z.B. nur einen schwarzen oder leeren Bildschirm zu sehen, oder von unangenehmen Bildern, die sie zwingen, ihre Augen zu öffnen und die imaginative Übung zu beenden.

Weisen Sie Ihre Patientin darauf hin, diese sekundären Gedanken und Gefühle wie bei Achtsamkeitsübungen wahrzunehmen und schlicht anzunehmen, ohne jedoch abzubrechen. Vielleicht ist es einfacher, zu einem neuen, vorzugsweise angenehmeren oder einem neutralen Bild überzugehen.

TB 4: IMAGINATIONSÜBUNG: MOMENTE DER GEBORGENHEIT

Wie im Arbeitsblatt 2.5 AB 13 (Patienten-Manual, S.289) beschrieben, kann das Gefühl der Geborgenheit bei Ihren Patientinnen durch vielfältige Assoziationsmuster ausgelöst werden. Der unmittelbare therapeutische Reflex, dass die Erfahrung von Geborgenheit in erster Linie an primäre Bezugspersonen gekoppelt ist und dass daher viele Betroffene von Borderline-Störungen und komplexer PTBS diese Erfahrungen nicht »lernten«, greift unseres Erachtens zu kurz. Wir sollten vielmehr davon ausgehen, dass gerade die *Sehnsucht* nach Geborgenheit voraussetzt, dass die Betroffenen über ein erfahrungsbasiertes Wissen verfügen, wie sich Geborgenheit anfühlt oder anfühlen würde. Es geht also zunächst darum, den Patientinnen zu helfen, einen neuen Zugang zu dieser Erfahrung zu vermitteln. Im zweiten Schritt sollte diese Erfahrung dann generalisiert werden.

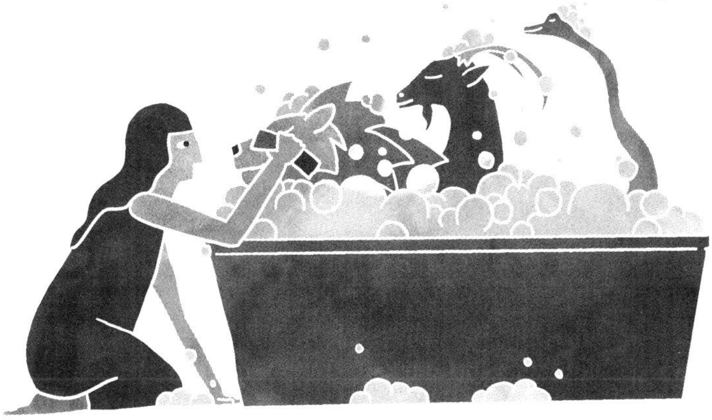

Aus diesem Grund ist diese Imaginationsübung wie die Wise-Mind-Imagination (TB 5) und die Zuversicht-Imagination (TB 6) zweistufig aufgebaut: Im ersten Schritt geht es darum, den Patientinnen eine vage Vorstellung des emotionalen Zustandes von Geborgenheit zu vermitteln, um damit die Grundlage zu schaffen für eine personalisierte Version, die im zweiten Schritt geübt wird. Bitten Sie Ihre Patientin dann, die personalisierte Übung aufzunehmen und regelmäßig durchzuführen. Wir gehen heute davon aus, dass ca. 30 Übungen nötig sind, um stabile neuronale Netze zu entwickeln.

Schritt 1: Vorübung zu »Momente der Geborgenheit«

»Nehmen Sie eine bequeme Sitzhaltung ein, die es Ihnen ermöglicht, tief und friedvoll zu atmen. Sie können auch liegen. Wenn es gut für Sie ist, schließen Sie die Augen oder geben Ihren Augen die Möglichkeit, sich von selbst zu schließen. Dann, wenn es Ihnen angenehm erscheint.
Angenehm und ruhig.
Beobachten Sie, wie Ihr Atem seinen eigenen Rhythmus findet. Wie Ihr Atem ruhiger und tiefer werden kann, wie er ruhig strömt und fließt.
Und vielleicht nehmen Sie wahr, wie die Ruhe des Atems sich ausdehnt auf den ganzen Körper und die Schwere des Körpers. Die angenehme Schwere des Körpers, die mit dem Atem fließt und ruhig wird und schwer. Wenn Ihnen Gedanken durch den Kopf gehen, lassen Sie sie kommen und gehen. Wie Wolken.«
Fahren Sie mit der Trance-Induktion fort, bis die Patientin spürbar ruhig und tief entspannt atmet. Lassen Sie Raum für ausreichende Pausen zwischen den folgenden Sätzen. Die emotionalen Prozesse entwickeln sich in den Sprechpausen!
»Und manchmal ist es in dieser atmenden inneren Ruhe ganz einfach. Sie beobachten, welches Bild entsteht, wenn Sie an – Geborgenheit denken.
An Geborgenheit, Vertrautheit und Gelassenheit. Mit jeder Atmung.
An Geborgenheit, Vertrautheit und Wohlbefinden.
An Vertrautheit, Geborgenheit und zu Hause sein, da, wo es gut ist.
Nichts kann passieren. Alles kann ruhig sein und sicher.
Manchmal hat dieses Gefühl der Geborgenheit eine Farbe oder eine Färbung, manchmal eine Form oder eine Gestalt, fest oder fließend, fließend oder fest.
Manchmal entstehen auch Gerüche.

TB 4: IMAGINATIONSÜBUNG: MOMENTE DER GEBORGENHEIT

Und Sie können spüren, wie sich dieses Gefühl der Geborgenheit, Vertrautheit und des Zu-Hause-Seins in ihrem Körper anfühlt.
Wohlwollend, mit innerer Ruhe und Sicherheit.
Manchmal gibt es Orte in unserem Körper, wo sich dieses Gefühl der Geborgenheit verdichtet.
Schicken Sie Ihren Atem dorthin und spüren Sie hinein: Geborgenheit, Sicherheit, Vertrautheit.
Wenn Sie wollen, können Sie auch eine Hand dorthin legen, wo sich Geborgenheit gut anfühlt.
Sie können sich für dieses Gefühl öffnen, denn Sie haben dieses Gefühl schon erfahren.
Vielleicht fällt Ihnen ein Moment ein?
Geborgenheit – das kann mit einem Menschen sein. Mit einem Tier.
Geborgenheit – das kann an einem Ort sein. In der Natur sein, in der Kunst, in der Musik.
Geborgenheit – das kann eine spirituelle Erfahrung sein, mit einem Gott, einem Engel.
Manchmal dauert es eine Weile, bis man bemerkt, dass diese Erfahrung schon die ganze Zeit da war und eigentlich immer schon gewirkt hat.
Geborgenheit, Vertrautheit, Sicherheit.
Und dieses Gefühl der Geborgenheit kann noch eine Weile anhalten, wenn Sie sich dann von dieser Übung langsam lösen.«

Schritt 2: Reflexion

Machen Sie sich Notizen: Reflektieren Sie gemeinsam mit der Patientin, wie es ihr mit dieser Übung erging. Fragen Sie nach, welche Bilder entstanden sind, ob sie eine bestimmte Färbung, eine Form oder auch Gerüche erfahren hat, und wo im Körper sie das Gefühl der Geborgenheit wahrgenommen hat.
Fragen Sie, an welche Momente sie sich erinnerte: Menschen, Räume, Orte, Tiere, Musik, spirituelle Erfahrungen, anderes?
Achten Sie auf die Worte, die die Patientin wählt, um ihr Gefühl der Geborgenheit zu beschreiben. Sie werden in der anschließenden Übung darauf zurückgreifen.

Schritt 3: Personalisierte Momente der Geborgenheit

Diese Imaginationsübung sollten Sie auf MP3 aufnehmen.
Passen Sie die Textpassagen an die individuellen Erfahrungen der Patientin an:
»Nehmen Sie eine bequeme Sitzhaltung ein, die es Ihnen ermöglicht, tief und friedvoll zu atmen. Sie können auch liegen. Wenn es gut für Sie ist, schließen Sie die Augen oder geben Ihren Augen die Möglichkeit, sich von selbst zu schließen. Dann, wenn es Ihnen angenehm erscheint.
Angenehm und ruhig.
Beobachten Sie, wie Ihr Atem seinen eigenen Rhythmus findet. Wie ihr Atem ruhiger und tiefer werden kann, wie er ruhig strömt und fließt.
Und vielleicht nehmen Sie wahr, wie die Ruhe des Atems sich ausdehnt auf den ganzen Körper und die Schwere des Körpers. Die angenehme Schwere des Körpers, die mit dem Atem fließt und ruhig wird und schwer. Wenn Ihnen Gedanken durch den Kopf gehen, lassen Sie sie kommen und gehen. Wie Wolken.«
Fahren Sie mit der Trance-Induktion fort, bis die Patientin spürbar ruhig und tief entspannt atmet.
»Und manchmal ist es in dieser atmenden inneren Ruhe ganz einfach. Sie lassen in sich die Momente wach werden, als Sie

TB 4: IMAGINATIONSÜBUNG: MOMENTE DER GEBORGENHEIT

(Hier die persönliche Erfahrung der Patientin einsetzen.)
und als Sie dabei dieses Gefühl der Geborgenheit erlebten.
Geborgenheit, Vertrautheit, und Gelassenheit.
Geborgenheit, Vertrautheit und Wohlbefinden.
Vertrautheit, Geborgenheit und

(Hier die persönliche Erfahrung der Patientin einsetzen.)
Nichts kann passieren. Alles kann ruhig sein und sicher.
Manchmal hat dieses Gefühl der Geborgenheit eine Farbe, etwa

(Hier die Erfahrung der Patientin einsetzen.)
Oder eine Färbung,

(Hier die Erfahrung der Patientin einsetzen.)
Manchmal eine Form oder eine Gestalt,

(Hier die Erfahrung der Patientin einsetzen.)
Und Sie können spüren, wie sich dieses Gefühl der Geborgenheit, Vertrautheit und des Zu-Hause-Seins in Ihrem Körper anfühlt:

(Hier die Erfahrung der Patientin einsetzen.)
Wohlwollend mit innerer Ruhe und Sicherheit.
Manchmal gibt es Orte in unserem Körper, wo sich dieses Gefühl der Geborgenheit verdichtet.
Schicken Sie Ihren Atem dorthin und spüren Sie hinein: Geborgenheit, Sicherheit, Vertrautheit.
Wenn Sie wollen, können Sie auch eine Hand dorthin legen, wo die Geborgenheit wohnt.
Manchmal dauert es eine Weile, bis man merkt, dass diese Erfahrung schon die ganze Zeit da war und eigentlich immer schon gewirkt hat.
Geborgenheit, Vertrautheit, Sicherheit.
Und dieses Gefühl der Geborgenheit kann noch eine Weile anhalten, wenn Sie sich dann von dieser Übung langsam lösen.«

Schritt 4: Reflexion und Ermunterung

Reflektieren Sie noch einmal die Wirkung dieser Imaginationsübung. Können Sie noch etwas verbessern, anpassen? Ermuntern Sie die Patientin, diese Übung regelmäßig zu praktizieren. Fragen Sie immer wieder nach und passen Sie die Übung gegebenenfalls an. Manche Menschen praktizieren diese Übung täglich vor dem Einschlafen.

TB 5: IMAGINATIONSÜBUNGEN: WISE MIND

Was ist das Ziel? Die Patientin soll mithilfe einer etwa achtminütigen Audio-Imaginationsübung ein emotional-somato-kognitives mentales Netzwerk implementieren, das sie bei Bedarf aktivieren und abrufen kann. Dies ist eine etablierte therapeutische Technik, die jedoch darauf baut, dass die Patientin die Tonaufnahmen tatsächlich täglich wiederholt.

Die Entwicklung der Wise-Mind-Imagination erfolgt in vier Schritten:

1. Versuchen Sie, mithilfe der Infoblätter 1.4 IB 10 (Patienten-Manual, S.72) ein Grundverständnis für das Konzept von Wise Mind zu entwickeln.
2. Führen Sie die erste Imaginationsübung zu Wise Mind durch.
3. Reflektieren Sie zusammen mit Ihrer Patientin, welche Beispiele (Kinder, Tiere, Pflanzen) für sie persönlich hilfreich waren, um die entsprechenden Gefühle von liebevoller Güte, Mitgefühl, Mitfreude und Gelassenheit zu aktivieren.
   Dann fragen Sie einzeln, also für jede der vier Dimensionen (Brahmaviharas) getrennt, nach genauen persönlichen Erfahrungen, in welchen die Patientin in ihrem Leben einmal eine intensive Erfahrung von liebevoller Güte, von Mitgefühl, von Freude für andere und von Gelassenheit oder Weisheit gemacht hat. Hierbei spielt es keine Rolle, ob sie selbst beispielsweise liebevolle Güte erfahren hat oder ob sie diese gesendet hat. Immer geht es darum, in Resonanz zu treten mit dieser Erfahrung. Diese Erfahrungen müssen keinesfalls auf Menschen beschränkt sein. Viele Patientinnen berichten über sehr intensive Erfahrungen mit Tieren, mit Musik, Natur oder auch im spirituellen Bereich.
   Möglicherweise können auch literarische Figuren (z.B. Albus Dumbledore); Filmepisoden; Musikstücke herangezogen werden. Es geht darum, für allen vier Dimensionen (liebevolle Güte, Mitgefühl, Mitfreude und Gelassenheit) bereits vorhandene, gespeicherte Assoziationsmuster zu finden, die dann mit dem Wise-Mind-Imago verknüpft werden können. Reflektieren Sie, an welcher Stelle im Körper die Patientin Wise Mind am deutlichsten spürte, ob sie eine bestimmte Färbung, Temperatur oder Form erlebt hat.
4. Führen Sie abschließend die zweite, personifizierte Imaginationsübung durch. Fertigen Sie dabei eine Audioaufnahme an (MP3-Player), die die Patientin nun täglich anhören und üben soll. Gegebenenfalls können Sie auch diese Aufnahme noch einmal revidieren.

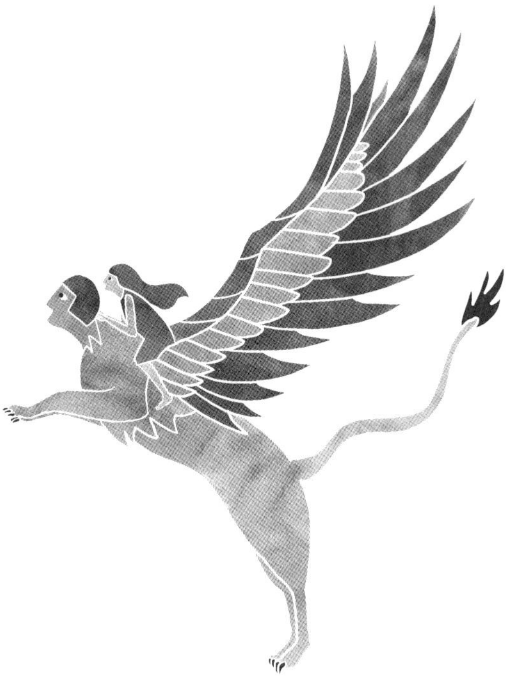

Falls die Patientin erhebliche Schwierigkeiten mit diesen Übungen hat, weil etwa kommentierende Stimmen oder andere automatisierte abwertende Selbstvorwürfe auftauchen, so führen Sie zunächst die Übung »Liebevolle Güte für Ihre kleinen Monster« (1.4 AB 5, Patienten-Manual, S. 112) durch.

Gestalten Sie ein Bild von Wise Mind

Bitte achten Sie als Therapeutin darauf, dass Sie Ihre Atmung an die der Patientin anpassen. Sprechen Sie ruhig und klar und warm. Lassen Sie genügend Pausen (am besten drei Atemzüge nach jeder Instruktion). Die Wirkung entsteht nicht, während Sie sprechen, sondern im Nachklang, wenn die Patientin ihre assoziativen Anweisungen prozessiert. Fragen Sie im Vorfeld nach dem Einverständnis der Patientin, sie während der Übung, also nach dem Gong, zu duzen.

TB 5: IMAGINATIONSÜBUNGEN: WISE MIND

Erste Übung (ca. 12 min):

»Nehmen Sie bitte eine achtsame und bequeme Haltung ein – idealerweise sitzen Sie aufrecht. Legen Sie Ihre Hände locker auf Ihre Oberschenkel, Handflächen nach oben, und zaubern Sie ein sanftes Lächeln auf Ihre Lippen, gerade so, dass man es von außen nicht sieht. Sagen Sie ›Hallo‹ zu sich selbst in einem warmen und freundlichen Tonfall.«

»Schließen Sie jetzt die Augen und atmen Sie einige Male tief ein und aus. Versetzen Sie Ihren Geist und Ihren Körper in einen friedvollen und entspannten Zustand. Achten Sie darauf, wie Ihre Atmung tiefer und tiefer wird. Mit jeder Ausatmung ein wenig tiefer und entspannter.«

[Gong – Gong]

Passen Sie die Instruktionen an den Atemrhythmus der Patientin an.

Wenn Die Patientin einatmet: *»Denke beim **Einatmen** sanft Wise«,* wenn die Patientin ausatmet: *»beim **Ausatmen** sanft Mind«.*

Einatmen »Wise«; Ausatmen »Mind«.

Wise – Mind.

*Wise Mind öffnet uns für **liebevolle Güte:***

Wie jemand, der ein neugeborenes Kind in den Armen wiegt.

Wie jemand, der ein junges Tier streichelt und umsorgt.

Wie ein Gärtner, der eine Pflanze in ein frisches Beet setzt.

Wise – Mind.

Liebevolle Güte.

PAUSE (mindestens drei Atemzüge)

*Wise Mind öffnet uns für **Mitgefühl**.*

Wie jemand, der ein krankes Kind tröstet und pflegt.

Wie jemand, der ein verletztes Tier schützt und pflegt.

Wie ein Gärtner, der seine Pflanzen vor Frost schützt.

Wise – Mind.

Tiefes Mitgefühl.

PAUSE (mindestens drei Atemzüge)

*Wise Mind öffnet uns für **Freude für andere**.*

Wie jemand, der erfährt, dass die beste Freundin endlich schwanger ist.

Wie ein Mensch, der ein junges Lamm auf der Wiese springen sieht.

Wie ein Gärtner, der die ersten Blumen im Frühjahr aus dem Schnee sprießen sieht.

Wise – Mind.

Freude für andere.

PAUSE (mindestens drei Atemzüge)

*Wise Mind öffnet uns auch für **Gelassenheit**.*

Wie eine Mutter, die weiß, dass das Fieber der Kinderkrankheit vorübergehen wird.

Wie ein Mensch, der versteht, dass auch geliebte Tiere sterben müssen.

Wie ein Gärtner, der weiß, dass die Dornen, an denen man sich sticht, wichtig sind für die Pflanzen.

Wise – Mind.

Gelassenheit und Weisheit.

PAUSE (mindestens drei Atemzüge)

Wise Mind ist die Weisheit der Welt.

Du bist ein Teil von Wise Mind, weil du ein Teil der Welt bist.

TB 5: IMAGINATIONSÜBUNGEN: WISE MIND

Du bist nicht ein Tropfen im Ozean, sondern der ganze Ozean in einem Tropfen.
Oft gibt es einen Ort im Körper, an dem sich Wise Mind sammelt. Manchmal im Bauch, manchmal im Kopf, manchmal zwischen oder hinter den Augen. Nimm dir Zeit, zu spüren, wo in deinem Körper dieser Ort ist.
Nimm wahr, wie sich dieser Ort anfühlt. Vielleicht möchtest du jetzt eine Hand dorthin legen, wo du Wise Mind am stärksten in deinem Körper spürst. Schicke deinen Atem dorthin. Vielleicht hat der Ort eine bestimmte Färbung. Vielleicht eine bestimmte Temperatur. Vielleicht entwickelt sich daraus ein Bild, eine Form.
Nimm dir die Zeit, die du brauchst.
Du bist nicht ein Tropfen im Ozean, sondern der ganze Ozean in einem Tropfen.
Atme ein: Wise; atme aus: Mind.
Wise – Mind.
Wise Mind kann noch etwas nachwirken, wenn du diese Übung nach dem Gong dann langsam ausklingen lässt.«

[Gong]

Zweite, personalisierte Übung (ca. 10 min) (MP3-Aufnahme)
Besprechen Sie zunächst mit Ihrer Patientin, bei welchen Bildern sie jeweils ein Gefühl für die vier Dimensionen von Wise Mind (liebevolle Güte, Mitgefühl, Freude für andere, Gelassenheit) entfalten konnten: Kinder, Tiere oder Gärtner? Fragen Sie, wo in ihrem Körper die Patientin Wise Mind am stärksten spüren konnte, ob sich eine Gestalt formte, verbunden mit einer Temperaturwahrnehmung? Validieren Sie jede Art von emotionaler Erfahrung. Auch Angst, Ärger, Trauer usw. Alles ist okay. Wise Mind ist keine Wohlfühlübung. Wise Mind ist umfassend. Alle Gefühle sind willkommen.

Bereiten Sie die Patientin auf die nächsten Schritte vor:
»Wir werden uns jetzt gemeinsam jede der vier Dimensionen ansehen. Es geht darum, für jede einzelne Dimension einen Moment in Ihrem Leben zu finden, in dem Sie diese Erfahrung schon einmal gemacht haben. Anschließend werde ich diese Übung noch einmal anleiten. Sie werden sie aufnehmen und dann anhören, doch dazu später.«
Versuchen Sie nun, für jede einzelne Dimension eine klar definierte Situation herauszuarbeiten:
»Haben Sie eine Idee bekommen, was wir unter ***liebevoller Güte*** *verstehen? Es geht um einen Moment der innigsten Begegnung. Einen Moment, in dem Sie spüren, wie durchdrungen Sie sind von diesem Gefühl der bedingungslosen Liebe. Sie spüren, dass zwischen Ihnen und einem Wesen eine tiefe liebevolle Verbundenheit besteht. Manchmal ist dieser Moment so stark, dass er auch schmerzhaft sein kann.*
Vielleicht schließen Sie die Augen und beobachten, was sich für ein Bild einstellt, wenn Sie an einen Augenblick in Ihrem Leben denken, in dem Sie liebevolle Güte spüren konnten – mit einer Person oder einem Tier oder einem anderen Wesen? Und ganz egal, ob Sie diese liebevolle Güte empfangen haben oder ob Sie liebevolle Güte für jemanden empfunden haben. Lassen Sie sich Zeit, bis sich eine Erinnerung einstellt.«
Wenn die Patientin Schwierigkeiten hat, eine Erinnerung zu aktivieren, können Sie gerne auch Angebote machen. Etwa: *»Eine Patientin hat mir mal von einem Moment erzählt, als ihr Pferd im Stall seinen Kopf ganz ruhig an ihre Schulter gelehnt hat und sie plötzlich durchdrungen war von einem tiefen Gefühl der Liebe.«*
Wenn die Patientin eine Erinnerung anbietet, versuchen Sie, sich diesen einen Moment zu vergegenwärtigen. Falls die Patientin etwas zu vage antwortet (*»Immer, wenn ich mit meinem Hund zusammen bin.«*), fragen Sie genauer nach: *»Gibt es einen Moment, der Ihnen ganz besonders in den Sinn kommt?«* Sie können auch Angebote machen: *»Vielleicht, als Sie Ihren Hund als Welpen im Tierheim abgeholt haben?«*
Fahren Sie fort mit den anderen drei Dimensionen.
»Haben Sie eine Idee bekommen, was wir unter ***Mitgefühl*** *verstehen? Es geht um Momente, in denen wir einem anderen Wesen intensiv begegnen, indem wir Leid teilen. Also zunächst anerkennen, dass man selbst oder der andere leidet, und uns dann beide öffnen für diese gemeinsame Erfahrung. Ob wir selbst erfahren haben, dass jemand anderes für uns sorgt, oder ob wir das tiefe Bedürfnis spürten, für jemanden Sorge zu tragen. Es geht um eine intensive Begegnung im Leid.«*

TB 5: IMAGINATIONSÜBUNGEN: WISE MIND

Mitgefühl ist ein stärkendes Gefühl, das auf einer intensiven Begegnung beruht. Auch hier fragen Sie nach den spezifischen Momenten.
Wenn die Patientin Schwierigkeiten hat, eine Erinnerung zu aktivieren, können Sie auch hier gerne Angebote machen. Etwa: *»Eine Patientin hat mir mal erzählt, dass sie einen kleinen Hund hatte, der leider schwierig zu erziehen war, also hatten ihre Eltern beschlossen, ihn in einer Hundehütte am anderen Ende des Gartens anzuketten. Der Hund war dies nicht gewöhnt und wimmerte draußen leise vor sich hin. Die Patientin war dann nachts aus dem Fenster geklettert, hatte sich neben den Hund gesetzt und ihm traurig Gesellschaft geleistet. Es war kalt, aber sie fühlte sich ihrem Hundewesen vertraut und nahe. Auch der Hund schien die tröstende Nähe zu spüren.«*
»Haben Sie eine Idee bekommen, was wir unter ***Freude für andere*** *verstehen? Es ist nicht ganz so schwierig: Das ist das Gefühl, das sich einstellt, wenn Ihnen Ihre beste Freundin erzählt, dass sie endlich schwanger ist, nach vielen vergebenen Mühen. Oder wenn Sie eine junge Schauspielerin beobachten, die nach einer Theaterpremiere, für die sie unendlich viel gearbeitet hat, nun auf der Bühne steht und tosenden Applaus bekommt und weint vor Glück. Vielleicht schließen Sie einen Moment die Augen und warten auf ein Bild, das sich einstellt?«*
»Haben Sie eine Idee bekommen, was wir unter ***Weisheit und Gelassenheit*** *verstehen? Dies ist bisweilen ein wenig komplexer. Es geht darum, dass wir uns vergegenwärtigen, dass wir immer nur Teilaspekte eines großen Ganzen sehen können. Dass wir häufig unsere eigene Sicht der Dinge überbewerten und dass wir keinesfalls verstehen, welche Auswirkungen auch unangenehme Ereignisse auf die Zukunft haben. Weisheit bedeutet, anzuerkennen, dass wir viele Dinge nicht steuern können, und dass das auch sein Gutes hat. Stellen Sie sich mal vor, alle Dinge würden genau so werden, wie Sie es sich wünschen? Wie sehr müssten Sie sich Ihren Kopf zerbrechen. Vielleicht hilft auch hier ein Beispiel? In* ***Kung Fu Panda*** *gibt es eine berühmte Szene, in der der weise Schildkrötenmeister Oogway den nervösen Meister Shifu beruhigt: ›Du sorgst dich zu sehr um das, was war und was sein wird. Es gibt ein Sprichwort: Gestern ist Geschichte, morgen ist ein Geheimnis, aber heute ist ein Geschenk (engl. present) – darum nennt man es die Gegenwart (engl. present).‹*
Und wie ist es mit der Gelassenheit? Manchmal schwierig, bei all der Ungerechtigkeit auf der Welt. Aber es geht ja nicht um Gleichgültigkeit. Gelassenheit meint eine ganz bestimmte Haltung bei unangenehmen Erfahrungen. Eine Patientin hat mir mal erzählt, sie hätte einen Welpen geliebt, der anfangs nicht stubenrein war. Sie versuchte, den Welpen sanft zu erziehen, und ertrug den Unbill mit Gelassenheit. Schließen Sie die Augen und warten Sie, bis sich ein Moment, eine Begegnung, eine Einsicht zeigt oder auch eine Figur erscheint, die dieses Gefühl von weiser Gelassenheit bewirkt.«

Beispiel für eine individuell angepasste Übung:
»Nehmen Sie zu dieser Übung eine achtsame und bequeme Haltung ein – idealerweise sitzen Sie aufrecht. Legen Sie Ihre Hand dorthin, wo Sie Wise Mind am deutlichsten in Ihrem Köper wahrnehmen. Zaubern Sie ein sanftes Lächeln auf Ihre Lippen, sodass man es von außen gerade nicht sieht. Sagen Sie ›Hallo‹ zu sich selbst in einem warmen und freundlichen Tonfall.«

[Gong – Gong]

»Schließe die Augen und atme einige Male tief ein und aus. Versetz deinen Geist und deinen Körper in einen entspannten Zustand. Achte darauf, wie deine Atmung tiefer und tiefer wird.
Mit jeder Ausatmung ein wenig tiefer und entspannter.
Denke beim Einatmen sanft ›Wise‹, beim Ausatmen sanft ›Mind‹.
Einatmen ›Wise‹, beim Ausatmen ›Mind‹.
Wise – Mind.
Achte darauf, was geschieht, wenn du deinen Atem dorthin schickst, wo du Wise Mind am deutlichsten spürst.
Achte auf die Wärme, die Helligkeit und die Form, die sich manchmal langsam ausbreitet.
Mit jedem Atemzug: Wise Mind.

TB 5: IMAGINATIONSÜBUNGEN: WISE MIND

*Wise Mind öffnet dich für **liebevolle Güte.***
Das ist so wie .... (Hier das Beispiel der Patientin einfügen.)

PAUSE (mindestens drei Atemzüge)

Wise – Mind – liebevolle Güte.

PAUSE (mindestens drei Atemzüge)

*Wise Mind öffnet dich für **Mitgefühl**.*
Das ist so wie .... (Hier das Beispiel der Patientin einfügen.)

PAUSE (mindestens drei Atemzüge)

Wise Mind – Mitgefühl.

PAUSE (mindestens drei Atemzüge)

*Wise Mind öffnet dich für **Freude für andere**.*
Das ist so wie .... (Hier das Beispiel der Patientin einfügen.)

PAUSE (mindestens drei Atemzüge)

Wise Mind – Freude für andere.

PAUSE (mindestens drei Atemzüge)

Wise Mind öffnet dich für Gelassenheit. Das ist so wie .... (Hier das Beispiel der Patientin einfügen.)

PAUSE (mindestens drei Atemzüge)

Wise Mind – Weisheit und Gelassenheit.

PAUSE (mindestens drei Atemzüge)

Wise Mind ist das Wissen der Welt.
Du bist ein Teil von Wise Mind, weil du ein Teil der Welt bist.
Du bist nicht ein Tropfen im Ozean, sondern der ganze Ozean in einem Tropfen.
Atme ein: Wise.
Atme aus: Mind.
Wise – Mind.
Wise – Mind.
Liebevolle Güte wie .... (ein Stichwort aus dem Beispiel der Patientin)
Mitgefühl wie .... (ein Stichwort aus dem Beispiel der Patientin)
Freude für andere wie .... (ein Stichwort aus dem Beispiel der Patientin)
Weisheit und Gelassenheit wie .... (ein Stichwort aus dem Beispiel der Patientin)
Der ganze Ozean in einem Tropfen.
Wise Mind kann noch ein wenig nachwirken, wenn du diese Übung nach dem Gong nun langsam ausklingen lässt.

[Gong]

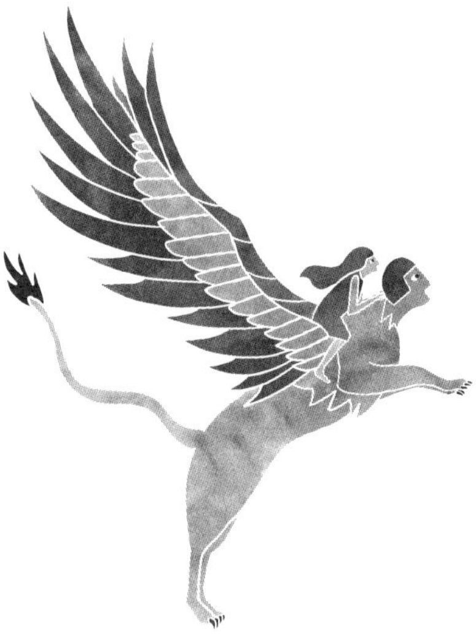

TB 6: IMAGINATIONSÜBUNG: MOMENTE DER ZUVERSICHT

Wie im Infoblatt 2.5 IB 27 (Patienten-Manual, S. 292) beschrieben, ist Hoffnung eine zentrale motivationale Triebkraft für therapeutische Veränderung. Natürlich sind unsere Patientinnen von einer gewissen Hoffnung getragen, wenn sie therapeutische Hilfe suchen, sonst würden sie gar nicht kommen. Die wenigsten aber können zu Beginn der Therapie eine Vorstellung davon entwickeln, wie ihr Leben in Zukunft aussehen sollte, und noch schwieriger wird es, wenn es um die Frage geht, was sie selbst dazu beitragen könnten. Also ist es unsere Aufgabe als Therapeutinnen, die Hoffnung unserer Patienten zu stärken.

Die meisten Forscher, die sich mit der Phänomenologie von Hoffnung auseinandersetzen, betonen drei Komponenten:

a) Die **Vision**, also die Vorstellung, wie die Zukunft aussehen soll.
b) Der **Weg**, also eine Vorstellung wie diese Vision eventuell erreicht werden könnte, wobei es nicht unbedingt notwendig ist, konkrete planbare Schritt zu visualisieren.
c) Die **Umsetzung**, also die Möglichkeit, diese Vision auch umzusetzen.

Die Imaginationsübung »Momente der Zuversicht« soll dazu dienen, diese drei Komponenten mental zu stärken und damit Hoffnung als eine zentrale motivationale Ressource für therapeutische Veränderungen zu stärken.

Die Übung besteht aus drei Schritten: Erstens geht es darum, der Patientin zu helfen, eine Vision herauszuarbeiten: ein inneres Bild, das einen Zustand des »Geheiltseins« symbolisiert. Dieses Bild sollte möglichst klar sein und als körpernahe Erfahrung erlebt werden. Zweitens geht es darum, Zuversicht zu erzeugen. Hierzu greift man auf biografische Erfahrungen von Kompetenzerleben zurück. Im dritten Schritt geht es darum, diese beiden Komponenten zu verbinden. Also die Erfahrung der Selbstwirksamkeit mit der Vision zu verknüpfen.

Bitten Sie Ihre Patientin, sich mit der dritten Übung vertraut zu machen und sie regelmäßig durchzuführen. Wir gehen heute davon aus, dass ca. 30 Übungseinheiten nötig sind, um stabile neuronale Netze zu entwickeln, die dann einen gewissen Automatismus entwickeln und auch gezielt und eigenständig aktiviert werden können.

1. Imagination: Zukunftsvision

»Nehmen Sie eine bequeme Sitzhaltung ein. Eine Haltung, die es Ihnen ermöglicht, tief und friedvoll zu atmen. Wenn es gut für Sie ist, schließen Sie die Augen oder geben Ihren Augen die Möglichkeit, sich von selbst zu schließen. Dann, wenn es Ihnen angenehm erscheint.

Angenehm und ruhig.

Beobachten Sie, wie Ihr Atem seinen eigenen Rhythmus findet. Wie Ihr Atem ruhiger und tiefer werden kann, wie er ruhig strömt und fließt.

Und vielleicht nehmen Sie wahr, wie die Ruhe des Atems sich ausdehnt auf den ganzen Körper und die Schwere des Körpers. Die angenehme Schwere des Körpers, die mit dem Atem fließt und ruhig wird und schwer. Wenn Ihnen Gedanken durch den Kopf gehen, lassen Sie sie kommen und gehen. Wie Wolken.«

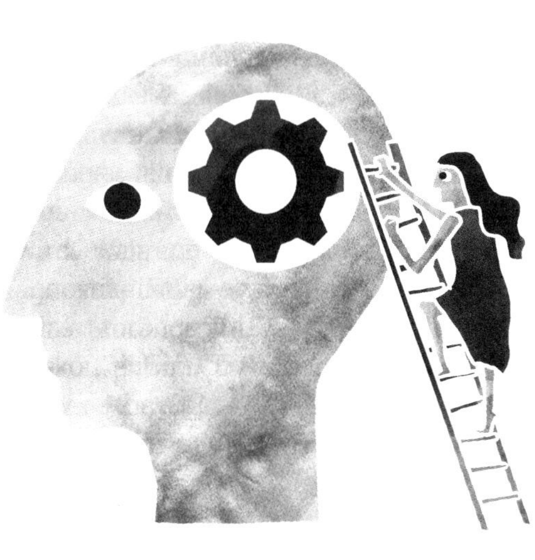

Fahren Sie mit der Trance-Induktion fort, bis die Patientin spürbar ruhig und tief entspannt atmet.

»Und manchmal ist es in dieser atmenden inneren Ruhe ganz einfach, zu beobachten, welches Bild entsteht, wenn Sie an eine Zukunft denken, in der Sie ein befreites, sinnerfülltes Leben führen. Eine Zukunft, die so ist, wie Sie es sich wünschen.

Lassen Sie sich alle Zeit, die Sie brauchen, um dieses Bild entstehen zu lassen.

Ein Bild, das eine Zukunft abbildet, die besser ist, die befreiter ist als heute, eine Zukunft, in der Sie kraftvoller sind, in der Sie zu-

friedener sind mit sich selbst. Vielleicht auch mit anderen, vielleicht mit Ihrer Arbeit, Ihrem Leben, alles ist offen, lassen Sie sich so viel Zeit, wie es für Sie gut ist.
Geben Sie mir ein Zeichen, wenn Sie Ihr Bild vor Augen haben.«
Warten Sie, bis Ihre Patientin Ihnen ein Zeichen gibt.
Fragen Sie danach, wie dieses Bild, wie diese Situation aussieht. Falls das Bild diffus bleibt, fragen Sie nach einer speziellen Situation, in der sich die Patientin in der Zukunft sieht.
»Lassen Sie dieses Bild von .... (Greifen Sie auf Beschreibungen der Patientin zurück.) *kraftvoller, und klarer werden. Spüren Sie nach, wie es sich anfühlt, wenn das Bild klarer wird und deutlicher. Vielleicht eine gewisse Leichtigkeit, eine gewisse Freude? Wie würden Sie das Gefühl beschreiben?«*
Manchmal gibt es einen Ort im Körper, wo Sie dieses Gefühl am stärksten spüren.
Vielleicht schicken Sie Ihren Atem dorthin, wo Sie das Gefühl am besten spüren? Spüren Sie nach, wie sich dies anfühlt.
Vielleicht legen Sie eine Hand dorthin, wo sich dieses Gefühl der Leichtigkeit und Freude und Sicherheit (Verwenden Sie die Beschreibungen der Patientin.) *am stärksten anfühlt?«*
Geben Sie der Patientin einige Zeit, dieses Bild zu stärken.
»Dieses Bild Ihrer Zukunft ist ein Teil von Ihnen. Sie können auch zukünftig darauf zurückgreifen, es kann Ihnen Kraft geben, die ja in Ihnen selbst liegt. Und es kann sein, dass es noch eine Weile nachwirkt, wenn Sie gleich die Augen wieder öffnen.«
Lassen Sie die Imagination noch ein wenig nachwirken und besprechen Sie die Erfahrungen der Patientin.
Nach einer kurzen Pause laden Sie die Patientin zur **zweiten Imaginationsübung** ein.

2. Imagination: Zuversicht
»Nehmen Sie wieder eine bequeme Sitzhaltung ein, die es Ihnen ermöglicht, tief und friedvoll zu atmen. Wenn es gut für Sie ist, schließen Sie die Augen oder geben Ihren Augen die Möglichkeit, sich von selbst zu schließen. Dann, wenn es Ihnen angenehm erscheint.
Angenehm und ruhig.
Beobachten Sie, wie Ihr Atem seinen eigenen Rhythmus findet. Wie ihr Atem ruhiger und tiefer werden kann, wie er ruhig strömt und fließt.
Und vielleicht nehmen Sie wahr, wie die Ruhe des Atems sich ausdehnt auf den ganzen Körper und die Schwere des Körpers. Die angenehme Schwere des Körpers, die mit dem Atem fließt und ruhig wird und schwer. Wenn Ihnen Gedanken durch den Kopf gehen, lassen Sie sie kommen und gehen. Wie Wolken.«
Fahren Sie mit der Trance-Induktion fort, bis die Patientin spürbar ruhig und tief entspannt atmet.
»Und manchmal ist es in dieser atmenden inneren Ruhe ganz einfach, zu beobachten, welches Bild entsteht, wenn Sie an eine Situation in Ihrem Leben denken, die Sie ***gemeistert*** *haben. Etwas, was schwierig war, etwas, was Sie* ***geschafft*** *haben.*
Lassen Sie sich alle Zeit, die Sie brauchen, um dieses Bild entstehen zu lassen. Das kann gerne schon eine Weile her sein, das ist ganz egal.
Ein Bild, wo Sie sich als erfolgreich erlebt haben, vielleicht auch, weil Sie sich angestrengt haben. Lassen Sie sich so viel Zeit, wie für Sie gut ist.
Geben Sie mir ein Zeichen, wenn Sie Ihr Bild vor Augen haben.«
Warten Sie, bis Ihre Patientin Ihnen ein Zeichen gibt.
Fragen Sie danach, wie dieses Bild, diese Situation aussieht. Falls das Bild diffus bleibt, fragen Sie nach einer speziellen Situation, in der sich die Patientin selbstwirksam und erfolgreich gefühlt hat.
»Lassen Sie dieses Bild von .... (Greifen Sie die Beschreibungen der Patientin auf.) *kraftvoller und klarer werden. Spüren Sie nach, wie es sich anfühlt, wenn das Bild klarer wird und deutlicher. Vielleicht eine gewisse Kraft, eine gewisse Zuversicht? Wie würden Sie das Gefühl beschreiben?«*

TB 6: IMAGINATIONSÜBUNG: MOMENTE DER ZUVERSICHT

Manchmal gibt es eine bestimmte Körperhaltung, die zu diesem Gefühl passt. Vielleicht die Schultern etwas nach hinten nehmen, das Kinn nach vorne, ein leichtes Lächeln? Manchmal gibt es einen Ort im Körper, wo Sie dieses Gefühl am stärksten spüren.
Vielleicht schicken Sie Ihren Atem dorthin, wo Sie das Gefühl am besten spüren? Spüren Sie nach, wie sich dies anfühlt.
Vielleicht legen Sie eine Hand dorthin, wo sich dieses Gefühl der Stärke und Zuversicht (Verwenden Sie die Beschreibungen der Patientin.) *am stärksten anfühlt?«*
Geben Sie der Patientin einige Zeit, dieses Bild zu stärken.
»Dieses Bild von Zuversicht ist ein Teil von Ihnen, Sie haben es ja selbst erlebt. Sie können auch zukünftig darauf zurückgreifen, es kann Ihnen Kraft geben, die ja in Ihnen selbst liegt. Und es kann sein, dass es noch eine Weile nachwirkt, wenn Sie gleich die Augen wieder öffnen.«
Lassen Sie die Imagination noch ein wenig nachwirken und besprechen Sie die Erfahrungen der Patientin.
Nach einer kurzen Pause laden Sie die Patientin zur dritten Imaginationsübung ein.

3. Imagination: Visionen erreichen (MP3-Aufnahme)
»Nehmen Sie eine bequeme Sitzhaltung ein, die es Ihnen ermöglicht, tief und friedvoll zu atmen. Wenn es gut für Sie ist, schließen Sie die Augen oder geben Ihren Augen die Möglichkeit, sich von selbst zu schließen. Dann, wenn es Ihnen angenehm erscheint.
Angenehm und ruhig.
Beobachten Sie, wie Ihr Atem seinen eigenen Rhythmus findet. Wie ihr Atem ruhiger und tiefer werden kann, wie er ruhig strömt und fließt.
Und vielleicht nehmen Sie wahr, wie die Ruhe des Atems sich ausdehnt auf den ganzen Körper und die Schwere des Körpers. Die angenehme Schwere des Körpers, die mit dem Atem fließt und ruhig wird und schwer. Wenn Ihnen Gedanken durch den Kopf gehen, lassen Sie sie kommen und gehen. Wie Wolken.«
Fahren Sie mit der Trance-Induktion fort, bis die Patientin spürbar ruhig und tief entspannt atmet.
»Und sicher ist es in dieser atmenden inneren Ruhe einfach, sich Ihr eigenes Bild der Zuversicht noch einmal wachzurufen. Also diese Momente, als Sie .... (Greifen Sie auf die Beschreibungen der Patientin aus Übung 2 zurück.)
»Lassen Sie dieses Bild von .... (Verwenden Sie die Beschreibungen der Patientin.) *kraftvoller und klarer werden. Spüren Sie nach, wie es sich anfühlt, wenn das Bild klarer wird und deutlicher. Zuversicht? Kraft?* (Verwenden Sie die Beschreibungen aus der zweiten Übung).
Vielleicht die Schultern etwas nach hinten nehmen, das Kinn nach vorne, ein leichtes Lächeln? Vielleicht legen Sie Ihre Hand dorthin, wo Sie dieses Gefühl am stärksten spüren.
Kraft und Zuversicht.
Und während Sie dieses Gefühl der Zuversicht und Kraft beibehalten, rufen Sie sich noch einmal Ihr ***Zukunftsbild*** *vor Augen.* (Verwenden Sie die Beschreibungen der ersten Übung.)
Lassen Sie auch dieses Bild Ihrer Zukunft entstehen und wirken.
Geben Sie mir ein Zeichen, wenn auch dieses Bild aktiv ist?
Sie können dieses Bild Ihrer Zukunft nun mit der Erfahrung Ihrer Kraft und Zuversicht betrachten.
Spüren Sie nach, wie es sich anfühlt, wenn Sie beide Erfahrungen zusammenbringen. Wenn Sie erfahren, dass Sie bereits über Stärke und Zuversicht verfügen, um diese Zukunft zu erreichen.
Sie haben alle Möglichkeiten in sich, das zu schaffen.
Wie fühlt sich dieser Gedanke der Hoffnung an?
Gibt es einen Ort in Ihrem Körper, wo sich Zuversicht und Vision zu Hoffnung vereinen?
Schicken Sie Ihren Atem dorthin.
Vielleicht finden Sie einige aufmunternde Worte für sich selbst?
Worte, die Ihnen Kraft und Zuversicht geben, die Schritte in die Zukunft zu gestalten? Sich auf den neuen Weg zu machen?

TB 6: IMAGINATIONSÜBUNG: MOMENTE DER ZUVERSICHT

Vielleicht fragen Sie Wise Mind nach stärkenden Worten?
Fragen Sie nach diesen Worten.
Und dieses Gefühl der Hoffnung ist in Ihnen, es kann noch eine Weile nachwirken, wenn Sie diese Übung dann langsam beenden.
Besprechen Sie diese Übung nach, korrigieren Sie, falls nötig, und bitten Sie die Patientin, die MP3-Aufnahmen regelmäßig anzuhören.

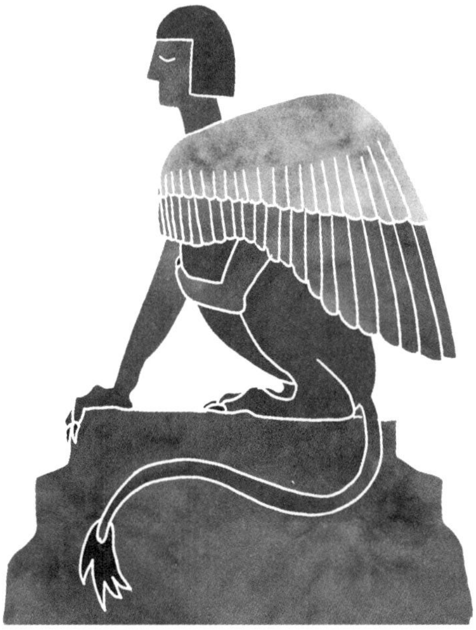

2 INFO- UND ARBEITSBLÄTTER

2.1 Hintergrundwissen

2.1.1 Ziele des Hintergrundwissens

Die Patientinnen sollen sich bereits **vor Beginn** der Therapie einen Überblick über die Störung und die entsprechenden Behandlungsansätze der Dialektisch-Behavioralen Therapie erwerben und eine Idee bezüglich der Inhalte des Skillstrainings erhalten.

In diesem Kapitel finden Sie daher eine Reihe von Informationsblättern, die Sie Ihren Patientinnen aushändigen können, wenn diese noch unentschlossen sind, ob sie an einer Skillsgruppe teilnehmen sollen, oder auch, um sich auf diese Gruppe vorzubereiten. Bei der Auswahl der Blätter sollten Sie sich am jeweils vorherrschenden Störungsbild (also Borderline-Störung oder komplexe PTBS oder beides) orientieren.

2.1.2 Hintergrundwissen: Info- und Arbeitsblätter

2.1 IB 1 Was ist eine Borderline-Störung?	Patienten-Manual, S.23
2.1 IB 2 Was ist Dialektisch-Behaviorale Therapie?	Patienten-Manual, S.25
2.1 IB 3 Komplexe Posttraumatische Belastungsstörung	Patienten-Manual, S.27
2.1 IB 4 Dialektisch-Behaviorale Therapie für komplexe PTBS	Patienten-Manual, S.29
2.1 IB 5 Die Komponenten der Skillsgruppe	Patienten-Manual, S.30

2.1 IB 1 Was ist eine Borderline-Störung?

Dieses Informationsblatt ist selbsterklärend und vermittelt in knapper Form die Eckpunkte der Borderline-Pathologie. Naturgemäß sollten Sie diese Blätter in erster Linie Patientinnen geben, bei denen dieses Störungsbild vorherrscht. Da die Informationen bewusst knapp gehalten sind, können Sie auch auf die ausführlichere Beschreibung im Kapitel 3 des Patienten-Manuals verweisen oder zur vertiefenden Lektüre zusätzlich weitere Patientenaufklärungen empfehlen, z.B. Bohus & Reicherzer (2020) sowie von Auer & Kaess (2022).

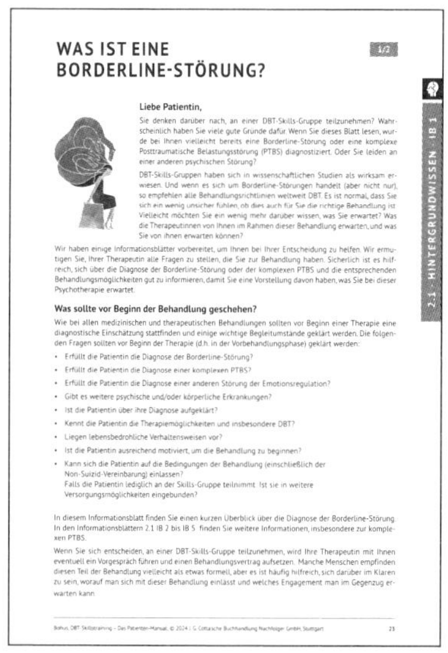

WAS IST EINE BORDERLINE-STÖRUNG? 1/2

2.1 · HINTERGRUNDWISSEN · IB 1

Liebe Patientin,

Sie denken darüber nach, an einer DBT-Skills-Gruppe teilzunehmen? Wahrscheinlich haben Sie viele gute Gründe dafür. Wenn Sie dieses Blatt lesen, wurde bei Ihnen vielleicht bereits eine Borderline-Störung oder eine komplexe Posttraumatische Belastungsstörung (PTBS) diagnostiziert. Oder Sie leiden an einer anderen psychischen Störung?

DBT-Skills-Gruppen haben sich in wissenschaftlichen Studien als wirksam erwiesen. Und wenn es sich um Borderline-Störungen handelt (aber nicht nur), so empfehlen alle Behandlungsrichtlinien weltweit DBT. Es ist normal, dass Sie sich ein wenig unsicher fühlen, ob dies auch für Sie die richtige Behandlung ist. Vielleicht möchten Sie ein wenig mehr darüber wissen, was Sie erwartet? Was die Therapeutinnen von Ihnen im Rahmen dieser Behandlung erwarten, und was Sie von ihnen erwarten können?

Wir haben einige Informationsblätter vorbereitet, um Ihnen bei Ihrer Entscheidung zu helfen. Wir ermutigen Sie, Ihrer Therapeutin alle Fragen zu stellen, die Sie zur Behandlung haben. Sicherlich ist es hilfreich, sich über die Diagnose der Borderline-Störung oder der komplexen PTBS und die entsprechenden Behandlungsmöglichkeiten gut zu informieren, damit Sie eine Vorstellung davon haben, was Sie bei dieser Psychotherapie erwartet.

Was sollte vor Beginn der Behandlung geschehen?

Wie bei allen medizinischen und therapeutischen Behandlungen sollten vor Beginn einer Therapie eine diagnostische Einschätzung stattfinden und einige wichtige Begleitumstände geklärt werden. Die folgenden Fragen sollten vor Beginn der Therapie (d.h. in der Vorbehandlungsphase) geklärt werden:

- Erfüllt die Patientin die Diagnose der Borderline-Störung?
- Erfüllt die Patientin die Diagnose einer komplexen PTBS?
- Erfüllt die Patientin die Diagnose einer anderen Störung der Emotionsregulation?
- Gibt es weitere psychische und/oder körperliche Erkrankungen?
- Ist die Patientin über ihre Diagnose aufgeklärt?
- Kennt die Patientin die Therapiemöglichkeiten und insbesondere DBT?
- Liegen lebensbedrohliche Verhaltensweisen vor?
- Ist die Patientin ausreichend motiviert, um die Behandlung zu beginnen?
- Kann sich die Patientin auf die Bedingungen der Behandlung (einschließlich der Non-Suizid-Vereinbarung) einlassen?
  Falls die Patientin lediglich an der Skills-Gruppe teilnimmt: Ist sie in weitere Versorgungsmöglichkeiten eingebunden?

In diesem Informationsblatt finden Sie einen kurzen Überblick über die Diagnose der Borderline-Störung. In den Informationsblättern 2.1 IB 2 bis IB 5 finden Sie weitere Informationen, insbesondere zur komplexen PTBS.

Wenn Sie sich entscheiden, an einer DBT-Skills-Gruppe teilzunehmen, wird Ihre Therapeutin mit Ihnen eventuell ein Vorgespräch führen und einen Behandlungsvertrag aufsetzen. Manche Menschen empfinden diesen Teil der Behandlung vielleicht als etwas formell, aber es ist häufig hilfreich, sich darüber im Klaren zu sein, worauf man sich mit dieser Behandlung einlässt und welches Engagement man im Gegenzug erwarten kann.

Bohus, DBT-Skillstraining – Das Patienten-Manual. © 2024 J. G. Cotta'sche Buchhandlung Nachfolger GmbH, Stuttgart 23

2.1 IB 2 Was ist Dialektisch-Behaviorale Therapie?

Sicherlich werden nicht alle Teilnehmerinnen der Skillsgruppen in den Genuss einer parallel angebotenen DBT-Einzeltherapie gelangen. Dennoch erachten wir es für sinnvoll, alle Patientinnen über die Grundzüge der DBT zu informieren. Und auch wenn erste Daten darauf hinweisen, dass die Skillsgruppe ihre therapeutische Wirkung auch solitär entfalten kann, so sollten die Patientinnen sich darüber im Klaren sein, dass die DBT ursprünglich als Kombinationstherapie entwickelt wurde. Um das eigene Erleben und Verhalten grundlegend zu verändern, ist es sicherlich hilfreich, beide Therapieformate der DBT zu nutzen. Wenn Sie eine Metapher verwenden wollen, dann wäre die DBT mit einer guten, reichhaltigen Mahlzeit zu vergleichen, wobei die Skills eine ausgezeichnete Beilage darstellen, die die Hauptmahlzeit sinnvoll ergänzt. Natürlich kann man auch nur Beilagen essen, und manche Menschen spezialisieren sich darauf, indem sie diese in den Rang der Hauptspeise erheben.

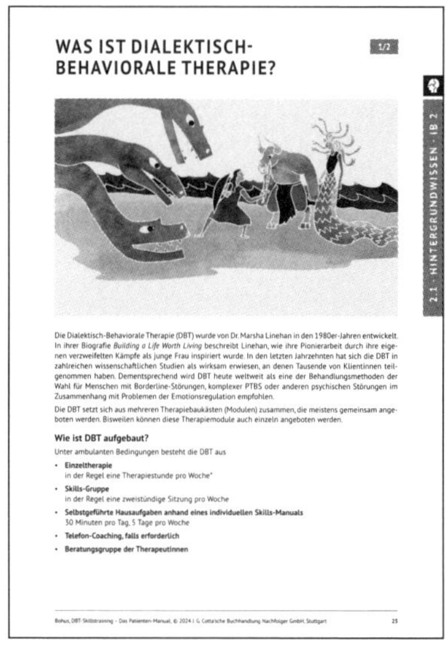
WAS IST DIALEKTISCH-BEHAVIORALE THERAPIE? 1/2

2.1 · HINTERGRUNDWISSEN · IB 2

Die Dialektisch-Behaviorale Therapie (DBT) wurde von Dr. Marsha Linehan in den 1980er-Jahren entwickelt. In ihrer Biografie *Building a Life Worth Living* beschreibt Linehan, wie ihre Pionierarbeit durch ihre eigenen verzweifelten Kämpfe als junge Frau inspiriert wurde. In den letzten Jahrzehnten hat sich die DBT in zahlreichen wissenschaftlichen Studien als wirksam erwiesen, an denen Tausende von Klientinnen teilgenommen haben. Dementsprechend wird DBT heute weltweit als eine der Behandlungsmethoden der Wahl für Menschen mit Borderline-Störungen, komplexer PTBS oder anderen psychischen Störungen im Zusammenhang mit Problemen der Emotionsregulation empfohlen.

Die DBT setzt sich aus mehreren Therapiebaukästen (Modulen) zusammen, die meistens gemeinsam angeboten werden. Bisweilen können diese Therapiemodule auch einzeln angeboten werden.

Wie ist DBT aufgebaut?

Unter ambulanten Bedingungen besteht die DBT aus

- **Einzeltherapie**
  in der Regel eine Therapiestunde pro Woche*
- **Skills-Gruppe**
  in der Regel eine zweistündige Sitzung pro Woche
- **Selbstgeführte Hausaufgaben anhand eines individuellen Skills-Manuals**
  30 Minuten pro Tag, 5 Tage pro Woche
- **Telefon-Coaching, falls erforderlich**
- **Beratungsgruppe der Therapeutinnen**

Bohus, DBT-Skillstraining – Das Patienten-Manual, © 2024 J. G. Cotta'sche Buchhandlung Nachfolger GmbH, Stuttgart 25

2.1 IB 3 Komplexe Posttraumatische Belastungsstörung

Dieses Informationsblatt sollte an potenzielle Skillsgruppen-Teilnehmerinnen ausgehändigt werden, die an den Folgen von zwischenmenschlicher Gewalterfahrung in Kindheit und Jugend leiden. Zur Vertiefung können Sie auf ausführlichere Patientenratgeber verweisen, z. B. Ehring und Ehlers (2018) und auf Kapitel 3.3 im Patienten-Manual (S. 47 ff.).

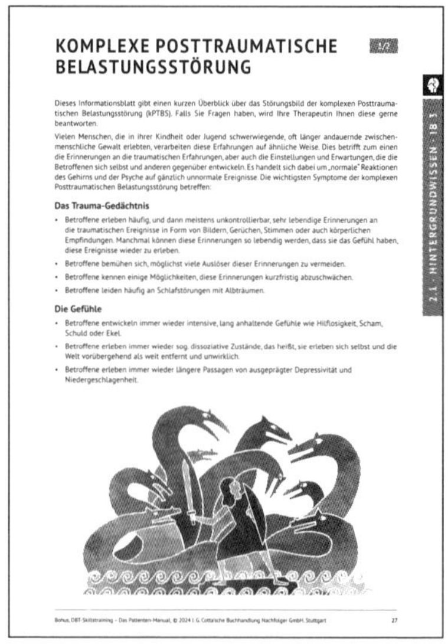
KOMPLEXE POSTTRAUMATISCHE BELASTUNGSSTÖRUNG 1/2

2.1 · HINTERGRUNDWISSEN · IB 3

Dieses Informationsblatt gibt einen kurzen Überblick über das Störungsbild der komplexen Posttraumatischen Belastungsstörung (kPTBS). Falls Sie Fragen haben, wird Ihre Therapeutin Ihnen diese gerne beantworten.

Vielen Menschen, die in ihrer Kindheit oder Jugend schwerwiegende, oft länger andauernde zwischenmenschliche Gewalt erlebten, verarbeiten diese Erfahrungen auf ähnliche Weise. Dies betrifft zum einen die Erinnerungen an die traumatischen Erfahrungen, aber auch die Einstellungen und Erwartungen, die die Betroffenen sich selbst und anderen gegenüber entwickeln. Es handelt sich dabei um „normale" Reaktionen des Gehirns und der Psyche auf gänzlich unnormale Ereignisse. Die wichtigsten Symptome der komplexen Posttraumatischen Belastungsstörung betreffen:

Das Trauma-Gedächtnis

- Betroffene erleben häufig, und dann meistens unkontrollierbar, sehr lebendige Erinnerungen an die traumatischen Ereignisse in Form von Bildern, Gerüchen, Stimmen oder auch körperlichen Empfindungen. Manchmal können diese Erinnerungen so lebendig werden, dass sie das Gefühl haben, diese Ereignisse wieder zu erleben.
- Betroffene bemühen sich, möglichst viele Auslöser dieser Erinnerungen zu vermeiden.
- Betroffene kennen einige Möglichkeiten, diese Erinnerungen kurzfristig abzuschwächen.
- Betroffene leiden häufig an Schlafstörungen mit Albträumen.

Die Gefühle

- Betroffene entwickeln immer wieder intensive, lang anhaltende Gefühle wie Hilflosigkeit, Scham, Schuld oder Ekel.
- Betroffene erleben immer wieder sog. dissoziative Zustände, das heißt, sie erleben sich selbst und die Welt vorübergehend als weit entfernt und unwirklich.
- Betroffene erleben immer wieder längere Passagen von ausgeprägter Depressivität und Niedergeschlagenheit.

Bohus, DBT-Skillstraining – Das Patienten-Manual, © 2024 J. G. Cotta'sche Buchhandlung Nachfolger GmbH, Stuttgart 27

2.1 IB 4 Dialektisch-Behaviorale Therapie für komplexe PTBS

Wie in Kapitel 4.4 ausführlicher beschrieben, entwickelten wir die DBT-PTBS als störungsspezifische Erweiterung der Standard-DBT. Das Behandlungsprogramm kann entweder als zwölfwöchiges Kompaktprogramm im (teil-)stationären Sektor angeboten werden oder als ambulante Behandlung über den Zeitraum eines Jahres. Letzteres erfordert zwingend mindestens 45 Sitzungen Einzeltherapie, die gut mit einer Skillsgruppe kombiniert werden können. Steht keine Skillsgruppe zur Verfügung, so sollte eine entsprechende Auswahl der Skills in der Einzeltherapie vermittelt werden (siehe Tabelle 1.6.1). Dieses Informationsblatt dient zur Aufklärung der Patientinnen und sollte diese ermutigen, eine entsprechende Therapie zu beginnen.

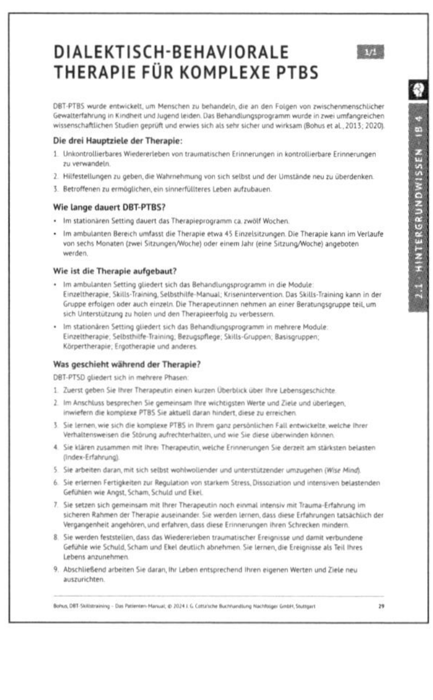
DIALEKTISCH-BEHAVIORALE THERAPIE FÜR KOMPLEXE PTBS 1/1

2.1 · HINTERGRUNDWISSEN · IB 4

DBT-PTBS wurde entwickelt, um Menschen zu behandeln, die an den Folgen von zwischenmenschlicher Gewalterfahrung in Kindheit und Jugend leiden. Das Behandlungsprogramm wurde in zwei umfangreichen wissenschaftlichen Studien geprüft und erwies sich als sehr sicher und wirksam (Bohus et al., 2013; 2020).

Die drei Hauptziele der Therapie:

1. Unkontrollierbares Wiedererleben von traumatischen Erinnerungen in kontrollierbare Erinnerungen zu verwandeln.
2. Hilfestellungen zu geben, die Wahrnehmung von sich selbst und der Umstände neu zu überdenken.
3. Betroffenen zu ermöglichen, ein sinnerfüllteres Leben aufzubauen.

Wie lange dauert DBT-PTBS?

- Im stationären Setting dauert das Therapieprogramm ca. zwölf Wochen.
- Im ambulanten Bereich umfasst die Therapie etwa 45 Einzelsitzungen. Die Therapie kann im Verlaufe von sechs Monaten (zwei Sitzungen/Woche) oder einem Jahr (eine Sitzung/Woche) angeboten werden.

Wie ist die Therapie aufgebaut?

- Im ambulanten Setting gliedert sich das Behandlungsprogramm in die Module: Einzeltherapie; Skills-Training, Selbsthilfe-Manual; Krisenintervention. Das Skills-Training kann in der Gruppe erfolgen oder auch einzeln. Die Therapeutinnen nehmen an einer Beratungsgruppe teil, um sich Unterstützung zu holen und den Therapieerfolg zu verbessern.
- Im stationären Setting gliedert sich das Behandlungsprogramm in mehrere Module: Einzeltherapie; Selbsthilfe-Training; Bezugspflege; Skills-Gruppen; Basisgruppen; Körpertherapie; Ergotherapie und anderes.

Was geschieht während der Therapie?

DBT-PTSD gliedert sich in mehrere Phasen:

1. Zuerst geben Sie Ihrer Therapeutin einen kurzen Überblick über Ihre Lebensgeschichte.
2. Im Anschluss besprechen Sie gemeinsam Ihre wichtigsten Werte und Ziele und überlegen, inwiefern die komplexe PTBS Sie aktuell daran hindert, diese zu erreichen.
3. Sie lernen, wie sich die komplexe PTBS in Ihrem ganz persönlichen Fall entwickelte, welche Ihrer Verhaltensweisen die Störung aufrechterhalten, und wie Sie diese überwinden können.
4. Sie klären zusammen mit Ihrer Therapeutin, welche Erinnerungen Sie derzeit am stärksten belasten (Index-Erfahrung).
5. Sie arbeiten daran, mit sich selbst wohlwollender und unterstützender umzugehen (*Wise Mind*).
6. Sie erlernen Fertigkeiten zur Regulation von starkem Stress, Dissoziation und intensiven belastenden Gefühlen wie Angst, Scham, Schuld und Ekel.
7. Sie setzen sich gemeinsam mit Ihrer Therapeutin noch einmal intensiv mit Trauma-Erfahrung im sicheren Rahmen der Therapie auseinander. Sie werden lernen, dass diese Erfahrungen tatsächlich der Vergangenheit angehören, und erfahren, dass diese Erinnerungen ihren Schrecken mindern.
8. Sie werden feststellen, dass das Wiedererleben traumatischer Ereignisse und damit verbundene Gefühle wie Schuld, Scham und Ekel deutlich abnehmen. Sie lernen, die Ereignisse als Teil Ihres Lebens anzunehmen.
9. Abschließend arbeiten Sie daran, Ihr Leben entsprechend Ihren eigenen Werten und Ziele neu auszurichten.

Bohus, DBT-Skillstraining – Das Patienten-Manual, © 2024 J. G. Cotta'sche Buchhandlung Nachfolger GmbH, Stuttgart 29

2.1 IB 5 Die Komponenten der Skillsgruppe

Der kurze Überblick über alle Komponenten der Skillsgruppe dient hauptsächlich der Orientierung. Es hat sich bewährt, dieses Informationsblatt an Patientinnen auszuhändigen, die sich mit dem Gedanken tragen, an einer Skillsgruppe teilzunehmen, oder dazu gedrängt werden und nicht so genau wissen, was dabei auf sie zukommt. Anhand dieses Informationsblattes lassen sich die Ziele und Inhalte der einzelnen Komponenten gut diskutieren.

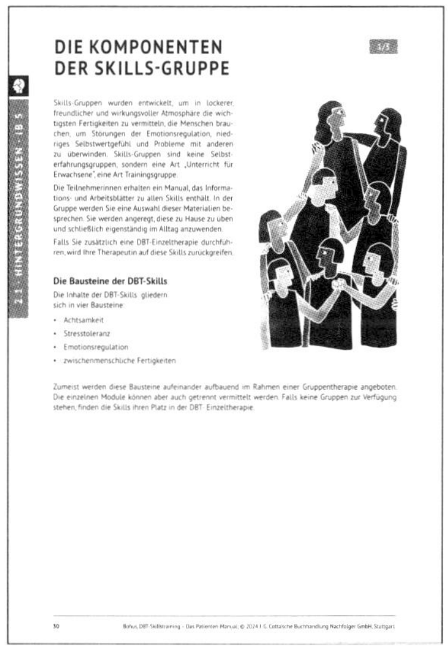
2.1 · HINTERGRUNDWISSEN · IB 5

DIE KOMPONENTEN DER SKILLS-GRUPPE

1/3

Skills-Gruppen wurden entwickelt, um in lockerer, freundlicher und wirkungsvoller Atmosphäre die wichtigsten Fertigkeiten zu vermitteln, die Menschen brauchen, um Störungen der Emotionsregulation, niedriges Selbstwertgefühl und Probleme mit anderen zu überwinden. Skills-Gruppen sind keine Selbsterfahrungsgruppen, sondern eine Art „Unterricht für Erwachsene", eine Art Trainingsgruppe.

Die Teilnehmerinnen erhalten ein Manual, das Informations- und Arbeitsblätter zu allen Skills enthält. In der Gruppe werden Sie eine Auswahl dieser Materialien besprechen. Sie werden angeregt, diese zu Hause zu üben und schließlich eigenständig im Alltag anzuwenden.

Falls Sie zusätzlich eine DBT-Einzeltherapie durchführen, wird Ihre Therapeutin auf diese Skills zurückgreifen.

Die Bausteine der DBT-Skills

Die Inhalte der DBT-Skills gliedern sich in vier Bausteine:

- Achtsamkeit
- Stresstoleranz
- Emotionsregulation
- zwischenmenschliche Fertigkeiten

Zumeist werden diese Bausteine aufeinander aufbauend im Rahmen einer Gruppentherapie angeboten. Die einzelnen Module können aber auch getrennt vermittelt werden. Falls keine Gruppen zur Verfügung stehen, finden die Skills ihren Platz in der DBT-Einzeltherapie.

2.2 Einführung in das Skillstraining

2.2.1 Ziele der Einführung

Die Patientinnen in Skillsgruppen oder auch in DBT-Einzeltherapie sollten sich zu Beginn der Behandlung mit einigen wesentlichen Bausteinen vertraut machen und damit die Selbstwirksamkeit verbessern: Was sind eigentlich Skills? Wie kann man Stolpersteine, also prototypische Probleme im Umgang mit anderen Teilnehmerinnen, vorhersehen und Lösungsmöglichkeiten erarbeiten? Wie definiert man Therapieziele und was sind persönliche Ziele? Wie gehen wir mit Therapie-Aufgaben um? Wie gestalten sich die Regeln der Therapie? Einige wichtige Ergänzungen finden sich in Kapitel 2.7 des Patienten-Manuals (S. 399 ff.).

2.2.2 Einführung in das Skillstraining: Info- und Arbeitsblätter

2.2 IB 1	Was sind Skills?	Patienten-Manual, S. 37
2.2 IB 2	Teilnehmende der Skillsgruppe	Patienten-Manual, S. 38
2.2 AB 1	Stolpersteine der Skillsgruppe	Patienten-Manual, S. 39
2.2 AB 2	Therapieziele festlegen	Patienten-Manual, S. 41
2.2 AB 3	Therapie-Aufgaben	Patienten-Manual, S. 43
2.2 AB 4	Hausaufgaben nicht gemacht?	Patienten-Manual, S. 44
2.2 AB 5	Meine Therapie-Geschichte	Patienten-Manual, S. 46
2.2 AB 6	Behandlungsvertrag für DBT-Skillsgruppen	Patienten-Manual, S. 47

2.2 IB 1 Was sind Skills?

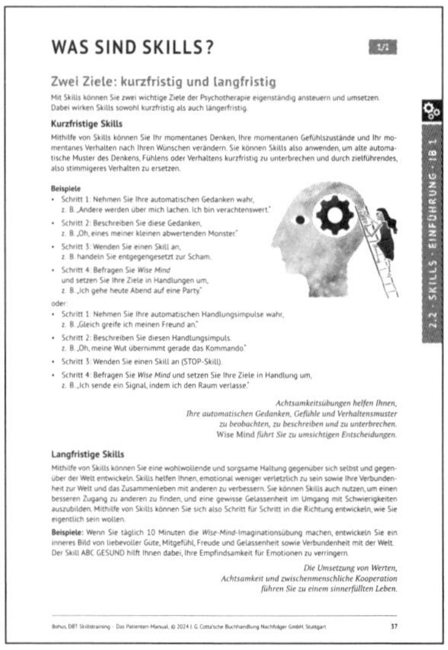

WAS SIND SKILLS? 1/1

Zwei Ziele: kurzfristig und langfristig

Mit Skills können Sie zwei wichtige Ziele der Psychotherapie eigenständig ansteuern und umsetzen. Dabei wirken Skills sowohl kurzfristig als auch längerfristig.

Kurzfristige Skills

Mithilfe von Skills können Sie Ihr momentanes Denken, Ihre momentanen Gefühlszustände und Ihr momentanes Verhalten nach Ihren Wünschen verändern. Sie können Skills also anwenden, um alte automatische Muster des Denkens, Fühlens oder Verhaltens kurzfristig zu unterbrechen und durch zielführendes, also stimmigeres Verhalten zu ersetzen.

Beispiele
- Schritt 1: Nehmen Sie Ihre automatischen Gedanken wahr, z. B. „Andere werden über mich lachen. Ich bin verachtenswert."
- Schritt 2: Beschreiben Sie diese Gedanken, z. B. „Oh, eines meiner kleinen abwertenden Monster."
- Schritt 3: Wenden Sie einen Skill an, z. B. handeln Sie entgegengesetzt zur Scham.
- Schritt 4: Befragen Sie *Wise Mind* und setzen Sie Ihre Ziele in Handlungen um, z. B. „Ich gehe heute Abend auf eine Party."

oder:
- Schritt 1: Nehmen Sie Ihre automatischen Handlungsimpulse wahr, z. B. „Gleich greife ich meinen Freund an."
- Schritt 2: Beschreiben Sie diesen Handlungsimpuls. z. B. „Oh, meine Wut übernimmt gerade das Kommando."
- Schritt 3: Wenden Sie einen Skill an (STOP-Skill).
- Schritt 4: Befragen Sie *Wise Mind* und setzen Sie Ihre Ziele in Handlung um, z. B. „Ich sende ein Signal, indem ich den Raum verlasse."

Achtsamkeitsübungen helfen Ihnen, Ihre automatischen Gedanken, Gefühle und Verhaltensmuster zu beobachten, zu beschreiben und zu unterbrechen. Wise Mind *führt Sie zu umsichtigen Entscheidungen.*

Langfristige Skills

Mithilfe von Skills können Sie eine wohlwollende und sorgsame Haltung gegenüber sich selbst und gegenüber der Welt entwickeln. Skills helfen Ihnen, emotional weniger verletzlich zu sein sowie Ihre Verbundenheit zur Welt und das Zusammenleben mit anderen zu verbessern. Sie können Skills auch nutzen, um einen besseren Zugang zu anderen zu finden, und eine gewisse Gelassenheit im Umgang mit Schwierigkeiten auszubilden. Mithilfe von Skills können Sie sich also Schritt für Schritt in die Richtung entwickeln, wie Sie eigentlich sein wollen.

Beispiele: Wenn Sie täglich 10 Minuten die *Wise-Mind*-Imaginationsübung machen, entwickeln Sie ein inneres Bild von liebevoller Güte, Mitgefühl, Freude und Gelassenheit sowie Verbundenheit mit der Welt. Der Skill ABC GESUND hilft Ihnen dabei, Ihre Empfindsamkeit für Emotionen zu verringern.

Die Umsetzung von Werten, Achtsamkeit und zwischenmenschliche Kooperation führen Sie zu einem sinnerfüllten Leben.

Bohus, DBT-Skillstraining – Das Patienten-Manual, © 2024 J. G. Cotta'sche Buchhandlung Nachfolger GmbH, Stuttgart 37

2.2 · SKILLS · EINFÜHRUNG · IB 1

Dieses selbsterklärende Infoblatt fasst auf einer Seite die wesentlichen Dimensionen des Skillstrainings zusammen:

Es geht einerseits darum, **Kompetenzen** aufzubauen, das jeweilige akute innere Erleben und Verhalten **kurzfristig** besser zu steuern. Und es geht andererseits darum, **langfristige** Wirkung auf die eigene **innere Haltung** gegenüber sich selbst und der Welt zu erzielen, was wiederum Einfluss nimmt auf das jeweilige Erleben und Verhalten.

Skills helfen, Herrin im eigenen Haus zu werden.

Sie sollten dieses Infoblatt Ihren Patientinnen gleich zu Beginn der Skillsgruppe aushändigen. Wenn Sie es in der Gruppe besprechen, hat sich die Metapher der Verkehrserziehung gut bewährt (siehe S. 47 in diesem Band, und S. 10 im Patienten-Manual).

Hinsichtlich der **Kompetenzen** geht es immer darum, akutes maladaptives **automatisiertes** Erleben und die entsprechenden automatisierten Handlungsentwürfe zu erkennen, diese zu benennen, zu unterbrechen und sich davon nicht zu dysfunktionalen Handlungen zwingen zu lassen. Die beiden ersten Schritte werden als spezifische Fertigkeiten (beobachten und beschreiben) im Modul Achtsamkeit vermittelt und geübt.

Im klinisch-psychologischen Jargon würde man diese beschriebenen Mechanismen je nach therapeutischer Schule als »Sprung in die Metakognition«, »Introspektion«, »Mentalisierung«, »Entaktualisierung« oder »kontrolliertes Denken« bezeichnen. Es handelt sich immer um den gleichen Prozess: Das Gehirn wird sich seines eigenen gegenwärtigen, automatischen Denkens gewahr, es gleicht diese automatisierten Bewertungen bewusst mit der gegenwärtigen Realität ab und ist dann meist in der Lage, das Verhalten neu zu justieren. Gerade wenn wir es wie bei der Borderline-Störung oder der komplexen PTBS mit stark affektiv aufgeladenen automatisierten Reaktionsmustern zu tun haben, **muss dieser Sprung in die Beobachtung geübt werden**. **Achtsamkeit** ist daher die Mutter aller Skills.

Didaktisch ist es hilfreich, wenn die Patientinnen sich in Kleingruppen über eigene Beispiele für automatisierte Bewertungsprozesse austauschen, diese dann in der Großgruppe vorstellen und diskutieren. Verdeutlichen Sie bitte, dass automatisiertes Denken und Urteilsfehler völlig normale Prozesse sind. Automatisches Denken spart Zeit und Energie und ist in vielen Fällen erfolgreich. Problematischer wird es, wenn traumatisierende Erfahrungen bestimmte Signale als gefährlich identifizieren und diese Signale dann komplexe, stark affektiv aufgeladene Urteilsheurismen aktivieren.

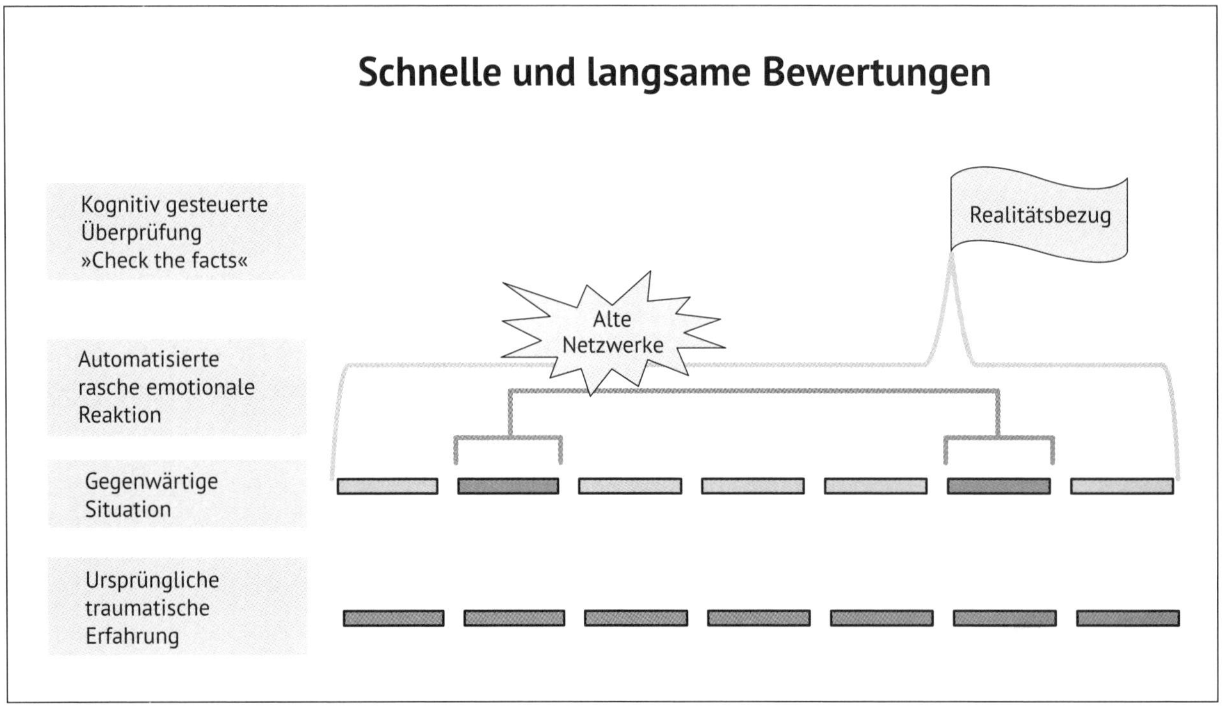

Abbildung 2.2.1 Automatische und kontrollierte Bewertungen

Sie können sich diesen Prozess anhand des Kahneman-Modells vergegenwärtigen (Kahneman 2012, siehe Abb. 2.2.1). Die untere Linie symbolisiert traumatisches Erleben, das in Form von assoziativen affektiv-sensorischen Netzwerken gespeichert wird. Wenn gegenwärtige Ereignisse einige wenige, manchmal auch nur eine einzige Komponente dieser alten gespeicherten Informationen beinhalten, erfolgt eine automatisierte Aktivierung der aversiven Netzwerke. Der Organismus schaltet also das Alarmsystem ein. Nun können wir einen zweiten, etwas mühsameren, aber genaueren Prozess aktivieren: die sog. langsame Bewertung, oder auch »Prüfen Sie die Fakten«. Wir überprüfen also noch einmal, ob dieser Alarm tatsächlich gerechtfertigt ist, indem wir noch einmal möglichst viele gegenwärtige Faktoren berücksichtigen. Kommen wir zu dem Ergebnis, dass unter den gegenwärtigen Umständen keine Gefahr besteht, so können wir die alten Netzwerke »entaktualisieren«, also den Fehlalarm abschalten. Wir verwenden diese Technik auch in den Skills »Was macht den Unterschied?« (2.4 AB 2); »Wechsle die Brille« (2.7 AB 8); »Vorsicht, Falle« (2.5 AB 20) und »Prüfen Sie die Fakten« (2.5 AB 21). Dieser Prozess wird weiter unten (2.4 AB 2) nochmals aufgegriffen und didaktisch einfacher erläutert.

Hinsichtlich der **inneren Haltung**, also der Einstellung sich selbst und der Welt gegenüber, können wir davon ausgehen, dass diese naturgemäß deutlich stabiler ist. Dennoch ist auch die innere Haltung, oder das Selbstkonzept, durch wiederholte neue Erfahrungen modifizierbar. Sonst könnten wir Menschen uns nicht an sich verändernde soziale Umgebungen anpassen. Selbstkonzepte, also die automatisierte Bewertung der eigenen Person, der eigenen Gestalt, der Fertigkeiten, des sozialen Status, der sozialen Eingebundenheit, können wir als erfahrungsbasierte, gelernte »Algorithmen« verstehen, deren zentrales Merkmal der Drang zur Wiederholung und Selbstbestätigung ist.

Selbstkonzepte wollen sich selbst replizieren, weil diese Replikation soziale Sicherheit vermittelt. Selbst ein negatives Selbstkonzept (wie es die meisten Patientinnen mit Borderlinestörungen und komplexer PTBS nur zu gut kennen), fühlt sich im Sinne der inneren Konsistenz vertraut, kontrollierbar und vorhersehbar an.

Folgerichtig induzieren Irritationen des Selbstkonzepts bei den Betroffenen zumindest Unsicherheit, häufig aber auch Ängste, weil das Grundbedürfnis der Vorhersehbarkeit und Kontrollierbarkeit dadurch nicht befriedigt wird.

Probieren Sie es in der Gruppe aus: Sammeln Sie zunächst einige typische negative Selbstannahmen. (»Ich bin blöd. Ich bin falsch. Ich bin anders als alle anderen.«) Sie können dazu auf das Arbeitsblatt 2.7 AB 1 »Ihre persönlichen kleinen Monster« zurückgreifen (Patienten-Manual, S. 401). Anschließend motivieren Sie die Patientinnen zu einem **Rollenspiel in Kleingruppen:**

Pat.1 liest laut ein ihr passend erscheinendes, vertraut wirkendes kleines Monster vor (etwa: *»Ich kann niemandem vertrauen.«*).

Pat. 2 bestätigt im ersten Durchgang diese Annahme: *»Stimmt, man kann niemandem vertrauen. Man kann echt nie wissen, selbst die besten Freunde können einen herb enttäuschen.«*

Pat. 1 beobachtet ihre mentale Reaktion auf diese Bestätigung und teilt diese der Gruppe mit.

Im zweiten Durchgang irritiert Pat. 2 dieses kleine Monster: *»Also, ich weiß nicht, ich habe eigentlich meistens ganz gute Erfahrungen mit Menschen gemacht. Den meisten kann man schon trauen. Man sollte allen zumindest eine Chance geben.«*

Pat. 1 beobachtet wieder ihre mentale Reaktion auf diese Irritation.

Dieser Vorgang wird ohne weitere Diskussion abwechselnd mehrmals wiederholt:

Pat. 2 liest laut ein ihr passend erscheinendes, vertraut wirkendes kleines Monster vor (etwa: *»Ich bin blöde.«*).

Pat. 1 bestätigt im ersten Durchgang diese Annahme: *»Stimmt, irgendwie bist du komisch. Man merkt auch, dass du seltsam bist, also, irgendwie anders als alle anderen.«*

Pat. 2 beobachtet ihre mentale Reaktion auf diese Bestätigung.

Anschließend irritiert Pat. 1 im zweiten Durchgang dieses kleine Monster: *»Also, ich finde dich überhaupt nicht blöde. Du hast Charme und Witz und bist ein ganz toller Mensch.«*

Pat. 1 beobachtet wieder ihre mentale Reaktion auf diese Irritation.

In der Großgruppe werden diese Erfahrungen generalisiert. Bitte vermeiden Sie inhaltliche Diskussionen, (also etwa Klärungen, ob man Menschen trauen kann oder nicht). Es geht in dieser Übung ausschließlich darum, wahrzunehmen, wie stark eine Irritation des Selbstkonzepts die Betroffene verunsichert.

Auf dieser Basis lässt sich gut aufbauen und ein Grundverständnis für die Funktionen des Selbstkonzepts entwickeln. Die Tendenz, sich selbst zu replizieren, also sich selbst und die Welt immer mit derselben Brille anzusehen, wird deutlich. Irritationen führen zu Misstrauen (*»Das meinen die doch nicht ernst.«*). Es erzeugt Angst und Unsicherheit, wenn man versucht, diese alten Annahmen über sich selbst und die Welt zu ändern.

Aber wie ändert man Selbstkonzepte? Indem man neue Erfahrungen macht, immer und immer wieder. Selbstkonzepte sind träge, man sägt leider immer wieder in die alte Kerbe, man muss immer wieder neu ansetzen und Schritt für Schritt den neuen Weg gehen.

Da, wo die Angst ist, da geht's lang!

In der DBT vertrauen wir auf Skills, Imaginationsübungen und neue zwischenmenschliche Erfahrungen.

2.2 IB 2 Teilnehmende der Skillsgruppe

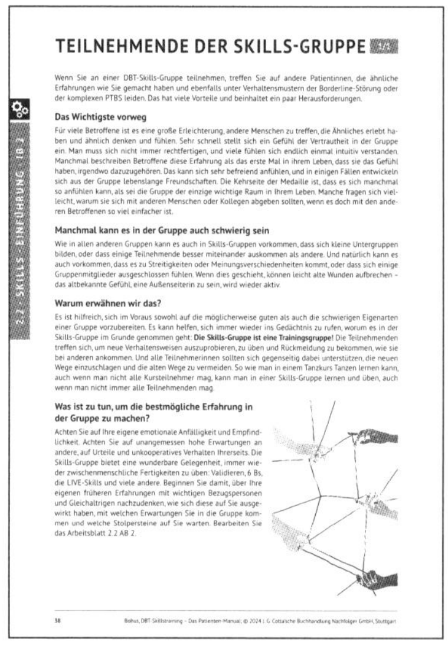
TEILNEHMENDE DER SKILLS-GRUPPE

Die meisten Menschen mit Borderline-Störungen und komplexer PTBS haben in ihrer Kindheit und Jugend negative Erfahrungen mit Gleichaltrigen gemacht. Mehrere Studien konnten einen positiven Zusammenhang zwischen Mobbing-Erfahrungen und Schweregrad der Borderline-Störung im Kinder- und Jugendalter nachweisen. Wir sollten also davon ausgehen, dass die meisten Teilnehmerinnen eine gewisse Hypersensitivität gegenüber sozialer Ausgrenzung zeigen, die sich auch in den Interaktionsprozessen innerhalb der Skillsgruppe zeigen wird. Manchmal ist die Scheu so groß, dass die Betroffenen den Weg in die Gruppe nicht finden, sich nicht beteiligen oder während der Gruppensitzungen dissoziieren. Dementsprechend können sie nur geringe Lernerfahrungen machen. Wir haben die Info- und Arbeitsblätter 2.2 IB 2 und AB 1 entwickelt, um diese Probleme im **Vorfeld** anzusprechen und gegebenenfalls zu bearbeiten. Entweder teilt die Skillstrainerin diese Handouts während der Vorbesprechung mit der Bitte aus, diese eigenständig zu bearbeiten, oder die Einzeltherapeutin bearbeitet zusammen mit der Patientin diese Blätter vor Beginn der Skillsgruppe. Falls Sie eine geschlossene Gruppe anleiten, können Sie diese Blätter auch zu Beginn der Gruppe in Kleingruppen bearbeiten lassen.

2.2 AB 1 Stolpersteine der Skillsgruppe

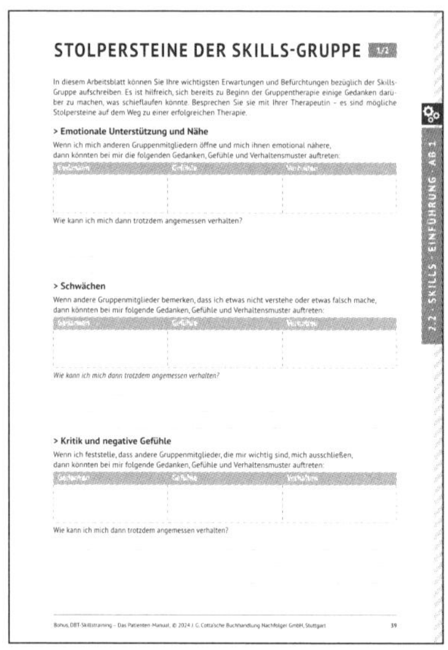
STOLPERSTEINE DER SKILLS-GRUPPE

Wie oben beschrieben, können diese Arbeitsblätter vor Beginn der Skillsgruppe bearbeitet werden, um die entsprechenden Probleme so früh wie möglich zu antizipieren und sich entsprechende Verhaltensweisen zu überlegen.

Hier sind typische zwischenmenschliche Probleme angesprochen, die in jeder Skillsgruppe auftreten können und häufig zu dysfunktionalen Erlebens- und Verhaltensmustern führen. Wir haben auch sehr gute Erfahrungen damit gemacht, diese Stolpersteine in Kleingruppen zu bearbeiten und dann in der Großgruppe gemeinsam zu besprechen. Wenn man möchte, kann man viele dieser potenziellen Probleme darauf zurückführen, dass Patientinnen versuchen, soziale Abwertungen zu vermeiden. Wenn man nach TF-DBT arbeitet, kann man hier auf 2.5 AB 18 Schlüssel-Emotionen-Netzwerke Typ 2: Demütigung hinweisen (Patienten-Manual, S.313). Ermutigen Sie die Patientinnen, sich auch tatsächlich im Vorfeld konkrete Verhaltensmuster zu überlegen, um den entsprechenden maladaptiven Automatismen etwas entgegenzusetzen. Falls dieses Thema in der Gruppe bearbeitet wird, ermuntern wir die Patientinnen, die Arbeitsblätter auch ihren Einzeltherapeutinnen zu geben. Bei Bedarf können diese dann das Thema aufgreifen.

2.2 AB 2 Therapieziele festlegen

Auch wenn es selbstverständlich ist, man sollte es bisweilen wiederholen: Das Erlernen von Skills ist kein Therapieziel, sondern lediglich eine Methode, um diese Ziele zu erreichen. Jede Patientin sollte sich individuell über ihre Ziele klarwerden – entweder mithilfe der Einzeltherapeutin oder im Vorbereitungsgespräch zur Skillsgruppe. Dabei sollte man die gängigen vagen Ziele möglichst vermeiden. Ziele wie *»Es sollte mir besser gehen«, »Ich möchte mehr Selbstwert erlangen«* oder *»Ich möchte nicht mehr so belastet sein«* sind nicht besonders hilfreich. Behandlungsziele sollten SMART sein, also spezifisch, machbar, relevant und terminiert.

Die Details sind in den Arbeitsblättern erklärt. Ermutigen Sie die Patientin immer wieder, sich ihre Ziele zu vergegenwärtigen und gegebenenfalls zu konkretisieren, zu ergänzen oder anzupassen.

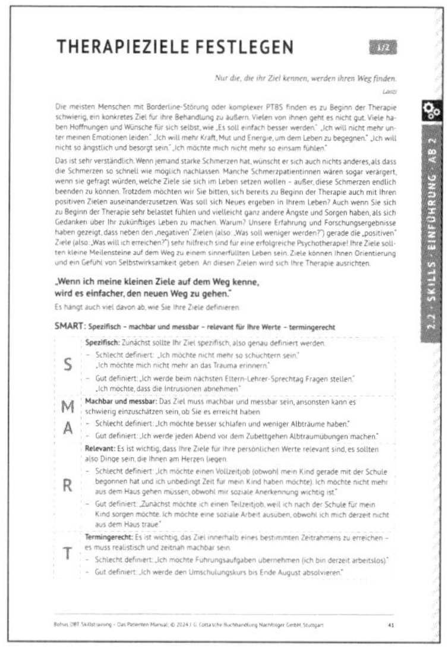

THERAPIEZIELE FESTLEGEN 1/2

Nur die, die ihr Ziel kennen, werden ihren Weg finden.
Laozi

Die meisten Menschen mit Borderline-Störung oder komplexer PTBS finden es zu Beginn der Therapie schwierig, ein konkretes Ziel für ihre Behandlung zu äußern. Vielen von ihnen geht es nicht gut. Viele haben Hoffnungen und Wünsche für sich selbst, wie „Es soll einfach besser werden." „Ich will nicht mehr unter meinen Emotionen leiden." „Ich will mehr Kraft, Mut und Energie, um dem Leben zu begegnen." „Ich will nicht so ängstlich und besorgt sein." „Ich möchte mich nicht mehr so einsam fühlen."

Das ist sehr verständlich. Wenn jemand starke Schmerzen hat, wünscht er sich auch nichts anderes, als dass die Schmerzen so schnell wie möglich nachlassen. Manche Schmerzpatientinnen wären sogar verärgert, wenn sie gefragt würden, welche Ziele sie sich im Leben setzen wollen – außer, diese Schmerzen endlich beenden zu können. Trotzdem möchten wir Sie bitten, sich bereits zu Beginn der Therapie auch mit Ihren positiven Zielen auseinanderzusetzen. Was soll sich Neues ergeben in Ihrem Leben? Auch wenn Sie sich zu Beginn der Therapie sehr belastet fühlen und vielleicht ganz andere Ängste und Sorgen haben, als sich Gedanken über Ihr zukünftiges Leben zu machen. Warum? Unsere Erfahrung und Forschungsergebnisse haben gezeigt, dass neben den „negativen" Zielen (also: „Was soll weniger werden?") gerade die „positiven" Ziele (also: „Was will ich erreichen?") sehr hilfreich sind für eine erfolgreiche Psychotherapie! Ihre Ziele sollten kleine Meilensteine auf dem Weg zu einem sinnerfüllten Leben sein. Ziele können Ihnen Orientierung und ein Gefühl von Selbstwirksamkeit geben. An diesen Zielen wird sich Ihre Therapie ausrichten.

„Wenn ich meine kleinen Ziele auf dem Weg kenne, wird es einfacher, den neuen Weg zu gehen."

Es hängt auch viel davon ab, wie Sie Ihre Ziele definieren.

SMART: Spezifisch – machbar und messbar – relevant für Ihre Werte – termingerecht

S	**Spezifisch:** Zunächst sollte Ihr Ziel spezifisch, also genau definiert werden. – Schlecht definiert: „Ich möchte nicht mehr so schuchtern sein." „Ich möchte mich nicht mehr an das Trauma erinnern." – Gut definiert: „Ich werde beim nächsten Eltern-Lehrer-Sprechtag Fragen stellen." „Ich möchte, dass die Intrusionen abnehmen."
M A	**Machbar und messbar:** Das Ziel muss machbar und messbar sein, ansonsten kann es schwierig einzuschätzen sein, ob Sie es erreicht haben. – Schlecht definiert: „Ich möchte besser schlafen und weniger Albträume haben." – Gut definiert: „Ich werde jeden Abend vor dem Zubettgehen Albtraumübungen machen."
R	**Relevant:** Es ist wichtig, dass Ihre Ziele für Ihre persönlichen Werte relevant sind, es sollten also Dinge sein, die Ihnen am Herzen liegen. – Schlecht definiert: „Ich möchte einen Vollzeitjob (obwohl mein Kind gerade mit der Schule begonnen hat und ich unbedingt Zeit für mein Kind haben möchte). Ich möchte nicht mehr aus dem Haus gehen müssen, obwohl mir soziale Anerkennung wichtig ist." – Gut definiert: „Zunächst möchte ich einen Teilzeitjob, weil ich nach der Schule für mein Kind sorgen möchte. Ich möchte eine soziale Arbeit ausüben, obwohl ich mich derzeit nicht aus dem Haus traue."
T	**Termingerecht:** Es ist wichtig, das Ziel innerhalb eines bestimmten Zeitrahmens zu erreichen – es muss realistisch und zeitnah machbar sein. – Schlecht definiert: „Ich möchte Führungsaufgaben übernehmen (ich bin derzeit arbeitslos)." – Gut definiert: „Ich werde den Umschulungskurs bis Ende August absolvieren."

2.2 · SKILLS · EINFÜHRUNG · AB 2

Bohus, DBT-Skillstraining – Das Patienten-Manual; © 2024 J. G. Cotta'sche Buchhandlung Nachfolger GmbH, Stuttgart 41

2.2 AB 3 Therapie-Aufgaben

Die DBT entfaltet ihre Wirksamkeit im Wechselspiel zwischen geleiteter Psychotherapie und eigenständiger Arbeit mit dem Manual. Dies gilt sowohl für Einzeltherapie als auch für die Skillsgruppen. Im Idealfall sollte die Patientin täglich etwa 30 Minuten für DBT-Übungszeit reservieren. Unser Gehirn braucht diese Zeit und Wiederholungen, um neue Verhaltensweisen in Routinen und Automatismen zu überführen. Im Gegenzug sind die Therapeutinnen angehalten, die Therapie-Aufgaben zu überprüfen und nachzubesprechen. Wir haben gute Erfahrungen damit gemacht, nach jeder Skillsgruppe eine **kurze Rundmail** an alle Beteiligten zu verfassen, in der die Inhalte kurz zusammengefasst und die Hausaufgaben für die kommende Woche noch einmal festgehalten werden. Natürlich können auch Patientinnen diese Aufgabe übernehmen.

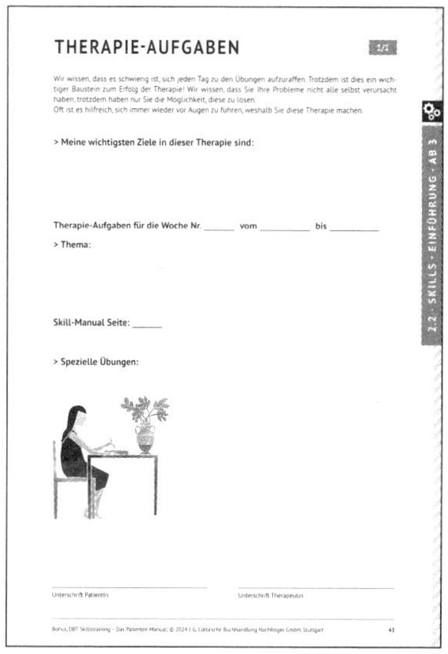

THERAPIE-AUFGABEN 1/1

Wir wissen, dass es schwierig ist, sich jeden Tag zu den Übungen aufzuraffen. Trotzdem ist dies ein wichtiger Baustein zum Erfolg der Therapie! Wir wissen, dass Sie Ihre Probleme nicht alle selbst verursacht haben, trotzdem haben nur Sie die Möglichkeit, diese zu lösen.
Oft ist es hilfreich, sich immer wieder vor Augen zu führen, weshalb Sie diese Therapie machen.

> Meine wichtigsten Ziele in dieser Therapie sind:

Therapie-Aufgaben für die Woche Nr. ______ vom __________ bis __________

> Thema:

Skill-Manual Seite: ______

> Spezielle Übungen:

Unterschrift PatientIn — Unterschrift Therapeutin

2.2 · SKILLS · EINFÜHRUNG · AB 3

Bohus, DBT-Skillstraining – Das Patienten-Manual; © 2024 J. G. Cotta'sche Buchhandlung Nachfolger GmbH, Stuttgart 43

2.2 AB 4 Hausaufgaben nicht gemacht?

Wie in Kapitel 1.6.2.6 besprochen, werden die Hausaufgaben in aller Regel entweder in Kleingruppen oder reihum in der Gruppe besprochen. Was tun, wenn die Therapieaufgaben nicht gemacht werden? Die Stichworte lauten validieren und verändern: Zunächst sollten Sie dies natürlich bemerken und keinesfalls übergehen (dysfunktionales Verhalten, das nicht angesprochen wird, tendiert dazu, zu generalisieren). Andererseits sollten Sie darauf achten, dass sich die betroffenen Teilnehmerinnen nicht bloßgestellt fühlen. Eine Möglichkeit wäre es, die Teilnehmerinnen aufzufordern, dieses Blatt mit Ihrer Hilfe jetzt sofort auszufüllen oder dies eigenständig zu Hause zu erledigen und es das nächste Mal mitzubringen.

Im Prinzip handelt es sich hierbei um Mikroanalysen, um möglichst rasch herauszufinden, wo das Problem lag, und dann Abhilfe zu schaffen:

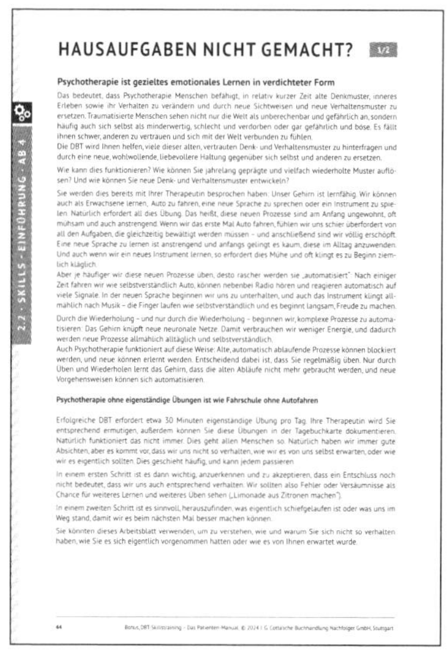

HAUSAUFGABEN NICHT GEMACHT? 1/2

Psychotherapie ist gezieltes emotionales Lernen in verdichteter Form

Das bedeutet, dass Psychotherapie Menschen befähigt, in relativ kurzer Zeit alte Denkmuster, inneres Erleben sowie ihr Verhalten zu verändern und durch neue Sichtweisen und neue Verhaltensmuster zu ersetzen. Traumatisierte Menschen sehen nicht nur die Welt als unberechenbar und gefährlich an, sondern häufig auch sich selbst als minderwertig, schlecht und verdorben oder gar gefährlich und böse. Es fällt ihnen schwer, anderen zu vertrauen und sich mit der Welt verbunden zu fühlen.
Die DBT wird Ihnen helfen, viele dieser alten, vertrauten Denk- und Verhaltensmuster zu hinterfragen und durch eine neue, wohlwollende, liebevollere Haltung gegenüber sich selbst und anderen zu ersetzen.

Wie kann dies funktionieren? Wie können Sie jahrelang geprägte und vielfach wiederholte Muster auflösen? Und wie können Sie neue Denk- und Verhaltensmuster entwickeln?

Sie werden dies bereits mit Ihrer Therapeutin besprochen haben: Unser Gehirn ist lernfähig. Wir können auch als Erwachsene lernen, Auto zu fahren, eine neue Sprache zu sprechen oder ein Instrument zu spielen. Natürlich erfordert all dies Übung. Das heißt, diese neuen Prozesse sind am Anfang ungewohnt, oft mühsam und auch anstrengend. Wenn wir das erste Mal Auto fahren, fühlen wir uns schier überfordert von all den Aufgaben, die gleichzeitig bewältigt werden müssen – und anschließend sind wir völlig erschöpft. Eine neue Sprache zu lernen ist anstrengend und anfangs gelingt es kaum, diese im Alltag anzuwenden. Und auch wenn wir ein neues Instrument lernen, so erfordert dies Mühe und oft klingt es zu Beginn ziemlich kläglich.
Aber je häufiger wir diese neuen Prozesse üben, desto rascher werden sie „automatisiert": Nach einiger Zeit fahren wir wie selbstverständlich Auto, können nebenbei Radio hören und reagieren automatisch auf viele Signale. In der neuen Sprache beginnen wir uns zu unterhalten, und auch das Instrument klingt allmählich nach Musik – die Finger laufen wie selbstverständlich und es beginnt langsam, Freude zu machen.

Durch die Wiederholung – und nur durch die Wiederholung – beginnen wir, komplexe Prozesse zu automatisieren: Das Gehirn knüpft neue neuronale Netze. Damit verbrauchen wir weniger Energie, und dadurch werden neue Prozesse allmählich alltäglich und selbstverständlich.
Auch Psychotherapie funktioniert auf diese Weise: Alte, automatisch ablaufende Prozesse können blockiert werden, und neue können erlernt werden. Entscheidend dabei ist, dass Sie regelmäßig üben. Nur durch Üben und Wiederholen lernt das Gehirn, dass die alten Abläufe nicht mehr gebraucht werden, und neue Vorgehensweisen können sich automatisieren.

Psychotherapie ohne eigenständige Übungen ist wie Fahrschule ohne Autofahren

Erfolgreiche DBT erfordert etwa 30 Minuten eigenständige Übung pro Tag. Ihre Therapeutin wird Sie entsprechend ermutigen, außerdem können Sie diese Übungen in der Tagebuchkarte dokumentieren. Natürlich funktioniert das nicht immer. Dies geht allen Menschen so. Natürlich haben wir immer gute Absichten, aber es kommt vor, dass wir uns nicht so verhalten, wie wir es von uns selbst erwarten, oder wie wir es eigentlich sollten. Dies geschieht häufig, und kann jedem passieren.

In einem ersten Schritt ist es dann wichtig, anzuerkennen und zu akzeptieren, dass ein Entschluss noch nicht bedeutet, dass wir uns auch entsprechend verhalten. Wir sollten also Fehler oder Versäumnisse als Chance für weiteres Lernen und weiteres Üben sehen („Limonade aus Zitronen machen").

In einem zweiten Schritt ist es sinnvoll, herauszufinden, was eigentlich schiefgelaufen ist oder was uns im Weg stand, damit wir es beim nächsten Mal besser machen können.

Sie könnten dieses Arbeitsblatt verwenden, um zu verstehen, wie und warum Sie sich nicht so verhalten haben, wie Sie es sich eigentlich vorgenommen hatten oder wie es von Ihnen erwartet wurde.

2.2 · SKILLS · EINFÜHRUNG · AB 4

44 Bohus, DBT-Skillstraining – Das Patienten-Manual; © 2024 J. G. Cotta'sche Buchhandlung Nachfolger GmbH, Stuttgart

a) Habe ich die Aufgabe nicht verstanden? – Nachfragen.
b) Habe ich nicht daran gedacht? – Erinnern.
c) Hatte ich keine Lust? – Eigenmotivation verbessern.

Dieses Arbeitsblatt kann natürlich auch in der Einzeltherapie verwendet werden.

2.2 AB 5 Meine Therapie-Geschichte

Die meisten Skillsgruppen werden im offenen, durchlaufenden Format angeboten. Es werden also immer wieder Teilnehmerinnen neu hinzukommen und andere werden die Gruppe verlassen. Um den Abschiedsprozess etwas zu strukturieren, hat es sich bewährt, die scheidenden Teilnehmerinnen zu ermuntern, mithilfe dieses Arbeitsblatts ihre wichtigsten Lernerfahrungen während der Therapie aufzuschreiben. Dieser Abschiedsbrief wird dann in der letzten Stunde vorgelesen. Anschließend sollte jede Teilnehmerin der ausscheidenden Person ein kleines »Geschenk« in Form eines Skills, eines Merksatzes oder einfach eines guten Wunsches geben.

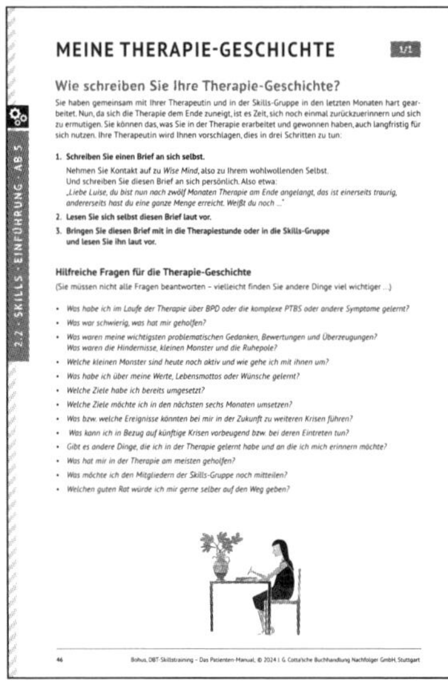

2.2 · SKILLS · EINFÜHRUNG · AB 5

MEINE THERAPIE-GESCHICHTE 1/1

Wie schreiben Sie Ihre Therapie-Geschichte?

Sie haben gemeinsam mit Ihrer Therapeutin und in der Skills-Gruppe in den letzten Monaten hart gearbeitet. Nun, da sich die Therapie dem Ende zuneigt, ist es Zeit, sich noch einmal zurückzuerinnern und sich zu ermutigen. Sie können das, was Sie in der Therapie erarbeitet und gewonnen haben, auch langfristig für sich nutzen. Ihre Therapeutin wird Ihnen vorschlagen, dies in drei Schritten zu tun:

1. **Schreiben Sie einen Brief an sich selbst.**
   Nehmen Sie Kontakt auf zu *Wise Mind*, also zu Ihrem wohlwollenden Selbst.
   Und schreiben Sie diesen Brief an sich persönlich. Also etwa:
   „Liebe Luise, du bist nun nach zwölf Monaten Therapie am Ende angelangt, das ist einerseits traurig, andererseits hast du eine ganze Menge erreicht. Weißt du noch …"
2. **Lesen Sie sich selbst diesen Brief laut vor.**
3. **Bringen Sie diesen Brief mit in die Therapiestunde oder in die Skills-Gruppe und lesen Sie ihn laut vor.**

Hilfreiche Fragen für die Therapie-Geschichte

(Sie müssen nicht alle Fragen beantworten – vielleicht finden Sie andere Dinge viel wichtiger …)

- *Was habe ich im Laufe der Therapie über BPD oder die komplexe PTBS oder andere Symptome gelernt?*
- *Was war schwierig, was hat mir geholfen?*
- *Was waren meine wichtigsten problematischen Gedanken, Bewertungen und Überzeugungen? Was waren die Hindernisse, kleinen Monster und die Ruhepole?*
- *Welche kleinen Monster sind heute noch aktiv und wie gehe ich mit ihnen um?*
- *Was habe ich über meine Werte, Lebensmottos oder Wünsche gelernt?*
- *Welche Ziele habe ich bereits umgesetzt?*
- *Welche Ziele möchte ich in den nächsten sechs Monaten umsetzen?*
- *Was bzw. welche Ereignisse könnten bei mir in der Zukunft zu weiteren Krisen führen?*
- *Was kann ich in Bezug auf künftige Krisen vorbeugend bzw. bei deren Eintreten tun?*
- *Gibt es andere Dinge, die ich in der Therapie gelernt habe und an die ich mich erinnern möchte?*
- *Was hat mir in der Therapie am meisten geholfen?*
- *Was möchte ich den Mitgliedern der Skills-Gruppe noch mitteilen?*
- *Welchen guten Rat würde ich mir gerne selber auf den Weg geben?*

46 Bohus, DBT-Skillstraining – Das Patienten-Manual, © 2024 J. G. Cotta'sche Buchhandlung Nachfolger GmbH, Stuttgart

2.2 AB 6 Behandlungsvertrag für DBT-Skillsgruppen

Diese Vereinbarung sollte natürlich bereits in der Vorbesprechung ausgehändigt, besprochen und unterschrieben werden. Hier sind die grundlegenden Prinzipien und Regeln aufgeführt, auf die Sie auch im Verlauf der Therapie immer wieder zurückgreifen können. Am besten lesen Sie die jeweiligen Punkte Schritt für Schritt laut vor, fragen nach Verständnis und Zustimmung. Erklären Sie, dass insbesondere die Non-Suizid-Vereinbarung essenziell ist und nicht diskutiert werden kann. Die therapeutischen Schritte, um dieses Zugeständnis zu erreichen, werden in Kapitel 1.6.2.5 beschrieben. Selbstverständlich können Sie zusätzliche Vereinbarungen ergänzen.

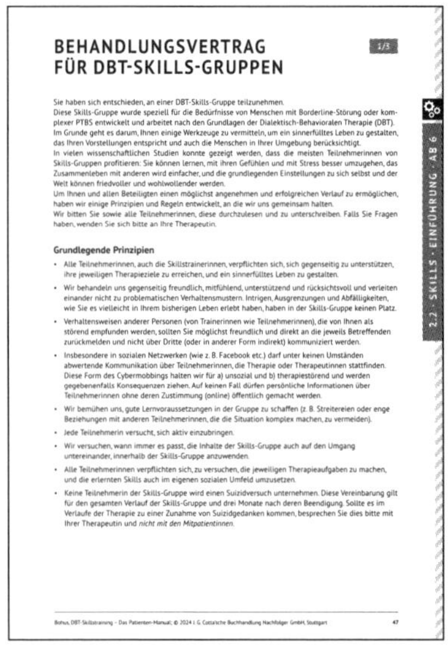

2.2 · SKILLS · EINFÜHRUNG · AB 6

BEHANDLUNGSVERTRAG FÜR DBT-SKILLS-GRUPPEN 1/3

Sie haben sich entschieden, an einer DBT-Skills-Gruppe teilzunehmen.
Diese Skills-Gruppe wurde speziell für die Bedürfnisse von Menschen mit Borderline-Störung oder komplexer PTBS entwickelt und arbeitet nach den Grundlagen der Dialektisch-Behavioralen Therapie (DBT).
Im Grunde geht es darum, Ihnen einige Werkzeuge zu vermitteln, um ein sinnerfülltes Leben zu gestalten, das Ihren Vorstellungen entspricht und auch die Menschen in Ihrer Umgebung berücksichtigt.
In vielen wissenschaftlichen Studien konnte gezeigt werden, dass die meisten Teilnehmerinnen von Skills-Gruppen profitieren: Sie können lernen, mit ihren Gefühlen und mit Stress besser umzugehen, das Zusammenleben mit anderen wird einfacher, und die grundlegenden Einstellungen zu sich selbst und der Welt können friedvoller und wohlwollender werden.
Um Ihnen und allen Beteiligten einen möglichst angenehmen und erfolgreichen Verlauf zu ermöglichen, haben wir einige Prinzipien und Regeln entwickelt, an die wir uns gemeinsam halten.
Wir bitten Sie sowie alle Teilnehmerinnen, diese durchzulesen und zu unterschreiben. Falls Sie Fragen haben, wenden Sie sich bitte an Ihre Therapeutin.

Grundlegende Prinzipien

- Alle Teilnehmerinnen, auch die Skillstrainerinnen, verpflichten sich, sich gegenseitig zu unterstützen, ihre jeweiligen Therapieziele zu erreichen, und ein sinnerfülltes Leben zu gestalten.
- Wir behandeln uns gegenseitig freundlich, mitfühlend, unterstützend und rücksichtsvoll und verleiten einander nicht zu problematischen Verhaltensmustern. Intrigen, Ausgrenzungen und Abfälligkeiten, wie Sie es vielleicht in Ihrem bisherigen Leben erlebt haben, haben in der Skills-Gruppe keinen Platz.
- Verhaltensweisen anderer Personen (von Trainerinnen wie Teilnehmerinnen), die von Ihnen als störend empfunden werden, sollten Sie möglichst freundlich und direkt an die jeweils Betreffenden zurückmelden und nicht über Dritte (oder in anderer Form indirekt) kommuniziert werden.
- Insbesondere in sozialen Netzwerken (wie z. B. Facebook etc.) darf unter keinen Umständen abwertende Kommunikation über Teilnehmerinnen, die Therapie oder Therapeutinnen stattfinden. Diese Form des Cybermobbings halten wir für a) unsozial und b) therapiestörend und werden gegebenenfalls Konsequenzen ziehen. Auf keinen Fall dürfen persönliche Informationen über Teilnehmerinnen ohne deren Zustimmung (online) öffentlich gemacht werden.
- Wir bemühen uns, gute Lernvoraussetzungen in der Gruppe zu schaffen (z. B. Streitereien oder enge Beziehungen mit anderen Teilnehmerinnen, die die Situation komplex machen, zu vermeiden).
- Jede Teilnehmerin versucht, sich aktiv einzubringen.
- Wir versuchen, wann immer es passt, die Inhalte der Skills-Gruppe auch auf den Umgang untereinander, innerhalb der Skills-Gruppe anzuwenden.
- Alle Teilnehmerinnen verpflichten sich, zu versuchen, die jeweiligen Therapieaufgaben zu machen, und die erlernten Skills auch im eigenen sozialen Umfeld umzusetzen.
- Keine Teilnehmerin der Skills-Gruppe wird einen Suizidversuch unternehmen. Diese Vereinbarung gilt für den gesamten Verlauf der Skills-Gruppe und drei Monate nach deren Beendigung. Sollte es im Verlaufe der Therapie zu einer Zunahme von Suizidgedanken kommen, besprechen Sie dies bitte mit Ihrer Therapeutin und *nicht mit den Mitpatientinnen*.

Bohus, DBT-Skillstraining – Das Patienten-Manual, © 2024 J. G. Cotta'sche Buchhandlung Nachfolger GmbH, Stuttgart 47

2.3 Modul Achtsamkeit

2.3.1 Ziele des Moduls Achtsamkeit

Achtsamkeit, also die gezielte, offene Wahrnehmung des Augenblicks in all seinen Facetten, hat in der DBT zwei Bedeutungen: Zum einen nimmt Achtsamkeit als therapeutisch-interventionelle **Methodik** einen breiten Raum ein, zum anderen ist Achtsamkeit das spirituelle und philosophische **Rückgrat** der DBT.

Dementsprechend sind auch die Ziele des Achtsamkeit-Moduls etwas weiter gesteckt: Sie richten sich **sowohl an die Patientinnen als auch an die Therapeutinnen** und die therapeutischen Teams. Alle Beteiligten sollten sich mit den Grundprinzipien der Achtsamkeit vertraut machen und verinnerlichen, was für Vorteile eine kontinuierliche Praxis der Achtsamkeit bringt – nicht nur für den jeweiligen Therapieverlauf, sondern auch für die Gestaltung des beruflichen Alltags sowie für ein sinnerfülltes Leben.

Die Übungen zu achtsamem Beobachten, Beschreiben und Teilwerden verbessern die metakognitiven und metaemotionalen Kompetenzen, die *Wise-Mind*-Übungen fördern die Entwicklung einer wohlwollenden, mitfühlenden, freudigen und gelassenen Haltung gegenüber sich selbst, anderen und der Welt.

Die Patientinnen sollten ermuntert werden, aus dem reichen Repertoire der Infoblätter einige Übungen auszusuchen, und dann beginnen, diese regelmäßig durchzuführen und in ihren Alltag einzubauen.

Aber auch alle Mitglieder des therapeutischen Teams sollten ihre eigene Achtsamkeitspraxis pflegen: So beginnen alle Sitzungen, egal ob Einzel-, Gruppentherapie, Teamvisite oder Fallbesprechung, immer mit einer kurzen Achtsamkeitsübung. Und in vielen stationären oder teilstationären Einrichtungen praktizieren Patientinnen gemeinsam mit den Teammitgliedern.

2.3.2 In aller Kürze: Was ist Achtsamkeit in der DBT?

Der Begriff »Achtsamkeit« (engl.: mindfulness) ist eine Übersetzung des buddhistischen Begriffes »sati«. Er geht über die Bedeutung von Achtsamkeit im herkömmlichen deutschen Sprachgebrauch im Sinne von »Sorgfalt« oder »Umsicht« hinaus. »Sati« umfasst zudem Domänen wie Besinnung, Gedächtnis oder Erinnerung.

Mit der Achtsamkeit verhält es sich wie mit der Musik: Meistens rieselt Musik als laue Geräuschkulisse im Hintergrund unserer Wahrnehmung, als eine diffuse Folge von Klängen, die unsere Befindlichkeiten einfärben. Dann aber gibt es Momente, da *hören* wir die Musik. Da öffnen wir uns, treten in Resonanz, lassen wir uns davon ergreifen, davontragen und gehen darin auf. Nur wenn wir der Musik unsere ungeteilte Aufmerksamkeit schenken, ohne zu bewerten, ohne daran zu haften, kann sie ihre großartige Wirkmächtigkeit entfalten.

Achtsamkeit »verstehen« ist wie Musik »verstehen«: Es ist schwierig, jemandem, der noch nie eine Oboe gehört hat, zu erklären, wie dieses Instrument klingt. Und den meisten Menschen erschließt sich die Dynamik, Wucht und Schönheit einer Sinfonie nicht, würde man ihnen lediglich die Partitur vorlegen. Musik will gehört werden, sie wird darin erfahren. Das kann man üben.

Achtsamkeit ist klare Geistesgegenwart. Das heißt, ein Bewusstseinszustand, in dem wir dem gegenwärtigen So-Sein unserer Umgebung, unseres Körpers, unseres Geistes, die volle, ungefilterte Aufmerksamkeit schenken, uns für diesen einen Augenblick öffnen, in all seinen Facetten. Ohne zu beurteilen, ohne an ihm zu haften, ohne sich mit dem Augenblick zu identifizieren. Es ist, wie es ist. Jetzt in diesem Augenblick.

Achtsamkeit bedeutet, sich ganz dem Augenblick zu öffnen, so wie er ist.

Die buddhistische Tradition sieht Achtsamkeit als eine mentale Fähigkeit, die durch Übung, also meditative Praxis, erworben werden kann. Andererseits aber auch als eine jedem Menschen innewohnende Essenz, die wir erweitern können, indem wir uns für sie öffnen. Indem wir meditieren, entwickeln wir beides: zum einen verbessern wir unsere mentalen Kompetenzen, etwa die Fähigkeit, den gegenwärtigen Augenblick intensiv wahrzunehmen, zum anderen öffnen wir uns längerfristig für eine achtsame, offene Haltung uns selbst und der Welt gegenüber.

Auch die westliche Psychotherapie baut auf diesen dualen Prozess: Sie nutzt in unterschiedlicher Ausprägung Achtsamkeitsübungen, um metakognitive und metaemotionale Kompetenzen zu verbessern und eine langfristige Verbesserung des Selbstkonzepts sowie der sozialen Kompetenzen zu bewirken.

Als die westliche Psychotherapie Anfang der 1980er-Jahre das therapeutische Potenzial der Achtsamkeitspraxis für sich entdeckte, stand sie vor dem Problem, dass nur wenige schmerzgeplagte oder psychisch erkrankte Menschen in der Lage sind, täglich 20 Minuten lang still zu meditieren.

Um die offensichtlichen Vorteile der Achtsamkeitspraxis dennoch zu nutzen, um also mentale Fähigkeiten wie Aufmerksamkeitsfokussierung, Selbstreflexion, Akzeptanz und Mitgefühl zu fördern, war es nötig, diese traditionelle meditative Praxis zu modifizieren. Während etwa Jon Kabat-Zinn für Mindfulness Based Stress Reduction (MBSR) ein Bukett an kurzweiligen meditativen Übungen zusammenstellte, vermittelt die DBT die **Skills-basierte** Achtsamkeit: M. Linehan dekonstruierte mit Unterstützung ihres Zen-Lehrers W. Jäger die meditationsbasierten Achtsamkeitspraxis, extrahierte einzelne Wirkfaktoren und entwickelte dazu jeweils spezifische, alltagstaugliche Übungen.

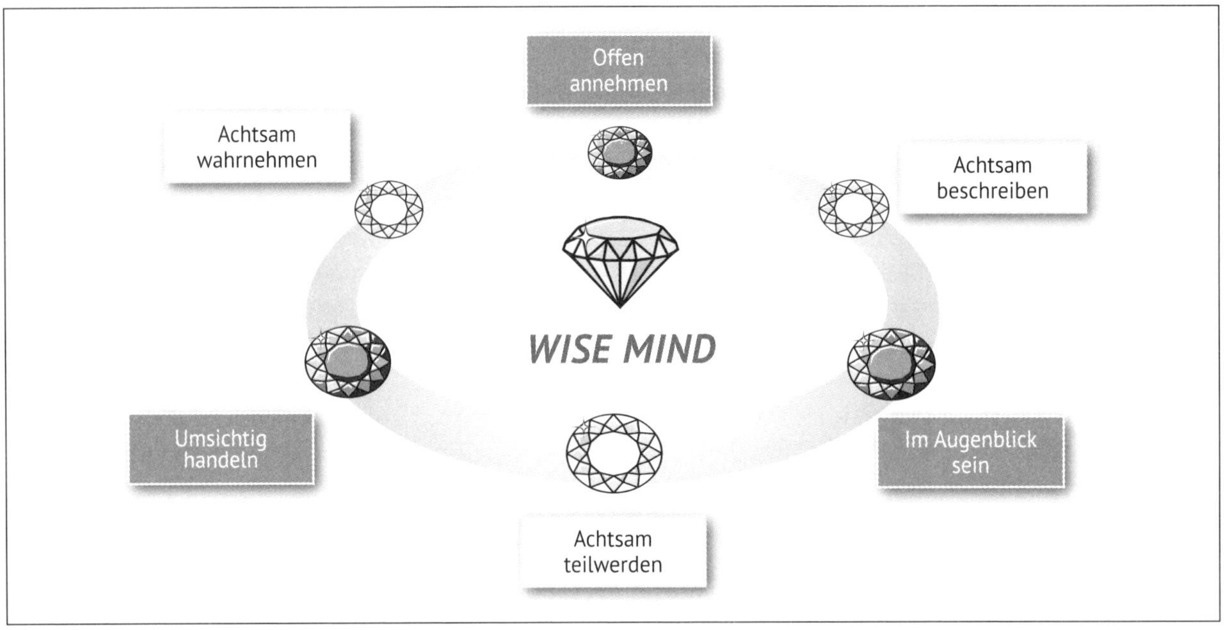

Abbildung 2.3.1 Der Ring der Achtsamkeit

Heute gliedert die DBT die mentalen Wirkfaktoren der Achtsamkeitspraxis in sechs Gruppen, die sie jeweils in sogenannte **Was- oder Wie-Fertigkeiten** unterteilt, hinzu kommt als siebte Modalität *Wise Mind*.

Achtsamkeits-vermittelte psychologische Mechanismen (Was-Fertigkeiten)

- **Achtsam wahrnehmen**: Verbesserung der Wahrnehmung von inneren Befindlichkeiten. Emotionen, Kognitionen, Stimmungen und körperliche Befindlichkeiten können ungefiltert wahrgenommen werden.
- **Achtsam beschreiben**: Verbesserung der meta-emotionalen und meta-kognitiven Ebene. Emotionen, Kognitionen und körperliche Befindlichkeiten können aus einer gewissen mentalen Distanz beobachtet und beschrieben werden, ohne auf die Handlungsebene durchzuschlagen.
- **Achtsam teilwerden:** Verbesserung der unmittelbaren Erfahrung.
  Unmittelbare Erfahrung des An-Wesenden, Aufgehen im und eins-werden mit dem Augenblick, sich fallenlassen und teilwerden, Flow-Erleben.

Achtsamkeits-vermittelte Haltung und innere Einstellung (Wie-Fertigkeiten)

- **Offenes Annehmen:** Erweiterung der annehmenden Grundhaltung.
  Die Dinge und sich selbst so annehmen, wie sie sind, Abstand gewinnen von Erwartungen und Ansprüchen, wie die Dinge sein sollten, Entwicklung von Demut, Gelassenheit.
- **Im Augenblick sein:** Fokussierung auf den Augenblick.
  Sich öffnen für die Erfahrung des Moments, Befreiung von Grübelzwang, Hadern mit der Vergangenheit und Sorgen um die Zukunft.

- **Umsichtig handeln:** Verbesserung des nachhaltig wirkungsvollen Handelns.
  Auch im alltäglichen Handeln wirkt eine nachhaltig zielführende, ökonomische und wertebasierte interaktive Haltung, in der kurz- und langfristige Konsequenzen des Handelns integriert werden.

Wise Mind
- **Liebevolle Güte:** Entwicklung eines liebevollen und wohlwollenden Zugangs zu sich selbst und der Welt.
- **Mitgefühl:** Akzeptanz von und Zuwendung zu Leid sowie die innere Verpflichtung, dieses zu lindern.
- **Mitfreude:** Neidfreie Teilhabe am Erfolg und Glück anderer, Unterstützung anderer, Verbesserung der realen sozialen Netzwerke.
- **Gelassenheit:** Reduktion von Katastrophendenken, Generalisierung und Dramatisierung. Akzeptanz der Beschränktheit unserer Wahrnehmungen, Relativierung der eigenen Urteile, Rollenübernahme.

Abb. 2.3.1 illustriert diese Gliederung in Form eines Ringes, auf dem die jeweiligen Modalitäten als Edelsteine platziert sind und sich um *Wise Mind* in der Mitte gruppieren. Zugegeben, diese Darstellung schrammt knapp an der Kitsch-Grenze vorbei, aber sie ist sehr einprägsam, und die meisten unserer Patientinnen mögen diese Darstellung. Sie können sich damit die Vielzahl von Skills und Übungen leichter merken.

Mit *Wise Mind* greift die DBT einige zentrale buddhistische Topoi auf, deren Wurzeln weit in präbuddhistischer Zeit gründen. Das wird in den folgenden Absätzen ausführlicher beschrieben, hier nur in aller Kürze: *Wise Mind* (»*citta*«) beschreibt die Erfahrung von liebevoller Güte (»*metta*«), Mitgefühl (»*karuna*«), Freude für andere (»*mudita*«) und Gelassenheit (»*upekkha*«). Bei der *Wise-Mind*-Praxis geht es also darum, durch gezielte, erfahrungsbasierte Übungen eine tiefgreifende Erweiterung der inneren Haltung gegenüber sich selbst und der Welt zu kultivieren.

Achtsamkeit ist das Gewahrwerden des gegenwärtigen Augenblicks in all seinen Facetten oder, wie Jon Kabat-Zinn (2004, S. 104) schreibt, »das Bewusstsein, das entsteht, indem man der sich entfaltenden Erfahrung von einem Moment zum anderen seine vollständige Aufmerksamkeit widmet, und zwar im gegenwärtigen Augenblick und ohne dabei ein Urteil zu fällen«.

2.3.3 Vertieftes Hintergrundwissen

Die Ursprünge der Achtsamkeit *(»sati«)* wurzeln in buddhistischen und prä-buddhistischen Schulen, die wesentlich älter sind als Zen. Zen ist, kurz gesagt, zunächst eine Welt- und Lebensanschauung mit einer sehr dezidierten Körper-Geist-Schulung, deren Ziel »satori«, also »Erleuchtung«, ist. Wobei das Paradoxon entsteht, dass das Erreichen dieses Ziels, neben einem Höchstmaß an Motivation, auch das Aufgeben jedes Ziels bedingt. Dieses Paradoxon zwingt dazu, Zen nicht als herkömmliches aktives Bemühen, sondern als dualen Prozess des fortschreitenden Bemühens und Akzeptierens zu verstehen.

Der Zen-Buddhismus ist wie jede Lebens- und Weltanschauung ein historisches Phänomen. Er ist Teil der buddhistischen Tradition und damit vor allem Teil der indischen und ostasiatischen Kulturgeschichte. Der Zen-Buddhismus entstand im 5. und 6. Jahrhundert n. Chr. in China als eine Reformbewegung des Buddhismus. Der Buddhismus bestand damals bereits seit etwa 1000 Jahren und hatte sich in China und den angrenzenden Ländern zu einer Religion mit vielen Spekulationen, Dogmen, Ritualen und Gruppierungen entwickelt. Wie andere religiöse Reformbewegungen versuchte der Zen-Buddhismus, die Kernerfahrung seiner Religion wiederzubeleben, und berief sich dabei vor allem auf den meditierenden Buddha. Siddharta Gautama (ca. 450–370 v. Chr.) hatte bereits in Lehrreden ausführliche Anleitung zur Meditation als Übung der Achtsamkeit auf körperliche und seelische Vorgänge gegeben. Der Zen-Buddhismus rückte nun erneut die Meditation gegenüber den dogmatischen und ethischen Aspekten in den Vordergrund. Dass der Zen-Buddhismus sich aber nicht zu einer rein kontemplativen Lebensanschauung entwickelte, verdankt er dem chinesischen Einfluss. Insbesondere der Taoismus schenkte dem Zen seinen besonderen Sinn für das praktische Handeln. Seit dem 2. Jahrhundert war der Buddhismus auch in China bekannt und dort mit dem Konfuzianismus und insbesondere dem Taoismus in Verbindung gekommen. Erst aus dieser Verbindung entstand der Zen-Buddhismus (zur Übersicht: Dumoulin 1993).

Im 8. und 9. Jahrhundert gelangte der Zen-Buddhismus nach Japan, wo der Buddhismus bereits seit dem Jahr 604 eine Art Staatsreligion war. Der Zen-Buddhismus gewann durch eine günstige Integration in die politischen Verhältnisse in den folgenden Jahrhunderten große Bedeutung für die kulturelle und politische Entwicklung Japans. Heute gibt es unter den etwa 130 Millionen Japanern und Japanerinnen etwa 86 Millionen Buddhisten und Buddhistinnen, von denen sich etwa 9 Millionen als Zen-Anhänger verstehen. In keinem Land der Erde spielt der Zen-Buddhismus heute als praktische Religion mit Festen und Ritualen – und wesentlich seltener auch gemeinsamen Meditationen – eine vergleichbar große Rolle. Es gibt verschiedene Zen-Schulen, die sich aber eher graduell als grundsätzlich unterscheiden. Die weitaus größte Verbreitung hat die Soto-Schule, gefolgt von dem Rinzai-Zen, der im Westen wesentlich bekannter ist. Eine wichtige Differenz betrifft die Auffassung von Erleuchtung: Im Soto-Zen geht man davon aus, dass das richtige Meditieren und die Erleuchtung identisch sind, sodass Erleuchtung ein gradueller allmählicher Prozess ist. Im Rinzai-Zen favorisiert man ein dramatischeres Konzept der plötzlichen Erleuchtung.

Die moderne Religionswissenschaft geht heute davon aus, dass die Essenz der spirituellen Erfahrung kulturübergreifend identisch ist.

Der Zen-Buddhismus war im Westen bis etwa 1800 praktisch unbekannt. Sein wichtigster Vermittler im 19.Jahrhundert war Schopenhauer. Es dauerte aber noch weitere 120 Jahre, bis man im Westen anfing, sich fundiert mit Zen zu beschäftigen. Im Jahr 1923 erschienen erstmals zwei Veröffentlichungen über Zen in Deutschland, ab 1927 veröffentlichte Daisetsu Suzuki in den USA. Erst ab den 1950er-Jahren wurde der Zen-Buddhismus in westlichen religiösen und intellektuellen Kreisen wirklich bekannt, und dazu hat nicht zuletzt die Begegnung mit der Psychotherapie beigetragen.

Die ursprünglichste und intensivste Erfahrung von Achtsamkeit vermittelt die sitzende Meditation, in der Tradition des Zen-Buddhismus als »Zazen« bezeichnet. Die oder der Übende wird dabei angewiesen, über einen definierten Zeitraum (zwischen zehn und 30 Minuten) in aufrechter Körperhaltung reglos zu sitzen, die Augen ins Nichts zu richten und die gesamte Aufmerksamkeit auf ein Phänomen zu fokussieren. Sei dies nun die Wahrnehmung des Atems, der an das Ohr herantretenden Geräusche oder die Rezeption von sich wiederholenden sprachlichen Mustern (sog. Mantras) – immer geht es darum, die Aufmerksamkeit des Geistes auf den gegenwärtigen Moment zu fokussieren. In dieser Situation ist es unvermeidlich, dass der/die Übende unwillkürlich mit Körperempfindungen, Sorgen, Gedanken, Erinnerungen, Fantasien und Wünschen konfrontiert wird. Die Anweisung lautet nun, all diese Phänomene als solche wahrzunehmen, um sich wieder auf die eigentliche Aufgabe zu konzentrieren, etwa die ausschließliche Wahrnehmung des eigenen Atems. In der buddhistischen Tradition des Zens ist diese Übung nicht-intentional. Das heißt, es geht weder um Selbsterfahrung noch um -verwirklichung oder überhaupt um psychologische Veränderungen. Die Aufforderung des »Zazen« besteht im Gegenteil darin, alle Empfindungen und mentalen Ereignisse intuitiv als ein konzeptuelles Artefakt zu verstehen und hinter sich zu lassen.

Meditation ist also ein mentaler Prozess, der entsteht, wenn man seinen Geist dazu anhält, sich während eines definierten Zeitrahmens ausschließlich auf die Wahrnehmung der Phänomene des gegenwärtigen Augenblicks einzulassen. Es gibt verschiedene Methoden und Techniken und verschiedene Tiefengrade der Meditation, aber das Grundprinzip ist stets dasselbe: Wir schaffen einen ruhigen, nicht handlungsbezogenen mentalen Raum und lassen uns bedingungslos darauf ein, all das wahrzunehmen, was im gegenwärtigen Augenblick geschieht, ohne diese Wahrnehmungen zu bewerten oder zu steuern.

Durch diese oft schwierige und harte mentale Arbeit – wenn sie denn in einer gewissen Regelhaftigkeit durchgeführt wird – verändern sich mentale Prozesse, in denen die Achtsamkeit ihre Wirkung entfaltet. In Anlehnung an Piron (2019) lässt sich die stufenweise Entwicklung der meditativen Erfahrung als ein Prozess mit verschiedenen Phasen beschreiben:

Die 1. Phase ist geprägt von Anstrengung und Kampf gegen **Hindernisse** wie Unruhe, Langeweile, Motivations-/Konzentrationsprobleme.

In der 2. Phase stellt sich dann langsam **Entspannung** ein: Wohlbefinden, ruhige Atmung, wachsende Geduld und Ruhe.

In der 3. Phase stellt sich ein Zustand von **gelöster Konzentration** ein, einhergehend mit Phänomenen wie: kein Anhaften an Gedanken, innere Mitte, Energiefeld, Leichtigkeit, Einsicht, Gleichmut, Frieden.

In der 4. Phase entfalten sich sog. **essenzielle Qualitäten** wie Klarheit, Wachheit, Liebe, Hingabe, Verbundenheit, Demut, Gnade, Dankbarkeit, Selbstakzeptanz.

In der 5. Phase schließlich erreichen Meditierende das, was im Zen **Nicht-Dualität** genannt wird: Gedankenstille, Eins-Sein, Leerheit, Grenzenlosigkeit, Transzendenz von Subjekt und Objekt.

Wir finden diese Einteilung sehr hilfreich: Vergegenwärtigt sie uns als Therapeuten und Therapeutinnen doch, wie ungeheuer weit gespannt der Themenbogen der Achtsamkeit ist. Und wie wichtig es ist, dass wir uns darüber verständigen, welche Aspekte der Achtsamkeit wir unseren Patientinnen in einem einigermaßen realistischen Zeitrahmen vermitteln und zumuten können. Es ergibt sicherlich nicht viel Sinn, darauf zu setzen, dass unsere Patientinnen ihr durchdringendes Gefühl von Einsamkeit durch spirituelle Erfahrungen in der Meditation auflösen können. Leider gibt es keinerlei wissenschaftlich gesicherte Daten darüber, wie vielen Meditierenden die Erfahrung der Auflösung des dualen Denkens wirklich gegönnt ist. Basierend auf persönlichen Erfahrungen würden wir diese Population als äußerst gering einschätzen. Gleichzeitig kann uns diese Einteilung dabei unterstützen, auf »negative« Rückmeldungen oder zunächst »unangenehme« Erfahrungen unserer Patientinnen validierend, mitfühlend und gelassen zu reagieren.

2.3.4 Zen und Psychotherapie

Es ist sicherlich das Verdienst von Jon Kabat-Zinn, die meditative Erfahrung der Achtsamkeit aus dem buddhistischen Kontext herauszulösen und zu »säkularisieren«. Auf der Basis eigener Meditationserfahrung entwickelte er am Medical Center der University of Massachusetts ein auf Achtsamkeitsmeditation und Hatha-Yoga basierendes Trainingsprogramm, ursprünglich um herkömmliche Schmerzbehandlungen zu ergänzen. Nach Gründung der Stress-Reduction-Clinic entwickelte er das heute unter dem Begriff »Mindfulness-Based Stress Reduction« (MBSR) firmierende achtwöchige standardisierte Gruppenprogramm. Kabat-Zinn war auch der Erste, der eine achtsamkeitsbasierte Therapie einer Wirksamkeitsüberprüfung nach modernen wissenschaftlichen Standards unterzog. MBSR wurde ursprünglich als begleitendes Programm zur Therapie chronischer Schmerzstörungen konzipiert, daher konnte der grundlegende Gedanke der »Akzeptanz« ungebrochen seine Wirkung entfalten. Akzeptanz meint die bedingungslose Annahme des Augenblicks ohne Erwartung oder Bewertung in seinem »So-Sein« – mit all seinen Facetten. Schmerz ist Schmerz und sonst nichts. Leid entsteht erst im Bewertungsprozess, im »Nicht-Annehmen des Augenblicks«, in der Konstruktion eines Gegenentwurfs: »Das sollte jetzt nicht so sein, wie es ist.«

Auch wenn die schrittweise Entwicklung von Akzeptanz zu einer graduellen Verminderung von subjektivem Leid führt, so erscheint es zentral, sich zu vergegenwärtigen, dass dieser Prozess nicht intendiert ist. Meditative Achtsamkeit ist, wenn sie ihre spirituellen Wurzeln nicht kappt, nicht auf ein Ziel orientiert. Wie bereits ausgeführt, geht es hier weder um Selbsterfahrung noch um Selbstverwirklichung noch überhaupt um psychologische Veränderungen. So etwas mag geschehen, wird im Zen-Buddhismus jedoch aus einer Perspektive der Absichtslosigkeit beobachtet.

Wie aber ist diese Grundannahme des nicht-zielorientierten Meditierens, das seine Kraft aus der fundamentalen Erfahrung von Akzeptanz schöpft, mit verhaltenstherapeutisch orientierten Therapieverfahren vereinbar? Marsha Linehan schöpfte aus ihrer kontemplativen Erfahrung und integrierte die Übungen zur Achtsamkeit als eines von vier Modulen in das Skillstraining der DBT. Hatten diese Übungen in der frühen Phase der DBT nur eine marginale Rolle gespielt, so rückte die Achtsamkeit im Laufe der Jahre zunehmend ins Zentrum der DBT und stellt mittlerweile ihr – wie bereits erwähnt – »philosophisches und spirituelles Rückgrat« dar. Den angedeuteten immanenten Widerspruch zwischen nicht intentionaler Akzeptanz der Achtsamkeitsübung und veränderungsorientierter kognitiv-behavioraler Therapie löst Linehan nicht auf. Vielmehr formuliert sie ihn dezidiert als gewünschte Herausforderung an Therapeutinnen und Patientinnen, indem sie eine dynamische Balance zwischen »Akzeptanz und Veränderung« als Motor des therapeutischen Prozesses definiert. Dass dieser Widerspruch sich damit nicht auflöst, illustriert folgendes Beispiel:

Rebecca leidet unter den Folgen von ausgeprägter Mobbing-Erfahrung in ihrer Schulzeit. Heute ist sie erwachsen, aber ihr Selbstkonzept ist geprägt von Minderwertigkeit und Angst vor sozialer Demütigung und Ausschluss. Dies hat natürlich erhebliche Auswirkungen auf ihr soziales Verhalten und die mentale Welt, in der sie lebt. Auch wenn sie allein ist, macht sie sich beständig Vorwürfe. Sie sei einfach zu blöd, zu dumm, zu dick, zu anders.
Achtsamkeitsbasierte Psychotherapie zielt darauf, dass Rebecca lernt, diese kognitiv-emotionalen Netzwerke wahrzunehmen und anzunehmen als Ereignisse, die ihre Wurzeln in der Vergangenheit haben und sich heute zu bestimmten Zeitpunkten in ihrem Gehirn aktualisieren. Damit bergen diese Gefühle und Gedanken keinen wesentlichen Wahrheitsgehalt, geschweige denn sagen sie etwas über die Wirklichkeit von Rebecca aus. Damit zielt achtsamkeitsbasierte Psychotherapie einerseits darauf, die Bedeutung zu relativieren, die Rebecca ihren eigenen automatischen Gedanken beimisst. Andererseits hilft achtsamkeitsbasierte Psychotherapie, die Ereignisse der Vergangenheit als geschehen zu akzeptieren. Ohne darüber zu grübeln, was anders hätte sein sollen, oder zu hadern, dass die Dinge so geschehen sind, wie sie nun mal geschehen sind. Die Akzeptanz einer als traumatisch erlebten Vergangenheit meint nicht, dass man die geschehenen Dinge gutheißen soll oder verzeihen soll. Man kann die Vergangenheit auch akzeptieren, ohne den Tätern zu vergeben.
Der achtsamkeitsbasierte Ansatz steht hier im Gegensatz zur klassischen kognitiven Therapie, die ja dazu anleitet, die jeweilige Stimmigkeit von Gedanken oder Emotionen aktiv zu hinterfragen. Die Gedanken werden einer Prüfung unterzogen: Machen diese Gedanken tatsächlich Sinn, gibt es dafür Beweise, würden andere Menschen in ähnlichen Situationen ähnlich denken, welche Vor- und Nachteile bergen diese Gedanken? Auch aktive Emotionen werden einer kognitiven Prüfung unterworfen: Welche Gefühle habe ich gerade, sind diese Gefühle stimmig, welche Gefühle sind eigentlich angemessen, welche resultieren aus alten dysfunktionalen Annahmen?
Der achtsamkeitsbasierte Ansatz versucht, diese Art der kognitiven Relativierung, die oft sehr mühsam ist, viel Energie benötigt und wenig alltagspraktische Wirksamkeit erweist, durch den simplen Dreiklang Wahrnehmen, Beschreiben, Akzeptieren zu ersetzen. Die Patientin lernt, eine meta-kognitive bzw. meta-emotionale Ebene zu aktivieren und damit die Wirkmächtigkeit der entsprechenden Gedanken und Emotionen abzumildern.

Auf den ersten Blick erscheint es so, als ob zwei Therapieoptionen mit sehr unterschiedlichen Lösungswegen aufeinanderprallen. Im Folgenden versuchen wir, dieses Dilemma aufzulösen. Dazu arbeiten wir die grundlegenden psychologischen Wirkmechanismen von achtsamkeitsbasierter Therapie vor dem Hintergrund des gegenwärtigen Wissens über generelle psychotherapeutische Wirkfaktoren heraus. Indem wir also zunächst die spirituelle Komponente außer Acht lassen und uns pragmatisch herantasten, gehen wir dabei bewusst das Risiko einer verkürzten psychologischen Sichtweise ein.

2.3.5 Wie wirkt achtsamkeitsbasierte Psychotherapie?

Da wir zwar gesichert annehmen dürfen, *dass* achtsamkeitsbasierte Psychotherapie wirkt, jedoch derzeit – von ersten Ansätzen abgesehen – keine empirisch erhobenen Daten dazu vorliegen, *wie* sie wirkt, sind wir gezwungen, Überlegungen anzustellen und Hypothesen zu formulieren.

Den einfachsten konzeptionellen Zugang zur Wirkweise eröffnet uns die Methodik der Achtsamkeitsübung selbst. Betrachten wir die therapeutischen Anweisungen und nehmen an, dass diese befolgt werden, so können wir Vermutungen anstellen, auf welche Weise sich die Wirkung der Übungen entfalten könnte und welche Folgen dies für psychische und psychopathologische Prozesse hat.

Vergegenwärtigt man sich noch einmal die knappste und auch klarste Definition von Achtsamkeitsübungen als »fortwährende annehmende Beobachtung des Stromes an interner und externer Information«, so eröffnen sich die von Marsha Linehan formulierten Submodalitäten der Achtsamkeit von selbst. Wie oben ausgeführt, unterscheidet sie in didaktischer Klarheit drei »Was-Modalitäten« (»Was soll die Patientin üben?«) von drei »Wie-Modalitäten« (»Wie soll die Patientin die Übungen durchführen?«), die im Rahmen der DBT in einzelnen **Übungseinheiten** gezielt vermittelt werden (s. Abb. 2.3.1).

Was- und Wie-Modalitäten

Die erste Fertigkeit der Was-Modalitäten heißt »**achtsam wahrnehmen**« und benennt schlicht die Kompetenz, Informationen aufmerksam zu registrieren – nicht mehr und nicht weniger. Sich gegenüber der Erfahrung von Informationen zu öffnen, ohne Worte dafür zu finden, ohne Bewertungen zu aktivieren, ohne Handlungen zu erwägen. Vielleicht ist »Staunen« ein hilfreicher Begriff für diesen Vorgang. Eine gezielte Übung, um das eigene Beobachten zu verbessern, ist etwa, sich in eine Waldlichtung zu setzen und sich die Changierungen des sich den Augen anbietenden Grüns intensiv zu vergegenwärtigen.

Die zweite Fertigkeit der Was-Modalitäten heißt »**achtsam beschreiben**« und bezeichnet die Versprachlichung des Beobachteten; also den eigenen Wahrnehmungen Worte zu geben. Auch hier ist wichtig, dass schlicht beschrieben wird, ohne in Bewertungsprozesse zu verfallen. Auf diese Weise können sowohl Wahrnehmungen als auch Bewertungen ins Bewusstsein rücken – und wieder losgelassen werden. Eine gezielte Übung zur Verbesserung dieser Fertigkeit besteht etwa darin, einem Gegenüber den Ausschnitt eines Gemäldes zu beschreiben, sodass sich dieses tatsächlich ein sehr genaues Bild davon machen kann.

Die dritte Was-Fertigkeit heißt »**achtsam teilwerden**« und lässt sich am ehesten mit der hochkonzentrierten Hingabe eines Musikers während eines Konzerts beschreiben. Gezielte Aufgaben zur Verbesserung der Fertigkeit sind alle Übungen, die eine hohe, uneingeschränkte Konzentration auf eine Tätigkeit verlangen: Bogenschießen, Jonglieren oder Seiltanzen sind einfach und selbstreferenziell. In dem Augenblick, in dem sich die übende Person ablenken lässt, wird ihr dies durch schlichtes Misslingen rasch rückgemeldet.

Die erste Fertigkeit der Wie-Modalitäten lautet »**offen annehmend**« (»non-judgemental«) und beschreibt eine grundsätzlich nicht ablehnende oder abwertende Haltung den Dingen der Welt gegenüber. »Die Dinge sind so, wie sie jetzt sind, weil sie nicht anders sein können, sonst wären sie anders.« Die Dinge sind so gesehen die logische Konsequenz all dessen, was im Kleinen wie im Großen in der Vergangenheit geschehen ist. Und da wir die Vergangenheit nicht ändern können, gibt es zur Annahme des gegebenen Augenblicks auch keine Alternative. Im Gegensatz zur christlichen Theologie liegt in den Dingen jedoch kein göttlicher Plan oder gar eine strafende Absicht Gottes. Die Dinge sind also nicht »schlecht«, weil wir uns versündigt haben, sie sind auch nicht »gut«, weil wir erfolgreich oder normenkonform gehandelt haben, sondern sie sind, wie sie sind. Kategorien wie »gut« oder »schlecht« sind Konstrukte des menschlichen Geistes, die ebenfalls zu den nicht zu bewertenden Dingen gehören und als solche wahrgenommen werden.

Die zweite Fertigkeit der Wie-Modalitäten wird als »**im Augenblick sein**« beschrieben: die Fokussierung der gesamten Aufmerksamkeit auf ein einziges Phänomen. Kabat-Zinn beschreibt das Gegenteil der konzentrierten Wahrnehmung als »Autopilot-Modus« und meint damit automatisierte Tätigkeiten, wie sie den Großteil unseres Alltags durchziehen und die uns daran hindern, das Leben in seiner Brillanz unmittelbar wahrzunehmen. Übungen zur Wahrnehmung des Augenblicks sind die gezielte Beobachtung des Atems oder einer sich entfaltenden Geschmackswahrnehmung, wenn wir in eine Sauerkirsche beißen.

Die dritte Fertigkeit der Wie-Modalitäten wird mit »**umsichtig handelnd**« beschrieben und lässt sich am besten mit dem wohlklingenden Hinweis charakterisieren, »die richtigen Dinge zum richtigen Zeitpunkt« zu tun. Marsha Linehan unterscheidet zwischen »**willfullness**« und »**willingness**«, also zwischen einer inneren Bereitschaft, im richtigen Moment handelnd zu wirken, und der Tendenz, »mit dem Kopf durch die Wand« zu wollen. »Be effective«, so lautet der Ratschlag: »Spiele nach den Regeln und lasse diese durch dich wirken.«

Vergegenwärtigt man sich die sechs Modalitäten der Achtsamkeits-Meditation, also Wahrnehmen, Beschreiben, Teilwerden, offen annehmend, ganz im Augenblick und umsichtig handelnd, so wird offensichtlich, dass diese Modalitäten nicht nur im meditativen Sitzen zum Tragen kommen, sondern auch unter alltäglichen Bedingungen umgesetzt werden können. Damit greift Linehan einen wesentlichen Aspekt im Zen auf, der darauf hinweist, dass die existenzielle Erfahrung der Achtsamkeit sich auch im Alltag, insbesondere in der Arbeit, gewinnen lässt (»Zen endet immer auf dem Marktplatz.«). Und tatsächlich ist der Alltag auch in den Zen-Klöstern zum großen Teil durch Arbeit definiert, die in Achtsamkeit zu verrichten ist. Es ist sicherlich das Verdienst des vietnamesischen Zen-Meisters Thích Nhất Hạnh, der diesen Aspekt der immanenten Säkularisierung in den Vordergrund rückte, um damit die Achtsamkeits-Meditation auch dem Westen zugänglich zu machen. In allen psychotherapeutischen Programmen, die entweder ausschließlich Achtsamkeit vermitteln oder Aspekte der Achtsamkeit integrieren, wird großer Wert darauf gelegt, in täglichen Übungen die Achtsamkeit in den Alltag des Übenden einfließen zu lassen: Nehmen Sie sich vor, dass Sie jedes Mal, wenn Sie eine Türklinke berühren, einen Moment innehalten und sich ausschließlich auf einen Atemzug konzentrieren. Stellen Sie Ihre Uhr so, dass diese Ihnen bei jeder vollen Stunde ein Signal gibt, sich auf drei volle Atemzüge zu konzentrieren.

Eine zentrale Voraussetzung, dass sich die Wirksamkeit von Achtsamkeit in der Psychotherapie entfaltet, ist also kontinuierliches niederschwelliges Üben. Die meisten Kliniker gehen heute davon aus, dass erst nach etwa sechs Wochen täglicher Übung die ersten Veränderungen zu beobachten sind. Damit greift die Praxis der Achtsamkeitsübungen eine wohlbegründete Forderung der klinischen Neuropsychologie auf, die deutlich macht, dass kognitive und emotionale Lernprozesse ähnlichen Gesetzen unterworfen sind wie motorische Lernprozesse, also am besten von repetitiven Wiederholungen profitieren. Die Psychotherapie ist gegenwärtig noch weit davon entfernt, diese fundamentalen Voraussetzungen zu berücksichtigen.

Beobachten und Beschreiben aktivierter kognitiv-emotionaler Schemata

Greifen wir unsere ursprüngliche Fragestellung auf: Wie wirkt Achtsamkeit in der Psychotherapie? Nehmen wir dazu an, es gelingt einer Therapeutin, ihre Patientin so weit zu motivieren, dass diese täglich etwa 15 Minuten eigenständig Achtsamkeit übt und praktiziert sowie einmal wöchentlich an einer Achtsamkeitsgruppe teilnimmt. Dort wird gemeinsam geübt und auftretende Störungen oder Probleme können besprochen werden. Nehmen wir weiter an, dass sich die Achtsamkeit im Sinne der oben skizzierten sechs Modalitäten entfaltet, so wird die Übende zunächst lernen, interne und externe Informationen zu beobachten. Um jedoch intrapsychische Prozesse wie Kognitionen oder Emotionen wahrzunehmen und zu beobachten, ist es zunächst notwendig, sich aus diesen unmittelbar wirkenden Prozessen zu lösen und eine beobachtende **mentale Position** einzunehmen, von der aus der Beobachtende und das zu Beobachtende nicht mehr identisch sind. Man könnte diese als »reflecting self«, »Monitor-Position« oder – mit Flavell & Wellmann (1977) – als »Meta-Kognition« bezeichnen. Die Aktivierung dieser reflektierenden, sich selbst beobachtenden Position geschieht sprunghaft. Dabei ist es unumgänglich, einen gegenwärtig aktivierten kognitiv-emotionalen Prozess zu verlassen, um diesen als eigenständiges mentales Phänomen wahrzunehmen und zu begreifen. Dieser mentale »Sprung« etabliert eine neue Ebene, von der aus sich reflexiv die meisten Komponenten der aktivierten eigenen kognitiv-emotionalen Netze beobachten lassen: das Ausmaß der physiologischen Erregung, der Muskeltonus, die Atmung und die Körperhaltung, die assoziativ aktivierten Kognitionen, die aktivierten selektiven Aufmerksamkeitsprozesse, die aktivierten Handlungstendenzen und -entwürfe. Wahrgenommen wird das gesamte Orchester der emotional-kognitiven Aktivierung, welches im nicht reflexiven Zustand, je nach Intensität der Aktivierung, das Bewusstsein sowie die Gestimmtheit der Betroffenen weitgehend dominieren kann.

Doch nicht nur das Bewusstsein, sondern auch Handlungen und Kommunikation werden durch diese aktivierten Prozesse maßgeblich gesteuert: Je intensiver die aktivierte Emotion, desto exklusiver und drängender erfolgt die Steuerung des emotionssynchronen Verhaltens. Starke Angst etwa erfordert sofortige Flucht oder sofortige Suche nach Hilfestellung und Sicherheit; starker Ekel induziert den intensiven Wunsch nach Erbrechen oder Säuberung; starke Schuld fordert Sühne und Opfer. Man sollte sich vergegenwärtigen, dass intensive Emotionen einen intensiven »Realitätsdruck« induzieren und daher meist nur schwer relativiert werden können. Dieses Phänomen ist bei vielen psychopathologisch relevanten Störungen zu beobachten: Traumatisierte Patientinnen erleben, wie bereits ausgeführt, das gesamte Spektrum der Emotionen intensiver und länger anhaltend als gesunde Kontrollpersonen. Es ist daher wenig verwunderlich, wenn der Handlungsdruck zum Teil impulshaft und wenig reflektiert wirkt. Patientinnen mit Panikattacken werden während Panikepisoden ebenfalls ausschließlich versuchen, Schutz zu suchen oder zumindest die Gefahrenzone zu verlassen.

Die beobachtende Gewahrwerdung der aktivierten Emotionen (denn in den allermeisten Fällen handelt es sich um gemischte emotionale Zustände) ist damit der erste und wichtigste Schritt, den Handlungsdruck zu relativieren und sekundäre Steuerungsmechanismen zu aktivieren.

Die Abschwächung der unmittelbaren Wirkung dysfunktionaler Kognitionen und Emotionen geschieht also primär dadurch, dass diese von der Betroffenen als mentale Prozesse und nicht als Abbild der Realität bewertet werden. »Thoughts are thoughts and not facts«, so lautet das Credo, und das klingt sehr ähnlich wie Linehans »Emotions are emotions and nothing else«. Es geht also nicht primär darum, wie oben bereits ausgeführt, dysfunktionalen Kognitionen oder Gefühlen »sinnvollere« Gedanken oder stimmigere Emotionen entgegenzusetzen oder gar »sinnvollere« Gedanken, auf Zetteln geschrieben, zu ruminieren. Es geht grundsätzlich nicht um falsche oder um richtige Gedanken, und es geht nicht um stimmige oder unstimmige Gefühle.

»Achtsam beschreiben«, die zweite Was-Fertigkeit, kann dabei helfen, die Distanz zu den beobachteten mentalen Prozessen aufrechtzuerhalten: Wenn wir unseren automatischen Gedanken und Gefühlen Namen geben, verlieren diese ihre unmittelbare Wirkmächtigkeit. Dies ist der Grund, weshalb unsere Patientinnen lernen, ihre kognitiven Automatismen mit Begriffen wie »kleine Monster« zu deklarieren, oder etablierte emotionale Netzwerke als Typ-I-Netzwerk (Angst vor Verlassenwerden) zu beschreiben. Hilfreich kann es dabei sein, Patientinnen zu ermutigen, erlebte Emotionen aus einer Beobachterperspektive und mit einer gewissen Distanz zu beschreiben – also anstelle von *»Ich bin schuldig.«* zu formulieren: *»Ich nehme das Gefühl von Schuld wahr.«* oder *»Da ist ein Gefühl von Schuld.«*.

Im Zusammenspiel mit der weiter unten beschriebenen Modalität der Akzeptanz geht es also nicht darum, die eigenen mentalen Reaktionen zu steuern oder zu revidieren oder gar zu unterdrücken, sondern darum, diese schlicht wahrzunehmen und wohlwollend zu beschreiben. Eine sehr schöne Definition dieses Prozesses stammt von Donald Meichenbaum (pers. Mitteilung). **»Mindfulness means reaction without reacting.«**

Im Augenblick sein

Der zweite dunkle Diamant im Ring der Achtsamkeit, der die »Wie-Fertigkeiten« der DBT symbolisiert, heißt »Im Augenblick sein« (»one-mindfully«). Wie der Name sagt, hilft diese Fertigkeit, uns für den jeweiligen Augenblick zu öffnen: mit all unseren Sinnen und unserem Tun, schlicht dieses einen Moments gewahr zu werden, in dem wir uns gerade befinden.

Oberflächlich betrachtet klingt dies einfach, fast spielerisch. Bei genauerer Betrachtung wird allerdings schnell deutlich, dass es »den Augenblick« natürlich nicht gibt. Wie lange ist ein Augenblick? Eine Minute, eine Sekunde, eine Millisekunde? Wir wissen heute, dass die grobe Zeitspanne, die wir intuitiv und unscharf einem Augenblick zumessen, von der Trägheit unseres Gehirns abhängt. Ähnlich wie die Wahrnehmung von Raum pendelt sich die Wahrnehmung von Zeit irgendwo zwischen Mikro- und Makro-Wahrnehmung ein. Vergleichbar mit dem, wie wir Materie illusionär als kompakt wahrnehmen, weil unser Gehirn die unermesslichen leeren Räume im atomaren Raum nicht erfassen kann, so ist auch die Wahrnehmung von Zeit eine Art optische Täuschung unseres Gehirns, dass sich Zeit in Form eines stetig fortschreitenden Strahls von vergangenen zu zukünftigen Augenblicken illustriert.

Alle spirituellen Traditionen, die Achtsamkeitspraxis als Erfahrungs- und Erkenntnisprozess pflegen, nutzen in meditativen Übungen die fortwährende Fokussierung auf den jeweiligen Augenblick, den es ja nicht gibt. Dies gilt als eine Schlüssel-Methodik, um die Trägheit unseres Gehirns zu durchbrechen. Der in der meditativen Praxis erlebte »Sturz in den Augenblick« kann eine tiefgreifende und bisweilen gewaltige Erfahrung sein, die – sei es vorübergehend oder verstetigt – zu einer fundamentalen Relativierung der individuellen Raum-Zeit-Wahrnehmung führt.

Natürlich ist dies nicht unser unmittelbares Thema. Wir sind Psychotherapeuteninnen und selten Zen-Lehrerinnen. Aber bisweilen kann man sich als DBT-Therapeutin vergegenwärtigen, dass die spirituelle Wirkmächtigkeit von Achtsamkeit durchaus über das Niveau der Bahnhofsbuchhandlungen hinausreicht.

Wie aber können unsere Patientinnen von dieser Fertigkeit, den Augenblick zu erleben, profitieren? Es gilt als wissenschaftlich belegt, dass wir Menschen etwa die Hälfte unserer wachen Zeit mit »Gedankenkreisen« (»mind wandering«) verbringen, das heißt, mit unkontrollierten automatischen assoziativen Denkprozessen (Killingsworth & Gilbert 2010). Es gilt weiterhin als gesichert, dass Mind Wandering mit psychischer Unzufriedenheit positiv korreliert. Oder wie es Killingsworth formuliert: »A wandering mind is an unhappy mind« (2010). Dies trifft natürlich in besonderem Maße auf Menschen zu, die in ihrer Vorgeschichte traumatische Erfahrungen machen mussten. Ganz automatisch beginnt das Gehirn unkontrollierbare, unvorhersehbare aversive Erfahrungen zu reaktivieren und in ewigen Grübelschleifen zu hinterfragen. Auch zukünftige Handlungen wollen vor dem Hintergrund der traumatischen Vergangenheit auf alle möglichen Konsequenzen abgeklopft werden.

Aus evolutionspsychologischer Sicht ergibt dies durchaus Sinn. Ein Gehirn, das fortwährend versucht, aus der Vergangenheit zu lernen, und potenzielle Handlungen einer gründlichen Überprüfung unterzieht, hat einen fundamentalen Überlebensvorteil. Aber – um noch einmal Killingsworth und Kollegen (2010) zu zitieren: »The ability to think about what is not happening is a cognitive achievement that comes at an emotional cost« (2010). (»Die Fähigkeit, über das nachzudenken, was gerade nicht geschieht, ist eine kognitive Errungenschaft, die mit einem emotionalen Preis verbunden ist.«)

Und gerade für unsere Patientinnen ist dieser Preis sehr hoch. Es sind nicht nur die quälenden unkontrollierbaren Intrusionen, die die vergangenen traumatischen Ereignisse eruptiv ins Gedächtnis rufen, sondern auch persistierende Ruminationen über die Vergangenheit und die Gefahren der Zukunft, die erhebliche Belastung erzeugen (z.B. Wisco et al. 2023). In diesem Sinne sind die Achtsamkeitsübungen zum Im-Augenblick-Sein ausgezeichnete »Anti-Ruminations-Skills«.

Oder wie es Linehan formuliert: »The past is over, the future has not come into existence.« (»Die Vergangenheit ist vorbei, die Zukunft gibt es noch nicht.« (Linehan 2015, S. 208).

Im Augenblick zu sein fokussiert den Geist auf den einen gegenwärtigen Augenblick – auf die Atmung, auf die Geräusche, auf unseren Körper, auf die Natur. Wenn dies gelingt, tritt ganz automatisch eine gewisse Beruhigung ein. Oder wie es Linehan formuliert: »If you want to survive a hurricane, you have to stay in its eye.« (»Wenn du einen Hurrikan überleben willst, so musst du in dessen Auge bleiben.« MML persönliche Mitteilung).

Akzeptanz

Die DBT verfügt sicherlich über das elaborierteste Konzept von Akzeptanz im Rahmen von achtsamkeitsbasierten Therapieprogrammen. Zunächst sei noch einmal darauf hingewiesen, dass der Begriff der Akzeptanz nicht das »Gutheißen« der jeweiligen Bedingungen in sich birgt. Ausgangspunkt von Akzeptanz sind vielmehr Umstände, die wir nicht akzeptieren wollen und von denen wir anfangs glauben, sie nicht akzeptieren zu können.

In der DBT bedeutet Akzeptanz zunächst schlicht das **Annehmen**, also das nicht bewertende Wahrnehmen, dass die Umstände, und dazu gehören auch meine gegenwärtigen Gedanken und Gefühle, so sind, wie sie sind. Und dies ist so, weil alle Bezüge darauf hingewirkt haben und weil keine andere Manifestation dieser Bezüge zustande gekommen ist.

In einem zweiten Schritt entstehen **Reaktionen** auf die jeweiligen Umstände, die dann ein zielgerichtetes Handeln ermöglichen: Aus der Akzeptanz entsteht die Veränderung.

Dinge, die wir ändern können, sollten wir ändern. Die aversiven Emotionen werden sich folgerichtig auflösen.

Allerdings gibt es Dinge, die können wir nicht ändern, und wenn diese Dinge sehr unangenehm sind, dann lösen sie adäquate negative Emotionen aus. Hier eröffnet sich die Notwendigkeit der **radikalen Akzeptanz**. Das heißt, die Betroffene tun gut daran, sowohl die Hilflosigkeit gegenüber der Problemlage als auch ihre eigene emotionale Reaktion darauf zu akzeptieren *(»Mein Kind ist an Leukämie erkrankt, und ich habe schreckliche Angst, und das ist so.«)*. Die radikale Akzeptanz birgt oft eine Linderung der unmittelbaren Not, des Leidens und Entsetzens. Der entscheidende, aber schwierig zu vermittelnde Punkt ist, dass der radikalen Akzeptanz die **intentionale Komponente** fehlt. Wenn ich etwas radikal akzeptiere, *damit* es mir besser geht, so wird dies nicht funktionieren. So gesehen ist radikale Akzeptanz keine Lösung, und wir sollten aufpassen, sie als solche unseren Patientinnen zu vermitteln. Und trotzdem wird es mir besser gehen, wenn ich etwas radikal akzeptiere, weil es so ist, wie es ist. Das heißt, ich verzichte auf jede Form der absichtsvoll etwas bewirkenden Veränderung, und gerade in diesem Prozess erfolgt – nicht intendiert, quasi als »Geschenk« – eine Verbesserung der Leidenserfahrung.

Leiden entsteht immer dann, wenn ein wie auch immer gearteter – auch emotionaler – Schmerz nicht akzeptiert wird. Das Gleiche gilt für Belastungen, die unabänderlich sind. Radikale Akzeptanz ist somit die Fähigkeit, sich selbst und seine Umgebung wahrzunehmen, ohne zu erwarten, dass man selbst oder die Umgebung anders sein sollte.

Im Zusammenhang mit dem Thema (radikale) Akzeptanz stellen traumatische Erfahrungen ein besonderes Problemfeld dar. Viele Betroffenen beschäftigen sich in diesem Zusammenhang mit ruminierend auftretenden Gedanken wie *»Das hätte nicht passieren dürfen!«* Oder *»Wenn das nicht passiert wäre, hätte ich ein normales Leben führen können!«* Solche Gedanken verdeutlichen die Notwendigkeit, Akzeptanzstrategien zu erarbeiten, um psychischen Veränderungen Raum zu geben. Therapeutisch ist es wichtig, gegenüber den Patientinnen zu verdeutlichen, dass Akzeptanz ausdrücklich *nicht* mit einer positiven Bewertung des betreffenden Ereignisses gleichbedeutend ist:

1. *»Das, was passiert ist, ist passiert, und es war entsetzlich.«* Dies ist die Basis der Akzeptanz, der erste Schritt.
2. *»Das, was passiert ist, war entsetzlich, und ich unternehme jetzt etwas dagegen, damit ich nicht weiterhin darunter leide.«* Der zweite Schritt der Akzeptanz.

3. *»Das, was passiert ist, war entsetzlich, und es hat mich geprägt, ich leide immer mal wieder unter diesen Erinnerungen, das gehört zu mir.«* Dies ist radikale Akzeptanz.

Vom therapeutischen Standpunkt aus gesehen, müssen wir auch das Problem der **»dysfunktionalen« radikalen Akzeptanz** diskutieren. Also das resignative Akzeptieren von *veränderbaren* Parametern, gerade bei Patientinnen mit negativen Selbstkonzepten und Grundannahmen ein häufiges Phänomen. Eine Aussage wie »Ich muss radikal akzeptieren, dass ich wertlos und schmutzig bin.« ist sicherlich nicht besonders hilfreich. Es ist Aufgabe der Therapeutin, der Patientin zu helfen, sinnvollere Zuschreibungen zu entwickeln. Bisweilen ist es hilfreich, sich klarzumachen, dass man nur Fakten radikal akzeptieren muss. Also Dinge, nicht (mehr) veränderbar sind. Vergangenheit gehört zu den Fakten. Mentale Einstellungen zur Vergangenheit nicht.

Akzeptanz ist, wie viele Skills der DBT, eine **kultivierbare Fertigkeit**, die sowohl kurzfristig wirkt, indem wir sie etwa in Form von Selbstinstruktionen unter Belastung einsetzen, aber auch langfristig, indem das fortwährende Üben unsere Einstellung gegenüber uns selbst und der Welt verändert und wir mehr Raum für positive Veränderungen gewinnen.

Achtsamkeit bei expositionsbasierten Verfahren

Übungen zur Achtsamkeit verbessern, wie beschrieben, die Fähigkeit, eigene Gedanken, Gefühle und emotionale Netzwerke zu erkennen, zu benennen und anzunehmen. Damit ist es leichter, die emotionale Wucht dieser Prozesse zu unterbrechen und längerfristig sinnvolles Verhalten umzusetzen. Im nächsten Schritt beschäftigen wir uns mit der Bedeutung von Achtsamkeitspraxis für expositionsbasierte Methoden.

Expositionsbasierte therapeutische Interventionen gehören zu den wirkungsvollsten Methoden der Psychotherapie. Sie kommen immer dann zum Tragen, wenn Patientinnen gegenüber bestimmten Reizen überzogene dysfunktionale Befürchtungen zeigen (z.B. *»Ich werde die Erinnerung an die Traumatisierung nicht aushalten.«*). Externe oder interne Reize aktivieren automatisierte Befürchtungen und diese drängen zu kurzfristigen (dysfunktionalen) Bewältigungsstrategien (z.B. *»Ich sollte mich schneiden, um das Gefühl der Schuld und Scham zu mildern.«*). Werden diese kurzfristig wirksamen Escape-Strategien umgesetzt, tragen sie langfristig zur Konsolidierung der Befürchtungen bei (*»Wenn ich mich nicht geschnitten hätte, hätte ich die Erinnerung nicht überlebt.«*)

Das therapeutische Grundprinzip zielt darauf ab, die jeweiligen dysfunktionalen Befürchtungen auf den Prüfstand zu stellen und zu falsifizieren. Im therapeutischen Kontext sollte die Patientin erfahren, dass sich die Befürchtungen auch ohne Einsatz dieser Strategien nicht bewahrheiten.

Neuere experimentelle Studien legen nahe, dass diese Prozesse nicht primär durch »Löschung« (»extinction«), sondern vielmehr durch kontextabhängiges (Neu- oder Über-)Lernen vermittelt werden, insbesondere durch Reizdiskrimination. In einfachen Worten ausgedrückt, »lernt« der Organismus, dass die ehemals als gefährlich eingestufte emotionale Reaktion unter den gegenwärtigen Bedingungen toleriert werden kann (siehe »inhibitorisches Lernen«, z.B. Craske et al. 2022). Grundvoraussetzung der erfolgreichen Exposition ist eine ausreichend intensive emotionale Aktivierung (Jaycox et al. 1998). Nur wenn die Patientin in der Lage ist, über einen ausreichend langen Zeitraum die entsprechenden aversiven Emotionen auszuhalten, wird sie lernen, dass die befürchteten Konsequenzen unter diesen Kontextbedingungen eben nicht auftreten. Aus dieser Logik lässt sich das Maß an emotionaler Belastung bei expositionsbasierten Verfahren leicht ermessen. Daher ist es nicht verwunderlich, dass die Abbrecherquoten etwa bei der Behandlung von Zwangsstörungen mit ca. 30 Prozent relativ hoch sind. Weitere 30 Prozent der Patientinnen, die sich expositionsbasierten Verfahren unterziehen, zeigen keine Veränderungen (Jaycox et al. 1998). Die Untersuchungen von Jaycox und Kollegen konnten zeigen, dass diese Gruppe entweder zu geringe emotionale Aktivierung zeigt oder während der Expositionsverfahren dissoziiert.

Untersuchungen zu den Ursachen der mangelhaften emotionalen Aktivierung legen die Vermutung nahe, dass **mentale Vermeidungsprozesse** das zentrale Problem darstellen. So konnte beispielsweise gezeigt werden, dass Patientinnen während der Konfrontation mit zwangsassoziierten Stimuli »durchhalten«, weil sie wissen, dass sie sich nach der Beendigung der Sitzung die Hände waschen können. Da diese Vermeidungsprozesse primär kognitiver Natur sind, werden sie unter dem Begriff »kognitive Vermeidung« subsumiert. Dieser Begriff ist jedoch irreführend, da es im Kern darum geht, die aversive Emotion zu vermeiden, und die kognitiven Operationen lediglich Mittel zum Zweck sind.

Übungen zur Achtsamkeit können dieses Problem deutlich mildern. Patientinnen, die vor der Durchführung von Exposition in Achtsamkeit geschult wurden, sollten besser in der Lage sein, aversive Emotionen wahrzunehmen, zu tolerieren und dabei die Aufmerksamkeit auf die Emotion zu fokussieren, ohne in vermeidende Imaginationen oder in ein Sicherheitsdenken zu flüchten. Auch der zweite Problembereich, die spontane Aktivierung von Dissoziation, dürfte von Achtsamkeitsübungen profitieren.

Neben den genannten methodischen Wirkfaktoren ist wichtig, zu berücksichtigen, dass die Praxis der Achtsamkeit auch als eigenständige therapeutische Methode, also ohne zusätzliche professionelle therapeutische Begleitung, eine tiefgreifende Wirksamkeit zeigt. Sie können das selbst erfahren, indem Sie etwa ein »Sesshin« buchen. Hier können Sie unter Anleitung über einen Zeitrahmen von einigen Tagen schweigen und sitzend meditieren. Ich kenne keinen Teilnehmer / keine Teilnehmerin, die sich von dieser tiefen, verändernden Kraft eines Sesshins unberührt zeigt: Die kontinuierliche, gleichschwebende, unkontrollierte und annehmende Beobachtung der eigenen Kognitionen und Emotionen führt zu einer Art Neuorganisation von Gedanken und Gefühlen. Festgefahrene Konzepte können sich lösen, plötzlich finden sich Lösungen für Konflikte.

Dabei ist sicherlich hilfreich, dass die Technik der Achtsamkeit handlungsbezogene Reaktionen unterbindet und so einen fortwährenden Strom an Gedanken und Emotionen erzeugt, die auftauchen und wieder verschwinden, ohne dass ihnen eine übermäßige Bedeutung zugemessen wird.

Praktizierende, die keine manifesten psychischen Störungen aufweisen (Subthreshold-Problembereiche), dürften von diesem autoregulativen Prozess profitieren. Sicherlich – und das bleibt zu betonen – ist diese psychische Neuorganisation im Sinne der Achtsamkeit und insbesondere im Zen nicht intendiert, sondern eher ein willkommenes Beiwerk, quasi eine Art Vorspiel des spirituellen Prozesses, der sich während der Achtsamkeitsübung entfalten kann.

Meditatives Sitzen

Wie schon ausgeführt, ist das meditative Sitzen sicherlich der Königsweg zur Erfahrung von Achtsamkeit. Wenn es denn gelingt, Ihre Patientinnen zu motivieren, tatsächlich täglich 15 bis 20 Minuten zu meditieren, dürften sie nach Überwindung der ersten Hindernisse sicherlich eine wachsende Ruhe und Entspannung erfahren, aber auch eine gewisse Leichtigkeit den eigenen Gedanken und Gefühlen gegenüber sowie eine Steigerung des inneren Friedens, der Gelassenheit und des Gleichmuts.

Wie gesagt – wenn sie es schaffen, regelmäßig zu meditieren. Nicht nur die Regelhaftigkeit stellt ein Problem dar (auch schon für gesunde Personen!), sondern auch die Prozesse, die sich während der ungeleiteten Meditation entwickeln und die für traumatisierte Patientinnen oft belastend und schwierig sind.

Da ist zum einen die **Fokussierung auf die Atmung**. Gesunde Menschen haben in aller Regel keine größeren Probleme, ihr Atemvolumen zu vergrößern, zwerchfellbetont zu atmen und auch Bauch- und Beckenatmung zuzulassen. Patientinnen mit sexueller Traumatisierung versuchen jedoch häufig, diese tiefe Atmung und die damit verbundenen Wahrnehmungen im Unterleib zu vermeiden. Wenn die Patientinnen sich darauf einlassen können, führt die Vertiefung der Atmung während der Meditation bisweilen zu Intrusionen und traumabezogenen Emotionen, die in der Einzeltherapie abgefangen und bearbeitet werden sollten.

Ein weiteres Problem stellt die Angst vor **unkontrollierbaren emotionalen Prozessen** dar. Ein zentraler Wirkmechanismus der Meditation ist das unkontrollierte und unzensierte »Kommen- und Gehenlassen« von Gedanken, Emotionen und Körperwahrnehmungen. Viele traumatisierte Patientinnen investieren sehr viel Energie in die Kontrolle dieser Prozesse und werden sich auf diese Vorgaben, wenn überhaupt, dann nur sehr beschränkt einlassen können.

Ein drittes Problem ist das schwierige Paradigma der **Akzeptanz**: Die Meditierenden sind angehalten, wahrgenommene Phänomene, seien sie nun intrapsychisch oder extern, schlicht als vorhanden wahrzunehmen und in ihrem So-Sein zu akzeptieren. Sie lernen, auf mentale Bewertungsprozesse weitgehend zu verzichten. Automatisch auftretende Bewertungsprozesse werden als Meta-Phänomene betrachtet – also als mentale Konstrukte ohne weiteren Wahrheitsgehalt – und ebenfalls in ihrem So-Sein angenommen. Menschen, die sexuelle oder körperliche Gewalt erfahren haben, taten jedoch in der Vergangenheit gut daran, die Welt als potenziell bedrohlich und gefährlich einzuschätzen. Das ist ihr Lernhintergrund, und diese Verarbeitung ihrer Erfahrung war eine wichtige und zumeist hilfreiche Bewältigungsstrategie. Es ist also ein sehr großer Schritt für psychosozial traumatisierte Menschen, die Dinge so anzunehmen, wie sie sind.

Manche verbringen viel Zeit und Energie damit, zu grübeln, Erklärungen zu finden und sich Vorwürfe zu machen. Oder sie versuchen nach wie vor, vergangene Ereignisse zu verstehen oder zu verändern. Manche beziehen ihre Energie aber auch aus der anhaltenden Empörung und dem sicheren Wissen, dass das, was geschehen ist, niemals hätte geschehen dürfen. Der Prozess der Akzeptanz muss deshalb sehr sorgsam entwickelt werden: die richtigen Themen zum richtigen Zeitpunkt. In der meditativen Praxis sind diese therapeutischen Steuerungsprozesse oft schwierig.

Den Schwierigkeiten, auf die gerade traumatisierte Patientinnen in der meditativen Achtsamkeit stoßen, wird manchmal mit dem schulterzuckenden Reflex *»Schaden kann Achtsamkeit ja nicht.«* begegnet. Dem möchten wir gerne entgegenhalten, dass *alle* Prozesse, in die unsere Patientinnen Energie und Hoffnung investieren und die sich dann als frustrierend erweisen, auch schädlich sind in dem Sinne, dass dadurch viele motivationale Ressourcen verbraucht werden, die anderweitig investiert eventuell mehr Wirkung erzielt hätten.

Zusammenfassung:
Die meisten unserer traumatisierten Patientinnen haben zunächst Schwierigkeiten, sich auf die ungeführte meditative Praxis einzulassen, auch wenn sie von ihren Ergebnissen sicherlich profitieren würden.

2.3.6 Das Konzept *Wise Mind*

Im Handbuch der DBT beschreibt M. Linehan *Wise Mind* als »wissenden Geistes-Zustand«, als eine Integration des »emotionalen und des rationalen« Geisteszustandes (Linehan 1993a, S. 214–216). In einem mentalen Zustand von *Wise Mind* sollte ein Individuum also für sich stimmige Entscheidungen treffen, in die sowohl emotionale als auch rationale Komponenten einfließen. Im späteren Leben hat M. Linehan immer auch die spirituelle Komponente von *Wise Mind* betont, also die tiefgreifende Erfahrung, dass das Individuum keine abgeschlossene Einheit darstellt, sondern ein integraler Teil des Universums ist bzw. dass das Universum sich im Individuum manifestiert. Oder um es mit einem Zitat von Rumi auszudrücken, einem berühmten Dichter und Mystiker des persischen Mittelalters (1207–1273): *»Du bist nicht ein Tropfen im Ozean, sondern der ganze Ozean in einem Tropfen.«*

Obgleich das Konzept von *Wise Mind* eine zentrale Rolle in der DBT spielt, ist es doch in der Originalliteratur noch etwas unscharf entwickelt. Auch die Umsetzung dieses Konzepts in alltagspraktische Skills war bisher nicht abgeschlossen. Das soll an dieser Stelle nachgeholt werden.

Für viele westliche Psychotherapeutinnen (und auch für die meisten unserer Patientinnen) erschließt sich das Paradigma *Wise Mind* nicht intuitiv. Dies liegt sicherlich auch an den etwas sperrigen oder fremdartig klingenden Begrifflichkeiten, also an der Wahl der Worte, mit denen wir versuchen, die Erfahrung von *Wise Mind* zu beschreiben. Wir sollten uns daran erinnern, dass es sich bei den jeweiligen Begriffen um weitgehend assoziative Übersetzungen aus dem Vedischen handelt, also aus einer 3000 Jahre alten archaischen Sprache. Die englischen und deutschen Übersetzungen sind immer nur als Andeutungen zu verstehen, als Versuche, das, was gemeint ist, in etwa zum Klingen zu bringen. Zur Beruhigung: Die buddhistische Tradition ist eine Erfahrungstradition, und die Praxis besteht darin, die Essenz der Erfahrung immer wieder neu und persönlich zugänglich zu machen.

Da wir mit dem Altvater der Psychologie, William James (1979), übereinstimmen, gehen wir davon aus, dass die Essenz der menschlichen Erfahrung kulturübergreifend identisch ist. Wir meinen also, dass die direkte Erfahrung von *Wise Mind* und seiner Modalitäten universell sowie transkulturell und damit für auch in der westlichen Psychotherapie anwendbar ist.

Gehen wir zu der bereits einführend genannten Metapher der Musik zurück: Hier haben wir die essenzielle Erfahrung von *Wise Mind* mit dem Hören eines Musikstückes verglichen, während das Sprechen über Musik mit dem Lesen der Noten zu vergleichen ist. Und so, wie es schon schwierig ist, indische Notenlinien in das uns vertraute westliche Notensystem zu übertragen, so ist es ist noch schwieriger, aus der Notenschrift eine musikalische Erfahrung abzuleiten, wenn wir die Musik nicht *hören*.

Mit der Frage, *wie* Sie Ihren Patientinnen im Rahmen der DBT *Wise Mind* vermitteln können, beschäftigen wir uns weiter unten in aller Ausführlichkeit (siehe Anmerkungen zu 2.3 IB 10). An dieser Stelle konzentrieren wir uns auf die historischen und konzeptuellen Hintergründe: *Wise Mind* oder *Wise Heart* ist eine englische Übersetzung zweier buddhistischer Begriffe. Weisheit (Sanskrit: prajna) ist im buddhistischen Sinne als rechte Einsicht zu verstehen, ein spezieller Bewusstseinszustand jenseits oder vorausgehend dualistischer mentaler Prozesse. In der (Meditations-)Praxis geht es darum, sich diesem Zustand, der keiner ist, zu öffnen.

Der Pali-Begriffe »citta«, übersetzt so viel wie »Geist, der nicht zwei ist«, repräsentiert einen Prozess, den wir im Sinne der buddhistischen Lehre am ehesten als das **intuitiv erfahrbare Zentrum unseres Seins** betrachten. Die buddhistische Psychologie beschreibt citta nicht als einen unveränderlichen Kern, sondern als ein dynamisches, wandelbares und resonantes System. Citta ist daher formbar und kultivierbar. Oder im westlichen Duktus ausgedrückt: Man kann daran arbeiten.

Als resonantes System ist citta in der Lage, »sein eigenes Wohl, das Wohl der anderen und das Gemeinwohl zeitgleich zu erkennen« (Anguttara Nikāya 2012, S. 15).

Hier wird deutlich, dass die DBT, indem sie *Wise Mind* ins Zentrum ihrer Philosophie stellt, einen offensiven sozialen Standpunkt einnimmt. Eine Therapeutin oder eine Patientin, die *Wise Mind* praktiziert, wird sich ihrer ethischen Verantwortung gegenüber sich selbst und anderen bewusst. »Genesung« ist immer ein reziproker und resonanter Prozess: Indem wir liebevolle Güte für andere kultivieren, empfinden wir dies auch für uns selbst und umgekehrt. Indem wir Mitgefühl für uns selbst entwickeln, entwickeln wir immer auch Mitgefühl für andere und umgekehrt. Wir erfahren Glück, indem wir uns über das Glück eines anderen Menschen freuen, und auch die Gelassenheit entwickelt sich reziprok. Menschen sind keine solitären Wesen, Einsamkeit ist im buddhistischen Denken ein psychologisches Phänomen, das die Essenz der universellen Verbundenheit nur *überdeckt*.

Brahmavihara

Wise Mind ist nicht ohne das Konzept der vier »Brahmavihara« zu verstehen. »Vihara« bedeutet so viel wie Wohnstätte, Brahma ist eine indische Gottheit. Die Brahmavihara, die vier Kardinaltugenden der buddhistischen Lehre, werden in der Literatur meistens als die »vier unermesslichen Gebiete« oder die »vier grenzenlosen Zustände« übersetzt (Anguttara Nikāya 2012, S. 208). Es handelt sich um Paradigmen, um buddhistische Ideale, die beschreiben, wie man in einer menschlichen Gemeinschaft lebt, indem man sich auf die gemeinsame, unteilbare Essenz des Daseins beruft. Es handelt sich also im Wesentlichen um Formen der Liebe und der tiefen Bereitschaft, andere zu sehen, willkommen zu heißen, zu akzeptieren und mit ihnen in Resonanz zu gehen.

In der westlichen Psychotherapie würden die Brahmavihara wohl am besten einen »**offenen Geisteszustand**« beschreiben. Es handelt sich bei diesem Zustand nicht um Emotionen im eigentlichen Sinne, eher um affektive Resonanzen. Den Begriff »Geisteshaltung«, wie von manchen Autoren verwendet, empfehlen wir nicht. Er wirkt zu statisch und verweist zudem stark auf das Individuum, das diese Haltung entwickelt. Die Kultivierung von Brahmavihara meint immer ein **»Sich-Öffnen«** für eine intrinsische, universelle Erfahrung. Der Begriff **»Geisteszustand**« verweist hier auf das Offene, Schwingende, auf die Resonanz, und eben nicht auf das geschlossene Selbst. Letzteres, also das Selbst, wird im Buddhismus als Gegenspieler dieser offenen, einfühlsamen Verbindung gesehen. Eine wegweisende buddhistische Textstelle nennt dezidiert die separate Entität »ich selbst« als eine Art von Verblendung, die neben Verlangen und Hass, die Brahmavihara einengen, erstarren und begrenzen (Samyutta Nikay, 4, 256 in Bodhi, 2000). Die Brahmavihara können also durchaus als **Tugenden** verstanden werden, die als altruistische Manifestationen des Geistes angestrebt, erlangt, bejaht, entwickelt und genährt werden. Die einfühlsame Natur aller vier Brahmavihara ist so beschaffen, dass sie uns Zugang zu Erfahrungen von Verbundenheit mit uns selbst und den anderen ermöglicht. Das bedeutet, wann immer wir uns in einem dieser vier offenen Geisteszustände befinden – oder, besser, darin ruhen – agieren wir in einer Geisteshaltung, die unserer gewohnten Erfahrung von Selbst versus Welt und anderem radikal entgegengesetzt ist.

Die vier Brahmavihara, also die vier offenen Geisteszustände, sind »mettà« – liebevolle Güte, »karuna« – Mitgefühl, »mudita« – Mitfreude und »upekkha« – Gelassenheit.

Liebevolle Güte (metta, engl. »loving-kindness«) ist die erste Kardinaltugend der buddhistischen Lehre und meint die Qualität des bedingungslosen Wohlwollens. Es ist ein aufrichtiger Wunsch, die Sorge um das Wohlergehen der anderen, eine Geste der Akzeptanz, des tiefen Willkommens und der Öffnung. Als ein klassisches Beispiel für metta wird oft das Bild einer Mutter verwendet, die ein neugeborenes Kind stillt. Dieses Bild symbolisiert auch den nährenden Charakter von metta, der sich abgrenzt von besitzergreifenden und Gier-verhafteten Formen der leidenschaftlichen Liebe. Indem wir metta kultivieren, beginnen wir, eine Zuneigung zu uns selbst und zu den anderen zu empfinden, und neigen dazu, unser Herz zu erweitern und alle in seine tröstende und selbstlose Wärme einzuschließen. »Mögen alle Wesen in Wohlbefinden verweilen, in Freiheit von Feindseligkeit, in Freiheit von bösem Willen, in Freiheit von Angst, und mögen sie Wohlbefinden in sich selbst bewahren« (Majjhima Nikaya I, 38; in Bodhi, 2005).

In der Erfahrung von metta erstrebt die buddhistische Psychologie eine »Anreicherung des Lebens mit größerer Sanftheit, Leichtigkeit und Gründlichkeit, die Freiheit von schädlichen und kränkenden Zuständen, die mit Abneigung, Ärger, Unwillen und Selbstsucht verbunden sind« (Weber 2006).

Mitgefühl (»karuna«, engl. »compassion«) ist die zweite Kardinaltugend der buddhistischen Lehre. In der Erfahrung des Mitgefühls wenden wir uns von der Sorge um unsere eigenen Freuden und Sorgen dem Leiden *anderer* fühlender Wesen zu. Wir lassen uns berühren, fühlen ihren Schmerz als unseren eigenen und lernen, ihn mit anderen zu ertragen, ohne uns durch Distanzierung zu schützen. Wir erfahren auch den tiefen Wunsch, das Leiden des anderen zu lindern, fühlen uns geöffnet und in tiefer Resonanz.

Trotz unserer scheinbaren körperlichen Autonomie sind wir nicht getrennt, und durch unsere Fähigkeit, ihren Schmerz und ihr Leid zu fühlen, erfahren wir unsere unmittelbarste und unbedingte Verbindung mit allen anderen Wesen. Neben dem Aspekt der einfühlsamen Resonanz hat karuna immer auch eine aktive Seite und wird in einigen Texten als die »Unfähigkeit, das Leiden anderer zu ertragen« beschrieben, verbunden mit einem tiefen Wunsch: »Durch meinen Körper, meinen Besitz und tugendhaftes Handeln in Vergangenheit, Gegenwart und Zukunft möge ich dazu beitragen, die Leiden der Wesen zu beseitigen« (Longchenpa 2014). Das klassische Bild von karuna ist das einer liebenden Mutter, deren Absicht, Worte und Taten immer darauf abzielen, das Leiden ihres kranken Kindes zu lindern.

Mitgefühl bzw. karuna vereint immer drei Komponenten:

- Weisheit und Akzeptanz, dass Leid zum universalen Bestand des Lebens gehört,
- Bereitschaft, das Leid mit anderen zu teilen,
- die Kraft, das Leid zu mildern.

Es ist sicherlich hilfreich, Mitgefühl von »Mitleid« und »Empathie« zu unterscheiden. Mitleid impliziert immer auch ein Element der Herablassung, der Distanzierung vom bemitleideten Objekt und vernachlässigt die aktive, handlungsbezogene Komponente von karuna. Empathie ist ebenfalls von Mitgefühl abzugrenzen, da es lediglich ein Hineinfühlen in andere Wesen bedeutet. Auch hier fehlt die aktive Komponente, die uns dazu drängt, Leid zu mildern. Beide Topoi aber vernachlässigen auch den Aspekt der Akzeptanz, also das tiefe Wissen, dass Leid ein substanzieller Bestandteil des Lebens ist.

Mitfreude (»mudita«) öffnet uns dafür, am Glück und an der Freude *anderer* teilzuhaben. So wie karuna uns mit dem Leid und dem Kummer anderer verbindet, ist mudita die Qualität, durch die wir mit ihrer Freude, ihren Erfolgen und ihrem Jubel mitschwingen. Mudita beinhaltet durchaus auch die Fähigkeit, den Wert, die Qualität, das Wohlbefinden und die Vitalität von uns selbst anzuerkennen. Doch hauptsächlich geht es darum, uns für das Glück der anderen zu öffnen, zu bewundern und daran teilzuhaben. In mudita steckt ein deutlicher Hauch von Freude. In ihrem Aspekt der einfühlsamen Freude ist sie das Gegenteil von Neid und Eifersucht. Das Bild, das in den Schriften verwendet wird, ist das der Freude einer Mutter über den Erfolg und die Jugendlichkeit ihres Kindes.

Gelassenheit (»upekkha«) ist eine Qualität von tiefem Gleichgewicht und Ausgeglichenheit. Es wird als weiträumig, unparteiisch, unerschütterlich beschrieben (Weber 2006). Upekkha hat mehrere Bedeutungsebenen, die sich nicht immer sofort erschließen. Zum einen wurzelt Gelassenheit in einem tieferen Verständnis dafür, dass jeder Zustand die Folge seiner Bedingtheiten ist, und damit nicht anders sein kann als er ist, sonst wäre er anders. Diese Bedingtheiten schließen auch unser eigenes Handeln ein. Zum anderen ist jeder Versuch, die Qualität eines Zustands zu beurteilen, gefärbt vom subjektiven Konzept der beurteilenden Person, die immer auch nur ein Mikrosegment des größeren Ganzen zu überblicken vermag. Gelassenheit oder Gleichmut sollte keinesfalls mit Gleichgültigkeit oder Indifferenz verwechselt werden. Wie die anderen drei Brahmavihara ist auch upekkha resonant: Es besteht eine tiefe empathische Verbindung zu allen Wesen, die es berührt – dazu gehören (vielleicht nicht so offensichtlich, wie es sein sollte) auch wir selbst. In der buddhistischen Literatur wird upekkha oft mit der Haltung einer Mutter verglichen, die die Kontrolle über ihre heranwachsenden Kinder loslässt. Sie unterstützt sie weiterhin und wünscht ihnen alles Gute, erkennt aber an, dass es ihre Entscheidungen sind, die sie treffen, ob gut oder schlecht.

Wie bereits skizziert, versteht die buddhistische Lehre *Wise Mind* also das Zusammenspiel der vier Brahmavihara als eine inhärente, universelle und damit natürlich transkulturelle Qualität des menschlichen Seins. Oder anders ausgedrückt, diese Qualitäten können oder müssen nicht erworben werden. Sie sind in jedem Individuum inhärent vorhanden, so wie der Einfluss der Schwerkraft oder anderer physikalischer Gesetze auf den menschlichen Körper nicht erworben werden muss, sondern allgemeingültig ist. Damit unterliegen die vier offenen Geisteszustände auch nicht entwicklungsspezifischen Erfahrungsprozessen. Natürlich können diese Qualitäten unterschiedlich kraftvoll wirken, teilweise auch nur in schlummernder Form. Sie können von anderen Aspekten des Bewusstseins, von emotionalen Befindlichkeiten, traumatischen Erfahrungen, egozentrischem Streben verdeckt sein, sich können sich durch mangelnde Kultivierung unvollständig manifestieren. Oder sie können vollständig erblühen, ausstrahlen und alles durchdringen. In jedem Fall sind sie allen Menschen von Natur aus zugänglich. Die buddhistische Psychologie sieht in Übereinstimmung mit einigen wichtigen Aspekten der westlichen positiven Psychologie in der Kultivierung von *Wise Mind* eine grundlegende Fähigkeit des menschlichen Geistes. Es ist die Basis für Gesundheit und Wohlbefinden, für alle sozialen und beziehungsmäßigen Interaktionen und Voraussetzung für jede Entwicklung von Geist und Seele. Die Brahmavihara auf dieser Ebene sind unverzichtbare Geschenke, die man nicht verlieren kann.

Übertragen wir diese Sichtweise auf den therapeutischen Prozess im Rahmen der DBT, dann dürfen wir davon ausgehen, dass jede Patientin als menschliches Wesen implizit über die vier offenen Geisteshaltungen verfügt. Sie muss *Wise Mind* nicht lernen, sondern sie kann sich für diese Erfahrungen öffnen, diese kultivieren, erweitern und pflegen, so wie jeder andere Mensch auch. Als Therapeutinnen können wir ihnen helfen, diese Erfahrungen zu systematisieren, indem wir spezifische, erfahrungsbasierte Übungen anbieten. Wir haben dazu eine Reihe von Methoden entwickelt und erprobt, die sich als praktikabel und wirkungsvoll erwiesen haben (siehe unten 2.3 IB 10–14). Wir sollten aber auch berücksichtigen, dass viele unserer Patientinnen im Laufe ihrer Entwicklung zwischenmenschliche traumatische Erfahrungen gemacht haben. Übungen zu den vier großen Geisteszuständen, die Affekte wie etwa Verbundenheit oder Mitgefühl hervorrufen, können dann leicht zu Traurigkeit oder Sehnsucht, manchmal auch zu Empörung, Neid und Hass führen. Dann ist das so. Unsere Aufgabe besteht darin, den Betroffenen zu helfen, auch diese Gefühle anzunehmen und sich trotzdem für *Wise Mind* zu öffnen.

Wenn mein Dorf von einer Überschwemmung heimgesucht wurde, bedeutet das nicht, dass ich kein Wasser mehr trinken sollte.

Wenn wir also in der DBT das Konzept von *Wise Mind* ernst nehmen, und Linehan nahm es sehr ernst, dann müssen wir es als die zentrale Essenz der DBT verstehen, als die wesentliche Geisteshaltung, die sämtliche Aspekte der DBT berührt: von der Beziehungsgestaltung bis zum Kontingenzmanagement. *Wise Mind* lehrt uns, dass wir im selben Boot sitzen wie unsere Patientinnen, *Wise Mind* lehrt uns aber auch, dass wir den Patientinnen dabei helfen sollten, wohlwollende Verantwortung für ihr Verhalten gegenüber sich selbst und anderen zu übernehmen.

Das *Wise-Mind*-Paradigma hat natürlich auch Einfluss auf die **Grundannahmen** der DBT, die die Eingebundenheit und Verantwortung des Einzelnen in die Gemeinschaft betont: »Das übergeordnete Ziel der DBT ist, Menschen dabei zu helfen, ein sinnerfülltes Leben aufzubauen – für sich selbst und für diejenigen, für die sie Verantwortung tragen.«

Auch die **Haltung** der DBT-Therapeutinnen umfasst die vier offenen Geisteszustände:
Das bedingungslose Wohlwollen, die Freundlichkeit, das aktive Interesse und die Sorge um das Wohlergehen unserer Klienten, unseres Teams und von uns selbst.
Die Weisheit, dass Leiden und Scheitern Teil der gemeinsamen menschlichen Erfahrung ist, die Bereitschaft, Leiden unserer Patientinnen und von uns selbst zu teilen und zu tragen; die Überzeugung und Ermutigung, unsere Patientinnen und unsere Teammitglieder zu motivieren, die Folgen hochgradig aversiver zwischenmenschlicher Erfahrungen zu überwinden.
Die Freude und das Vergnügen, wenn es unseren Patientinnen bessergeht und sie beginnen, ihr Leben sinnerfüllt zu gestalten.
Die Fähigkeit, auch inmitten von Schwierigkeiten, Stress, Spannungen und Provokationen ruhig und gelassen zu bleiben; die radikale Akzeptanz der Tatsachen, die wir nicht ändern können, und die radikale Akzeptanz, dass auch unsere Wirksamkeit ihre Grenzen hat.

2.3.7 Wie vermitteln wir Achtsamkeit in der DBT?

Die allgemeinen Wirkprinzipien der Skills (siehe Kapitel 1.1) gelten auch für das Modul der Achtsamkeit. Ziel dieses Moduls ist es, den Patientinnen zunächst erfahrungsbasiert das Konzept der Achtsamkeit näherzubringen und zu vermitteln, dass die entsprechenden Fertigkeiten ausgesprochen hilfreich sind, um eigene Gefühle, Gedanken und Netzwerke zu bemerken, zu unterbrechen und sich an der Gegenwart zu orientieren.

Damit sollten wir die Patientinnen ausreichend motivieren, mit den anfangs meist mühsamen täglichen Übungen und Selbstinstruktionen zu beginnen, um eine achtsamere und wohlwollendere Haltung sich selbst und der Welt gegenüber zu entwickeln.

Wir müssen uns darüber im Klaren sein, dass dieser Prozess seine Zeit braucht, weil die Wirksamkeit der Übungen sich erst nach einigen Wochen entfaltet, und dies auch nur, wenn tatsächlich mit einer gewissen Regelmäßigkeit geübt wird. In ambulanten, fortlaufenden Skillsgruppen sollte daher Achtsamkeit in komprimierter Form jeweils zu Beginn eines neuen Moduls angeboten werden, da andernfalls die Gefahr besteht, dass Patientinnen, je nach Ablauf des Programms, sich erst in den letzten Wochen mit Achtsamkeit beschäftigen. Im stationären oder teilstationären Setting hat es sich als sinnvoll erwiesen, die Achtsamkeits-Skills aus der laufenden Gruppe auszugliedern und in kleineren Einheiten, ca. 20 Minuten täglich, anzubieten. Für viele Mitglieder des therapeutischen Teams ist dies eine willkommene Gelegenheit, selbst und während der Dienstzeit Achtsamkeit zu praktizieren. Diese 20-Minuten-Einheiten beinhalten jeweils ca. fünf Minuten Theorie und zwei Übungen à fünf Minuten plus Nachbesprechung. Zusätzlich hat es sich in vielen DBT-Teams als hilfreich erwiesen, jede Therapiesitzung und jede Teambesprechung mit einer kurzen Achtsamkeitsübung von ca. drei Minuten zu beginnen.

»*Do DBT to the team.*« Dieses Motto gilt natürlich für alle Aspekte der DBT, für die Achtsamkeitspraxis jedoch in ganz besonderem Maße. Es ist schwierig, Klavier zu unterrichten, wenn man selbst das Instrument nicht spielt. Ebenso schwierig ist es, Flamenco zu unterrichten, wenn man selbst diesen Tanz nicht beherrscht. Und natürlich ist es schwierig, die Praxis der Achtsamkeit zu vermitteln, wenn man selbst ... Na, Sie ahnen es. Es wird deshalb in den Zertifizierungsrichtlinien des Dachverbands DBT (DDBT) zwar nicht zwingend vorgeschrieben, aber dringend empfohlen, dass DBT-Therapeutinnen sich im Rahmen ihrer Ausbildung und darüber hinaus intensiv der eigenen Achtsamkeitspraxis widmen. Am besten eignen sich sog. Zen-Retreats, während derer man auch als Anfängerin unter sachkundiger Anleitung intensive Erfahrungen machen kann. Im Sinne der DBT-Historie soll hier der Benediktushof in Holzkirchen besonders hervorgehoben werden. Er ist ein gut geführtes Zentrum für Meditation, Achtsamkeit, Kontemplation und Zen. Nicht nur, weil Willigis Jäger als Begründer der Zen-Lehrer von Marsha Linehan war, und nicht nur, weil sie selbst dort viele Jahre gelehrt hat, sondern weil an diesem (wunderschönen und kontemplativen) Ort eine undogmatische, offene und suchende Sichtweise herrscht, die dem Geist der DBT entspricht (https://www.benediktushof-holzkirchen.de). Die AWP Freiburg (https://www.awp-freiburg.de) bietet jedes Jahr am Benediktushof einen einwöchigen Vertiefungskurs »Achtsamkeit in der Psychotherapie« an, in welchem neben der DBT-Theorie auch viel Zeit für angeleitete Zen-Erfahrung bleibt.

Grundsätzlich gibt es vier Möglichkeiten, Achtsamkeit zu üben und zu praktizieren (siehe 2.3 IB 3):

1. Geführte Praxis
2. Eigenständige Meditation
3. Gezielte praktische Übungen im Alltag
4. Gelegenheiten nutzen, die einem der Alltag schenkt

Die Übungen zur **geführten Praxis** werden in aller Regel von der Therapeutin angeleitet. Sie können diese Übungen in der Gruppe oder der Einzeltherapie einführen und/oder mittels digitaler Aufnahmen anleiten. Am besten sprechen Sie diese Aufnahmen »live«, also während einer Sitzung mit der Patientin, ein. Dann können Sie den Klang Ihrer Stimme und das jeweilige Tempo am besten anpassen. Wir haben sehr gute Erfahrungen damit gemacht, dass die Patientinnen die Stimme ihrer Therapeutin bei diesen Übungen verinnerlichen.

Grundsätzlich sollten wir zwei unterschiedliche Typen der geführten Praxis unterscheiden: imaginative und aufmerksamkeitsfokussierte Übungen. Während der imaginativen Übung versucht die Therapeutin gezielt und aktiv, der Patientin zu helfen, ein bestimmtes inneres Bild, eine Erinnerung oder einen emotionalen Zustand zu aktivieren bzw. zu erzeugen. Dies sind im strengen Sinn keine Achtsamkeitsübungen, sie haben ihre Wurzeln in der Hypnotherapie. Als Therapeutin sind Sie gehalten, während dieser imaginativen Intervention die Patientin eng zu führen und sich während des Prozesses auch jeweils Rückmeldung einzuholen. Die Augen der Patientin sind dabei immer geschlossen, sodass sie sich vollständig auf das innere Bild konzentrieren kann. In der DBT setzen wir vielfach imaginative Übungen ein, um etwa ein Bild von *Wise Mind* zu generieren oder das Gefühl der Hoffnung und Kompetenz zu stabilisieren.

Ein gutes Beispiel für eine geführten aufmerksamkeitsfokussierte Übung ist der »Body-Scan«. Bei dieser Übung wird die Patientin detailliert angewiesen, ihre Aufmerksamkeit von einem Körperteil zum nächsten zu lenken und sich dabei des jeweiligen Zustands und der jeweiligen Empfindungen wertfrei annehmend zu vergegenwärtigen.

Sie sollten bei geführten Achtsamkeitsübung unbedingt darauf achten, der Patientin genügend Raum zu geben, um Ihre Anweisungen zu prozessieren. Gehen Sie am besten davon aus, dass jedes Wort von Ihnen den Aufmerksamkeitsprozess unterbricht und sich die Patientin neu darauf einlassen muss. Eine Faustregel besagt, dass Sie nach einer Instruktion mindestens fünf Atemzüge Pause einhalten sollten.

Ein wichtiges Beispiel für *aufmerksamkeitsfokussierte* Übungen ist die **eigenständige Meditation**: Wir geben uns einen inneren Auftrag, also etwa sich ausschließlich auf den Atem zu konzentrieren, zu zählen, die eigenen Gedanken zu beobachten oder den Geräuschen der Umgebung zu lauschen. In aller Regel wird das Gehirn nach einer Weile Gedanken oder Gefühle produzieren. Es wird also unser sogenanntes Default-Netzwerk aktiviert. Verbleiben wir in der meditativen Übung, werden wir bemerken, dass wir abgelenkt sind. Wir konstatieren dies kurz und fokussieren uns wieder auf die eigentliche »Aufgabe«. Dieser Prozess wird sich permanent wiederholen. Wir oszillieren zwischen Phasen der fokussierten Aufmerksamkeit, der Ablenkung, der Wahrnehmung dessen und der Refokussierung. Im therapeutischen Setting ist dies gewollt, weil wir auf diese Weise trainieren, aktivierte kognitiv-emotionale Netzwerke zu erkennen, kurz zu benennen und dann auszusteigen, ohne uns mit den Inhalten dieser Netzwerke zu beschäftigen (Details siehe unten). Wir verbessern also unsere meta-kognitiven oder meta-emotionalen Kompetenzen und lernen zeitgleich, die aktivierten Netzwerke zu entaktualisieren, um ihnen auf diese Weise Präsenz und realitätswirksame Kraft zu nehmen.

Die meisten DBT-Achtsamkeitsübungen sind so gestaltet, dass die Patientinnen sich auf genau diesen Prozess einlassen können. Da die Übungen ihre eigene Wirkung entfalten, ist die Aufgabe der Therapeutinnen in erster Linie, die Patientinnen zu motivieren, die Übungen regemäßig durchzuführen. Hierbei geht es nicht darum, ein möglichst buntes Potpourri an Aufgaben abzuarbeiten. Die Patientinnen sollten sich aus dem Angebot ein oder zwei Übungen pro Infoblatt aussuchen und diese regelmäßig, also möglichst täglich, durchführen.

Grundsätzlich gilt: so viel Struktur wie möglich. Die Praxis der Achtsamkeit fördert immer auch einen gewissen Kontrollverlust. Indem wir uns etwa auf den Atem konzentrieren, verzichten wir darauf, automatisierte Gedanken oder Emotionen zu kontrollieren. Gedanken dürfen kommen und gehen wie Wolken, die am Himmel vorüberziehen. Für Menschen, die bislang viel Energie dafür aufgewendet haben, diese Gedanken zu unterdrücken, wirkt diese neue Erfahrung anfangs durchaus beängstigend (siehe unten). Klare Rituale, also bestimmte Rahmenbedingungen für die Übungen zu schaffen, sind hier hilfreich. Dies gilt für die Skillsgruppe und die Einzeltherapie, im Besonderen aber für stationäre Teams. Es gilt zu vermeiden, dass die Patientin während eines therapeutischen Aufenthalts vier bis fünf verschiedene Anleitungen bekommt. Damit sorgt man nicht nur für Verwirrung, man versäumt auch einen wichtigen Konditionierungseffekt. Im Idealfall sollten alle Achtsamkeitsübungen von allen Beteiligten nach dem immer gleichen Schema angeleitet werden. So gewöhnt sich der Geist an die Rahmenbedingungen, kommt rasch zur Ruhe und aktiviert die erforderlichen Netzwerke.

Wir empfehlen folgende Anweisungen (nachdem Sie sich versichert haben, dass Sie Ihre Patientinnen während der Achtsamkeitsübungen duzen können):

Anweisung zur Achtsamkeitsmeditation

»Wenn wir Achtsamkeit üben, üben wir eine bestimmte Haltung. Eine Haltung, mit der wir dem Augenblick mit all seinen Empfindungen offen und annehmend begegnen. Diese innere Haltung geht mit einer äußeren Haltung einher. Nimm hierzu bitte eine aufrechte und entspannte Sitzhaltung ein. Die Ohren parallel zu den Schultern, sodass der Kopf frei auf der Wirbelsäule balanciert. Lege die Hände mit den Handflächen nach oben auf die Oberschenkel, schenk dir ein leichtes Lächeln, gerade so, dass es von außen nicht sichtbar ist. Du kannst die Augen offen halten oder schließen, und begrüße dich selbst in einem freundlichen und wohlwollenden Tonfall.
Ich gebe dir zwei Klänge. Nach dem ersten kannst du dich noch ein wenig bewegen und einrichten, nach dem zweiten solltest du versuchen, dich nicht mehr zu bewegen.
Die Übung wird ... Minuten dauern. Wir werden nun eine Übung zu ... durchführen. Nach dem zweiten Gong lade ich dich ein, zu ...«

Die akustischen Signale zu Beginn und am Ende der Übung sind wichtiger Bestandteil der Übung. Es lohnt sich, in eine Klangschale zu investieren. Gewöhnen Sie sich daran, die *Dauer der Übung vor* dem Gong zuverlässig anzugeben und auch einzuhalten! Stellen Sie sich einen Timer, sonst sind Ihre Patienten damit beschäftigt, darüber nachzudenken, wie lange diese Übung noch dauert. Geben Sie Ihre Instruktionen *vor* dem Gong. Nach dem zweiten Gong sollte möglichst ungestört geübt werden können. Das Ende der Übung kündigen Sie mit einem einfachen Gongschlag an. Geben Sie nach jeder Übung Gelegenheit zu Rückmeldungen. Um eventuelle längere Schweigephasen zu verhindern, hat es sich bewährt, die Rückmeldungen reihum einzuholen, wobei jede Teilnehmerin das Recht hat, das Rederecht ohne Kommentar an ihre Nachbarin abzugeben.

Auf Rückmeldungen sollten Sie möglichst nicht inhaltlich eingehen, sondern auf den Prozess verweisen. Wenn also eine Patientin berichtet, sie habe während einer Atemübung Angst verspürt, so könnten Sie antworten: *»Gut, dass Sie die Angst wahrgenommen haben, das war sicher unangenehm. Konnten Sie sich dann wieder auf die Atmung konzentrieren?«* Oder wenn eine Patientin berichtet, dass sie ständig abgelenkt wurde: *»Genau, das passiert. Sie haben also beobachten können, dass Sie abgelenkt waren. Auch das ist Achtsamkeit. Konnten Sie sich wieder auf den Atem konzentrieren?«* Eine typische Rückmeldung ist auch Ärger: »Ich weiß überhaupt nicht, was diese Übung soll!« Sie könnten darauf antworten: *»Okay, Sie ärgern sich immer noch? Haben Sie den Ärger auch während der Übung wahrgenommen? Auch das ist Achtsamkeit. Nehmen Sie den Ärger wahr, vielleicht benennen Sie ihn auch? Also: ›Oh, ich ärgere mich mal wieder.‹ Und dann könnten Sie versuchen, sich wieder auf den Atem zu konzentrieren. Obwohl Sie sich ärgern.«*

Sie können Ihrer Patientin auch gerne Einführungskurse in Zen-Retreats empfehlen. Oft ist es sinnvoll, mit den Übungen zur »geschenkten Minute« (2.3 IB 6) zu beginnen.

Am einfachsten zu vermitteln sind die gezielten praktischen Übungen. Hier sollten Sie Ihrer Patientin helfen, entsprechend passende Übungen auszusuchen, evtl. die Kalenderblätter zur Achtsamkeit durchzugehen (2.3 AB 3) und sie ermuntern, die entsprechenden Wochen-Trainingspläne auszufüllen.

Die *Alltagsübungen* sind eher Instruktionen, wie man sich unter bestimmten Bedingungen im Alltag verhalten sollte. Diese Verhaltensregeln können schlecht unter Laborbedingungen (also im therapeutischen Rahmen) geübt werden. Unterstützen Sie Ihre Patientin hier, indem Sie immer wieder nachfragen, ob sie Gelegenheit hatte, diese Achtsamkeits-Skills unter Alltagsbedingungen anzuwenden. Bisweilen ergeben sich auch Gelegenheiten, diese Skills während der Therapie zum Einsatz zu bringen.

Auf den Punkt gebracht:

Achtsamkeitsübungen sind für die DBT essenziell, weil Achtsamkeitspraxis ...

1. die Fähigkeit verbessert, aversive mentale Prozesse wie Emotionen, Kognitionen oder Erinnerungen wahrzunehmen und anzunehmen.
2. die Fähigkeit verbessert, automatisierte emotionale Prozesse, Vermeidungs- und Escape-Strategien zu erkennen und, statt diesen zu folgen, zielgerichtete Handlungen durchzuführen.
3. die emotionale Erlebnisbereitschaft verbessert.
4. eine liebvolle, mitfühlende, freudige und gelassene Haltung gegenüber sich selbst und der Welt fördert.

2.3.8 Didaktik in der Praxis

Manche Therapeutinnen haben etwas Scheu, das Thema Achtsamkeit *erfahrungsbasiert* einzuführen. Bisweilen übernehmen sie die Ängste der Patientinnen oder meinen, nicht über ausreichende eigene Erfahrung zu verfügen. Die »Flucht in die Theorie« ist zwar kurzfristig angstmildernd, langfristig führt sie aber nicht zum Ziel.

Wie im gesamten Feld der DBT gilt auch hier die Dialektik zwischen Akzeptanz und Validierung unangenehmer Befürchtungen auf der einen Seite und Ermutigung und Motivationsförderung, regelmäßig zu üben, auf der anderen Seite. Also validieren Sie die Angst davor, die Kontrolle über Gedanken und Gefühle aufzugeben, und arbeiten Sie die Vorteile der Achtsamkeit (2.3 IB 2) heraus.

Noch einmal: Achtsamkeit ist wie Musik, man muss sie hören, um sie zu erfahren, wie Essen, man muss es schmecken, oder wie eine Berührung, man muss sie spüren. Für viele dieser Prozesse wirken unsere Versuche, diese Erfahrungen in Worte zu fassen, hölzern und hilflos. Es sei denn, man versucht es mit Lyrik. Sprechen über Achtsamkeit ist wie ein Gedicht über einen Kuss. Man kann sich die Sache dann in etwa vorstellen, aber besser, man probiert es selbst aus.

Drei Grundprinzipien sollten bei der Vermittlung von Achtsamkeit beachtet werden:

1. Die eigene Praxis
Achtsamkeit ist nicht nur für Patientinnen ein erfahrungsbasierter Ansatz, sondern auch für Therapeutinnen. Wie bereits erwähnt, sollte die eigene Achtsamkeitspraxis für jede DBT-Therapeutin selbstverständlich sein. Es ist es nie zu spät, mit Meditation anzufangen. Sie können die eigenen Mühen und Schwierigkeiten mit regelmäßiger Achtsamkeitspraxis gerne mit Ihren Patientinnen teilen.

2. Gemeinsam entdecken
Machen Sie sich auf den Weg, die Praxis der Achtsamkeit gemeinsam mit den Teilnehmenden in der Skillsgruppe zu entdecken. Natürlich sollten Sie als Therapeutin ein Verständnis von den theoretischen Grundlagen der Achtsamkeit haben und auf die jeweiligen Begriffsdefinitionen in den Handouts verweisen. Verschwenden Sie jedoch nicht zu viel Zeit damit, Achtsamkeit durch aufwendige theoretische Herleitung zu vermitteln. Viele Begrifflichkeiten erscheinen dabei abstrakt und werden im Verborgenen bleiben. Seien Sie stattdessen mutig und beginnen Sie früh mit einer ersten Übung (z.B. Rosinenübung; 2.3 IB 4). Besprechen Sie die Erfahrungen der Patientinnen und erarbeiten Sie basierend auf der Erfahrung Schritt für Schritt die Merkmale der Achtsamkeit. Einige Beispiele, wie dies gelingen kann, finden Sie weiter unten.

3. Der Transfer in den Alltag
Eines der vielen Paradoxa der Achtsamkeit liegt darin, dass die Übende tatsächlich von dem starken Wunsch getrieben sein sollte, die Wirkung von Achtsamkeit zu ergründen, dies jedoch nur gelingt, wenn sie während der Übung bereit ist, jede Absicht diesbezüglich aufzugeben.

Dieses Paradox kann sich als hilfreich erweisen, wenn es darum geht, die Patientinnen zu ermuntern, die Achtsamkeitspraxis in deren Alltag zu verwurzeln: Wenn Sie als Therapeutin den Eindruck haben, dass eine Patientin zu wenig investiert, also die Übungen gar nicht erst beginnt, sollten Sie versuchen, deren Motivation zu steigern, indem Sie verdeutlichen, welche Vorteile die Praxis der Achtsamkeit für den gesamten therapeutischen Prozess bringt. Haben Sie jedoch den Eindruck, dass eine Patientin sich während der Übungen zu sehr verbeißt, sich unter Druck setzt und versucht, »alles richtig« zu machen, sollten Sie erläutern, dass es in den Übungen nicht darum geht, etwas zu erreichen, dass es kein Richtig oder Falsch gibt. Versuchen Sie, nicht zu »predigen« oder die Patientinnen in die Achtsamkeitspraxis zu zwingen. Versuchen Sie vielmehr, den Blick dafür zu erweitern, was sich durch die Achtsamkeit für die Patientin im Alltag verändern würde oder könnte. Was würde anders sein, wenn die Patientin es schaffen würde, mehr im Hier und Jetzt zu leben? Was würde sich verändern, wenn sie eigene Gefühle und Gedanken zuließe und da sein lassen könnte, ohne sie zu vermeiden?

Im Folgenden unterbreiten wir einen Vorschlag, um eine erfahrungsbasierte Einführung der Achtsamkeit im Gruppenkontext umzusetzen. Dieser 10-Schritte-Leitfaden erhebt keinen Anspruch auf Absolutheit oder Vollständigkeit. Jede Therapeutin wird mit der Zeit ihren eigenen Stil in der Vermittlung der Achtsamkeit entwickeln.

Einführung in die Achtsamkeit in 10 Schritten

Schritt 1: Vorerfahrungen der Teilnehmenden nutzen

Um ein erstes Verständnis für Achtsamkeit zu vermitteln, bietet es sich an, mögliche Vorerfahrungen der Teilnehmenden einzubeziehen und deren Assoziationen zum Begriff »Achtsamkeit« zu erörtern. Sammeln Sie auch gerne die entsprechenden Vorbehalte und Abneigungen.

Schreiben Sie am Flipchart den Begriff »Achtsamkeit« in die Mitte des Blattes. Sagen Sie in etwa: »Heute wollen wir uns mit der Mutter aller Skills in der DBT beschäftigen und gemeinsam Achtsamkeit kennenlernen. Sicherlich hat die eine oder andere schon einmal von diesem Begriff gehört, vielleicht auch schon erste Erfahrungen damit gemacht. Zunächst würde mich interessieren, was Ihnen zu diesem Begriff alles einfällt oder welche Erfahrungen Sie schon mit Achtsamkeit gemacht haben. Rufen Sie einfach rein, es gibt kein Richtig und Falsch.«

Notieren Sie auf dem Flipchart *alle* Begriffe, die die Patientinnen einbringen. Begriffe, die häufig genannt werden, sind: »im Hier und Jetzt leben«, »den Augenblick genießen«, »abschalten«, »nicht bewerten«, »sich um sich selbst kümmern«, »Meditation«. Bewerten Sie nicht, schreiben Sie nur auf. Geben Sie genügend Raum und Zeit, damit die Patientinnen überlegen können. Beschließen Sie die Übung mit den folgendem Satz: *»Vielen Dank, das ist schon sehr spannend. Wir lassen das Flipchart hier hängen und werden nun gemeinsam und Schritt für Schritt die Achtsamkeit genauer kennenlernen. Sollten Ihnen dabei weitere Begriffe einfallen, können wir diese noch auf dieses Flipchart dazuschreiben.«*

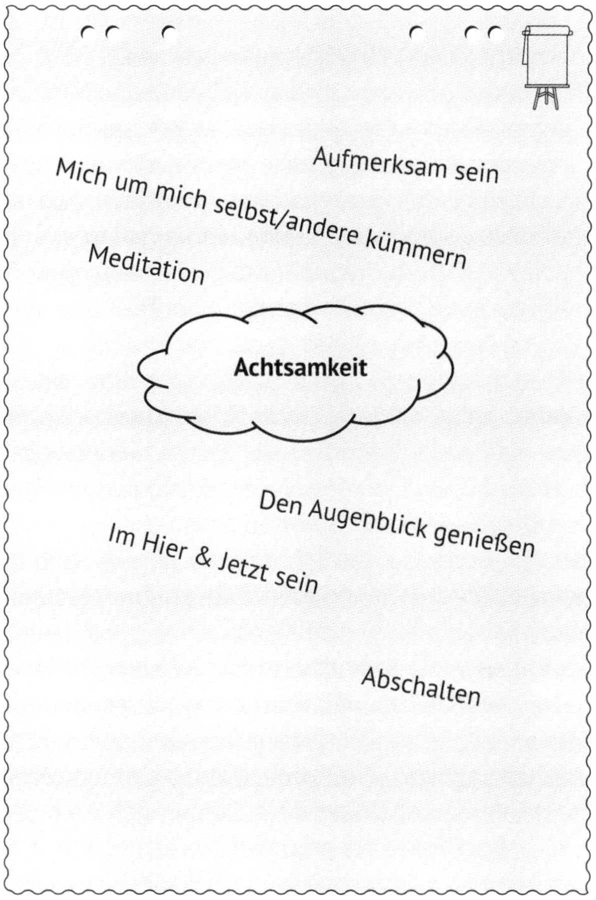

Abbildung 2.3.2 Assoziationen zum Thema Achtsamkeit

Tipp: Es hat sich als hilfreich herausgestellt, dieses Blatt aufzuheben und bei Bedarf zu einem späteren Zeitpunkt noch einmal gemeinsam zu ergänzen.

Verweisen Sie auf 2.3 IB 1 »Achtsamkeit ist die Mutter aller Skills«.

Schritt 2: Kurze Definition

Geben Sie eine kurze Definition der Achtsamkeit vor. Achten Sie darauf, sich nicht zu ausführlich in theoretische Herleitungen oder Fragerunden zu verstricken.

»Wenn man Achtsamkeit lernt, können wir das vergleichen mit einem Kind, das lernt, sich im Straßenverkehr zurechtzufinden: Zunächst muss es lernen, an kritischen Stellen wie beim Überqueren einer Straße stehen zu bleiben (diese Metapher stammt aus einem Workshop von Russ Harris 2014). Im zweiten Schritt geht es darum, den Verkehr genau zu beobachten – also alles wahrzunehmen, was im Augenblick geschieht. Der dritte Schritt erfordert eine Entscheidung: Was ist im Augenblick, unter den gegenwärtigen Umständen, die nächste sinnvolle Handlung? Und schließlich geht es darum, die Dinge auch umzusetzen. Offen und flexibel und immer bereit, sich an neuen Gefahren zu orientieren.

Auch die Achtsamkeit gliedert sich in vier Schritte:

1. Innehalten, ein Stopp setzen und automatisches Handeln unterbrechen.
2. Beobachten der Dinge, die gerade geschehen, und sich ihnen öffnen: in der Umgebung und im eigenen Kopf. Die Dinge wahrnehmen und annehmen, so wie sie jetzt gerade sind. Es macht nicht viel Sinn, zu überlegen, dass das Auto jetzt lieber nicht kommen sollte. Es ist so, wie es ist.
3. Entscheiden. Welche Handlungen sind unter diesen Umständen kurz- und langfristig sinnvoll?
4. Handeln. Zielgerichtet und geschmeidig.

Achtsamkeit ist ein *erfahrungsbasierter* Ansatz und ich würde deshalb gerne mit Ihnen mit einer Übung beginnen, sodass wir die Achtsamkeit gemeinsam entdecken können. Nach der Übung werden wir über Ihre Erfahrungen sprechen und uns so Schritt für Schritt Achtsamkeit erarbeiten.«

Schritt 3: Erste Übung

Als Einführung hat sich die Rosinen-Übung von Jon Kabat-Zinn als besonders hilfreich erwiesen. Diese Übung wird präzise angeleitet, sie beinhaltet achtsames Wahrnehmen und Beschreiben unterschiedlicher Sinnesmodalitäten (Tasten, Riechen, Hören, Schmecken) und macht es relativ einfach, sich ganz auf eine Sache einzulassen (achtsam teilwerden). Nicht alle mögen Rosinen, dies eröffnet die Möglichkeit, Offenheit für neue Erfahrungen zu schulen und eigene Bewertungsmuster zu erkennen. (Es ist jedoch immer hilfreich, eine Alternative in der Tasche zu haben, für den Fall, dass eine der Teilnehmerinnen tatsächlich eine Allergie gegen Rosinen hat: getrocknete Aprikosen, Cranberrys oder abgepackte Bonbons bieten sich hierfür an.) Natürlich können Sie auch mit anderen Achtsamkeitsübungen beginnen.

»Ich möchte Sie einladen, gemeinsam eine erste gemeinsame Achtsamkeitsübung durchzuführen. Vielleicht kennen Sie diese Übung schon, sie wurde von Jon Kabat-Zinn entwickelt, einem Zen-Lehrer und Achtsamkeits-Trainer, der sich jedoch nie als Psychotherapeut verstand.

Nehmen Sie sich jeweils eine Rosine. Lassen Sie diese Rosine zunächst auf Ihrer Hand liegen. Ich werde die Übung Schritt für Schritt anleiten, Sie brauchen nichts weiter zu tun, als sich von mir durch die Übung leiten zu lassen. Erst gegen Ende der Übung werden wir die Rosine in den Mund nehmen. Wenn Sie keine Rosinen mögen, überlegen Sie, ob Sie nicht eine Ausnahme machen wollen, um sich für die Erfahrung in der Übung zu öffnen.«

Teilen Sie die Rosinen aus.

Hinweis: Die Übung dauert ca. zehn Minuten. Wir haben für die einzelnen Abschnitte Fragen notiert, die Ihnen evtl. helfen, durch die Übung zu führen. Sie müssen nicht alle Formulierungen verwenden. Suchen Sie sich aus, was Ihnen gut gefällt.

Beginnen Sie wie oben beschrieben: *»Ich werde Sie, wenn Sie einverstanden sind, nach dem zweiten Gong während der Achtsamkeitsübungen duzen. Das ist unmittelbarer. Ich hoffe, das ist in Ordnung?*

Nehmen Sie bitte eine aufrechte und entspannte Sitzhaltung ein. Die Ohren parallel zu den Schultern, sodass der Kopf frei auf der Wirbelsäule balanciert. Legen Sie die Hände mit den Handflächen nach oben auf die Oberschenkel, schenken Sie sich ein leichtes Lächeln, gerade so, dass es von außen nicht sichtbar ist. Sie können die Augen offen halten oder schließen, und begrüßen Sie sich selbst in einem freundlichen und wohlwollenden Tonfall.

Ich gebe Ihnen zwei Klänge. Nach dem ersten können Sie sich noch ein wenig bewegen und einrichten, nach dem zweiten sollten Sie versuchen, sich vollständig auf die Übung einzulassen.«

– Gong – Gong –

Sprechen Sie nun in etwa wie folgt, und lassen Sie genügend Zeit zwischen Ihren Worten, damit die Patientinnen die Erfahrungen, die Sie ihnen anleiten, nachvollziehen können. Denken Sie daran: Wenn Sie sprechen, zwingen Sie die Übenden, Ihnen zuzuhören, und lenken sie damit von der Übung ab. Nur in den Sprechpausen kann die Patientin sich für eigene Erfahrungen öffnen.

»Öffne nun die Augen und betrachte die Rosine ... Lege die Rosine auf deine Hand. Stelle dir vor, du siehst eine Rosine zum ersten Mal und du hast keine Ahnung, was da vor dir liegt ... Stelle dir vor, du würdest dieses Objekt jemandem am Telefon beschreiben ... Was würdest du über die Oberfläche sagen? ... Welche Farbe hat das Objekt? ... Glänzt es oder ist es matt? Welche Struktur? Was passiert, wenn du das Objekt ins Licht hältst? Bitte nimm dir die Zeit, um das Objekt noch genauer zu betrachten ...Nimm die Rosine nun zwischen zwei Finger. Beschreibe, was du spürst ... Halte die Rosine nun an dein Ohr und drücke ein wenig darauf herum. Was für Geräusche macht das Objekt? Beschreibe die Geräusche ... Halte das Objekt unter die Nase. Nimm den Geruch wahr. Beschreibe den Geruch ... Nimm das Objekt langsam hoch. Berühre damit deine Lippen und bewege das Objekt langsam von einem Mundwinkel zum anderen. Regt sich etwas im Mund? ... Nimm die Rosine nun langsam in den Mund. Noch nicht zubeißen. Untersuche die Rosine in deinem Mund ... Platziere die Frucht zwischen den Backenzähnen. Halte inne und nimm sie zwischen den Zähnen wahr. Entstehen irgendwelche Absichten oder Impulse? Vielleicht gibt es das starke Bedürfnis, zuzubeißen? ... Achte auf den Impuls, zu kauen, und beiße dann ganz bewusst und sanft zu. Kaue so langsam, wie du kannst. Beachte und beschreibe die Geschmacksnoten, beobachte, wo im Mund welcher Geschmack auftritt. Nimm dann zuerst die Absicht, zu schlucken, wahr. Während du schluckst, spüre die Bewegung hinten am Rachen und weiter unten an der Speiseröhre und noch weiter un-

ten, wenn es geht. Sind noch Speisereste im Mund? ... Nimm dir Zeit und verweile bei all den Sinneseindrücken, den Gedanken, Gefühlen und Empfindungen, die auftauchen können. Beobachte nur, ohne etwas zu verändern oder einzugreifen ... Verweile einige Zeit in der Stille, bevor wir die Übung mit dem nächsten Gong langsam beenden.«

– Gong –

Schritt 4: Besprechen Sie die Erfahrungen während der Übung

Geben Sie den Teilnehmenden genügend Zeit, sich nach der Übung wieder im Raum zu orientieren. Fragen Sie neugierig nach den Erfahrungen der Patientinnen. Gehen Sie ans Flipchart und schreiben Sie mit. Unsere Erfahrung zeigt, dass bestimmte Erfahrungen in der Übung immer wieder geäußert werden, die sich grob in verschiedene Bereiche einteilen lassen. Im Folgenden finden Sie Äußerungen, die besonders häufig genannt werden. Danach geben wir Empfehlungen, wie man diese Einwürfe nutzen kann, Achtsamkeit zu vermitteln:

»Ich schweife immer wieder ab.«

Häufig beginnen Patientinnen mit Äußerungen wie *»Bei mir hat es nicht geklappt.«* oder *»Das war total schwierig.«*. Fragen Sie genauer nach, dann berichten Patienten häufig, dass es schwierig und anstrengend war, die Aufmerksamkeit so lange auf einen Reiz zu fokussieren. Notieren Sie diese Erfahrung auf das Flipchart und validieren Sie diese, betonen Sie den Unterschied der Achtsamkeitspraxis zu gängigen Entspannungsverfahren. Sagen Sie in etwa: *»Sie haben recht, es ist sehr schwer und anstrengend, die Aufmerksamkeit so lange auf einen Reiz zu fokussieren. Es ist ganz normal, dass unser Gehirn immer wieder abschweift. Das ist im Übrigen ein wichtiger Unterschied zu gängigen Entspannungstechniken – Achtsamkeit ist keine Entspannungsübung. Es geht darum, nicht abzuschweifen, und gleichzeitig darum, wohlwollend zu bemerken, wenn wir abschweifen. Denn es geht darum, die Aufmerksamkeit immer wieder zurückzuholen auf den aktuellen Augenblick.«*

Dialog-Beispiel

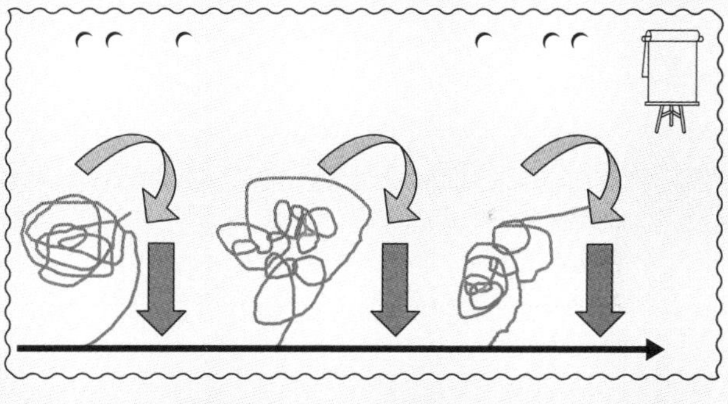

Abbildung 2.3.3 Mentale Prozesse während Achtsamkeit

Th.: *»Wären Sie bereit, mir noch etwas genauer zu erzählen, wie es Ihnen damit ging? Also, wie ich Sie verstanden habe, ist es Ihnen zu Beginn der Übung ganz gut gelungen, die Aufmerksamkeit auf die Rosine zu richten, oder?«*

Pat: *»Ja genau, am Anfang war es noch okay.«*

[Therapeutin beginnt, eine gerade Linie auf dem Flipchart zu zeichnen (siehe Abb. 2.3.3)]

Th.: *»Okay, spannend, wie ging es dann weiter?«*

Pat.: *»Na ja, irgendwann ging es dann los im Kopf, und ich war abgelenkt. Mir ist eingefallen, was ich heute noch alles erledigen muss, dass ich später noch meine Kinder abholen muss und einkaufen gehen.«*

Th.: *»Ah, okay. Das heißt, Ihr Gehirn hat begonnen, Gedanken zu produzieren, die Sie von der Rosine, vom aktuellen Augenblick abgelenkt haben?«*

Pat.: *»Ja, so in etwa.«*

[Therapeutin beginnt, ein Knäuel auf dem Flipchart zu malen, und wiederholt dabei die Gedanken der Patientin (siehe Abb. 2.3.3).]

Th.: *»Wie ging es dann weiter?«*

Pat.: *»Na ja, irgendwann habe ich gemerkt, dass ich abgeschweift war. Dann habe ich gedacht, oh, Mist, ich wollte ja eigentlich auf die Rosine achten.«*

Th.: *»Okay, Sie haben also bemerkt, dass Ihre Gedanken sich selbstständig gemacht haben.«* [Therapeutin zeichnet einen großen Pfeil, der auf das Knäuel zeigt. (siehe Abb. 2.3.3).] *»Und dann?«*

Pat.: *»Ja, dann habe ich mich weiter auf die Rosine konzentriert.«*

Th.: *»Das heißt, Sie haben sich aktiv wieder zur Rosine zurückgeholt?«*

Pat.: *»Ja, ich glaube schon.«*

[Therapeutin zeichnet den Pfeil, der wieder auf die Baseline zeigt (siehe Abb. 2.3.3).]

Th.: *»Und dann ist es Ihnen einige Zeit gelungen, bei der Rosine zu bleiben?«*
Pat.: *»Ja.«*
Th: *»Bis …?«*
Pat.: *»Irgendwann gingen die Gedanken wieder los.«*
[Therapeutin malt ein zweites Gedankenknäuel (s. Abbildung 2.3.3).]
Th.: *»Lassen Sie mich raten, irgendwann haben Sie gemerkt, dass Sie sich auf die Rosine konzentrieren wollten, dann haben Sie sich aktiv zurückgeholt, das ist Ihnen einige Zeit gelungen, bis Sie wieder von Gedanken abgelenkt wurden?«*
[Therapeutin zeichnet weiter, während sie redet.]
Pat.: *»Ja, genau.«*
Th.: *»Schauen Sie, das, was Sie erlebt haben, ist ganz normal. Unser Gehirn produziert fortlaufend Gedanken. Im Alltag ist es uns oft nicht bewusst, bei solchen Übungen merken wir das aber sehr gut. Das ist ganz normal und wird immer wieder geschehen. Wir bezeichnen diesen Prozess als ›Gedankenwandern‹. Oft ist es so, dass diese automatischen Gedanken und Gefühle uns kontrollieren, unsere Stimmung, unser Handeln. In der Achtsamkeitspraxis geht es genau darum, diese Momente zu erkennen. Also zu erkennen, wenn unser Gehirn automatische Gedanken und Gefühle produziert. Wenn wir lernen, diese Gefühle und Gedanken zu erkennen und auszusteigen, dann können wir langsam beginnen, die Macht der automatischen Gedanken und Gefühle etwas abzuschwächen und etwa Skills einzusetzen. Deshalb nennen wir Achtsamkeit die Mutter aller Skills.«*

»Ich fand's ekelhaft.« »Das war echt eklig, ich hasse Rosinen.«
Bisweilen hören wir auch sehr abwertende Bemerkungen. Gehen Sie an dieser Stelle nicht auf die Details ein, sondern weisen Sie freundlich darauf hin, dass Bewertungen auch Gedanken sind, die einem so durch den Kopf gehen.

»Okay, Sie haben also bemerkt, dass Sie die Rosine eklig finden? Prima, auch das ist Achtsamkeit. Sie konnten Ihre eigenen Gedanken beobachten. Haben Sie es geschafft, sich dennoch wieder auf die Rosine zu konzentrieren? Das wäre Achtsamkeit. Die eigenen Gedanken und Gefühle beobachten, diese anzunehmen, aber nicht daran haften bleiben.«

»Ich war voll entspannt.«
Auch diese Äußerungen hören wir häufig. Oft freut es uns als Therapeutinnen, auch »positive« Rückmeldung zu erhalten. Versuchen Sie dennoch im Sinne der Achtsamkeit, wertfrei zu bleiben. Begrüßen Sie die Entspannung als einen »positiven Nebeneffekt« der Achtsamkeit. Betonen Sie, dass es nicht primäres Ziel der Achtsamkeit ist, sich zu entspannen. Achtsamkeit ist kein Entspannungsverfahren, es kann auch manchmal anstrengend sein. Betonen Sie aber auch, dass dies häufiger von Patienten geäußert wird und es ja auch gut ist, eine Methode zu kennen, die entspannend wirken kann.

»Ich wusste ja gar nicht, dass …«
»… Rosinen Geräusche machen«, »… Rosinen so intensiv schmecken«. Achten Sie immer auf Äußerungen, in denen Patienten »neue Erfahrungen« beschreiben. Betonen Sie, dass die Achtsamkeit uns dabei helfen kann, Dinge im Alltag ganz bewusst wahrzunehmen und so neue Erfahrungen zu machen, die uns vielleicht sogar bereichern können. Fragen Sie die Patientinnen, in welchen Lebensbereichen Sie sich noch vorstellen könnten, durch achtsames Wahrnehmen neue Dinge zu bemerken. Unterstreichen können Sie diese Erörterung mit den »Blümchen am Wegesrand«, die den Alltag verschönern können, wenn wir diese nur bewusst wahrnehmen. Wenn noch etwas Zeit ist, könnten Sie diese Erörterung abschließen mit einer sokratischen Frage dazu, woraus das Leben eigentlich besteht, wenn nicht aus Augenblick für Augenblick.

Schritt 5: Transfer und Commitment
Wie bereits beschrieben, sind die Erfahrungen der Patientinnen nicht immer nur »positiv«. Manchmal herrscht der Eindruck vor, dass »negative« Erfahrungen die Überhand gewinnen. Darauf sollten Sie im Sinne der Dialektik sehr genau achten. Bei Bedarf kann es sich anbieten, noch einmal mit den Patientinnen zu erarbeiten, wofür es sich lohnt, Achtsamkeit zu üben.

Initiieren Sie dann eine Feedback-Runde mit den Teilnehmenden:
»Wie wir bereits besprochen haben, kann es auch sehr anstrengend, manchmal langweilig oder belastend sein, Achtsamkeit zu üben und die Aufmerksamkeit auf innere Prozesse zu lenken. Sie haben recht, das ist manchmal

so. Was glauben Sie denn, wofür es sich lohnen kann, regelmäßig Achtsamkeit zu üben und sich ihr zu öffnen? Was könnte sich in Ihrem Leben dadurch verändern? Wie könnte es für Ihre Therapie von Nutzen sein?«

Notieren Sie diese Argumente auf einem Flipchart. Verweisen Sie außerdem auf 2.3 IB 2 »Vorteile von Achtsamkeit«.

Schritt 6: Üben, üben, üben

Stellen Sie schon bei der Einführung der Achtsamkeit klar, dass diese Technik viel Übung braucht. Achtsamkeit entfaltet ihre Wirksamkeit erst nach etwa sechs Wochen täglichen Übens. Das klingt langwierig, aber wie lange braucht man, um ein Instrument zu lernen? Das ist ein bisschen wie Gitarre spielen: Am Anfang wird vor allem ausprobiert und geklimpert, nur durch regelmäßiges Üben entsteht eine Melodie. Verweisen Sie darauf, dass das Manual sehr viele konkrete Achtsamkeitsübungen beinhaltet, und ermutigen Sie die Patientinnen, einige nach und nach für sich auszuprobieren. Auch im Rahmen der Therapie werden die Patientinnen unterschiedliche Achtsamkeitsübungen kennenlernen, die sie zu Hause wiederholen und weiter erforschen können. Verweisen Sie auf 2.3 AB 3 »Achtsamkeitskalender«, der Patientinnen neugierig machen kann, verschiedene Übungen für sich zu entdecken. Es geht nicht darum, so viele Übungen wie möglich in kurzer Zeit zu schaffen. Bemerken Patientinnen, dass ein oder zwei Übungen sie besonders ansprechen, können sie diese auch wiederholt und regelmäßig durchführen.

Schritt 7: Der Ring der Achtsamkeit (2.3 IB 3)

Fahren Sie nun mit der didaktischen Einführung fort, indem Sie den Ring der Achtsamkeit (2.3 IB 3) am Flipchart zeichnen (siehe Abb. 2.3.1). Verknüpfen Sie die verschiedenen Wie- und Was-Fertigkeiten auch mit den Erfahrungen in der Rosinenübung.

»Die große Errungenschaft der DBT ist es, Achtsamkeit mithilfe von konkreten Fertigkeiten, also Skills, so zu vermitteln, dass wir sie im Alltag für uns nutzbar machen können. Dafür schauen wir uns erst mal an, welche Komponenten die Achtsamkeit beinhaltet und wie sie trainiert werden können. Dazu finden Sie auf 2.3 IB 3 den Ring der Achtsamkeit.

Achtsamkeit besteht aus drei Was- und drei Wie-Fertigkeiten. Die Was-Fertigkeiten »wahrnehmen«, »beschreiben«, »teilwerden« beschreiben geistige Prozesse, die wir durchführen. Die Wie-Fertigkeiten »offen annehmen«, »im Augenblick sein«, »umsichtig handeln« erläutern die innere Haltung, die wir bei diesen Prozessen einnehmen.

In dieser Sitzung werden wir nur kurz auf die unterschiedlichen Facetten eingehen. Wir werden uns in den nächsten Sitzungen dann noch mal vertieft mit den einzelnen Was- und Wie-Fertigkeiten beschäftigen.«

Wahrnehmen

Th.: *»Die Was-Fertigkeit ›wahrnehmen‹ bedeutet, auf die Empfindungen im gegenwärtigen Moment zu achten und diese ›einfach nur‹ wahrzunehmen. Wenn Sie an unsere Übung mit der Rosine denken, was könnte das sein?«*

Pat.: *»Na ja, so wie Sie gesagt haben, ganz genau darauf zu achten, wie die Rosine aussieht, wie sie schmeckt, wie sie sich anhört und anfühlt.«*

Beschreiben

Th.: *»Genau, die Was-Fertigkeit ›beschreiben‹ hingegen meint, meine eigenen Beobachtungen in Worte zu fassen. Wenn Sie an unsere Übung mit der Rosine denken, was könnte das sein?«*

Pat.: *»Hmmm, vielleicht ›die Oberfläche ist rau‹ oder ›das ist eklig‹ oder ›ich hasse Rosinen‹.«*

Th.: *»Exakt, wobei bei dieser zweiten und dritten Aussage auch wieder eine Bewertung mitschwingt, oder? Eine wertfreie Beschreibung könnte vielleicht sein, ›Da ist Ekel.‹ oder ›Da ist der Gedanke: Ich hasse Rosinen.‹. Das achtsame Beschreiben von Gefühlen und Gedanken ist tatsächlich eine wichtige Grundlage in der DBT. Haben Sie eine Idee, wobei das achtsame Beschreiben uns helfen kann?«*

Pat.: *»Hmmm, keine Ahnung. Vielleicht, um nicht abzuschweifen und bei der Sache zu bleiben?«*

Th.: *»Genau, im Prinzip hat es zwei Funktionen, zum einen, um eben genau bei der Sache zu bleiben, aber auch, um unsere eigenen Gedanken und Gefühle ins Bewusste zu holen, aus einer Beobachterposition wahrzunehmen und nicht in automatische Bewertungen zu verfallen.«*

Teilwerden

Th.: *»Die Was-Fertigkeit ›teilwerden‹ beschreibt, sich ganz auf eine Tätigkeit einzulassen und ganz bei dem zu sein, was wir gerade tun. Man könnte auch sagen, sich in den Moment fallen lassen. Wenn Sie an unsere Übung mit der Rosine denken, was könnte das sein?«*

Pat. 1: *»Also, bei mir war es so, dass ich zwischendrin so das Gefühl hatte, eine persönliche Beziehung zu dieser Rosine zu haben, irgendwie war da so eine Verbindung, und es hat mir gutgetan, mich mal ganz auf diese Rosine einzulassen.«*

Pat. 2: *»Echt? Nein, bei mir war das gar nicht so, mir ist es voll schwergefallen, mich darauf einzulassen, ich wurde immer wieder abgelenkt von meinen Gedanken …«*

Th.: *»Interessant, wir sehen, dass es sehr unterschiedlich sein kann, von etwas teilzuwerden. Manchmal fällt es uns leichter, uns ganz auf den Moment einzulassen, manchmal ist es schwerer. Das können wir in der Achtsamkeit trainieren, und genau aus diesem Grund machen wir das. Im Prinzip könnte man sich auch immer wieder dabei ertappen und sich dann zurückholen und sagen, ›Hoppla, ich möchte mich ganz auf diesen jetzigen Moment einlassen.‹ Es ist also auch ein bisschen eine Frage der inneren Haltung.«*

Offen annehmen

Th.: *»Kommen wir nun zu den Wie-Fertigkeiten. ›Offen annehmen‹ beschreibt die innere Haltung, sich offen und ohne zu bewerten auf den gegenwärtigen Moment einzulassen. Es schwingt auch eine Komponente von Neugier mit, den Moment in all seinen Facetten zu erkunden, ohne zu bewerten. Sie dürfen übrigens auch Ihre Bewertungen offen annehmen.*

Wenn Sie an unsere Übung mit der Rosine denken, was könnte das sein?«

Pat.: *»Eigentlich hasse ich Rosinen. Ich habe es aber trotzdem versucht, an der Übung teilzunehmen, weil ich irgendwie mitmachen wollte.«*

Th.: *»Spannend. Das heißt, Sie haben sich vorgenommen, sich auf den Moment einzulassen, auch wenn Sie wussten, dass Sie Rosinen eigentlich gar nicht mögen?«*

Pat.: *»Ja, aber es war trotzdem ganz schön eklig …«*

Th.: *»Oh, da haben wir wieder eine Bewertung. Und trotzdem haben Sie es geschafft, sich darauf einzulassen. Haben Sie außer den Bewertungen noch andere Erfahrungen gemacht?«*

Im Augenblick sein

Th.: *»Die Wie-Fertigkeit ›im Augenblick sein‹ beschreibt, dass man die Aufmerksamkeit nur auf eine Sache richtet, um ganz bei dem zu sein, was man gerade tut. Wenn Sie an unsere Übung mit der Rosine denken, was könnte das sein?«*

Pat.: *»Na ja, Sie haben immer wieder gesagt, dass man sich erst auf das Tasten, dann auf das Sehen, dann auf das Hören und dann auf das Schmecken konzentrieren soll.«*

Th.: *»Genau, im Alltag machen wir häufig vieles auf einmal und haben viele Dinge im Kopf. Oft ertappen wir uns dabei, wie wir mit Dingen in der Vergangenheit hadern oder uns Sorgen um die Zukunft machen. Nur sehr selten sind wir mit unserer ganzen Aufmerksamkeit im gegenwärtigen Moment und bei der einen Sache, die wir gerade tun. Komisch, wenn man sich vergegenwärtigt, dass Leben aus Augenblick für Augenblick besteht, aber so ist unser Gehirn halt konzipiert. Die Achtsamkeit will uns schulen, den Fokus – zumindest für einen Moment – ganz auf den gegenwärtigen Moment zu lenken.«*

Umsichtig handeln

Th.: *»Die letzte Wie-Fertigkeit ›umsichtig handeln‹ beschreibt, wie wir aus einer achtsamen Haltung heraus handeln. Umsichtig meint, dass unser Handeln für uns selbst und für andere sowohl kurzfristig als auch langfristig hilfreich ist. Das ist ein bisschen schwieriger auf die Rosinenübung zu beziehen, aber haben Sie eine Idee, wie das aussehen könnte?«*

Pat.: *»Na ja, ich weiß nicht genau, ob das so passt. Aber mein erster Impuls war, die Rosine auszuspucken. Dann habe ich aber daran gedacht, dass ich doch die Übung gerne mitmachen möchte, und ich habe mich dafür entschieden, die Rosine nach Ihrer Anleitung langsam zu zerkauen.«*

Th.: *»Okay, das beschreibt das umsichtige Handeln, nämlich das eigene Handeln nicht zu sehr von starken, drängenden Emotionen (hier Ekel) bestimmen zu lassen, sondern gemäß den eigenen Bedürfnissen und Zielen zu handeln.«*

Pat.: *»Wäre es dann auch umsichtiges Handeln gewesen, die Rosine wieder auszuspucken?«*

Th.: *»Gute Frage, da bin ich mir nicht ganz sicher. Was denken denn die anderen? [Therapeutinnen wissen auch nicht alles, manchmal ist es auch keine Frage von Richtig und Falsch. Die Gruppe kann dann genutzt werden, um eine dialektische Sicht auf die Dinge zu erarbeiten.] Womöglich könnte es umsichtiges Handeln sein, wenn es keine impulsive Entscheidung, sondern eine bewusste war. Diese Antwort können Sie nur sich selbst geben.«*

Schritt 8: *Wise Mind*

Th.: *»Nun haben wir die verschiedenen Facetten im Ring der Achtsamkeit kennengelernt. Wir werden uns in den nächsten zwei Sitzungen noch einmal vertiefter damit auseinandersetzen. Aber ich hoffe, dass Sie vielleicht eine erste Idee oder Ahnung davon bekommen haben, was diese Facetten bedeuten? In der Mitte des Rings der Achtsamkeit gibt es eine weitere Komponente, zu der wir durch regelmäßige Achtsamkeitspraxis gelangen können, hier steht Wise Mind. Man könnte es vielleicht beschreiben als eine ›tiefe innere Weisheit‹, die in uns allen vorhanden ist, manche Patientinnen beschreiben es auch als ›tiefe innere Stimme‹ oder ›Kompass‹. Letztendlich greifen auch hier alle Worte und Bezeichnungen zu kurz und es geht darum, dieses, nennen wir es ›Wise Mind‹, für sich zu entdecken. Wir werden uns daher in weiteren Sitzungen diesem Konzept noch mal vertiefter zuwenden, fürs Erste reicht es, wenn Sie diesen Begriff schon mal gehört und eine grobe Idee davon haben, was es sein könnte.«*

[Gehen Sie ans Flipchart und malen Sie *Wise Mind* als Atom auf (s. Abbildung 2.3.4).]

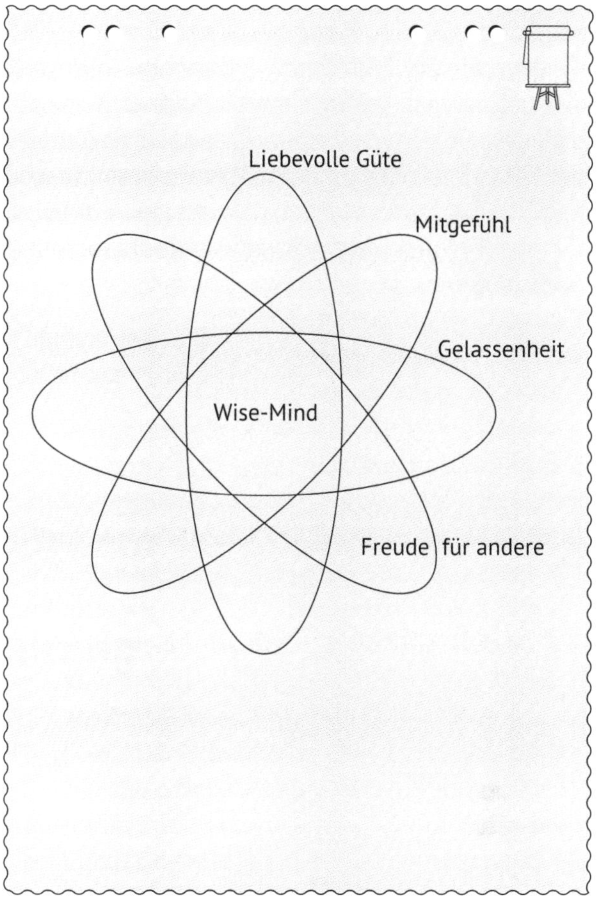

Abbildung 2.3.4 Wise-Mind-Atom

Th.: »Wise Mind *besteht aus vier Komponenten, die in der Natur der Lebewesen angelegt sind und auf die wir als Menschen zurückgreifen können, wenn wir uns für diese Erfahrungen öffnen. Manchmal sind diese Erfahrungen etwas verschüttet, manchmal hat man auch Angst davor, sich dafür zu öffnen. Aber so, wie die meisten Menschen Musik hören können, gehen wir davon aus, dass auch die meisten Menschen* Wise Mind *erfahren können. Wise Mind besteht aus vier Erfahrungsfeldern:*

Liebevolle Güte *bedeutet dabei, anderen und uns selbst liebevoll zu begegnen. Damit ist keine erotische Liebe gemeint, sondern eher eine tiefe, wohlwollende Zuwendung und wertschätzende Grundhaltung. Das ist so, wie wir manchmal eine tiefe Zuneigung erleben können, die sich zwischen uns und einem Tier entwickelt.*

Mitgefühl *entsteht, wenn liebevolle Güte auf Leid und Schmerz trifft. Dabei werden Leid und Schmerz als Bestandteil allen Lebens betrachtet. Wir sind bereit, Leid und Schmerz mit jemand anderem zu teilen, dies zu tragen und zu versuchen, Leid zu lindern. Mitgefühl ist also immer auch kraftvoll. Das ist etwa das, was wir fühlen, wenn wir uns um ein krankes Tier, das wir gernhaben, sorgen, und alles tun, damit es ihm besser geht.*

Mitfreude *für andere beschreibt die Eigenschaft, sich über das Glück oder die Freude von anderen zu freuen. Das ist so, wie wir uns darüber freuen können, wenn jemand hart gearbeitet und schließlich Erfolg hat.*

Gelassenheit *beschreibt die innere Weisheit, dass wir die Dinge in ihrer Gesamtheit gar nie erfassen können. Wir sehen immer nur Teilaspekte, die uns im Augenblick wichtig sind. Stellen Sie sich kurz einen Fuchs vor, der hinter einem kleinen einen Hasen her ist. Wem drücken wir die Daumen? – Und dann stellen wir uns vor, dass im Bau des Fuchses viel kleine Fuchswelpen warten, hungernd und frierend, sie brauchen dringend Nahrung. Wem drücken wir jetzt die Daumen?*

Ich weiß, vielleicht hört sich das alles zunächst etwas theoretisch an, bestimmt gehen der ein oder anderen auch gerade sehr viele Einwände durch den Kopf. Lassen wir es trotzdem erst mal so stehen, wir beschäftigen uns ja noch mal intensiver und genauer mit diesem Konzept.«

Schritt 9: Hausaufgaben

Betonen Sie am Ende dieser Einführung, dass diese Sitzung vielleicht sehr komplex war, dass es ganz normal ist, dass die umfassenden Inhalte erst mal Zeit brauchen, um nachzuwirken. Ermutigen Sie noch einmal, dass es ja noch weitere Sitzungen zu diesem Thema geben wird und die Achtsamkeit ein Prozess ist, der Schritt für Schritt erforscht werden kann. Betonen Sie aus dieser Haltung heraus noch einmal die Bedeutung der Hausaufgaben und die eigenständige Beschäftigung mit den Inhalten außerhalb der Gruppe.

Folgende Infoblätter sollten Patientinnen noch einmal eigenständig nachlesen:

2.3 IB 1 »Achtsamkeit ist die Mutter aller Skills«
2.3 IB 2 »Vorteile von Achtsamkeit«
2.3 IB 3 »Der Ring der Achtsamkeit«
2.3 AB 3 »Achtsamkeitskalender«: verschiedene Übungen eigenständig ausprobieren

Schritt 10: Und wie weiter?

Es hat sich als hilfreich erwiesen, mindestens fünf weitere Sitzungen für die Achtsamkeit zu nutzen, eine für Was-Fertigkeiten, für Wie-Fertigkeiten sowie drei weitere Sitzungen für *Wise Mind*.

2.3.9 Achtsamkeit: Info- und Arbeitsblätter

2.3 IB 1 Achtsamkeit ist die Mutter aller Skills	Patienten-Manual, S.53
2.3 IB 2 Vorteile von Achtsamkeit	Patienten-Manual, S.54
2.3 IB 3 Der Ring der Achtsamkeit	Patienten-Manual, S.55
2.3 IB 4 Achtsam wahrnehmen	Patienten-Manual, S.56
2.3 IB 5 Achtsam beschreiben	Patienten-Manual, S.59
2.3 IB 6 Achtsam teilwerden	Patienten-Manual, S.62
2.3 IB 7 Offen annehmen	Patienten-Manual, S.65
2.3 IB 8 Im Augenblick sein	Patienten-Manual, S.67
2.3 IB 9 Umsichtig handeln	Patienten-Manual, S.70
2.3 IB 10 *Wise Mind*	Patienten-Manual, S.72
2.3 IB 11 *Wise Mind* – Liebevolle Güte	Patienten-Manual, S.80
2.3 IB 12 *Wise Mind* – Mitgefühl	Patienten-Manual, S.85
2.3 IB 13 *Wise Mind* – Mitfreude	Patienten-Manual, S.91
2.3 IB 14 *Wise Mind* – Gelassenheit	Patienten-Manual, S.96
2.3 AB 1 Ein mitfühlender Brief an Sie selbst	Patienten-Manual, S.107
2.3 AB 2 *Wise Mind* – Was wäre anders?	Patienten-Manual, S.108
2.3 AB 3 Achtsamkeitskalender	Patienten-Manual, S.110
2.3 AB 4 *Wise-Mind*-Kalender	Patienten-Manual, S.111
2.3 AB 5 Liebevolle Güte für Ihre kleinen Monster	Patienten-Manual, S.112

2.3 IB 1 Achtsamkeit ist die Mutter aller Skills

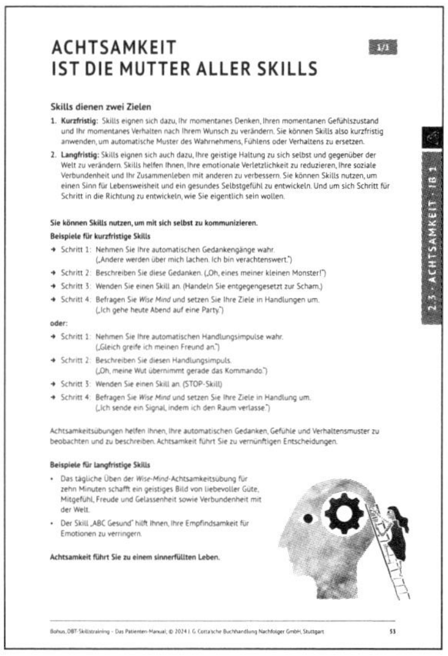
ACHTSAMKEIT IST DIE MUTTER ALLER SKILLS

1/1

Skills dienen zwei Zielen

1. **Kurzfristig:** Skills eignen sich dazu, Ihr momentanes Denken, Ihren momentanen Gefühlszustand und Ihr momentanes Verhalten nach Ihrem Wunsch zu verändern. Sie können Skills also kurzfristig anwenden, um automatische Muster des Wahrnehmens, Fühlens oder Verhaltens zu ersetzen.
2. **Langfristig:** Skills eignen sich auch dazu, Ihre geistige Haltung zu sich selbst und gegenüber der Welt zu verändern. Skills helfen Ihnen, Ihre emotionale Verletzlichkeit zu reduzieren, Ihre soziale Verbundenheit und Ihr Zusammenleben mit anderen zu verbessern. Sie können Skills nutzen, um einen Sinn für Lebensweisheit und ein gesundes Selbstgefühl zu entwickeln. Und um sich Schritt für Schritt in die Richtung zu entwickeln, wie Sie eigentlich sein wollen.

Sie können Skills nutzen, um mit sich selbst zu kommunizieren.

Beispiele für kurzfristige Skills

- Schritt 1: Nehmen Sie Ihre automatischen Gedankengänge wahr. („Andere werden über mich lachen. Ich bin verachtenswert.")
- Schritt 2: Beschreiben Sie diese Gedanken. („Oh, eines meiner kleinen Monster!")
- Schritt 3: Wenden Sie einen Skill an. (Handeln Sie entgegengesetzt zur Scham.)
- Schritt 4: Befragen Sie *Wise Mind* und setzen Sie Ihre Ziele in Handlungen um. („Ich gehe heute Abend auf eine Party.")

oder:

- Schritt 1: Nehmen Sie Ihre automatischen Handlungsimpulse wahr. („Gleich greife ich meinen Freund an.")
- Schritt 2: Beschreiben Sie diesen Handlungsimpuls. („Oh, meine Wut übernimmt gerade das Kommando.")
- Schritt 3: Wenden Sie einen Skill an. (STOP-Skill)
- Schritt 4: Befragen Sie *Wise Mind* und setzen Sie Ihre Ziele in Handlung um. („Ich sende ein Signal, indem ich den Raum verlasse.")

Achtsamkeitsübungen helfen Ihnen, Ihre automatischen Gedanken, Gefühle und Verhaltensmuster zu beobachten und zu beschreiben. Achtsamkeit führt Sie zu vernünftigen Entscheidungen.

Beispiele für langfristige Skills

- Das tägliche Üben der *Wise-Mind*-Achtsamkeitsübung für zehn Minuten schafft ein geistiges Bild von liebevoller Güte, Mitgefühl, Freude und Gelassenheit sowie Verbundenheit mit der Welt.
- Der Skill „ABC Gesund" hilft Ihnen, Ihre Empfindsamkeit für Emotionen zu verringern.

Achtsamkeit führt Sie zu einem sinnerfüllten Leben.

2.3 · ACHTSAMKEIT · IB 1

Bohus, DBT-Skillstraining – Das Patienten-Manual; © 2024 J. G. Cotta'sche Buchhandlung Nachfolger GmbH, Stuttgart 53

Das Infoblatt ist weitgehend selbsterklärend, die Patientinnen hatten es bereits im Rahmen der Einführung erhalten. Betonen Sie noch einmal die zwei Wirkmechanismen: kurzfristige Selbstinstruktionen und langfristige Veränderung der inneren Haltung. Verweisen Sie noch einmal auf das Schaubild in Abbildung 2.3.3 (Flipchart) und erläutern Sie, dass die meisten kurzfristig wirksamen Skills Selbstanweisungen sind, die eingesetzt werden, um automatisches Denken, Fühlen und Handeln zu unterbrechen und neu zu steuern. Die Voraussetzung dafür ist, dass wir in der Lage sind, unsere Automatismen zu erkennen und zu unterbrechen. Und genau diesen Prozess kann man mithilfe der Achtsamkeitspraxis üben.

Erklären Sie: »*Damit wir eine Situation bewusst steuern können, um also, statt den alten Weg einzuschlagen, auf den neuen Weg zu gelangen, ist es erforderlich, die Situation, ein Gefühl, einen Gedanken, einen Handlungsdrang zunächst zu erkennen. Im zweiten Schritt ist das Annehmen, dass dies nun so ist, wie es ist, die notwendige Voraussetzung dafür, zu überlegen, was wir daran ändern können. Und schließlich kann es sein, dass an diesem Zustand nichts zu ändern ist, dann ist es hilfreich, zu lernen, dies zu akzeptieren.*«

Erzeugen Sie Spannung und Vorfreude, reduzieren Sie Druck: Auf diesem Infoblatt werden bereits einige Skills benannt, die Patientinnen zu Beginn der Therapie noch nicht kennen (z.B. Entgegengesetzt handeln, ABC GESUND etc.). Dies kann bei einigen Patientinnen Druck oder Selbstkritik auslösen. (»*Ich bin zu blöd, das zu verstehen.*«) Greifen Sie dies aktiv auf, um die Neugier der Patientinnen auf die Inhalte der Gruppensitzungen zu fördern.

2.3 IB 2 Vorteile von Achtsamkeit

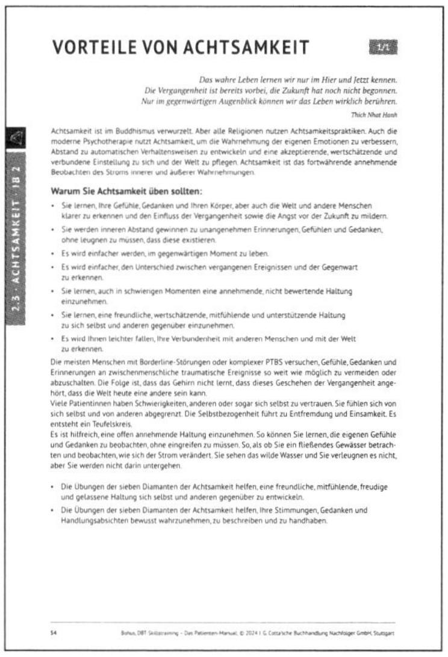
VORTEILE VON ACHTSAMKEIT

1/1

Das wahre Leben lernen wir nur im Hier und Jetzt kennen.
Die Vergangenheit ist bereits vorbei, die Zukunft hat noch nicht begonnen.
Nur im gegenwärtigen Augenblick können wir das Leben wirklich berühren.
Thich Nhat Hanh

Achtsamkeit ist im Buddhismus verwurzelt. Aber alle Religionen nutzen Achtsamkeitspraktiken. Auch die moderne Psychotherapie nutzt Achtsamkeit, um die Wahrnehmung der eigenen Emotionen zu verbessern, Abstand zu automatischen Verhaltensweisen zu entwickeln und eine akzeptierende, wertschätzende und verbundene Einstellung zu sich und der Welt zu pflegen. Achtsamkeit ist das fortwährende annehmende Beobachten des Stroms innerer und äußerer Wahrnehmungen.

Warum Sie Achtsamkeit üben sollten:

- Sie lernen, Ihre Gefühle, Gedanken und Ihren Körper, aber auch die Welt und andere Menschen klarer zu erkennen und den Einfluss der Vergangenheit sowie die Angst vor der Zukunft zu mildern.
- Sie werden inneren Abstand gewinnen zu unangenehmen Erinnerungen, Gefühlen und Gedanken, ohne leugnen zu müssen, dass diese existieren.
- Es wird einfacher werden, im gegenwärtigen Moment zu leben.
- Es wird einfacher, den Unterschied zwischen vergangenen Ereignissen und der Gegenwart zu erkennen.
- Sie lernen, auch in schwierigen Momenten eine annehmende, nicht bewertende Haltung einzunehmen.
- Sie lernen, eine freundliche, wertschätzende, mitfühlende und unterstützende Haltung zu sich selbst und anderen gegenüber einzunehmen.
- Es wird Ihnen leichter fallen, Ihre Verbundenheit mit anderen Menschen und mit der Welt zu erkennen.

Die meisten Menschen mit Borderline-Störungen oder komplexer PTBS versuchen, Gefühle, Gedanken und Erinnerungen an zwischenmenschliche traumatische Ereignisse so weit wie möglich zu vermeiden oder abzuschalten. Die Folge ist, dass das Gehirn nicht lernt, dass dieses Geschehen der Vergangenheit angehört, dass die Welt heute eine andere sein kann.
Viele Patientinnen haben Schwierigkeiten, anderen oder sogar sich selbst zu vertrauen. Sie fühlen sich von sich selbst und von anderen abgegrenzt. Die Selbstbezogenheit führt zu Entfremdung und Einsamkeit. Es entsteht ein Teufelskreis.
Es ist hilfreich, eine offen annehmende Haltung einzunehmen. So können Sie lernen, die eigenen Gefühle und Gedanken zu beobachten, ohne eingreifen zu müssen. So, als ob Sie ein fließendes Gewässer betrachten und beobachten, wie sich der Strom verändert. Sie sehen das wilde Wasser und Sie verleugnen es nicht, aber Sie werden nicht darin untergehen.

- Die Übungen der sieben Diamanten der Achtsamkeit helfen, eine freundliche, mitfühlende, freudige und gelassene Haltung sich selbst und anderen gegenüber zu entwickeln.
- Die Übungen der sieben Diamanten der Achtsamkeit helfen, Ihre Stimmungen, Gedanken und Handlungsabsichten bewusst wahrzunehmen, zu beschreiben und zu handhaben.

2.3 · ACHTSAMKEIT · IB 2

54 Bohus, DBT-Skillstraining – Das Patienten-Manual; © 2024 J. G. Cotta'sche Buchhandlung Nachfolger GmbH, Stuttgart

Auch dieses Infoblatt ist weitgehend selbsterklärend. Weisen Sie darauf hin, welche Vorteile die regelmäßige Achtsamkeitspraxis für die Therapie, aber auch zur Gestaltung eines sinnerfüllten Lebens birgt – gerade weil das Üben von Achtsamkeit von Patientinnen auch oft als belastend und anstrengend empfunden wird.

Erklären Sie: »*In der ersten Achtsamkeitsübung haben wir bemerkt, dass es auch ziemlich anstrengend sein kann, die Aufmerksamkeit auf das Hier und Jetzt zu richten. Und einige erleben es sicher als belastend, die Aufmerksamkeit auf gegenwärtige Gefühle und Gedanken zu lenken. Lassen Sie uns deshalb noch einmal gemeinsam überlegen, wozu die Achtsamkeit in der Therapie und in Ihrem Leben hilfreich sein kann. Was denken Sie? (...) In diesem Informationsblatt haben wir zusammengetragen, welche positiven Auswirkungen der Achtsamkeit Patientinnen und Therapeutinnen berichten. Sicherlich finden Sie einige Ihrer Ideen dort wieder, vielleicht auch weitere, an die Sie bisher noch nicht gedacht haben.*«

2.3 IB 3 Der Ring der Achtsamkeit

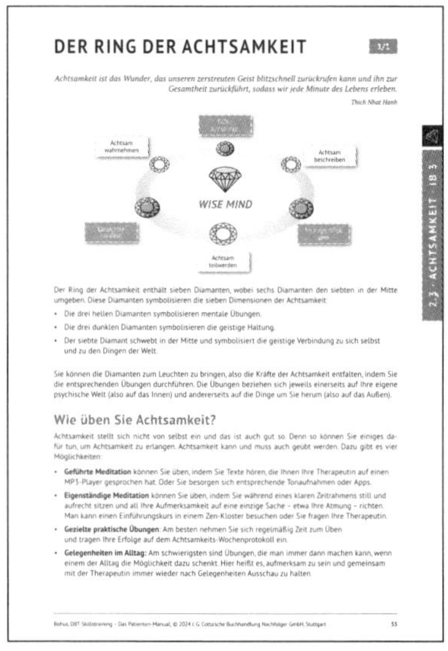

DER RING DER ACHTSAMKEIT 1/1

Achtsamkeit ist das Wunder, das unseren zerstreuten Geist blitzschnell zurückrufen kann und ihn zur Gesamtheit zurückführt, sodass wir jede Minute des Lebens erleben.

Thich Nhat Hanh

Der Ring der Achtsamkeit enthält sieben Diamanten, wobei sechs Diamanten den siebten in der Mitte umgeben. Diese Diamanten symbolisieren die sieben Dimensionen der Achtsamkeit:

- Die drei hellen Diamanten symbolisieren mentale Übungen.
- Die drei dunklen Diamanten symbolisieren die geistige Haltung.
- Der siebte Diamant schwebt in der Mitte und symbolisiert die geistige Verbindung zu sich selbst und zu den Dingen der Welt.

Sie können die Diamanten zum Leuchten zu bringen, also die Kräfte der Achtsamkeit entfalten, indem Sie die entsprechenden Übungen durchführen. Die Übungen beziehen sich jeweils einerseits auf Ihre eigene psychische Welt (also auf das Innen) und andererseits auf die Dinge um Sie herum (also auf das Außen).

Wie üben Sie Achtsamkeit?

Achtsamkeit stellt sich nicht von selbst ein und das ist auch gut so. Denn so können Sie einiges dafür tun, um Achtsamkeit zu erlangen. Achtsamkeit kann und muss auch geübt werden. Dazu gibt es vier Möglichkeiten:

- **Geführte Meditation** können Sie üben, indem Sie Texte hören, die Ihnen Ihre Therapeutin auf einen MP3-Player gesprochen hat. Oder Sie besorgen sich entsprechende Tonaufnahmen oder Apps.
- **Eigenständige Meditation** können Sie üben, indem Sie während eines klaren Zeitrahmens still und aufrecht sitzen und all Ihre Aufmerksamkeit auf eine einzige Sache – etwa Ihre Atmung – richten. Man kann einen Einführungskurs in einem Zen-Kloster besuchen oder Sie fragen Ihre Therapeutin.
- **Gezielte praktische Übungen**: Am besten nehmen Sie sich regelmäßig Zeit zum Üben und tragen Ihre Erfolge auf dem Achtsamkeits-Wochenprotokoll ein.
- **Gelegenheiten im Alltag:** Am schwierigsten sind Übungen, die man immer dann machen kann, wenn einem der Alltag die Möglichkeit dazu schenkt. Hier heißt es, aufmerksam zu sein und gemeinsam mit der Therapeutin immer wieder nach Gelegenheiten Ausschau zu halten.

Bohus, DBT Skillstraining – Das Patienten-Manual; © 2024 J. G. Cotta'sche Buchhandlung Nachfolger GmbH, Stuttgart 55

Wie oben ausführlich beschrieben, gliederte Linehan die Achtsamkeits-Skills in die zwei Gruppen: »Was-« und »Wie-Fertigkeiten«. Der Ring der Achtsamkeit behält diese ursprüngliche Gruppierung bei, organisiert die Skills jedoch etwas übersichtlicher. Vielleicht haben Sie den Ring bereits in der Einführungssitzung auf dem Flipchart skizziert (Abb. 2.3.1), sonst sollten Sie dies nun nachholen: Auf dem Ring befinden sich sechs »Edelsteine«. Die drei hellen Steine symbolisieren die mentalen Übungen (Was-Fertigkeiten). Die drei dunklen Steine symbolisieren geistige Haltungen (Wie-Fertigkeiten). Der große Stein in der Mitte des Ringes symbolisiert *Wise Mind.* Da auch *Wise Mind* Licht ausstrahlt, werden die Steine sowohl von innen als auch von außen beleuchtet. Dies spiegelt sich in den jeweiligen Übungen wider: Jeder Stein (Fertigkeit) kann geübt (zum Leuchten gebracht) werden, indem man sich entweder mit Eindrücken aus der äußeren Welt (vermittelt über die Empfindungen unserer Sinne) oder der inneren Welt (vermittelt über unsere Gedanken und Gefühle) befasst, wobei streng genommen der eigene Atem immer das Tor zwischen diesen beiden Welten ist.

Die drei hellen Diamanten: Was-Fertigkeiten

Für die Einführung in Prinzipien und Übungen der Was-Fertigkeiten sollten Sie mindestens eine Einheit veranschlagen. Den Umständen entsprechend kann es deutlich mehr Zeit beanspruchen. Eine Stunde ist knapp, andererseits sind die Info- und Arbeitsblätter so konzipiert, dass die Patientinnen damit *eigenständig* arbeiten können. Die Zeit in der Skillsgruppe sollte also in erster Linie dazu genutzt werden, die grundlegende Idee zu vermitteln und einige Übungen anzuleiten.

2.3 IB 4 Achtsam wahrnehmen

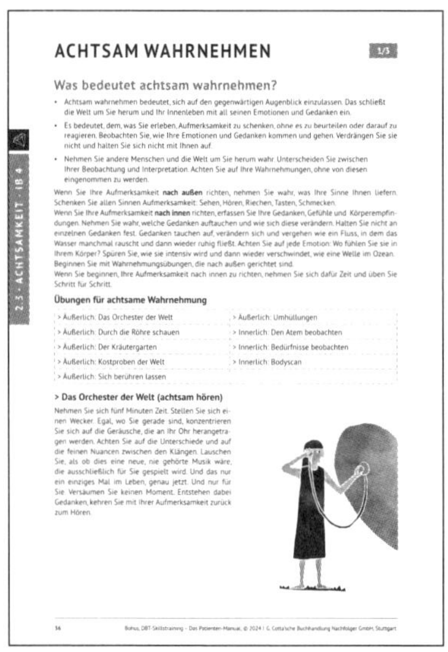

ACHTSAM WAHRNEHMEN 1/3

Was bedeutet achtsam wahrnehmen?

- Achtsam wahrnehmen bedeutet, sich auf den gegenwärtigen Augenblick einzulassen. Das schließt die Welt um Sie herum und Ihr Innenleben mit all seinen Emotionen und Gedanken ein.
- Es bedeutet, dem, was Sie erleben, Aufmerksamkeit zu schenken, ohne es zu beurteilen oder darauf zu reagieren. Beobachten Sie, wie Ihre Emotionen und Gedanken kommen und gehen. Verdrängen Sie sie nicht und halten Sie sich nicht mit Ihnen auf.
- Nehmen Sie andere Menschen und die Welt um Sie herum wahr. Unterscheiden Sie zwischen Ihrer Beobachtung und Interpretation. Achten Sie auf Ihre Wahrnehmungen, ohne von diesen eingenommen zu werden.

Wenn Sie Ihre Aufmerksamkeit **nach außen** richten, nehmen Sie wahr, was Ihre Sinne Ihnen liefern. Schenken Sie allen Sinnen Aufmerksamkeit: Sehen, Hören, Riechen, Tasten, Schmecken.
Wenn Sie Ihre Aufmerksamkeit **nach innen** richten, erfassen Sie Ihre Gedanken, Gefühle und Körperempfindungen. Nehmen Sie wahr, welche Gedanken auftauchen und wie sich diese verändern. Halten Sie nicht an einzelnen Gedanken fest. Gedanken tauchen auf, verändern sich und vergehen wie ein Fluss, in dem das Wasser manchmal rauscht und dann wieder ruhig fließt. Achten Sie auf jede Emotion: Wo fühlen Sie sie in Ihrem Körper? Spüren Sie, wie sie intensiv wird und dann wieder verschwindet, wie eine Welle im Ozean. Beginnen Sie mit Wahrnehmungsübungen, die nach außen gerichtet sind.
Wenn Sie beginnen, Ihre Aufmerksamkeit nach innen zu richten, nehmen Sie sich dafür Zeit und üben Sie Schritt für Schritt.

Übungen für achtsame Wahrnehmung

> Äußerlich: Das Orchester der Welt	> Äußerlich: Umhüllungen
> Äußerlich: Durch die Röhre schauen	> Innerlich: Den Atem beobachten
> Äußerlich: Der Kräutergarten	> Innerlich: Bedürfnisse beobachten
> Äußerlich: Kostproben der Welt	> Innerlich: Bodyscan
> Äußerlich: Sich berühren lassen	

> Das Orchester der Welt (achtsam hören)

Nehmen Sie sich fünf Minuten Zeit. Stellen Sie sich einen Wecker. Egal, wo Sie gerade sind, konzentrieren Sie sich auf die Geräusche, die an Ihr Ohr herangetragen werden. Achten Sie auf die Unterschiede und auf die feinen Nuancen zwischen den Klängen. Lauschen Sie, als ob dies eine neue, nie gehörte Musik wäre, die ausschließlich für Sie gespielt wird. Und das nur ein einziges Mal im Leben, genau jetzt. Und nur für Sie. Versäumen Sie keinen Moment. Entstehen dabei Gedanken, kehren Sie mit Ihrer Aufmerksamkeit zurück zum Hören.

56 Bohus, DBT-Skillstraining – Das Patienten-Manual; © 2024 J. G. Cotta'sche Buchhandlung Nachfolger GmbH, Stuttgart

Erläutern Sie das Prinzip des achtsamen Wahrnehmens

»Die erste Was-Fähigkeit heißt Wahrnehmen. Dies bedeutet, auf diejenigen Informationen zu achten, die wir in diesem einen, gegenwärtigen Moment durch unsere Sinne wahrnehmen. Von außen sind das etwa Anblicke, Geräusche, Geschmäcker, Berührungen, Gerüche; von innen sind dies Empfindungen, Gedanken, Gefühle, auch der Atem. Beobachten bedeutet, diese Sinneseindrücke einfach und pur wahrzunehmen, ohne sie mit Worten zu beschreiben oder zu versuchen, sie zu verändern.«

Didaktische Möglichkeiten: Wie bei der Vermittlung aller Achtsamkeitsfertigkeiten ist es hilfreich, mit einer gemeinsamen Übung zu beginnen (z.B. »Das Orchester der Welt«). Besprechen Sie die Übung mit den Teilnehmenden nach, um die Essenz des achtsamen Wahrnehmens herauszuarbeiten.

Weitere Übungen

Notieren Sie auf dem Flipchart untereinander folgende Buchstaben:
B..n..ne; T..ma..e; K..g..ls..hre..b..r; und fragen Sie: »Was steht hier geschrieben?« Die meisten Patientinnen werden die vollständigen Worte vorlesen. Reagieren Sie verblüfft: »Was *steht hier? Könnten Sie das noch einmal versuchen?«* Die Patientin wird ihren Versuch, die fehlenden Buchstaben intuitiv zu ergänzen, wohl wiederholen. Nun weisen Sie freundlich darauf hin, was tatsächlich geschrieben steht, und fragen Sie, weshalb sie diese Worte automatisch ergänzt hat.

Erklären Sie an diesem Beispiel, dass das Gehirn lernt, ganz automatisch aus bestimmten Signalen ganze Zusammenhänge zu konstruieren. Manchmal genügen einige wenige Zeichen. So ist es auch mit invalidierenden Erfahrungen: Unser Gehirn speichert diese Erfahrungen und sucht fortwährend nach (Alarm-)Signalen, die darauf hindeuten. Sobald sich der kleinste Hinweis findet, schlägt es Alarm: Es verhält sich so, also ob tatsächlich Gefahr herrsche, als ob immer noch die alten Regeln und Gesetze galten. Darum ist es so wichtig, genau hinzusehen. Genau wahrnehmen, was im Hier und Jetzt geschieht, hilft, die Gegenwart von der Vergangenheit zu unterscheiden, und zwar im Kopf und außerhalb.

Vielleicht erzählen Sie folgende Metapher von Linehan: *»Wahrnehmen ist, wie wenn Sie mit offenen Augen in einem Raum herumlaufen, der voller hässlicher alter Möbel ist. Das ist manchmal unangenehm. Aber noch unangenehmer ist es, wenn Sie die Augen schließen. Sie werden sich einige Male stoßen. Natürlich können Sie im Raum herumlaufen, wie Sie wollen. Nur wird es einfacher sein, die Augen zu öffnen.*

Wir alle laufen manchmal mit geschlossenen Augen durch unser Leben. Doch manchmal kann es sehr hilfreich sein, die Augen aufzumachen und wahrzunehmen, was gerade passiert. Das Gute ist, dass uns diese Wahrnehmung in Kontakt mit dem wirklichen, realen Augenblick bringt. Das ist der Platz, wo wir alle leben. Im Hier und Jetzt. Diese Gewissheit ist tröstlich, gerade wenn die Vergangenheit schwierig war. Die Vergangenheit verliert ihre Macht, wenn wir uns in der Gegenwart verankern. Sie können sich die Gegenwart zu Ihrer starken Verbündeten machen. Das kann man üben.«

Angeleitete Übungen zum »achtsamen Wahrnehmen«:

- **Unterschiede spüren:** *»Legen Sie eine Hand auf die kühle Stuhllehne, die andere Hand an Ihre warme Wange. Versuchen Sie, den Unterschied wahrzunehmen. Sonst nichts.«*
- **Schmerz spüren:** *»Fahren Sie sich mit dem Fingernagel Ihres Daumens scharf über die Oberlippe. Schließen Sie die Augen und nehmen Sie wahr, wie sich der Schmerz entwickelt und wie lange er anhält.«*
- **Belastung spüren:** *»Breiten Sie die Arme aus und beobachten Sie, wie sich langsam eine gewisse Schwere entwickelt, wie langsam Schmerz entsteht und wie der Wunsch aufkommt, die Arme sinken zu lassen. Bitte konzentrieren Sie sich auf die Wahrnehmung, ich sage Ihnen dann, wenn Sie die Arme sinken lassen können. Wenn Sie ärgerlich werden auf mich, so beobachten Sie auch diesen Gedanken.«*
- **Gedanken beobachten:** *»Beobachten Sie, was für Gedanken in Ihrem Kopf entstehen, wenn ich Ihnen folgende Worte sage. Schließen Sie die Augen und beobachten Sie lediglich ihre Gedanken.«* [Instruktion an die Therapeutin: Machen Sie nach jedem Wort etwa fünf Sekunden Pause, um der Patientin Zeit zu geben, ihre Gedanken zu beobachten.] *»Bahnhof ... Menschen ... Zug ... Geräusche ... Gold ... Sofa ... Kerzen ... Abend ... Geräusche ... Hoffnung.«*

Fragen Sie, ob es funktioniert hat, ob die Patientin in der Lage war, ihre eigenen Gedanken zu beobachten. Ermuntern Sie sie, dass dies eine sehr wichtige und grundlegende Erfahrung ist: Wir können unserem Gehirn beim Denken zusehen! Fragen Sie weiter: *»Ist Ihnen aufgefallen, dass das Wort Geräusche zweimal vorkam? Waren die Gedanken die gleichen? Falls nicht – welche waren denn die richtigen Gedanken?«* Nutzen Sie diese Erfahrung, um mithilfe des sokratischen Dialogs die Patientin zu ermuntern, die »Richtigkeit« von Gedanken zu relativieren. Das Gehirn denkt Gedanken. Das heißt nicht, dass diese Gedanken unbedingt immer sinnvoll sind. Gerade traumatisierte Menschen denken häufig automatische Gedanken, die früher einmal richtig und wichtig waren, die heute aber nicht unbedingt korrekt oder angemessen sind. Der erste Schritt, sich davon zu lösen, ist, zu lernen, diese Gedanken wahrzunehmen.

Zum Vorlesen: Geschichte vom kleinen Ritter

Es war einmal ein kleiner Ritter. Der hatte hart gekämpft. Früher. Gegen Drachen und gegen andere gefährliche Tiere. Dabei hat er ziemliche Schrammen davongetragen, denn die Drachen waren immer sehr stark gewesen und sie spien ziemlich viel Feuer. Zu viel Feuer. Also hatte sich unser Ritter in seiner Burg verkrochen. Mit versengtem Bart und zerbeulter Rüstung und schlechter Laune. Dort lebte er jetzt. Und die Zugbrücke blieb hochgezogen.

Aber die Zeiten haben sich geändert. Es gab schon lange keine Drachen mehr. Es war ihnen zu kalt geworden Sie hatten sich davongemacht. Jetzt hatten sich vor der Burg Leute angesiedelt, kleine Dörfer sind entstanden, mit Jahrmärkten, Buden, Schenken und sogar Umzügen mit Feuerwerk. Der Ritter aber, der wusste das nicht. Er saß in seiner Burg und fühlte sich dort sicher. Und einsam. Es kam niemand in seine Burg und er traute sich nicht mehr hinaus. Zwischen ihm und der Welt stand eine dicke Mauer. Das war ja auch gut so. Das garantierte Sicherheit.

Nur manchmal, wenn ihm die Einsamkeit zu sehr zusetzte und ihm ein kleiner Mut gewachsen war, dann steckte der kleine Ritter den Kopf hinaus, um zu horchen, ob die Drachen noch draußen waren und ihr Unwesen trieben. Und tatsächlich, als er das letzte Mal den Kopf hinausstreckte, da hatte er schweres rhythmisches Getrampel gehört, und er hatte sogar den feuerspeienden Atem dieser fürch-

terlichen Tiere gesehen, der in den Himmel schoss. Alles hatte geleuchtet – in Silber und Gold, und am Himmel was das Feuer krachend in leuchtenden Sternen zerplatzt. Da wusste er schon Bescheid. Alles war wie immer – die Drachen waren noch da. Und so lebte er jetzt und fürchtete sich bis an sein Lebensende ...
Traurige Geschichte, oder?
Was machte der kleine Ritter falsch? Wie könnte er sein Verhalten ändern? Und was hat das alles mit achtsamem Wahrnehmen zu tun?

Besprechen Sie in der Gruppe die Fehler, die der Ritter machte, und welche Parallelen es gibt zum eigenen Denken und Erleben. Thematisieren Sie das Phänomen der automatischen Gedanken, erklären Sie, dass diese oft undifferenziert aktiviert werden und dann das gesamte Erleben und Handeln bestimmen können. Fragen Sie nach persönlichen Beispielen der Patientinnen. Sie können die Gruppe auch dazu anregen, ein alternatives Ende der Geschichte zu formulieren. Dabei lassen sich Elemente aus »Prüfen Sie die Fakten« und dem Konzept von Verhaltensexperimenten einbeziehen. Diese Methoden erfordern ebenfalls ein achtsames Wahrnehmen und tragen wesentlich dazu bei, automatische Denk- und Handlungsmuster zu relativieren und zu überwinden – mit dem Ziel, einem sinnerfüllten Leben näherzukommen.

2.3 IB 5 Achtsam beschreiben

Erläutern Sie das Prinzip des achtsamen Beschreibens

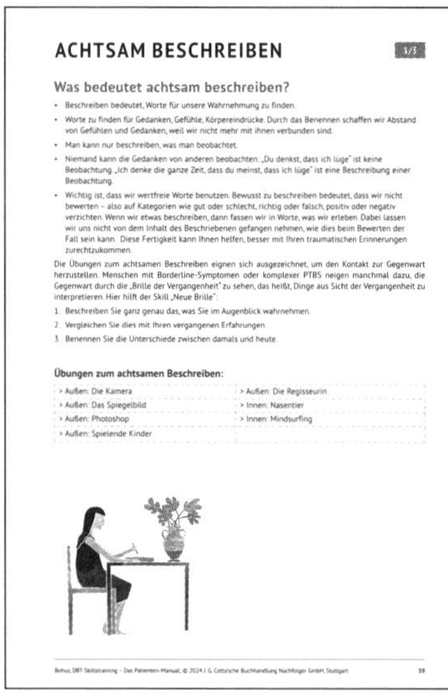

ACHTSAM BESCHREIBEN 1/3

Was bedeutet achtsam beschreiben?

- Beschreiben bedeutet, Worte für unsere Wahrnehmung zu finden.
- Worte zu finden für Gedanken, Gefühle, Körpereindrücke. Durch das Benennen schaffen wir Abstand von Gefühlen und Gedanken, weil wir nicht mehr mit ihnen verbunden sind.
- Man kann nur beschreiben, was man beobachtet.
- Niemand kann die Gedanken von anderen beobachten: „Du denkst, dass ich lüge" ist keine Beobachtung. „Ich denke die ganze Zeit, dass du meinst, dass ich lüge" ist eine Beschreibung einer Beobachtung.
- Wichtig ist, dass wir wertfreie Worte benutzen. Bewusst zu beschreiben bedeutet, dass wir nicht bewerten – also auf Kategorien wie gut oder schlecht, richtig oder falsch, positiv oder negativ verzichten. Wenn wir etwas beschreiben, dann fassen wir in Worte, was wir erleben. Dabei lassen wir uns nicht von dem Inhalt des Beschriebenen gefangen nehmen, wie dies beim Bewerten der Fall sein kann. Diese Fertigkeit kann Ihnen helfen, besser mit Ihren traumatischen Erinnerungen zurechtzukommen.

Die Übungen zum achtsamen Beschreiben eignen sich ausgezeichnet, um den Kontakt zur Gegenwart herzustellen. Menschen mit Borderline-Symptomen oder komplexer PTBS neigen manchmal dazu, die Gegenwart durch die „Brille der Vergangenheit" zu sehen, das heißt, Dinge aus Sicht der Vergangenheit zu interpretieren. Hier hilft der Skill „Neue Brille":

1. Beschreiben Sie ganz genau das, was Sie im Augenblick wahrnehmen.
2. Vergleichen Sie dies mit Ihren vergangenen Erfahrungen.
3. Benennen Sie die Unterschiede zwischen damals und heute.

Übungen zum achtsamen Beschreiben:

> Außen: Die Kamera	> Außen: Die Regisseurin
> Außen: Das Spiegelbild	> Innen: Nasentier
> Außen: Photoshop	> Innen: Mindsurfing
> Außen: Spielende Kinder	

2.3 · ACHTSAMKEIT · IB 5

Bohus, DBT-Skillstraining – Das Patienten-Manual; © 2024 J. G. Cotta'sche Buchhandlung Nachfolger GmbH, Stuttgart 59

Die zweite Was-Fertigkeit ist Beschreiben. Dabei geht es darum, die Phänomene, die wir beobachten, zu beschreiben, indem wir unsere Erfahrung in Worte fassen. Ohne Urteile oder Interpretationen hinzuzufügen oder irgendetwas anderes als das, was wir auf der Ebene der Empfindung beobachten können. Man könnte sagen, dass wir nicht beschreiben können, was wir nicht beobachtet haben.

Das mag ziemlich einfach klingen, aber es ist extrem schwierig. Von klein auf wird den meisten von uns beigebracht, Erfahrungen als »gut«, »schlecht«, »richtig« oder »falsch« zu bewerten. Die Fertigkeit Beschreiben soll uns von alldem abbringen. Wir können nicht direkt beobachten, ob etwas gut oder schlecht, wertvoll oder wertlos ist. Wir können es daher auch nicht beschreiben. Was wir stattdessen beobachten und beschreiben können, ist: »Der Gedanke, dass das schlecht ist, ist mir gerade durch den Kopf gegangen.«

Das genaue Beschreiben ist hilfreich, um ...

- zwischen Urteilen und Fakten zu unterscheiden.
- zwischen alten emotionalen Netzwerken und der Realität zu unterscheiden.
- anderen die eigene Wahrnehmung oder Beobachtung zu vermitteln und Rückmeldung zu bekommen.
- zu starken Gefühlen, die zu unüberlegten Handlungen drängen, Distanz zu schaffen.

Manchmal vermengen wir Beschreiben und Beurteilen: Wenn wir z.B. traurig sind, liegt es nahe, zu sagen, dass man sich noch nie so schlecht gefühlt hat und es nie besser werden wird. Mit dem Skill »achtsam beschreiben« würden wir stattdessen sagen, dass wir ein Gefühl von Schwere in der Brust wahrnehmen und in diesem Moment den Gedanken haben, dass es niemals besser werden wird. Sehen Sie den Unterschied?

Didaktische Möglichkeiten

Sprechen Sie unvermutet und spielerisch eine Patientin an: *»Können Sie bitte beschreiben, was ich jetzt gerade denke?«* Bestehen Sie darauf! Sicherlich ist die Patientin irritiert. Darauf antworten Sie (freundlich, spielerisch, und augenzwinkernd): *»Meinen Sie nicht manchmal, Sie wissen, was andere Leute über Sie denken? Weshalb wissen Sie jetzt nicht, was ich denke?«*

Besprechen Sie gemeinsam, dass viele Menschen annehmen, zu wissen, was andere denken, dass dies jedoch nur Vermutungen sind. Niemand weiß, was jemand anderes denkt. Man kann dies auch nicht beschreiben. Man kann nur beschreiben, was man selbst vermutet, was der andere denken könnte. Beschreiben hilft also, herauszufinden, was man wirklich beobachten kann (eigene Gedanken, Gefühle, Annahmen, Verhalten von anderen ...) und was lediglich Vermutungen sind.

Beispielhafte Geschichte

Sarah steht unter Hochspannung. Sie ist sich sicher, dass ihr Partner sie verlassen wird. Jedenfalls ist das sehr wahrscheinlich. Das wird sie nicht überleben. Sie hat es immer schon gewusst. Sie kann sich auf niemanden auf dieser Welt verlassen. Er hatte doch versprochen, um 18 Uhr zu kommen. Jetzt ist es schon 18:15 Uhr.

Besprechen Sie diese Geschichte gemeinsam in der Gruppe: Was könnte Sarah tun, um einen realistischeren Blick auf die Situation zu gewinnen?

Beispielhafte Geschichte

Stellen Sie sich vor, Sie sind auf einer Party, und jemand berührt Sie plötzlich etwas heftig von hinten an der Schulter. Sie sind sehr erschrocken, drehen sich im Reflex um und verpassen diesem Gast eine Ohrfeige. Sie erkennen dann jedoch sofort, dass es sich um einen sehr netten Bekannten handelt, der Sie wohl im Scherz freundlich überraschen wollte. Jetzt reibt er sich völlig verblüfft das linke Ohr. Es ist deutlich gerötet. Was tun Sie jetzt?

Besprechen Sie in der Gruppe, wie hilfreich es sein kann, dem Gegenüber genau mitzuteilen, wie man bestimmte Situationen wahrgenommen hat oder wahrnimmt. Suchen Sie weitere Beispiele für die Bedeutung des Beschreibens für die soziale Synchronisierung.

Erzählen Sie ein Beispiel aus Ihrem eigenen reichhaltigen Leben wie etwa: *»Wissen Sie, wenn ich eine Sitzung vorbereite, dann komme ich oft an einem Punkt, an dem es anstrengend wird. Und dann schießt mir sofort der Gedanke durch den Kopf, dass ich jetzt auf der Stelle einen Tee brauche. Selbst wenn ich den letzten vor 15 Minuten getrunken habe. Wenn ich dann aufstehe, dann vertrödle ich wieder eine Viertelstunde. Jetzt habe ich endlich gelernt, dass dieser Gedanke an den Tee so eines meiner Bequemlichkeitsmonster ist. Jetzt kann ich sagen: Hallo, Tee-Idee, ich kenn dich! Ich bleibe dann doch besser sitzen und schreibe weiter, auch wenn's jetzt kurz anstrengend ist – Kennen Sie so etwas auch?«* Dann diskutieren Sie gemeinsam über den Vorteil, eigene Gedanken oder Impulse zu benennen, zu etikettieren, um ihnen damit die Luft aus den Segeln zu nehmen.

Angeleitete Übungen

- **Bilder beschreiben:** Jeweils zwei Patientinnen arbeiten zusammen. Eine Patientin nimmt sich eine einfache Abbildung (Foto oder Postkarte) und beschreibt diese ihrer Partnerin, ohne dass diese das Bild sieht, da sie Rücken an Rücken sitzen. Vielleicht versucht die Partnerin, die Abbildung zu zeichnen.
- **Grabbelsack:** Eine Patientin greift (blind) in einen vorbereiteten »Grabbelsack«, in welchem sich ähnliche, aber sensorisch gut differenzierbare Gegenstände befinden (z.B. Apfel, Birne, Pfirsich, Tomate, Pflaume, Walnuss etc.). Die Patientin beschreibt ihre Wahrnehmung, ohne den Namen der Frucht zu nennen. Die Gruppe darf »raten«, hat aber jeweils nur einen Vorschlag, damit das Ganze nicht in ein wildes Ratespiel ausufert.
- **Gerüche beschreiben:** Besorgen Sie sich eine Sammlung von verschiedenen gemischten Essenzen (Gewürze aus dem eigenen Haushalt oder Proben aus der Drogerie). Eine Patientin sucht sich aus den Fläschchen eines aus, riecht daran, beschreibt den Geruch der Gruppe und stellt das Fläschchen wieder zurück. Die Gruppenteilnehmer sollen selbst an den Fläschchen riechen, um herauszufinden, welchen Duft die Patientin beschrieben hat.
- **Blätter beschreiben:** Sammeln Sie auf dem Weg in die Skillsgruppe einige Blätter von den Bäumen. Eine Patientin beschreibt jeweils ein Blatt, ohne den botanischen Namen zu nennen. Alle dürfen mitraten. Man kann das auch als Gruppenquiz gestalten.
- **Gedanken beschreiben:** Fragen Sie eine Patientin nach einem typischen automatischen Gedanken, der unangenehm oder belastend ist (kleines Monster »Ich bin dumm.«). Bitten Sie um Erlaubnis, ein kleines Experiment machen zu dürfen. Bitten Sie, den Gedanken noch einmal so auszusprechen, wie er zu Beginn ausgesprochen wurde, und bieten Sie dann nach und nach die alternativen

Formulierungen an. Bitten Sie die Patientin vorab, eigene Gefühle und Empfindungen zu beobachten, und lassen Sie genug Zeit zwischen den Sätzen.

- *»Ich bin dumm.« »Ich denke, ich bin dumm.« »Ich habe den Gedanken: Ich bin dumm.« »Da ist der Gedanke: Ich bin dumm.«*
- Fragen Sie die Patientin nach dem Unterschied. Patientinnen werden in der Regel äußern, dass sie Abstand zu diesem belastenden Gedanken bekommen haben.
- **Körperposen beschreiben:** Suchen Sie sich im Netz Bilder von Menschen in unterschiedlichen Körperposen (sitzend, stehend etc.). Eine Patientin erhält ein Bild und versucht, so genau wie möglich die Körperhaltung zu beschreiben, sodass alle anderen diese Haltung einnehmen können. Wer der Abbildung am nächsten kommt, hat gewonnen.
- Suchen Sie im Internet **Vexierbilder**. Bitten Sie die Patientinnen, genau zu beschreiben, was sie jeweils sehen. Bitten Sie sie, zu beschreiben, wie sich die Gefühle und Gedanken ändern, wenn das Bild »springt«. Gefühle und Gedanken sind manchmal einfach Reaktionen des Gehirns.

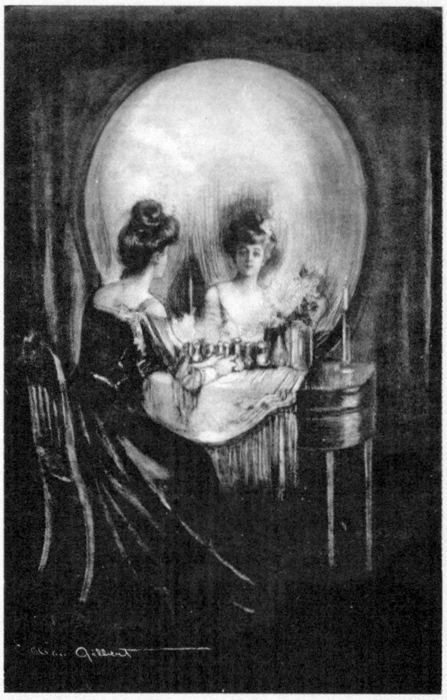

Abbildung 2.3.5 Vexierbild

Praxistipps

Besprechen Sie jede Übung, die Sie mit den Patienten durchführen, ausreichend nach. Fragen Sie nach Beobachtungen und wie es sich angefühlt hat, z.B. so detailliert ein Foto zu beschreiben. Folgende Aspekte werden dabei häufig genannt und sollten herausgestellt werden:

- *»Es ist ganz schön schwer, nur zu beschreiben und nicht zu bewerten.«* Dies ist eine wichtige Erkenntnis, manchmal kann es sogar notwendig sein, die Abgrenzung zwischen Beschreiben und Bewerten noch eingehender zu besprechen, ohne sich auf ausschweifende philosophische Diskurse einzulassen.
- *»So genau habe ich mir einen Gegenstand noch nie angeschaut. Das war sehr interessant und hat mir irgendwie geholfen, bei der Sache zu bleiben.«* Dies ist eine wichtige Erkenntnis, denn eine Funktion des Beschreibens ist es, die Aufmerksamkeit aufrechtzuerhalten und in einer beobachtenden Position zu bleiben.

2.3 IB 6 Achtsam teilwerden

Erläutern Sie das Prinzip des achtsamen Teilwerdens

Die dritte Was-Fähigkeit ist Teilwerden. Es ist eine seltsame Wortschöpfung, aber sie beschreibt, was damit gemeint ist: Es bedeutet, dass wir uns ganz auf das einlassen, was wir in diesem einen Moment tun, und mit dieser Erfahrung eins werden. Teilwerden ist das Gegenteil von Multitasking, also dem Versuch, viele verschiedene Dinge gleichzeitig zu tun. Es bedeutet, Kritik und Sorgen darüber loszulassen, was wir tun »sollten«, und stattdessen ganz im Moment zu sein. Sich voll und ganz auf ein Gespräch mit jemandem einzulassen, bedeutet z.B., alle Ablenkungen zu vermeiden, das Telefon wegzulegen und der anderen Person und dem Gespräch Aufmerksamkeit zu schenken. Teilwerden bedeutet, dass wir uns in diesen einen Moment stürzen, ohne zu erwarten, dass er anders sein sollte, als er ist, ohne zu planen, was wir als Nächstes sagen werden, oder uns Sorgen zu machen, was passiert sein könnte.

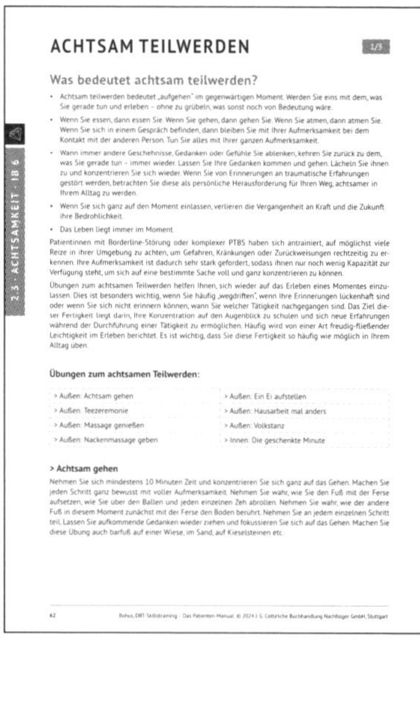

ACHTSAM TEILWERDEN 1/3

2.3 · ACHTSAMKEIT · IB 6

Was bedeutet achtsam teilwerden?

- Achtsam teilwerden bedeutet „aufgehen" im gegenwärtigen Moment. Werden Sie eins mit dem, was Sie gerade tun und erleben – ohne zu grübeln, was sonst noch von Bedeutung wäre.
- Wenn Sie essen, dann essen Sie. Wenn Sie gehen, dann gehen Sie. Wenn Sie atmen, dann atmen Sie. Wenn Sie sich in einem Gespräch befinden, dann bleiben Sie mit Ihrer Aufmerksamkeit bei dem Kontakt mit der anderen Person. Tun Sie alles mit Ihrer ganzen Aufmerksamkeit.
- Wann immer andere Geschehnisse, Gedanken oder Gefühle Sie ablenken, kehren Sie zurück zu dem, was Sie gerade tun – immer wieder. Lassen Sie Ihre Gedanken kommen und gehen. Lächeln Sie ihnen zu und konzentrieren Sie sich wieder. Wenn Sie von Erinnerungen an traumatische Erfahrungen gestört werden, betrachten Sie diese als persönliche Herausforderung für Ihren Weg, achtsamer in Ihrem Alltag zu werden.
- Wenn Sie sich ganz auf den Moment einlassen, verlieren die Vergangenheit an Kraft und die Zukunft ihre Bedrohlichkeit.
- Das Leben liegt immer im Moment.

Patientinnen mit Borderline-Störung oder komplexer PTBS haben sich antrainiert, auf möglichst viele Reize in ihrer Umgebung zu achten, um Gefahren, Kränkungen oder Zurückweisungen rechtzeitig zu erkennen. Ihre Aufmerksamkeit ist dadurch sehr stark gefordert, sodass ihnen nur noch wenig Kapazität zur Verfügung steht, um sich auf eine bestimmte Sache voll und ganz konzentrieren zu können.

Übungen zum achtsamen Teilwerden helfen Ihnen, sich wieder auf das Erleben eines Momentes einzulassen. Dies ist besonders wichtig, wenn Sie häufig „wegdriften", wenn Ihre Erinnerungen lückenhaft sind oder wenn Sie sich nicht erinnern können, wann Sie welcher Tätigkeit nachgegangen sind. Das Ziel dieser Fertigkeit liegt darin, Ihre Konzentration auf den Augenblick zu schulen und sich neue Erfahrungen während der Durchführung einer Tätigkeit zu ermöglichen. Häufig wird von einer Art freudig-fließender Leichtigkeit im Erleben berichtet. Es ist wichtig, dass Sie diese Fertigkeit so häufig wie möglich in Ihrem Alltag üben.

Übungen zum achtsamen Teilwerden:

> Außen: Achtsam gehen	> Außen: Ein Ei aufstellen
> Außen: Teezeremonie	> Außen: Hausarbeit mal anders
> Außen: Massage genießen	> Außen: Volkstanz
> Außen: Nackenmassage geben	> Innen: Die geschenkte Minute

> Achtsam gehen

Nehmen Sie sich mindestens 10 Minuten Zeit und konzentrieren Sie sich ganz auf das Gehen. Machen Sie jeden Schritt ganz bewusst mit voller Aufmerksamkeit. Nehmen Sie wahr, wie Sie den Fuß mit der Ferse aufsetzen, wie Sie über den Ballen und jeden einzelnen Zeh abrollen. Nehmen Sie wahr, wie der andere Fuß in diesem Moment zunächst mit der Ferse den Boden berührt. Nehmen Sie an jedem einzelnen Schritt teil. Lassen Sie aufkommende Gedanken wieder ziehen und fokussieren Sie sich auf das Gehen. Machen Sie diese Übung auch barfuß auf einer Wiese, im Sand, auf Kieselsteinen etc.

62 Bohus, DBT-Skillstraining – Das Patienten-Manual. © 2024 J. G. Cotta'sche Buchhandlung Nachfolger GmbH, Stuttgart

Wir sind ganz das, was wir tun, ohne zu vergessen, dass wir es tun.

Beispiele

- Während einer Skiabfahrt, wenn der Körper mit allen Sinnen in dieser Bewegung aufgeht, kann man dieses rauschhaft fließende Schwingen erleben. Es ist jedoch ungünstig, zu vergessen, dass man gerade Ski fährt.
- Ein Pianist, der ein Konzert gibt, wird vollkommen Teil dieses Konzerts, er vergisst jedoch nie, dass er gerade Klavier spielt. Wenn er sich bewusst macht, dass er gerade spielt, wird er diesen Moment verlieren.
- Wenn Kinder spielen, tauchen sie vollkommen in ihr Spiel ein, trotzdem wissen sie in jedem Augenblick, dass sie spielen.
- Wir können diese Momente in vielen Bereichen des Lebens erleben: beim Singen im Chor, beim Tanzen, beim Tauchen, beim Sex, bei Computerspielen.
- In der Meditation können wir völlig aufgehen in der gedankenlosen Leere, ohne zu vergessen, dass wir sitzen und meditieren.

Gehen wir in diesem unserem Tun auf, werden wir ein Teil dessen, wir erleben uns nicht mehr als getrennt von der Tätigkeit. Wir werden »eins« damit, ohne uns dabei zu verlieren.

Fragen Sie die Patientinnen nach eigenen entsprechenden Erfahrungen und bestärken Sie sie darin, im Alltag auf solche Erfahrungen zu achten.

Angeleitete Übungen

- **Die falsche Hand:** Schreiben Sie mit der nicht dominanten Hand (also meistens der linken) Ihren Namen rückwärts.
- **Ein Ei aufstellen:** Sie können diese Übung (2.3 IB 6) gemeinsam in der Gruppe durchführen: Bringen Sie für jede Teilnehmerin und auch für die beiden Leiterinnen jeweils ein rohes Ei mit. Teilen Sie diese achtsam aus und instruieren die Patientinnen, die Eier auf einer glatten Unterlage zum Stehen zu bringen und sich selbst dabei genau zu beobachten, wie sie jeweils reagieren. Verbreiten Sie Optimismus, denn diese Übung gelingt in aller Regel tatsächlich. Entscheidend dabei ist jedoch nicht das Gelingen, sondern die anschließende Besprechung. Die Patientinnen werden zunächst nach ihren Beobachtungen gefragt: »*Wer hat gedacht: ›Das schaffe ich nie.‹ Oder: ›Dafür bin ich zu blöd.‹ Oder: ›Ich habe das dümmste Ei.‹ Oder: ›Ich geh jetzt wieder.‹ Oder: ›Ich schlage das Ei zu Brei.‹? Und weshalb haben Sie das nicht gemacht? Was für Skills haben Sie angewandt, um weiterzumachen? Und wie ging es Ihnen, als Sie merkten, dass es steht, oder als Sie bemerkten, dass Sie die Letzte sind, deren Ei noch nicht steht?*«
- Diskutieren Sie anschließend, unter welchen Bedingungen das Ei zum Stehen kommt:
- Annehmende Haltung: »*Das ist eine wirklich schwierige Übung.*«
- Sich darauf einlassen: »*Wie ist dieses Ei gebaut? Wo liegt der Schwerpunkt?*«
- Teilwerden: »*Wie reagiert das Ei auf meine Fingerspitzen?*«
- **Zazen:** Zazen ist der japanische Überbegriff für Sitzmeditation. Während der Sitzmeditation sind verschiedene Objekte möglich, wobei das Zählen der Atemzüge (Ana-Pana) eines der ältesten Meditationsobjekte ist. Eine häufig angeleitete Methode: Man zählt leise von eins bis zehn. Nur die Ausatmung. Nur dies, sonst nichts. Wenn man bei zehn angelangt ist, beginnt man wieder bei eins. Wird man gewahr, dass man abgelenkt ist, dass Gedanken oder Gefühle auftauchen und sich selbstständig machen, versucht man, diese Gedanken ziehen zu lassen, und beginnt mit dem Zählen erneut bei eins. Die Anweisung lautet: Wenn Sie »Eins« denken, werden Sie zu »Eins«. Wenn Sie »Zwei« denken, werden sie zu »Zwei«.

Praxistipps

Gerade bei Übungen zur Praxis des achtsamen Teilwerdens hat es sich als hilfreich erwiesen, möglichst früh die Erfahrung der Patientinnen einzubeziehen. Erfragen Sie, in welchen Situationen bzw. bei welchen Tätigkeiten die Patienten achtsames Teilwerden erleben, d.h. das Gefühl, ganz im Moment zu sein, ganz in einer Sache aufzugehen, ohne zu vergessen, was man gerade tut. Häufige Beispiele, die genannt werden, sind Sport, Lesen, Umgang mit Haustieren oder das Spielen mit Kindern. Arbeiten Sie möglichst anschaulich heraus, wie es den Patientinnen in solchen Situationen geht, und verbalisieren Sie dabei die emotionalen Erlebnisinhalte. Ermutigen Sie die Patientinnen, solche Tätigkeiten bewusst aufzusuchen. Auch hier wird häufig deutlich, dass es für das achtsame Teilwerden eine bewusste Entscheidung braucht, nämlich, sich ganz auf die bevorstehende Tätigkeit einzulassen.

Die drei dunklen Diamanten: Wie-Fertigkeiten

Die Skills »offen annehmen«, »im Augenblick sein« und »umsichtig handeln« beschreiben nicht nur die Modalitäten während der Achtsamkeitsübungen. Diese Skills sollten vielmehr als eine Art Gebrauchsanweisung für die tägliche Haltung gegenüber sich selbst, anderen und Umständen in der Welt verstanden werden. Im Sinne von Tugenden also, als vorsätzliche Selbstinstruktion, wie wir uns gerne verhalten würden. Immer wissend und akzeptierend, dass es mühsam ist, die Vorsätze in die Praxis umzusetzen.

2.3 IB 7 Offen annehmen

Erläutern Sie das Prinzip des offenen Annehmens

Die Wie-Fertigkeit »Annehmen« ist sicherlich einer der schwierigeren Themenkomplexe für Patientinnen mit Borderline-Störung oder komplexer PTBS. In diesem Begriff schwingt immer auch ein Hauch davon mit, etwas gutzuheißen oder sich mit einer Situation abzufinden, was natürlich Ressentiments auslöst.

Sie können das Prinzip des offenen Annehmens am Beispiel der Querschnittslähmung in der Gruppe diskutieren und so eine gewisse Bereitschaft erzeugen, sich mit dieser schwierigen Thematik auseinanderzusetzen.

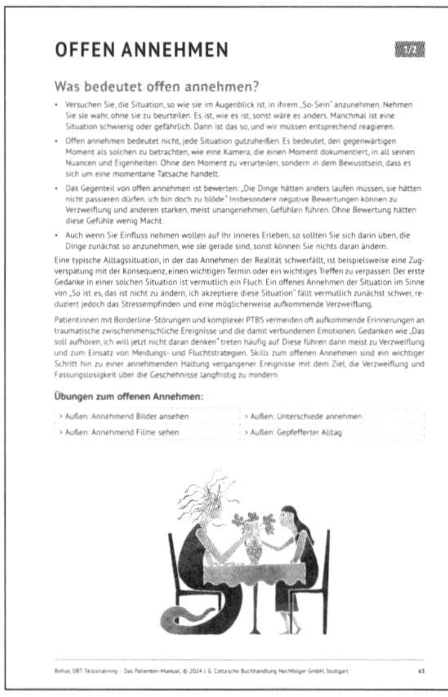

OFFEN ANNEHMEN 1/2

2.3 · ACHTSAMKEIT · IB 7

Was bedeutet offen annehmen?

- Versuchen Sie, die Situation, so wie sie im Augenblick ist, in ihrem „So-Sein" anzunehmen. Nehmen Sie sie wahr, ohne sie zu beurteilen. Es ist, wie es ist, sonst wäre es anders. Manchmal ist eine Situation schwierig oder gefährlich. Dann ist das so, und wir müssen entsprechend reagieren.
- Offen annehmen bedeutet nicht, jede Situation gutzuheißen. Es bedeutet, den gegenwärtigen Moment als solchen zu betrachten, wie eine Kamera, die einen Moment dokumentiert, in all seinen Nuancen und Eigenheiten. Ohne den Moment zu verurteilen, sondern in dem Bewusstsein, dass es sich um eine momentane Tatsache handelt.
- Das Gegenteil von offen annehmen ist bewerten: „Die Dinge hätten anders laufen müssen, sie hätten nicht passieren dürfen, ich bin doch zu blöde." Insbesondere negative Bewertungen können zu Verzweiflung und anderen starken, meist unangenehmen, Gefühlen führen. Ohne Bewertung hätten diese Gefühle wenig Macht.
- Auch wenn Sie Einfluss nehmen wollen auf Ihr inneres Erleben, so sollten Sie sich darin üben, die Dinge zunächst so anzunehmen, wie sie gerade sind, sonst können Sie nichts daran ändern.

Eine typische Alltagssituation, in der das Annehmen der Realität schwerfällt, ist beispielsweise eine Zugverspätung mit der Konsequenz, einen wichtigen Termin oder ein wichtiges Treffen zu verpassen. Der erste Gedanke in einer solchen Situation ist vermutlich ein Fluch. Ein offenes Annehmen der Situation im Sinne von „So ist es, das ist nicht zu ändern, ich akzeptiere diese Situation" fällt vermutlich zunächst schwer, reduziert jedoch das Stressempfinden und eine möglicherweise aufkommende Verzweiflung.

Patientinnen mit Borderline-Störungen und komplexer PTBS vermeiden oft aufkommende Erinnerungen an traumatische zwischenmenschliche Ereignisse und die damit verbundenen Emotionen. Gedanken wie „Das soll aufhören, ich will jetzt nicht daran denken" treten häufig auf. Diese führen dann meist zu Verzweiflung und zum Einsatz von Meidungs- und Fluchtstrategien. Skills zum offenen Annehmen sind ein wichtiger Schritt hin zu einer annehmenden Haltung vergangener Ereignisse mit dem Ziel, die Verzweiflung und Fassungslosigkeit über die Geschehnisse langfristig zu mindern.

Übungen zum offenen Annehmen:

> Außen: Annehmend Bilder ansehen	> Außen: Unterschiede annehmen
> Außen: Annehmend Filme sehen	> Außen: Gepfefferter Alltag

Bohus, DBT Skillstraining – Das Patienten-Manual; © 2024 J. G. Cotta'sche Buchhandlung Nachfolger GmbH, Stuttgart 63

Querschnittslähmung

Ulrich, 31 Jahre alt, hat bei einem unverschuldeten Verkehrsunfall eine Querschnittslähmung der unteren Extremitäten erlitten. Nach der Akutversorgung nimmt er nun an einem Rehaprogramm teil. Er müsste viel lernen, der Umgang mit dem Rollstuhl ist dabei noch das geringste Problem. Aber Ullrich nimmt nicht an den Programmen teil. Er fühlt sich niedergeschlagen, kraftlos, ungerecht behandelt, er ist wütend und wehrlos. Er war ein guter Sportler, er war attraktiv, jetzt ist alles zu Ende. Das hätte einfach nicht passieren dürfen. Zudem war er nicht einmal schuld an dem Unfall. Warum sollte er sich jetzt quälen, während es sich der Fahrer des Autos gutgehen lässt?

Philipp, etwa in Ulrichs Alter, ist ebenfalls gelähmt, ist aber schon seit einigen Wochen mit dem Rollstuhl vertraut. Er hat ein gutes Auge für andere. Er spürt, was für ein Kampf in Ulrich tobt, und nimmt ihn zur Seite, um mit ihm zu reden. Was würde Philipp Ulrich sagen?

Diskutieren Sie in der Gruppe: Das Beispiel verdeutlicht mehrere Aspekte: Zum einen ist das Verhalten von Ulrich verständlich und nachvollziehbar. Nicht wenigen von uns würde es genauso ergehen. Zum anderen aber ist sein Verhalten sicherlich hinderlich dafür, seine Situation zu bewältigen. Er ist derzeit nicht offen dafür, das Geschehene anzunehmen. Und solange er in dem Modus verharrt, dass dieser Unfall nicht hätte geschehen dürfen, wird er wenig Motivation aufbringen, die Rehamaßnahmen in Angriff zu nehmen. Es geht also in erster Linie darum, die Umstände nicht abzulehnen, sondern anzunehmen, dazu muss man sie nicht gutheißen. Niemand wird behaupten, dass an diesem tragischen Unfall irgendetwas »gut« war, dennoch wird Ulrich nicht umhinkönnen, die neue Situation als gegeben zu akzeptieren, um sich auf seinen neuen Weg zu machen. Wir sehen auch, dass radikale Akzeptanz nicht über Nacht und schon gar nicht nebenbei entsteht. Vielmehr handelt es sich um einen fortlaufenden Prozess – eine innere Haltung, die gerade in belastenden Lebensphasen immer wieder bewusst erneuert werden muss, insbesondere dann, wenn es besonders schwerfällt. Eine annehmende Grundhaltung im Sinne von »offen annehmen« kann dabei unterstützen, diese Akzeptanz schrittweise zu entwickeln. Sie hilft, Energie und innere Ressourcen freizusetzen – für die Aspekte des Lebens, die tatsächlich veränderbar sind.

Zur Begrifflichkeit: In der ersten Auflage des englischen Skill-Manuals (Linehan 1993b) beschrieb Linehan diese Wie-Fertigkeit als »non-judgemental« also »nicht bewertend«. In der zweiten Auflage (Linehan 2015) diskutiert sie diesen Begriff noch einmal und reduziert ihn auf »evaluative judgements«, also »bewertende Urteile«.

Sie wusste, dass die Umsetzung von »non-judgemental« im klinischen Alltag auf viele Probleme stieß, behielt aber das Konzept dennoch bei. Man kann dies besser verstehen, wenn man Linehan auch als Zen-Lehrerin sieht. Mit »being non-judgemental« greift sie ein zentrales Paradigma des Zen auf. Er zielt auf Erleuchtung, also die Einsicht in die gegenseitige Abhängigkeit aller Phänomene und damit die spirituelle Erfahrung von Verbundenheit und Eins-Sein. Unsere Sprache hingegen und das auf ihr basierende konzeptuelle Denken lebt von der Unterscheidung. Eine Zen-Schülerin übt sich darin, hinter die unterscheidende Betrachtung von Zuständen oder Dingen, einschließlich seiner selbst, zu schauen, um sich so für die spirituelle Erfahrung von Verbundenheit zu öffnen (»giving up ego«). Die Bewertung von Zuständen als gut oder schlecht ist ein automatisierter mentaler Prozess, der ausschließlich im Kopf der betrachtenden Person stattfindet und damit lediglich deren *Konzept* von Wirklichkeit widerspiegelt. Im Zen geht man davon aus, dass es hilfreich ist, diese Bewertungen aufzugeben. Man schwächt so seine konzeptuellen Automatismen und kommt dem Wesen der Dinge näher.

So spannend diese Überlegungen auch sind, unsere klinischen Erfahrungen haben gezeigt, dass das Diktum »Nicht bewerten!« bei den meisten Patientinnen (und Therapeutinnen) auf Unverständnis stößt. Es regt zwar zu unterhaltsamen Diskussionen an, trägt jedoch nur wenig zur Verbesserung der Alltagskompetenzen bei.

Eine offen annehmende, also nicht ablehnende Haltung einzunehmen, auch gegenüber Zuständen, die man als wenig erfreulich empfindet, ist schwierig genug, jedoch tatsächlich essenziell, um adäquate Bewältigungsmodalitäten zu entwickeln. Die wohlmeinende Anweisung, einen unglücklichen Zustand zunächst »nicht zu bewerten« und dann anzunehmen, läuft immer Gefahr, von den Betroffenen als invalidierend interpretiert zu werden.

Um das obige Beispiel aufzugreifen: Es wäre sicherlich mehr als ungeschickt, Ulrich nach seinem Unfall zunächst zu vermitteln, er möge seine Querschnittslähmung nicht bewerten. Deutlich sinnvoller ist es, sein Entsetzen zu validieren und auch ein Stück mit ihm zu teilen. Dann ist es wichtig, ihm zu vermitteln, dass es dennoch, oder gerade deswegen, jetzt unumgänglich ist, mit dieser Situation, so grausam sie auch ist, umzugehen. Dieser Dreiklang, Validieren und Annehmen des Leids, Teilen des Leids und Lindern des Leids, findet sich auch im Konzept des *Wise-Mind*-Mitgefühls wieder.

Offen annehmen bedeutet also nicht, eine Situation gutzuheißen. Es bedeutet vielmehr, den gegenwärtigen Zustand nicht abzulehnen, sondern so zu betrachten, wie er ist. Wie ein Fotograf, der einen Moment dokumentiert, in all seinen Nuancen und Eigenheiten. Ohne diesen Zustand zu verurteilen, sondern eben in der Bewusstheit, dass es sich um eine momentane Tatsache handelt. Es ist, wie es ist, sonst wäre es anders. Und weil es so ist, wie es ist, sollte ich mich entsprechend verhalten. Ich kann versuchen, diesen Zustand zu genießen oder zu ändern oder mich aus diesem Zustand zu entfernen usw.

Eine didaktische Möglichkeit, die Idee des »offenen Annehmens« vorzustellen, besteht darin, eine Münze zur Hand zu nehmen. Dies kann eingeführt werden mit einer kurzen Achtsamkeitsübung, in der alle in der Gruppe eine Münze nehmen und sie zunächst achtsam mit allen Sinnen wahrnehmen: Wie sieht die Münze aus? Welche noch so kleinen Buchstaben kann ich darauf erkennen? Aus welchem Land kommt sie? Wie riecht sie? Kann ich ihren Wert wie ein Blinder ertasten?

Diese erste Begegnung mit der Münze kann vertieft werden: Wie kam die Münze in meine Geldbörse? Durch welche Hände ist sie zuvor schon gegangen? Zu welchem Zweck wurde sie wohl schon genutzt?

Schließlich können wir die Münze als Bild dafür nehmen, dass alles im Leben zwei Seiten hat. Und da die Münze zumeist immer nur auf eine Seite fällt, können wir nur durch aktives Bemühen, indem wir sie umdrehen, erkennen, was auf der anderen Seite der Münze ist. Dies zeigt, dass es immer auch anstrengend ist, sich nicht nur dem ersten Eindruck hinzugeben.

Die mentalen Bewertungsprozesse unseres Gehirns sind wie eine Münze, die auf eine Seite fällt, z.B. gut oder schlecht, heiß oder kalt, freundlich oder feindlich.

Doch es gibt eine Stelle, von der aus beide Seiten einer Münze gleichzeitig zu sehen sind, dies ist der Rand der Münze.

Offen annehmen bedeutet in diesem Bild, sich nicht voreilig für eine Seite der Münze zu entscheiden, sondern auf dem Rand der Münze stehend offen für beide Seiten zu bleiben. In gewisser Weise ein Balanceakt.
Die Münze kann also eine Erinnerung dafür sein, dass wir uns in verschiedenen Situationen darin üben, offen zu bleiben für verschiedene Sichtweisen, Standpunkte, Wahrheiten.
Und zum Abschluss können wir die Patientinnen bitten, die Münze in ihren Händen an die Person neben sich weiterzugeben als Geschenk. Manche werden anschließend vielleicht reicher sein, andere ärmer, was radikale Akzeptanz erfordern kann. Doch alle werden die Münze als Erinnerung für »offen annehmen« mitnehmen.

Der »ferne Feind« (also das Gegenteil) von »offen annehmen« wäre eine ablehnende Bewertung der Tatsache, in dem Sinne, dass die Dinge anders sein sollten, als sie sind. Die Dinge hätten anders laufen müssen, sie hätten nicht passieren dürfen. Ablehnende Bewertungen können zu Verzweiflung, Hadern und Verbitterung sowie anderen starken, meist unangenehmen Gefühlen führen. Ähnlich ungünstig ist die Resignation: Die Dinge sind so, wie sie sind, und sie sind schrecklich, und deswegen kümmere ich mich jetzt nicht weiter darum, sondern kapituliere.

Patientinnen mit Borderline-Störungen oder komplexer PTBS verwenden viel Energie darauf, aufkommende Erinnerungen an traumatische zwischenmenschliche Ereignisse und damit verbundene Emotionen zu unterdrücken. Gedanken wie *»Das soll aufhören. Ich will jetzt nicht daran denken.«* sind typisch. Diese führen dann meist zu Verzweiflung und dazu, Vermeidungs- und Fluchtstrategien einzusetzen. Skills zum »offenen Annehmen« sind ein wichtiger Schritt hin zu einer annehmenden Haltung vergangener Ereignisse mit dem Ziel, die Verzweiflung und Fassungslosigkeit über die schwierigen zwischenmenschlichen Geschehnisse langfristig zu mindern.

Wie in Kapitel 1.1 ausgeführt, vermitteln wir im Skillstraining jeweils

1. das Konzept eines Skills,
2. alltagstaugliche Selbstinstruktionen, um so
3. längerfristig Automatismen zu entwickeln.

Wie kann man »offen annehmen« in alltagstauglichen Selbstinstruktionen umsetzen?

Überprüfen Sie sich selbst: Sie stehen in einer Schlange an einer Kasse am Supermarkt, haben es ein wenig eilig. Die Person vor Ihnen hat offensichtlich vergessen, das Obst abzuwiegen, was die Kassiererin nötigt, mehrmals aufzustehen und zur Waage zu laufen. Sie spüren erheblichen Ärger in sich aufsteigen. Welche Selbstinstruktion würden Ihnen jetzt helfen, Gelassenheit zu aktivieren?

Für die meisten wäre »Offen annehmen!« keine sehr gute Instruktion. Suchen Sie nach einem Wort, einem Satz, der für Sie passt. Auch der Begriff »Nicht bewerten.« klingt etwas gestelzt. »Nicht hadern.« träfe es wohl am besten, ist aber nicht mehr sehr geläufig. Die meisten DBT-Therapeutinnen lehren »Don't judge.« – nicht beurteilen. Es ist zugegebenermaßen einen Anglizismus, aber er ist griffig. Diskutieren Sie dies mit Ihrer Gruppe. Sie können »Don't judge.« als Selbstinstruktion (»Skill on the go«) anbieten, manche Patientinnen finden ihre eigene.

Diskutieren Sie in der Gruppe, dass man auch unangenehme Dinge nur ändern kann, wenn man zunächst mal anerkennt, dass es sie gibt. Leugnen hilft nicht weiter. Eine annehmende Haltung heißt nicht, dass man unangenehme Dinge akzeptieren muss. Aber die Dinge an sich sind nicht schlecht, sie führen zu unangenehmen Konsequenzen. Deshalb kann und manchmal sollte man eingreifen, um Dinge zu ändern.

Unangenehme Fakten akzeptieren

»Heute wollte ich mit dem Fahrrad zum Bahnhof fahren. Ich war etwas spät dran und startete schnell. Nach zehn Minuten, mitten auf dem Weg, verabschiedete sich pfeifend die Luft aus meinem Hinterreifen. Ich stürzte und war stocksauer, ich fluchte und gab dem Fahrrad einen kräftigen Tritt. Das half nicht wirklich weiter. Jetzt ist die Gabel verbogen und das wird teuer – auch wenn das wohl nachvollziehbar ist, besonders achtsam war das nicht, oder?«

Die meisten unserer Patientinnen sind in schwer erträglichen Verhältnissen aufgewachsen. Der Anspruch, die Dinge so anzunehmen, wie sie sind, bedeutet auch, die Vergangenheit als das anzunehmen, was sie ist. Nämlich als vergangen und damit nicht zu ändern. Dies ist ein schmerzhafter Prozess. Viele Patientinnen verbringen viel Zeit damit, darüber nachzugrübeln, dass die Geschehnisse nie hätte passieren dürfen, oder wie sie hätten verhindern können, dass sie passierten. Gegen Ende der Therapie wird dieser Prozess der Akzeptanz abgeschlossen sein. Dazu bedarf es jedoch vieler kleiner Schritte sowie der Validierung des erlebten Schmerzes. Die fortwährenden Übungen zur annehmenden Haltung sind ein wichtiger Baustein.

Angeleitete Übungen während der Sitzung:

- **Unglück im Unglück (Rollenspiel):**

Stellen wir uns eine Mutter vor, bei deren 14-jähriger Tochter Diabetes Typ I diagnostiziert wurde. Sie weiß genau, was dies bedeutet: Ein Leben lang Insulin spritzen, Diätvorschriften einhalten, Langzeitfolgen. Die Mutter ist völlig verzweifelt. *»Das darf doch nicht wahr sein, das ist ungerecht!« »Warum ausgerechnet mein Kind?«* Auch die Tochter ist schwer getroffen. Natürlich hat sie keine Lust, Insulin zu spritzen, und möchte an ihrem bisherigen Leben nichts ändern. Sie weigert sich, die Spritze auch nur anzusehen. Die Mutter hat keine Kraft, sich darum zu kümmern. Nach wenigen Tagen fällt die Tochter ins Koma und wird mit Blaulicht in die Notaufnahme gefahren. Die Ärzte wissen, was zu tun ist, die Tochter überlebt. Nun bittet die Ärztin, die dieses Drama beobachtet hat, die Mutter zum Gespräch.
Im ersten Rollenspiel übernehmen die Patientinnen die Rolle der Mutter und der Ärztin, im zweiten Rollenspiel die der Mutter und der jungen Tochter.
Sammeln Sie Gesprächsstrategien und diskutieren Sie in der Gruppe die Bedeutung von »offen annehmen« als Grundvoraussetzung, mit dieser Erkrankung sinnvoll umzugehen.

- **Geschichte vom armen Bauer**

Es war einmal ein armer Bauer, der lebte mit seinem Sohn auf einem kleinen Hof. Sein einziger Besitz, der ihm viel bedeutete, war ein wunderschöner Hengst. Selbst der König träumte davon, diesen wunderschönen Hengst zu besitzen. Er bot ihm viel Geld und Edelsteine für dieses Pferd. Der Bauer aber lehnte das Angebot ab. Die Leute im Dorf schüttelten verwundert den Kopf und sagten: »Es ist eine große Dummheit, dass du das Angebot des Königs nicht angenommen hast.« Der Bauer aber sagte daraufhin: »Wer weiß, wozu es gut ist?« Eines Morgens aber war der wunderschöne Hengst verschwunden. Die Leute im Dorf kamen aufgeregt zu dem leeren Stall und sagten zu dem Bauern: »Du hättest das Angebot des Königs annehmen sollen. Was für ein Unglück, jetzt hast du nichts mehr.« Der Bauer aber sagte daraufhin: »Wer weiß, wozu es gut ist.«
Einige Tage später, die Leute des Dorfes waren auf ihren Feldern, sahen sie, wie der wunderschöne Hengst mit einer Herde mit sechs Stuten auf den Hof des Bauern zurückkehrte, eine schöner als die andere. Da kamen die Leute des Dorfes zu dem Bauern und sagten zu ihm: »Du bist ein Glückspilz, du hast jetzt einen Hengst und sechs Stuten. Jetzt kannst du anfangen, Pferde zu züchten, und dabei viel Geld verdienen.« Der Bauer aber sagte daraufhin: »Wer weiß, wozu es gut ist.«.
Der Bauer hatte einen einzigen Sohn und der fing an, die Pferde zuzureiten. Er war etwas ungestüm und setzte sich zu früh auf eine der Stuten. Dabei stürzte er unglücklich und brach sich beide Beine. Und obwohl der Arzt sein Bestes gab, so war doch klar, dass seine Beine nie mehr ganz gesund werden würden. Die Leute des Dorfes bedauerten das Ungeschick des Sohnes und sagten zu dem Bauern: »Jetzt hast du sieben wunderschöne Pferde, aber keiner kann sie zureiten.« Der Bauer aber sagte daraufhin: »Wer weiß, wozu es gut ist.«.
Es dauerte nicht lange, da brach ein großer Krieg aus. Der König schickte seine Häscher aus, um die Söhne für den Kriegsdienst einzuziehen. Das Dorf war voller Wehklagen, denn die Leute wussten, dass viele Söhne nicht mehr heimkehren würden. Der verkrüppelte Sohn des Bauern wurde nicht eingezogen. Und die Leute des Dorfes sagten zu dem Bauern: »Du hast Glück gehabt, dein Sohn bleibt dir erhalten.« Der Bauer aber sagte daraufhin: »Wer weiß, wozu es gut ist.«

- **Annehmende Haltung während der Eier-Übung:** Beginnen Sie die Übung »Ein Ei aufstellen« (siehe oben und 2.3 IB 6). Unterbrechen Sie diese Übung nach ein paar Minuten und fragen Sie nach bewertenden oder abwertenden Gedanken. Die meisten Menschen berichten dann über *»Ich bin zu blöd dazu.«; »Das Ei ist ein schlechtes Ei.«; »Was soll diese dumme Übung?«* Ermutigen Sie die Patientinnen, diese Gedanken ziehen zu lassen wie Wolken am Himmel, und stattdessen den Gedanken *»Es ist, wie es gerade ist.«* auszuprobieren. Meistens ist dies deutlich angenehmer.

- **Neustart ohne Abwertung:** Im Verlauf der Gruppenstunden werden Sie zahlreiche Möglichkeiten haben, Selbstabwertungen und Selbstinvalidierungen oder auch Abwertungen anderer Teilnehmerinnen zu beobachten. Vereinbaren Sie mit den Patientinnen, dass sie zusammenarbeiten, um diese automatisierten Selbstabwertungen und -invalidierungen zu korrigieren und gemeinsam einen wohlwollenden Umgang mit sich selbst und anderen zu trainieren. Vielleicht stellen Sie eine Klangschale auf den Tisch und schlagen diese bei jeder Selbstabwertung kurz an, mit der Bitte: *»Na, das kommt uns bekannt vor ... Können Sie diesen Satz noch einmal wiederholen, ohne sich dabei abzuwerten? Wie würde es lauten, das eigene Erleben zu validieren?«*
- **Geldschein entwertet?** Diese Übung ist einfacher in der Einzeltherapie zu praktizieren, sorgt aber auch in der Gruppe für Heiterkeit. Wenn eine Patientin sich wieder einmal negativ bewertet und das darauf zurückführt, was alles mit ihr gemacht worden ist – bitten Sie diese, Ihnen einen 5- oder 10-Euro-Schein zu geben. Zerknüllen Sie den Schein, legen Sie ihn auf den Boden, trampeln darauf herum und sagen laut: *»Du blöder Schein, du bist es nicht wert, ein Geldschein zu sein.«* Legen Sie den Schein (er ist ja nicht kaputt) dann auf den Tisch und fragen Sie die Patientin, ob sie ihn zurückhaben möchte. Wenn sie dies bejaht, fragen Sie: *»Warum? Der ist doch nichts mehr wert, nach all dem, was ihm angetan wurde ...«* Diskutieren Sie über unzerstörbare Werte, während Sie den Schein sorgfältig glätten.
- **Monstersingen:** Wenn Sie zusammen mit den Patientinnen deren »Monster«, also automatisierte dysfunktionale Selbstabwertungen identifiziert haben, gibt es eine schöne Übung, um diese Prozesse etwas zu entaktualisieren, das heißt die emotionale Durchschlagskraft zu mindern: Monster-Singen. Am besten beginnen Sie als Therapeutin mit einem Ihrer Monster. Etwa *»Ich bin faul.«*; *»Ich bin schüchtern.« oder »Ich bin dick.«* (Es sollte schon zutreffen, sonst wirkt diese Self-disclosure nicht). Dann stehen Sie auf, legen die Hände auf den Bauch wie ein Opernsänger und schmettern laut und tragend mit voller Stimme diese Sequenz ... Nun bitten Sie Ihre Patientinnen, sich eines ihrer Monster auszusuchen, etwa *»Ich bin blöd.«*, und das singen Sie gemeinsam laut, mehrere Male. Nur Mut – Sie werden merken, wie wirksam diese kleine Intervention ist. Ein kleiner Nebeneffekt: Viele Patientinnen erinnern sich noch lange nach der Therapie an diesen möglicherweise etwas skurril wirkenden Moment.
- **Unangenehmes Erleben annehmen:** Mit dieser geführten Imaginationsübung können Sie Ihren Patientinnen vermitteln, wie hilfreich eine annehmende Haltung sein kann: Instruieren Sie wie folgt: *»Schließen Sie bitte die Augen und denken Sie an eine Gegebenheit, die Sie derzeit unangenehm finden. Nichts Schlimmes bitte, etwas, was Sie ärgert, aber nicht überwältigt. Jetzt lassen Sie diese Gegebenheit in Ihrem Inneren lebendig werden ... denken Sie an ein paar Einzelheiten ... Nun ballen Sie bitte die Fäuste, strecken das Kinn vor, stemmen die Beine in den Boden, ziehen die Schultern hoch, halten Sie die Luft an und sagen sich innerlich: ›Nein, das darf nicht sein, das ist das Letzte, das muss sofort aufhören ...‹ Spüren Sie nach, wie sich das jetzt anfühlt. Okay, und nun lassen Sie bitte alles, wie es ist, nur öffnen Sie die Fäuste und drehen die geöffneten Handflächen nach oben. Lassen Sie die Schultern sinken, nehmen Sie Druck aus den Beinen, atmen Sie in den Bauch und legen ein leichtes Lächeln auf die Lippen, sodass man es von außen gerade nicht sieht ... Und jetzt sagen Sie zu sich selbst, während Sie ausatmen: ›Ja, das ist jetzt gerade so, das ist nicht einfach. So ist das jetzt gerade.‹ Und spüren Sie nach, ob es einen Unterschied gibt zwischen den beiden Befindlichkeiten.«*
- **Langsam in der Schlange gehen:** Alle Teilnehmerinnen gehen langsam in einer engen Schlange hintereinander. Schritt für Schritt. Das können Sie im Freien praktizieren oder in einem Raum. Die meisten Patientinnen beginnen sich irgendwann über die Vorderfrau oder den Hintermann zu ärgern. Zu langsam, zu dicht gedrängt, zu komisch usw. Oder sie regen sich über sich selbst auf oder über die Gruppenleitung. Unterbrechen Sie die Übung mit einem Gong und reflektieren Sie gemeinsam, wer gerade dabei ist, abwertend zu denken. Beginnen Sie bitte mit sich selbst, sonst wirkt dies inquisitorisch. Ermuntern Sie die Patientinnen, sich im weiteren Verlauf mit kurzen Selbstinstruktionen »Don't judge.« wieder zu mehr Gelassenheit zu führen.
- **Beschreiben Sie unangenehmes Verhalten:** Ermuntern Sie die Teilnehmerinnen der Skillsgruppe, jeweils in Kleingruppen zu arbeiten. Dort beschreiben die Teilnehmerinnen reihum das Verhalten einer beliebigen Person, das ihr sehr unangenehm ist, ohne dabei abwertendes Vokabular zu benutzen. Eine Erweiterung wäre die Beschreibung von eigenen Verhaltensmustern oder Charaktereigenschaften, ebenfalls mit annehmenden, nicht abwertenden Formulierungen.

Praxistipps

Was macht eine annehmende Haltung aus?

Führen Sie eine der obigen Übungen oder eine der Übungen auf diesem Infoblatt mit den Patientinnen durch. Geben Sie immer wieder die Frage weiter: »Was charakterisiert für Sie eine annehmende Haltung? Wie schaffen Sie es, in einer annehmenden Haltung zu bleiben, auch wenn die Gefühle (z.B. Ärger) stark werden?« Explorieren Sie dabei Gedanken, die den Patientinnen durch den Kopf gehen, während sie sich in einer annehmenden Haltung befinden (z.B. *»Okay, das ist jetzt gerade so.«*).

Was ändert sich dadurch im Alltag?

Fragen Sie dann weiter, was sich für Patientinnen im Alltag ändern würde, wenn sie es schaffen würden, in bestimmten Situationen eine annehmende Haltung aufzubringen. Welche Situationen könnten dies sein? Was genau würde sich dabei für sie selbst und auch für andere verändern?

Die Vergangenheit und der Augenblick sind nicht zu ändern

Gerade wenn es um schmerzliche Erfahrungen in der Vergangenheit geht oder um unangenehme Gefühle und Empfindungen im Augenblick, ist es nicht nur für unsere Patientinnen schwierig, eine annehmende Haltung dem gegenüber zu entwickeln. Dies ist immer wieder auch Thema in der Gruppentherapie. Daher haben wir folgenden Vorschlag erarbeitet, um mit diesen Gefühlen umzugehen:

1. Validieren Sie die schmerzhaften Erfahrungen und Gefühle. Oft ist die Validierung dessen schon ein erster Schritt zu einer annehmenden Haltung: *»Sie haben recht. Das, was Ihnen passiert ist, ist sehr schmerzhaft, genau so fühlt es sich an und das ist in Ordnung so.«*
2. Validieren Sie auch die Schwierigkeit, eine annehmende Haltung demgegenüber zu entwickeln: *»Und Sie haben völlig recht, es ist sehr schwierig, eine annehmende Haltung diesem Ereignis gegenüber zu entwickeln.«*
3. Fragen Sie nach Alternativen: *»Was würden Sie denn sagen, was wäre eine hilfreiche Alternative zu einer annehmenden Haltung? Hadern? Nicht haben wollen? Leugnen?«*
4. Betonen Sie, dass die Vergangenheit und der Augenblick nicht zu ändern sind. Damit zu hadern hilft oft nicht weiter. Den größten Einfluss haben wir auf unser zukünftiges Verhalten: *»Schauen Sie, das Problem ist, dass wir an der Vergangenheit und am Augenblick, so wie er gerade ist, nichts verändern können. Natürlich sollten wir überlegen, wie wir in Zukunft damit umgehen wollen und ob dieses Ereignis irgendwelche Implikationen für unser zukünftiges Verhalten haben könnte. Darauf haben wir schließlich den größten Einfluss. Aus einer annehmenden Haltung heraus kann dies umso besser gelingen.«*
5. *»Leichter gesagt als getan«*, ist oft ein Einwand, den wir hören … Und genau so ist es: *»Sie haben recht, eine annehmende Haltung gegenüber schmerzhaften Gefühlen und Erfahrungen zu entwickeln ist leichter gesagt als getan. Es kann deshalb durchaus Sinn ergeben, diese annehmende Haltung zunächst bei Kleinigkeiten im Alltag zu üben. Oft braucht es Zeit, bis wir es schaffen, eine annehmende Haltung gegenüber schmerzhaften Gefühlen und Erfahrungen zu entwickeln, das geht nicht von heute auf morgen.«*

2.3 IB 8 Im Augenblick sein

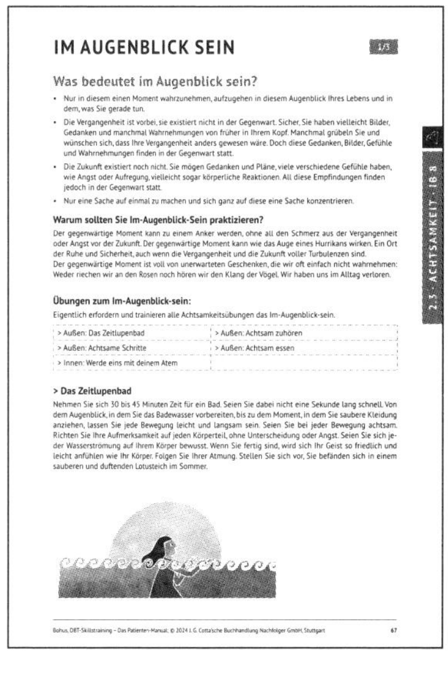

IM AUGENBLICK SEIN

1/3

Was bedeutet im Augenblick sein?

- Nur in diesem einen Moment wahrzunehmen, aufzugehen in diesem Augenblick Ihres Lebens und in dem, was Sie gerade tun.
- Die Vergangenheit ist vorbei, sie existiert nicht in der Gegenwart. Sicher, Sie haben vielleicht Bilder, Gedanken und manchmal Wahrnehmungen von früher in Ihrem Kopf. Manchmal grübeln Sie und wünschen sich, dass Ihre Vergangenheit anders gewesen wäre. Doch diese Gedanken, Bilder, Gefühle und Wahrnehmungen finden in der Gegenwart statt.
- Die Zukunft existiert noch nicht. Sie mögen Gedanken und Pläne, viele verschiedene Gefühle haben, wie Angst oder Aufregung, vielleicht sogar körperliche Reaktionen. All diese Empfindungen finden jedoch in der Gegenwart statt.
- Nur eine Sache auf einmal zu machen und sich ganz auf diese eine Sache konzentrieren.

Warum sollten Sie Im-Augenblick-Sein praktizieren?

Der gegenwärtige Moment kann zu einem Anker werden, ohne all den Schmerz aus der Vergangenheit oder Angst vor der Zukunft. Der gegenwärtige Moment kann wie das Auge eines Hurrikans wirken. Ein Ort der Ruhe und Sicherheit, auch wenn die Vergangenheit und die Zukunft voller Turbulenzen sind.
Der gegenwärtige Moment ist voll von unerwarteten Geschenken, die wir oft einfach nicht wahrnehmen: Weder riechen wir an den Rosen noch hören wir den Klang der Vögel. Wir haben uns im Alltag verloren.

Übungen zum Im-Augenblick-sein:

Eigentlich erfordern und trainieren alle Achtsamkeitsübungen das Im-Augenblick-sein.

> Außen: Das Zeitlupenbad	> Außen: Achtsam zuhören
> Außen: Achtsame Schritte	> Außen: Achtsam essen
> Innen: Werde eins mit deinem Atem	

> Das Zeitlupenbad

Nehmen Sie sich 30 bis 45 Minuten Zeit für ein Bad. Seien Sie dabei nicht eine Sekunde lang schnell. Von dem Augenblick, in dem Sie das Badewasser vorbereiten, bis zu dem Moment, in dem Sie saubere Kleidung anziehen, lassen Sie jede Bewegung leicht und langsam sein. Seien Sie bei jeder Bewegung achtsam. Richten Sie Ihre Aufmerksamkeit auf jeden Körperteil, ohne Unterscheidung oder Angst. Seien Sie sich jeder Wasserströmung auf Ihrem Körper bewusst. Wenn Sie fertig sind, wird sich Ihr Geist so friedlich und leicht anfühlen wie Ihr Körper. Folgen Sie Ihrer Atmung. Stellen Sie sich vor, Sie befänden sich in einem sauberen und duftenden Lotusteich im Sommer.

2.3 · ACHTSAMKEIT · IB 8

Bohus, DBT-Skillstraining – Das Patienten-Manual, © 2024 J. G. Cotta'sche Buchhandlung Nachfolger GmbH, Stuttgart 67

Erläutern Sie das Prinzip von im Augenblick sein

Im Augenblick sein fokussiert den Geist auf den einen gegenwärtigen Augenblick – auf die Atmung, auf die Geräusche, auf unseren Körper, auf die Natur. Wenn dies gelingt, tritt ganz automatisch eine gewisse Beruhigung ein. Der Fokus auf den Augenblick ist meist unbelasteter.

Sie können dies am Flipchart verdeutlichen:

Abbildung 2.3.6, Grafik I verdeutlicht den Zustand ohne Achtsamkeit: Das Gehirn ist damit beschäftigt, über Vergangenheit und Zukunft zu grübeln und produziert starke Emotionen sowie schlechte Laune. Menschen sind dann wie Gefangene ihrer eigenen Vergangenheit und ihrer eigenen Zukunft.

Grafik II: Durch die Fokussierung auf den Augenblick können wir uns Ruhe verschaffen – indem wir Vergangenheit und Zukunft schlicht beiseiteschieben und uns so aus dem Gefängnis von Grübeln und Sorgen

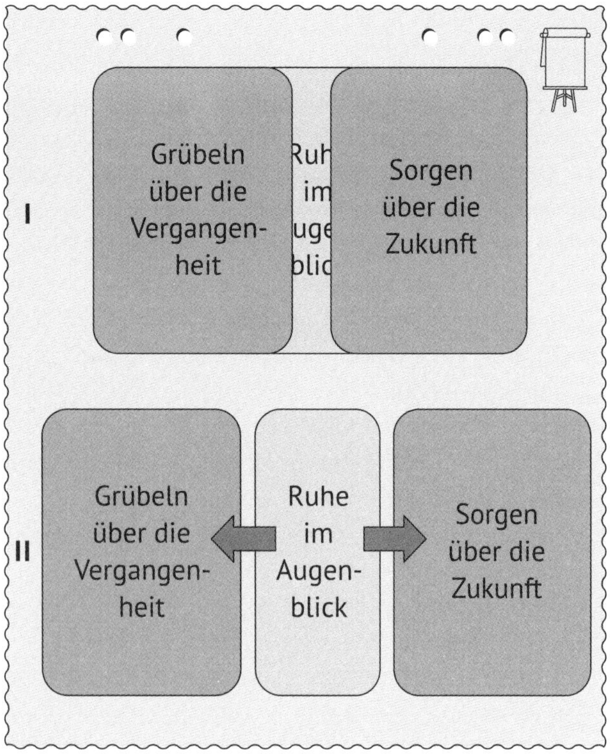

Abbildung 2.3.6 Flipchart-Grafik zum Im-Augenblick-Sein

befreien. Hier entsteht auch Handlungsspielraum, einen Umgang im Hier und Jetzt zu finden.

Aber es geht nicht nur darum, Grübelzwänge einzudämmen. Es geht auch darum, uns der Welt zu öffnen.

Beispiele und angeleitete Übungen

Perlen vor die Säue: Sie können diesen Aspekt verdeutlichen, indem Sie das berühmte Video »Joshua Bell in der Metro« vorspielen: https://www.youtube.com/watch?v=9gti4JFwP_o. Das Video ist selbsterklärend. Es zeigt den weltbekannten Violinisten Bell, der auf einer Stradivari während der Rushhour in einer U-Bahn-Station in Washington ein klassisches Konzert spielt – umsonst – und weitgehend unbeachtet.

Lassen Sie die Gruppenteilnehmerinnen über das Video diskutieren: Was hindert uns, die Geschenke dieser Welt wahrzunehmen? Und wie können wir unsere Sensibilität für die Schönheit des Augenblicks verbessern?

Praxistipps

Bei dieser Facette der Achtsamkeit bietet es sich an, mit den Patientinnen über das Verhältnis zwischen »Autopilot« und »bewusst leben« zu diskutieren. Sie können dieses Gespräch mit dem genannten Video (Joshua Bell in der Metro) einführen und untermauern. Sprechen Sie darüber, wie oft und in welchen Situationen die Patientinnen oder Sie selbst wirklich bewusst im Augenblick leben. Welche Qualität hat dies und was verändert sich dadurch? Führen Sie diese Diskussion auch aus einer hedonistischen Perspektive mit der zentralen Frage, woraus unser Leben eigentlich besteht, wenn nicht aus Augenblick für Augenblick. In diesem Informationsblatt sind verschiedene Übungen aufgeführt, die das bewusste Leben im Augenblick schulen. Gehen Sie diese Übungen mit ihren Patientinnen durch und fragen Sie nach, wie sich das Leben dadurch verändern würde.

Bleiben Sie dialektisch, stellen Sie auch die Vorteile des Autopiloten heraus, z.B. möglichst viel in kurzer Zeit erledigen, effizient arbeiten. Nur ist es wirklich das, was das Leben in seiner Fülle ausmacht?

2.3 IB 9 Umsichtig handeln

Erläutern Sie das Prinzip des umsichtigen Handelns

Der dritte dunkle Edelstein im Ring der Achtsamkeit heißt umsichtig handeln.

Umsichtig handeln bedeutet, das zu tun, was im Augenblick hilfreich ist, um ein Ziel zu erreichen oder ein Bedürfnis zu befriedigen, ohne sich und anderen langfristig zu schaden.

Linehan benutzte im Englischen für den dritten »how«-Skill den Begriff »acting effectively« (effektives Handeln). Sie legte den Fokus darauf, individuelle Ziele zu erreichen. Unsere Praxiserfahrung zeigt, dass insbesondere Patientinnen mit Borderline-Störung häufig durchaus Kompetenzen haben, ihre Ziele durchzusetzen. Jedoch sind es oft die eingesetzten Methoden, die ihnen oder ihren Mitmenschen langfristig eher schaden. Im Sinne der Achtsamkeit geht es also nicht darum, in erster Linie effektiv zu sein und die eigenen Ziele mit möglichst wenig Aufwand durchzusetzen. Vielmehr sollten wir uns vergegenwärtigen, ob das, was wir erreichen möchten, tatsächlich angemessen ist, und abwägen, ob auch die Art und Weise, wie wir es versuchen zu erreichen, nachhaltig wirkungsvoll ist.

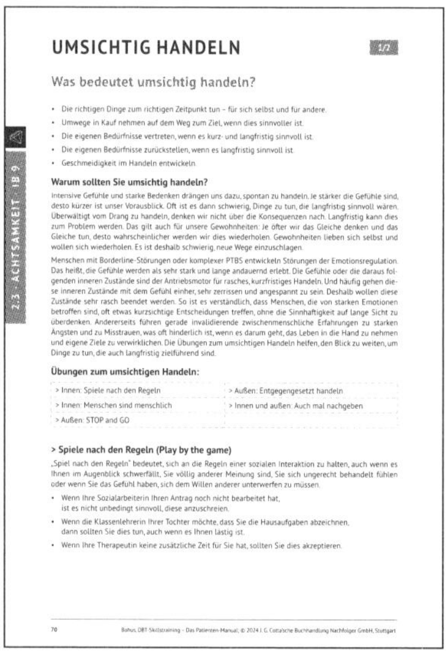
UMSICHTIG HANDELN 1/2

2.3 · ACHTSAMKEIT · IB 9

Was bedeutet umsichtig handeln?

- Die richtigen Dinge zum richtigen Zeitpunkt tun – für sich selbst und für andere.
- Umwege in Kauf nehmen auf dem Weg zum Ziel, wenn dies sinnvoller ist.
- Die eigenen Bedürfnisse vertreten, wenn es kurz- und langfristig sinnvoll ist.
- Die eigenen Bedürfnisse zurückstellen, wenn es langfristig sinnvoll ist.
- Geschmeidigkeit im Handeln entwickeln.

Warum sollten Sie umsichtig handeln?

Intensive Gefühle und starke Bedenken drängen uns dazu, spontan zu handeln. Je stärker die Gefühle sind, desto kürzer ist unser Vorausblick. Oft ist es dann schwierig, Dinge zu tun, die langfristig sinnvoll wären. Überwältigt vom Drang zu handeln, denken wir nicht über die Konsequenzen nach. Langfristig kann dies zum Problem werden. Das gilt auch für unsere Gewohnheiten: Je öfter wir das Gleiche denken und das Gleiche tun, desto wahrscheinlicher werden wir dies wiederholen. Gewohnheiten lieben sich selbst und wollen sich wiederholen. Es ist deshalb schwierig, neue Wege einzuschlagen.

Menschen mit Borderline-Störungen oder komplexer PTBS entwickeln Störungen der Emotionsregulation. Das heißt, die Gefühle werden als sehr stark und lange andauernd erlebt. Die Gefühle oder die daraus folgenden inneren Zustände sind der Antriebsmotor für rasches, kurzfristiges Handeln. Und häufig gehen diese inneren Zustände mit dem Gefühl einher, sehr zerrissen und angespannt zu sein. Deshalb wollen diese Zustände sehr rasch beendet werden. So ist es verständlich, dass Menschen, die von starken Emotionen betroffen sind, oft etwas kurzsichtige Entscheidungen treffen, ohne die Sinnhaftigkeit auf lange Sicht zu überdenken. Andererseits führen gerade invalidierende zwischenmenschliche Erfahrungen zu starken Ängsten und zu Misstrauen, was oft hinderlich ist, wenn es darum geht, das Leben in die Hand zu nehmen und eigene Ziele zu verwirklichen. Die Übungen zum umsichtigen Handeln helfen, den Blick zu weiten, um Dinge zu tun, die auch langfristig zielführend sind.

Übungen zum umsichtigen Handeln:

> Innen: Spiele nach den Regeln	> Außen: Entgegengesetzt handeln
> Innen: Menschen sind menschlich	> Innen und außen: Auch mal nachgeben
> Außen: STOP and GO	

> Spiele nach den Regeln (Play by the game)

„Spiel nach den Regeln" bedeutet, sich an die Regeln einer sozialen Interaktion zu halten, auch wenn es Ihnen im Augenblick schwerfällt, Sie völlig anderer Meinung sind, Sie sich ungerecht behandelt fühlen oder wenn Sie das Gefühl haben, sich dem Willen anderer unterwerfen zu müssen.

- Wenn Ihre Sozialarbeiterin Ihren Antrag noch nicht bearbeitet hat, ist es nicht unbedingt sinnvoll, diese anzuschreien.
- Wenn die Klassenlehrerin Ihrer Tochter möchte, dass Sie die Hausaufgaben abzeichnen, dann sollten Sie dies tun, auch wenn es Ihnen lästig ist.
- Wenn Ihre Therapeutin keine zusätzliche Zeit für Sie hat, sollten Sie dies akzeptieren.

70 Bohus, DBT-Skillstraining – Das Patienten-Manual; © 2024 J. G. Cotta'sche Buchhandlung Nachfolger GmbH, Stuttgart

So einfach dies klingt, es ist oft ein schwieriges Unterfangen:

- Unser Handeln kann geprägt sein von starken Emotionen, die uns zu möglichst raschen, kurzfristigen Lösungen treiben.
- Es kann geprägt sein von starken oder rigiden Prinzipien. Dann dominiert häufig der Wunsch, »recht zu haben«, und dieser Wunsch verstellt den Blick auf längerfristige Ziele oder Bedürfnisse.
- Manchmal werden wir von Routinen geleitet, also Gewohnheiten, die beständig nach Wiederholung schreien und den Blick für neue Möglichkeiten verstellen.
- Und schließlich steht uns häufig unser Ego im Weg. Wir denken zunächst an unsere eigenen Ziele und versuchen, andere dazu zu benutzen, diese umzusetzen, oder unsere Bedürfnisse zu befriedigen. Das geht manchmal auf Kosten anderer und der Umwelt, und das ist auf die Dauer nicht gut.

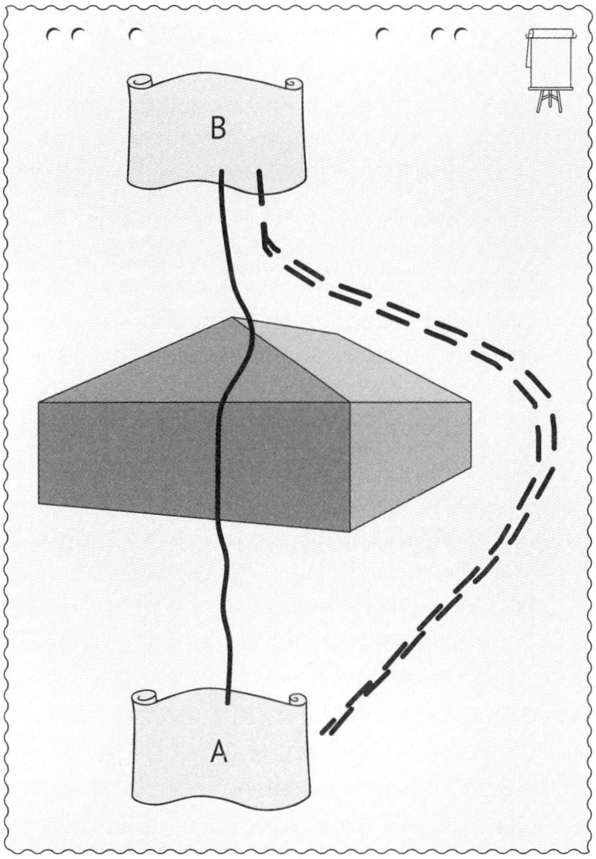

Abbildung 2.3.7 Flipchart-Grafik zu umsichtigem Handeln

Umsichtig handeln ist, wie viele Skills, zunächst ein Prinzip, das wir in Form von Selbstinstruktion einsetzen, um automatisches Verhalten zu kontrollieren und in eine gewünschte Richtung zu lenken. Längerfristig geht es darum, diese Fertigkeit ins Handlungsrepertoire aufzunehmen. Das Prinzip umsichtig handeln findet sich auch in den Anregungen und Übungen zu *Wise Mind* – Gelassenheit (2.3 IB 14).

Didaktische Beispiele

- **Der kürzeste Weg ist nicht immer der schnellste:** Zeichnen Sie die Grafik 2.3.7 auf das Flipchart und fragen Sie die Gruppe, was dies wohl bedeuten soll. Diskutieren Sie diese »Weisheit« anhand eigener Beispiele. Wann ist es sinnvoller, den langen Weg zu nehmen, Umwege zu gehen, diplomatisch zu handeln, Wünsche und Bedürfnisse aufzuschieben, aber das Ziel nicht aus den Augen zu verlieren?

Der Koffer

Doris ist traurig, wütend und gekränkt, dass ihre Tochter Michaela sie nicht häufiger besucht. Sie fühlt sich einsam. Und ungerecht behandelt. Doris ist der Meinung, dass sie es nicht nötig habe, Michaela anzubetteln, sie möge häufiger nach Hause kommen. Michaela sollte dankbar sein für alles, was sie für sie getan hat. Muss sie jetzt darum betteln, dass die undankbare Tochter sie besucht?
Eines Tages ruft Michaela tatsächlich an. Sie hat noch einen Koffer in ihrem alten Zimmer, und den braucht sie, um in den Urlaub zu fahren. Doris ist zunächst erfreut, dass ihre Tochter anruft, doch dann wird sie sehr wütend. Offensichtlich hat Michaela alle Zeit der Welt, um in den Urlaub zu fahren, aber kann keine Minute erübrigen, die Mutter zu besuchen. Außerdem ruft sie doch nur an, wenn sie etwas braucht. Das Telefonat verläuft entsprechend: »Aha, schön, dass du dich mal wieder bequemst, mich anzurufen ... Keine Ahnung, wo dein Koffer ist. Und nein, ich werde nicht nachsehen, ob er in deinem Zimmer ist. Wie kommst du denn darauf, dass ich sofort springe, nur weil die gnädige Tochter sich dazu herablässt, mal anzurufen?« Michaela reagiert entsprechend pampig und beendet das Telefonat mit den Worten: »Dann behalte doch deinen scheiß Koffer. Ich hasse dich, du bist unmöglich.«
So richtig glücklich sind nach diesem Telefonat weder Mutter noch Tochter.

Klären Sie mit der Gruppe, was in dieser Situation schiefging. Sie können die jeweiligen Erläuterungen auf dem Flipchart gliedern:

1. Klärung der Situation: Was ist geschehen?
   Um eine Situation möglichst realistisch einzuschätzen, ist es hilfreich, zunächst innerlich einen Schritt zurückzutreten, um die Dinge so zu betrachten, wie sie sind. Wie ist die Lage tatsächlich? Es geht nicht darum, wie sie sein sollte (annehmende Haltung). Zudem ist es hilfreich, zwischen »objektiven«, beobachtbaren Dingen und Bewertungen zu unterscheiden (Achtsam beobachten und beschreiben).
2. Klärung der Ziele: Was wollte die Mutter in dieser Situation eigentlich erreichen?
   Unter »Zielen« verstehen wir Bedürfnisse und Wünsche (oder Errungenschaften), die zwar in der gegenwärtigen Situation entstehen, sich aber immer auch an längerfristiger Wirkung orientieren.
3. Waren diese Ziele in diesem Augenblick gerechtfertigt?
   Ziele sollten nicht von starken Emotionen gesteuert werden. Wenn ich z.B. sehr ärgerlich auf meinen Partner bin, dann ist mein unmittelbares Bedürfnis, diesen anzugreifen. Mein grundlegendes Bedürfnis ist jedoch, Nähe und Vertrauen zu fördern. »Umsichtig handeln« erfordert hier also die Wahrnehmung und Würdigung meiner grundlegenderen, langfristigen Bedürfnisse.
   Die Ziele sollten immer auch die Bedürfnisse, Grenzen und Fähigkeiten der Mitmenschen berücksichtigen. Gerade wenn starke Emotionen und wichtige Prinzipien im Spiel sind, tendieren wir dazu, unsere eigene Sichtweise in den Vordergrund zu stellen und damit auch die eigenen Ziele durchzusetzen. Dies mag kurzfristig erfolgreich sein, auf lange Sicht ist dies meistens schädlich. Wenn ich große Angst davor habe, von meinem Partner verlassen zu werden, und ihn getrieben von Eifersucht stark kontrolliere, ihn mithilfe von »Dramen« dazu bringe, zu Hause zu bleiben, so fühle ich mich kurzfristig besser. Langfristig aber wird er sich in der Beziehung nicht wohlfühlen und beginnen, sich anderweitig umzusehen. »Umsichtig handeln« erfordert hier, die eigene Angst ebenso wie die Autonomie meines Partners zu tolerieren und zu akzeptieren.
4. Wie hätte sich die Mutter verhalten sollen, um ihr Ziel zu erreichen?
   Mach, was klappt! Es ist natürlich hilfreich, sich Gedanken darüber zu machen, unter welchen Umständen und mit welchen Methoden man Ziele erreichen kann. Ebenso hilfreich ist es, sich dabei von der Realität leiten zu lassen, also davon, wie die Dinge sind, und nicht davon, wie sie sein sollten.
   a. Manchmal muss man sich zunächst beruhigen, um klarer zu denken.
   b. Manchmal ist es hilfreich, andere um Rat zu fragen.
   c. Manchmal ist es hilfreich, *Wise Mind* zu befragen.
   d. Manchmal sollte man gegen seine eigenen Gewohnheiten und Bedenken handeln.

   Wenn ich z.B. meine Mutter besuche und ihr eine Freude machen möchte, sollte ich ihren für mich gebackenen Kuchen probieren, selbst wenn ich gerade auf Diät bin.
   Auch wenn die Sachbearbeiterin im Jobcenter meine Angelegenheit verzögert bearbeitet, ergibt es Sinn, ruhig und freundlich zu bleiben, anstatt sie anzuschreien.

Ordnungsliebe

Mimi hat seit gut zwei Wochen ihr Zimmer nicht aufgeräumt, es gleicht einem Schlachtfeld. Ein Haufen dreckiger Wäsche liegt vor der Tür, sodass sie sich kaum öffnen lässt. Die Mutter ärgert sich sehr darüber. Sie hat sich vorgenommen, dies endlich anzusprechen, wenn Mimi von der Schule kommt.
Mimi kommt ausgesprochen niedergeschlagen nach Hause, weil sie eine wichtige Klassenarbeit in den Sand gesetzt hat. Sie schleudert ihre Schultasche in die Ecke, setzt sich an den Küchentisch und vergräbt ihr Gesicht in den Händen. Die Mutter ist jedoch zu verärgert, um dies zu bemerken, stattdessen hebt sie zu einer Tirade an: »Jetzt räumst du bitte auf der Stelle deine Schultasche weg! Mir reicht es mit deiner Schlamperei, das ist ja nicht auszuhalten! Seit Wochen ist dein Zimmer ein einziger Müllhaufen.« Mimi reagiert zunächst nicht, steht dann nur still auf, nimmt ihre Schultasche und leert wortlos den gesamten Inhalt auf den Küchentisch. Sie sieht ihre Mutter hasserfüllt an: »Du bist das Allerletzte. Ich hasse dich.«
So richtig glücklich sind weder die Mutter noch Mimi nach dieser Aussprache.

Lassen Sie die Patientinnen diese Geschichte nach obigem Schema analysieren.
Sie können nach dem gleichen Schema wie oben arbeiten.

Praxistipps

Umsichtig handeln lässt sich auch als die »verhaltensbezogene Komponente« der Achtsamkeit beschreiben. Die zentrale Frage lautet also: Was bedeutet es, in schwierigen Situationen achtsam zu handeln? Für mich selbst und für andere Personen? Umsichtig handeln ist dabei eng verknüpft mit dem Konzept der »Inneren Bereitschaft« (2.4 IB 11; AB 10). Sammeln Sie mit den Patientinnen Beispiele für Situationen, in denen umsichtiges Handeln besonders erforderlich ist. Lassen Sie eine Patientin eine Situation schildern, fragen Sie dann die anderen, wie umsichtiges Handeln in dieser Situation aussehen könnte bzw. wie man sich diesem annähern kann. Lassen Sie sich auch Situationen schildern, in denen Patientinnen bereits umsichtig gehandelt haben sowie bei denen im Gegenteil umsichtiges Verhalten hilfreich gewesen wäre, es aber noch nicht so recht geklappt hat. Je nach Situation kann dies sehr unterschiedliche Implikationen haben. Folgende Punkte eignen sich gut, um sie gemeinsam mit den Patientinnen zu diskutieren:

- Was bedeutet es, die »richtigen« Dinge zum richtigen Zeitpunkt zu tun – für sich selbst und andere? In welchen Situationen kann das hilfreich sein, und wie kann dies gelingen?
- Was bedeutet es, Umwege auf dem Weg zum Ziel in Kauf zu nehmen? In welchen Situationen kann das hilfreich sein, und wie kann dies gelingen?
- Was bedeutet es, die eigenen Bedürfnisse zu vertreten, wenn es kurz- und langfristig sinnvoll ist? In welchen Situationen kann das hilfreich sein, und wie kann dies gelingen?

Weisen Sie darauf hin, dass dieses Prinzip im »STOP-Skill« mit der Frage an *Wise Mind* (2.4 IB 4) aufgegriffen wird.

2.3 IB 10 Wise Mind

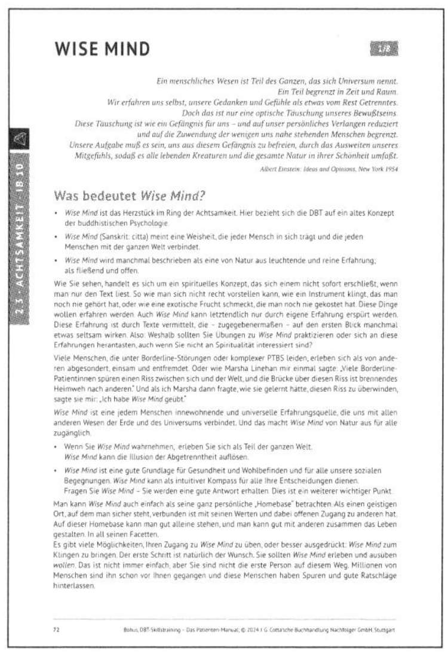

WISE MIND

2.3 · ACHTSAMKEIT · IB 10

Ein menschliches Wesen ist Teil des Ganzen, das sich Universum nennt.
Ein Teil begrenzt in Zeit und Raum.
Wir erfahren uns selbst, unsere Gedanken und Gefühle als etwas vom Rest Getrenntes.
Doch das ist nur eine optische Täuschung unseres Bewußtseins.
Diese Täuschung ist wie ein Gefängnis für uns – und auf unser persönliches Verlangen reduziert und auf die Zuwendung der wenigen uns nahe stehenden Menschen begrenzt.
Unsere Aufgabe muß es sein, uns aus diesem Gefängnis zu befreien, durch das Ausweiten unseres Mitgefühls, sodaß es alle lebenden Kreaturen und die gesamte Natur in ihrer Schönheit umfaßt.

Albert Einstein: *Ideas and Opinions*, New York 1954

Was bedeutet *Wise Mind*?

- *Wise Mind* ist das Herzstück im Ring der Achtsamkeit. Hier bezieht sich die DBT auf ein altes Konzept der buddhistischen Psychologie.
- *Wise Mind* (Sanskrit: citta) meint eine Weisheit, die jeder Mensch in sich trägt und die jeden Menschen mit der ganzen Welt verbindet.
- *Wise Mind* wird manchmal beschrieben als eine von Natur aus leuchtende und reine Erfahrung; als fließend und offen.

Wie Sie sehen, handelt es sich um ein spirituelles Konzept, das sich einem nicht sofort erschließt, wenn man nur den Text liest. So wie man sich nicht recht vorstellen kann, wie ein Instrument klingt, das man noch nie gehört hat, oder wie eine exotische Frucht schmeckt, die man noch nie gekostet hat. Diese Dinge wollen erfahren werden. Auch *Wise Mind* kann letztendlich nur durch eigene Erfahrung erspürt werden. Diese Erfahrung ist durch Texte vermittelt, die – zugegebenermaßen – auf den ersten Blick manchmal etwas seltsam wirken. Also: Weshalb sollten Sie Übungen zu *Wise Mind* praktizieren oder sich an diese Erfahrungen herantasten, auch wenn Sie nicht an Spiritualität interessiert sind?

Viele Menschen, die unter Borderline-Störungen oder komplexer PTBS leiden, erleben sich als von anderen abgesondert, einsam und entfremdet. Oder wie Marsha Linehan mir einmal sagte: „Viele Borderline-Patientinnen spüren einen Riss zwischen sich und der Welt, und die Brücke über diesen Riss ist brennendes Heimweh nach anderen." Und als ich Marsha dann fragte, wie sie gelernt hätte, diesen Riss zu überwinden, sagte sie mir: „Ich habe *Wise Mind* geübt."

Wise Mind ist eine jedem Menschen innewohnende und universelle Erfahrungsquelle, die uns mit allen anderen Wesen der Erde und des Universums verbindet. Und das macht *Wise Mind* von Natur aus für alle zugänglich.

- Wenn Sie *Wise Mind* wahrnehmen, erleben Sie sich als Teil der ganzen Welt. *Wise Mind* kann die Illusion der Abgetrenntheit auflösen.
- *Wise Mind* ist eine gute Grundlage für Gesundheit und Wohlbefinden und für alle unsere sozialen Begegnungen. *Wise Mind* kann als intuitiver Kompass für alle Ihre Entscheidungen dienen. Fragen Sie *Wise Mind* – Sie werden eine gute Antwort erhalten. Dies ist ein weiterer wichtiger Punkt.

Man kann *Wise Mind* auch einfach als seine ganz persönliche „Homebase" betrachten. Als einen geistigen Ort, auf dem man sicher steht, verbunden ist mit seinen Werten und dabei offenen Zugang zu anderen hat. Auf dieser Homebase kann man gut alleine stehen, und man kann gut mit anderen zusammen das Leben gestalten. In all seinen Facetten.

Es gibt viele Möglichkeiten, Ihren Zugang zu *Wise Mind* zu üben, oder besser ausgedrückt: *Wise Mind* zum Klingen zu bringen. Der erste Schritt ist natürlich der Wunsch. Sie sollten *Wise Mind* erleben und ausüben *wollen*. Das ist nicht immer einfach, aber Sie sind nicht die erste Person auf diesem Weg. Millionen von Menschen sind ihn schon vor Ihnen gegangen und diese Menschen haben Spuren und gute Ratschläge hinterlassen.

72 Bohus, DBT-Skillstraining – Das Patienten-Manual; © 2024 J. G. Cotta'sche Buchhandlung Nachfolger GmbH, Stuttgart

»It's all about Wise Mind.« In ihren letzten aktiven Jahren hatte Marsha Linehan dieses Konzept zunehmend ins Zentrum der DBT gestellt und dabei immer auch die spirituelle Komponente von *Wise Mind* betont. Der theoretische Hintergrund ist oben ausführlicher dargestellt. *Wise-Mind*-Übungen vermitteln die tiefgreifende Erfahrung, dass das Individuum keine abgeschlossene Einheit darstellt, sondern ein integraler Teil des Universums ist. Dabei sollen konkrete Übungen, die weitgehend auf imaginativen Techniken basieren, den Patientinnen (und Therapeutinnen) helfen, ihren Geist für die Erfahrung von *Wise Mind* zu öffnen, um dessen Prinzipien auch im Alltag umsetzen zu können. Um Pat Hawk, einen Zen-Lehrer von Linehan, zu zitieren: »Practice wise mind as if you already have it. And you will find you always did.« (P. Hawk, persönliche Mitteilung 2001).

Sicherlich werden manche Patientinnen zunächst Schwierigkeiten haben, dieses Konzept zu verstehen und anzuwenden. Zum einen klingt es etwas fremdartig, außerdem sind die Übungen nicht immer einfach, weil sie häufig im Widerspruch zu den Grundannahmen der Patientinnen über sich und die Welt stehen. Aber das ist genau der Grund, weshalb unsere Patientinnen *Wise Mind* so dringend benötigen.

Zum Sprachgebrauch: Wir haben darauf verzichtet, *Wise Mind* einzudeutschen. Es gibt schlicht kein passendes deutsches Wort. Alternativen wie »weises Herz« oder »intuitives Wissen« stoßen oft auf Skepsis bzw. werden dem wissenschaftlichen Anspruch der Intuitionsforschung nicht gerecht. Manchmal ist ein etwas schillernder Begriff sogar günstig, weil er zum Nachdenken einlädt. Falls eine Patientin erhebliche Schwierigkeiten mit dem Begriff hat, steht es ihr frei, einen eigenen Begriff zu wählen, allerdings wird sie dann Schwierigkeiten haben, die Texte in den Informations- und Arbeitsblättern zu lesen. Insbesondere Patientinnen mit intakten religiösen Glaubenssystemen können entsprechend äquivalente Begriffe wählen.

Die Erfahrung in der DBT mit Jugendlichen hat gezeigt, dass auch Adoleszente dieses Konzept gut verstehen und umsetzen können. Sie haben Begriffe wie »*Wise-Mind*-Homebase« kreiert, also eine Art sichere Plattform, von der aus man ziemlich gut operieren kann. Aber Vorsicht: *Wise Mind* ist kein »sicherer Ort«, kein mentales Rückzugs- oder Schutz-Gebiet. *Wise Mind* stellt das Individuum mitten in die Welt, offen, kooperativ, ein- und ausatmend.

Wenn Sie die Informationsblätter zu *Wise Mind* durchgehen, werden Sie bemerken, dass Linehans ursprüngliches Konzept von *Wise Mind* als spirituelle Quelle individueller Intuition deutlich erweitert wurde.

Wise Mind ist nun als Geisteshaltung (»state of mind«) konzeptualisiert, die die Dimensionen liebevolle Güte, Mitgefühl, Mitfreude und Gelassenheit umfasst. Zahlreiche Skills, die von Linehan in den langfristig wirksamen Stresstoleranz-Skills verortet wurden, finden sich jetzt in *Wise Mind* wieder. Das hat formale Gründe und sollte Sie hoffentlich nicht irritieren.

Die entscheidende Frage ist, wie es gelingt, die Patientinnen anzuregen, *Wise Mind* **zu erfahren**. Im Rahmen der Trauma-fokussierten DBT (TF-DBT) wird spätestens in der Expositionsphase mit *Wise-Mind*-Imaginationen gearbeitet. Hier werden die Patientinnen angehalten, aus der Sicht der aktivierten *Wise-Mind*-Imagination noch einmal ihre traumatischen Erfahrungen zu beschreiben und entsprechend Mitgefühl für sich selbst zu entwickeln. Um diesen Prozess erfolgreich einzuleiten und zu entwickeln, ist es notwendig, dass die Patientin im Verlauf der Therapie so früh wie möglich damit beginnt, sich ein eindrückliches Bild von *Wise Mind* aufzubauen, und dann regelmäßig übt. Aber auch viele der anderen Skills (etwa 2.4 IB 4 STOP – Frage Wise Mind) basieren auf einem gewissen Grundverständnis für dieses Konzept. Es ist also grundlegend, dass Sie die Patientinnen an *Wise Mind* heranführen.

Wie bei allen Achtsamkeitsübungen, die hier beschrieben werden, möchten wir an dieser Stelle daran erinnern, wie wichtig es ist, eigene Erfahrungen mit den Übungen zu sammeln, bevor diese an Patientinnen weitergegeben werden. Wise Mind ist eine Erfahrung, die immer wieder von uns selbst im therapeutischen Prozess in hilfreicher Weise genutzt werden kann, um sich für liebevolle Güte, Mitgefühl, Mitfreude und Gelassenheit zu öffnen, um die eigene innere Weisheit für therapeutische Entscheidungen zu nutzen.

Zusammenarbeit zwischen Einzeltherapie und Skillsgruppe

Im Idealfall kooperieren Einzeltherapeutin und die Leiterinnen der Skillsgruppe, um mit jeder Patientin ein individualisiertes inneres Bild (»pattern«) von *Wise Mind* zu erarbeiten. In der Skillsgruppe werden die Prinzipien erläutert, auf die täglichen Übungsmöglichkeiten und auf die Selbstinstruktionen (Skills to go) hingewiesen sowie Übungen zur Vertiefung von liebevoller Güte, Mitgefühl, Mitfreude und Gelassenheit angeboten. Die *Einzeltherapeutin* erarbeitet *eine individualisierte Imaginationsübung*, nimmt diese auf und ermuntert die Patientin, diese Imaginationsübung möglichst täglich durchzuführen. Ziel ist, auf diesem Weg ein neues mentales Muster (»pattern« bzw. neuronales Netzwerk) zu etablieren, das die Patientin bei Bedarf abrufen kann. Ist dies nicht möglich, weil die Patientin keine DBT-Einzeltherapie besucht, müssen andere Wege erarbeitet werden (siehe unten).

Das *Wise-Mind*-Netzwerk besteht, wie die meisten stabilen mentalen Netzwerke, aus mehreren Komponenten: Physiologie (Atmung); Kognition (Mantra); Sensorik (Berührung), Akustik (Stimme der Therapeutin); Optik (inneres Bild) und Affekt (emotionale Assoziationen).

Die wichtigste Imaginationsübung (»Gestalte ein Bild von *Wise Mind*«, siehe TB 5 1.7 in diesem Band) wird im Folgenden detailliert beschrieben: Was ist das Ziel? Die Patientinnen sollen mithilfe einer etwa achtminütigen Audio-Imaginationsübung ein emotio-somato-kognitives mentales Netzwerk implementieren, das sie bei Bedarf aktivieren und abrufen können. Dies ist eine etablierte therapeutische Technik, die darauf baut, dass die Patientin die Tonaufnahmen tatsächlich täglich anhört. Dem inneren Bild von *Wise Mind* kommt auch bei einer Vielzahl von anderen Skills eine zentrale Bedeutung zu.

Sie können die Notwendigkeit des täglichen Übens an Beispielen verdeutlichen, die einen direkten Bezug zur Biografie der Patientin haben, wie etwa: »Haben Sie mal ein Instrument gelernt? – Wie haben Sie das gemacht? Hat es ausgereicht, einmal die Woche in die Musikschule zu gehen, oder mussten Sie täglich üben? Warum ist dieses Üben eigentlich notwendig? Sehen Sie, so funktioniert unser Gehirn: Prozesse, die zunächst sehr schwierig, holprig und anstrengend sind, können durch regelmäßige Wiederholung automatisiert werden. Unser Gehirn weiß dann, dass diese Dinge wichtig sind. Es lernt, die Abläufe automatisch miteinander zu verknüpfen, sodass wir immer weniger Energie dafür benötigen.«

Die Entwicklung der *Wise-Mind*-Imagination erfolgt in vier Schritten, die in aller Regel zunächst im Rahmen der *Einzeltherapie* umgesetzt werden (TB 5 1.7):

1. Die Einzeltherapeutin unterstützt die Patientin dabei, mithilfe der Infoblätter 2.3 IB 10–14 ein Grundverständnis für das Konzept von *Wise Mind* zu entwickeln. Dies kann in der Skillsgruppe aufgegriffen werden.
2. Die Einzeltherapeutin führt die erste Imaginationsübung zu *Wise Mind* durch.
3. Die Einzeltherapeutin reflektiert zusammen mit Ihrer Patientin, welche Beispiele aus der ersten Imaginationsübung (Kinder, Tiere, Pflanzen) für die Patientin persönlich hilfreich waren, um die entsprechenden Gefühle von liebevoller Güte, Mitgefühl, Mitfreude und Gelassenheit zu aktivieren. Sie fragt

Sie nach anderen persönlichen Erfahrungen, die vielleicht besser passen. Möglicherweise können auch literarische Figuren (z.B. Albus Dumbledore aus *Harry Potter*); Filmepisoden oder Musikstücke herangezogen werden. Es geht darum, für allen vier Dimensionen (liebevolle Güte, Mitgefühl, Mitfreude und Gelassenheit) bereits vorhandene, gespeicherte Assoziationsmuster zu finden, die dann mit dem *Wise-Mind*-Imago verknüpft werden können. Die Einzeltherapeutin fragt, an welcher Stelle im Körper die Patientin *Wise Mind* am deutlichsten spürt, ob sie eine bestimmte Färbung, Temperatur oder Form erlebt hat.
4. Die Einzeltherapeutin führt abschließend die zweite, personifizierte Imaginationsübung durch. Dabei fertigt sie eine Audioaufnahme an, die die Patientin nun täglich anhören und üben soll. Gegebenenfalls können Sie auch diese Aufnahme noch einmal modifizieren.

In der Skillsgruppe werden diese Erfahrungen vertieft und die vier Modalitäten von *Wise Mind* anhand der Infoblätter 2.3 IB 11–14 bearbeitet und geübt.

Patientinnen, die erhebliche Schwierigkeiten mit diesen Übungen haben, weil etwa kommentierende Stimmen oder andere automatisierte abwertende Selbstvorwürfe auftreten, können in der Einzeltherapie zunächst die Übung »Liebevolle Güte für Ihre kleinen Monster« (2.3 AB 5) durchführen.

Steht keine DBT-Einzeltherapeutin zur Verfügung, so können natürlich auch die Gruppentherapeutinnen diese individualisierte Übung durchführen. Da man dafür pro Patientin etwa 30 Minuten benötigt, kann man eine Gruppenstunde ausfallen lassen und stattdessen in zwei Stunden mit vier Patientinnen die Einzelübungen durchführen. Falls man in geschlossenen Gruppen arbeitet, haben wir gute Erfahrungen damit gemacht, die Patientinnen selbst zu bitten, jeweils zu zweit gegenseitig die individualisierte Wise-Mind-Imagination aufzunehmen. Dazu händigen wir den Patientinnen eine Kopie von Therapeutenblatt TB 5 aus.

Eine konkrete Anleitung zur Durchführung der Wise-Mind-Imaginationsübung finden Sie auf S. 100 auf TB 5 »Gestalten Sie ein Bild von Wise Mind«.

Praxistipps zur Vermittlung von *Wise Mind* in der Gruppe

Wie bereits beschrieben nimmt die Einzeltherapie eine zentrale Rolle bei der Erarbeitung von *Wise Mind* ein. Doch auch in der Gruppentherapie sollten Sie sich ausreichend Zeit nehmen, um *Wise Mind* zu vertiefen und den Austausch darüber zwischen den Teilnehmenden zu fördern. Denn nicht alle Patientinnen sind in einzeltherapeutischer Behandlung und unsere Erfahrung zeigt, dass sie von den gegenseitigen Erfahrungen mit *Wise Mind* enorm profitieren. Daher haben wir Tipps zusammengetragen, wie die Vermittlung und Vertiefung von *Wise Mind in* der Skillsgruppe gelingt.

Ein Grundverständnis von *Wise Mind*

Auch in der Skillsgruppe ist es wichtig, zunächst ein Grundverständnis von *Wise Mind* herzustellen, bevor Sie möglichst zeitnah mit einer ersten gemeinsamen Übung starten. Es hat sich als hilfreich erwiesen, *Wise Mind* entsprechend der Abbildung 2.3.8 auf ein Flipchart zu zeichnen. Erklären Sie, dass es sich zwar um ein altes buddhistisches Konzept handelt, dass *Wise Mind* aber eine universelle, das heißt allen Menschen mögliche Erfahrung ist. Es geht darum, einen intuitive Zugang zum eigenen Wesen zu entwickeln. Erklären Sie, dass man *Wise Mind* nicht erlernen muss, sondern dass es darum geht, sich für diese Erfahrungen zu öffnen, und dass alle Menschen diese Erfahrungen auf die eine oder andere Weise bereits erlebt haben. Erläutern Sie die vier Dimensionen von *Wise Mind,* und erläutern Sie, indem Sie auf die vier Kästchen (die Türen zu *Wise Mind*)

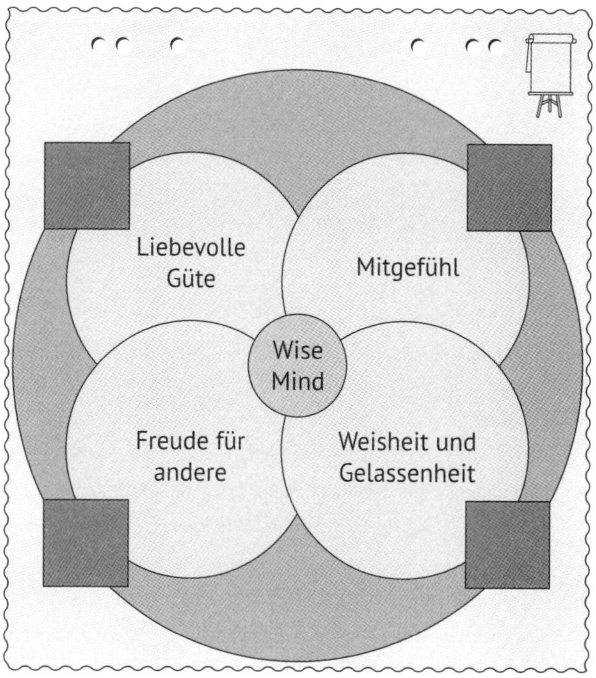

Abbildung 2.3.8 Die Dimensionen von Wise Mind

hinweisen, dass Menschen über sehr unterschiedliche Möglichkeiten verfügen, diese Erfahrungen zu machen. Das kann mit Mitmenschen sein, mit Tieren, mit Pflanzen, manchmal spirituell, in der Natur oder beim Musikhören. Jeder Mensch macht diese Erfahrungen, wir können sie aber kultivieren, sodass wir deren Kraft und Resonanz stärker spüren. Manche Teilnehmerinnen haben Probleme mit dem Begriff »Wise Mind«, weil er zu esoterisch oder »religiös« klingt. Greifen Sie die Skepsis wohlwollend auf und weisen Sie darauf hin, dass das nur ein Wort ist, das versuchen soll, bestimmte Inhalte zum Klingen zu bringen. Falls eine Patientin ihre eigene Begrifflichkeit vorzieht, ermuntern Sie diese dazu.

Um den Einstieg in das Konzept des »Wise Mind« zu erleichtern und weiter zu vertiefen, haben wir gute Erfahrung damit gemacht, die Patientinnen zu ermutigen, eine künstliche Intelligenz (KI) in Form eines Large Language Models (LLM; z.B. ChatGPT) einzubeziehen.

Bitten Sie etwa die Patientinnen, auf ihrem Handy folgende Frage an die KI zu stellen: »Was bedeutet es, verbunden zu sein mit sich selbst und der Welt?«

Achten Sie darauf, dass der Satz von allen Teilnehmerinnen wortwörtlich eingegeben wird, um so die Ergebnisse unter den Teilnehmerinnen besser vergleichbar zu machen.

Hier ein Beispiel für eine von ChatGPT im April 2025 generierte Antwort:

> Das ist eine tiefgehende und schöne Frage. »Verbunden zu sein mit sich selbst und der Welt« kann auf mehreren Ebenen verstanden werden – emotional, spirituell, psychologisch, vielleicht auch philosophisch. Ich versuch's mal in Worte zu fassen:
>
> **1. Verbunden mit sich selbst**
>
> Das bedeutet, in Einklang mit dem eigenen Inneren zu sein. Dazu gehört:
>
> *Sich selbst spüren: Die eigenen Gefühle, Bedürfnisse und Gedanken wahrnehmen und ernst nehmen.*
>
> *Authentizität: Nicht eine Maske tragen, sondern echt sein – sich zeigen, wie man ist.*
>
> *Selbstannahme: Mit sich selbst Frieden schließen, auch mit den Ecken und Kanten.*
>
> *Klarheit über eigene Werte: Wissen, was einem wirklich wichtig ist – und danach handeln.*
>
> Wenn man mit sich selbst verbunden ist, spürt man oft mehr Ruhe, Klarheit und eine Art inneres Zuhause.
>
> **2. Verbunden mit der Welt**
>
> Das ist das Gefühl, nicht isoliert oder abgetrennt zu sein, sondern Teil von etwas Größerem. Das kann sich zeigen in:
>
> *Zwischenmenschlicher Nähe: Echte Beziehungen, Mitgefühl, Liebe, Verständnis.*
>
> *Naturverbundenheit: Das Gefühl, Teil der Erde zu sein – nicht getrennt von ihr.*
>
> *Spiritualität oder Transzendenz: Manche erleben das als eine Verbindung mit dem Universum, Gott oder dem »großen Ganzen«.*
>
> *Engagement: Wenn man sich einbringt – für andere Menschen, die Umwelt oder eine Vision –, entsteht oft ein Gefühl von Sinn und Verbundenheit.*
>
> **Zusammenspiel**
>
> Wer mit sich selbst verbunden ist, kann leichter Verbindung zur Welt aufnehmen – und umgekehrt. Es ist wie ein Kreis: Je mehr man in sich ruht, desto offener ist man für andere. Und durch die Verbindung mit der Welt kann man oft auch sich selbst besser verstehen.

Bitten Sie anschließend zwei bis drei Patientinnen, ihre Ergebnisse vorzulesen. Diese werden sich zwar im Wortlaut unterscheiden, im Kern aber ähnliche Gedanken enthalten.

Erklären Sie, dass ein Large Language Model, das auf eine riesige Menge an digitalem Textwissen aus dem Internet zugreift, durchaus in der Lage ist, sich dem Konzept innerer und äußerer Verbundenheit anzunähern.

Stellen Sie anschließend folgende Fragen an die Gruppe:

- Wie würde es sich für Sie anfühlen, mehr Verbundenheit mit sich selbst und der Welt zu spüren?
- Was könnte sich dadurch in Ihrem Leben verändern?

Betonen Sie zum Abschluss, dass die DBT mit dem Konzept von »Wise Mind« einen Weg aufzeigt, genau diesen Zustand – innerer und äußerer Verbundenheit – systematisch zu kultivieren.

Die erste Übung

Beginnen Sie möglichst bald mit einer Übung. In der Einzeltherapie sollten Sie, wie oben beschrieben, mit der Erarbeitung der individualisierten *Wise-Mind*-Übung beginnen. In der Gruppentherapie hat es sich als hilfreich erwiesen, zunächst mit der Übung »Mitte des Sees« oder »Die Wendeltreppe« (siehe 2.3 IB 10) zu beginnen. Die meisten Patientinnen entwickeln dadurch ein erstes intuitives Bild von *Wise Mind* und es gelingt ihnen mit diesen Übungen meist recht zügig, *Wise Mind* in einer Körperregion zu verankern. (Meistens handelt es sich um die Brustgegend, das Zentrum des Körpers oder hinter den Augen.) Nehmen Sie sich in jedem Fall ausreichend Zeit, um nach der Übung die Erfahrungen der Patientinnen zu besprechen. Lassen Sie sich das Bild von *Wise Mind*, das die Patientinnen wahrnehmen konnten, möglichst konkret beschreiben. Bisweilen berichten Patientinnen auch von spirituellen und tiefgreifenden Erfahrungen, die oft durch Fragen nach der eigenen Identität gefärbt sind. Oft berichten sie von einem Gefühl von Verbundenheit, Zugehörigkeit und Ruhe. Manchmal zeigen sie sich auch irritiert, wissen nicht genau, wie sie zu dem Konzept von *Wise Mind* stehen sollen, und haben nur ein diffuses oder kein Bild von *Wise Mind* wahrgenommen. Würdigen Sie alle Erfahrungen und betonen Sie, dass diese Übung nachwirken kann. Ermuntern Sie die Patientinnen, sich diesen Empfindungen weiter zuzuwenden. Hier hat sich die Metapher eines Radiosenders von Linehan als sehr hilfreich erwiesen (siehe IB 10, S. 73):

»Wenn man nach Wise Mind sucht, ist es wie die Suche nach einem neuen Radiosender. Am Anfang hört man viel Rauschen. Nach einer Weile ist das Gehör besser geübt und es erkennt die ersten Melodien, die man sucht. Mit der Zeit werden die Melodien immer deutlicher.«

Es bietet sich an, auch diese Übungen aufzunehmen und sie den Patientinnen zum eigenständigen Üben nach der Gruppensitzung zur Verfügung zu stellen. Die kürzeren Übungen zu *Wise Mind* eignen sich gut, um zukünftige Gruppensitzungen zu beginnen oder die Patientinnen als Hausaufgabe selbst entdecken zu lassen.

An dieser Stelle möchten wir eine Rückfrage aufgreifen, die uns insbesondere von vielen Therapeutinnen erreicht hat, welche der Formulierung *»Du bist nicht ein Tropfen im Ozean, sondern der ganze Ozean in einem Tropfen«* (siehe individualisierte Wise-Mind-Übung, TB 5) mitunter etwas ratlos gegenüberstehen. Häufig wird nach der Bedeutung dieses Satzes gefragt und danach, wie Patientinnen ihn erleben. Der Spruch wird dem großen Sufi-Mystiker Rumi (1207–1273) zugeschrieben. Der Satz reflektiert den Gedanken, dass das Individuum nicht getrennt vom Ganzen existiert, sondern das Ganze in sich trägt – ein Gedanke, der sowohl im Zen-Buddhismus als auch im Sufismus tief verwurzelt ist. Wir können diesen Aphorismus nutzen, um uns für diese Erfahrung zu öffnen.

Eine Rückmeldung, die wir in unseren Gruppen immer wieder erhalten, möchten wir an dieser Stelle teilen: Viele Patientinnen berichten, dass sie das Gefühl, in der Welt »verloren zu sein«, sehr gut kennen – wie ein einzelner Tropfen im Ozean. Die Metapher des »ganzen Ozeans in einem Tropfen« wird dagegen oft als tröstlich und kraftvoll empfunden. Sie vermittelt ein tiefes Gefühl von Verbundenheit, Zugehörigkeit und innerer Ganzheit – Qualitäten, die viele Patientinnen im Verlauf einer intensiven Wise-Mind-Praxis zunehmend erleben und als bedeutsam für ihre Entwicklung beschreiben.

Vielleicht noch eine Bemerkung zur Übung »Eine Frage an *Wise Mind*« (siehe 2.3 IB 10): Diese Übung eignet sich besonders gut, wenn Patienten zentrale und grundlegende Fragen stellen, bei denen es keine richtigen oder falschen Antworten gibt. (*»Wie kann ich in Zukunft mit meinen kleinen Monstern umgehen?«*) oder sich in einem gegenwärtigen dialektischen Dilemma befinden (*»Wie soll ich mich in der Situation eigentlich verhalten?«*). Manchmal verspüren wir als Therapeutinnen den Drang, diese Fragen »beantworten« zu wollen. Nehmen Sie dieses Gefühl achtsam wahr und probieren die Übung »Eine Frage an *Wise Mind*« aus. Diese eignet sich auch für eine gemeinsame Durchführung in der Gruppe. Sie werden erstaunt sein, aus der Perspektive von *Wise Mind* geben sich die Patientinnen die Antwort häufig selbst, und zwar aus einer wohlwollenden und mitfühlenden Haltung heraus. Natürlich, manchmal erhalten sie auch keine Antwort oder die Antwort kommt unverhofft, viel später zu einem anderen Zeitpunkt, dann ist das so. In diesem Fall können Sie die Patientinnen ermuntern, es ein anderes Mal erneut zu probieren.

IB 11 Wise Mind – Liebevolle Güte

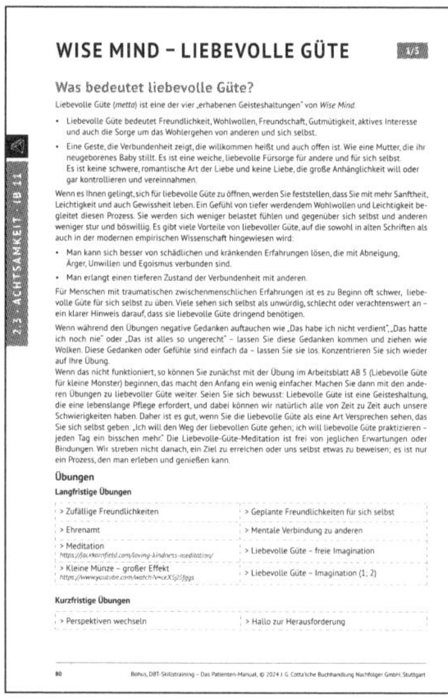

WISE MIND – LIEBEVOLLE GÜTE 1/5

Was bedeutet liebevolle Güte?

Liebevolle Güte (*metta*) ist eine der vier „erhabenen Geisteshaltungen" von *Wise Mind*.

- Liebevolle Güte bedeutet Freundlichkeit, Wohlwollen, Freundschaft, Gutmütigkeit, aktives Interesse und auch die Sorge um das Wohlergehen von anderen und sich selbst.
- Eine Geste, die Verbundenheit zeigt, die willkommen heißt und auch offen ist. Wie eine Mutter, die ihr neugeborenes Baby stillt. Es ist eine weiche, liebevolle Fürsorge für andere und für sich selbst. Es ist keine schwere, romantische Art der Liebe und keine Liebe, die große Anhänglichkeit will oder gar kontrollieren und vereinnahmen.

Wenn es Ihnen gelingt, sich für liebevolle Güte zu öffnen, werden Sie feststellen, dass Sie mit mehr Sanftheit, Leichtigkeit und auch Gewissheit leben. Ein Gefühl von tiefer werdendem Wohlwollen und Leichtigkeit begleitet diesen Prozess. Sie werden sich weniger belastet fühlen und gegenüber sich selbst und anderen weniger stur und böswillig. Es gibt viele Vorteile von liebevoller Güte, auf die sowohl in alten Schriften als auch in der modernen empirischen Wissenschaft hingewiesen wird:

- Man kann sich besser von schädlichen und kränkenden Erfahrungen lösen, die mit Abneigung, Ärger, Unwillen und Egoismus verbunden sind.
- Man erlangt einen tieferen Zustand der Verbundenheit mit anderen.

Für Menschen mit traumatischen zwischenmenschlichen Erfahrungen ist es zu Beginn oft schwer, liebevolle Güte für sich selbst zu üben. Viele sehen sich selbst als unwürdig, schlecht oder verachtenswert an – ein klarer Hinweis darauf, dass sie liebevolle Güte dringend benötigen.

Wenn während den Übungen negative Gedanken auftauchen wie „Das habe ich nicht verdient", „Das hatte ich noch nie" oder „Das ist alles so ungerecht" – lassen Sie diese Gedanken kommen und ziehen wie Wolken. Diese Gedanken oder Gefühle sind einfach da – lassen Sie sie los. Konzentrieren Sie sich wieder auf Ihre Übung.
Wenn das nicht funktioniert, so können Sie zunächst mit der Übung im Arbeitsblatt AB 5 (Liebevolle Güte für kleine Monster) beginnen, das macht den Anfang ein wenig einfacher. Machen Sie dann mit den anderen Übungen zu liebevoller Güte weiter. Seien Sie sich bewusst: Liebevolle Güte ist eine Geisteshaltung, die eine lebenslange Pflege erfordert, und dabei können wir natürlich alle von Zeit zu Zeit auch unsere Schwierigkeiten haben. Daher ist es gut, wenn Sie die liebevolle Güte als eine Art Versprechen sehen, das Sie sich selbst geben: „Ich will den Weg der liebevollen Güte gehen; ich will liebevolle Güte praktizieren – jeden Tag ein bisschen mehr." Die Liebevolle-Güte-Meditation ist frei von jeglichen Erwartungen oder Bindungen. Wir streben nicht danach, ein Ziel zu erreichen oder uns selbst etwas zu beweisen; es ist nur ein Prozess, den man erleben und genießen kann.

Übungen

Langfristige Übungen

> Zufällige Freundlichkeiten	> Geplante Freundlichkeiten für sich selbst
> Ehrenamt	> Mentale Verbindung zu anderen
> Meditation *https://jackkornfield.com/loving-kindness-meditation/*	> Liebevolle Güte – freie Imagination
> Kleine Münze – großer Effekt *https://www.youtube.com/watch?v=ceX5jJ5fggs*	> Liebevolle Güte – Imagination (1; 2)

Kurzfristige Übungen

> Perspektiven wechseln	> Hallo zur Herausforderung

80 Bohus, DBT-Skillstraining – Das Patienten-Manual, © 2024 J. G. Cotta'sche Buchhandlung Nachfolger GmbH, Stuttgart

Nachdem die Patientinnen ein erstes Grundverständnis von *Wise Mind* entwickelt haben und erste Erfahrungen sammeln konnten, sollten Sie sich etwas Zeit nehmen, um die einzelnen Dimensionen (Geisteshaltungen) von *Wise Mind* ausführlicher zu besprechen und mit ausgewählten Übungen zu vertiefen. Thematisieren Sie anhand des Infoblattes kurz, was eine Haltung von liebevoller Güte ausmacht. Fragen Sie die Patientinnen nach eigenen Beispielen oder Situationen, in denen sie dieses Gefühl bereits erlebt haben. (Oft wird hier der Umgang mit Kindern oder Haustieren genannt.)

Verweisen Sie auf die große Anzahl von Übungen, die im Manual zusammengetragen sind, um diese Geisteshaltung zu kultivieren. Für eine erste gemeinsame Übung in der Gruppe eignet sich besonders gut die freie Imaginationsübung (2.3 IB 11, S. 83). Diese Metta-Meditation schult eine wohlwollende Haltung und liebevolle Güte gegenüber anderen Lebewesen und sich selbst. Sollten Sie bisher kaum Erfahrung mit solchen Meditationsübungen haben, können diese Formulierungen beim bloßen Durchlesen etwas blumig, vielleicht sogar kitschig wirken. Seien Sie mutig, die Übung auszuprobieren. Erst in der Achtsamkeitspraxis können die Worte sich entfalten und wirken.

Nachbesprechung

Besprechen Sie diese Übung ausführlich nach. Versuchen Sie, darauf zu fokussieren, welche Gefühle die Patientinnen während der Übung erlebt haben, und validieren Sie diese. Auch Gefühle wie Wut, Angst, Traurigkeit, Sehnsucht sind willkommen und gehören zu *Wise Mind*. Sie können die Übung aufzeichnen und den Patientinnen nach der Gruppensitzung mitgeben.

Verweisen Sie abschließend auf den Unterschied zwischen lang- und kurzfristig wirksamen Übungen im Manual und besprechen Sie mit den Patientinnen eigene Ideen, wie sie diese Haltung in den Alltag mitnehmen können.

- **Liebevolle Güte senden:** Diese Übung hat einen regelmäßigen Platz in vielen Skillsgruppen. Sie ist bei den Teilnehmerinnen meist sehr beliebt.
  Als Skillstrainerin bestimmen sie Zweiergruppen. Jeweils zwei Teilnehmerinnen stehen sich gegenüber und legen die Hände aufeinander bzw. berühren sich an den Fingerspitzen. Sie vereinbaren, wer im ersten Durchgang als Senderin und wer als Empfängerin von *liebevoller Güte* fungiert. Dann schließen beide Teilnehmerinnen die Augen und vertiefen ihren Atem. Nach dem zweiten Gong »schickt« die Senderin wortlos *liebevolle Güte* an die Empfängerin. Die Empfängerin konzentriert sich auf ihre Empfindungen. Ein Gongschlag kündigt nach etwa zwei Minuten den Wechsel an. Die Rollen werden wortlos in Stille getauscht. Nach weiteren zwei Minuten beendet der Gong die Übung.
  In der Nachbesprechung fragen Sie die Patientinnen nach unterschiedlichen Wahrnehmungen zwischen Senden und Empfangen.

2.3 IB 12 Wise Mind – Mitgefühl

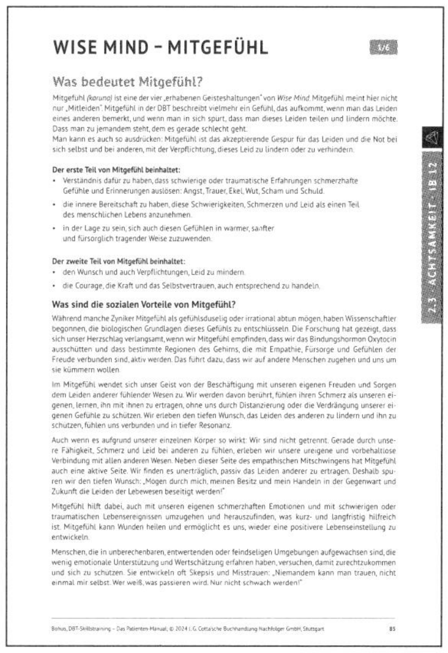

WISE MIND – MITGEFÜHL

1/6

2.3 ACHTSAMKEIT · IB 12

Was bedeutet Mitgefühl?

Mitgefühl *(karuna)* ist eine der vier „erhabenen Geisteshaltungen" von *Wise Mind*. Mitgefühl meint hier nicht nur „Mitleiden". Mitgefühl in der DBT beschreibt vielmehr ein Gefühl, das aufkommt, wenn man das Leiden eines anderen bemerkt, und wenn man in sich spürt, dass man dieses Leiden teilen und lindern möchte. Dass man zu jemandem steht, dem es gerade schlecht geht.
Man kann es auch so ausdrücken: Mitgefühl ist das akzeptierende Gespür für das Leiden und die Not bei sich selbst und bei anderen, mit der Verpflichtung, dieses Leid zu lindern oder zu verhindern.

Der erste Teil von Mitgefühl beinhaltet:
- Verständnis dafür zu haben, dass schwierige oder traumatische Erfahrungen schmerzhafte Gefühle und Erinnerungen auslösen: Angst, Trauer, Ekel, Wut, Scham und Schuld.
- die innere Bereitschaft zu haben, diese Schwierigkeiten, Schmerzen und Leid als einen Teil des menschlichen Lebens anzunehmen.
- in der Lage zu sein, sich auch diesen Gefühlen in warmer, sanfter und fürsorglich tragender Weise zuzuwenden.

Der zweite Teil von Mitgefühl beinhaltet:
- den Wunsch und auch Verpflichtungen, Leid zu mindern.
- die Courage, die Kraft und das Selbstvertrauen, auch entsprechend zu handeln.

Was sind die sozialen Vorteile von Mitgefühl?

Während manche Zyniker Mitgefühl als gefühlsduselig oder irrational abtun mögen, haben Wissenschaftler begonnen, die biologischen Grundlagen dieses Gefühls zu entschlüsseln. Die Forschung hat gezeigt, dass sich unser Herzschlag verlangsamt, wenn wir Mitgefühl empfinden, dass wir das Bindungshormon Oxytocin ausschütten und dass bestimmte Regionen des Gehirns, die mit Empathie, Fürsorge und Gefühlen der Freude verbunden sind, aktiv werden. Das führt dazu, dass wir auf andere Menschen zugehen und uns um sie kümmern wollen.

Im Mitgefühl wendet sich unser Geist von der Beschäftigung mit unseren eigenen Freuden und Sorgen dem Leiden anderer fühlender Wesen zu. Wir werden davon berührt, fühlen ihren Schmerz als unseren eigenen, lernen, ihn mit ihnen zu ertragen, ohne uns durch Distanzierung oder die Verdrängung unserer eigenen Gefühle zu schützen. Wir erleben den tiefen Wunsch, das Leiden des anderen zu lindern und ihn zu schützen, fühlen uns verbunden und in tiefer Resonanz.

Auch wenn es aufgrund unserer einzelnen Körper so wirkt: Wir sind nicht getrennt. Gerade durch unsere Fähigkeit, Schmerz und Leid bei anderen zu fühlen, erleben wir unsere ureigene und vorbehaltlose Verbindung mit allen anderen Wesen. Neben dieser Seite des empathischen Mitschwingens hat Mitgefühl auch eine aktive Seite. Wir finden es unerträglich, passiv das Leiden anderer zu ertragen. Deshalb spüren wir den tiefen Wunsch: „Mögen durch mich, meinen Besitz und mein Handeln in der Gegenwart und Zukunft die Leiden der Lebewesen beseitigt werden!"

Mitgefühl hilft dabei, auch mit unseren eigenen schmerzhaften Emotionen und mit schwierigen oder traumatischen Lebensereignissen umzugehen und herauszufinden, was kurz- und langfristig hilfreich ist. Mitgefühl kann Wunden heilen und ermöglicht es uns, wieder eine positivere Lebenseinstellung zu entwickeln.

Menschen, die in unberechenbaren, entwertenden oder feindseligen Umgebungen aufgewachsen sind, die wenig emotionale Unterstützung und Wertschätzung erfahren haben, versuchen, damit zurechtzukommen und sich zu schützen. Sie entwickeln oft Skepsis und Misstrauen: „Niemandem kann man trauen, nicht einmal mir selbst. Wer weiß, was passieren wird. Nur nicht schwach werden!"

Bohus, DBT-Skillstraining – Das Patienten-Manual; © 2024 J. G. Cotta'sche Buchhandlung Nachfolger GmbH, Stuttgart 85

Wenn Sie bereits die Haltung der liebevollen Güte eingeführt haben, lässt sich die Haltung von Mitgefühl leichter verdeutlichen. Mitgefühl entsteht immer dann, wenn liebevolle Güte auf Schmerz und Leid trifft. Wie im Infoblatt 2.3 IB 12 beschrieben, besteht Mitgefühl aus drei Komponenten:

1. Annehmende Haltung: Schmerz und Leid ist Teil der Welt.
2. Tragende Haltung: Wir sind bereit, unser eigenes Leid oder das eines anderen zu spüren und zu tragen.
3. Aktive Haltung: Wir sind gewillt, unser Leid oder das eines anderen zu lindern.

Besprechen Sie anhand des Infoblattes kurz, was die Haltung von Mitgefühl ausmacht, und fragen Sie die Patientinnen nach eigenen Beispielen oder Situationen, in denen sie dieses Gefühl bereits erlebt haben.

Verweisen Sie auch hier auf die Vielzahl von Übungen, die im Manual zusammengetragen sind, um diese Geisteshaltung zu kultivieren. Für eine erste gemeinsame Übung in der Gruppe eignet sich besonders gut die Imaginationsübung 3 (2.3 IB 12) – »Trösten eines Trauernden«. Wohl alle Patientinnen sind schon einmal mit dem Gefühl der Trauer oder einem trauernden Wesen konfrontiert worden. Zudem fällt es gerade unseren Patientinnen in der Regel zu Beginn leichter, Mitgefühl für andere Personen aufzubringen, während es für sich selbst zunächst schwieriger ist. Sobald es den Patientinnen gelingt, eine Haltung von Mitgefühl einzunehmen, sollte damit begonnen werden, sie dabei zu unterstützen, diese Haltung auch sich selbst gegenüber zu entwickeln. Hierzu eignet sich insbesondere die Imaginationsübung »Mitfühlendes Selbst«. Nehmen Sie auch diese Übung wieder auf und stellen Sie die Übung den Patientinnen nach der Sitzung zum weiteren Üben zur Verfügung.

Nachbesprechung

Auch diese Übungen sollten ausführlich nachbesprochen werden, denn die Wirkung und die emotionalen Erfahrungen können sehr unterschiedlich ausfallen. Manchen Patientinnen wird es leichter gelingen, eine mitfühlende Haltung zu entwickeln, andere tun sich damit schwer. Manche Patientinnen haben besondere Schwierigkeiten, das Gefühl der Traurigkeit zuzulassen. Wiederum andere berichten davon, dass sie sich schwer abgrenzen können vom Leiden anderer Menschen, und zeigen sich dadurch sehr belastet. Achten Sie auf eine dialektische und wohlwollende Grundhaltung und betonen Sie immer wieder die Komponenten der Akzeptanz des Leidens und der Verpflichtung, dieses zu lindern. Ermutigen Sie die Patientinnen, auch diese schwierigen Gefühle zuzulassen, die Übungen zu wiederholen, um nachzuspüren, wie diese Gefühle sich im weiteren Verlauf entwickeln. *Wise Mind* ist ein Prozess, und Mitgefühl braucht Zeit und Übung. Ermuntern Sie die Patientinnen, sich auf diesen Prozess einzulassen.

Unterscheidung zwischen Mitleid und Mitgefühl

Bereits im ersten Satz im Infoblatt 2.3 IB 12 findet sich die Unterscheidung zwischen Mitgefühl und Mitleid. Dennoch soll diese Unterscheidung auch an dieser Stelle noch einmal unterstrichen werden, denn oft verwechseln unsere Patientinnen diese beiden Konzepte. Ein Unterschied findet sich bereits im Wort selbst: Mitleid bedeutet mit-leiden. Mitgefühl bedeutet mit-fühlen. Mitgefühl entsteht also als eine Art herzliche Anteilnahme aus der Haltung der liebevollen Güte heraus und hat mit Einfühlungsvermögen und Verständnis auf der Basis von Ebenbürtigkeit und Wertschätzung zu tun. Das Leiden des anderen wird anerkannt, aber nicht zum eigenen Leid gemacht, auch wenn man das Leid des anderen spürt und in sich wirken lässt. Wenn wir etwas beitragen können, das Leid zu lindern, so werden wir uns mit aller Kraft dafür einsetzen. Aber selbst in Fällen, in denen wir nichts ändern können, entsteht durch Mitgefühl eine Art Stärke und Zuversicht, schlicht durch die Tatsache, dass zwei Lebewesen in Resonanz treten. Mitgefühl ist also eine Empfindung, die Stärke kreiert und emotionale Begegnung auf Augenhöhe. Mitleid hingegen basiert auf einem Gefälle. Hier empfindet jemand, der nicht betroffen ist, Bedauern gegenüber jemandem, dem kaum zu helfen ist. Mitleid basiert also auf einem Gefälle. Es ist gefärbt von einem Gefühl der Überlegenheit und löst beim anderen bisweilen Scham aus. »Ich brauche dein Mitleid nicht.« ist die stolze Reaktion eines Bemitleideten, der dieses Machtgefälle wahrnimmt.

Angst vor Mitgefühl

Die Geisteshaltung Mitgefühl ist nach unserer Erfahrung wohl die »schwierigste« für unsere Patientinnen, da diese mit vielen Sekundäremotionen (z.B. Traurigkeit) und Ängsten verbunden ist. In den letzten Jahren haben wir in unterschiedlichen Studien versucht, die Wirkweise von Mitgefühl und auch die Angst davor bei Borderline-Patientinnen besser zu verstehen. Mit dem Fragebogen »Fears of Compassion« haben wir inzwischen fast 300 Borderline-Patientinnen befragt (Biermann et al. 2020). Dabei zeigen sich die Ängste unserer Patienten sowohl im interpersonellen Bereich, nämlich Mitgefühl von und für andere zuzulassen, als auch im intrapersonellen Bereich, nämlich Mitgefühl sich selbst gegenüber zu kultivieren. Im interpersonellen Bereich berichtet demnach ein großer Anteil der Patientinnen davon, dass sie nicht wissen, ob das Mitgefühl anderer ihnen gegenüber echt sei. Manchmal haben sie Angst davor, enttäuscht zu werden, wenn sie das Mitgefühl anderer zulassen. Im intrapersonellen Bereich berichten viele Betroffene über Angst, die Kontrolle über ihre Gefühle zu verlieren, in Trauer zu versinken oder aber gar nicht mehr zu »funktionieren«, wenn sie mitfühlend mit sich selbst umgehen würden.

Validieren Sie diese Ängste als Ängste, aber nicht als gegebene Tatsachen. Ermuntern Sie Ihre Patientinnen, die Übungen trotzdem auszuprobieren. Niemand stirbt an Traurigkeit. Man kann Traurigkeit nach solch einer Übung durch gezielte körperliche Aktivierung rasch auflösen (Hampelmann machen, Flamenco tanzen, auf der Stelle joggen).

2.3 IB 13 *Wise Mind* – Mitfreude

Wenn Sie die Geisteshaltung der Mitfreude einführen, betonen Sie, dass es sich dabei um eine »reine« Freude für andere handelt, die unverfälscht ist von Eigeninteresse, Schadenfreude oder Missgunst. Besprechen Sie anhand des Infoblattes kurz, was die Haltung von Mitfreude ausmacht, und fragen Sie die Patientinnen nach eigenen Beispielen oder Situationen, in denen sie dieses Gefühl bereits erlebt haben.

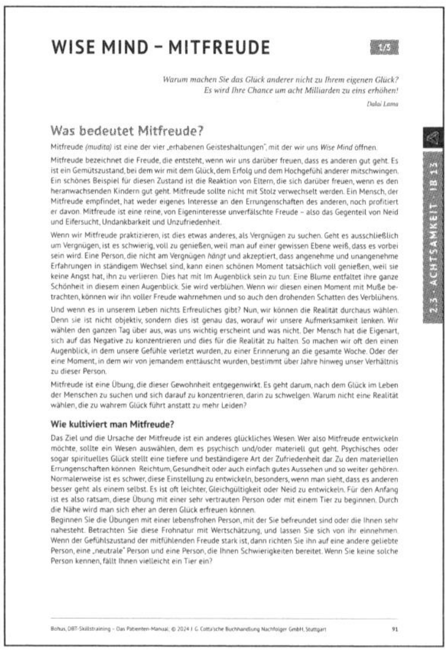
WISE MIND – MITFREUDE

Warum machen Sie das Glück anderer nicht zu Ihrem eigenen Glück? Es wird Ihre Chance um acht Milliarden zu eins erhöhen!
Dalai Lama

Was bedeutet Mitfreude?

Mitfreude *(mudita)* ist eine der vier „erhabenen Geisteshaltungen", mit der wir uns *Wise Mind* öffnen.

Mitfreude bezeichnet die Freude, die entsteht, wenn wir uns darüber freuen, dass es anderen gut geht. Es ist ein Gemütszustand, bei dem wir mit dem Glück, dem Erfolg und dem Hochgefühl anderer mitschwingen. Ein schönes Beispiel für diesen Zustand ist die Reaktion von Eltern, die sich darüber freuen, wenn es den heranwachsenden Kindern gut geht. Mitfreude sollte nicht mit Stolz verwechselt werden. Ein Mensch, der Mitfreude empfindet, hat weder eigenes Interesse an den Errungenschaften des anderen, noch profitiert er davon. Mitfreude ist eine reine, von Eigeninteresse unverfälschte Freude – also das Gegenteil von Neid und Eifersucht, Undankbarkeit und Unzufriedenheit.

Wenn wir Mitfreude praktizieren, ist dies etwas anderes, als Vergnügen zu suchen. Geht es ausschließlich um Vergnügen, ist es schwierig, voll zu genießen, weil man auf einer gewissen Ebene weiß, dass es vorbei sein wird. Eine Person, die nicht am Vergnügen *hängt* und akzeptiert, dass angenehme und unangenehme Erfahrungen in ständigem Wechsel sind, kann einen schönen Moment tatsächlich voll genießen, weil sie keine Angst hat, ihn zu verlieren. Dies hat mit Im Augenblick sein zu tun: Eine Blume entfaltet ihre ganze Schönheit in diesem einen Augenblick. Sie wird verblühen. Wenn wir diesen einen Moment mit Muße betrachten, können wir ihn voller Freude wahrnehmen und so auch den drohenden Schatten des Verblühens.

Und wenn es in unserem Leben nichts Erfreuliches gibt? Nun, wir können die Realität durchaus wählen. Denn sie ist nicht objektiv, sondern dies ist genau das, worauf wir unsere Aufmerksamkeit lenken. Wir wählen den ganzen Tag über aus, was uns wichtig erscheint und was nicht. Der Mensch hat die Eigenart, sich auf das Negative zu konzentrieren und dies für die Realität zu halten. So machen wir oft den einen Augenblick, in dem unsere Gefühle verletzt wurden, zu einer Erinnerung an die gesamte Woche. Oder der eine Moment, in dem wir von jemandem enttäuscht wurden, bestimmt über Jahre hinweg unser Verhältnis zu dieser Person.

Mitfreude ist eine Übung, die dieser Gewohnheit entgegenwirkt. Es geht darum, nach dem Glück im Leben der Menschen zu suchen und sich darauf zu konzentrieren, darin zu schwelgen. Warum nicht eine Realität wählen, die zu wahrem Glück führt anstatt zu mehr Leiden?

Wie kultiviert man Mitfreude?

Das Ziel und die Ursache der Mitfreude ist ein anderes glückliches Wesen. Wer also Mitfreude entwickeln möchte, sollte ein Wesen auswählen, dem es psychisch und/oder materiell gut geht. Psychisches oder sogar spirituelles Glück stellt eine tiefere und beständigere Art der Zufriedenheit dar. Zu den materiellen Errungenschaften können Reichtum, Gesundheit oder auch einfach gutes Aussehen und so weiter gehören. Normalerweise ist es schwer, diese Einstellung zu entwickeln, besonders, wenn man sieht, dass es anderen besser geht als einem selbst. Es ist oft leichter, Gleichgültigkeit oder Neid zu entwickeln. Für den Anfang ist es also ratsam, diese Übung mit einer sehr vertrauten Person oder mit einem Tier zu beginnen. Durch die Nähe wird man sich eher an deren Glück erfreuen können.
Beginnen Sie die Übungen mit einer lebensfrohen Person, mit der Sie befreundet sind oder die Ihnen sehr nahesteht. Betrachten Sie diese Frohnatur mit Wertschätzung, und lassen Sie sich von ihr einnehmen. Wenn der Gefühlszustand der mitfühlenden Freude stark ist, dann richten Sie ihn auf eine andere geliebte Person, eine „neutrale" Person und eine Person, die Ihnen Schwierigkeiten bereitet. Wenn Sie keine solche Person kennen, fällt Ihnen vielleicht ein Tier ein?

Bohus, DBT-Skillstraining – Das Patienten-Manual, © 2024 J. G. Cotta'sche Buchhandlung Nachfolger GmbH, Stuttgart 91

Verweisen Sie auch hier auf die Vielzahl von Übungen, die im Manual zusammengetragen sind, um diese Geisteshaltung zu kultivieren. Für das erste Ausprobieren in der Gruppe eignet sich besonders gut die Übung »Glückliche Bilder«, da Patientinnen zunächst mit vorab ausgewählten Bildern, auf denen glückliche Personen abgebildet sind, die Haltung und das Gefühl explorieren können. Laden Sie die Patientinnen ein, sich beim Betrachten der Bilder für diese Mitfreude zu öffnen und sich von ihr durchströmen zu lassen. Besprechen Sie auch diese Übung wieder detailliert nach, fokussieren Sie auf die Gefühle der Patientinnen während der Durchführung sowie auf mögliche Barrieren, die verhindern, dass Mitfreude empfunden oder zugelassen wird.

Ich oder die anderen?

In der Regel gibt es Patientinnen, die sich mit diesem Konzept schwertun. Oft spielen Gefühle von Verbitterung eine Rolle, die den Betroffenen im Weg stehen. Häufige Einwände, die wir hören, sind: *»Warum soll ich mich für andere freuen, wenn sich in der Vergangenheit niemand für mich gefreut hat?« »Was bringt mir denn das?« »Ich müsste die Freude erst mal für mich entwickeln, bevor ich mich für andere freuen kann.«* Spätestens bei dieser Geisteshaltung wird häufig die Frage und Kritik ausgesprochen, die auch bei den anderen Geisteshaltungen mitschwingen kann, nämlich die Gewichtung der Geisteshaltung sich selbst oder anderen gegenüber.

Explorieren und validieren Sie die berichteten Hinderungsgründe der Patientinnen: in der Tat ist es schwerer, sich für andere zu freuen, wenn man das Gefühl hat, niemand freue sich für einen selbst. Umso wichtiger ist es, dies zu üben, wie das folgende Beispiel verdeutlicht.

Nachbarschaftsfest

Zum großen Nachbarschaftsfest sind alle gekommen, es gibt Kaffee, Kuchen, Wein, Grillwürste und Tofu. Die meisten stehen zusammen und plaudern. Nur Maria steht abseits und macht ein finsteres Gesicht. Weshalb sollte sie freundlich sein zu den anderen? Vor drei Jahren, als sie eingezogen ist, hat ihr auch niemand geholfen. Ähnlich ging es Johanna: Auch sie musste ihren Umzug alleine machen und sie kannte niemanden. Aber jetzt sitzt sie mit einer älteren Dame zusammen und fragt sie nach ihren Enkeln. Später kommt der kleine Franz vorbei. Johanna fragt ihn, ob er gerne Fußball spielt und ob er schon mal ein Tor geschossen hat. Die Leute öffnen sich, weil Johanna sich für sie interessiert.

Besprechen Sie mit der Gruppe, dass es gute Gründe gibt, verbittert zu sein. Aber Verbitterung führt zu Einsamkeit. Der Weg daraus ist immer, sich für das Glück und das Leid von anderen zu öffnen. Lerne lieben, ohne geliebt zu werden.

Fragen Sie die Patientinnen, in welcher Rolle (Maria oder Johanna) würden sie sich wohler fühlen? Was würde sich in ihrem Leben ändern, wenn sie eine Mitfreude aufbringen könnten? Was würde sich in ihren sozialen Beziehungen und ihrer Sicht auf die Welt ändern? In der Regel können Patientinnen hier viele positive Veränderungen schildern, obwohl dies – wie bereits erwähnt – nicht die primäre Intention der Mitfreude ist.

2.3 IB 14 *Wise Mind* – Gelassenheit

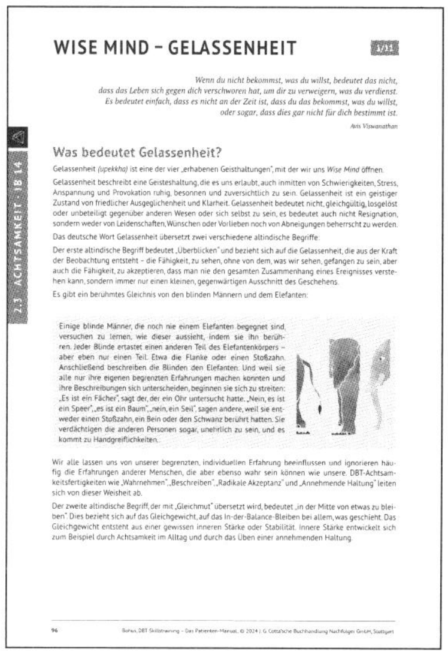

WISE MIND – GELASSENHEIT

Wenn du nicht bekommst, was du willst, bedeutet das nicht, dass das Leben sich gegen dich verschworen hat, um dir zu verweigern, was du verdienst. Es bedeutet einfach, dass es nicht an der Zeit ist, dass du das bekommst, was du willst, oder sogar, dass dies gar nicht für dich bestimmt ist.

Avis Viswanathan

2.3 ACHTSAMKEIT · IB 14

Was bedeutet Gelassenheit?

Gelassenheit *(upekkha)* ist eine der vier „erhabenen Geisthaltungen", mit der wir uns *Wise Mind* öffnen.

Gelassenheit beschreibt eine Geisteshaltung, die es uns erlaubt, auch inmitten von Schwierigkeiten, Stress, Anspannung und Provokation ruhig, besonnen und zuversichtlich zu sein. Gelassenheit ist ein geistiger Zustand von friedlicher Ausgeglichenheit und Klarheit. Gelassenheit bedeutet nicht, gleichgültig, losgelöst oder unbeteiligt gegenüber anderen Wesen oder sich selbst zu sein, es bedeutet auch nicht Resignation, sondern weder von Leidenschaften, Wünschen oder Vorlieben noch von Abneigungen beherrscht zu werden.

Das deutsche Wort Gelassenheit übersetzt zwei verschiedene altindische Begriffe:

Der erste altindische Begriff bedeutet „Überblicken" und bezieht sich auf die Gelassenheit, die aus der Kraft der Beobachtung entsteht – die Fähigkeit, zu sehen, ohne von dem, was wir sehen, gefangen zu sein, aber auch die Fähigkeit, zu akzeptieren, dass man nie den gesamten Zusammenhang eines Ereignisses verstehen kann, sondern immer nur einen kleinen, gegenwärtigen Ausschnitt des Geschehens.

Es gibt ein berühmtes Gleichnis von den blinden Männern und dem Elefanten:

Einige blinde Männer, die noch nie einem Elefanten begegnet sind, versuchen zu lernen, wie dieser aussieht, indem sie ihn berühren. Jeder Blinde ertastet einen anderen Teil des Elefantenkörpers – aber eben nur einen Teil. Etwa die Flanke oder einen Stoßzahn. Anschließend beschreiben die Blinden den Elefanten. Und weil sie alle nur ihre eigenen begrenzten Erfahrungen machen konnten und ihre Beschreibungen sich unterscheiden, beginnen sie sich zu streiten: „Es ist ein Fächer", sagt der, der ein Ohr untersucht hatte. „Nein, es ist ein Speer", „es ist ein Baum", „nein, ein Seil", sagen andere, weil sie entweder einen Stoßzahn, ein Bein oder den Schwanz berührt hatten. Sie verdächtigen die anderen Personen sogar, unehrlich zu sein, und es kommt zu Handgreiflichkeiten.

Wir alle lassen uns von unserer begrenzten, individuellen Erfahrung beeinflussen und ignorieren häufig die Erfahrungen anderer Menschen, die aber ebenso wahr sein können wie unsere. DBT-Achtsamkeitsfertigkeiten wie „Wahrnehmen", „Beschreiben", „Radikale Akzeptanz" und „Annehmende Haltung" leiten sich von dieser Weisheit ab.

Der zweite altindische Begriff, der mit „Gleichmut" übersetzt wird, bedeutet „in der Mitte von etwas zu bleiben". Dies bezieht sich auf das Gleichgewicht, auf das In-der-Balance-Bleiben bei allem, was geschieht. Das Gleichgewicht entsteht aus einer gewissen inneren Stärke oder Stabilität. Innere Stärke entwickelt sich zum Beispiel durch Achtsamkeit im Alltag und durch das Üben einer annehmenden Haltung.

96 Bohus, DBT Skillstraining – Das Patienten-Manual, © 2024 J. G. Cotta'sche Buchhandlung Nachfolger GmbH, Stuttgart

Wie auf Infoblatt 2.3 IB 14 dargestellt, erlaubt uns die Geisteshaltung der Gelassenheit, inmitten von Schwierigkeiten, Stress, Anspannung und Provokation ruhig, besonnen und zuversichtlich zu sein. Besprechen Sie anhand des Blattes kurz, was die Haltung von Gelassenheit bedeutet. Ihre Patientinnen werden Situationen mit Stress, Anspannung und Provokation nur allzu gut kennen. Fragen Sie nach solchen Situationen und eruieren Sie, inwiefern mehr Gelassenheit ihnen dabei hätte helfen können, die Situationen gemäß den eigenen Bedürfnissen und Zielen zu bewältigen. Dabei wird schnell der enge Zusammenhang zwischen Gelassenheit und den Facetten der Achtsamkeit »Offen annehmen« und »Umsichtig handeln« deutlich. Hier können Sie noch einmal betonen, dass der Ring der Achtsamkeit zu *Wise Mind* in dessen Mitte führt und sich durch regelmäßige Achtsamkeitspraxis sowohl *Wise Mind* als auch Gelassenheit kultivieren lässt. Mehr Gelassenheit in solchen Situationen aufzubringen, das ist leichter gesagt als getan, werden einige Patientinnen vielleicht einwenden. Dieser Einwand ist natürlich berechtigt. Nutzen Sie die Gelegenheit, gemeinsam zu besprechen, was es braucht, um sich in solchen Situationen in Gelassenheit zu üben. Je konkreter die Ideen, desto hilfreicher sind sie für die Umsetzung.

Verweisen Sie auch hier auf die Vielzahl von Übungen, die im Manual zusammengetragen sind, um diese Geisteshaltung zu kultivieren. Betonen Sie noch einmal den Unterschied zwischen den Langzeit-Übungen, um die Gelassenheit für sich zu kultivieren, und den alltäglichen Übungen, um diese für sich zu entdecken und zu nutzen.

Für eine erste gemeinsame Übung in der Gruppe eignet sich eine der Geschichten bzw. Metaphern. Metaphern durchdringen unsere Sprache und unser Denken, sie zeichnen ein einprägsames und lebendiges inneres Bild von subjektiver Bedeutsamkeit, das individuell sehr unterschiedlich und nur schwer durch rationale Sprache vermittelt werden kann. Sie können daher zu einem tieferen Verständnis beitragen und so die Achtsamkeits- und Imaginationspraxis in den bisher dargestellten Übungen ergänzen.

Gerade das Kapitel der Gelassenheit ist voller Geschichten und Metaphern (siehe Infoblatt). Eine gute Gelegenheit also für Ihre Patientinnen, spätestens zu diesem Zeitpunkt die Wirkung von Metaphern und Geschichten im Rahmen der Achtsamkeitspraxis kennenzulernen. Bitten Sie sie, eine achtsame Haltung einzunehmen, Ihren Worten aufmerksam zu lauschen und dabei eigene Gefühle und Empfindungen zu beobachten. Lesen Sie die Geschichte laut, deutlich und langsam vor. Lassen Sie danach etwas Zeit, um die Inhalte nachwirken zu lassen, bevor Sie die Übung beenden. Nehmen Sie sich außerdem auch bei diesen Übungen ausreichend Zeit, die Erfahrungen der Patientinnen zu besprechen und zu überlegen, was dies für die therapeutische Arbeit und die Gestaltung eines sinnerfüllten Lebens bedeutet.

2.3 AB 1 Ein mitfühlender Brief an Sie selbst

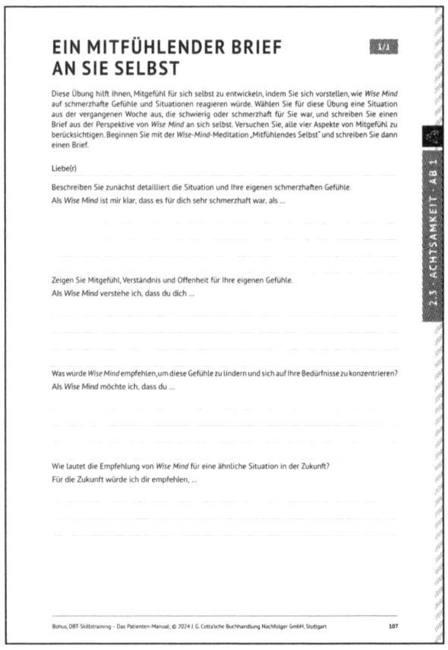
EIN MITFÜHLENDER BRIEF AN SIE SELBST 1/1

Diese Übung hilft Ihnen, Mitgefühl für sich selbst zu entwickeln, indem Sie sich vorstellen, wie *Wise Mind* auf schmerzhafte Gefühle und Situationen reagieren würde. Wählen Sie für diese Übung eine Situation aus der vergangenen Woche aus, die schwierig oder schmerzhaft für Sie war, und schreiben Sie einen Brief aus der Perspektive von *Wise Mind* an sich selbst. Versuchen Sie, alle vier Aspekte von Mitgefühl zu berücksichtigen. Beginnen Sie mit der *Wise-Mind*-Meditation „Mitfühlendes Selbst" und schreiben Sie dann einen Brief.

Liebe(r)

Beschreiben Sie zunächst detailliert die Situation und Ihre eigenen schmerzhaften Gefühle.
Als *Wise Mind* ist mir klar, dass es für dich sehr schmerzhaft war, als …

Zeigen Sie Mitgefühl, Verständnis und Offenheit für Ihre eigenen Gefühle.
Als *Wise Mind* verstehe ich, dass du dich …

Was würde *Wise Mind* empfehlen, um diese Gefühle zu lindern und sich auf Ihre Bedürfnisse zu konzentrieren?
Als *Wise Mind* möchte ich, dass du …

Wie lautet die Empfehlung von *Wise Mind* für eine ähnliche Situation in der Zukunft?
Für die Zukunft würde ich dir empfehlen, …

2.3 · ACHTSAMKEIT · AB 1

Bohus, DBT-Skillstraining – Das Patienten-Manual; © 2024 J. G. Cotta'sche Buchhandlung Nachfolger GmbH, Stuttgart 107

Der mitfühlende Brief an sich selbst eignet sich besonders, wenn Patientinnen sich in einer schwierigen Situation befinden. Vielleicht gelingt es ihnen nicht, den Überblick zu behalten, sie empfinden starke Selbstkritik, Selbstabwertung, Scham oder Schuldgefühle, was Leiden und Schmerz verursacht.

Der mitfühlende Brief kann ihnen dabei helfen, Gedanken zu sortieren, eine annehmende Haltung gegenüber dem eigenen Schmerz und Leid zu entwickeln, eigene Gefühle zu validieren und klare Gedanken zu fassen, wie sie in dieser Situation »umsichtig handeln« können.

Das Arbeitsblatt ist selbsterklärend. Die Patientinnen werden gebeten, einen Brief an sich selbst aus einer mitfühlenden und wohlwollenden Haltung zu schreiben. Dazu werden sie Schritt für Schritt durch das Arbeitsblatt geführt.

In der Gruppentherapie bietet es sich an, es als Hausaufgabe aufzugeben nach der Sitzung, in der Sie die Geisteshaltung »Mitgefühl« eingeführt und vertieft haben. In der folgenden Gruppensitzung sollten Sie dann die Erfahrungen beim Schreiben nachbesprechen. Sollten Patientinnen dazu bereit sein, können Sie den mitfühlenden Brief auch laut in der Gruppe vorlesen, das sollte jedoch nicht erzwungen werden. Dies ist oft mit intensiven Emotionen verbunden, öffnet aber auch den Raum für Validierung und Mitgefühl durch die anderen Gruppenmitglieder.

Wir nützen dieses Arbeitsblatt regelmäßig im Modul »Umgang mit Gefühlen« während der Rollenspiele zu den gemischten Emotionen (s.u.)

Auch in der Einzeltherapie können Sie dieses Arbeitsblatt verwenden, wenn Patientinnen von einer akuten Belastungssituation berichten. In der Einzeltherapie sollten Sie den mitfühlenden Brief in der folgenden Sitzung laut vorlesen lassen. Wir haben auch gute Erfahrungen damit gemacht, die Patientinnen um eine achtsame Haltung zu bitten und den Brief von der Therapeutin laut vorzulesen zu lassen.

Fokussieren Sie nach dem Lesen des Briefes vor allem auf die Gedanken und Gefühle, die das Schreiben, Vorlesen oder Zuhören bei den Patientinnen ausgelöst hat. Oft finden sich gerade am Anfang zahlreiche abwertende kleinen Monster, die den neuen Weg von Mitgefühl und Wohlwollen erschweren. Betonen Sie, dass dies normal ist. Lassen Sie die kleinen Monster schreien. Erinnern Sie daran, dass *Wise Mind* und eine mitfühlende Haltung sehr neu ist und sich erst mal etwas ungewohnt anfühlen kann.

2.3 AB 2 *Wise Mind* – was wäre anders?

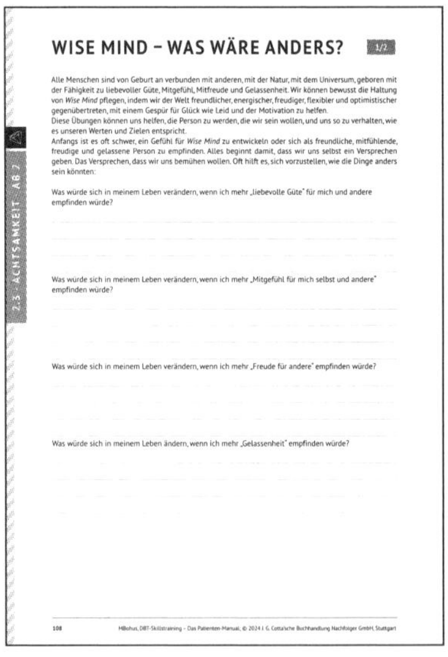
WISE MIND – WAS WÄRE ANDERS? 1/2

Alle Menschen sind von Geburt an verbunden mit anderen, mit der Natur, mit dem Universum, geboren mit der Fähigkeit zu liebevoller Güte, Mitgefühl, Mitfreude und Gelassenheit. Wir können bewusst die Haltung von *Wise Mind* pflegen, indem wir der Welt freundlicher, energischer, freudiger, flexibler und optimistischer gegenübertreten, mit einem Gespür für Glück wie Leid und der Motivation zu helfen.
Diese Übungen können uns helfen, die Person zu werden, die wir sein wollen, und uns so zu verhalten, wie es unseren Werten und Zielen entspricht.
Anfangs ist es oft schwer, ein Gefühl für *Wise Mind* zu entwickeln oder sich als freundliche, mitfühlende, freudige und gelassene Person zu empfinden. Alles beginnt damit, dass wir uns selbst ein Versprechen geben. Das Versprechen, dass wir uns bemühen wollen. Oft hilft es, sich vorzustellen, wie die Dinge anders sein könnten:

Was würde sich in meinem Leben verändern, wenn ich mehr „liebevolle Güte" für mich und andere empfinden würde?

Was würde sich in meinem Leben verändern, wenn ich mehr „Mitgefühl für mich selbst und andere" empfinden würde?

Was würde sich in meinem Leben verändern, wenn ich mehr „Freude für andere" empfinden würde?

Was würde sich in meinem Leben ändern, wenn ich mehr „Gelassenheit" empfinden würde?

2.3 · ACHTSAMKEIT · AB 2

108 MBohus, DBT-Skillstraining – Das Patienten-Manual, © 2024 J. G. Cotta'sche Buchhandlung Nachfolger GmbH, Stuttgart

Das Arbeitsblatt »*Wise Mind* – Was wäre anders?« bietet sich in der Gruppentherapie besonders als Hausaufgabe an, wenn Sie den Themenbereich von Achtsamkeit und *Wise Mind* inhaltlich abschließen.

Die Patientinnen berichten über Erkenntnisse, Herausforderungen und offene Fragen, die Sie aufgreifen und vertiefen können. Manche werden noch Schwierigkeiten haben, sich für *Wise Mind* zu öffnen oder Zugang dazu zu finden. Explorieren Sie, was sich genau als schwierig darstellt, und erläutern Sie, dass dies ganz normal ist, weil dieser Prozess Zeit braucht. Häufig geht es um die Akzeptanz unangenehmer Gefühle. Auch dies gehören zu *Wise Mind*. Betonen Sie: *Wise Mind* ist keine Wellness-Übung.

2.3 AB 3 Achtsamkeitskalender

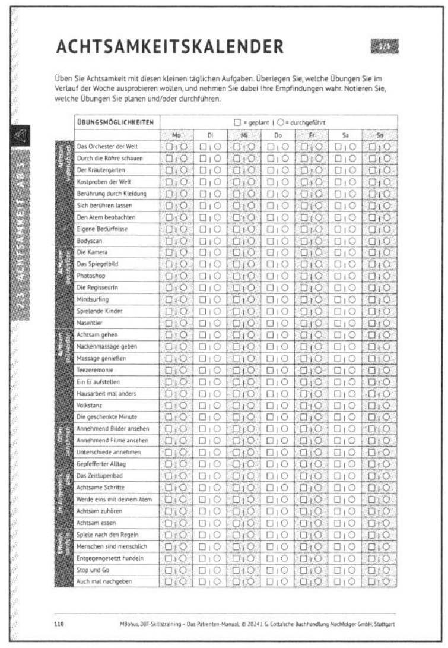
ACHTSAMKEITSKALENDER

Das Arbeitsblatt zum Achtsamkeitskalender ist selbsterklärend. Den Kalender sollten Sie möglichst früh, bereits bei der Einführung von Achtsamkeit, vorstellen und erläutern. Gerade am Anfang der Therapie wird dies für Patientinnen hilfreich sein, um den Überblick über die Vielzahl der Achtsamkeitsübungen zu behalten. Der Kalender lädt dazu ein, selbstständig Achtsamkeitsübungen im Alltag zu entdecken, zu planen und durchzuführen. Ermuntern Sie die Patientinnen, vieles auszuprobieren, und wecken Sie Neugier auf die Übungen.

Erwähnen Sie dabei auch, wie wichtig es ist, Achtsamkeit täglich zu üben: *»Das ist ein bisschen wie Gitarre lernen, am Anfang …«* Die Kästchen dienen dazu, Übungen zu planen, die Kreise dazu, die Umsetzung zu protokollieren.

2.3 AB 4 Wise-Mind-Kalender

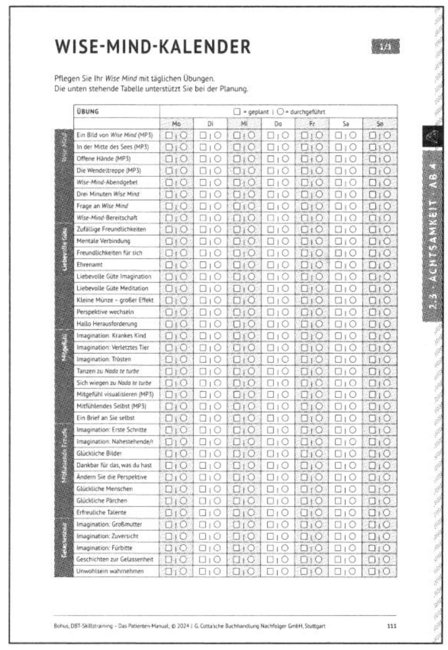
WISE-MIND-KALENDER

Das Arbeitsblatt zum *Wise-Mind*-Kalender ist selbsterklärend. Wie auch der Achtsamkeitskalender sollten Sie den *Wise-Mind*-Kalender möglichst früh einführen und dessen Bedeutung herausstellen. Im Gegensatz zum Achtsamkeitskalender besteht der *Wise-Mind*-Kalender vorwiegend aus Imaginationsübungen, deren eigenständige Durchführung schwieriger ist. Bieten Sie Ihren Patientinnen möglichst an, ausgewählte Übungen für sie aufzunehmen. Alternativ können Sie die Gruppensitzungen auch mit Imaginationsübungen beginnen, die Sie parallel aufzeichnen und den Teilnehmenden zum Üben zur Verfügung stellen.

2.3 AB 5 Liebevolle Güte für Ihre kleinen Monster

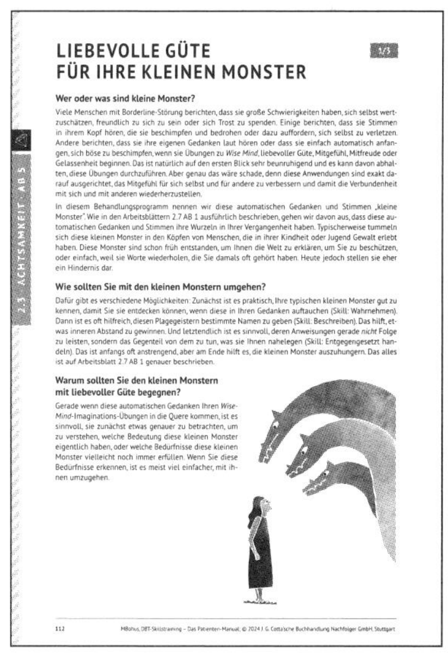
LIEBEVOLLE GÜTE FÜR IHRE KLEINEN MONSTER

»Liebevolle Güte für Ihre kleinen Monster« ist ein sehr wirksames und hilfreiches Arbeitsblatt für die Patientinnen, um von eigenen selbstabwertenden Gedanken Abstand zu nehmen und eine Haltung der liebevollen Güte sich selbst und den eigenen Gedanken gegenüber zu entwickeln. Das Arbeitsblatt eignet sich besonders als Hausaufgabe, wenn Sie in der Sitzung die Geisteshaltung der liebevollen Güte vertieft bearbeitet haben.

Wir erachten es als hilfreich, wenn die Patientinnen vorher, entweder in der Einzel- oder Gruppentherapie, bereits mit dem Konzept der »kleinen Monster« (siehe 2.7 AB 1) vertraut sind.

Das Arbeitsblatt ist selbsterklärend und führt die Patientinnen Schritt für Schritt durch den Prozess. Vielleicht haben Sie die Imaginationsübung bereits vorab aufgezeichnet, um sie den Patientinnen zum Üben mitzugeben. Dabei können Sie eine Aufnahme für alle Patientinnen nutzen, denn die individuellen Monster werden in der Imaginationsübung nicht erwähnt. Bitten Sie die Patientinnen, das Arbeitsblatt auszufüllen und die Aufnahme wiederholt (mindestens dreimal in der nächsten Woche) anzuhören. Nur so können Sie später auch die Wirkung des wiederholten Anhörens explorieren.

Nachbesprechung
Besprechen Sie die Hausaufgabe in der nächsten Sitzung ausführlich nach. Es hat sich als hilfreich erwiesen, ausgewählte Monster laut vorlesen zu lassen, wenn die Patientinnen dazu bereit sind. Denn oft schafft ein Aussprechen der Monster schon einen gewissen Abstand zu diesen Gedanken. Häufig erkennen die Patientinnen ihre Monster auch bei anderen wieder, was zu einer validierenden Erfahrung in der Gruppe beitragen kann. Ein besonders wichtiger Schritt bei der Nachbesprechung ist es, herauszuarbeiten, welche Bedürfnisse die Monster eigentlich erfüllen (sehr häufig Schutz vor …). Erarbeiten Sie eine dialektische Sicht auf die Monster, nur so kann auch liebevolle Güte gelingen: *»Irgendwie wollen sie ja etwas Gutes, nur die Art und Weise, wie sie auftreten, ist vielleicht etwas überzogen. Vielleicht gibt es andere Möglichkeiten, den gut gemeinten Rat der Monster zu befolgen?«*

Wie umgehen mit meinen Monstern?
Die Übung ist außerdem wichtig, da sie die grundlegende Fähigkeit schult, die eigenen Monster zu erkennen. So entwickeln unsere Patientinnen einen deutlich erweiterten Handlungsspielraum, um mit diesen oft sehr destruktiven Gedanken einen anderen Umgang zu entwickeln. Sie sollten in jedem Falle genügend Zeit zur Nachbesprechung einplanen, denn schon oft hat diese Übung rege Grundsatzdiskussionen ausgelöst, wie man eigentlich mit seinen eigenen Monstern umgehen solle. Unserer Meinung nach ist das eine hilfreiche und nützliche Diskussion, der genügend Raum gegeben werden sollte. Gute Erfahrung haben wir damit gemacht, die Frage nach dem Umgang mit den eigenen kleinen Monstern an *Wise Mind* zu stellen (siehe Übung: »Eine Frage an *Wise Mind«,* 2.3 IB 10) und anschließend zusammenzutragen, welche Antworten die Patientinnen erhalten haben. Sie werden vielleicht erstaunt sein, wie lebendig, offen und wohlwollend die Diskussion verläuft.

Ist das ein kleines Monster oder *Wise Mind*?
Gerade zu Beginn der *Wise-Mind*-Praxis haben wir oft Patientinnen erlebt, die leicht irritiert sind, ob bestimmte Gedanken oder innere Stimmen den Monstern oder gar *Wise Mind* zugeordnet sind (z.B. *»Vertraue niemandem.«*). Denn irgendwie wollen die Monster ja schützen. Validieren Sie diese Erfahrung. Betonen Sie, dass dies ganz normal ist, und bedienen Sie sich der Metapher von *Wise Mind* als Radiosender (vgl. 2.3 IB 10): Manchmal ist der Empfang schlecht, manchmal bricht er ab. Es ist also nicht ganz leicht, gerade zu Beginn, *Wise Mind* deutlich zu verstehen. Ermutigen Sie die Patientinnen, weiter hinzuhören, mit der Zeit wird diese innere Stimme klarer und deutlicher. Lassen Sie sich nicht dazu hinreißen, diese Frage zu beantworten oder zu bewerten (z.B. *»Das ist auf jeden Fall (nicht)* Wise Mind!«). Es klingt vielleicht paradox, aber wir haben gute Erfahrungen damit gemacht, genau diese Frage an *Wise Mind* zu stellen.

2.4 Modul Stresstoleranz und Dissoziation

2.4.1 Ziele des Moduls Stresstoleranz und Dissoziation

Dieses Modul vermittelt grundlegende Fertigkeiten zur Krisenbewältigung, zum Umgang mit Dissoziation sowie einige akzeptanzbasierte Fertigkeiten. Die Patientinnen lernen, mit akuten und chronischen Krisen umzugehen und dissoziativen Zuständen vorzubeugen oder diese eigenständig zu beenden. Die akzeptanzbasierten Skills sind darauf ausgerichtet, akute, nicht veränderbare Probleme zu tolerieren. Sie helfen aber auch, die innere Einstellung gegenüber sich selbst und der Welt zu verändern, insbesondere gegenüber Dingen, auf die man keinen Einfluss hat. Dies sind Konzepte, die eng mit *Wise Mind* (Gelassenheit und Weisheit) verbunden sind. Diese Skills können daher auch mit dem Modul 2.3 (Achtsamkeit) vermittelt werden.

2.4.2 Hintergrundwissen

Der Begriff »Stresstoleranz« ist in der DBT durchaus wörtlich zu nehmen. Es geht darum, die Fähigkeiten zu erweitern, unangenehme Situationen und Gefühle anzunehmen, »to bear pain skillfully« (Linehan 2015, S.416). Linehan führt zwei Argumente an: Zum einen seien Schmerz und Leid Teil des organischen Lebens und könnten daher nicht vollständig vermieden oder gar beseitigt werden. Vielmehr führten gerade die Verleugnung dieser Realität und die Unfähigkeit, damit umzugehen, oft zu noch mehr Schmerz und Leid. Zum zweiten erfordere jeder Versuch, Verhalten gezielt zu verändern, zumindest kurzfristig die Fähigkeit, ein gewisses Maß an Stress, innerer Anspannung oder aversiven Emotionen zu tolerieren. Andernfalls ist man gezwungen, stets den kürzesten Weg zur Stressreduktion zu wählen, und dies ist meist das automatisierte, dysfunktionale Verhalten. Oder einfacher ausgedrückt: Wann immer wir Verhalten ändern wollen, müssen wir auch ein gewisses Maß an Stress tolerieren oder eben die Stresstoleranz entsprechend verbessern.

Die Prinzipien und Wirkmechanismen der Stresstoleranz-Skills speisen sich daher primär aus den Quellen der Achtsamkeit. Achtsamkeits-Skills verbessern die Fähigkeit, die Dinge so wahrzunehmen und anzunehmen, wie sie gerade sind, und nicht, wie sie sein sollten. Dazu gehören auch die eigenen Gedanken und Gefühle. Diese annehmende Haltung sich selbst und der Welt gegenüber sollte nicht verwechselt werden mit resignativer Zustimmung oder Billigung. Im Gegenteil, eine annehmende Haltung ist die Basis für jede gezielte Veränderung. Es ist also eine starke Position, aus der heraus man aktiv wird.

Skills zur Krisenbewältigung

Könnten Sie in einem Satz den Unterschied zwischen einem Problem und einer Krise erklären? Die meisten Psychologinnen hätten wohl Schwierigkeiten, diese beliebte Prüfungsfrage klar und schlüssig zu beantworten. Dabei ist der Unterschied auch in der klinischen Praxis wichtig: Eine Krise nötigt zu einem Eingreifen von außen, während ein Problem keinen unmittelbaren Handlungsbedarf erfordert.

Definition Problem vs. Krise

Während ein Problem ein weitgehend stabiles Phänomen ist, das kein sofortiges Eingreifen erfordert, definieren wir in der klinischen Psychologie eine Krise als einen mentalen Zustand, in dem die Betroffenen unter massiver Belastung stehen und bei dem die verfügbaren automatisierten Bewältigungsstrategien lediglich zu einer weiteren Verschlechterung (Aggravierung) führen. Wir haben es mit einem **dynamischen, instabilen** Zustand zu tun, dessen Komponenten nicht vollständig bekannt sind. Oder einfacher ausgedrückt: Das, was die Betroffenen tun, verschlimmert die Situation nur, und wenn sie nichts tun, wird es auch schlimmer. Dies bedeutet, dass sie Ratschläge und Hilfe von anderen benötigen, um die Abwärtsspirale oder den Teufelskreis zu durchbrechen und ihr Verhaltensrepertoire zu erweitern.

In der DBT gehen wir davon aus, dass Patientinnen längerfristig nicht auf Interventionen von außen angewiesen sein sollen. Vielmehr sollten sie lernen, im Selbstmanagement automatisiertes dysfunktionales Verhalten zu unterbrechen und neues, lösungsorientiertes Verhalten zu entwickeln.

Die meisten Menschen mit Störungen der Emotionsregulation kennen drei unterschiedliche krisenhafte Zustände, die unterschiedliche Skills erfordern:

1. **kurze Phasen von Hochstress,**
2. **Krisenmodus und**
3. **soziale Krisen.**

1. Kurze Phasen von Hochstress

Kurze intermittierende Phasen von Hochstress sind typisch für Patientinnen mit Borderline-Störung und teilweise auch für komplexe PTBS. Dies wurde in mehreren methodisch hochwertigen Studien mithilfe hochfrequenter ambulatorischer Messmethoden nachgewiesen (Übersicht: Ebner-Priemer et al. 2015). Elektronische Tagebuchmessungen bei Borderline-Patientinnen zeigten täglich zahlreiche Episoden intensiver aversiver Anspannung, die häufig keiner bestimmten Emotion zugeordnet werden konnten (Santangelo et al. 2018). Die Hypothese, dass Borderline-Patientinnen generell Schwierigkeiten haben, Emotionen zu erkennen und zu charakterisieren, wurde bisher in Studien nicht bestätigt. Unter Ruhebedingungen zeigen sie in der Regel keine Defizite in der Dechiffrierung von Emotionen (z.B. Ibraheim et al. 2017). Die Schwierigkeiten in der Identifizierung von Emotionen sind eher beschränkt oder zumindest hoch korreliert mit vorliegenden Anspannungszuständen (Wolff et al. 2007). Die Tatsache, dass Patientinnen mit Borderline-Störung unter Hochspannung Schwierigkeiten haben, diskrete Emotionen zu benennen, wurde lange als eine Folge der intensiven Anspannung interpretiert, die die Introspektionsfähigkeit beeinträchtigt. Mittlerweile gehen wir von einer umgekehrten kausalen Beziehung aus: Hochspannung resultiert daraus, dass mehrere, sehr widersprüchliche Emotionen gleichzeitig aktiviert werden. Hochstress tritt meist dann auf, wenn Patientinnen starke Emotionen nicht in Handlungen umsetzen können (siehe Grundlagen der Emotionstheorie, Kapitel 2.5.2). Dies kann unterschiedliche Ursachen haben:

1. Bestimmte Grundannahmen lassen das von der Emotion geforderte Verhalten nicht zu. (*»Ich darf nicht wütend werden.«*)
2. Die Umstände lassen dieses Verhalten nicht zu. (Ein Partner entzieht sich der Debatte.)
3. Es sind zeitgleich Emotionen aktiviert, die widersprüchliches Verhalten fordern (Wut und Angst oder Wut und Scham).

Einfacher ausgedrückt: **Intensive Anspannung entsteht nicht einfach so, sondern in der Regel als Folge aversiver Emotionen.**

Befragt man Patientinnen mit Borderline-Störungen nach den Motiven für akute Selbstverletzungen, so geben die meisten Betroffenen an, sie versuchten, intensive Anspannung rasch zu beenden (Kleindienst, Bohus et al. 2008). Im Sinne der Lerntheorie können wir daher davon ausgehen, dass Selbstverletzungen als »Escape-Strategien« dienen, also als dysfunktionale Bewältigungsstrategien bei aversiver Anspannung: Sie mögen kurzfristig wirksam sein, aber langfristig lernen die Patientinnen nicht, angemessen mit ihren emotionalen Problemen umzugehen. Das rasche Nachlassen der Anspannung sollte vielmehr als negativer Verstärker betrachtet werden, der den Weg für eine Zunahme der Selbstverletzungen ebnet.

Daher ist es wichtig zu betonen: Obwohl Skills, die darauf abzielen, starke Anspannung zu reduzieren, Selbstverletzungen ersetzen können und daher auf den ersten Blick sehr nützlich erscheinen, sind sie langfristig ebenfalls als Escape-Strategien zu betrachten. Diese Fähigkeiten können die Patientinnen daran hindern, zu lernen, sich mit ihren aktuellen emotionalen Problemen auseinanderzusetzen. Anders gesagt: **Auch wirksame Hochstress-Skills können zur Chronifizierung von Störungen in der Emotionsregulation beitragen.**

Wie befinden uns daher in einem Dilemma: Einerseits verfügen wir mit den Hochstress-Skills über relativ rasch wirksame und effektive Mittel, um Selbstverletzungen zu reduzieren, andererseits können gerade diese Skills zur Chronifizierung der Borderline-Störung beitragen. Machen wir uns nichts vor: Sowohl Patientinnen als auch Therapeutinnen und Pflegeteams sind meist sehr angetan von der raschen Wirksamkeit von Hochstress-Skills. Die Patientinnen spüren, dass der Drang, sich selbst zu verletzen, abnimmt, die Therapeutinnen spüren eine wohltuende Reduktion der eigenen Hilflosigkeit – auch wenn es sich dabei nur um Pseudo-Kompetenz handelt. Denn langfristig verbessert sich die Situation der Patientinnen nicht, und sie bleiben auf dem Niveau der Hochstress-Skills stecken. Das heißt, die Häufigkeit und Intensität der intensiven Anspannung, die ja auf Problemen der Emotionsregulation basiert, wird nicht abnehmen, die Patientinnen werden fortwährend Distraktions-Skills anwenden müssen. Patientinnen beschreiben diesen Zustand als: *»Hochstress-Sägezähne«*, oder *»Ich skille mich noch zu Tode.«*

Wie können wir mit diesem Dilemma umgehen? Die Antwort auf diese Frage ist der Skill »STOP – Frage *Wise Mind*« (2.4 IB 4). Dieser Skill lehrt, Hochstress-Skills ausschließlich in Kombination mit Fertigkeiten zur Emotionsregulation zu nutzen. Dabei dienen Hochstress-Skills lediglich dazu, das **Anspannungsniveau auf ein ausreichendes kognitives Funktionsniveau zu senken**, damit die Betroffenen in der Lage sind, ihr gegenwärtiges inneres Erleben zu beobachten, in Worte zu fassen und dann mithilfe einer mentalen Aktivierung von *Wise Mind* zielorientiert zu handeln.

Didaktisch gesehen ist es sinnvoll, das Thema einzuführen, indem die Patientinnen zunächst mithilfe des Arbeitsblattes 2.4 AB 1 ihr Anspannungsniveau auf einer Skala von 0 bis 100 protokollieren. Dies ist eine gute Basis, um die Phänomene der Hochspannung (> 70) zu erläutern. Anschließend bietet das Infoblatt 2.4 IB 3 dann eine strukturierte Sammlung von rasch wirksamen Hochstress-Skills, die allesamt auf starken sensorischen Distraktoren basieren. (Linehan beschränkt sich hier in ihrem Manual auf die sog. TIP-Skills (Linehan 2015, S.432 ff.). Das Akronym bezieht sich auf Reduktion der Temperatur, intensiver sportlicher Aktivität, Kontrolle der Atmung sowie kombinierte An- und Entspannung der Muskulatur). Wir haben diese Liste an möglichen Skills deutlich erweitert.

Das Infoblatt 2.4 IB 4 erläutert die oben angesprochenen STOP-Skills mit der Frage an *Wise Mind*, die bei starker Anspannung immer zum Einsatz kommen sollte.

2. Krisenmodus

Intensive Anspannung verhält sich zum Krisenmodus wie ein Gewitter zur Großwetterlage. Ersteres ist ein intensives, kurzes Ereignis, während Letzteres ein längerfristiges, sich selbst aufrechterhaltendes Phänomen ist, das sich über einige Tage oder gar Wochen hinziehen kann.

Den meisten Menschen mit Borderline-Störungen oder komplexer PTBS ist der Krisenmodus nur allzu vertraut: Sie befinden sich in einem Zustand anhaltender Verzweiflung, und alles, was sie unternehmen, scheint die Situation nur noch unerträglicher zu machen. Gerade weil sich dieser Krisenzustand oft über viele Stunden bis hin zu Tagen hinzieht, ist es meist schwierig bis unmöglich, die genauen Auslöser zu verstehen. »Irgendwie ist alles zu viel.« Manchmal sind die auslösenden Bedingungen oder Ereignisse auch »objektiv« gar nicht so schwerwiegend wie die Folgen, die sie auslösen. Denn der Krisenmodus ist ein sich **selbst erhaltender** oder auch verstärkender Zustand, in dem automatisierte Erlebens- und Denkmuster, Gefühle sowie Verhaltensweisen ineinandergreifen und sich gegenseitig hochschaukeln. Dazu gehören Schlafstörungen, suizidale Gedanken, Suiziddrohungen, sozialer Rückzug, geringe Nahrungsaufnahme, Bewegungsmangel, Gedankenkreisen, Schuld, Scham oder Selbsthass.

Aus therapeutischer Sicht steht hier nicht die Analyse der auslösenden Bedingungen im Vordergrund. Vielmehr geht es darum, die Betroffenen in die Lage zu versetzen, diesen Modus **zu unterbrechen.** Eine kurze Analyse der **aufrechterhaltenden Bedingungen** hilft dabei, die wichtigsten Parameter des Teufelskreises zu identifizieren und damit Ideen zu entwickeln, welche dieser Verhaltensmuster sich mit dem geringsten Aufwand ändern lassen. Oft ist es hilfreich, den Schlaf zu verbessern, genügend zu trinken oder eine Auszeit zu nehmen. Immer aber ist es hilfreich, den Krisenmodus als solchen zu erkennen und anzunehmen (Akzeptanz). *»Dies ist jetzt eine Krise, und das ist jetzt gerade so.« »Ich sollte jetzt einige Krisen-Modus-Skills anwenden.«* Die Infoblätter 2.4 IB 6–7 und die Arbeitsblätter AB 4–6 bieten eine Auswahl an »Ausstiegsmöglichkeiten«. Doch zunächst ist es sinnvoll, dass sich die Patientin mit den typischen Verhaltensmustern vertraut macht, die im Krisenmodus auftreten. Dazu kann sie das Infoblatt 2.4 AB 3 nutzen. Im Verlauf können Sie auch das Infoblatt 2.4 IB 10 »An den neuen Weg denken« nutzen.

3. Soziale Krisen

Unter sozialen Krisen verstehen wir krisenhafte Situationen, die durch **klar erkennbare soziale Probleme** ausgelöst werden, die die Betroffenen derzeit überfordern. Klassischerweise sind das drohende finanzielle Engpässe, Kündigungen, Erkrankungen naher Angehöriger, Probleme mit dem Jugendamt oder mit Partnern bis hin zu häuslicher Gewalt, um nur einige zu nennen. Diese ernsten sozialen Probleme, die die meisten Menschen belasten würden, treffen dann häufig auf dysfunktionale Grundannahmen wie: *»Ich habe das verdient, ich bin eh nichts wert. Es wird nie wieder besser werden.«* Hier ist es wichtig, mithilfe von Skills die Probleme zu benennen, anzunehmen und – eventuell mit Unterstützung – gezielt nach Lösungen zu suchen. Die Bewältigung dieser Krisen erfordert meist eine sorgfältige **Problemanalyse**, bevor gemeinsam Lösungen entwickelt werden können (siehe 2.4 AB 6). Diese Arbeit liegt in der Hand der Einzeltherapeutin.

Zum Umgang mit Dissoziation

Dissoziative Symptome sind ein weitverbreitetes und diagnoseübergreifendes Phänomen bei psychischen Störungen (Lyssenko et al. 2018; Vonderlin et al. 2018). Sie reichen von milden Alterationen der Wahrnehmung bis zum dissoziativen Anfall oder vollständigem »Freezing«, also dissoziativem Mutismus mit vollständiger Bewegungsunfähigkeit. Wenn wir in der DBT von Dissoziation oder dissoziativen Zuständen sprechen, meinen wir damit vorübergehende stressinduzierte Phasen, in denen die Betroffenen Veränderungen der Wahrnehmung und der Bezogenheit zu sich selbst und zur Welt erleben. Wir sprechen also dezidiert nicht von dissoziativer Identitätsstörung (DID), einem eher umstrittenen diagnostischen Konstrukt.

Ein zentrales Symptom der Dissoziation ist die deutliche Reduktion der emotionalen Wahrnehmung. Auch diese reicht von milder Abschwächung bis zum vollständigen Abschalten des emotionalen Systems. Dieses Phänomen bietet natürlich erhebliche Vorteile für Personen, die an intensiven aversiven Emotionen leiden. Im Sinne der Lerntheorie ist Dissoziation als mentale Escape-Strategie einzuordnen, wobei das eingeschränkte emotionale Erleben in diesem Sinne als negative Verstärkung interpretiert werden kann. Andererseits kann Dissoziation auch durch spezifische und generalisierte Stimuli ausgelöst werden. So sprechen etwa sexuell traumatisierte Personen davon, dass der Geruch des Rasierwassers des Täters blitzartige schwere dissoziative Symptome auslösen kann. Dissoziation kann auch erlernt werden. Eine Patientin mit wiederholten traumatischen Erfahrungen berichtete, dass sie sich gezielt in einen dissoziativen Zustand versetzen konnte, wenn sie bemerkte, dass der Vater nachts die Treppen zu ihrem Zimmer hochstieg. Auch unspezifische emotionale Anspannung kann zum Trigger werden. Diese zunächst willentlich gesteuerten Prozesse können sich im Laufe der Zeit automatisieren oder gar konditionieren, sodass die Betroffenen die Steuerung über die dissoziativen Symptome verlieren und diese als unvorhersehbar und unkontrollierbar erleben. Dieser Kontrollverlust ist nachvollziehbarerweise mit erheblichen Einschränkungen des Alltagslebens verbunden.

Dissoziation steht also sowohl unter der Kontrolle von Auslösern als auch unter der von Konsequenzen. Zu Letzteren gehört auch soziale Zuwendung. Interesse und Aufmerksamkeit, z.B. von Mitpatientinnen im stationären Setting, können die Frequenz und Intensität von dissoziativen Anfällen erheblich steigern. Erfahrene Teams wissen, wie sie durch bewusstes Kontingenzmanagement dieses Verhalten reduzieren. Bisweilen stellen dissoziative Symptome auch die Teilnehmerinnen von Skillsgruppen vor Herausforderungen. Im Kapitel 1.6.2.6 dieses Bandes gehen wir genauer darauf ein.

Die neurophysiologischen Mechanismen der Dissoziation sind nach wie vor nicht vollständig verstanden, aber es gibt mittlerweile starke Hinweise dafür, dass unter ausgeprägter Dissoziation u.a. Funktionen der Amygdala und des Hippocampus eingeschränkt sind (z.B. Krause-Utz et al. 2018). Dies hat erhebliche Konsequenzen für die Therapie. Da beiden Hirnarealen wichtige Funktionen beim emotionalen Lernen zukommen, führt eine Drosselung von Amygdala und Hippocampus zu Einschränkungen im emotionalen Lernen. Diese Hypothese wurde unter experimentellen Bedingungen bestätigt (Ebner-Priemer et al. 2009; Krause-Utz et al. 2016): Borderline-Patientinnen, die unter experimentellen Bedingungen dissoziierten, zeigten keine Lerneffekte im Rahmen eines Furchtkonditionierung-Paradigmas. Auf klinischer Ebene gibt es mittlerweile eine Vielzahl von Studien, die zeigen, dass Dissoziation während der therapeutischen Sitzungen negative Auswirkungen auf den Therapieerfolg haben kann (etwa Kleindienst et al. 2011; Kleindienst et al. 2016; Kleindienst et al. 2025).

Angesichts der fundamentalen Bedeutung von Dissoziation für den Therapieerfolg sollten die Patientinnen lernen, dissoziative Zustände unter Alltagsbedingungen zu verhindern oder abzuschwächen. Aber auch Therapeutinnen sollten über die entsprechenden Kompetenzen verfügen, Dissoziation im therapeutischen Setting zu erkennen, zu verhindern und aufzulösen, insbesondere während In-sensu-Expositionen.

Aus didaktischen Gründen empfehlen wir, die Reihenfolge der Informations- und Arbeitsblätter einzuhalten: Mit Psychoedukation beginnend (2.4 IB 8), protokollieren die Patientinnen im Anschluss Auslöser, Symptome und Frühwarnzeichen dissoziativer Symptome (2.4 AB 7–8). Versäumen Sie nicht, herauszuarbeiten, dass dissoziative Symptome Vor- und Nachteile haben, dass es also durchaus gute Gründe gibt, dieses Verhalten nicht vollständig aufzugeben. Stattdessen geht es darum, sein Repertoire zu erweitern und die Kontrolle über dissoziative Symptome zurückzugewinnen (2.4 AB 8). Schließlich finden sich auf Arbeitsblatt 2.4 AB 9 eine Vielzahl rasch wirksamer antidissoziativer Skills. Diese unterscheiden sich nur unwesentlich von Hochstress-Skills und basieren wie diese primär auf starken sensorischen Reizen.

Akzeptanzbasierte Skills – Annehmen der Realität und innere Bereitschaft

Das dritte große Set an Fertigkeiten zur Stresstoleranz dient in erster Linie dazu, die **Fähigkeit zur Akzeptanz** zu fördern, also, die Gegebenheiten in ihrem So-Sein zu akzeptieren. Dies ist inhärenter Teil der Achtsamkeit, insbesondere des nicht bewertenden offenen Annehmens. Sie sind dazu gedacht, das Leiden zu mildern, wenn unangenehme Dinge nicht verändert werden können.

Die akzeptanzbasierten Skills gliedern sich in »innere Bereitschaft« (2.4 IB 11; AB 10); leichtes Lächeln (2.4 IB 12) und »radikale Akzeptanz« (2.4 AB 11).

Auch hier spielt das Begriffspaar »Innere Bereitschaft / Mit dem Kopf durch die Wand« (»willingness«/»willfullness«) eine bedeutsame Rolle. »Innere Bereitschaft« ist ein Begriff aus der Achtsamkeit, der die stufenweise Annäherung an eine vollständige Bejahung des Lebens mit all seinen Facetten beschreibt. Es bedeutet, die Überschätzung der eigenen Bedeutsamkeit schrittweise zu reduzieren, um ein

Teil des großen Prozesses des Lebens zu werden. »Mit dem Kopf durch die Wand« hingegen bezeichnet die gegenteilige Haltung, ein Verharren im Konjunktiv *(»Die Dinge sollten eigentlich anders sein. Gerechter, friedlicher, und insbesondere sollte die Welt sich nach meinen Bedürfnissen organisieren.«)* Dass diese Haltung zwar häufig nachvollziehbar ist, aber eben auch oft zu Wut, Ärger und Kränkung führt, ist evident.

So bereitwillig die Skills zur Krisenbewältigung angenommen und geübt werden, so schwierig ist es oft, diejenigen zur Akzeptanz zu vermitteln. Man sollte sich Zeit nehmen, immer wieder darauf hinzuweisen, dass »Annehmen einer Situation« nicht mit »Billigung von Ungerechtigkeit oder Unrecht« gleichzusetzen ist. Vielmehr speisen sich – politisch gesprochen – gerade revolutionäre Bewegungen oft aus der tiefen Kraft des Annehmens von ungerechten Zuständen: Es ist so, wie es ist, und das ist zutiefst ungerecht, also muss es geändert werden.

Diese Skills sind eng miteinander verwoben und ergänzen die Übungen zu *Wise Mind* – Mitgefühl und Gelassenheit.

And I said yes

Als ich (MB) Marsha Linehan in ihren späten Jahren fragte, welche Inschrift sie sich auf ihrem Grabstein wünschte, erbat sie sich Bedenkzeit. Einige Wochen später rief sie mich an und meinte, dass sie es jetzt wüsste: *»Martin, I want my tombstone to say: And I said yes.«* (»Martin, auf meinem Grabstein soll stehen: *Und ich sagte ja.«*).
In meinen Augen umfasst dieser Satz in seiner Einfachheit und Tiefe die Essenz der DBT – und Marsha Linehans Leben. Vielleicht lassen Sie diese Aussage von den Teilnehmerinnen in Kleingruppen diskutieren? Im Anschluss daran können Sie die Gedanken im Plenum vertiefen. Sollten Sie als Therapeutin mit diesem Satz nichts anfangen können, hilft vielleicht ein kleiner Hinweis: Linehan bezieht sich dabei auf einen Gospel, der von Michael Mangan vertont wurde, »And Mary said yes«.

2.4.3 Stresstoleranz und Dissoziation: Info- und Arbeitsblätter

2.4 IB 1 Was ist Stresstoleranz?	Patienten-Manual, S.119
2.4 IB 2 Krisenbewältigung	Patienten-Manual, S.120
2.4 AB 1 Innere Anspannung	Patienten-Manual, S.121
2.4 IB 3 Hochstress-Skills	Patienten-Manual, S.122
2.4 AB 2 Was macht den Unterschied?	Patienten-Manual, S.124
2.4 IB 4 STOP-Skill	Patienten-Manual, S.125
2.4 IB 5 Skills-Kette	Patienten-Manual, S.127
2.4 AB 3 Der Krisenmodus	Patienten-Manual, S.128
2.4 AB 4 Skills im Krisenmodus: Beruhigung	Patienten-Manual, S.130
2.4 IB 6 Skills im Krisenmodus: Augenblick verbessern	Patienten-Manual, S.131
2.4 IB 7 Gelenkte Aufmerksamkeit	Patienten-Manual, S.132
2.4 AB 5 Notfallkoffer	Patienten-Manual, S.133
2.4 AB 6 Problem- und Lösungsanalyse	Patienten-Manual, S.134
2.4 IB 8 Was ist Dissoziation?	Patienten-Manual, S.137
2.4 AB 7 Dissoziations-Tagebuch	Patienten-Manual, S.138
2.4 AB 8 Dissoziation reduzieren	Patienten-Manual, S.139
2.4 AB 9 Antidissoziative Skills	Patienten-Manual, S.143
2.4 IB 9 Auf dem neuen Weg	Patienten-Manual, S.145
2.4 IB 10 An den neuen Weg denken	Patienten-Manual, S.146

2.4 IB 11 Innere Bereitschaft	Patienten-Manual, S.147
2.4 AB 10 Innere Bereitschaft üben	Patienten-Manual, S.148
2.4 IB 12 Leichtes Lächeln	Patienten-Manual, S.151
2.4 AB 11 Radikale Akzeptanz	Patienten-Manual, S.152

2.4 IB 1 Was ist Stresstoleranz?

Sie können das Einführungsblatt nutzen, um das Grundprinzip der Stresstoleranz-Skills zu vermitteln: Wie die Grafik zeigt, geht es darum, die Herausforderungen des Lebens anzunehmen, sich auch schwierigen Emotionen oder Umständen zu stellen und das Leben in all seiner Komplexität anzunehmen.

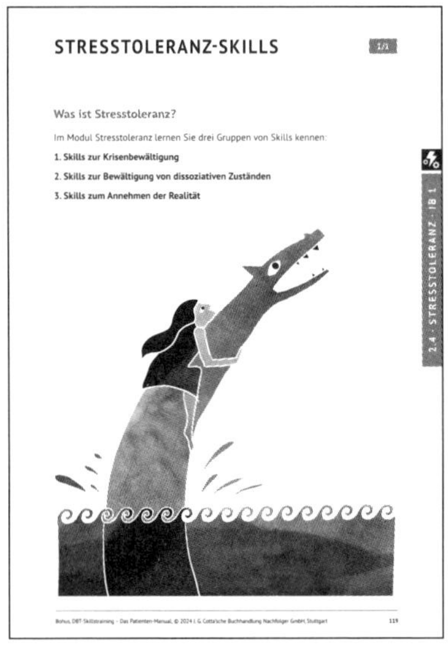
STRESSTOLERANZ-SKILLS 1/1

Was ist Stresstoleranz?

Im Modul Stresstoleranz lernen Sie drei Gruppen von Skills kennen:

1. Skills zur Krisenbewältigung

2. Skills zur Bewältigung von dissoziativen Zuständen

3. Skills zum Annehmen der Realität

2.4 · STRESSTOLERANZ · IB 1

Bohus, DBT-Skillstraining – Das Patienten-Manual, © 2024 J. G. Cotta'sche Buchhandlung Nachfolger GmbH, Stuttgart 119

2.4 IB 2 Krisenbewältigung

Auch dieses Blatt dient zur Orientierung. Lassen Sie die Teilnehmerinnen in Kleingruppen den Unterschied zwischen Problem und Krise diskutieren. Sie sollen persönliche Beispiele finden und klären, welche Maßnahmen in welcher Situation sinnvoll sind. Das Ziel ist es, dass sie verstehen, dass Krisen sich in aller Regel zuspitzen, wenn man keine Hilfestellungen von außen bekommt oder wenn sie nicht gezielt selbst eingreifen, um automatisiertes Verhalten zu unterbrechen und sich neu zu orientieren.

Auf dem Infoblatt werden die drei Grundtypen von Krisen differenziert. Die Patientinnen finden hier einen Überblick über die jeweiligen Skills dieses Moduls. Unterstützen Sie sie dabei, sich so im Manual zu orientieren. Weisen Sie gleichzeitig darauf hin, dass diese Skills in den folgenden Gruppensitzungen weiter vertieft werden.

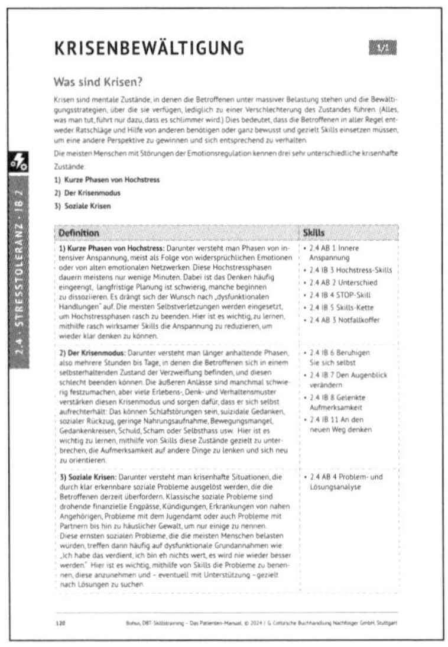
KRISENBEWÄLTIGUNG 1/1

Was sind Krisen?

Krisen sind mentale Zustände, in denen die Betroffenen unter massiver Belastung stehen und die Bewältigungsstrategien, über die sie verfügen, lediglich zu einer Verschlechterung des Zustandes führen. (Alles, was man tut, führt nur dazu, dass es schlimmer wird.) Dies bedeutet, dass die Betroffenen in aller Regel entweder Ratschläge und Hilfe von anderen benötigen oder ganz bewusst und gezielt Skills einsetzen müssen, um eine andere Perspektive zu gewinnen und sich entsprechend zu verhalten.

Die meisten Menschen mit Störungen der Emotionsregulation kennen drei sehr unterschiedliche krisenhafte Zustände:

1) **Kurze Phasen von Hochstress**
2) **Der Krisenmodus**
3) **Soziale Krisen**

Definition	Skills
1) Kurze Phasen von Hochstress: Darunter versteht man Phasen von intensiver Anspannung, meist als Folge von widersprüchlichen Emotionen oder von alten emotionalen Netzwerken. Diese Hochstressphasen dauern meistens nur wenige Minuten. Dabei ist das Denken häufig eingeengt, langfristige Planung ist schwierig, manche beginnen zu dissoziieren. Es drängt sich der Wunsch nach „dysfunktionalen Handlungen" auf. Die meisten Selbstverletzungen werden eingesetzt, um Hochstressphasen rasch zu beenden. Hier ist es wichtig, zu lernen, mithilfe rasch wirksamer Skills die Anspannung zu reduzieren, um wieder klar denken zu können.	• 2.4 AB 1 Innere Anspannung • 2.4 IB 3 Hochstress-Skills • 2.4 AB 2 Unterschied • 2.4 IB 4 STOP-Skill • 2.4 IB 5 Skills-Kette • 2.4 AB 3 Notfallkoffer
2) Der Krisenmodus: Darunter versteht man länger anhaltende Phasen, also mehrere Stunden bis Tage, in denen die Betroffenen sich in einem selbsterhaltenden Zustand der Verzweiflung befinden, und diesen schlecht beenden können. Die äußeren Anlässe sind manchmal schwierig festzumachen, aber viele Erlebens-, Denk- und Verhaltensmuster verstärken diesen Krisenmodus und sorgen dafür, dass er sich selbst aufrechterhält: Das können Schlafstörungen sein, suizidale Gedanken, sozialer Rückzug, geringe Nahrungsaufnahme, Bewegungsmangel, Gedankenkreisen, Schuld, Scham oder Selbsthass usw. Hier ist es wichtig zu lernen, mithilfe von Skills diese Zustände gezielt zu unterbrechen, die Aufmerksamkeit auf andere Dinge zu lenken und sich neu zu orientieren.	• 2.4 IB 6 Beruhigen Sie sich selbst • 2.4 IB 7 Den Augenblick verändern • 2.4 IB 8 Gelenkte Aufmerksamkeit • 2.4 IB 11 An den neuen Weg denken
3) Soziale Krisen: Darunter versteht man krisenhafte Situationen, die durch klar erkennbare soziale Probleme ausgelöst werden, die die Betroffenen derzeit überfordern. Klassische soziale Probleme sind drohende finanzielle Engpässe, Kündigungen, Erkrankungen von nahen Angehörigen, Probleme mit dem Jugendamt oder auch Probleme mit Partnern bis hin zu häuslicher Gewalt, um nur einige zu nennen. Diese ernsten sozialen Probleme, die die meisten Menschen belasten würden, treffen dann häufig auf dysfunktionale Grundannahmen wie: „Ich habe das verdient, ich bin eh nichts wert, es wird nie wieder besser werden." Hier ist es wichtig, mithilfe von Skills die Probleme zu benennen, diese anzunehmen und – eventuell mit Unterstützung – gezielt nach Lösungen zu suchen.	• 2.4 AB 4 Problem- und Lösungsanalyse

2.4 · STRESSTOLERANZ · IB 2

120 Bohus, DBT-Skillstraining – Das Patienten-Manual, © 2024 J. G. Cotta'sche Buchhandlung Nachfolger GmbH, Stuttgart

2.4 AB 1 Innere Anspannung

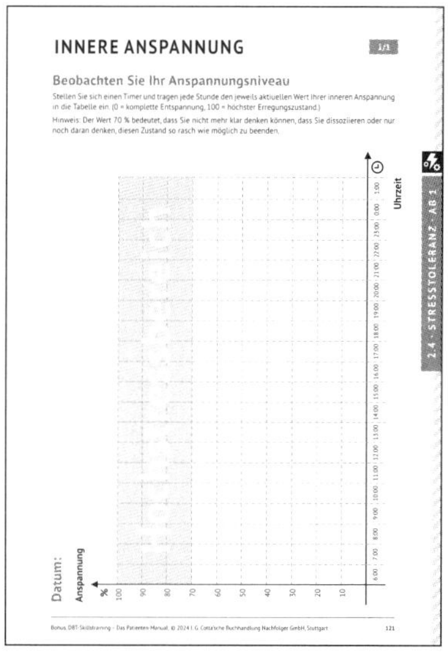

Beginnen Sie, indem Sie das Anspannungserleben der Patientinnen explorieren: *»Viele Patientinnen berichten von sehr intensiven Anspannungszuständen, in denen es manchmal schwierig ist, noch klar zu denken und das eigene Verhalten zu kontrollieren. Dies liegt meist daran, dass sehr unterschiedliche Gefühle gleichzeitig aktiv sind und sich gegenseitig blockieren. Kennen Sie solche Zustände? Wie fühlt sich das an? Können Sie das genauer beschreiben? Und welche Verhaltensmuster setzen Sie normalerweise ein, um diese Hochspannung zu beenden?«*

Lassen Sie sich die Erfahrungen der Patientinnen genauer schildern und beginnen Sie damit, eine Spannungskurve auf dem Flipchart zu erstellen (siehe 2.4 AB 1). Zeichnen Sie dazu zunächst ein Raster von 0 bis 100 Prozent. Es hat sich als hilfreich erwiesen, mit der Definition und Beschreibung der Extrempole zu starten, bevor die Skala weiter unterteilt wird. »Die Einschätzung Ihrer Anspannung kann zwischen 0 (keine Anspannung) und 100 Prozent (extrem hohe Anspannung) liegen. Können Sie beschreiben, wie sich das anfühlt, was für Gedanken Ihnen durch den Kopf gehen? Welche Handlungsimpulse erleben Sie, wenn Sie bei 0 bzw. 100 Prozent sind?« Tatsächlich beschreiben Patientinnen häufig, dass sie bei 100 Prozent das Gefühl haben, zu zerreißen, dass die Gedanken rasen und sie scheinbar unfähig sind, weiter durchzuhalten.

Fahren Sie fort, indem Sie die Skala weiter ausdifferenzieren: *»Vielen Dank, zwischen 0 und 100 Prozent gibt es natürlich Abstufungen, z.B. 30 oder 70 Prozent. Unter 30 Prozent befinden Sie sich in niedriger Anspannung, zwischen 30 und 70 Prozent in mittlerer Anspannung und zwischen 70 und 100 Prozent unter Hochanspannung. Wenn Sie noch einmal an die extremen Ausprägungen von eben denken, wie würden solche Zwischenstufen bei Ihnen aussehen? Was haben Sie dabei für Gedanken, Gefühle, körperliche Wahrnehmungen und Handlungsimpulse?«*

Explorieren Sie diese Ausprägungen zu den jeweiligen Anspannungszuständen, denn eine achtsame Wahrnehmung der Anspannung ist eine wichtige Voraussetzung, um mit ihr umzugehen. Notieren Sie die Ausprägungen auch auf dem Flipchart.

Fahren Sie fort, indem Sie eine exemplarische Spannungskurve und Frühwarnzeichen diskutieren: *»Wenn Sie an typische Situationen im Alltag denken, können Sie mir beschreiben, wie sich dabei die Anspannung entwickelt? Manchmal fühlt es sich so an, als würde die Anspannung von jetzt auf gleich plötzlich sprunghaft ansteigen. Wenn man genauer hinsieht, merkt man häufig, dass die Anspannung sich schon etwas länger über die Zeit hinweg aufgebaut hat. Bestimmte Frühwarnzeichen sind also zu erkennen. Sie zeigen Ihnen recht früh an, dass Sie in einen hohen Anspannungsbereich kommen. Welche Frühwarnzeichen kennen Sie? Wie können Sie diese im Alltag bemerken?«*

Ermuntern Sie die Patientinnen, eine Woche lang das Anspannungsprotokoll zu führen. Das Arbeitsblatt ist selbsterklärend. Weisen Sie darauf hin, dass Patientinnen sich einen Timer stellen, um über den Tag verteilt jede Stunde kurz innezuhalten und die eigene Anspannung einzuschätzen. Erläutern Sie, dass es entscheidend ist, die Anspannung achtsam wahrzunehmen und einzuschätzen, um die richtigen Skills zur richtigen Zeit einzusetzen.

2.4 IB 3 Hochstress-Skills

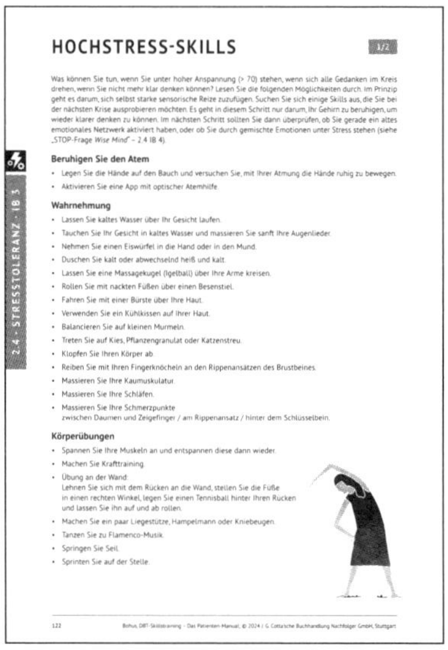

2.4 · STRESSTOLERANZ · IB 3

HOCHSTRESS-SKILLS

1/2

Was können Sie tun, wenn Sie unter hoher Anspannung (> 70) stehen, wenn sich alle Gedanken im Kreis drehen, wenn Sie nicht mehr klar denken können? Lesen Sie die folgenden Möglichkeiten durch. Im Prinzip geht es darum, sich selbst starke sensorische Reize zuzufügen. Suchen Sie sich einige Skills aus, die Sie bei der nächsten Krise ausprobieren möchten. Es geht in diesem Schritt nur darum, Ihr Gehirn zu beruhigen, um wieder klarer denken zu können. Im nächsten Schritt sollten Sie dann überprüfen, ob Sie gerade ein altes emotionales Netzwerk aktiviert haben, oder ob Sie durch gemischte Emotionen unter Stress stehen (siehe „STOP-Frage *Wise Mind*" – 2.4 IB 4).

Beruhigen Sie den Atem

- Legen Sie die Hände auf den Bauch und versuchen Sie, mit Ihrer Atmung die Hände ruhig zu bewegen.
- Aktivieren Sie eine App mit optischer Atemhilfe.

Wahrnehmung

- Lassen Sie kaltes Wasser über Ihr Gesicht laufen.
- Tauchen Sie Ihr Gesicht in kaltes Wasser und massieren Sie sanft Ihre Augenlieder.
- Nehmen Sie einen Eiswürfel in die Hand oder in den Mund.
- Duschen Sie kalt oder abwechselnd heiß und kalt.
- Lassen Sie eine Massagekugel (Igelball) über Ihre Arme kreisen.
- Rollen Sie mit nackten Füßen über einen Besenstiel.
- Fahren Sie mit einer Bürste über Ihre Haut.
- Verwenden Sie ein Kühlkissen auf Ihrer Haut.
- Balancieren Sie auf kleinen Murmeln.
- Treten Sie auf Kies, Pflanzengranulat oder Katzenstreu.
- Klopfen Sie Ihren Körper ab.
- Reiben Sie mit Ihren Fingerknöcheln an den Rippenansätzen des Brustbeines.
- Massieren Sie Ihre Kaumuskulatur.
- Massieren Sie Ihre Schläfen.
- Massieren Sie Ihre Schmerzpunkte zwischen Daumen und Zeigefinger / am Rippenansatz / hinter dem Schlüsselbein.

Körperübungen

- Spannen Sie Ihre Muskeln an und entspannen diese dann wieder.
- Machen Sie Krafttraining.
- Übung an der Wand: Lehnen Sie sich mit dem Rücken an die Wand, stellen Sie die Füße in einen rechten Winkel, legen Sie einen Tennisball hinter Ihren Rücken und lassen Sie ihn auf und ab rollen.
- Machen Sie ein paar Liegestütze, Hampelmann oder Kniebeugen.
- Tanzen Sie zu Flamenco-Musik.
- Springen Sie Seil.
- Sprinten Sie auf der Stelle.

122 Bohus, DBT-Skillstraining – Das Patienten-Manual, © 2024 | G. Cotta'sche Buchhandlung Nachfolger GmbH, Stuttgart

Dieses Blatt listet eine Vielzahl von Skills auf, die auf folgendem Prinzip beruhen: Unter Hochstress kann man sich mithilfe von starken sensorischen Reizen kurzfristig Erleichterung verschaffen. Unterschiedliche Patientinnen sind für unterschiedliche sensorische Erfahrungen unterschiedlich empfänglich. Sie sollten sich daher aus der breiten Palette an Angeboten einige wenige Skills aussuchen, die sie auch unter Alltagsbedingungen einsetzen können. Sicherlich ist es sinnvoll, einige dieser Skills in den sogenannten Notfallkoffer (2.4 AB 5) zu packen.

Klären Sie darüber auf, dass in der kurzfristigen Wirksamkeit dieser Hochstress-Skills auch die Gefahr liegt, sie fälschlicherweise zur Bewältigung intensiver Emotionen einzusetzen: *»Die Hochstress-Skills sollten nur im Rahmen des STOP-Skills mit der Frage an Wise Mind eingesetzt werden.«*

Zum Erwartungsmanagement gehört auch, dass es keinen Skill gibt, der so schnell und zuverlässig die Anspannung reduziert wie eine Selbstverletzung. Es braucht also auch bei Anwendung von Hochstress-Skills ein gewisses Maß an Stresstoleranz und Geduld. Manchmal ist es sinnvoll, »Skillsketten« zu entwickeln (2.4 IB 5), das heißt mehrere Hochstress-Skills hintereinanderzuschalten, um eine längere Zeit zu überbrücken und das Anspannungsniveau unter 70 zu senken.

Die Vermittlung der einzelnen Skills ist selbsterklärend und braucht nicht viel Zeit. Betonen Sie, dass die verschiedenen Skills über verschiedene Sinneskanäle wirken (z.B. Hören, Schmecken, Riechen). Alle Skills basieren auf einem starken sensorischen Input. Patientinnen sollten bei der Auswahl der Skills darauf achten, welche Sinneskanäle unter Hochspannung für sie am besten zugänglich sind. Fragen Sie sie danach, welche Skills aus der Liste sie in der Vergangenheit vielleicht schon automatisch angewendet haben. Gibt es Skills, die in der Liste fehlen und auf dem Infoblatt ergänzt werden können? In der Gruppe kommt allein durch diese Diskussion schon eine facettenreiche Sammlung an verschiedenen Skills zusammen. Im stationären Setting hat es sich als hilfreich erwiesen, einen »Skillskoffer« zusammenzustellen, in dem sich eine bunte Vielfalt von Skills zum Ausprobieren findet.

2.4 AB 2 Was macht den Unterschied?

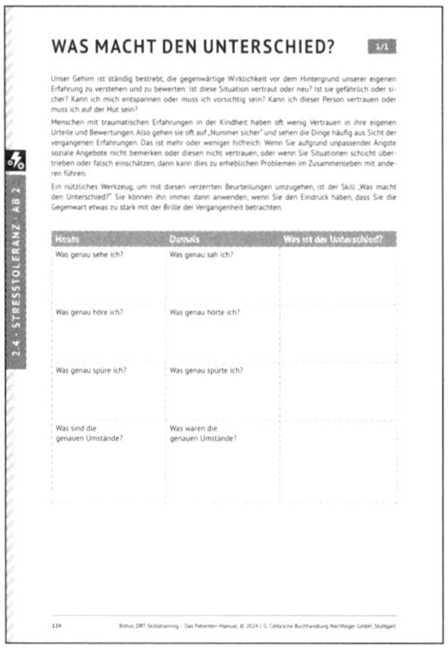

2.4 · STRESSTOLERANZ · AB 2

WAS MACHT DEN UNTERSCHIED?

1/1

Unser Gehirn ist ständig bestrebt, die gegenwärtige Wirklichkeit vor dem Hintergrund unserer eigenen Erfahrung zu verstehen und zu bewerten: Ist diese Situation vertraut oder neu? Ist sie gefährlich oder sicher? Kann ich mich entspannen oder muss ich vorsichtig sein? Kann ich dieser Person vertrauen oder muss ich auf der Hut sein?

Menschen mit traumatischen Erfahrungen in der Kindheit haben oft wenig Vertrauen in ihre eigenen Urteile und Bewertungen. Also gehen sie oft auf „Nummer sicher" und sehen die Dinge häufig aus Sicht der vergangenen Erfahrungen. Das ist mehr oder weniger hilfreich: Wenn Sie aufgrund unpassender Ängste soziale Angebote nicht bemerken oder diesen nicht vertrauen, oder wenn Sie Situationen schlicht übertrieben oder falsch einschätzen, dann kann dies zu erheblichen Problemen im Zusammenleben mit anderen führen.

Ein nützliches Werkzeug, um mit diesen verzerrten Beurteilungen umzugehen, ist der Skill „Was macht den Unterschied?". Sie können ihn immer dann anwenden, wenn Sie den Eindruck haben, dass Sie die Gegenwart etwas zu stark mit der Brille der Vergangenheit betrachten.

Heute	Damals	Was ist der Unterschied?
Was genau sehe ich?	Was genau sah ich?	
Was genau höre ich?	Was genau hörte ich?	
Was genau spüre ich?	Was genau spürte ich?	
Was sind die genauen Umstände?	Was waren die genauen Umstände?	

124 Bohus, DBT-Skillstraining – Das Patienten-Manual, © 2024 | G. Cotta'sche Buchhandlung Nachfolger GmbH, Stuttgart

»Diskriminationstraining« ist das Stichwort, das Sie als Therapeutin bei diesem Arbeitsblatt im Kopf haben sollten. Der Begriff beschreibt sehr passend, worum es im Kern geht: vergangenes von aktuellem Erleben zu »diskriminieren«, also zu unterscheiden lernen. Denn nicht nur unseren Patientinnen passiert es oft, dass Erfahrungen und Gefühle die Sicht auf aktuelle Situationen und Ereignisse färben, manchmal sogar bestimmen.

In erster Linie trifft das natürlich auf Patientinnen mit einer komplexen PTBS zu, die von Erinnerungen und Erlebnissen förmlich überflutet werden. Doch auch Borderline-Patientinnen ohne PTBS berichten immer wieder, dass Erinnerungen und vergangene Erlebnisse die Sicht auf das Hier und Jetzt beeinflussen.

Beginnen Sie die Einführung des Skills, indem Sie die Patientinnen fragen, ob sie dieses Empfinden kennen, dass Erfahrungen und Erlebnisse das Hier und Jetzt beeinflussen und dabei gelegentlich hohe Anspannungszustände auftreten. Lassen Sie sich verschiedene Situationen schildern, ohne zu sehr ins Detail traumatischer Erfahrungen zu gehen.

Entwickeln Sie folgendes Diagramm am Flipchart (Abb. 2.4.1):

Dieses Diagramm ist mehr oder weniger deckungsgleich mit der Abb. 2.2.1. Es schadet nichts, die wichtigen Dinge zu wiederholen. Beginnen Sie, indem Sie sie unterste Linie zeichnen. Erläutern Sie, dass sich ein Gehirn eine traumatische Erfahrung einprägt, indem einzelne sensorische Signale (Gerüche, Bilder, Geräusche, Geschmäcker, Körperwahrnehmungen), aber auch Gedanken und Gefühle als Traumanetzwerk gespeichert werden. Gerade bei frühen und wiederholten traumatischen Erfahrungen sind diese Erinnerungen sehr stabil. Unser Gehirn speichert die einzelnen Komponenten dieses Netzwerks als »gefährlich« ab.

Zeichnen Sie die zweite Linie. Erläutern Sie, dass zu einem späteren, gegenwärtigen Zeitpunkt das Gehirn nach wie vor auf einzelne dieser alten, ehemals als gefährlich codierten Signale anspringt und den alten Alarm auslöst. Da die einzelnen Signale in einer anderen Umgebung eine völlig andere Bedeutung haben, ist dies ein Fehlalarm. Lassen Sie Beispiele dazu suchen (zärtliche Berührungen, strenge Blicke usw.), bei denen es darum geht, dass im gegenwärtigen Kontext harmlose Signale vor dem Hintergrund bestimmter Erfahrungen fälschlicherweise als gefährlich eingestuft werden (symbolisiert durch die dunklen Dreiecke).

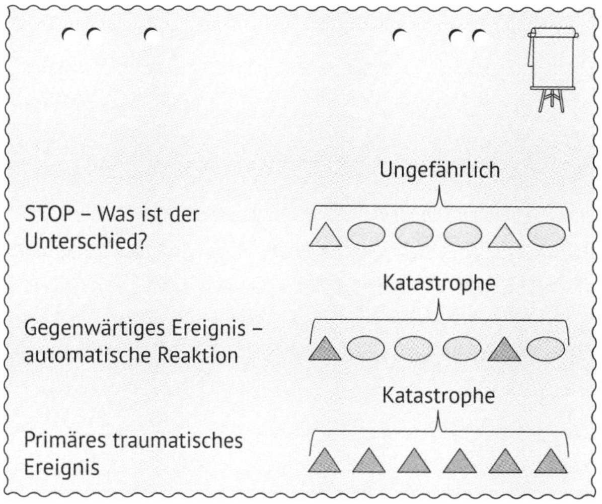

Abbildung 2.4.1 Automatische und kontrollierte Bewertungen

Zeichnen Sie abschließend die dritte, oberste Linie: Nun hat unser Gehirn eine sehr erfreuliche Fähigkeit entwickelt: Es ist in der Lage, seine eigenen automatischen Urteile und Entscheidungen zu überprüfen. Dazu muss man zunächst innehalten, den Verhaltensimpuls unterbrechen, seine eigene Befindlichkeit wahrnehmen und die Fakten der Realität überprüfen. Erst wenn wir sehen, dass die gegenwärtige sich von der vergangenen Situation unterscheidet, können wir die alten automatischen Signale als ungefährlich einschätzen. Hierzu dient der Skill »Was macht den Unterschied?« oder auch »Prüfen Sie die Fakten« (2.5 AB 21). Die gute Nachricht: Je öfter man dies macht, desto weniger empfindlich wird unser Alarmsystem. Die Anzahl der Fehlalarme nimmt ab. Und dies spart eine Menge Kraft und Energie.

Lassen Sie die Patientinnen in Kleingruppen persönliche Beispiele für typische Fehlalarme finden und diskutieren.

2.4 IB 4 STOP-Skill

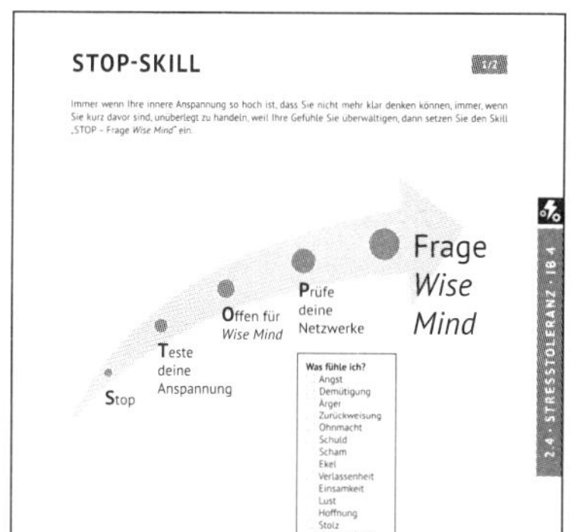

In diesem Konzept verdichten sich eine Reihe von wichtigen Fertigkeiten zu einem alltagstauglichen Skill. Wie das Akronym beschreibt, erfordert dieser Skill fünf Schritte, die logisch aufeinander aufbauen und relativ einfach zu merken sind.

Der **erste Schritt** erfordert eine klare Selbstinstruktion: *»STOP, du bist gerade dabei, hoch emotional zu handeln! Das könnte negative Folgen haben. Tritt innerlich einen Schritt zurück.«*

Didaktisch können Sie noch einmal auf die obige Flipchart-Grafik zu 2.4 AB 2 zurückgreifen und auf den Unterschied zwischen Zeile 2 und Zeile 3 hinweisen (siehe Abb. 2.4.1): automatisches Denken und Verhalten versus selbst gesteuertes Denken und Verhalten. Der STOP-Skill leitet diese Selbststeuerung ein. *»Mit dem STOP-Skill werden Sie Herrin im eigenen Haus.«* Je klarer die Patientinnen ihre eigenen automatisierten emotionalem Netzwerke oder automatisierten Verhaltensmuster kennen und benennen, desto einfacher wird es, das erste Stop zu setzen.

Lassen Sie die Gruppe Beispiele für automatisiertes Verhalten suchen, das von starken Emotionen gesteuert ist (Selbstverletzungen, Wutausbrüche, aggressive Kommunikation, Suiziddrohungen, Trennungen usw.). Machen Sie deutlich, dass Patientinnen immer dann, wenn sie starke Emotionen, verbunden mit einem starken Handlungsdrang, wahrnehmen, zunächst innerlich ein **STOP** setzen sollten. Falls die Funktionsweise von Skills bereits mithilfe der Verkehrserziehungsmetapher eingeführt wurde, kann an dieser Stelle auf die Bordsteinkante verwiesen werden (vgl. 1.6.1, S. 46).

Der **zweite Schritt** besteht darin, die Intensität der gegenwärtigen Anspannung einzuschätzen und gegebenenfalls (> 70) Hochstress-Skills einzusetzen. Da die Patientinnen dies bereits geübt haben (2.4 AB 1; IB 3), sollte dies keine Schwierigkeiten mehr bereiten.

Der **dritte Schritt** ist etwas schwieriger, erfordert er doch die Aktivierung von *Wise Mind* (siehe 2.3 IB 10). Patientinnen, die dies noch nicht gelernt oder geübt haben, sind hier im Nachteil. Alternativ können Sie ihnen vorübergehend, also, bis sie die *Wise-Mind*-Imaginationsübung gelernt haben, eine einfache Atemübung anbieten: *»Legen Sie eine Hand auf Ihren Bauch, die andere Hand auf Ihre Brust. Schicken Sie Ihren Atem zu ihrer Hand, die auf dem Bauch liegt. Diese Hand sollte sich bewegen, die Hand auf der Brust nicht. Beobachten Sie, wie sich die untere Hand mit jedem Atemzug bewegt. Legen Sie ein leichtes Lächeln auf Ihre Lippen und entspannen Sie die Stelle zwischen Ihren Augenbrauen. Spüren Sie den Boden unter Ihren Füßen und sagen Sie sich bei jeder Einatmung leise* Wise, *bei jeder Ausatmung leise* Mind.*«*

Der vierte Schritt konzentriert sich darauf, das gegenwärtige innere Erleben zu beschreiben und als derzeit gegeben anzunehmen: *»Welche Gefühle habe ich gerade? Welche alten Netzwerke sind aktiv?«*

Gegebenenfalls kann man in diesem mentalen Status natürlich immer auch die Skills »Was macht den Unterschied?« (2.4 AB 2) oder »Prüfen Sie die Fakten« (2.5 AB 21) einsetzen. Aber es sollte nicht zu kompliziert werden. Sehr häufig genügt es, sich der aktiven Emotionen oder Netzwerke gewahr zu werden, diese zu beschreiben und anzunehmen (*»Ja, das ist jetzt gerade so.«*) und dann zum fünften Schritt überzuleiten.

Der fünfte Schritt, Frage *Wise Mind*, ist im Infoblatt 2.3 IB 10 ausführlicher beschrieben. Hier geht es tatsächlich darum, eine direkte Frage an *Wise Mind* zu richten, ohne über eine mögliche Lösung nachzugrübeln. In den meisten Fällen wird die Patientin intuitiv auf eine Idee kommen, die sowohl kurz- als auch langfristig für sie selbst und andere sinnvoll erscheint. Sollte *Wise Mind* keine Antwort geben, dann ist das jetzt gerade so. Die Antwort sollte nicht aktiv »gedacht« oder kognitiv erzeugt werden, sondern vielmehr aus einer Haltung des inneren Zuhörens entstehen. Bitten Sie die Patientinnen, sich, nachdem sie die Frage gestellt haben, einfach einen Moment Zeit zu nehmen – ohne zu analysieren, zu urteilen oder etwas erzwingen zu wollen – und schlicht zu beobachten, ob sich eine innere Antwort zeigt. Vielleicht in Form eines Gedankens, eines Gefühls, eines Bildes oder einer leisen Ahnung.

Der STOP-Frage-*Wise-Mind*-Skill ist also eine festgelegte Abfolge von bereits gelernten Skills, die, falls geübt und regelmäßig angewendet, eine starke Wirkkraft entfaltet. Er sollte entsprechend häufig geübt werden.

Häufig wird der STOP-Skill vermittelt, bevor im Kapitel Emotionsregulation die alten Netzwerke und gemischten Gefühle besprochen werden. Manchmal wird auch das Kapitel Achtsamkeit und *Wise Mind* erst später vermittelt. In diesem Falle sollten Sie an dieser Stelle darauf hinweisen, dass die Patientinnen die Inhalte der folgenden Schritte im Laufe der Therapie noch genauer kennenlernen werden. Ermutigen Sie dennoch dazu, den STOP-Skill mit der Frage an *Wise Mind* in der vorgegebenen Reihenfolge zu trainieren. Der STOP-Skill und die Aktivierung von Wise Mind sollen die Patientin durch alle Module des Skillstrainings begleiten. Je früher die Patientinnen diesen Skill kennenlernen, desto besser.

2.4 IB 5 Skills-Kette

Das Informationsblatt zur Skills-Kette ist selbsterklärend. Betonen Sie, dass die Hochanspannung durch die Nutzung von Hochstress-Skills nicht zwangsläufig sofort nachlässt. Daher sollten Patientinnen ihre Skills so auslegen, dass sie ca. 20 Minuten hohe Anspannung überbrücken können. Dafür kann es hilfreich sein, unterschiedliche Skills zu haben, um diese aneinanderzureihen. Denn die Wirkung eines Skills nimmt häufig über die Zeit hinweg ab. Sobald die Anspannung der Patientinnen unter 70 fällt, sollten unbedingt Skills zur Emotionsregulation eingesetzt werden (siehe STOP-Skill), denn Hochstress-Skills können zwar Zeit überbrücken, geben aber keine Lösung zum Umgang mit der Situation vor.

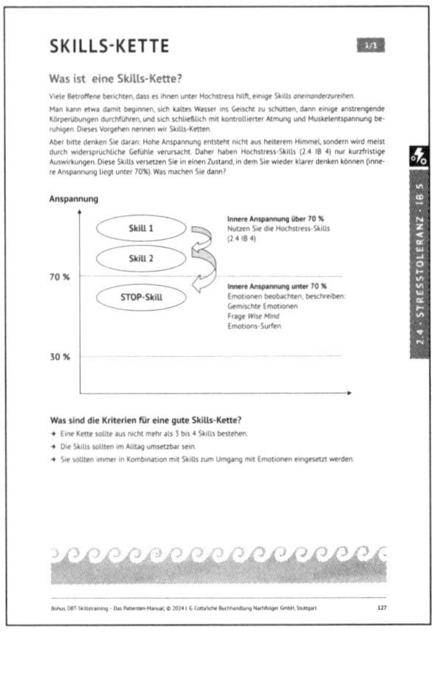
SKILLS-KETTE 1/1

Was ist eine Skills-Kette?

Viele Betroffene berichten, dass es ihnen unter Hochstress hilft, einige Skills *aneinanderzureihen*.

Man kann etwa damit beginnen, sich kaltes Wasser ins Geischt zu schütten, dann einige anstrengende Körperübungen durchführen, und sich schließlich mit kontrollierter Atmung und Muskelentspannung beruhigen. Dieses Vorgehen nennen wir Skills-Ketten.

Aber bitte denken Sie daran: Hohe Anspannung entsteht nicht aus heiterem Himmel, sondern wird meist durch widersprüchliche Gefühle verursacht. Daher haben Hochstress-Skills (2.4 IB 4) nur kurzfristige Auswirkungen. Diese Skills versetzen Sie in einen Zustand, in dem Sie wieder klarer denken können (innere Anspannung liegt unter 70%). Was machen Sie dann?

Was sind die Kriterien für eine gute Skills-Kette?

- Eine Kette sollte aus nicht mehr als 3 bis 4 Skills bestehen.
- Die Skills sollten im Alltag umsetzbar sein.
- Sie sollten immer in Kombination mit Skills zum Umgang mit Emotionen eingesetzt werden.

Bohus, DBT-Skillstraining – Das Patienten-Manual; © 2024 J. G. Cotta'sche Buchhandlung Nachfolger GmbH, Stuttgart 127

2.4 AB 3 Der Krisenmodus

Unter Krisenmodus versteht man einen länger andauernden, sich selbst aufrechterhaltenden oder verschlechternden Zustand, der rasche und gezielte Maßnahmen erfordert. Hierbei ist es oft fruchtbarer, die jeweils aufrechterhaltenden Bedingungen zu analysieren, statt nach den Auslösern zu forschen.

Diese Maßnahmen zielen entsprechend darauf ab, die Teufelskreise zu unterbrechen, seltener darauf, das Problem zu lösen. Die entsprechenden Skills können zusammen mit der Therapeutin oder in der Gruppe bzw. im Selbstmanagement geplant und durchgeführt werden.

Didaktisch können Sie so vorgehen, dass Sie zunächst das Konzept der Krisenmodi und der jeweils aufrechterhaltenden Verhaltensmuster erklären. Anschließend bearbeiten die Patientinnen in Kleingruppenarbeit das 2.4 AB 3, indem sie auf eigene zurückliegende oder möglicherweise aktuelle Krisenmodi rekurrieren. Sammeln Sie dann in der gesamten Gruppe die gängigsten aufrechterhaltenden Verhaltensmuster. Neben den folgenden Arbeitsblättern sollten Sie dringend auf das Arbeitsblatt »ABC GESUND« (2.5 IB 31) hinweisen. Hier finden sich grundlegende Tipps zum körperorientierten Verhalten (nicht nur) während der Krisen.

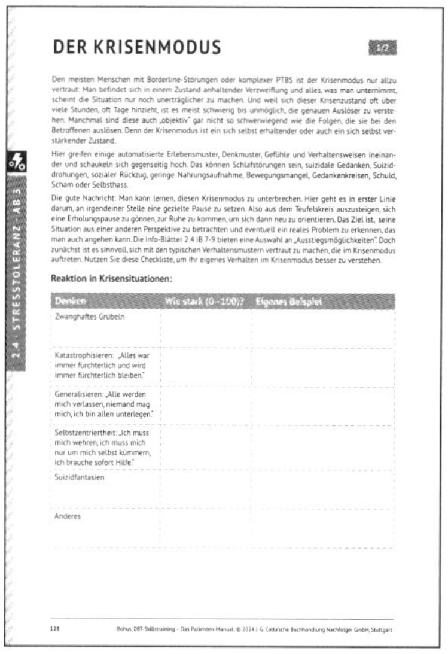
DER KRISENMODUS 1/2

2.4 · STRESSTOLERANZ · AB 3

Den meisten Menschen mit Borderline-Störungen oder komplexer PTBS ist der Krisenmodus nur allzu vertraut: Man befindet sich in einem Zustand anhaltender Verzweiflung und alles, was man unternimmt, scheint die Situation nur noch unerträglicher zu machen. Und weil sich dieser Krisenzustand oft über viele Stunden, oft Tage hinzieht, ist es meist schwierig bis unmöglich, die genauen Auslöser zu verstehen. Manchmal sind diese auch „objektiv" gar nicht so schwerwiegend wie die Folgen, die sie bei den Betroffenen auslösen. Denn der Krisenmodus ist ein sich selbst erhaltender oder auch ein sich selbst verstärkender Zustand.

Hier greifen einige automatisierte Erlebensmuster, Denkmuster, Gefühle und Verhaltensweisen ineinander und schaukeln sich gegenseitig hoch. Das können Schlafstörungen sein, suizidale Gedanken, Suiziddrohungen, sozialer Rückzug, geringe Nahrungsaufnahme, Bewegungsmangel, Gedankenkreisen, Schuld, Scham oder Selbsthass.

Die gute Nachricht: Man kann lernen, diesen Krisenmodus zu unterbrechen. Hier geht es in erster Linie darum, an irgendeiner Stelle eine gezielte Pause zu setzen. Also aus dem Teufelskreis auszusteigen, sich eine Erholungspause zu gönnen, zur Ruhe zu kommen, um sich dann neu zu orientieren. Das Ziel ist, seine Situation aus einer anderen Perspektive zu betrachten und eventuell ein reales Problem zu erkennen, das man auch angehen kann. Die Info-Blätter 2.4 IB 7-9 bieten eine Auswahl an „Ausstiegsmöglichkeiten". Doch zunächst ist es sinnvoll, sich mit den typischen Verhaltensmustern vertraut zu machen, die im Krisenmodus auftreten. Nutzen Sie diese Checkliste, um Ihr eigenes Verhalten im Krisenmodus besser zu verstehen.

Reaktion in Krisensituationen:

Denken	Wie stark (0–100)?	Eigenes Beispiel
Zwanghaftes Grübeln		
Katastrophisieren: „Alles war immer fürchterlich und wird immer fürchterlich bleiben."		
Generalisieren: „Alle werden mich verlassen, niemand mag mich, ich bin allen unterlegen."		
Selbstzentriertheit: „Ich muss mich wehren, ich muss mich nur um mich selbst kümmern, ich brauche sofort Hilfe."		
Suizidfantasien		
Anderes		

128 Bohus, DBT-Skillstraining – Das Patienten-Manual. © 2024 J. G. Cotta'sche Buchhandlung Nachfolger GmbH, Stuttgart

2.4 AB 4 Skills im Krisenmodus: Beruhigung durch unsere fünf Sinne

Auf folgenden Arbeits- und Infoblättern (2.5 AB 4; IB 6–7) finden sich Tipps zu Skills, die unspezifisch eingesetzt werden können, um den Krisenmodus zu unterbrechen. Verweisen Sie darauf, dass sich diese Skills von den Hochstress-Skills unterscheiden. Starker sensorischer Input reicht in diesem Falle nicht aus. Verweisen Sie darauf, dass diese Skills vor allem darauf abzielen, körperliche Prozesse zu beruhigen und den Teufelskreis des Krisenmodus zu durchbrechen. Außerdem spielen die Skills zur »annehmenden Haltung« eine sehr wichtige Rolle, hierauf sollten Sie an dieser Stelle schon mal verweisen.

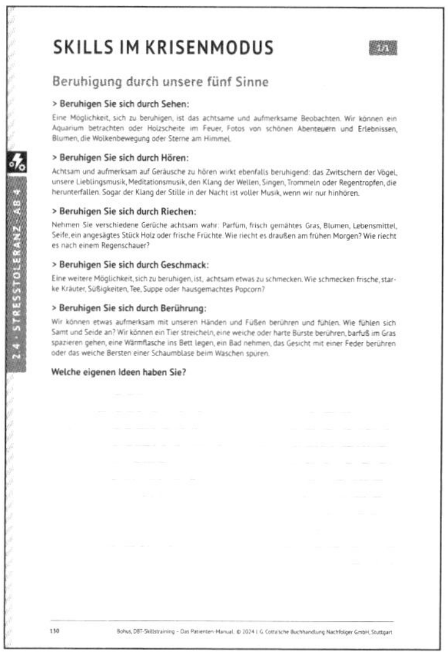
SKILLS IM KRISENMODUS 1/1

2.4 · STRESSTOLERANZ · AB 4

Beruhigung durch unsere fünf Sinne

> Beruhigen Sie sich durch Sehen:

Eine Möglichkeit, sich zu beruhigen, ist das achtsame und aufmerksame Beobachten. Wir können ein Aquarium betrachten oder Holzscheite im Feuer, Fotos von schönen Abenteuern und Erlebnissen, Blumen, die Wolkenbewegung oder Sterne am Himmel.

> Beruhigen Sie sich durch Hören:

Achtsam und aufmerksam auf Geräusche zu hören wirkt ebenfalls beruhigend: das Zwitschern der Vögel, unsere Lieblingsmusik, Meditationsmusik, den Klang der Wellen, Singen, Trommeln oder Regentropfen, die herunterfallen. Sogar der Klang der Stille in der Nacht ist voller Musik, wenn wir nur hinhören.

> Beruhigen Sie sich durch Riechen:

Nehmen Sie verschiedene Gerüche achtsam wahr: Parfüm, frisch gemähtes Gras, Blumen, Lebensmittel, Seife, ein angesägtes Stück Holz oder frische Früchte. Wie riecht es draußen am frühen Morgen? Wie riecht es nach einem Regenschauer?

> Beruhigen Sie sich durch Geschmack:

Eine weitere Möglichkeit, sich zu beruhigen, ist, achtsam etwas zu schmecken. Wie schmecken frische, starke Kräuter, Süßigkeiten, Tee, Suppe oder hausgemachtes Popcorn?

> Beruhigen Sie sich durch Berührung:

Wir können etwas aufmerksam mit unseren Händen und Füßen berühren und fühlen. Wie fühlen sich Samt und Seide an? Wir können ein Tier streicheln, eine weiche oder harte Bürste berühren, barfuß im Gras spazieren gehen, eine Wärmflasche ins Bett legen, ein Bad nehmen, das Gesicht mit einer Feder berühren oder das weiche Bersten einer Schaumblase beim Waschen spüren.

Welche eigenen Ideen haben Sie?

130 Bohus, DBT-Skillstraining – Das Patienten-Manual. © 2024 J. G. Cotta'sche Buchhandlung Nachfolger GmbH, Stuttgart

Erklären Sie Patientinnen, dass im Krisenmodus das *sympathische Nervensystem* durchgängig hochaktiv ist und den ganzen Körper in ständiger Anspannung und Alarmbereitschaft hält. Man könnte es vergleichen mit einem Dieselmotor, der im ersten Gang über die Autobahn gejagt wird. Das ist sehr ermüdend, anstrengend und langfristig nicht gerade gesund. Es gibt jedoch kaum Pausen, um zu verschnaufen und eine klare Sicht auf die Dinge zu bekommen. Eine Möglichkeit ist es, durch die Beruhigung des Körpers über die fünf Sinne den Gegenspieler des sympathischen Nervensystems, das *parasympathische Nervensystem*, bewusst zu aktivieren. Besprechen Sie mit den Patientinnen, welche Möglichkeiten der Beruhigung über die fünf Sinne es gibt, und lassen Sie sie formulieren, welche Form der Beruhigung für sie individuell am besten geeignet wäre. Die Erklärung der Wirkweise dieser Skills über automatische körperliche Prozesse hat sich als sehr hilfreich erwiesen, um das Commitment zu stärken, die Skills auszuprobieren und zu nutzen. Denn gelegentlich äußern Patientinnen Einwände, »wenn es so einfach wäre, aus dem Krisenmodus zu kommen, hätte ich es schon längst gemacht«, was verständlicherweise dazu führt, dass die Skills nicht genutzt werden und nicht wirken können.

2.4 IB 6 Skills im Krisenmodus: Den Augenblick verbessern

Diese Gruppe an Skills hat ebenfalls das Ziel, körperliche Prozesse zu beruhigen, allerdings vor allem mithilfe mentaler Strategien (z.B. Imaginationsübungen). Gelegentlich üben Patientinnen Kritik an dieser Art von Skills, dass diese gar nichts am gegenwärtigen Problem verändern würden. Das stimmt auch. Verweisen Sie darauf, dass es für eine Problem- und Lösungsanalyse einen eigenen Skill (2.4 AB 6) gibt. Bei diesen Skills geht es nicht darum, eine Lösung für ein Problem zu finden, sondern die gegenwärtige Situation, so wie sie gerade ist, zu unterbrechen und damit erträglicher zu machen. Sammeln Sie mit den Patientinnen, welche Fertigkeiten aus dieser Skills-Sammlung sie vielleicht schon aus anderen Situationen oder Therapien kennen. Häufig haben Patientinnen schon Erfahrungen mit Entspannungs- oder Imaginationsübungen (z.B. der innere sichere Ort) gesammelt. Manche verfügen auch über spirituelle und religiöse Erfahrungen, die in solchen Krisensituationen Kraft und Halt geben können. Es ist hilfreich, dieses Infoblatt bei der Bewältigung einer Krisensituation zur Hand zu nehmen, um mit den Patientinnen gemeinsam zu planen, welche dieser Aspekte auf welche Weise im Alltag umgesetzt werden können.

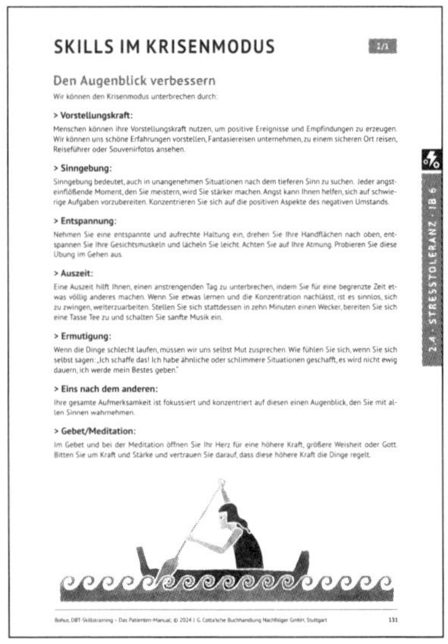

SKILLS IM KRISENMODUS 1/1

Den Augenblick verbessern

Wir können den Krisenmodus unterbrechen durch:

> Vorstellungskraft:
Menschen können ihre Vorstellungskraft nutzen, um positive Ereignisse und Empfindungen zu erzeugen. Wir können uns schöne Erfahrungen vorstellen, Fantasiereisen unternehmen, zu einem sicheren Ort reisen, Reiseführer oder Souvenirfotos ansehen.

> Sinngebung:
Sinngebung bedeutet, auch in unangenehmen Situationen nach dem tieferen Sinn zu suchen. Jeder angsteinflößende Moment, den Sie meistern, wird Sie stärker machen. Angst kann Ihnen helfen, sich auf schwierige Aufgaben vorzubereiten. Konzentrieren Sie sich auf die positiven Aspekte des negativen Umstands.

> Entspannung:
Nehmen Sie eine entspannte und aufrechte Haltung ein, drehen Sie Ihre Handflächen nach oben, entspannen Sie Ihre Gesichtsmuskeln und lächeln Sie leicht. Achten Sie auf Ihre Atmung. Probieren Sie diese Übung im Gehen aus.

> Auszeit:
Eine Auszeit hilft Ihnen, einen anstrengenden Tag zu unterbrechen, indem Sie für eine begrenzte Zeit etwas völlig anderes machen. Wenn Sie etwas lernen und die Konzentration nachlässt, ist es sinnlos, sich zu zwingen, weiterzuarbeiten. Stellen Sie sich stattdessen in zehn Minuten einen Wecker, bereiten Sie sich eine Tasse Tee zu und schalten Sie sanfte Musik ein.

> Ermutigung:
Wenn die Dinge schlecht laufen, müssen wir uns selbst Mut zusprechen. Wie fühlen Sie sich, wenn Sie sich selbst sagen: „Ich schaffe das! Ich habe ähnliche oder schlimmere Situationen geschafft, es wird nicht ewig dauern, ich werde mein Bestes geben."

> Eins nach dem anderen:
Ihre gesamte Aufmerksamkeit ist fokussiert und konzentriert auf diesen einen Augenblick, den Sie mit allen Sinnen wahrnehmen.

> Gebet/Meditation:
Im Gebet und bei der Meditation öffnen Sie Ihr Herz für eine höhere Kraft, größere Weisheit oder Gott. Bitten Sie um Kraft und Stärke und vertrauen Sie darauf, dass diese höhere Kraft die Dinge regelt.

2.4 · STRESSTOLERANZ · IB 6

Bohus, DBT-Skillstraining – Das Patienten-Manual; © 2024 J. G. Cotta'sche Buchhandlung Nachfolger GmbH, Stuttgart 131

2.4 IB 7 Gelenkte Aufmerksamkeit

Diese Skills nutzen vor allem Strategien der Achtsamkeit. In Krisensituationen können sie helfen, die Aufmerksamkeit ganz bewusst auf äußere Dinge oder Empfindungen zu lenken, um Abstand zur eigenen Anspannung, zu Gefühlen oder katastrophisierenden Gedanken zu gewinnen. Dies kann hilfreich sein, um sich in der Realität zu verankern.

Das übergreifende Prinzip, dass diesem Skill zugrunde liegt, wird in der Achtsamkeit häufig beschrieben als »Get out of your head and into the moment« (siehe Infoblatt 2.3 IB 8). Diesen Satz können Sie mit den Patientinnen wunderbar diskutieren, um Ziel und Zweck der gelenkten Aufmerksamkeit zu vermitteln. Denn unsere Gedanken machen sich in Krisensituationen häufig selbstständig, es kommt zu Teufelskreisen aus Grübeln und katastrophisierenden Gedanken, die die Anspannung weiter aufrechterhalten. Eine Möglichkeit, hier auszusteigen ist es, die Aufmerksamkeit *bewusst* nach außen zu lenken. Fragen Sie die Patientinnen, was sie mit diesem Zitat assoziieren, was »out of the head« bzw. »into the moment« für sie bedeutet und wie dies in schwierigen Situationen helfen kann.

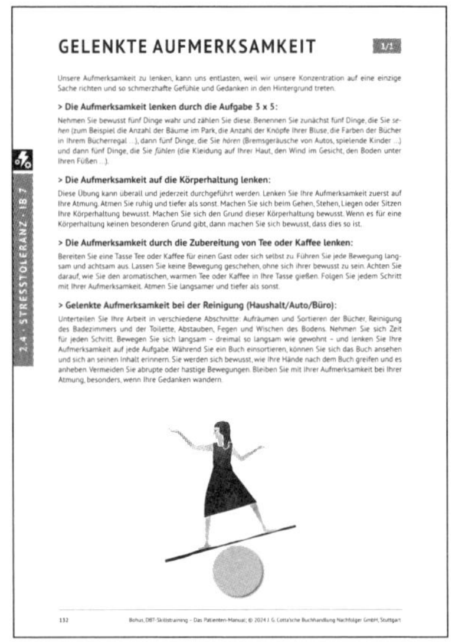

GELENKTE AUFMERKSAMKEIT 1/1

Unsere Aufmerksamkeit zu lenken, kann uns entlasten, weil wir unsere Konzentration auf eine einzige Sache richten und so schmerzhafte Gefühle und Gedanken in den Hintergrund treten.

> Die Aufmerksamkeit lenken durch die Aufgabe 3 x 5:
Nehmen Sie bewusst fünf Dinge wahr und zählen Sie diese. Benennen Sie zunächst fünf Dinge, die Sie *sehen* (zum Beispiel die Anzahl der Bäume im Park, die Anzahl der Knöpfe Ihrer Bluse, die Farben der Bücher in Ihrem Bücherregal …), dann fünf Dinge, die Sie *hören* (Bremsgeräusche von Autos, spielende Kinder …) und dann fünf Dinge, die Sie *fühlen* (die Kleidung auf Ihrer Haut, den Wind im Gesicht, den Boden unter Ihren Füßen …).

> Die Aufmerksamkeit auf die Körperhaltung lenken:
Diese Übung kann überall und jederzeit durchgeführt werden. Lenken Sie Ihre Aufmerksamkeit zuerst auf Ihre Atmung. Atmen Sie ruhig und tiefer als sonst. Machen Sie sich beim Gehen, Stehen, Liegen oder Sitzen Ihre Körperhaltung bewusst. Machen Sie sich den Grund dieser Körperhaltung bewusst. Wenn es für eine Körperhaltung keinen besonderen Grund gibt, dann machen Sie sich bewusst, dass dies so ist.

> Die Aufmerksamkeit durch die Zubereitung von Tee oder Kaffee lenken:
Bereiten Sie eine Tasse Tee oder Kaffee für einen Gast oder sich selbst zu. Führen Sie jede Bewegung langsam und achtsam aus. Lassen Sie keine Bewegung geschehen, ohne sich ihrer bewusst zu sein. Achten Sie darauf, wie Sie den aromatischen, warmen Tee oder Kaffee in Ihre Tasse gießen. Folgen Sie jedem Schritt mit Ihrer Aufmerksamkeit. Atmen Sie langsamer und tiefer als sonst.

> Gelenkte Aufmerksamkeit bei der Reinigung (Haushalt/Auto/Büro):
Unterteilen Sie Ihre Arbeit in verschiedene Abschnitte: Aufräumen und Sortieren der Bücher, Reinigung des Badezimmers und der Toilette, Abstauben, Fegen und Wischen des Bodens. Nehmen Sie sich Zeit für jeden Schritt. Bewegen Sie sich langsam – dreimal so langsam wie gewohnt – und lenken Sie Ihre Aufmerksamkeit auf jede Aufgabe. Während Sie ein Buch einsortieren, können Sie sich das Buch ansehen und sich an seinen Inhalt erinnern. Sie werden sich bewusst, wie Ihre Hände nach dem Buch greifen und es anheben. Vermeiden Sie abrupte oder hastige Bewegungen. Bleiben Sie mit Ihrer Aufmerksamkeit bei Ihrer Atmung, besonders, wenn Ihre Gedanken wandern.

2.4 · STRESSTOLERANZ · IB 7

132 Bohus, DBT-Skillstraining – Das Patienten-Manual; © 2024 J. G. Cotta'sche Buchhandlung Nachfolger GmbH, Stuttgart

2.4 AB 5 Notfallkoffer

Dieses Infoblatt ist selbsterklärend. Bitten Sie die Patientinnen, sich als Hausaufgabe einen eigenen Notfallkoffer zusammenzustellen, der Kreativität sind keine Grenzen gesetzt. Diesen Notfallkoffer sollten Patientinnen immer mit sich führen, auch in den Therapiesitzungen. Die Teilnehmerinnen können sich gegenseitig helfen, die Notfallkoffer zu packen.

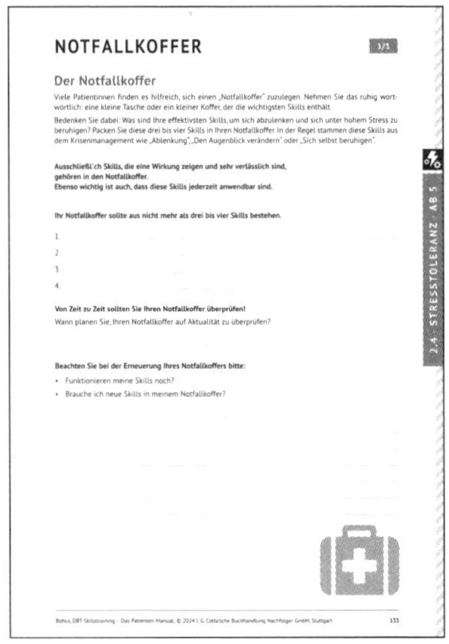

NOTFALLKOFFER 1/1

Der Notfallkoffer

Viele Patientinnen finden es hilfreich, sich einen „Notfallkoffer" zuzulegen. Nehmen Sie das ruhig wortwörtlich: eine kleine Tasche oder ein kleiner Koffer, der die wichtigsten Skills enthält.

Bedenken Sie dabei: Was sind Ihre effektivsten Skills, um sich abzulenken und sich unter hohem Stress zu beruhigen? Packen Sie diese drei bis vier Skills in Ihren Notfallkoffer. In der Regel stammen diese Skills aus dem Krisenmanagement wie „Ablenkung", „Den Augenblick verändern" oder „Sich selbst beruhigen".

Ausschließlich Skills, die eine Wirkung zeigen und sehr verlässlich sind, gehören in den Notfallkoffer.
Ebenso wichtig ist auch, dass diese Skills jederzeit anwendbar sind.

Ihr Notfallkoffer sollte aus nicht mehr als drei bis vier Skills bestehen.

1.
2.
3.
4.

Von Zeit zu Zeit sollten Sie Ihren Notfallkoffer überprüfen!
Wann planen Sie, Ihren Notfallkoffer auf Aktualität zu überprüfen?

Beachten Sie bei der Erneuerung Ihres Notfallkoffers bitte:
- Funktionieren meine Skills noch?
- Brauche ich neue Skills in meinem Notfallkoffer?

2.4 · STRESSTOLERANZ · AB 5

Bohus, DBT-Skillstraining – Das Patienten-Manual; © 2024 J. G. Cotta'sche Buchhandlung Nachfolger GmbH, Stuttgart 133

2.4 AB 6 Problem- und Lösungsanalyse

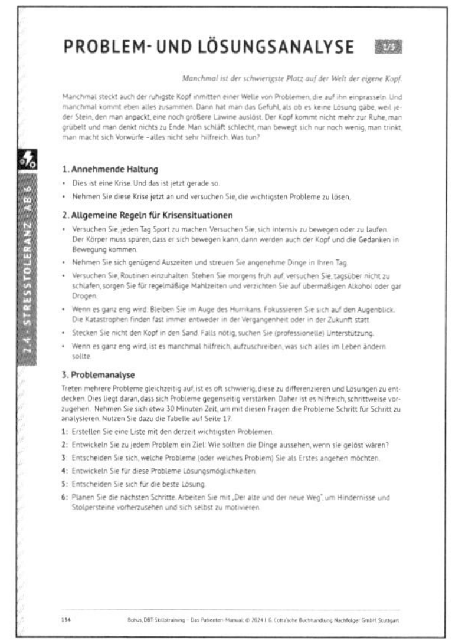

PROBLEM- UND LÖSUNGSANALYSE

Manchmal ist der schwierigste Platz auf der Welt der eigene Kopf.

Manchmal steckt auch der ruhigste Kopf inmitten einer Welle von Problemen, die auf ihn einprasseln. Und manchmal kommt eben alles zusammen. Dann hat man das Gefühl, als ob es keine Lösung gäbe, weil jeder Stein, den man anpackt, eine noch größere Lawine auslöst. Der Kopf kommt nicht mehr zur Ruhe, man grübelt und man denkt nichts zu Ende. Man schläft schlecht, man bewegt sich nur noch wenig, man trinkt, man macht sich Vorwürfe – alles nicht sehr hilfreich. Was tun?

1. Annehmende Haltung

- Dies ist eine Krise. Und das ist jetzt gerade so.
- Nehmen Sie diese Krise jetzt an und versuchen Sie, die wichtigsten Probleme zu lösen.

2. Allgemeine Regeln für Krisensituationen

- Versuchen Sie, jeden Tag Sport zu machen. Versuchen Sie, sich intensiv zu bewegen oder zu laufen. Der Körper muss spüren, dass er sich bewegen kann, dann werden auch der Kopf und die Gedanken in Bewegung kommen.
- Nehmen Sie sich genügend Auszeiten und streuen Sie angenehme Dinge in Ihren Tag.
- Versuchen Sie, Routinen einzuhalten. Stehen Sie morgens früh auf, versuchen Sie, tagsüber nicht zu schlafen, sorgen Sie für regelmäßige Mahlzeiten und verzichten Sie auf übermäßigen Alkohol oder gar Drogen.
- Wenn es ganz eng wird: Bleiben Sie im Auge des Hurrikans. Fokussieren Sie sich auf den Augenblick. Die Katastrophen finden fast immer entweder in der Vergangenheit oder in der Zukunft statt.
- Stecken Sie nicht den Kopf in den Sand. Falls nötig, suchen Sie (professionelle) Unterstützung.
- Wenn es ganz eng wird, ist es manchmal hilfreich, aufzuschreiben, was sich alles im Leben ändern sollte.

3. Problemanalyse

Treten mehrere Probleme gleichzeitig auf, ist es oft schwierig, diese zu differenzieren und Lösungen zu entdecken. Dies liegt daran, dass sich Probleme gegenseitig verstärken. Daher ist es hilfreich, schrittweise vorzugehen. Nehmen Sie sich etwa 30 Minuten Zeit, um mit diesen Fragen die Probleme Schritt für Schritt zu analysieren. Nutzen Sie dazu die Tabelle auf Seite 17.

1: Erstellen Sie eine Liste mit den derzeit wichtigsten Problemen.
2: Entwickeln Sie zu jedem Problem ein Ziel: Wie sollten die Dinge aussehen, wenn sie gelöst wären?
3: Entscheiden Sie sich, welche Probleme (oder welches Problem) Sie als Erstes angehen möchten.
4: Entwickeln Sie für diese Probleme Lösungsmöglichkeiten.
5: Entscheiden Sie sich für die beste Lösung.
6: Planen Sie die nächsten Schritte. Arbeiten Sie mit „Der alte und der neue Weg", um Hindernisse und Stolpersteine vorherzusehen und sich selbst zu motivieren.

134 Bohus, DBT-Skillstraining – Das Patienten-Manual. © 2024 J. G. Cotta'sche Buchhandlung Nachfolger GmbH, Stuttgart

Die Problem- und Lösungsanalyse auf 2.4 AB 6 ist so strukturiert, dass sie selbsterklärend und eigenständig von den Patientinnen bearbeitet werden kann. Dabei sollte die Anspannung nicht über 70 sein, denn für diese Analyse sind einigermaßen klare Gedanken nötig. Problem- und Lösungsanalysen gehören zum Grundwerkzeug der Psychotherapie. Dieses Arbeitsblatt eignet sich besonders gut, um soziale Krisen in der Einzeltherapie zu bearbeiten. Sie können aber auch in Kleingruppen damit arbeiten.

Es ist wichtig, zu betonen, welche herausragende Bedeutung einer annehmenden Haltung in Krisensituationen zukommt (Schritt 1). Sie erst öffnet den Raum für Veränderung. Oder etwas einfacher ausgedrückt, eine annehmende Haltung ist bereits der erste Schritt der Veränderung (siehe 2.3 IB 7).

Sprechen Sie anschließend einige allgemeine Regeln für Krisensituationen durch. Diese orientieren sich an den Skills zur Bewältigung des Krisenmodus und ABC GESUND (2.5 IB 31), also der Reduktion emotionaler Anfälligkeit.

Die Problemanalyse soll Patientinnen befähigen, eine klarere Sicht auf die auslösenden und aufrechterhaltenden Bedingungen des Problems zu bekommen. Umgangssprachlich könnte man sagen, um erst mal beide Beine auf den Boden zu bekommen. Dabei ist es wichtig, zunächst das Problem zu analysieren und im Anschluss den Fokus auf die Zielformulierung und Bewältigung des Problems zu legen. Anschließend sollen die Patientinnen priorisieren und anhand der Ziele geeignete Lösungsmöglichkeiten aufschreiben. Dieses Vorgehen wirkt selbsterklärend und überraschend einfach. Es hat sich gezeigt, dass ein schrittweises Durcharbeiten von Krisensituationen sehr hilfreich ist, um die Energie der Patientinnen in eine wirksame Richtung zu lenken. Denn allzu oft verschwenden wir in Krisensituationen viel wertvolle Energie, indem wir mit der Situation hadern, im Grübeln stecken bleiben oder uns wünschen, die Situation wäre anders. Wer kennt das nicht?

2.4 IB 8 Was ist Dissoziation?

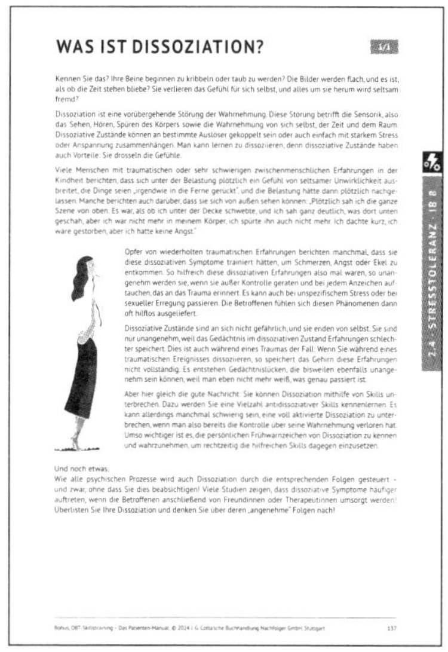

WAS IST DISSOZIATION?

Kennen Sie das? Ihre Beine beginnen zu kribbeln oder taub zu werden? Die Bilder werden flach, und es ist, als ob die Zeit stehen bliebe? Sie verlieren das Gefühl für sich selbst, und alles um sie herum wird seltsam fremd?

Dissoziation ist eine vorübergehende Störung der Wahrnehmung. Diese Störung betrifft die Sensorik, also das Sehen, Hören, Spüren des Körpers sowie die Wahrnehmung von sich selbst, der Zeit und dem Raum. Dissoziative Zustände können an bestimmte Auslöser gekoppelt sein oder auch einfach mit starkem Stress oder Anspannung zusammenhängen. Man kann lernen zu dissoziieren, denn dissoziative Zustände haben auch Vorteile: Sie drosseln die Gefühle.

Viele Menschen mit traumatischen oder sehr schwierigen zwischenmenschlichen Erfahrungen in der Kindheit berichten, dass sich unter der Belastung plötzlich ein Gefühl von seltsamer Unwirklichkeit ausbreitet, die Dinge seien „irgendwie in die Ferne gerückt", und die Belastung hätte dann plötzlich nachgelassen. Manche berichten auch darüber, dass sie sich von außen sehen können: „Plötzlich sah ich die ganze Szene von oben. Es war, als ob ich unter der Decke schwebte, und ich sah ganz deutlich, was dort unten geschah, aber ich war nicht mehr in meinem Körper, ich spürte ihn auch nicht mehr. Ich dachte kurz, ich wäre gestorben, aber ich hatte keine Angst."

Opfer von wiederholten traumatischen Erfahrungen berichten manchmal, dass sie diese dissoziativen Symptome trainiert hätten, um Schmerzen, Angst oder Ekel zu entkommen. So hilfreich diese dissoziativen Erfahrungen also mal waren, so unangenehm werden sie, wenn sie außer Kontrolle geraten und bei jedem Anzeichen auftauchen, das an das Trauma erinnert. Es kann auch bei unspezifischem Stress oder bei sexueller Erregung passieren. Die Betroffenen fühlen sich diesen Phänomenen dann oft hilflos ausgeliefert.

Dissoziative Zustände sind an sich nicht gefährlich, und sie enden von selbst. Sie sind nur unangenehm, weil das Gedächtnis im dissoziativen Zustand Erfahrungen schlechter speichert. Dies ist auch während eines Traumas der Fall: Wenn Sie während eines traumatischen Ereignisses dissoziieren, so speichert das Gehirn diese Erfahrungen nicht vollständig. Es entstehen Gedächtnislücken, die bisweilen ebenfalls unangenehm sein können, weil man eben nicht mehr weiß, was genau passiert ist.

Aber hier gleich die gute Nachricht: Sie können Dissoziation mithilfe von Skills unterbrechen. Dazu werden Sie eine Vielzahl antidissoziativer Skills kennenlernen. Es kann allerdings manchmal schwierig sein, eine voll aktivierte Dissoziation zu unterbrechen, wenn man also bereits die Kontrolle über seine Wahrnehmung verloren hat. Umso wichtiger ist es, die persönlichen Frühwarnzeichen von Dissoziation zu kennen und wahrzunehmen, um rechtzeitig die hilfreichen Skills dagegen einzusetzen.

Und noch etwas:
Wie alle psychischen Prozesse wird auch Dissoziation durch die entsprechenden Folgen gesteuert – und zwar, ohne dass Sie dies beabsichtigen! Viele Studien zeigen, dass dissoziative Symptome häufiger auftreten, wenn die Betroffenen anschließend von Freundinnen oder Therapeutinnen umsorgt werden! Überlisten Sie Ihre Dissoziation und denken Sie über deren „angenehme" Folgen nach!

Bohus, DBT-Skillstraining – Das Patienten-Manual. © 2024 J. G. Cotta'sche Buchhandlung Nachfolger GmbH, Stuttgart 137

Wie bereits beschrieben, wird Dissoziation in den gängigen diagnostischen Systemen (z.B. DSM) definiert als die »Unterbrechung der normalerweise integrativen Funktion des Bewusstseins, des Gedächtnisses, der Identität oder der unmittelbaren Wahrnehmung von sich und der Umwelt«. Diese Definition ist etwas sperrig, es ist daher sinnvoll, das Phänomen der Dissoziation mit den Patientinnen in der Gruppe anhand ihrer vorliegenden Symptomatik genau zu explorieren und beschreiben zu lassen.

Dabei sollten Sie klarstellen, dass die Gruppe dissoziativer Symptome sehr heterogen ist. Grob unterscheiden lassen sich sogenannte Derealisations- und Depersonalisationsphänomene. Derealisation bedeutet, dass die Wahrnehmung der Umwelt sich verändert, z.B. das Sichtfeld verschwimmt, die Umwelt irreal, wie im Film, im Traum oder in Watte gepackt wirkt. Die Depersonalisation bezieht sich auf den eigenen Körper und die Subjekt-Objekt-Differenzierung, wenn man sich z.B. von außen oder oben sieht oder eigene Körperteile als fremd empfindet.

Die Schwere der dissoziativen Symptome lässt sich dabei dimensional beschreiben. Von leichten dissoziativen Symptomen, z.B. Tagträumen, die sicherlich den meisten Menschen vertraut sind, bis hin zu schweren dissoziativen Symptomen wie Blackouts oder dissoziativen Krampfanfällen. Patientinnen berichten beispielsweise, sich an Orten wiederzufinden, ohne zu wissen, wie sie dort hingekommen sind. Um sich einen Eindruck über die Variationsbreite und Ausprägungen unterschiedlicher dissoziativer Symptome zu verschaffen, ist es hilfreich, sich den »Fragebogen zu dissoziativen Symptomen« (FDS) genauer anzuschauen, in dem die Schwere unterschiedlicher dissoziativer Symptome erhoben wird.

Bei der Bearbeitung dissoziativer Symptome werden vier unterschiedliche Ebenen berücksichtigt:

1) Wissen und Erkennen: Patientinnen sollten ihre dissoziativen Symptome, Auslöser sowie Frühwarnzeichen (er-)kennen (siehe 2.4 IB 8 sowie 2.4 AB 7).
2) Commitment: Die Entscheidung gegen die Dissoziation sollte klar getroffen sein (siehe 2.4 AB 8).
3) Anfälligkeit: Langfristig sollten Patientinnen die Anfälligkeit zu dissoziativen Symptomen reduzieren (siehe 2.4 AB 8).
4) Skills: Patientinnen sollten kurzfristige antidissoziative Skills kennen und nutzen, um dissoziative Symptome kurzfristig zu unterbrechen (siehe 2.4 AB 9).

Das Infoblatt 2.4 IB 8 vermittelt die wichtigsten ätiologischen und aufrechterhaltenden Fakten zu dissoziativen Symptomen. Bitten Sie die Patientinnen, dieses Blatt zur Vorbereitung zu lesen.

2.4 AB 7 Dissoziations-Tagebuch

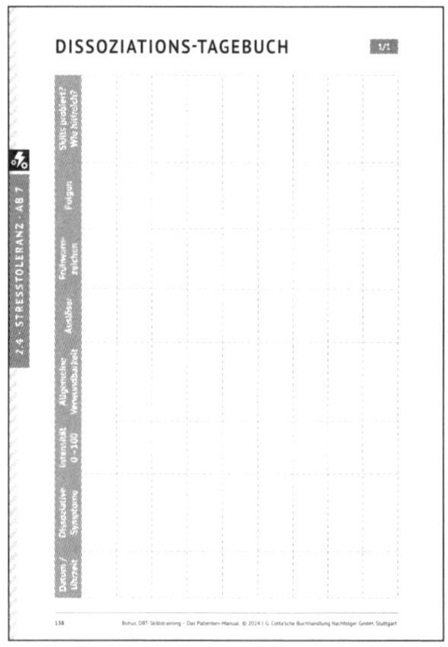
DISSOZIATIONS-TAGEBUCH 1/1

2.4 · STRESSTOLERANZ · AB 7

Datum / Uhrzeit	Dissoziative Symptome	Intensität 0–100	Allgemeine Verwundbarkeit	Auslöser	Frühwarnzeichen	Folgen	Skills probiert? Wie hilfreich?

138 Bohus, DBT-Skillstraining – Das Patienten-Manual. © 2024 | G. Cotta'sche Buchhandlung Nachfolger GmbH, Stuttgart

Das Arbeitsblatt ist selbsterklärend. Betonen Sie, dass die Voraussetzung dafür, dissoziative Symptome zu bewältigen, ist, diese zuverlässig und frühzeitig zu erkennen. Gerade das Erkennen von Frühwarnzeichen ist nicht ganz einfach. Häufig berichten Patientinnen zunächst, dass die Dissoziation von jetzt auf nachher, ganz plötzlich und ohne Ankündigung auftritt. Mithilfe des Dissoziations-Tagebuchs ist es einfacher, Frühwarnzeichen zu erkennen. Die Wahrnehmung hierfür muss aber zunächst geschärft werden. Anhand des Tagebuchs kann auch die Nutzung und Wirkung von Skills dokumentiert werden.

Das Tagebuch sollte Patientinnen als Hausaufgabe mitgegeben werden.

2.4 AB 8 Dissoziation reduzieren

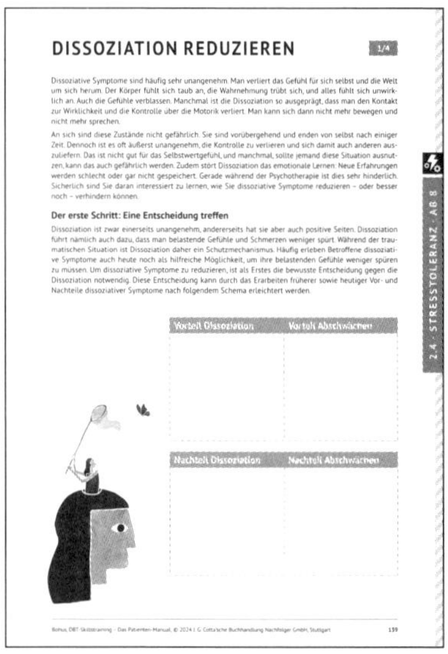
DISSOZIATION REDUZIEREN 1/4

Dissoziative Symptome sind häufig sehr unangenehm. Man verliert das Gefühl für sich selbst und die Welt um sich herum. Der Körper fühlt sich taub an, die Wahrnehmung trübt sich, und alles fühlt sich unwirklich an. Auch die Gefühle verblassen. Manchmal ist die Dissoziation so ausgeprägt, dass man den Kontakt zur Wirklichkeit und die Kontrolle über die Motorik verliert. Man kann sich dann nicht mehr bewegen und nicht mehr sprechen.

An sich sind diese Zustände nicht gefährlich. Sie sind vorübergehend und enden von selbst nach einiger Zeit. Dennoch ist es oft äußerst unangenehm, die Kontrolle zu verlieren und sich damit auch anderen auszuliefern. Das ist nicht gut für das Selbstwertgefühl, und manchmal, sollte jemand diese Situation ausnutzen, kann das auch gefährlich werden. Zudem stört Dissoziation das emotionale Lernen: Neue Erfahrungen werden schlecht oder gar nicht gespeichert. Gerade während der Psychotherapie ist dies sehr hinderlich. Sicherlich sind Sie daran interessiert zu lernen, wie Sie dissoziative Symptome reduzieren – oder besser noch – verhindern können.

Der erste Schritt: Eine Entscheidung treffen

Dissoziation ist zwar einerseits unangenehm, andererseits hat sie aber auch positive Seiten. Dissoziation führt nämlich auch dazu, dass man belastende Gefühle und Schmerzen weniger spürt. Während der traumatischen Situation ist Dissoziation daher ein Schutzmechanismus. Häufig erleben Betroffene dissoziative Symptome auch heute noch als hilfreiche Möglichkeit, um ihre belastenden Gefühle weniger spüren zu müssen. Um dissoziative Symptome zu reduzieren, ist als Erstes die bewusste Entscheidung gegen die Dissoziation notwendig. Diese Entscheidung kann durch das Erarbeiten früherer sowie heutiger Vor- und Nachteile dissoziativer Symptome nach folgendem Schema erleichtert werden.

Vorteil Dissoziation	Vorteil Abschwächen
Nachteil Dissoziation	Nachteil Abschwächen

2.4 · STRESSTOLERANZ · AB 8

Bohus, DBT-Skillstraining – Das Patienten-Manual. © 2024 | G. Cotta'sche Buchhandlung Nachfolger GmbH, Stuttgart 139

Dieses Arbeitsblatt wurde entwickelt, um das Selbstmanagement bei dissoziativer Symptomatik zu verbessern. Wie bereits erklärt, gehen wir davon aus, dass dissoziative Symptomatik ein gelernter und konditionierter, meist als unkontrollierbar erlebter Prozess ist, der durch operante Variablen aufrechterhalten wird. Um es einfacher auszudrücken: Dissoziation hat für die Betroffenen Vor- und Nachteile. Diese werden auf diesem Arbeitsblatt mit der Vier-Felder-Tafel erarbeitet.

Sie können diese Tafel gut am Flipchart gemeinsam mit der Gruppe entwickeln:

1) Vorteile der Dissoziation (z.B. weniger intensive Emotionen oder Anspannung)
2) Nachteile des Abschwächens (z.B. dass es anstrengend ist, Skills zu nutzen)
3) Nachteile der Dissoziation (Kontrollverlust, Angst, Wehrlosigkeit, Therapiefortschritt wird behindert)
4) Vorteile des Abschwächens (Kontrollerleben, Lebensqualität, Therapiefortschritt)

Meistens ist es hilfreich, die Patientinnen darauf hinzuweisen, dass antidissoziative Skills eine *Erweiterung* des Repertoires darstellen und keine Einschränkung: »Die Fertigkeit, zu dissoziieren, haben Sie ja bereits gelernt, jetzt können Sie lernen, die Dissoziation zu kontrollieren.«

Wenn die Entscheidung, antidissoziative Skills einzusetzen, feststeht, sollten Sie zunächst daran arbeiten, die allgemeine Anfälligkeit (Vulnerabilität) der Patientin zu reduzieren, in Anlehnung an die Skills in ABC GESUND (2.5 IB 31). Die Patientinnen sollten dabei in erster Linie auf eine gute körperliche Verfassung achten, zudem ausreichend trinken und schlafen sowie Marihuana-Konsum und hohe Dosen an Neuroleptika reduzieren. Anschließend können die Patientinnen die häufigsten Auslöser und deren Frühwarnzeichen benennen.

2.4 AB 9 Antidissoziative Skills

Dieses Arbeitsblatt ist selbsterklärend. Viele der Skills sollten den Patientinnen bereits von den Hochstress-Skills (2.4 IB 3) bekannt vorkommen. Auch hier wirken die Skills über starke sensorische Reize und sind den verschiedenen Sinneskanälen zuzuordnen. Fragen Sie die Patientinnen, was sie bisher getan haben, um dissoziative Zustände zu beenden. Ermutigen Sie sie, verschiedene Skills im Alltag auszuprobieren und deren Nutzung im Dissoziations-Tagebuch zu protokollieren. Es ist sicherlich sinnvoll, einige dieser Skills in den Notfallkoffer zu packen.

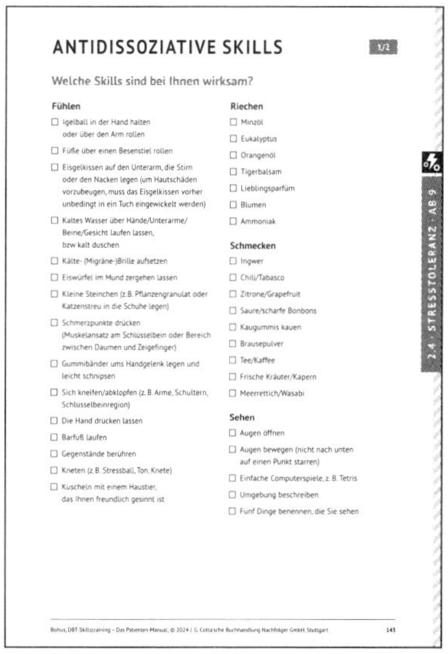
ANTIDISSOZIATIVE SKILLS 1/1

Welche Skills sind bei Ihnen wirksam?

Fühlen

- ☐ Igelball in der Hand halten oder über den Arm rollen
- ☐ Füße über einen Besenstiel rollen
- ☐ Eisgelkissen auf den Unterarm, die Stirn oder den Nacken legen (um Hautschäden vorzubeugen, muss das Eisgelkissen vorher unbedingt in ein Tuch eingewickelt werden)
- ☐ Kaltes Wasser über Hände/Unterarme/Beine/Gesicht laufen lassen, bzw kalt duschen
- ☐ Kälte- (Migräne-)Brille aufsetzen
- ☐ Eiswürfel im Mund zergehen lassen
- ☐ Kleine Steinchen (z.B. Pflanzengranulat oder Katzenstreu in die Schuhe legen)
- ☐ Schmerzpunkte drücken (Muskelansatz am Schlüsselbein oder Bereich zwischen Daumen und Zeigefinger)
- ☐ Gummibänder ums Handgelenk legen und leicht schnipsen
- ☐ Sich kneifen/abklopfen (z. B. Arme, Schultern, Schlüsselbeinregion)
- ☐ Die Hand drücken lassen
- ☐ Barfuß laufen
- ☐ Gegenstände berühren
- ☐ Kneten (z. B. Stressball, Ton, Knete)
- ☐ Kuscheln mit einem Haustier, das Ihnen freundlich gesinnt ist

Riechen

- ☐ Minzöl
- ☐ Eukalyptus
- ☐ Orangenöl
- ☐ Tigerbalsam
- ☐ Lieblingsparfüm
- ☐ Blumen
- ☐ Ammoniak

Schmecken

- ☐ Ingwer
- ☐ Chili/Tabasco
- ☐ Zitrone/Grapefruit
- ☐ Saure/scharfe Bonbons
- ☐ Kaugummis kauen
- ☐ Brausepulver
- ☐ Tee/Kaffee
- ☐ Frische Kräuter/Kapern
- ☐ Meerrettich/Wasabi

Sehen

- ☐ Augen öffnen
- ☐ Augen bewegen (nicht nach unten auf einen Punkt starren)
- ☐ Einfache Computerspiele, z. B. Tetris
- ☐ Umgebung beschreiben
- ☐ Fünf Dinge benennen, die Sie sehen

2.4 · STRESSTOLERANZ · AB 9

Bohus, DBT-Skillstraining – Das Patienten-Manual; © 2024 J. G. Cotta'sche Buchhandlung Nachfolger GmbH, Stuttgart 143

2.4 IB 9 Auf dem neuen Weg

Dieses Infoblatt eröffnet die Thematik des dritten Sets an Fertigkeiten zur Stresstoleranz, die **Skills zur Verbesserung der Akzeptanz.** Sie sind einerseits dazu gedacht, das Leiden zu mildern, wenn wir mit unangenehmen Dingen konfrontiert sind, die nicht verändert werden können. Andererseits helfen diese Skills auch, eine innere Haltung zu entwickeln, die stärker in Gelassenheit und Weisheit verankert ist. Die Fertigkeiten zur inneren Bereitschaft und Akzeptanz sind daher auch eine konsequente Fortsetzung der Fertigkeiten zur Entwicklung von Wise Mind (siehe Infoblatt 2.3 IB 14).

Die Skills gliedern sich in »An den neuen Weg denken« (2.4 IB 10); »Innere Bereitschaft« (2.4 IB 11, AB 10) und »Radikale Akzeptanz« (2.4 AB 11).

Der erste Skill »An den neuen Weg denken« ist didaktisch nicht besonders herausfordernd, er ist einleuchtend und selbstevident.

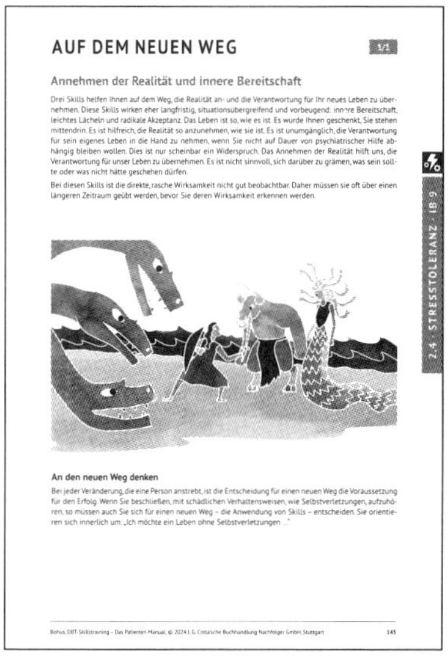
AUF DEM NEUEN WEG 1/1

Annehmen der Realität und innere Bereitschaft

Drei Skills helfen Ihnen auf dem Weg, die Realität an- und die Verantwortung für Ihr neues Leben zu übernehmen. Diese Skills wirken eher langfristig, situationsübergreifend und vorbeugend: innere Bereitschaft, leichtes Lächeln und radikale Akzeptanz. Das Leben ist so, wie es ist. Es wurde Ihnen geschenkt, Sie stehen mittendrin. Es ist hilfreich, die Realität so anzunehmen, wie sie ist. Es ist unumgänglich, die Verantwortung für sein eigenes Leben in die Hand zu nehmen, wenn Sie nicht auf Dauer von psychiatrischer Hilfe abhängig bleiben wollen. Dies ist nur scheinbar ein Widerspruch. Das Annehmen der Realität hilft uns, die Verantwortung für unser Leben zu übernehmen. Es ist nicht sinnvoll, sich darüber zu grämen, was sein sollte oder was nicht hätte geschehen dürfen.

Bei diesen Skills ist die direkte, rasche Wirksamkeit nicht gut beobachtbar. Daher müssen sie oft über einen längeren Zeitraum geübt werden, bevor Sie deren Wirksamkeit erkennen werden.

An den neuen Weg denken

Bei jeder Veränderung, die eine Person anstrebt, ist die Entscheidung für einen neuen Weg die Voraussetzung für den Erfolg. Wenn Sie beschließen, mit schädlichen Verhaltensweisen, wie Selbstverletzungen, aufzuhören, so müssen auch Sie sich für einen neuen Weg – die Anwendung von Skills – entscheiden. Sie orientieren sich innerlich um: „Ich möchte ein Leben ohne Selbstverletzungen …"

2.4 · STRESSTOLERANZ · IB 9

Bohus, DBT-Skillstraining – Das Patienten-Manual, © 2024 J. G. Cotta'sche Buchhandlung Nachfolger GmbH, Stuttgart 145

Es ist jedoch meist nicht ganz einfach, in die Thematik der inneren Bereitschaft und der radikalen Akzeptanz einzuführen. Die meisten Patientinnen entwickeln zunächst reflexhaft Abneigung gegen diese Skills. Dies liegt auch daran, dass sie einer weitverbreiteten borderlinetypischen Grundhaltung widersprechen. Manche Patientinnen haben sich in einer Art postpubertären Dauerrebellion eingerichtet, reagieren rasch mit Empörung auf Unstimmigkeiten oder haben eine chronisch hadernde, verbitterte Grundstimmung entwickelt. Das hat natürlich seine Gründe: Negative Erfahrungen im zwischenmenschlichen Bereich führen häufig zu Frustration, aggressivem Misstrauen und zu dem Grundgedanken, die Welt sei einem etwas schuldig, die anderen sollten besonders Rücksicht nehmen, man habe ein Recht darauf, behutsam behandelt zu werden, oder gar darauf, andere rücksichtslos zu behandeln. Dass diese Haltung zu zwischenmenschlichen Problemen führt, ist offensichtlich.

Auch das Prinzip der radikalen Akzeptanz stößt selten sofort auf Begeisterung. Dies liegt auch daran, dass Akzeptanz im Deutschen oft mit der Zustimmung zu Missständen assoziiert wird oder damit, Widerstand gegen Ungerechtigkeit aufzugeben, mit Resignation und Unterwerfung. Das Gegenteil ist richtig. Radikale Akzeptanz ist eine sehr starke, befreiende Haltung.

2.4 IB 10 An den neuen Weg denken

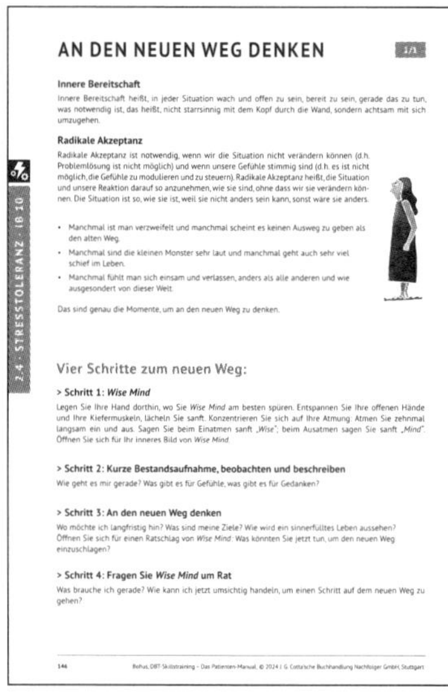

AN DEN NEUEN WEG DENKEN 1/1

Innere Bereitschaft

Innere Bereitschaft heißt, in jeder Situation wach und offen zu sein, bereit zu sein, gerade das zu tun, was notwendig ist, das heißt, nicht starrsinnig mit dem Kopf durch die Wand, sondern achtsam mit sich umzugehen.

Radikale Akzeptanz

Radikale Akzeptanz ist notwendig, wenn wir die Situation nicht verändern können (d.h. Problemlösung ist nicht möglich) und wenn unsere Gefühle stimmig sind (d.h. es ist nicht möglich, die Gefühle zu modulieren und zu steuern). Radikale Akzeptanz heißt, die Situation und unsere Reaktion darauf so anzunehmen, wie sie sind, ohne dass wir sie verändern können. Die Situation ist so, wie sie ist, weil sie nicht anders sein kann, sonst wäre sie anders.

- Manchmal ist man verzweifelt und manchmal scheint es keinen Ausweg zu geben als den alten Weg.
- Manchmal sind die kleinen Monster sehr laut und manchmal geht auch sehr viel schief im Leben.
- Manchmal fühlt man sich einsam und verlassen, anders als alle anderen und wie ausgesondert von dieser Welt.

Das sind genau die Momente, um an den neuen Weg zu denken.

Vier Schritte zum neuen Weg:

> Schritt 1: *Wise Mind*

Legen Sie Ihre Hand dorthin, wo Sie *Wise Mind* am besten spüren. Entspannen Sie Ihre offenen Hände und Ihre Kiefermuskeln, lächeln Sie sanft. Konzentrieren Sie sich auf Ihre Atmung: Atmen Sie zehnmal langsam ein und aus. Sagen Sie beim Einatmen sanft „*Wise*"; beim Ausatmen sagen Sie sanft „*Mind*". Öffnen Sie sich für Ihr inneres Bild von *Wise Mind*.

> Schritt 2: Kurze Bestandsaufnahme, beobachten und beschreiben

Wie geht es mir gerade? Was gibt es für Gefühle, was gibt es für Gedanken?

> Schritt 3: An den neuen Weg denken

Wo möchte ich langfristig hin? Was sind meine Ziele? Wie wird ein sinnerfülltes Leben aussehen? Öffnen Sie sich für einen Ratschlag von *Wise Mind*: Was könnten Sie jetzt tun, um den neuen Weg einzuschlagen?

> Schritt 4: Fragen Sie *Wise Mind* um Rat

Was brauche ich gerade? Wie kann ich jetzt umsichtig handeln, um einen Schritt auf dem neuen Weg zu gehen?

2.4 · STRESSTOLERANZ · IB 10

146 Bohus, DBT-Skillstraining – Das Patienten-Manual. © 2024 J. G. Cotta'sche Buchhandlung Nachfolger GmbH, Stuttgart

Dieser Skill setzt voraus, dass die Patientinnen sich Gedanken gemacht haben, wie ihr »neuer Weg«, also ihre Therapieziele, aussehen soll. Im Idealfall konnten sie dazu in der Einzeltherapie die Info- und Arbeitsblätter 2.7 AB 1–5 bearbeiten. In diesem Fall haben sie sich bereits ausführlich mit einigen Fragen auseinandergesetzt: Was ist mir im Leben wirklich wichtig? Wie sollte mein Leben aussehen, wenn sich die Probleme der Borderlinestörung oder der komplexen PTBS deutlich gebessert haben? Was sind meine kurzfristigen und langfristigen Therapieziele, und warum ist mir das wichtig?

Viele Patientinnen gestalten sich kleine Karteikarten, auf denen sie ihre Ziele und die jeweiligen Schritte dazu grafisch darstellen. Diese Karteikarten sind hilfreich, wenn man sich gerade mal wieder überwältigt, verzweifelt und orientierungslos fühlt, an seinen Fähigkeiten zweifelt und aufgeben möchte. Wenn die »kleinen Monster«, also die dysfunktionalen Selbstkonzepte, zu laut werden oder die Energie zur Neige geht.

Falls Patientinnen die Arbeitsblätter zum alten und neuen Weg noch nicht ausgefüllt haben, sollten Sie sie dazu ermutigen. Im Prinzip geht es darum, welche Veränderungen sich die Patientinnen für ihr Leben wünschen. Welche konkreten Ziele verfolgen sie durch die Therapie? Der »neue Weg« gibt also Motivation und Kraft, gerade in Zeiten, in denen Patientinnen durch Krisensituationen belastet sind. Sammeln Sie mit ihnen gemeinsam Ideen, wie ihr persönlicher »neuer Weg« aussehen könnte. Fragen Sie genau nach, um sie dabei zu unterstützen, ein kohärentes Bild eines sinnerfüllten Lebens zu entwickeln. Dabei hat es sich als hilfreich erwiesen, den neuen Weg mit den Werten und Zielen der Patientinnen zu verknüpfen.

Weisen Sie darauf hin, dass gerade unter Stress die »alten Wege« sich oft als rasche Lösungsmöglichkeiten aufdrängen und dass diese Mechanismen oft automatisiert sind. Dann erscheinen die neuen Wege ungewohnt, unpassend oder beängstigend. Es ist also davon auszugehen, dass *trotz* der Entscheidung für den neuen Weg immer wieder Rückfälle in alte Verhaltensmuster auftreten werden. Daher sollten die Patientinnen immer wieder ihre Entscheidungen für den neuen Weg festigen.

Validieren Sie, dass es oftmals schwierig ist, an den neuen Weg zu denken und rechtzeitig auf diesen abzubiegen. Die folgende Metapher hat sich dabei als hilfreich erwiesen: Während der »neue Weg« zu Beginn ein kleiner Trampelpfad durch dichtes Gestrüpp ist, gleicht der »alte Weg« einer großen vierspurige Autobahn, die uns jedoch an einen wohlbekannten, uns jedoch verhassten Ort führt. Es ist also zum einen schwer, den neuen Weg zu finden, zum anderen ist es zunächst ungewohnt und mühsam, ihn zu gehen; manchmal macht das sogar Angst. Der »alte Weg« hingegen ist vertraut und leicht befahrbar, allerdings, wie schon erwähnt, bewegen sich Patientinnen in einem Teufelskreis aus Angst, Scham, Schuld, Trauma-Erinnerungen, Selbstverletzungen und Drogenkonsum. Und dennoch, je häufiger sie den neuen Weg einschlagen, desto stärker ist der Pfad ausgetreten. Die Patientinnen werden ihn leichter erkennen, er wird leichtfüßiger zu gehen sein und der alte Weg wird nach und nach zuwuchern.

Betonen Sie, dass die Entscheidung für einen »neuen Weg« oftmals häufiger getroffen werden muss und insbesondere dann, wenn es Patientinnen gerade schlecht geht. Unten auf den Infoblatt finden die Patientinnen eine Schritt-für-Schritt-Anleitung, wie dies gelingen kann. Auch hier spielt *Wise Mind* eine wichtige Rolle.

Der auf diesem Infoblatt vorgestellte Skill betont zunächst die Bedeutung von innerer Bereitschaft und radikaler Akzeptanz, um dann eine *Wise-Mind*-basierte mentale Übung einzuleiten. Sie soll helfen, sich auch in schwierigen Situationen seine Ziele zu vergegenwärtigen und aus dieser Vision Kraft zu schöpfen. Ermutigen Sie die Patientinnen, in Kleingruppen eigene Beispiele zu sammeln zu Gelegenheiten, bei denen sie diesen Skill schon intuitiv angewandt haben.

Der »neue Weg« in der Drogentherapie

Ich (MB) erzähle manchmal eine Therapie-Geschichte: Als junger, unerfahrener Assistenzarzt hatte ich einen drogenabhängigen Mann zu behandeln, der sich einer stationären Entzugsbehandlung unterzog. Der körperliche Entzug war gut überstanden, der Patient plante seinen ersten Ausgang in die Stadt. Er war fest davon überzeugt, dass er ohne Schwierigkeiten clean bleiben könne. Überzeugend konnte er darlegen, wie sehr er die Drogen jetzt hasse und wie erniedrigend die Beschaffung der Drogen sei, all dies wolle er nicht mehr. Unerfahren, wie ich war, teilte ich seine Zuversicht. Leider kam der Patient völlig niedergeschlagen zurück – er hatte in der Stadt einen Dealer getroffen und dessen Angebot nicht widerstehen können. Ich teilte seine Betroffenheit und wandte mich an meinen Supervisor. Der gab mir einen Rat, den ich nie mehr vergessen sollte: Dass man Leiden loswerden möchte, sei ein guter Anfang. Wenn man aber nicht wisse, was man mit seinem Leben stattdessen anfangen möchte, sei dies eben nur ein Anfang. Gute Vorsätze brechen rasch in sich zusammen, sobald die ersten Herausforderungen anstehen. Also entwickelte ich mit meinem Patienten folgenden Plan: Ich fragte ihn, was er denn nach dem Entzug aus seinem Leben machen möchte. Er erzählte, dass er aufgrund seiner Suchterkrankung derzeit keinen Kontakt zu seinem Sohn habe. Erst nach der Therapie könne er ihn wieder besuchen. Was er denn mit ihm unternehmen wolle? Er würde gerne ein Fußballspiel besuchen. Der Sohn sei zehn Jahre alt und ein großer Fan des SC Freiburg.
Nun, wir vereinbarten, dass der Patient Tickets für ein Heimspiel besorgen würde. Auf eines dieser Tickets klebte er ein Bild seines Sohnes und verstaute es in seinem Portemonnaie. Wann immer er starken Suchtdruck verspürte, holte er nun das Ticket heraus und stellte sich vor, wie er mit seinem Jungen das Spiel besuchen würde – großes Vater-Sohn-Kino. Das half. Er blieb tatsächlich clean.

Erzählen Sie eine eigene Geschichte oder lesen Sie die Geschichte vom ganz besonderen Tier vor und diskutieren Sie darüber.

Die Geschichte vom ganz besonderen Tier

Es war einmal ein ganz besonderes Tier, das lebte sehr allein in einer reichlich trockenen Wüste. Es gab dort Steine und ein paar zähe Grasbüschel. und sonst gab es nicht viel zwischen den Steinen. Nur ein paar kleine Untiere krabbelten dort herum und machten Ärger. Nachts aber heulte der Wind zwischen den Steinen, und das ganz besondere Tier hatte Angst. Es gab auch einen kleinen Hügel in dieser Wüste, da kletterte das ganz besondere Tier manchmal hinauf. Denn von dort oben konnte man über die Berge sehen. Und hinter diesen Bergen lag ein Tal. Es schien grün zu sein, dort drüben im anderen Tal, und die Wiesen saftig. Und manchmal, wenn der Wind richtig stand, dann trug er Stimmen herüber, aus diesem Tal, und Geräusche und ein Lachen. Dann fühlte sich das ganz besondere Tier noch einsamer als sonst. Es weinte leise und stopfte sich Grasbüschel in die Ohren, damit es das nicht mehr hören musste. Aber die Untiere konnten die Angst und die Traurigkeit riechen. Sie krabbelten heran und flüsterten und redeten wirres Zeug.
Schon ein paarmal hatte sich das ganz besondere Tier auf den Weg gemacht in dieses Tal dort drüben, hinter die Berge, zu den anderen Tieren. Aber immer wieder hatte es Angst bekommen, und die Untiere waren laut geworden. Und dann schien es doch sicherer zu sein, hier in der Wüste zu bleiben. Hier kannte man sich wenigstens aus.
Das wäre wohl immer so weitergegangen und die Geschichte wäre hier zu Ende. Aber eines Morgens wachte das ganz besondere Tier auf und es fühlte sich plötzlich sehr mutig. Es hatte vom anderen Tal geträumt. In dem Traum gab es dort drüben ein zweites ganz besonderes Tier, und das wartete. Der Traum war überaus lebendig gewesen und sehr klar. Was hatte es eigentlich zu verlieren? Es wollte über die Berge in dieses Tal, zu den anderen. Als die Untiere das hörten, murmelten sie verächtlich: »Was willst du denn dort?« »Die werden dich auslachen!« Doch das ganz besondere Tier ließ sich nicht beirren und packte seine Habseligkeiten zusammen. Als es sich schließlich wirklich auf den Weg machte, wurden die Untiere ganz aufgeregt: »Lass das sein! Sie werden merken, woher du kommst, und sie werden dich vertreiben. Du gehörst nicht zu denen.« An allen anderen Tagen hätte das ganz besondere Tier wohl entmutigt den Kopf hängen lassen, aber heute nicht! Heute stellte es sich vor, dass dort drüben ein zweites ganz besonderes Tier auf es wartete. Und es freute sich darauf, mit diesem Tier

um die Wette zu springen. »Schau dich um«, riefen die Untiere – ihre Stimmen wurden immer lauter. »Schau dich doch um, all das hier, das kennst du schon. Du weißt, wo du Schutz findest, und du weißt, wo dein Hügel ist, der Hügel der Sehnsucht.« Aber das ganz besondere Tier sah sich diesmal nicht um. Es schaute nach vorne. Es war ihm, als hörte es das andere Tier hinter den Bergen flüstern: »Du schaffst das schon, ich vertraue auf dich.«
Schließlich bekamen es die Untiere mit der Angst zu tun. Das ganz besondere Tier schien es diesmal wirklich ernst zu meinen. Schließlich stellten sie sich ihm in den Weg, sie kletterten aufeinander und machten einen Riesenlärm. »Also gut, meinetwegen«, meinte das ganz besondere Tier schließlich, »ich kenne euch ja. Ihr könnt mitkommen, vielleicht seid ihr ja sogar zu irgendwas nütze, dort drüben, im neuen Tal.« Die Untiere grummelten erleichtert, und gemeinsam machten sie sich auf den weiten Weg über das Gebirge.

Will man sich auf den Weg machen, um ein schwieriges Hindernis zu überwinden, braucht man einen guten Grund. Dass man die bestehende Situation nicht mehr aushält, ist eine gute Basis, aber wenn es ernst wird, dann ist es besser, man hat ein klares Ziel vor Augen. Denn nun setzen die Bedenken ein. Sie sind zahlreich und einem wohlbekannt – und wollen ernst genommen werden. Wenn man sie kennt und sich von ihnen nicht überrumpeln lässt, ist es einfacher, sich auf den Weg zu machen. Je wichtiger das Ziel, desto mehr Kraft hat man für die Veränderung. Dies lässt sich auch wissenschaftlicher ausdrücken:

Motivation = Ansporn/Bedenken

Je stärker der Ansporn und je geringer die Bedenken, desto stärker ist die Motivation. Oder umgekehrt: Je mehr Bedenken man hat, desto stärker muss der Ansporn sein, um sich tatsächlich auf die Therapie einzulassen. Und da die meisten Patientinnen mit Borderline-Störung oder komplexer PTBS starke Bedenken haben, ist es wichtig, Ziele herauszuarbeiten, die einen starken Ansporn geben. Übrigens: Eine Null im Nenner ist schon rein mathematisch nicht zulässig, Bedenken gehören dazu und sind ein Teil jeder Veränderung.

2.4 IB 11 und AB 10 Innere Bereitschaft üben

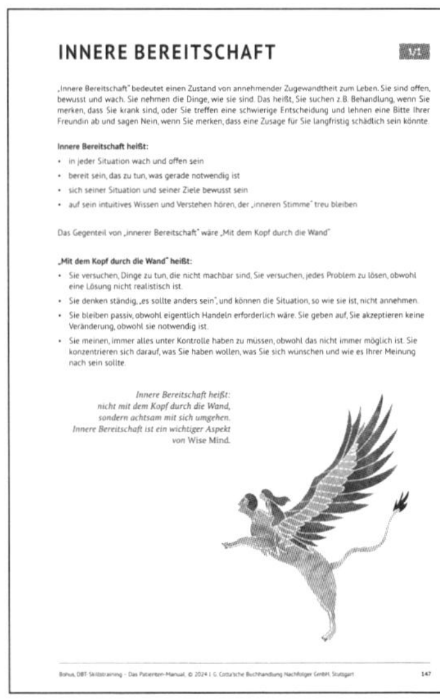

INNERE BEREITSCHAFT 1/1

„Innere Bereitschaft" bedeutet einen Zustand von annehmender Zugewandtheit zum Leben. Sie sind offen, bewusst und wach. Sie nehmen die Dinge, wie sie sind. Das heißt, Sie suchen z.B. Behandlung, wenn Sie merken, dass Sie krank sind, oder Sie treffen eine schwierige Entscheidung und lehnen eine Bitte Ihrer Freundin ab und sagen Nein, wenn Sie merken, dass eine Zusage für Sie langfristig schädlich sein könnte.

Innere Bereitschaft heißt:

- in jeder Situation wach und offen sein
- bereit sein, das zu tun, was gerade notwendig ist
- sich seiner Situation und seiner Ziele bewusst sein
- auf sein intuitives Wissen und Verstehen hören, der „inneren Stimme" treu bleiben

Das Gegenteil von „innerer Bereitschaft" wäre „Mit dem Kopf durch die Wand"

„Mit dem Kopf durch die Wand" heißt:

- Sie versuchen, Dinge zu tun, die nicht machbar sind. Sie versuchen, jedes Problem zu lösen, obwohl eine Lösung nicht realistisch ist.
- Sie denken ständig „es sollte anders sein", und können die Situation, so wie sie ist, nicht annehmen.
- Sie bleiben passiv, obwohl eigentlich Handeln erforderlich wäre. Sie geben auf, Sie akzeptieren keine Veränderung, obwohl sie notwendig ist.
- Sie meinen, immer alles unter Kontrolle haben zu müssen, obwohl das nicht immer möglich ist. Sie konzentrieren sich darauf, was Sie haben wollen, was Sie sich wünschen und wie es Ihrer Meinung nach sein sollte.

Innere Bereitschaft heißt:
nicht mit dem Kopf durch die Wand,
sondern achtsam mit sich umgehen.
Innere Bereitschaft ist ein wichtiger Aspekt
von Wise Mind.

2.4 · STRESSTOLERANZ · IB 11

Bohus, DBT-Skillstraining – Das Patienten-Manual. © 2024 J. G. Cotta'sche Buchhandlung Nachfolger GmbH, Stuttgart 147

Das Infoblatt ist selbsterklärend. Vielleicht beginnen die Patientinnen damit, die Arbeitsblätter AB 10 in Kleingruppen zu bearbeiten? Im Anschluss können sie die Ergebnisse im Plenum besprechen und sich mit dem Prinzip der »Inneren Bereitschaft« vertraut machen. Die Begriffe sind an sich sehr einprägsam und nahezu alle Patientinnen können mit ihnen etwas assoziieren. Innere Bereitschaft soll uns dabei helfen, in schwierigen Situationen gelassen zu bleiben und das zu tun, was die aktuelle Situation erfordert. Sie ist eine wichtige Voraussetzung, um mit Krisen und Stress umzugehen. Das Gegenteil davon ist eine »Mit dem Kopf durch die Wand«-Einstellung. Die Erläuterungen hierzu auf dem Infoblatt sind selbsterklärend. Wir haben gute Erfahrungen damit gemacht, »Evas Geschichte« (2.4 AB 10, S.149) in Kleingruppen bearbeiten zu lassen. Zugegeben: Die Geschichte wirkt stellenweise etwas slapstickhaft und erscheint auf den ersten Blick klischeehaft und stereotyp. Dennoch finden sich viele Patientinnen auf validierende Weise darin wieder. Mit einer Prise schwarzen Humors können sie die dargestellte Situation oft gut nachvollziehen – so, wie sie sich manchmal im eigenen Leben zeigt. Das Erkennen von »Mit dem Kopf durch die Wand«-Gedanken sowie insbesondere das Formulieren einer »inneren Bereitschaft« erweist sich dabei als äußerst fruchtbar – besonders in der Kleingruppenarbeit. Und das Wichtigste: Betonen Sie, dass es in solchen Situationen nicht nur eine einzige Chance gibt, aus dem Teufelskreis auszubrechen. Vielmehr bieten sich immer wieder Gelegenheiten, mithilfe der inneren Bereitschaft einen neuen Weg einzuschlagen. Validieren Sie Eva – denn während des emotionalen Aufschaukelns kann sie unmöglich wissen, wie sich die Situation weiterentwickelt. Dennoch gilt: Es ist nie zu spät, sich auf eine Haltung der inneren Bereitschaft zu besinnen.

Innere Bereitschaft ist eng verknüpft mit den Skills zum »offenen Annehmen« (2.3 IB 7) und »umsichtigen Handeln« (2.3 IB 9) aus dem Achtsamkeits-Modul. Sie können gerne einige der dort beschriebenen

Übungen heranziehen, um das Prinzip zu verdeutlichen: beispielsweise »Gepfefferter Alltag« oder »Unterschiede Annehmen«, »Spiele nach den Regeln« oder »Menschen sind menschlich«.

2.4 IB 12 Leichtes Lächeln

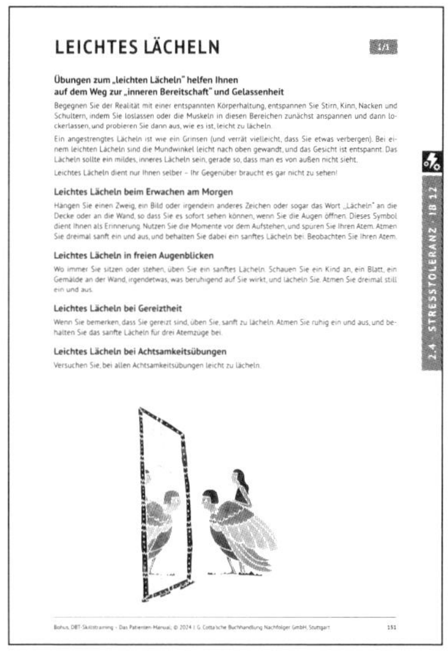

LEICHTES LÄCHELN 1/1

Übungen zum „leichten Lächeln" helfen Ihnen auf dem Weg zur „inneren Bereitschaft" und Gelassenheit

Begegnen Sie der Realität mit einer entspannten Körperhaltung, entspannen Sie Stirn, Kinn, Nacken und Schultern, indem Sie loslassen oder die Muskeln in diesen Bereichen zunächst anspannen und dann lockerlassen, und probieren Sie dann aus, wie es ist, leicht zu lächeln.

Ein angestrengtes Lächeln ist wie ein Grinsen (und verrät vielleicht, dass Sie etwas verbergen). Bei einem leichten Lächeln sind die Mundwinkel leicht nach oben gewandt, und das Gesicht ist entspannt. Das Lächeln sollte ein mildes, inneres Lächeln sein, gerade so, dass man es von außen nicht sieht.

Leichtes Lächeln dient nur Ihnen selber – Ihr Gegenüber braucht es gar nicht zu sehen!

Leichtes Lächeln beim Erwachen am Morgen

Hängen Sie einen Zweig, ein Bild oder irgendein anderes Zeichen oder sogar das Wort „Lächeln" an die Decke oder an die Wand, so dass Sie es sofort sehen können, wenn Sie die Augen öffnen. Dieses Symbol dient Ihnen als Erinnerung. Nutzen Sie die Momente vor dem Aufstehen, und spüren Sie Ihren Atem. Atmen Sie dreimal sanft ein und aus, und behalten Sie dabei ein sanftes Lächeln bei. Beobachten Sie Ihren Atem.

Leichtes Lächeln in freien Augenblicken

Wo immer Sie sitzen oder stehen, üben Sie ein sanftes Lächeln. Schauen Sie ein Kind an, ein Blatt, ein Gemälde an der Wand, irgendetwas, was beruhigend auf Sie wirkt, und lächeln Sie. Atmen Sie dreimal still ein und aus.

Leichtes Lächeln bei Gereiztheit

Wenn Sie bemerken, dass Sie gereizt sind, üben Sie, sanft zu lächeln. Atmen Sie ruhig ein und aus, und behalten Sie das sanfte Lächeln für drei Atemzüge bei.

Leichtes Lächeln bei Achtsamkeitsübungen

Versuchen Sie, bei allen Achtsamkeitsübungen leicht zu lächeln.

2.4 · STRESSTOLERANZ · IB 12

Bohus, DBT-Skillstraining – Das Patienten-Manual, © 2024 J. G. Cotta'sche Buchhandlung Nachfolger GmbH, Stuttgart 151

»Leichtes Lächeln« ist zunächst eine einfache motorische Übung, die unmittelbar zu einer Veränderung einer dysthymen Affektlage führen kann. Daher kann dieser Skill als »entgegengesetzte Körpersprache« zur aktiven, kurzfristig wirksamen Modulation von Wut und Ärger eingesetzt werden. Andererseits kann »Leichtes Lächeln« verwendet werden, um eine positivere Grundhaltung gegenüber der Welt und sich selbst zu erwirken. Die angegebenen Übungen erklären sich selbst.

»Leichtes Lächeln« sollte nicht gepresst oder verzerrt wirken, sondern so, dass man es von außen gerade nicht sieht, es innen aber deutlich spürbar ist. Ein tiefer Atemzug und ein stilles »Ja«, oder eine kurze Begrüßung seiner selbst können »Leichtes Lächeln« ergänzen – in einer angenehmen und wohlwollenden Stimmlage.

Didaktisch hilft man sich, indem man die üblichen Bedenken der Patientinnen antizipiert: *»Diese Übung wird Ihnen zunächst seltsam vorkommen oder so wirken, als sollten Sie gute Miene zum bösen Spiel machen. Das kennen Sie ja eigentlich zur Genüge! Aber es ist so, dass es einige fest verdrahtete motorische Programme in unserem Körper gibt, die unmittelbar auf unsere Stimmung wirken.«*

Von dem erfahrenen Skillstrainer Florian Leihener stammt der Tipp, diese Übung zunächst in der Gruppe mit der Anleitung zum »leichten Schmollen« einzuführen. So wird gut erfahrbar, dass die Veränderung von Gesichtsmuskulatur die Stimmung beeinflussen kann. Vielen Patientinnen fällt es zunächst leichter, zu schmollen als zu lächeln. Betonen Sie, dass dieses »Leichte Lächeln« keine soziale Wirkung hat, also keine Signale senden soll, sondern in erster Linie zur eigenen Stimmungsregulation dient. Eine Formulierung bei der Anleitung könnte lauten: *»Zaubern Sie ein leichtes Lächeln auf Ihre Lippen, sodass es von außen gerade nicht sichtbar, von innen aber gut spürbar ist.«*

2.4 AB 11 Radikale Akzeptanz

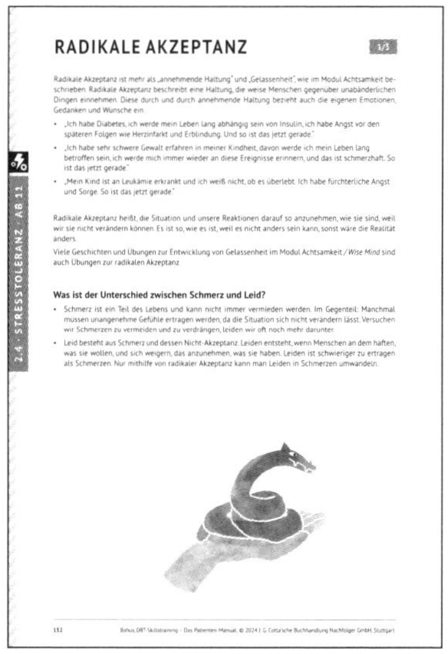

RADIKALE AKZEPTANZ 1/3

Radikale Akzeptanz ist mehr als „annehmende Haltung" und „Gelassenheit", wie im Modul Achtsamkeit beschrieben. Radikale Akzeptanz beschreibt eine Haltung, die weise Menschen gegenüber unabänderlichen Dingen einnehmen. Diese durch und durch annehmende Haltung bezieht auch die eigenen Emotionen, Gedanken und Wünsche ein.

- „Ich habe Diabetes, ich werde mein Leben lang abhängig sein von Insulin, ich habe Angst vor den späteren Folgen wie Herzinfarkt und Erblindung. Und so ist das jetzt gerade."
- „Ich habe sehr schwere Gewalt erfahren in meiner Kindheit, davon werde ich mein Leben lang betroffen sein, ich werde mich immer wieder an diese Ereignisse erinnern, und das ist schmerzhaft. So ist das jetzt gerade."
- „Mein Kind ist an Leukämie erkrankt und ich weiß nicht, ob es überlebt. Ich habe fürchterliche Angst und Sorge. So ist das jetzt gerade."

Radikale Akzeptanz heißt, die Situation und unsere Reaktionen darauf so anzunehmen, wie sie sind, weil wir sie nicht verändern können. Es ist so, wie es ist, weil es nicht anders sein kann, sonst wäre die Realität anders.

Viele Geschichten und Übungen zur Entwicklung von Gelassenheit im Modul Achtsamkeit / *Wise Mind* sind auch Übungen zur radikalen Akzeptanz.

Was ist der Unterschied zwischen Schmerz und Leid?

- Schmerz ist ein Teil des Lebens und kann nicht immer vermieden werden. Im Gegenteil: Manchmal müssen unangenehme Gefühle ertragen werden, da die Situation sich nicht verändern lässt. Versuchen wir Schmerzen zu vermeiden und zu verdrängen, leiden wir oft noch mehr darunter.
- Leid besteht aus Schmerz und dessen Nicht-Akzeptanz. Leiden entsteht, wenn Menschen an dem haften, was sie wollen, und sich weigern, das anzunehmen, was sie haben. Leiden ist schwieriger zu ertragen als Schmerzen. Nur mithilfe von radikaler Akzeptanz kann man Leiden in Schmerzen umwandeln.

2.4 · STRESSTOLERANZ · AB 11

152 Bohus, DBT-Skillstraining – Das Patienten-Manual, © 2024 J. G. Cotta'sche Buchhandlung Nachfolger GmbH, Stuttgart

»Radikale Akzeptanz« ist sicherlich eines der schwierigeren Konzepte der DBT, aber auch eines der wirkmächtigsten. Es wurde von Marsha Linehan als »radical acceptance« geprägt und meint die »durchdringende, also vollständige Akzeptanz der Dinge, die man nicht ändern kann«. Im Gegensatz zur »acceptance«, also dem Annehmen der Umstände, so wie sie sind, um anzufangen, sie zu verändern, zielt die radikale Akzeptanz auf Dinge, die man nicht ändern kann. Dies schließt die jeweils eigene emotionale Reaktion mit ein. Langfristig mündet radikale Akzeptanz in einer friedvollen, demütigen, mitfühlenden Haltung gegenüber sich selbst und der Welt.

Erläutern Sie unbedingt, dass radikale Akzeptanz nicht bedeutet, ein Ereignis oder eine Situation zu »billigen«, »zuzustimmen« oder sie »gutzuheißen«: Ein Verbrechen bleibt ein Verbrechen, und es verdient unsere moralische Empörung. Dennoch kann ich radikal akzeptieren, dass es geschehen ist, dass ich dies nicht ändern kann, dass ich empört bin und dass es gilt, derartige Verbrechen in Zukunft zu verhindern.

Dem Konzept der radikalen Akzeptanz kommt besondere Bedeutung in der Traumaarbeit zu. Die eigene traumatische Vergangenheit als gegeben anzunehmen, ohne etwas zu beschönigen oder gar gutzuheißen, erfordert Kraft, Klarheit und braucht Unterstützung. Radikal anzunehmen, dass diese Vergangenheit eben auch heute noch nachwirkt, dass sie bis zu einem gewissen Grad unverständlich bleibt, dass sie bisweilen schmerzt – das erfordert oft viel mehr. Radikale Akzeptanz führt durch die Hölle ins Leben – das ist es, was Linehan sagen wollte.

Abiturfeier

Eine sehr persönliche (MB) Geschichte: Abiturfeier meiner Tochter, Ende Mai, ein herrlicher Sommerabend, die Abiturientinnen und Abiturienten standen herausgeputzt auf einer großen Bühne im Schulhof und ließen sich feiern. Die Angehörigen saßen unter Kastanien und schmolzen vor Rührung, Stolz oder schierer Erleichterung, dass diese Hürde nun endlich geschafft war.
Neben mir bemerkte ich eine Frau mit Tränen in den Augen, und in der Annahme, es seien Tränen des Glücks, meinte ich etwas flachsig, dass manche Momente so ergreifend sind, dass man weinen müsse. »Ja«, sagte sie, aber bei ihr sei das nicht so. Ich fühlte, dass ich etwas Falsches gesagt hatte. »Ja«, sprach sie weiter, »wissen Sie, ich hatte Zwillinge. Eine steht da oben. Die andere ist leider verstorben. Und immer, wenn ich jetzt das Glück der einen erlebe, spüre ich auch diesen tiefen Schmerz, dass die andere dies nicht erleben konnte. Und so ist das jetzt. Ich kann doch deswegen nicht zu Hause bleiben, oder?«

Vielleicht können Sie von Ihren eigenen Erfahrungen berichten, mit denen Sie in die Thematik einführen? Entscheidend ist, darauf zu achten, dass auch die **eigenen aversiven Emotionen** akzeptiert wurden. Es sollte dabei deutlich werden, dass radikale Akzeptanz nicht Mittel zum Zweck sein kann. Es erscheint etwas paradox: Ich kann nicht etwas sehr Unangenehmes radikal akzeptieren, damit ich mich besser fühle. Aber wenn ich etwas radikal akzeptiere, werde ich eine tiefere, veränderte Form der Stimmigkeit und damit auch der Erleichterung spüren.

Didaktisch bieten sich verschiedene Möglichkeiten an, in die Thematik einzuführen. Sie können, wie gerade beschrieben, mit einer persönlichen Geschichte beginnen. Oder Sie bitten die Patientinnen, in Kleingruppen den Unterschied zwischen Schmerz und Leid anhand der Akzeptanzsätze im Infoblatt 2.4 AB 11 zu diskutieren. Alternativ können Sie die Geschichte »Der Garten des Königs« vorlesen (2.3 IB 14) und diskutieren lassen oder Übungen aus dem Infoblatt 2.3 IB 7 durchführen.

Es bietet sich an, mit den Patientinnen zu erörtern, dass es Dinge im Leben gibt, die wir nicht beeinflussen oder verändern können. Das müssen wir so akzeptieren, auch wenn wir das nicht wollen. Fragen Sie die Patientinnen, was das sein könnte. Denn die Einschätzung, ob ich etwas verändern kann oder nicht, ist eine zentrale Voraussetzung für die radikale Akzeptanz. Dabei sollte klar werden, dass alles, was in der Vergangenheit war, nicht verändert werden kann. Auch eigene Gefühle und Gedanken sind nicht vollständig kontrollierbar. Den größten Einfluss haben wir auf unser eigenes Verhalten.

Sie können auch etwas humorvoll nachfragen, ob Patientinnen schon einmal versucht haben, die Vergangenheit zu verändern. Wenn es geklappt hat, sollte dieser Skill auf jeden Fall in der nächsten Auflage des Skills-Manuals einen Platz finden. Wenn es nicht geklappt hat, fragen Sie nach Alternativen. Schnell werden Sie dabei auf das Konzept der radikalen Akzeptanz stoßen.

Fahren Sie fort, indem Sie zunächst explorieren, was sich denn für die Patientinnen ändern würde, wenn sie es schaffen würden, den genannten Situationen gegenüber eine annehmende Haltung, also Akzeptanz, zu entwickeln. Denn radikale Akzeptanz führt zu Veränderung, wenn auch nicht direkt der Situation, sondern vielmehr der eigenen Haltung der Situation gegenüber. Dabei wird klar, dass die radikale Akzeptanz auch Freiraum schafft und Energie freisetzt, die für die Dinge aufgewendet werden kann, die wirklich veränderbar sind. Es geht also auch immer darum, die eigenen Ressourcen achtsam und zielgerichtet einzusetzen. Die Frage *»Wofür möchte ich meine begrenzte Energie nutzen?«* spielt bei der radikalen Akzeptanz daher eine zentrale Rolle.

Noch nie haben wir radikale Akzeptanz in Gruppen eingeführt ohne kritisches Nachfragen oder Einwände von Patientinnen. Und das ist auch gut so. Nutzen Sie diese Diskussionen, damit sich Patientinnen intensiv mit dem Konzept der radikalen Akzeptanz auseinandersetzen und Vor- und Nachteile abwägen. Beachten Sie dabei die folgenden Punkte:

- Radikale Akzeptanz ist schwierig, gerade dann, wenn die Situation emotional belastend ist.
- Radikale Akzeptanz bedeutet nicht, eine Situation oder das Geschehene gutzuheißen, zu billigen oder zu resignieren. Es bedeutet, die eigenen Grenzen anzunehmen, an denen man nichts verändern kann. Man darf dabei auch wütend oder traurig sein.
- Nicht alles im Leben sollte man radikal akzeptieren. Sondern nur die Dinge, die wir nicht verändern können. Wenn man etwas verändern kann, sollten wir dies auch tun.

»Möge ich den Mut haben, Dinge zu verändern, die ich ändern kann; die Gelassenheit, Dinge anzunehmen, die ich nicht ändern kann; und die Weisheit, das eine vom anderen zu unterscheiden.«

Folgende Fragen bieten sich dabei an zu diskutieren:
- Warum Mut bei der Veränderung?
- Gelassenheit, Dinge anzunehmen – leichter gesagt als getan; wie kann das gelingen?
- Unterscheiden: Was kann ich verändern, was nicht?

Das Zusammenspiel zwischen Akzeptanz und Veränderung ist ein zentrales Prinzip der Dialektik in der DBT. Weisen Sie darauf hin, dass das eine immer mit dem anderen zusammenhängt. In manchen Situationen gibt es Aspekte, die auf die Seite der Akzeptanz gehören, und andere, die zur Veränderung gehören. Wichtig ist, darauf hinzuweisen: Wenn ich mich zu sehr auf eine Seite stelle, kippt die Waage. Akzeptiere ich alles im Leben radikal, schaffe ich keine positive Veränderung. Wenn ich alles im Leben versuche zu verändern, werde ich verbittert und erschöpft.

Die Imaginationsübung zu *Wise Mind* und radikaler Akzeptanz (2.4 AB 11; Patienten-Manual, S.153) ist primär für die Arbeit zu Hause oder die Einzeltherapie konzipiert. Sie können sie aber auch gemeinsam in der Gruppe durchführen und nachbesprechen. Dazu bitten Sie die Patientinnen, sich eine Situation zu überlegen, die sie radikal akzeptieren möchten. Wenn Sie die Übung zum ersten Mal machen, bietet es sich an, eine Situation zu wählen, die im Moment zwar belastend ist, die Patientinnen jedoch nicht zu sehr aufwühlt.

Leiten Sie die Übung an, indem Sie die gewählte Situation zunächst vor dem inneren Auge imaginieren und lebendig werden lassen. In einem zweiten Schritt aktivieren Sie dann *Wise Mind*. Bitten Sie die Patientinnen mithilfe von *Wise Mind* in eine annehmende Haltung und sprechen Sie den Satz *»Ja, so ist das gerade.«* wiederholt langsam, um ihn wirken zu lassen.

Besprechen Sie die Übung gründlich nach. Fokussieren Sie vor allem darauf, ob, und wenn ja, wie sich das emotionale Erleben der Situation durch *Wise Mind*, die annehmende Haltung und den Akzeptanzsatz verändert hat. Häufig berichten Patientinnen, dass sie dadurch Abstand zur Situation bekommen und körperliche Empfindungen (z.B. Druck auf der Brust) deutlich nachgelassen haben. Manchmal berichten Patientinnen auch, dass die Übung sehr schwierig und belastend war. Ermutigen Sie sie, die Übung ein anderes Mal zu wiederholen. Auch diese Erfahrungen gehören dazu, denn radikale Akzeptanz ist alles andere als leicht.

Die Geschichte auf Seite 3 von Arbeitsblatt 2.4 AB 11 (Patienten-Manual, S. 154) zielt zwar auf »Posttraumatic Growth«, kann aber auch den Kern der radikalen Akzeptanz verdeutlichen und ist ein bisschen zugänglicher. Lassen Sie die Geschichte laut in der Gruppe vorlesen. Diskutieren Sie, wie sich radikale Akzeptanz in bemerkbar macht und welche Folgen dies für die Protagonisten hat. Überlegen Sie gemeinsam mit den Patientinnen, was dies für das eigene Leben bedeuten könnte.

2.5 Modul Umgang mit Gefühlen

Schwierigkeiten der Emotionsregulation sind ein wesentliches Merkmal von Borderline-Störungen und komplexer PTBS: Beide Patientengruppen zeigen sowohl **morphologische Alterationen** des fronto-limbischen Systems als auch **psychologische Besonderheiten**. Erstere manifestieren sich in einer generellen Hypersensitivität (niedrige Reizschwellen, intensive und lang anhaltende Emotionen), Letztere in ausgeprägter Disposition für aversive Emotionen wie Scham, Ekel, Selbsthass und Schuld sowie Angst vor Nähe, Sicherheit und Geborgenheit. Die Verbesserung der Emotionsregulation ist daher ein zentraler Bestandteil der DBT und ein wichtiger Faktor für den Therapieerfolg.

2.5.1 Ziele des Moduls Umgang mit Gefühlen

Dieses Modul vermittelt neben dem Grundverständnis für die Prozesse der Emotionsverarbeitung auch die grundlegenden Fertigkeiten, um mit Emotionen besser umzugehen. Die Teilnehmerinnen sollen lernen, dass Emotionen automatisierte »Programme« sind, die unter bestimmten Umständen aktiviert werden.

Emotionen dienen dazu, den Betroffenen bestimmte Handlungen »vorzuschlagen«. Es geht also zunächst darum, die Angst vor Emotionen zu verlieren, einige Mythen aufzuklären und ein grundlegendes Verständnis zu entwickeln. Im zweiten Schritt wenden wir uns den wichtigsten spezifischen Emotionen zu und vermitteln Wissen über multiple Emotionen und emotionale Netze. Auf Basis dieses Wissens lernen die Teilnehmerinnen, wie man einschätzt, ob die Emotionen zum jeweiligen Zeitpunkt sinnvoll oder inadäquat sind und wie sie sie gegebenenfalls abschwächen können. Der dritte Abschnitt vermittelt Fertigkeiten, um das emotionale System längerfristig zu stabilisieren.

2.5.2 Hintergrundwissen

Der theoretische Hintergrund der DBT folgt weitgehend den Grundannahmen der »sozio-biologischen« Psychologie. Aus dieser Sichtweise sind **Emotionen** – wie zahlreiche andere evolutionäre psychische Mechanismen auch – **informationsverarbeitende Programme**, die im Laufe der Evolution entwickelt wurden, weil sie »spezifische Probleme des individuellen Überlebens oder der Reproduktion oder der Nachwuchssicherung lösten, die im Laufe der evolutionären Geschichte der Menschheit immer wiederkehrten« (Buss 1995, S. 3).

Es ist ein breites Bündel an Anforderungen, die an das menschliche Individuum gestellt wurden und werden: von der Sicherung der mütterlichen Nahrungszufuhr, dem Durchsetzen gegenüber konkurrierenden Geschwistern, der Abwehr tödlicher Gefahren, der Auswahl von Nahrung, der Etablierung sozialer Kompetenz, der Sicherung gleichgeschlechtlicher sozialer Akzeptanz, der Entwicklung sexueller Attraktivität, der Sicherung dauerhafter partnerschaftlicher Zuwendung, dem Schutz der Nachkommen, der Förderung des sozialen Aufstiegs der Nachkommen bis zur Vernichtung von potenziell tödlichen Gegnern. Dazu ist eine große Anzahl an differenzierten, spezialisierten und effektiven Programmen nötig, die im Laufe der Jahrtausende entwickelt worden sind und sich – unter den jeweils gegebenen historischen Bedingungen – als effektiv im Sinne der Fortpflanzung und der Sicherung des Nachwuchses erwiesen haben. Die evolutionspsychologische Sicht postuliert folgerichtig eine »multimodulare Architektur« der menschlichen Psyche (Cosmides & Tooby 1994), also eine Ansammlung von Programmen, von denen jedes darauf spezialisiert ist, eine bestimmte Funktion zu erfüllen. Wie bei einem **Orchester, bei dem jedes Instrument nach seinen eigenen spezifischen Gesetzen funktioniert**, bringt erst das Zusammenwirken dieser psychischen Module den Organismus zum Erklingen – oder führt zu erheblichen Missklängen. Und so wie ein Fagott anders gespielt werden will als eine Klarinette, folgt das evolvierte Programm »Angst« anderen Gesetzen als das ebenfalls evolvierte Programm »Ekel« oder etwa »Schuld« oder »Scham«. Und so wie in einem Orchester verschiedene Instrumente zusammenspielen, so beherrscht ein Orchester nach einigem Üben bestimmte Stücke wie im Schlaf. Durch beständige Wiederholung automatisiert sich das gemeinsame Spiel, es entstehen feste Muster (Patterns) oder Netzwerke, die immer gleich ablaufen. Diese automatisierten Muster sparen eine Menge Energie.

Man tut gut daran, sich zu vergegenwärtigen, dass unser emotionaler Apparat entwickelt und optimiert wurde, um den Anforderungen einer Zeit gerecht zu werden, in der wir in relativ kleinen homogenen Gruppen lebten. Die Kindersterblichkeit war hoch, es musste mit dem Tod der Partner, drohender Ressourcenknappheit und relativ gleichförmigen, d.h. zeitstabilen Umweltbedingungen umgegangen werden.

Das allgemeine Emotionsmodell

Was sind Emotionen?

Welche Vorteile brachten Emotionen den Individuen und Gruppen im Laufe der Geschichte? Eine soziobiologische Perspektive hilft, die Prinzipien von Emotionen zu verstehen.

Dabei sollten wir uns von einem alten Vorurteil verabschieden, dass nur Menschen über Emotionen und Emotionskontrolle verfügen. Die neuronalen Mechanismen von Angstreaktionen, also die Grundlagen emotionaler Prozesse, finden sich bereits in sehr alten und einfachen Organsimen und haben sich weitgehend konserviert. Soziale Emotionen wie Schuld, Scham, Eifersucht, Neid und Stolz sind zumindest in Primaten-Populationen nachgewiesen und nicht mehr strittig (z.B. de Waal 2011; Mendl et al. 2010). Eine offene Frage ist natürlich der Charakter der subjektiven »Wahrnehmung« von Emotionen, die in die Fragestellung der Exklusivität von Bewusstsein mündet. Wir gehen davon aus, dass der **überwiegende Anteil** emotionaler **Reaktionen automatisiert abläuft**, ohne dass wir uns dieser Prozesse gewahr werden. Natürlich sind Menschen in der Lage, sich ihrer Emotionen bewusst zu werden. Sei es, indem sie ihre Stimmung wahrnehmen, die sich häufig aus unterschiedlichen Emotionen speist, oder ihre Handlungstendenzen sowie einzelne spezifische, dominante Emotionen wie Wut, Hass oder Scham.

Welche Emotionen gibt es?

Man kann Emotionen in zwei Gruppen einteilen: in aversive und appetente Emotionen (siehe *Tab. 2.5.1*).
Aversive Emotionen: Im Skills-Manual verwenden wir aus Gründen der Verständlichkeit den Begriff »negative Emotionen«. Diese sind meistens unangenehm, aber nicht per se »schlecht«, im Gegenteil – sie sind unerlässlich. Aversive (negative) Emotionen treten immer dann auf, wenn wir einschätzen, dass etwas **nachteiliger** ist, als wir erwartet haben, oder wenn wir erwarten, dass es nachteiliger sein wird, als es sein sollte. Aversive Emotionen helfen uns, uns selbst und unsere Gruppe zu schützen, zu fliehen, anzugreifen, Dinge zu vermeiden, zu verbergen oder zu verstecken und Wiedergutmachung zu leisten, zu trösten und uns zu versöhnen.

Außerdem helfen sie uns und anderen, **aus Erfahrungen** zu **lernen** und künftiges Verhalten mit Blick auf die Zukunft anzupassen. Aversive Emotionen können als negative Konsequenzen eingestuft werden, müssen jedoch nicht unbedingt als unangenehm empfunden werden. Manchmal können wir auch negative Gefühle als positiv empfinden. Ohne ein gewisses Maß an Freude an der Angst würde wohl niemand Drachenfliegen oder tauchen oder klettern, und ohne ein gewisses Maß an Stolz beim Hungern würde wohl niemand an Magersucht erkranken. Manche Menschen entwickeln auch sexuell getönte Lust an Schmerzen.

Appetente Emotionen sind meistens angenehm, aber natürlich nicht ausschließlich »gut«. Sie wirken als psychologische Verstärker, d.h. sie veranlassen uns, ein bestimmtes Verhalten beizubehalten oder zu wiederholen und unser künftiges Verhalten entsprechend anzupassen. Appetente (positive) Emotionen wollen beständig sein und wiedererlebt werden und natürlich können sie große Freude auslösen, wenn wir bekommen, was wir uns wünschen. Intensive positive Emotionen können durchaus auch schmerzhafte Aspekte beinhalten, weil uns gerade die Vergänglichkeit des positiven Augenblicks schmerzhaft bewusst werden kann. Auch die Unterbrechung von positiven Emotionen kann großen Schmerz verursachen, oder wenn wir nicht erreichen, was wir uns wünschen. Bisweilen versuchen Menschen, positive Emotionen zu vermeiden – um nicht enttäuscht zu werden. Positive Emotionen motivieren uns, bestimmte Handlungen zu wiederholen, die für uns langfristig nicht unbedingt hilfreich oder angemessen sind, oder können uns davon abhalten, Situationen zu verlassen, die schädlich sind. Dies kann erhebliche negative Folgen haben. Jede Form der Sucht ist mit positiven Emotionen verbunden.

Beispiele für appetente Emotionen	Beispiele für aversive Emotionen
Liebe	Angst
Verlangen	Wut
Lust	Zorn
Freude	Ekel
Sicherheit	Scham
Stolz	Schuld
Triumphgefühl	Neid
Glück	Eifersucht
Freiheit	Verachtung
Hoffnung	Hilflosigkeit
Befriedigung	Einsamkeit
Zufriedenheit	Sehnsucht
Nähe	Mitleid
…	…

Tabelle 2.5.1. Beispiele für positive und negative Emotionen

Auch die Vermeidung von Anstrengungen oder Schwierigkeiten (z.B. das Hinausschieben wichtiger Arbeiten) ist mit dem Wunsch verbunden, angenehme Emotionen zu suchen und unangenehme Emotionen zu vermeiden. Vor allem aber sind positive Emotionen in erster Linie ein schönes Geschenk der Evolution, das wir dankbar annehmen sollten.

Welche Funktionen haben Emotionen?

Emotionen haben drei Hauptfunktionen, die sich an Gegenwart, Vergangenheit und Zukunft ausrichten (siehe Abb. 2.5.1):

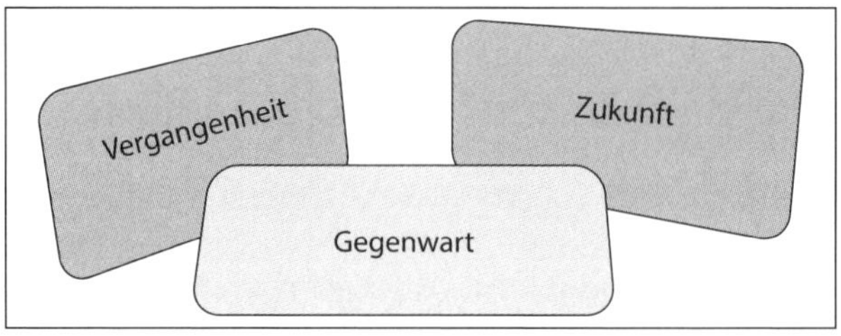

Abb. 2.5.1: Emotionen haben drei Hauptfunktionen

I. **Gegenwart: Schnelle Reaktion auf aktuelle Ereignisse.** Aktivierte Emotionen prägen unsere aktuelle Sicht der Dinge und führen zu schnellem, automatisiertem Verhalten.
II. **Vergangenheit: Nachbearbeitung von Erfahrungen und sozialer Austausch.** Intensiv erlebte Emotionen drängen uns dazu, über vergangene Situationen nachzudenken, um so unser Verhalten entsprechend anzupassen und zu verbessern. Meistens wollen intensive Emotionen kommuniziert und mit unserem sozialen Umfeld geteilt werden.
III. **Zukunft: Kontrolle über zukünftiges Verhalten.** Antizipierte Emotionen steuern unser Verhalten im Voraus und helfen uns, uns auf zukünftige Ereignisse einzustellen.

Gegenwart: Schnelle Reaktionen auf aktuelle Ereignisse

Akut aktivierte Emotionen prägen unsere **aktuelle Gestimmtheit** und unsere Sicht der Dinge und veranlassen uns zu konkreten, zielgerichteten Verhaltensweisen (Handlungsimpulsen), die wir aber kontrollieren können. Emotionen helfen uns, automatisch und sehr schnell zu reagieren, wenn wir aversive oder appetente Dinge wahrnehmen.

Unternehmen wir eine kleine Zeitreise in unsere Vergangenheit

Springen wir zurück in die Zeit vor ungefähr 500000 Jahren: Sahen wir einen Löwen, hatten wir Angst und flohen. Wenn wir bemerkten, dass jemand unser Kind bedrohte, wurden wir wütend und verteidigten es. Hörten wir, dass Eindringlinge kamen, bekamen wir Angst oder wurden wütend und bewaffneten uns für den Kampf. Bemerkten wir, dass eine andere Stammesangehörige mehr Aufmerksamkeit und Schmuck erhielt als wir, wurden wir eifersüchtig und planten Rache oder wollten ihr schaden. Hatten wir einen besonders großen Fisch gefangen, waren wir stolz und zeigten ihn allen anderen. Verstießen wir gegen eine wichtige Regel, fühlten wir uns schuldig und versuchten, Wiedergutmachung zu leisten. Wurden wir gedemütigt, fühlten wir Scham und versuchten, uns zu verstecken. *Unsere Emotionen haben sich seitdem nicht mehr verändert.* Unsere Umwelt schon.
Wir verlassen uns immer noch auf unsere alten Gefühlsprogramme. Manche sagen, wir werden getrieben von steinzeitlichen Gefühlen. Das kann zu Problemen führen, aber glücklicherweise können wir lernen, unsere Emotionen zu beobachten, zu beschreiben und nach unseren Bedürfnissen zu steuern – zumindest ein bisschen.

Die folgende Tabelle 2.5.2 zeigt eine Auswahl negativer Emotionen sowie die entsprechenden (unbewussten) Interpretationen und Handlungsimpulse. Um grundlegende Missverständnisse zu vermeiden: Die in der folgenden Tabelle beschriebenen Interpretationen sind in aller Regel keine bewussten oder gar verbalisierten Prozesse. Wir können also keinesfalls davon ausgehen, dass den jeweiligen Emotionen immer dezidierte Kognitionen vorausgehen oder dass diese Emotionen gar primär von Kognitionen ausgelöst werden. In aller Regel handelt es sich bei der Aktivierung von Emotionen um Automatismen. Wenn Sie ein Argument benötigen: Wir wissen heute, dass nicht nur Angst- und Furchtreaktionen, sondern die meisten grundlegenden Emotionen im Tierreich verankert sind. Aber bislang ist es nicht gelungen, die kognitiven Systeme von Drosophila nachzuweisen. Das hat durchaus Bedeutung für den therapeutischen Prozess: Wir können die jeweiligen Interpretationen in der Regel in der Post-hoc-Analyse nutzen, um Erklärungen für emotionale Reaktionen zu entwickeln, was bisweilen hilfreich sein kann. Mit dem tatsächlichen emotionalen System hat dies allerdings wenig gemein.

Interpretation	Emotion	Handlungsimpulse
Ich oder Nahestehende sind akut bedroht.	Angst	Verteidigung; Schutz; Hilfe suchen; evtl. Angriff
Ich sehe ein wichtiges Ziel oder eine Ressource bedroht.	Wut und Ärger	Angriff
Ich oder Nahestehende könnten kontaminiert oder vergiftet werden.	Ekel	Sich abwenden, schützen, erbrechen
Jemand verleugnet oder ignoriert unsere Moralvorstellungen.	Verachtung	Sozialer Ausschluss des Betroffenen
Ich habe (absichtlich) moralische Gebote verletzt.	Schuld	Sühne leisten, Wiedergutmachung erlangen
Ich bin schlechter als andere oder, als ich sein sollte, und das wird offensichtlich. Ich werde gedemütigt.	Scham	Verstecken der Schande
Ich kann eine starke negative Emotion nicht abschwächen.	Ohnmacht	Erstarren, Schwanken zwischen hoher Anspannung und Resignation
Mir fehlt die Beziehung zu anderen.	Einsamkeit	Sozialen Anschluss suchen, Kontakt aufnehmen
Jemand bedroht eine mir wichtige soziale Beziehung.	Eifersucht	Steigerung der Bemühung um die Beziehung, Angriff oder Zerstörung der Konkurrenz
Jemand erhält wichtige Ressourcen, die eigentlich mir oder meiner Gruppe zustehen sollten.	Neid	Leistungssteigerung oder Zerstörung der Konkurrenz bzw. Aneignung der begehrten Objekte
Mir wird soziale Anerkennung verweigert.	Kränkung	Bei Wut, Ärger: Angriff Bei Scham: Rückzug, Selbsthass

Tabelle 2.5.2 Interpretation, Emotion, Handlungsimpuls

Wir haben beschrieben, dass aktivierte Emotionen einen starken Einfluss haben auf unsere jeweilige Befindlichkeit, die körperliche Erregung, die Aufmerksamkeit und die Handlungsbereitschaft. Dies ist sicherlich richtig und steht auch im Zentrum der gegenwärtigen Emotionsforschung. Wir sollten jedoch nicht übersehen, dass wir damit nur einen Teilaspekt des emotionalen Erlebens im Blick haben. Die meiste Zeit unseres Lebens empfinden wir eben keine intensiven Emotionen, und wenn, dann sind diese Momente nur sehr kurz. Gerade weil intensive aktivierte Emotionen mit starker physiologischer Aktivierung einhergehen, also sehr viel Energie verbrauchen, können sie aus physiologischen Gründen nicht lange anhalten. Emotionen sind daher selbst-limitierende, kurzfristige Phänomene, die in aller Regel nur einige Sekunden bis wenige Minuten anhalten (z.B. Frijda et al. 1991). Dennoch haben Emotionen einen wesentlich profunderen und nachhaltigeren Einfluss auf unser Verhalten, als die kurzfristigen intensiven Zustände von aktivierten Emotionen vermuten ließen. Dazu nun im Folgenden.

Nachbearbeitung von Erfahrungen und sozialer Austausch

Stellen wir uns folgende Situation vor:

Beispiel aus dem Büroalltag

Die letzte Woche hatte Nina Probleme mit ihrem Chef. Er hatte sie für einen Fehler kritisiert, für den sie nicht verantwortlich war. Sie konnte sich nicht wehren, fühlte sich wie gelähmt und wusste einfach nicht, was sie erwidern sollte. Auch jetzt, im Nachhinein, fühlt sie sich machtlos und wütend und schämt sich. Vor ihrem geistigen Auge tauchen fortwährend dieselben Momente auf: Immer wieder spielt Nina die Szenen mit ihrem Chef im Kopf durch. Natürlich fühlt sie sich dabei unwohl, bis ihr schließlich einfällt, was sie hätte sagen können, um sich zu wehren und die Sache richtigzustellen. Sie fantasiert auch diese neue Szene, in der sie sich zu wehren weiß, ein paarmal, bis sie sich besser fühlt. Das Gefühl der Machtlosigkeit hat sich verändert – sie fühlt sich jetzt stärker, selbstbewusster und kompetenter.

Sie können sich auch selbst fragen in Hinblick auf eine intensive Kränkung, eine unvermutete Bedrohung oder ein sehr glückliches Ereignis: Wie häufig wird in den folgenden Stunden und Tagen dieses Ereignis in Ihrem Gedächtnis aufblitzen? Wie oft werden Sie sich die Einzelheiten in Erinnerung rufen und die entsprechenden Gefühle? Wie oft wollen Sie darüber sprechen und mit wem und wie lange?

Wenn wir uns dies vor Augen führen, so wird rasch klar, dass die Wirkkraft von Emotionen **nicht auf** die **akuten Ereignisse beschränkt** ist, sondern es sich auch um **lang anhaltende regulatorische Prozesse** handelt.

Insbesondere negative emotionale Ereignisse signalisieren uns, dass etwas »nicht stimmt«, eventuell gar unkontrollierbar oder unvorhersehbar ist. Durch intensive negative Ereignisse erleben wir eine unmittelbare Bedrohung unseres mühsam erworbenen Sicherheitskonzepts. Der Ausdruck »Es zieht einem den Boden unter den Füßen weg.« beschreibt sehr treffend diesen Zustand des plötzlichen Taumelns, der uns befällt und uns reflexhaft dazu bringt, beide Arme auszustrecken, um wieder Balance zu finden.

Auch unser psychischer Apparat verfügt über »zwei Arme«, die uns rasch Halt geben sollen: Zum einen versuchen wir, die Dinge zu **verstehen** (making sense), zum anderen suchen wir **sozialen Abgleich** (social sharing).

Wir tun also einerseits gut daran, die Ereignisse noch einmal **nachzuarbeiten**. Kürzlich erlebte intensive emotionale Erfahrungen haben einen starken Einfluss auf unseren gegenwärtigen mentalen Zustand, zumindest eine Zeit lang. Unser Gedächtnis aktiviert die vergangenen Emotionen meist in etwas abgeschwächter Form in der Erinnerung. Die Emotionen drängen uns, die vergangene Situation zu verstehen und neu zu bewerten: Warum ist dies geschehen? Wie hätte man besser darauf vorbereitet sein können? Was hätte man besser machen können? Was könnte man beim nächsten Mal tun? Wir versuchen intuitiv, dem Ganzen einen Sinn zu geben, um so das Gefühl der **Kontrollierbarkeit und Vorhersagbarkeit** und damit die innere Konsistenz unseres Weltbildes wiederherzustellen. Und wir suchen nach alternativen Verhaltensstrategien: Wir fantasieren Handlungen, die zu einem besseren Ergebnis geführt hätten, ruminieren darüber und speichern diese als potenzielle Erweiterung unseres Verhaltensrepertoires ab. Soweit der erste »Arm«, also die kognitiv-verhaltensbezogene Bewältigungsstrategie.

Die zweite Strategie basiert darauf, die vergangenen, hoch emotionalen Ereignisse mit unserem **sozialen Umfeld zu teilen.**

Auf den ersten Blick scheint der Aspekt der **sozialen Kommunikation** im Vergleich zur ersten Strategie nicht von allzu großer Bedeutung zu sein. Aber wirklich nur auf den ersten Blick:

Wir wissen heute, dass nicht nur traumatische Erfahrungen, sondern **fast alle starken Emotionen** (mit Ausnahme von Scham, Schuld, Neid und Eifersucht) im Nachgang, also **nachdem sie bereits abgeklungen sind,** das intensive Bedürfnis hervorrufen, diese Erfahrungen zu kommunizieren, also mit Menschen zu teilen, denen man vertraut (Übersicht: Zech et al. 2004). Dies betrifft nicht nur negative Erfahrungen, auch Glück oder das Gefühl der intensiven Liebe wollen geteilt werden. Gelingt dies, so fühlt man sich beruhigt, verbunden und verstanden. **Gelingt dies nicht, fühlen wir uns unverstanden, irritiert, empört, bisweilen tief gekränkt und verraten**. Diese Erfahrung scheint so allgegenwärtig und vertraut, dass ihr bislang nur wenig wissenschaftliche Beachtung zuteilwurde. Dabei würde uns ein tieferes Verständnis dieses Phänomens den Zugang zur Ätiologie der Borderline-Störung und anderer Trauma-Folgestörungen deutlich erleichtern.

Bereits Marsha Linehan postulierte ja ein **invalidierendes soziales** Umfeld (invalidating environment; (Linehan 1993a, S.49–53) als **maßgeblich für die Entstehung der Borderline-Störung**. Damit meinte sie eine soziale Umgebung, »in welcher persönliche emotionale Erfahrungen auf unberechenbare, inadäquate oder extreme Reaktionen stoßen und damit die emotionale Erfahrung keine soziale Bestätigung findet, sondern trivialisiert oder bestraft wird«.

Vor dem Hintergrund der modernen Emotionstheorie könnte man die DBT-Termini »Validierung« und »Invalidierung« als gelungenes oder misslungenes »social sharing«, also **soziale Synchronisierung** verstehen.

Versuchen wir, etwas tiefer einzudringen: Weshalb wollen Menschen intensive emotionale Erfahrungen teilen, und was geschieht, falls dies nicht funktioniert?

Betrachtet man die Forschungsergebnisse, so fällt zunächst auf, dass der Drang zur sozialen Kommunikation von Emotionen ein generelles, kulturell übergreifendes Phänomen ist, unabhängig von sozialer Schichtung und Bildungsstand. Social sharing beginnt meist noch am Tag des Ereignisses und **wiederholt sich mehrere Male** und evtl. auch über einen längeren Zeitraum (bis hin zu Monaten) in Abhängigkeit von der Intensität der originären Erfahrung. Des Weiteren ist es offensichtlich, dass eine gewisse Auswahl der Kommunikationspartner getroffen wird. Bevorzugt werden sozial **nahestehende, vertraute** Personen wie Eltern, Partner oder gute Freunde (Zech et al. 2004).

Und schließlich fühlt sich **der Empfänger** einer emotional aufgeladenen Botschaft gedrängt, diese Informationen **an Dritte weiterzugeben**: Hast du schon gehört, was A. passiert ist? Zech et al. (2004) wählen hierfür den Begriff »secondary social sharing«, und vielleicht liegt hierin auch ein wesentlicher Aspekt der protektiven psychohygienischen Wirksamkeit psychotherapeutischer Supervisionsgruppen.

Die naheliegendste und populärste Antwort auf die Frage, warum Menschen dies tun, lautet, dass durch das Kommunizieren unangenehmer Emotionen diese eine gewisse Linderung erfahren: Wenn man darüber redet, fühle man sich »besser«. Interessanterweise konnte diese Annahme durch empirische Untersuchungen nicht bestätigt werden: In zahlreichen korrelativen und experimentellen Untersuchungen fand sich kein Hinweis darauf, dass »einfach nur darüber zu reden« zu emotionaler Erleichterung führt. Im Gegenteil: Indem Menschen über emotional konnotierte Ereignisse sprechen, werden die zunächst inaktiven aversiven Emotionen erneut aktiviert, man fühlt sich also zunächst deutlich schlechter (z.B. Finkenauer & Rimé 1998). Und auch langfristig finden sich in empirischen Untersuchungen keine Zusammenhänge zwischen Qualität, Quantität und Intensität von social sharing und emotionaler Entlastung (Rimé 1999). Trotzdem konnten in experimentellen Untersuchungen die Versuchsteilnehmer regelhaft bestätigen, dass sie die emotionale Kommunikation als sinnvoll und gewinnbringend erlebten (Stroebe et al. 2006). Offensichtlich scheinen hinter dem Bedürfnis, emotionale Erfahrungen zu teilen, andere Mechanismen zu stecken als rein regulatorische, die zu emotionaler Erleichterung führen. Auch die bekannten Metaanalysen zum ausbleibenden bzw. negativen Effekt von psychologischem Debriefing nach traumatischer Erfahrung weisen in die gleiche Richtung: Trotz negativer Effekte auf die emotionale Belastung berichten die Betroffenen, dass sie Debriefing als sinnvoll und nützlich erlebt haben (Arendt & Elklit 2001).

Worum also geht es, was sind die zentralen Wirkmechanismen, die uns dazu treiben, intensive Erfahrungen mit anderen zu teilen, wenn die Linderung der individuellen emotionalen Belastung nicht das zentrale motivationale Agens ist?

Wenn wir uns zunächst noch einmal vergewissern, wer die bevorzugten Kommunikationspartner sind, so zeigen die meisten Untersuchungen, dass **nahe Bezugspersonen** bevorzugt werden: Kinder berichten fast ausschließlich ihren Eltern, Jugendliche wählen Gleichaltrige und Erwachsene zumeist ihre intimen Partner oder die besten Freunde. Wobei auffällt, dass eine klare Tendenz zur Wahl von älteren, erfahreneren Personen besteht und, wenn es um emotionale berufliche Erfahrungen geht, Kolleginnen oder Kollegen bevorzugt werden.

Was charakterisiert nun eine als wertvoll erlebte soziale Reaktion? Natürlich spielt mitschwingende Aufmerksamkeit eine große Rolle, auch körperliche Reaktionen wie tröstende Berührungen oder Umarmungen. Zentral aber scheint, dass das Gegenüber klar signalisiert, dass es die **emotionale Reaktion des Berichtenden als voll und ganz stimmig nachvollziehen kann**. »Wenn ich in der gleichen Situation wäre, würde ich genauso reagieren.« Weniger wichtig scheinen genauere Problemanalysen oder Ratschläge.

Die Folgen einer **gelungenen sozialen Synchronisierung** spiegeln sich auf mehreren Ebenen:

Zum einen spürt man ein gewisses Maß an Verbundenheit, Verlässlichkeit und Nähe, zum anderen entwickelt sich eine Art präkognitive Einverständnis, das Sicherheit und Kontroll-Attributionen vermittelt.

Wir sprechen also sowohl von der **Beziehungsebene** als auch von **sozialer Übereinstimmung** (social consensus). Diese Erfahrungen tragen subjektiv dazu bei, die individuelle Gefährdung durch unerwartete Ereignisse zu minimieren: Der Einzelne begibt sich in diesem Moment der bedrohlichen Irritation zurück in den Schoß seiner wichtigsten Bezugspersonen, um seine sozialen Bezugsparameter zu synchronisieren, um sich zu vergewissern und rückzuversichern, dass seine basalsten Annahmen über sich selbst und die Welt noch stimmig sind. Das soziale Bezugssystem wird genutzt, um seine soziale Identität neu zu synchronisieren und damit die durchbrechende Urangst der Menschen, den Verlust von Vorhersagbarkeit und Kontrollierbarkeit von Gefahr zu lindern.

Aber auch das soziale Bezugssystem selbst zieht Vorteile aus diesem inhärenten Verhaltensmuster: Die Bezugsgruppe erfährt sehr schnell, wenn irgendetwas nicht stimmt, nicht entsprechend den Vorhersagen geschieht oder außer Kontrolle zu geraten droht. So kann die Bezugsgruppe rasch reagieren, gemeinsam reflektieren und gegebenenfalls die kollektiven Verhaltensmuster anpassen.

Social sharing ist also immer auch ein reziproker Prozess, der von der Gemeinschaft gefördert wird: Der Empfänger fühlt sich dem Überbringer der Nachricht näher. Er ist oft sogar dankbar dafür, dass ihm die schlechten Nachrichten mitgeteilt wurden – und wird sie geflissentlich weiterverbreiten.

Menschen, die in ihrem Leben mehrmals die Erfahrung machen mussten, dass ihnen nach wichtigen bedrohlichen oder beunruhigenden Erlebnissen niemand geglaubt hat, werden misstrauisch bleiben. Sie reagieren sehr heftig auf kleinste Anzeichen von Invalidierung. Wir gehen davon aus, dass Menschen mit Borderline-Störung oder komplexer PTBS genau diese Erfahrungen in ihrer Kindheit und Jugend immer wieder machen mussten. Es ist daher nicht verwunderlich, dass sich ein tiefes Misstrauen gegenüber anderen und auch gegenüber der eigenen Wahrnehmung entwickelt hat. Diese Reaktion war für die Betroffenen zum damaligen Zeitpunkt durchaus sinnvoll. Aber ist das heute noch der Fall?

Kontrolle über zukünftiges Verhalten

Antizipierte Emotionen steuern unser Verhalten im Voraus und helfen uns, uns auf zukünftige Ereignisse einzustellen. In gewisser Weise wäre es höchst ineffektiv, wenn wir nur auf aktivierte Emotionen reagieren würden. Das würde bedeuten, dass wir unsere Fehler ständig wiederholen müssten und fortwährend heftigen Gefühlen ausgesetzt wären.

Untersuchungen unserer Arbeitsgruppe zeigten, dass psychisch gesunde Menschen unter Alltagsbedingungen intensive Emotionen nur äußerst selten erleben. Insbesondere Scham wird so gut wie nie berichtet (Ebner-Priemer et al. 2007). Da wir davon ausgehen müssen, dass der soziale Raum auch für Gesunde nicht frei von potenziellen Problemen ist, scheinen wir über ein ausgeklügeltes System zu verfügen, diesen möglichen Problemen weitgehend aus dem Weg zu gehen, indem wir schon bei der Verhaltensplanung diese sehr rasch und natürlich nicht bewusst mit potenziell auftretenden aversiven Emotionen abgleichen, um unser Handeln entsprechend anzupassen. Wir werden also tunlichst vermeiden, uns öffentlich zu blamieren oder auch nur unangenehm aufzufallen, um keine Scham zu empfinden. Die schützt uns vor sozialer Abwertung.

Alle Organismen sind in der Lage, ihr Verhalten an die Umwelt anzupassen, d.h. zu lernen. Wenn wir einmal gelernt haben, dass verschimmeltes Fleisch Ekel hervorruft, wird sich dieser Ekel jedes Mal, wenn wir auch nur daran denken, solch Fleisch zu essen, aufdrängen und uns davon abhalten, dies zu tun. Manchmal geht das so weit, dass wir nach einer verdorbenen Mahlzeit eine Zeit lang auf jegliches Fleisch verzichten.

Sind wir einmal vor versammelter Klasse bei einer Matheaufgabe bloßgestellt worden, prägt sich diese Scham ein, und wir entwickeln zumindest ein vages, aber äußerst unbehagliches Gefühl, wenn wir das nächste Mal unvorbereitet in die Schule gehen. Die Folgen für das Verhalten können sehr unterschiedlich sein: Vielleicht lernen wir mehr und erbringen in Zukunft bessere Leistungen, oder wir meiden die Schule und schwänzen den Matheunterricht.

Eine neue Stelle

Nina ist gekündigt worden, und jetzt überlegt sie, sich um eine Stelle als Sekretärin zu bewerben. Sie braucht diese Stelle dringend, da sie nun schon seit sechs Monaten arbeitslos ist. Während sie darüber nachdenkt, ob sie auf die Ausschreibung einer Online-Stellenbörse antworten soll, stellt sie sich vor, was während des Vorstellungsgesprächs passieren wird. Sie vermutet, dass ihr Fragen gestellt werden könnten, die sie nicht beantworten kann, und dass ihre mangelnden Fremdsprachenkenntnisse offensichtlich werden könnten. Bei dieser Vorstellung schämt sie sich. Dieses Gefühl der Scham und Demütigung möchte sie nicht noch einmal erleben. Nina fühlt sich jetzt grundlegend minderwertig, als eine Versagerin, die es nie zu etwas bringen wird. Es fällt ihr ein, dass ihre Mutter dies bereits vorausgesagt hatte und dass sie von ihr immer schlechter behandelt wurde als ihre Schwester. Dies löst eine Mischung aus Wut, Groll, Selbstmitleid und Verzweiflung aus. Deshalb antwortet Nina nicht auf die Stellenanzeige, sondern gönnt sich einen Drink und verbringt einen weiteren Tag auf dem Sofa.

Ist es Ihnen auch schon einmal so ergangen? Diese kleine Geschichte klingt plausibel. Sie sind nicht die Einzige. Viele Therapeutinnen können sich vorstellen, dass diese Prozesse ungefähr so ablaufen, also im Wechselspiel zwischen Planung, kognitiver Bewertung, Emotion, Revision, erneuter Planung usw. Leider handelt es sich dabei um eine etwas fantastische Vorstellung.

Wir nehmen heute an, dass die meisten dieser Prozesse nicht kognitiv ablaufen, das heißt nicht bewusst oder sprachlich formuliert werden, sondern in Form von komplexen automatisierten Algorithmen, die meist in Form von affektiven Netzwerken organisiert sind. Soll heißen, diese Prozesse entfalten sich blitzschnell und übernehmen die Steuerung, ohne dass der Betroffenen diese mentalen Abläufe bewusst werden. Das Individuum, also in unserer Geschichte Nina, empfindet bei der Idee, sich zu bewerben, lediglich ein ungutes Gefühl und antwortet dann eben nicht auf die Stellenanzeige. Auf die post-hoc-Frage, was sie daran gehindert habe, kommt meist ein – sehr plausibles – »Ich weiß nicht.«

Erst unter therapeutischen Bedingungen, also im Nachhinein, kann man versuchen, diese automatisierten Bewertungsheurismen zu versprachlichen, wobei wir uns hier immer im Bereich von Vermutungen bewegen.

Wie funktionieren Emotionen?

Kategoriale, distinkte Emotionen bestehen aus verschiedenen Komponenten.
Die meisten Emotionsforscher gehen heute davon aus, dass distinkte Emotionen (also etwa Angst, Schuld, Scham oder Lust) aus verschiedenen Komponenten bestehen, die zusammenwirken und sich gegenseitig beeinflussen. Die wichtigsten Komponenten sind Physiologie, Kognitionen, Perzeption (Wahrnehmung), Motorik (inkl. facialer Expression) und Handlungsdrang (siehe Abb. 2.5.2). Weil wir diese modellhafte Vorstellung auch an unsere Patientinnen weitergeben, wollen wir sie im Folgenden etwas vertiefen.

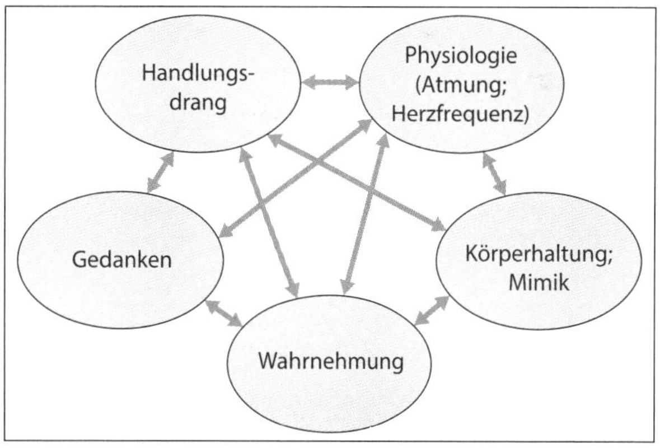

Abbildung 2.5.2 Komponenten von Emotionen

Physiologie (Atmung, Herzfrequenz): Da Emotionen darauf abzielen, uns auf ganz bestimmte Handlungen vorzubereiten, spielt die Physiologie eine bedeutende Rolle: Insbesondere die Atmung, das Herz-Kreislauf-System und die Muskeltätigkeit werden entweder in Alarmbereitschaft oder in den Ruhezustand versetzt. **Wir unterscheiden daher zwischen hoch- und niederenergetischen Emotionen.** Angst, Wut, Neid und Eifersucht sowie Freude gehören zu den hochenergetischen Emotionen, während etwa Scham, Schuld oder Geborgenheit zu den niederenergetischen zählen. Veränderungen der physiologischen Aktivierung können Emotionen verstärken oder abschwächen. Eine Abschwächung der physiologischen Reaktion geschieht, indem wir etwa den Atem beruhigen. Dies führt zur Abschwächung von hochenergetischen Emotionen wie etwa Angst; während körperliche Aktivierung niederenergetische Emotionen wie etwa Scham abschwächen. Umgekehrt intensiviert die Beruhigung der Atmung die niederenergetischen Emotionen, so wie eine Beschleunigung der Atmung die hochenergetischen Emotionen steigert (siehe Tabelle 2.5.3).

Emotionen	Hochenergetische Emotionen (z.B. Wut; Ärger)	Niederenergetische Emotionen (z.B. Scham, Schuld)
Intensivieren	Atmung aktivieren	Atmung beruhigen
Abschwächen	Atmung beruhigen	Atmung aktivieren

Tabelle 2.5.3

Gedanken: Gedanken können natürlich Emotionen auslösen. Aber auch wenn Emotionen bereits aktiviert sind, können Gedanken diese intensivieren oder abschwächen. Erinnerungen, die eng mit bestimmten Emotionen verbunden sind, werden von Emotionen automatisch aktiviert. Je stärker die Emotion, desto stärker werden die Erinnerungen und desto enger und starrer wird unser Denken. Eine Veränderung der Gedanken kann Emotionen intensivieren oder abschwächen. Wenn wir auf jemanden wütend sind und uns damit beschäftigen, was dieser Mensch uns schon alles angetan hat, verstärkt sich die Wut. Überlegen wir uns hingegen, was wir von diesem Menschen schon alles bekommen haben, wird sich dieses Gefühl abschwächen.
Wahrnehmung: Aktivierte Emotionen steuern unseren Aufmerksamkeitsfokus. Wir interpretieren die Dinge, die wir wahrnehmen, im »Licht« unserer Emotionen. Haben wir Angst, erkennen wir Bedrohung in den Augen eines harmlosen Passanten. Wenn wir uns schämen, sehen wir Verachtung in den Augen anderer. Wir können Emotionen durch Veränderung der Wahrnehmung modifizieren: Fokussieren wir uns auf das Lächeln der Passanten, nimmt die Intensität von Scham ab.
Körperhaltung, Mimik: Die meisten unserer Emotionen kontrollieren auf unbewusste Weise auch unsere Muskeln. Wir nehmen dann Körperhaltungen ein, die unsere Emotionen widerspiegeln, wie z.B. im Fall von Wut: aufgerichtet stehend, ständig in leichter Bewegung, die Fäuste geballt, das Kinn nach vorne gereckt – man möchte sich möglichst groß machen. Bei Scham: eingedrehte Schultern, gesenkter Kopf – man möchte sich möglichst unsichtbar machen. Körperhaltungen, die den Emotionen entsprechen, intensivieren diese. Umgekehrt können inverse, also unstimmige, Körperhaltungen Emotionen rasch abschwächen bzw. sogar vollständig auflösen. (Versuchen Sie mal, sich zu schämen, während Sie Flamenco tanzen.)
Handlungsimpuls: Jede spezifische Emotion ist mit einem bestimmten Handlungsimpuls oder -drang verknüpft. Im Falle von Angst wollen wir fliehen oder Hilfe und Unterstützung suchen. Spüren wir Wut, wollen wir angreifen, uns verteidigen oder Rache nehmen. Wenn wir uns schämen, möchten wir möglichst verschwinden, und wenn wir uns schuldig fühlen, möchten wir uns entschuldigen, Sühne leisten und die Sache wiedergutmachen (siehe Tabelle 2.5.2). Natürlich hat es Auswirkungen, ob wir den Handlungsimpulsen folgen können oder nicht: Gehen wir davon aus, dass wir unseren Handlungsdrang umsetzen können, wird die Emotion schwächer. Wenn wir uns hingegen klarmachen, dass wir dem Handlungsimpuls nicht Folge leisten können, werden die Emotionen stärker. Wenn wir einem aggressiven Hund gegenüberstehen, der nicht angeleint ist, empfinden wir Angst. Können wir diesem Hund nicht entfliehen, wird die Angst deutlich intensiver. Wenn wir uns davor schämen, ein Lied vorzusingen, und uns dennoch gezwungen sehen, dies zu tun, wird die Scham bereits im Vorfeld stärker. Und wenn wir uns vorstellen, wir sängen das Lied als Mitglied eines Chors, wird sie schwächer.

Die Intensität unserer Emotionen hängt davon ab, wie viele der fünf Komponenten (Physiologie, Gedanken, Wahrnehmung, Körperhaltung und Handlungsdrang) gleichzeitig aktiviert werden. Die Intensität von Emotionen lässt sich steuern, indem einzelne Komponenten intensiviert oder abgeschwächt werden.

- Je mehr emotionale Komponenten einer Emotion **synchron** aktiv werden, desto stärker ist die Emotion.
- Wir können Emotionen stärken, indem wir einzelne Komponenten stärken.
- Wir können Emotionen abschwächen, indem wir einzelne Komponenten schwächen.

Dynamik der Emotionen

Emotionen treten nur in Ausnahmefällen solitär auf. In aller Regel reagieren wir auf Alltagsereignisse mit mehreren gemischten Emotionen. Wiederholte wichtige, insbesonders aversive Ereignisse können als feststehende emotionale Netzwerke (Patterns) verknüpft werden. Die entsprechend verknüpften Emotionen werden dann jeweils mit allen ihren Komponenten gemeinsam aktiviert. Die Dynamik unserer ablaufenden Emotionen lässt sich am besten verstehen, wenn man sie in (aus rein didaktischen Gründen) zeitlich aufeinanderfolgende Sequenzen zerlegt (vgl. Abb. 2.5.3). Diese Prozesse laufen in Wirklichkeit extrem schnell ab und unser Gehirn ist sich dessen nicht bewusst, aber für unsere Zwecke ist dieses Modell hilfreich.

Solitäre (reine) Emotionen

Ein Mensch tritt beinahe auf eine Schlange, bewertet diese blitzschnell als gefährlich, reagiert mit Angst und einem schreckhaften Sprung zur Seite. Diese weitverbreitete Darstellung der emotionalen Dynamik beschränkt sich auf ein singuläres Ereignis, die diesbezügliche automatisierte Bewertung, die dadurch aktivierte Emotion und die entsprechende Handlungstendenz. Dieses Modell ist in der Neurobiologie sehr beliebt, da sich daraus ausgezeichnete Versuchsbedingungen für bildgebende Verfahren ableiten lassen. Um die Messungen zu standardisieren, begnügt man sich in aller Regel mit der Darstellung von möglichst klaren, eindimensionalen Reizen, die man wiederholt anbieten kann.

Im klinischen Bereich können u.a. spezifische Phobien (z.B. vor Spinnen, Schnecken, Tauben) mit diesem Modell erklärt werden. Primär harmlose Tiere werden automatisiert als gefährlich oder ekelerregend eingestuft und lösen daher Angst oder Ekel aus. Rein kognitive Interventionen haben sich als wenig wirksam erwiesen. Erst wenn die betroffene Person durch **wiederholte Exposition** ihr Gehirn davon überzeugt, dass ihre Vermutung einer Gefahr falsch ist, wird das Gehirn diesen Automatismus abschwächen. Unter Alltagsbedingungen aber greift dieses Modell sicherlich zu kurz. Wenn wir nicht gerade auf Schlangen treten oder uns einer geladenen Pistole gegenübersehen, erleben wir **selten solitäre Emotionen, sondern meistens mehrere Emotionen gleichzeitig**.

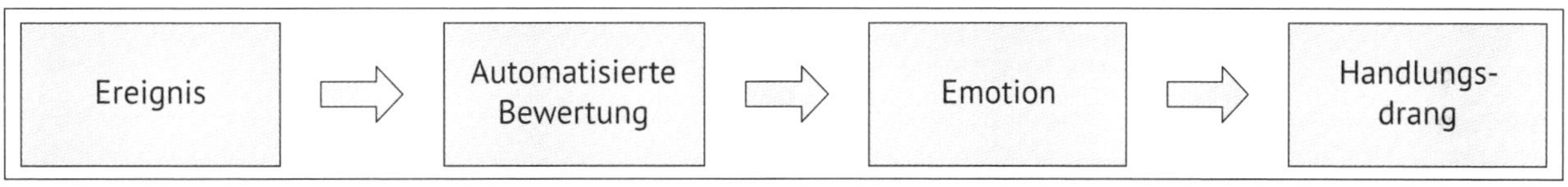

Abbildung 2.5.3 Klassische unidimensionale Dynamik der Emotionen

Der Emotionsprozess Schritt für Schritt erklärt:

Jeder Emotionsprozess beginnt, wie in Abbildung 2.5.3 skizziert, mit einem **auslösenden Ereignis**. Es kann sich hierbei um äußere Signale handeln, wie soziale Interaktionen, Bilder oder Düfte. In genanntem Beispiel ist dies der Anblick der Schlange. Es können aber auch innere Signale sein, wie Erinnerungen, Gedanken, sogar Emotionen oder unser eigener Herzschlag. Das Ereignis an sich ist völlig neutral und löst keine Emotionen aus. Es hängt alles von der Reaktion des Gehirns ab.

Der zweite Schritt der Emotionsverarbeitung ist die **automatisierte Bewertung**: Die Person »interpretiert« das auslösende Ereignis als relevant oder irrelevant, als gefährlich oder harmlos, als bekannt oder unbekannt. Diese Einschätzungen werden durch die biografischen Erfahrungen des Individuums sowie durch die aktuellen Umstände beeinflusst. Manche Signale, wie Schlangen oder Spinnen, sind wohl evolviert. **Normalerweise sind sich Personen dieser »Beurteilungen« nicht bewusst.** Diese schnellen Bewertungen basieren meist auf sehr wenig Informationen, verbrauchen nicht viel Energie und sind fehlerbehaftet. Es handelt sich also um unbewusste, nicht kognitive, automatische Prozesse, die oft sehr schnell ablaufen. Auch wenn es sich in unserem Fall um eine Plastikschlange handeln würde, wäre die Reaktion wohl die gleiche. Wir können diese automatischen primären Prozesse aber auch im Nachhinein reflektieren: Wir können unsere eigenen Einschätzungen gezielt hinterfragen und korrigieren – aber dazu später.

In einem dritten Schritt aktiviert das Gehirn sehr rasch eine **Emotion**. Die jeweiligen Charakteristika hängen dabei von der vorangegangenen automatischen Bewertung ab. Interpretiert die Person beispielsweise ein Ereignis als gefährlich und unkontrollierbar, aktiviert das Gehirn die Emotion Angst. Wird das Ereignis als gerechtfertigtes Lob gewertet, erzeugt das Gehirn vielleicht die Emotion Stolz. Wie dargelegt, wurde jede Emotion im Laufe der Evolution als ein bestimmtes neurobiologisches Muster entwickelt, damit das Individuum schnell und automatisiert auf wichtige Ereignisse reagieren kann.

Diese Verhaltensreaktionen werden durch die **Handlungsbereitschaft oder einen Handlungsdrang** ausgelöst. Schwache primäre Emotionen verursachen schwache Handlungsimpulse, starke Emotionen verursachen starke Handlungsimpulse und suggerieren »Realität«.

Am Ende der emotionalen Kette steht die entsprechende **Handlung**. In aller Regel können wir Handlungsimpulse kontrollieren, dennoch hängt unsere Kontrollfähigkeit stark davon ab, wie intensiv wir die entsprechenden Emotionen empfinden und wie ausgeprägt unsere sogenannten »Exekutivfunktionen« sind, also unsere entsprechenden neuronalen Kompetenzen. »**Emotionen lieben sich selbst.**« Dieser Satz illustriert die Tatsache, dass intensive Emotionen den Eindruck von »Realität« erwecken. Ein Mensch mit stark ausgeprägter Angst nimmt diese nicht mehr als Gefühl wahr, sondern als einen angemessenen Ausdruck der Realität. Die Situation *ist* gefährlich, sie fühlt sich nicht nur gefährlich an. Und entsprechend ist der Handlungsdruck bei intensiven Emotionen groß. Umgekehrt fühlt sich die Welt »unwirklich«, ja, fremd an, wenn das emotionale System sehr reduziert arbeitet. Diesen Zustand nennt man »emotionale Taubheit« (emotional numbness). Menschen mit intensiven Emotionen und/oder verminderter neuronaler Kontrollkompetenz (wie etwa bei ADHS) neigen daher zu emotionsgesteuerten Handlungen, die im sozialen Umfeld nicht immer passend erscheinen.

Der Pfeil in Abbildung 2.5.4 versinnbildlicht die Auswirkung der Handlung auf die Emotionen: Wenn wir unsere Handlungen in Bezug auf das auslösende Ereignis als wirksam einschätzen, wird die Emotion dadurch abgeschwächt. Wenn es uns gelingt, einem angreifenden Hund zu entkommen, indem wir über einen Zaun klettern, und der Hund zu klein ist, um darüberzuspringen, wird die Angst abnehmen.

Schätzen wir unsere Handlung als unwirksam ein, und das auslösende Ereignis bleibt bestehen – wenn der Hund also leider mit einem gewaltigen Satz über den Zaun springt –, so wird das Gefühl intensiver werden und wir geraten in Panik. Gefühle werden häufig durch **insuffiziente Handlungsentwürfe oder Handlungen** intensiver.

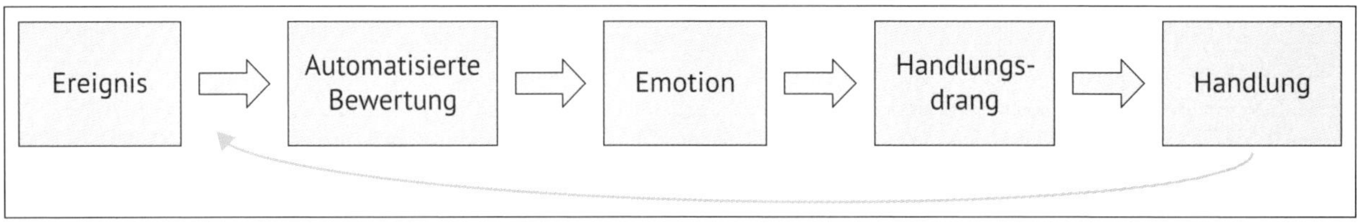

Abbildung 2.5.4 Bewertung des Handlungseffekts steuert die Emotion

Gemischte Emotionen

Wie bereits erwähnt treten im Alltag die **Emotionen selten in Reinform** auf. Die pure Angst erfordert schon eine akute intensive Bedrohung, und pure Wut ist ein seltener Zustand von Raserei.

Wesentlich häufiger treten Emotion in gemischter Form auf. Wir aktivieren also meistens verschiedene Emotionen gleichzeitig. Diese können ähnlich geartet sein, wie etwa Neid, Eifersucht, Wut, oder auch gegensätzlich, wie etwa Scham und Wut. **Gleichgerichtete Emotionen können einander verstärken** und eine ausgeprägte Handlungstendenz erzeugen. **Gegensätzliche Emotionen blockieren sich gegenseitig**. Man weiß also nicht, was zu tun ist. Jede Handlungsidee fühlt sich falsch an. Dies erzeugt ein subjektives Gefühl von Anspannung und Konfusion, manchmal auch von Ohnmacht.

In der klinischen Arbeit ist es hilfreich, diese gemischten emotionalen Prozesse in zwei Gruppen einzuteilen:

1. **Situativ (ad hoc) komponierte multiple Emotionen (variable Muster)**
2. **Stabil komponierte multiple Emotionen (emotionale Netze)**

Situativ komponierte multiple Emotionen entstehen **jeweils neu** in Abhängigkeit von den jeweiligen Gegebenheiten. Wir können sie also als variable Reaktionen auf zufällige Ereignisse verstehen.

Die Fallvignette im Infoblatt 2.5 IB 28 schildert exemplarisch ein Telefonat zwischen einer Mutter und deren Tochter, in dem die Mutter durch rasche Themenwechsel die Tochter in ein Wechselbad der Gefühle stürzt:

> Stellen Sie sich vor: Ihre Mutter ruft an, um Ihnen zu Ihrem Geburtstag zu gratulieren. Nach zwei Sätzen beginnt sie, über Ihre Schwester zu sprechen, die ihr Staatsexamen vor zwei Wochen bestanden hat. Ganz im Gegensatz zu Ihnen, die Sie doch immer nur Schwierigkeiten bereiten würden. Wie intelligent die Schwester doch sei und wie stolz sie immer schon auf ihre Leistung sein kann. Sie erzählt Ihnen auch, dass sie selbst, also die Mutter, starke Rückenschmerzen hat und seit einer Woche nicht mehr schlafen kann. Sie möchte Sie sehen. So rasch wie möglich, Sie hätten ja eh nichts zu tun. Um genau zu sein, erwartet Sie, dass Sie sie besuchen und ein paar Tage bei ihr bleiben, um sie zu trösten und für sie einzukaufen.

Auch eine gesunde Person wird die raschen Wechsel zwischen Dankbarkeit, Neid, Eifersucht, Mitleid und Ärger nur mit einem gewissen Unbehagen überstehen. Weil aber die Emotionen in aller Regel sehr rasch aktiviert und wieder deaktiviert werden, wird es bei diesem Unbehagen bleiben. Am Ende des Gesprächs wird der Ärger überwiegen (siehe Abb. 2.5.5 links). Die Handlungstendenz fällt dann entsprechend eindeutig aus.

Die neurobiologischen Störungen der Emotionsregulationen bei Borderline-Patientinnen verzögern die rasche Rückbildung der Emotionen auf das Ausgangsniveau. Und da die Emotionen sich nicht rasch genug zurückbilden, bleiben sie aktiv und überlagern sich mit den nächsten Emotionen (siehe Abb. 2.5.5. rechts). Daraus resultiert ein buntes Bild an Emotionen, die zeitgleich aktiviert sind und unterschiedliche, einander widersprechende Handlungen erfordern: Zuwendung und Angriff und Abwendung. So weiß die Patientin nicht, was sie tun soll: Jede mögliche Handlung würde der einer anderen Emotion widersprechen. Daraus resultiert das bekannte Borderline-typische Phänomen der **inneren Anspannung**.

Oder anders formuliert: Wir können davon ausgehen, dass die Borderline-typische innere Anspannung immer dann entsteht, **wenn widersprüchliche gemischte Emotionen** aktiviert sind.

Da innere Anspannung als häufigster Grund für Selbstverletzungen angegeben wird, zielt die DBT darauf ab, Patientinnen zu befähigen, diese innere Anspannung zu identifizieren, zu benennen und gegebenenfalls mit akut wirksamen Hochstressskills (2.4 IB 3) abzumildern, um dann die gegenwärtig aktiven gemischten Emotionen beschreiben und validieren zu können (siehe 2.5 IB 28). Statt sich bezüglich möglicher Handlungen in kognitiven Spiralen zu verlieren (»Welche Handlung wäre jetzt und in Zukunft für mich und für andere sinnvoll?«), hilft hier meistens eine Befragung von *Wise Mind*, um intuitiv sinnvoll zu handeln (siehe STOP-Skill 2.4 IB 4).

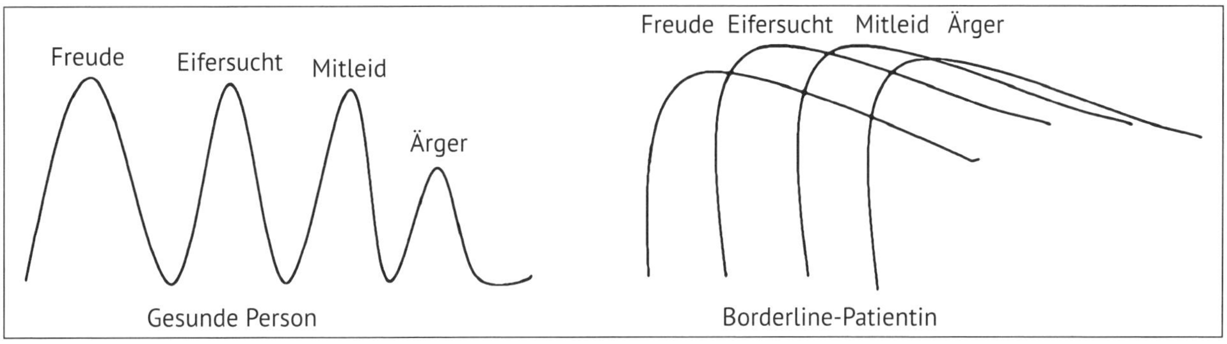

Abbildung 2.5.5 Gemischte Emotionen bei Gesunden und BPD

Stabil komponierte multiple Emotionen (emotionale Netze)

Neben den im obigen Beispiel geschilderten spontan sich jeweils neu zusammensetzenden emotionalen Mustern gibt es auch **präformierte, also stabile emotionale Netze**, die als relativ homogene Muster abgespeichert sind und durch entsprechende Stimuli aktiviert werden.

Wir gehen heute davon aus, dass diese emotionalen Netze sich als Folge von ähnlichen, sich wiederholenden biografischen Erfahrungen entwickeln und sich in einer Abfolge von selbst-replizierenden Prozessen verfestigen.

Aus didaktischen Gründen werden wir im folgenden Beispiel die Entstehung eines pathologischen emotionalen Netzwerkes zunächst als lineares Ereignis schildern. In der Realität laufen die beschriebenen Ereignisse so rasch ab, dass sie vom jeweiligen Individuum nicht separat wahrgenommen werden können.

Fallbeispiel aus der Schule

Hans wird von einem stärkeren Klassenkameraden wiederholt das Pausenbrot weggenommen. Hans interpretiert dies folgerichtig als Angriff auf die eigenen Ressourcen und wird entsprechend wütend. Da sein Gegner Niko jedoch deutlich stärker ist und zudem schon mehrmals handgreiflich geworden war, schätzt Hans sich selbst als hilflos und unterlegen ein. Die nun aktivierte Emotion ist folgerichtig Angst. Und da Hans gelernt hat, dass diesem großen Jungen schlecht zu entkommen ist, blockiert er auch seine Angst und beschließt, sich zu unterwerfen. Er wird also das Pausenbrot überreichen und

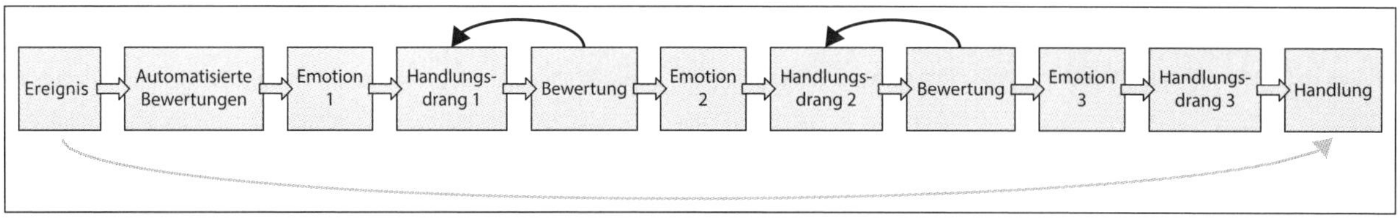

Abbildung 2.5.6 Primäre und sekundäre Emotionen: konsekutiver Ablauf

fragen, ob er diesem Ekelpaket auch noch einen Apfel anbieten könne. Niko nimmt nun Brot und Apfel und macht sich lauthals über »diesen kleinen Pisser« lustig. Hans interpretiert diese Äußerung als Demütigung und reagiert folgerichtig mit der Emotion Scham. Da er die Ursache der Scham auf sein eigenes Verhalten attribuiert, entwickelt er noch eine Dosis Selbsthass.

Die Abbildung 2.5.6 skizziert **modellhaft diese Dynamik** als linear ablaufenden Prozess: Auf die adäquate Bewertung eines Ereignisses folgt eine stimmige primäre emotionale Reaktion (Emotion 1 – Wut), die jedoch nicht in Handlung umgesetzt wird, weil eine Folge von sekundären Bewertungen und Annahmen oder Mutmaßungen diese Handlung als nicht sinnvoll erscheinen lässt. Dies wiederum führt zu sekundären Emotionen, die zu völlig anderen Handlungsentwürfen führen. Die abschließende Handlung wirkt so in Bezug auf das auslösende Ereignis inadäquat. So wird Hans auf den Übergriff von Niko schließlich mit Hass auf sich selbst reagieren, was nicht nur zu submissivem Verhalten führt, sondern auch verhindert, sich adäquat um Hilfe seitens der Lehrerin zu kümmern.

Diese emotionale Dynamik ist in sich stimmig und zunächst auch anpassungsfähig. Hans ist dem stärkeren, despotischen Jungen körperlich unterlegen, und jeder Versuch, sich körperlich zu wehren, würde negative Folgen haben. Auch der Umschwung von Scham zu Wut auf sich selbst ist nachvollziehbar. Scham signalisiert drohenden Verlust von sozialem Status, und Wut ist eine häufige Folgeemotion, die hilfreich ist, um den sozialen Status durch aggressives Verhalten wiederherzustellen. Nachdem Hans aber gelernt hat, dass nach außen gerichtete Wut sich schädlich auswirkt, richtet sich die Wut auf ihn selbst und blockiert damit langfristig hilfreiche Lösungen.

Parallele emotionale Dynamik (emotionale Netze)

Nehmen wir nun an, Hans widerfährt diese quälende Behandlung durch Niko nicht nur einmal, **sondern immer und immer wieder**. Sein Gehirn wird diese Erfahrung als wichtige Norm attribuieren und daher diesen zunächst seriell ablaufenden Prozess schließlich in Form eines **parallel ablaufenden Netzwerks** etablieren, was eine automatisierte, rasche Prozessierung ermöglicht. Wir sprechen jetzt (modellhaft) von einem **etablierten emotionalen Netz**. Dieses Modell greift die Entwicklungen der modernen Emotionstheorie auf. So haben Forscherinnen wie etwa Tomkins (1991) das Modell der **seriellen emotionalen Dynamik** (discrete emotions theory) erweitert und postulieren **emotionale Netzwerke** (ideoaffective organizations), die sich im Laufe der Lebensspanne entwickeln. Diese Netzwerke organisieren sich um einige zentrale Emotionen. Sie sind **stabile, strukturbildende Muster**, die ein breites Spektrum von automatisierter Informationsverarbeitung, Bewertung und Verhalten steuern.

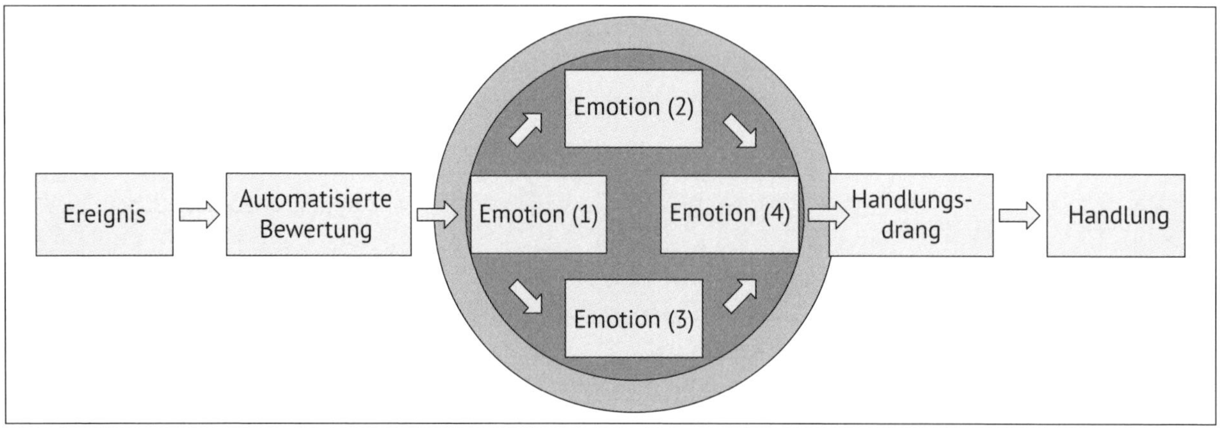

Abb. 2.5.7 Emotionale Netze

In der klinischen Psychologie kennen wir diese emotionalen Netze insbesondere aus Modellen zur Ätiopathogenese der komplexen PTBS: Hier führt beispielsweise die wiederholte Erfahrung von sexuellem Missbrauch dazu, dass sich ein sog. Traumagedächtnis entwickelt und dass sich prototypische Selbstkonzepte etablieren, die sich als idioaffektive Netzwerke organisieren (»Ich bin schlecht, ekelhaft, schuldig und verdorben.«). Dementsprechend steuern sie soziale Angst, Misstrauen und soziales Rückzugsverhalten (s. dazu ausführlicher Kapitel 3.1).

Abbildung 2.5.7 skizziert **die parallele emotionale Dynamik** in Form von emotionalen Netzen: Ein Ereignis aktiviert (automatisierte) Bewertungen, die das entsprechende, bereits etablierte emotionale Netz aktivieren. Dieses aktiviert prädisponierte Handlungsentwürfe, die schließlich zu entsprechenden Handlungen führen können. Im Fall von Hans, der ja in seiner Kindheit gelernt hat, dass er sich gegen Demütigungen schlecht wehren kann, würden wir modellhaft annehmen, dass aufgrund der etablierten emotionalen Netze eine im Erwachsenenalter erlebte Demütigung oder Bedrohung das entsprechende idioaffektive Netzwerk aktiviert, also Angst, Scham und Selbsthass ausgelöst werden. Der Handlungsdrang dürfte sich dann im Wunsch nach Unterwerfung und Selbstverletzung äußern. Wir sprechen hier also folgerichtig von maladaptivem Verhalten, weil diese automatisierten Verhaltensmuster die Reaktionsmöglichkeiten im Erwachsenenalter nicht ausschöpfen. Wir sollten uns vergegenwärtige, dass etablierte Netzwerke keinesfalls notwendigerweise durch Bewertungen aktiviert werden. **Jede Emotion, auch physiologische Aspekte oder einfach Wahrnehmungen können emotionale Netzwerke aktivieren.**

Therapeutisch zielen wir darauf, die Wirkmächtigkeit dieser etablierten maladaptiven emotionalen Netze abzuschwächen, um der Patientin zu helfen, eine größere Flexibilität in ihren Reaktionen auf bestimmte Ereignisse zu entwickeln. Im Fall von Hans ginge es also darum, nicht auf jede Bedrohung mit submissivem, selbstzerstörerischem Verhalten zu reagieren.

Methodisch geht die DBT hier schrittweise vor: Im ersten Schritt lernt Hans, den maladaptiven Handlungsdrang zu identifizieren und ihn nicht in Handlungen umzusetzen. Im zweiten Schritt wird er lernen, das alte Netzwerk zu identifizieren und zu beschreiben, um so dessen Wirkmächtigkeit abzuschwächen (zu entaktualisieren). Im dritten Schritt kann er überprüfen, ob er angesichts der gegenwärtigen Bedrohung über alternative Handlungsmöglichkeiten verfügt, und diese ausprobieren. Die Therapeutin wird hier auf sog. Kettenanalysen oder besser **Netzwerkanalysen** zurückgreifen. Im Alltag wird Hans lernen, auf den STOP-Skill zurückzugreifen, der diesen Prozess kondensiert (2.4 IB 4).

Im Rahmen der Trauma-Fokussierten DBT (TF-DBT) erkundet die Therapeutin zusammen mit der Patientin zwei Borderline-prototypische Schlüssel-Emotionen-Netzwerke: die **Angst vor Verlassenwerden/Verlassenheit** und die **Angst vor sozialer Demütigung** (2.5 IB 29; AB 17; 18; 19; 20). Unter Anwendung expositionsbasierter therapeutischer Strategien können diese Netzwerke in der Therapie weiterbearbeitet werden.

Wie werden Emotionen reguliert?

Wenn wir uns an den oben skizzierten dynamischen Modellen orientieren, eröffnen sich verschiedene Möglichkeiten, um Emotionen kurz- und langfristig zu regulieren.

A) Veränderung der Ereignisse und der Aktivierungsschwellen
B) Veränderung der Bewertungsprozesse
C) Veränderung der aktivierten Emotionen
D) Veränderung der Handlungsentwürfe
E) Veränderung der Handlungen

A) Veränderung der Ereignisse und der Aktivierungsschwellen

Auch wenn man es manchmal vergisst – Emotionen haben sich im Laufe der Evolution entwickelt, um auf wichtige Ereignisse rasch und damit oft automatisiert zu reagieren. Die Angst ist dazu da, bedrohliche Ereignisse zu bekämpfen oder zu flüchten. Das mögen zähnefletschende Hunde sein oder seltsame Geräusche des eigenen Herzens. Immer dann, wenn es uns gelingt, Ereignisse kurzfristig zu verändern, wird sich die Emotion beruhigen. Auch langfristig werden wir versuchen, die Wahrscheinlichkeit zu reduzieren, dass sich die Ereignisse wiederholen. Wir können bestimmte Situationen meiden, oder wir können versuchen, Probleme anderweitig zu lösen.

Therapeutisch zielen wir darauf ab, auslösende Ereignisse zu beseitigen. Hier setzt das große Feld der **Problemlösung** an.

Auch die **Aktivierungsschwelle**, also die Vulnerabilität des emotionalen Systems, spielt eine wichtige Rolle bei der Emotionsregulation. Schlechter Schlaf, Mangelernährung, Alkohol- oder Drogengebrauch, körperliche Erkrankungen – all diese Faktoren senken die emotionale Aktivierungsschwelle und machen uns anfälliger für starke Gefühle, die durch kleine Anlässe entfacht werden können.

Therapeutisch kommen hier die **ABC-GESUND-Skills** (2.5 IB 31) zum Einsatz – eine Vielzahl von alltagspraktischen Fertigkeiten, die helfen, die emotionale Vulnerabilität zu reduzieren, und uns damit weniger anfällig zu machen für heftige Gefühle.

B) Veränderung der Bewertungsprozesse

Wie schon geschildert, laufen die meisten der sogenannten Bewertungsprozesse (appraisal) völlig automatisiert ab. Der Begriff »Bewertung« ist also etwas irreführend, weil er vermuten lässt, dass hier primär bewusste kognitive Prozesse ablaufen, aber das Gegenteil ist der Fall. Die meisten Bewertungsprozesse sind in unbewussten, rasch ablaufenden **Urteilsheuristiken** organisiert. Sie orientieren sich an einigen wenigen Stimuli und führen zu komplexen Urteilen, die entsprechende Emotionen auslösen. Der Nobelpreisträger Daniel Kahneman hat diesen Prozess als »schnelles Denken« charakterisiert (Kahneman 2012). In den allermeisten Fällen, so Kahneman, führt dieses schnelle und ökonomische Denken zu stimmigen Ergebnissen. In einigen Fällen aber macht unser Gehirn Fehler, indem es etwa bestimmte Stimuli fälschlicherweise als gefährlich einstuft oder übergeneralisiert. Diese **Bewertungsfehler**, die insbesondere bei traumatisierten Individuen auftreten, führen zu Fehlinterpretationen, das heißt, zu emotionalen Reaktionen, die für die gegenwärtige Situation unangemessen sind, sich aber für die Betroffenen vollkommen stimmig anfühlen.

Der Mensch verfügt über die Fähigkeit, die Wertigkeit dieser rasch und automatisch getroffenen Annahmen in einem zweiten Schritt zu überprüfen. Dieser Schritt verläuft über die kognitive Ebene, daher deutlich langsamer und mühsamer. Im Prinzip überprüft unser Gehirn die wahrgenommenen Ereignisse noch einmal, diesmal, indem es mehrere Parameter in die Bewertung miteinbezieht, um schließlich zu einem treffenderen, also situationsadäquaten Urteil zu kommen. So einfach dies klingt, dieser Prozess erfordert eine Vielzahl von Mikroprozessen: a) das Gewahrwerden von automatisiert ausgelösten Emotionen; b) ein gewisses Maß an Exekutiv-Kontrolle; c) die Fähigkeit, den Geist auf die Klärung der Faktenlage zu konzentrieren.

In der Therapie basieren eine Vielzahl von DBT-Skills genau auf diesem Prinzip: **Kurzfristig wirksam** (also bei bereits aktivierten Emotionen) sind der STOP-Skill (2.4 IB 4), »Beobachten innerer Zustände« (2.3 IB 5), »Überprüfe die Fakten« (2.5 AB 21) sowie »Was macht den Unterschied?« (2.4 AB 2). **Langfristig wirksam** sind **expositionsbasierte** Techniken, die direkt auf die Veränderung der Urteilsheurismen zielen. Hierzu gehören auch alle Handlungen, die gegen das jeweilige Gefühl gerichtet sind (act opposite). Diese basieren darauf, durch bestimmte Ereignisse ausgelöste Erwartungsprozesse zu falsifizieren.

C) Veränderung der aktivierten Emotionen

Um es vereinfacht auszudrücken, können wir **zwei unterschiedliche Prozesse** der Regulation von bereits aktivierten Emotionen unterscheiden, an der jeweils unterschiedliche Hirnareale beteiligt sind.

a) Bottom-up-Regulation
b) Top-down-Regulation

Bei der **Bottom-up-Regulation** handelt es sich weitgehend um **automatisierte autoregulative** Prozesse, bei der **Top-down-Regulation** sind eher **kognitive**, also bewusste Prozesse beteiligt.

Gerade wenn automatisierte Prozesse nur eingeschränkt wirken, weil neuronale Zentren oder Verbindungen verändert sind, wie dies häufig bei Patientinnen mit Borderline-Störungen oder komplexer PTBS zu beobachten ist, sind Top-down-Prozesse umso wichtiger.

In der Therapie unterscheiden wir beispielsweise **solitäre Emotionen** wie Angst, Scham oder Wut von gemischten Emotionen. Solitäre Emotionen können abgeschwächt werden, indem die **einzelnen emotionalen Komponenten** abgeschwächt werden: Beruhigung oder Aktivierung der Atmung, Veränderung der Physiologie, gezielte Veränderung der Mimik und der Körperhaltung, Lenkung der Aufmerksamkeit, Veränderung der Kognitionen und Akzeptanz der Handlungsimpulse, ohne diesen nachzugeben. Im Rahmen der DBT werden hier die spezifischen Skills »Meine kleinen Monster – ungerechtfertigte Emotionen« angeboten.

Immer dann, wenn wir es mit **gemischten Emotionen** zu tun haben, also mit mehreren, zum Teil widersprüchlichen Emotionen, greifen die emotionsspezifischen Fertigkeiten zu kurz. Hier geht es dann zunächst darum, innerlich einen Schritt zurückzutreten, die innere Spannung und die Atmung zu regulieren, die Vielfalt der vorliegenden Emotionen zu beschreiben und damit zu entaktualisieren sowie die Realität zu überprüfen. Die DBT bietet hierfür das Arbeitsblatt »Gemischte Emotionen« (2.5 AB 15) oder auch den STOP-SKILL (2.4 IB 4) an.

D) Veränderung der Handlungsentwürfe

Natürlich sind Handlungsentwürfe (action tendencies) an die entsprechenden Emotionen gekoppelt. Wenn wir wütend sind, wollen wir uns »irgendwie« wehren. Was genau wir aber zu tun gedenken, ob wir unmittelbar zuschlagen, oder ob wir uns freundlich geben und insgeheim sinistere Rachegedanken pflegen, hängt stark von unserer Sozialisation und den jeweiligen aktuellen Bedingungen ab. Die meisten »Handlungen« spielen sich ausschließlich in der Fantasie ab. Oft haben sie ausgesprochen beruhigenden Charakter und sie müssen sich im sozialen Leben nicht unbedingt negativ auswirken. **Auch die Imagination einer emotionsgesteuerten Handlung führt zum Abschwächen der jeweiligen Emotion.** Wenn wir uns nach einer Demütigung vorstellen, wie wir über unsere Peiniger obsiegen, geht es uns sofort deutlich besser.

Therapeutisch können wir den Patientinnen durchaus helfen, gezielt Fantasien zu entwickeln und dann auch zu aktivieren.

Andererseits sollten wir nicht vergessen, dass natürlich jeder in **Handlung umgesetzte** Handlungsentwurf zur emotionalen Entlastung führt: Wenn es uns etwa geling, unter großer Angst erfolgreich zu flüchten, wenn wir unter starker Wut jemanden verprügeln, wenn wir uns unter starker Schuld entschuldigen und uns vergeben wird, führen diese emotionsgesteuerten Handlungen rasch zur Entlastung.

Therapeutisch sollten wir dabei immer unterscheiden zwischen situativ inadäquaten Gefühlen (non-justified emotions) und situativ adäquaten Gefühlen (justified emotions). Lediglich im letzteren Fall macht es Sinn, unseren Patienten zu helfen, den Handlungsdrang entsprechend in Handlungen umzusetzen, also evtl. konkrete Handlungskompetenz zu vermitteln, um damit das Spektrum an Verhaltensmöglichkeiten zu erweitern.

E) Veränderung der Handlungen

Gerade intensive Emotionen drängen uns zu unüberlegten Handlungen, die stark davon geprägt sind, negative Emotionen zu reduzieren oder positive Emotionen zu erleben. Neben oft schwierigen sozialen Konsequenzen haben diese Handlungen oft auch unmittelbaren Einfluss auf automatisierte Bewertungsprozesse und emotionale Netzwerke, die auf diese Weise aufrechterhalten werden. Der Begriff »dysfunktionales Verhalten« beschreibt genau diesen Dualismus: Kurzfristig angenehme Konsequenzen führen zur langfristigen Konsolidierung und Aufrechterhaltung maladaptiver emotionaler Prozesse.

Therapeutisch ist es also sinnvoll, die Selbstwirksamkeit der Handlungskontrolle zu stärken und alternatives Handeln bewusst zu fördern. Die DBT bietet hier neben den STOP-Skills (2.4 IB 4) auch das Konzept von *Wise Mind* (2.3 IB 10) an, um so nachhaltiges sozial kooperatives Verhalten aufzubauen.

2.5.3 Didaktik in der Praxis

Der Umgang mit Gefühlen ist sicherlich ein komplexes Thema und damit auch intellektuell nicht immer einfach zu erfassen. Es stellt hohe Ansprüche an die Patientinnen, aber auch an die didaktische Kompetenz der Therapeutinnen. Da die Skillsgruppen auf sehr unterschiedlichem Niveau arbeiten, sollten die Therapeutinnen sich Spielraum gewähren, um die Didaktik an das jeweilige intellektuelle Niveau anzupassen. Grundsätzlich sollten Sie selbst komplizierteren Stoff so viel wie möglich in **Kleingruppen erarbeiten** lassen und den Schwerpunkt auf **erlebnisbasierte Übungen** legen.

Im Wesentlichen gliedert sich dieses Modul in drei Segmente:

- Im **ersten Teil** wird ein allgemeines Modell der Emotionsregulation präsentiert. Das Ziel besteht darin, dass Patientinnen ein **grobes Verständnis** für die verschiedenen Gefühle entwickeln, deren Funktionen begreifen und die Bausteine erkennen, aus denen Gefühle bestehen.
- Im **zweiten Teil** werden grundlegende Strategien vermittelt, um einerseits **solitäre Emotionen** wie etwa Scham zu regulieren und andererseits emotionale Netze zu erkennen und zu entaktualisieren.

- Im **dritten Teil** wird die Emotionsregulation in der Gruppe durch einen **erfahrungsbasierten Ansatz aktiv trainiert**. Dies umfasst Rollenspiele und Situationsanalysen, in denen die zuvor erlernten Skills angewendet werden. Dafür eignet sich besonders das Konzept der »**gemischten Gefühle**« (Hinweise zur Durchführung siehe IB 28, AB 15). Dieser erlebnisbasierte Ansatz in der Gruppe greift den Mechanismus der Emotionsexposition auf. Denn die Gruppentherapie zielt nicht nur darauf ab, *über* Emotionen zu sprechen. Die Therapie soll vielmehr die Patientinnen dabei unterstützen, Vermeidungsverhalten abzubauen, intensive Emotionen erlebbar zu machen, zu benennen, auszuhalten und durch die Anwendung von Skills zu modulieren. Auf diese Weise können Patientinnen **neue Erfahrungen im Umgang mit ihren Emotionen** machen. Informations- und Arbeitsblätter zu den wichtigsten Emotionskategorien informieren über schwierige Gefühle und können von den Patientinnen in Einzelarbeit gelesen werden.

Einführung in die Emotionsregulation

In der Praxis hat sich gezeigt, dass das Modul »Umgang mit Gefühlen« für viele unserer Patientinnen eine besondere Herausforderung darstellt. Die allgemeine Anspannung in der Gruppe steigt häufig, wenn wir uns diesem Modul nähern. Dies ist verständlich, da Schwierigkeiten der Emotionsregulation zu den Kernproblemen unserer Patientinnen gehören. Oft haben sie Erfahrungen von Kontrollverlust oder traumatisch erlebter Invalidierung aufgrund intensiver Gefühle gemacht. Der Einstieg in dieses Modul wird daher häufig von Ängsten und Befürchtungen begleitet, die zu Beginn besprochen und validiert werden sollten.

Um den Einstieg in dieses Modul zu erleichtern, haben wir einen Vorschlag erarbeitet, wie die **erste Sitzung** interaktiv und erlebnisbasiert gestaltet werden kann. Dieses Vorgehen ist als Angebot zu verstehen und kann natürlich nach Bedarf verändert oder ergänzt werden.

Schritt 1: Einführung, Eingrenzung und Validierung der Kernproblembereiche

Kündigen Sie das Modul »Umgang mit Gefühlen« an und betonen Sie, dass dies für viele Patientinnen eine Herausforderung darstellt. Fragen Sie nach den Kernproblembereichen der Patientinnen im Hinblick auf den Umgang mit Gefühlen. Erklären Sie, dass die Gruppe ein sicherer Raum ist, um darüber zu sprechen.

»Ab heute werden wir uns mit dem Modul ›Umgang mit Gefühlen‹ beschäftigen. Dieses Modul könnte für viele von Ihnen eine echte Herausforderung darstellen, weil Schwierigkeiten in der Emotionsregulation ein Kernproblem für viele unserer Patientinnen sind. Kennen Sie das auch? Welche Schwierigkeiten haben Sie selbst im Umgang mit Ihren Gefühlen?«

Schicken Sie Ihre Patientinnen mit diesen Fragen in die Kleingruppen bzw. Chatrooms und sammeln Sie die Bedenken anschließend im Plenum. Es kann sinnvoll sein, diese Sammlung aufzuheben und am Ende des Moduls gemeinsam mit der Gruppe noch einmal zu betrachten, um festzustellen, was sich verändert hat.

Häufig werden folgende Punkte genannt:

- Probleme, Gefühle überhaupt zu benennen oder zu identifizieren
- Probleme, Gefühle zu kontrollieren oder auszuhalten
- Unsicherheit darüber, ob die jeweiligen Gefühle zur erlebten Situation passen
- starke, drängende Handlungsimpulse
- hohe Anspannungszustände
- dysfunktionale Verhaltensweisen zur Spannungs- und Emotionsregulation (z.B. Substanzkonsum, Selbstverletzung, Suizidalität)
- impulsives Verhalten
- negative Konsequenzen, besonders in zwischenmenschlichen Situationen
- ausgeprägte Emotionsvermeidung

Es ist wichtig zu betonen, dass nicht jedes Gefühl für jede Patientin gleich schwierig ist und dass es Unterschiede gibt, die oft in der Biografie begründet sind und vor diesem Hintergrund validiert werden können.

Schritt 2: Ziel des Moduls und eigene Ressourcen

Nachdem die subjektiven Kernproblembereiche erfasst und validiert wurden, besprechen Sie mit den Patientinnen das übergeordnete Ziel des Moduls, nämlich, einen **hilfreichen Umgang** mit verschiedenen Gefühlen zu entwickeln. Knüpfen Sie an bisherige Ressourcen der Patientinnen an und erörtern Sie gemeinsam das subjektive Veränderungsmodell.

Die Leitfrage lautet: *»Was bräuchten Sie, um einen hilfreichen Umgang mit Ihren intensiven Emotionen zu entwickeln?«*

[Verweisen Sie auf die Inhalte und Ziele des Moduls (2.5 IB 1).]

Emotionen beobachten (angeleitete Übung)

Vorbereitung: Suchen Sie im Netz einige Abbildungen, die positive oder milde aversive Emotionen hervorrufen. Stellen Sie eine kurze PPT-Präsentation zusammen, wobei die emotionalen Bilder jeweils unterbrochen sind von kurzen Rechenaufgaben (zur Löschung der prä-aktivierten Emotionen).
Übung: Bitten Sie die Patientinnen, die vorbereiteten Bilder zu betrachten und dabei zu beobachten, was in ihnen vorgeht. Achten Sie darauf, mit eindeutig positiven Emotionen zu enden. Sammeln Sie im Plenum die Eindrücke und leiten Sie zur Theorie über, indem Sie mit einer kurzen theoretischen Einführung fortfahren. Nutzen Sie hierbei ein Flipchart und die folgenden Leitfragen. (Für jede dieser Fragen gibt es Infoblätter im Manual, die eigenständig als Hausaufgabe nachgelesen werden können.)

- Welche Gefühle gibt es? (2.5 IB 7)
- Wozu brauchen wir Emotionen? (2.5 IB 2)
- Was sind gemischte Gefühle und emotionale Netzwerke? (2.5 IB 5 & IB 6)
- Welche Bausteine haben Gefühle und wie funktionieren sie? (2.5 IB 3 & 4)

Schritt 3: Welche Gefühle gibt es?
Leiten Sie die Teilnehmenden folgendermaßen an:

»Vielen Dank, dass Sie Ihre bisherigen Erfahrungen mit Ihren Gefühlen mit uns geteilt haben. Wir wollen uns nun noch mal etwas genauer anschauen, welche Gefühle es eigentlich gibt, wozu wir sie brauchen und was Gefühle überhaupt sind. Welche Gefühle kennen Sie denn? Rufen Sie einfach rein, es gibt kein Richtig und Falsch.«

Notieren Sie am Flipchart alle Gefühle, die Patientinnen nennen. Unsere Erfahrung zeigt, dass es sehr viele sein werden. Sie können das validieren, denn häufig berichten Patientinnen, dass sie in einem Chaos von verschiedenen Gefühlen gefangen sind.

Gruppieren Sie diese Emotionen in positive und negative Emotionen. **Erläutern Sie, dass positiv und negativ nicht gleichzusetzen ist mit gut und schlecht.** Suchen Sie entsprechende Beispiele.

Anmerkung zur Nomenklatur:

[Es erreichen uns immer wieder Fragen zur Nomenklatur: Weshalb bezeichnen wir in diesem Manual appetente Emotionen als »positiv« und aversive Emotionen als »negativ« und nicht, wie in der zweiten Auflage der Skills-Manuals, als angenehm bzw. unangenehm?

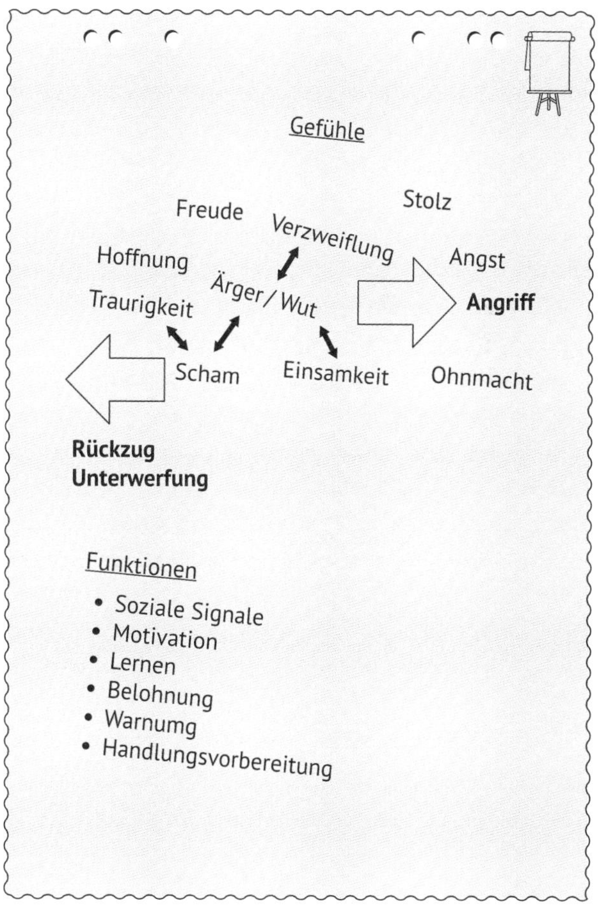

Abbildung 2.5.8 Flipchart-Skizze: Sammlung von Gefühlen

Wir haben uns, wie oben dargelegt, dazu entschlossen, weil die soziobiologische Funktion von Emotionen (also aversiv und appetent) nicht immer mit der individuellen Wahrnehmung (angenehm oder unangenehm) übereinstimmt. Es gibt viele Menschen, die etwa Angst als durchaus lustvoll empfinden (das ist die Grundlage von Extremsportarten wie Klettern, Bungeejumping usw.) oder Schmerz mit sexueller Erregung verbinden. Andererseits können appetente Emotionen wie Stolz oder Geborgenheit als sehr unangenehm erlebt werden. Die Begrifflichkeiten »positive« und »negative« Emotionen sind nicht unmittelbar mit dem subjektiven Erleben verknüpft und wirken daher neutraler].

Schritt 4: Wozu brauchen wir Emotionen?
Fragen Sie nun nach der Funktion von Emotionen. Dazu lassen Sie in Kleingruppen die oben genannten Emotionen in sog. »energiereiche, aktive Emotionen« und »energiearme, passive Emotionen« einteilen. Im Plenum stellt sich dann die Frage: Wozu gibt es energiereiche und energiearme Emotionen, und wozu sind Emotionen überhaupt da?

Notieren Sie am Flipchart alle Funktionen, die die Patientinnen berichten. Betonen Sie, dass unterschiedliche Gefühle unterschiedliche Funktionen haben können. Das bedeutet auch, dass *jedes* Gefühl eine bestimmte Funktion erfüllt. Trotzdem treten bestimmte Gefühle manchmal in unangemessenen Situationen oder unangemessener Intensität auf. Verweisen Sie auf und orientieren Sie sich an 2.5 IB 2 »Wofür brauchen wir Emotionen?«

Schritt 5: Was sind gemischte Emotionen und emotionale Netzwerke?
Betonen Sie, dass Gefühle selten in »Reinform« auftreten, sondern häufig in gemischter Form, manchmal auch in fest formierten Netzwerken.

»Vielen Dank. Spannend, dass alle Gefühle in irgendeiner Weise eine bestimmte Funktion erfüllen, auch wenn sie manchmal unangenehm sind. In den allermeisten Fällen ist es so, dass in einer schwierigen Situation nicht nur ein bestimmtes Gefühl, sondern sehr viele Gefühle gemeinsam auftreten. Kennen Sie das?«

Gemischte Emotionen beobachten (angeleitete Übung)

Vorbereitung: Modifizieren Sie die obige Übung und suchen Sie Bilder, die zeitgleich verschiedene Emotionen auslösen. Erstellen Sie PPT-Folien mit jeweils gleichsinnigen Emotionen (zwei oder drei positive Emotionen; zwei oder drei schwach negative Emotionen) sowie Folien mit gegensinnigen, also widersprüchlichen Emotionen.
Durchführung:
Instruieren Sie die Patientinnen, diese Bilder offen zu betrachten und auf ihr inneres Erleben zu achten.

Besprechen Sie im Plenum die Wirkung von **gemischten Emotionen**.

Fragen Sie dann nach persönlichen Erfahrungen der Patientinnen. Häufig wird berichtet, dass z.B. Scham, Schuld, Wut oder auch andere Gefühle eng zusammenhängen und gemeinsam auftreten. Verbinden Sie diese Gefühle auf dem Flipchart, sodass ein Netzwerk aus verschiedenen Gefühlen erkennbar wird. Validieren Sie dies und fahren Sie in etwa so fort:

»Vielen Dank! Das heißt, diese Gefühle treten häufig gleichzeitig oder sehr eng miteinander verknüpft auf. Umso verständlicher, dass dadurch manchmal der Eindruck von Gefühlschaos oder Kontrollverlust entsteht, wie in einer Waschmaschine der Gefühle. Manchmal kommt es vor, dass unterschiedliche Gefühle unterschiedliche Handlungsimpulse oder Handlungstendenzen auslösen (z.B. Wut → Angriff; Scham → Rückzug). Immer, wenn sehr unterschiedliche Handlungsimpulse vorliegen oder bestimmte Handlungsimpulse blockiert sind, also nicht ausgeführt werden können, führt dies zu besonders hoher Anspannung. Kennen Sie das?«

[Notiz: Zeichnen Sie zu diesen Gefühlen Pfeile in unterschiedliche Richtungen.]

»Was würden Sie denn sagen, was bräuchte es denn, um gerade mit einer solchen Fülle eng verknüpfter Gefühle umgehen zu können? Auch dies wird Thema in unserer Gruppe sein, wir nennen es gemischte Gefühle.«

[Verweisen Sie auf und orientieren Sie sich an 2.5 IB 5 »Gemischte Emotionen«.]

»Nicht selten ist es so, dass ähnliche Muster gemischter Gefühle in ähnlichen Situationen ***immer wieder auftreten****. Man könnte sagen, dass es bestimmte ›alte‹ Gefühlsnetzwerke sind, die immer wieder in ähnlichen Situationen ausgelöst werden. Kennen Sie dieses Gefühl, dass ›alte Gefühle‹ im Alltag ausgelöst werden? Oft sprechen Patientinnen auch von triggern‹ oder davon, ›im alten Film zu sein‹. Wenn ja, von welchen Situationen kennen Sie das? Wie fühlt sich das an?«*

[Verweisen Sie auf und orientieren Sie sich an 2.5 IB 6 »Emotionale Netzwerke«.]

»Das ist wirklich spannend, denn häufig führt dies sowohl bei Patientinnen selbst als auch in deren Umfeld zu Irritationen, Missverständnissen, manchmal auch Ablehnung. Kennen Sie das? Wir gehen aktuell davon aus, dass die ›Instabilität‹ der Emotionen, von der Patientinnen häufig berichten, zum großen Teil durch ein An- und Aus-

schalten solcher Netzwerke zustande kommt. Würden Sie das auch sagen? Wenn ja, was denken Sie, was bräuchten Sie, um mit diesen ›alten Gefühlsnetzwerken‹ umgehen zu können?«

An dieser Stelle sei erwähnt, dass das »Aufdröseln« unterschiedlicher Gefühle in einer einzigen Situation etwas artifiziell ist, während wir das im Hintergrund erarbeiten. Ziel ist es nicht, in jeder erlebten Situation alle Gefühle benennen zu können. Diese Erwartung sollte mit den Patientinnen besprochen werden.

Schritt 6: Zum Abschluss – Eine kleine Übung zur Regulation von Emotionen

Emotionen beschreiben (angeleitete Übung)

Wenn noch etwas Zeit bleibt: Bilden Sie Zweiergruppen. Bitten Sie die Hälfte der Patientinnen, sich so zu setzen, dass sie Ihre PPT-Folie nicht sehen können, während Sie noch einmal ein emotional geladenes Bild (kann auch positiv sein) zeigen. Bitten Sie die Patientinnen mit den geöffneten Augen, dieses Bild nun so zu beschreiben, dass die Partnerin sich davon eine klare Vorstellung machen kann, vielleicht sogar eine Skizze anfertigen kann. Besprechen Sie die Wirkung des »achtsamen Beschreibens« auf die Intensität von Emotionen.

Schritt 7: Hausaufgaben
Bitten Sie die Patientinnen, die Informationsblätter 2.5 IB 1–7 eigenständig als Hausaufgabe nachzulesen, um die in der Sitzung besprochenen Inhalte zu konsolidieren.

2.5.4 Umgang mit Gefühlen: Info- und Arbeitsblätter

2.5 IB 1 Umgang mit Gefühlen	Patienten-Manual, S.159
2.5 IB 2 In aller Kürze: Wozu brauchen wir Emotionen?	Patienten-Manual, S.160
2.5 IB 3 In aller Kürze: Wie funktionieren Emotionen?	Patienten-Manual, S.161
2.5 IB 4 In aller Kürze: Die Bausteine der Emotionen	Patienten-Manual, S.162
2.5 IB 5 In aller Kürze: Gemischte Emotionen	Patienten-Manual, S.163
2.5 IB 6 In aller Kürze: Emotionale Netzwerke	Patienten-Manual, S.164
2.5 IB 7 Was wissen wir über Emotionen?	Patienten-Manual, S.165
2.5 IB 8 Emotionen abschwächen	Patienten-Manual, S.174
2.5 IB 9 Entgegengesetzt handeln	Patienten-Manual, S.177
2.5 AB 1 Emotionale Mythen	Patienten-Manual, S.179
2.5 IB 10 Angst	Patienten-Manual, S.181
2.5 AB 2 Umgang mit ungerechtfertigter Angst	Patienten-Manual, S.186
2.5 IB 11 Wut und Zorn	Patienten-Manual, S.189
2.5 AB 3 Umgang mit angemessener Wut	Patienten-Manual, S.195
2.5 IB 12 Scham	Patienten-Manual, S.198
2.5 AB 4 Umgang mit ungerechtfertigter Scham	Patienten-Manual, S.203
2.5 IB 13 Schuld	Patienten-Manual, S.206
2.5 AB 5 Umgang mit ungerechtfertigter Schuld	Patienten-Manual, S.214
2.5 IB 14 (Selbst-)Verachtung	Patienten-Manual, S.217
2.5 AB 6 Umgang mit Selbstverachtung	Patienten-Manual, S.222
2.5 IB 15 Einsamkeit	Patienten-Manual, S.225
2.5 AB 7 Umgang mit Einsamkeit	Patienten-Manual, S.230
2.5 IB 16 Ekel	Patienten-Manual, S.233
2.5 AB 8 Umgang mit Ekel	Patienten-Manual, S.238

2.5 IB 17 Trauer	Patienten-Manual, S.241
2.5 AB 9 Angst vor Trauer	Patienten-Manual, S.245
2.5 IB 18 Ohnmacht	Patienten-Manual, S.248
2.5 AB 10 Umgang mit ungerechtfertigter Ohnmacht	Patienten-Manual, S.252
2.5 IB 19 Kränkung	Patienten-Manual, S.255
2.5 IB 20 Neid	Patienten-Manual, S.260
2.5 AB 11 Umgang mit Neid	Patienten-Manual, S.264
2.5 IB 21 Eifersucht	Patienten-Manual, S.267
2.5 AB 12 Umgang mit Eifersucht	Patienten-Manual, S.271
2.5 IB 22 Niedergeschlagenheit und Melancholie	Patienten-Manual, S.274
2.5 IB 23 Freude	Patienten-Manual, S.277
2.5 IB 24 Liebe	Patienten-Manual, S.279
2.5 IB 25 Lust und Begehren	Patienten-Manual, S.282
2.5 IB 26 Stolz	Patienten-Manual, S.286
2.5 AB 13 Geborgenheit	Patienten-Manual, S.289
2.5 IB 27 Hoffnung	Patienten-Manual, S.292
2.5 AB 14 Angst vor positiven Gefühlen	Patienten-Manual, S.294
2.5 IB 28 Gemischte Emotionen und emotionale Netze	Patienten-Manual, S.298
2.5 AB 15 Gemischte Emotionen	Patienten-Manual, S.300
2.5 IB 29 Vorsicht, Falle – alte Netze!	Patienten-Manual, S.301
2.5 AB 16 Vorsicht, Falle 1	Patienten-Manual, S.302
2.5 AB 17 Schlüssel Emotionales Netzwerk Typ 1: Verlassenheit	Patienten-Manual, S.312
2.5 AB 18 Schlüssel Emotionales Netzwerk Typ 2: Demütigung	Patienten-Manual, S.313
2.5 AB 19 Schlüssel Emotionales Netzwerk: Unspezifisch	Patienten-Manual, S.314
2.5 AB 20 Vorsicht, Falle 2	Patienten-Manual, S.315
2.5 AB 21 Prüfen Sie die Fakten	Patienten-Manual, S.316
2.5 IB 30 Emotions-Surfen	Patienten-Manual, S.319
2.5 IB 31 ABC GESUND	Patienten-Manual, S.321

Im Folgenden finden sich Anmerkungen und Hilfestellungen zu den einzelnen Informations- und Arbeitsblättern.

2.5 IB 1 Umgang mit Gefühlen

Dieses Infoblatt ist selbsterklärend. Wenn Sie sich bei der Einführung in das Modul an oben dargestelltem Leitfaden orientieren, können Sie an der betreffenden Stelle darauf verweisen. Das Infoblatt kann dann als Hausaufgabe zum eigenständigen Nachlesen genutzt werden.

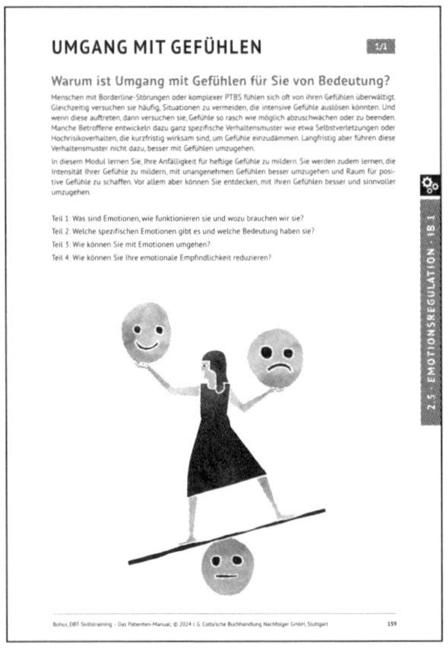
UMGANG MIT GEFÜHLEN

Warum ist Umgang mit Gefühlen für Sie von Bedeutung?

Menschen mit Borderline-Störungen oder komplexer PTBS fühlen sich oft von ihren Gefühlen überwältigt. Gleichzeitig versuchen sie häufig, Situationen zu vermeiden, die intensive Gefühle auslösen könnten. Und wenn diese auftreten, dann versuchen sie, Gefühle so rasch wie möglich abzuschwächen oder zu beenden. Manche Betroffene entwickeln dazu ganz spezifische Verhaltensmuster wie etwa Selbstverletzungen oder Hochrisikoverhalten, die kurzfristig wirksam sind, um Gefühle einzudämmen. Langfristig aber führen diese Verhaltensmuster nicht dazu, besser mit Gefühlen umzugehen.

In diesem Modul lernen Sie, Ihre Anfälligkeit für heftige Gefühle zu mildern. Sie werden zudem lernen, die Intensität Ihrer Gefühle zu mildern, mit unangenehmen Gefühlen besser umzugehen und Raum für positive Gefühle zu schaffen. Vor allem aber können Sie entdecken, mit Ihren Gefühlen besser und sinnvoller umzugehen.

Teil 1: Was sind Emotionen, wie funktionieren sie und wozu brauchen wir sie?
Teil 2: Welche spezifischen Emotionen gibt es und welche Bedeutung haben sie?
Teil 3: Wie können Sie mit Emotionen umgehen?
Teil 4: Wie können Sie Ihre emotionale Empfindlichkeit reduzieren?

2.5 IB 2 In aller Kürze: Wozu brauchen wir Emotionen?

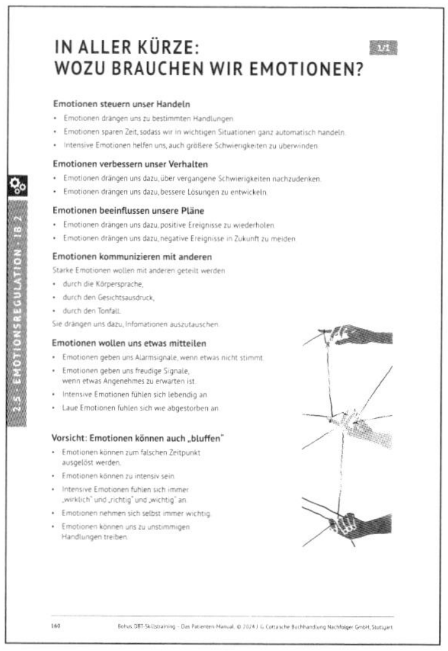

IN ALLER KÜRZE:
WOZU BRAUCHEN WIR EMOTIONEN?

1/1

Emotionen steuern unser Handeln
- Emotionen drängen uns zu bestimmten Handlungen.
- Emotionen sparen Zeit, sodass wir in wichtigen Situationen ganz automatisch handeln.
- Intensive Emotionen helfen uns, auch größere Schwierigkeiten zu überwinden.

Emotionen verbessern unser Verhalten
- Emotionen drängen uns dazu, über vergangene Schwierigkeiten nachzudenken.
- Emotionen drängen uns dazu, bessere Lösungen zu entwickeln.

Emotionen beeinflussen unsere Pläne
- Emotionen drängen uns dazu, positive Ereignisse zu wiederholen.
- Emotionen drängen uns dazu, negative Ereignisse in Zukunft zu meiden.

Emotionen kommunizieren mit anderen
Starke Emotionen wollen mit anderen geteilt werden
- durch die Körpersprache,
- durch den Gesichtsausdruck,
- durch den Tonfall.

Sie drängen uns dazu, Infomationen auszutauschen.

Emotionen wollen uns etwas mitteilen
- Emotionen geben uns Alarmsignale, wenn etwas nicht stimmt.
- Emotionen geben uns freudige Signale, wenn etwas Angenehmes zu erwarten ist.
- Intensive Emotionen fühlen sich lebendig an.
- Laue Emotionen fühlen sich wie abgestorben an.

Vorsicht: Emotionen können auch „bluffen"
- Emotionen können zum falschen Zeitpunkt ausgelöst werden.
- Emotionen können zu intensiv sein.
- Intensive Emotionen fühlen sich immer „wirklich" und „richtig" und „wichtig" an.
- Emotionen nehmen sich selbst immer wichtig.
- Emotionen können uns zu unstimmigen Handlungen treiben.

2.5 · EMOTIONSREGULATION · IB 2

160 Bohus, DBT-Skillstraining – Das Patienten-Manual. © 2024 J. G. Cotta'sche Buchhandlung Nachfolger GmbH, Stuttgart

Auf diesem selbsterklärenden Infoblatt werden die Funktionen von Gefühlen beschrieben. Es dient dazu, einige grundlegende Informationen zu Emotionen zu vermitteln. In aller Regel sollten die Patientinnen dieses und die folgenden Infoblätter zur Vor- oder Nachbereitung der Stunden nutzen, also keinesfalls in der Stunde durcharbeiten. Verdeutlichen Sie, dass Emotionen verschiedene Aufgaben haben: Sie steuern unser Handeln nicht nur in der Gegenwart, sondern auch beim Planen für die Zukunft und im Nacharbeiten des Vergangenen. Suchen Sie Beispiele für die jeweiligen Funktionen.

2.5 IB 3 In aller Kürze: Wie funktionieren Emotionen?

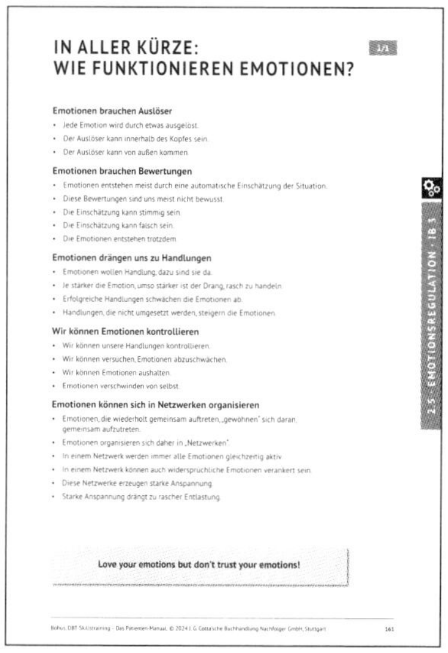

IN ALLER KÜRZE:
WIE FUNKTIONIEREN EMOTIONEN?

1/1

Emotionen brauchen Auslöser
- Jede Emotion wird durch etwas ausgelöst.
- Der Auslöser kann innerhalb des Kopfes sein.
- Der Auslöser kann von außen kommen.

Emotionen brauchen Bewertungen
- Emotionen entstehen meist durch eine automatische Einschätzung der Situation.
- Diese Bewertungen sind uns meist nicht bewusst.
- Die Einschätzung kann stimmig sein.
- Die Einschätzung kann falsch sein.
- Die Emotionen entstehen trotzdem.

Emotionen drängen uns zu Handlungen
- Emotionen wollen Handlung, dazu sind sie da.
- Je stärker die Emotion, umso stärker ist der Drang, rasch zu handeln.
- Erfolgreiche Handlungen schwächen die Emotionen ab.
- Handlungen, die nicht umgesetzt werden, steigern die Emotionen.

Wir können Emotionen kontrollieren
- Wir können unsere Handlungen kontrollieren.
- Wir können versuchen, Emotionen abzuschwächen.
- Wir können Emotionen aushalten.
- Emotionen verschwinden von selbst.

Emotionen können sich in Netzwerken organisieren
- Emotionen, die wiederholt gemeinsam auftreten, „gewöhnen" sich daran, gemeinsam aufzutreten.
- Emotionen organisieren sich daher in „Netzwerken".
- In einem Netzwerk werden immer alle Emotionen gleichzeitig aktiv.
- In einem Netzwerk können auch widersprüchliche Emotionen verankert sein.
- Diese Netzwerke erzeugen starke Anspannung.
- Starke Anspannung drängt zu rascher Entlastung.

Love your emotions but don't trust your emotions!

2.5 · EMOTIONSREGULATION · IB 3

Bohus, DBT-Skillstraining – Das Patienten-Manual. © 2024 J. G. Cotta'sche Buchhandlung Nachfolger GmbH, Stuttgart 161

Auf diesem Infoblatt finden sich die Funktionsweisen von Gefühlen. Es ist selbsterklärend. Am besten entwickeln Sie die oben abgebildete Grafik 2.5.4 am Flipchart.

Betonen Sie, dass alle Emotionen Auslöser haben, auch wenn es uns meistens schwerfällt, diese wahrzunehmen. Bei der Besprechung der Bewertungen und des Handlungsdrangs können Sie die Implikationen und den Nutzen der Achtsamkeit einfließen lassen: eben diese Bewertungen und Handlungsimpulse bewusst wahrzunehmen, um mehr Raum für Veränderungsmöglichkeiten zu schaffen. Das »Kontrollieren« von Emotionen können Sie dialektisch diskutieren, um Akzeptanz und Veränderungsmöglichkeiten auszuloten. Wir können demnach in erster Linie unser Verhalten kontrollieren und Emotionen etwas abschwächen. Wann und ob eine Emotion aktiv wird, ist hingegen nicht kontrollierbar.

2.5 IB 4 In aller Kürze: Die Bausteine der Emotionen

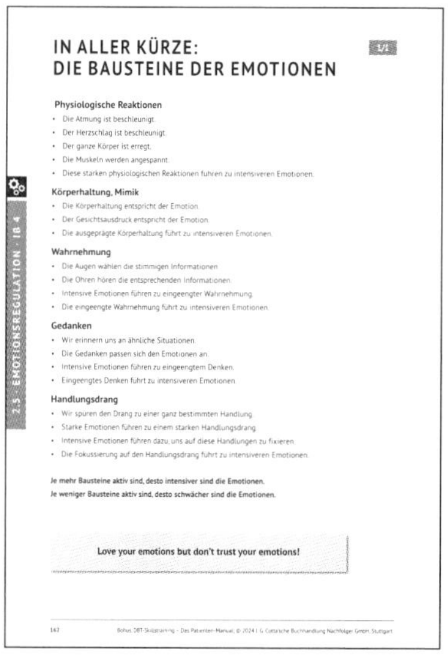

IN ALLER KÜRZE:
DIE BAUSTEINE DER EMOTIONEN

1/1

Physiologische Reaktionen
- Die Atmung ist beschleunigt.
- Der Herzschlag ist beschleunigt.
- Der ganze Körper ist erregt.
- Die Muskeln werden angespannt.
- Diese starken physiologischen Reaktionen führen zu intensiveren Emotionen.

Körperhaltung, Mimik
- Die Körperhaltung entspricht der Emotion.
- Der Gesichtsausdruck entspricht der Emotion.
- Die ausgeprägte Körperhaltung führt zu intensiveren Emotionen.

Wahrnehmung
- Die Augen wählen die stimmigen Informationen.
- Die Ohren hören die entsprechenden Informationen.
- Intensive Emotionen führen zu eingeengter Wahrnehmung.
- Die eingeengte Wahrnehmung führt zu intensiveren Emotionen.

Gedanken
- Wir erinnern uns an ähnliche Situationen.
- Die Gedanken passen sich den Emotionen an.
- Intensive Emotionen führen zu eingeengtem Denken.
- Eingeengtes Denken führt zu intensiveren Emotionen.

Handlungsdrang
- Wir spüren den Drang zu einer ganz bestimmten Handlung.
- Starke Emotionen führen zu einem starken Handlungsdrang.
- Intensive Emotionen führen dazu, uns auf diese Handlungen zu fixieren.
- Die Fokussierung auf den Handlungsdrang führt zu intensiveren Emotionen.

Je mehr Bausteine aktiv sind, desto intensiver sind die Emotionen.
Je weniger Bausteine aktiv sind, desto schwächer sind die Emotionen.

Love your emotions but don't trust your emotions!

2.5 · EMOTIONSREGULATION · IB 4

162 Bohus, DBT-Skillstraining – Das Patienten-Manual. © 2024 J. G. Cotta'sche Buchhandlung Nachfolger GmbH, Stuttgart

Auf diesem Infoblatt finden sich die Bausteine von Gefühlen. Am besten entwickeln Sie die oben abgebildete Grafik 2.5.2 am Flipchart: Physiologie, Körperhaltung, Wahrnehmung, Gedanken und Handlungsdrang. Verdeutlichen Sie das Zusammenspiel dieser Komponenten am Beispiel der Angst:

»*Stellen Sie sich vor, Sie werden gerade von einem ziemlich großen Hund bedrängt, der frei herumläuft. Kein Besitzer weit und breit. Nur Sie und der Hund. Was bemerken Sie? Wie ist Ihr Herzschlag, Ihre Atmung? Wie ist Ihre Körperhaltung, Ihr Gesichtsausdruck? Wo gucken Sie hin? Haben Sie Zeit, die Blumen auf der Wiese zu betrachten, oder die drei Schmetterlinge, die in der Luft gaukeln? Was geht Ihnen durch den Kopf? Können Sie darüber nachdenken, was Sie morgen Abend kochen werden? Was wollen Sie tun? Wonach drängt es Sie?*«

Weisen Sie darauf hin, dass diese Komponenten im Infoblatt 2.5 IB 9 noch einmal aufgegriffen und vertieft werden. Verweisen Sie auch darauf, dass im Manual für jede einzelne Emotion die jeweiligen Komponenten dargestellt sind, und verdeutlichen Sie das Prinzip »Entgegengesetzt handeln« (2.5 IB 9) noch einmal am Beispiel der Einsamkeit (Infoblatt 2.5 IB 15).

2.5 IB 5 In aller Kürze: Gemischte Emotionen

Auf diesem selbsterklärenden Infoblatt finden sich Informationen zu den gemischten Gefühlen. Wenn Sie sich bei der Einführung in das Modul an oben dargestelltem Leitfaden orientieren, können Sie an der betreffenden Stelle darauf verweisen. Das Infoblatt kann dann als Hausaufgabe zum eigenständigen Nachlesen genutzt werden. An dieser Stelle genügt es, die Begrifflichkeiten zu klären. Die Thematik wird dann mit den Info- und Arbeitsblättern 2.5 IB 28 und 2.5 AB 15 vertieft.

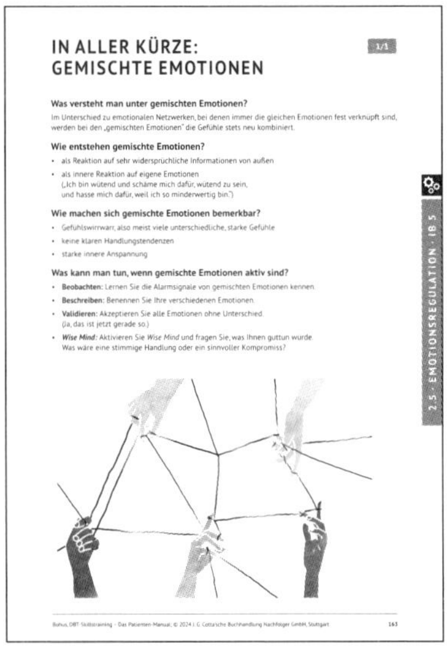
IN ALLER KÜRZE:
GEMISCHTE EMOTIONEN

1/1

Was versteht man unter gemischten Emotionen?

Im Unterschied zu emotionalen Netzwerken, bei denen immer die gleichen Emotionen fest verknüpft sind, werden bei den „gemischten Emotionen" die Gefühle stets neu kombiniert.

Wie entstehen gemischte Emotionen?

- als Reaktion auf sehr widersprüchliche Informationen von außen
- als innere Reaktion auf eigene Emotionen („Ich bin wütend und schäme mich dafür, wütend zu sein, und hasse mich dafür, weil ich so minderwertig bin.")

Wie machen sich gemischte Emotionen bemerkbar?

- Gefühlswirrwarr, also meist viele unterschiedliche, starke Gefühle
- keine klaren Handlungstendenzen
- starke innere Anspannung

Was kann man tun, wenn gemischte Emotionen aktiv sind?

- **Beobachten:** Lernen Sie die Alarmsignale von gemischten Emotionen kennen.
- **Beschreiben:** Benennen Sie Ihre verschiedenen Emotionen.
- **Validieren:** Akzeptieren Sie alle Emotionen ohne Unterschied. (Ja, das ist jetzt gerade so.)
- ***Wise Mind:*** Aktivieren Sie *Wise Mind* und fragen Sie, was Ihnen guttun würde. Was wäre eine stimmige Handlung oder ein sinnvoller Kompromiss?

2.5 · EMOTIONSREGULATION · IB 5

Bohus, DBT-Skillstraining – Das Patienten-Manual; © 2024 J. G. Cotta'sche Buchhandlung Nachfolger GmbH, Stuttgart 163

2.5 IB 6 In aller Kürze: Emotionale Netzwerke

Auf diesem selbsterklärenden Infoblatt finden sich Informationen zu den emotionalen Netzwerken. Beschreiben Sie, dass es sich bei diesen immer um »alte« und durch Lernen gebildete Netzwerke handelt, die in aktuellen Situationen ausgelöst werden. Die Zusammensetzung der Gefühle ist meist sehr ähnlich, so auch die Handlungsimpulse und Bewältigungsstrategien. Betonen Sie, dass diese Netzwerke häufig durch wiederholte oder intensive emotionale Lernerfahrungen entstehen (z.B. Trauma, Demütigung, Verlassenwerden). Früher waren diese Netzwerke angemessen, heute führen sie sowohl bei Betroffenen als auch deren Umfeld häufig zu Missverständnissen, Irritation oder Ablehnung. Betonen Sie, dass Patientinnen diesen Netzwerken nicht hilflos ausgeliefert sind. Wenn sie diese bewusst wahrnehmen, bekommen die Patientinnen die Möglichkeit, sie zu regulieren. Der zentrale Skill, auf den Sie hier verweisen sollten, heißt »Vorsicht, Falle«. Auch hier geht es primär darum, Begriffe zu klären. Die emotionalen Netzwerke werden mit den Info- und Arbeitsblättern 2.5 IB 29; 2.5 AB 16–20 vertieft.

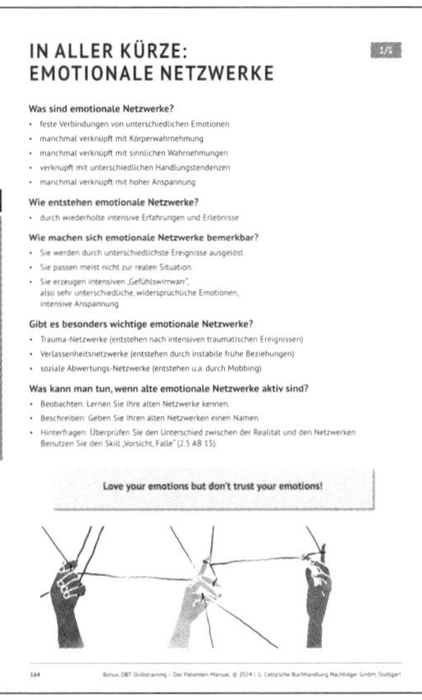
IN ALLER KÜRZE:
EMOTIONALE NETZWERKE

1/1

Was sind emotionale Netzwerke?

- feste Verbindungen von unterschiedlichen Emotionen
- manchmal verknüpft mit Körperwahrnehmung
- manchmal verknüpft mit sinnlichen Wahrnehmungen
- verknüpft mit unterschiedlichen Handlungstendenzen
- manchmal verknüpft mit hoher Anspannung

Wie entstehen emotionale Netzwerke?

- durch wiederholte intensive Erfahrungen und Erlebnisse

Wie machen sich emotionale Netzwerke bemerkbar?

- Sie werden durch unterschiedlichste Ereignisse ausgelöst.
- Sie passen meist nicht zur realen Situation.
- Sie erzeugen intensiven „Gefühlswirrwarr", also sehr unterschiedliche, widersprüchliche Emotionen, intensive Anspannung.

Gibt es besonders wichtige emotionale Netzwerke?

- Trauma-Netzwerke (entstehen nach intensiven traumatischen Ereignissen)
- Verlassenheitsnetzwerke (entstehen durch instabile frühe Beziehungen)
- soziale Abwertungs-Netzwerke (entstehen u.a. durch Mobbing)

Was kann man tun, wenn alte emotionale Netzwerke aktiv sind?

- Beobachten: Lernen Sie Ihre alten Netzwerke kennen.
- Beschreiben: Geben Sie Ihren alten Netzwerken einen Namen.
- Hinterfragen: Überprüfen Sie den Unterschied zwischen der Realität und den Netzwerken. Benutzen Sie den Skill „Vorsicht, Falle" (2.5 AB 15).

Love your emotions but don't trust your emotions!

2.5 · EMOTIONSREGULATION · IB 6

164 Bohus, DBT-Skillstraining – Das Patienten-Manual; © 2024 J. G. Cotta'sche Buchhandlung Nachfolger GmbH, Stuttgart

2.5 IB 7 Was wissen wir über Emotionen?

Auf diesem neunseitigen Infoblatt finden sich ausführliche theoretische Ausführungen zu der Entstehung und Funktionsweise von Gefühlen. Das Infoblatt ist selbsterklärend, es greift die Informationen der Blätter 2.5 IB 2–6 auf und vertieft deren Inhalte. Sie sollten es lediglich **interessierten Patientinnen empfehlen**. Auch wenn wir versucht haben, komplexe Sachverhalte einfach dazustellen, ist der Stoff nicht ganz unkompliziert. Vermeiden Sie also am besten, Erwartungsdruck aufzubauen.

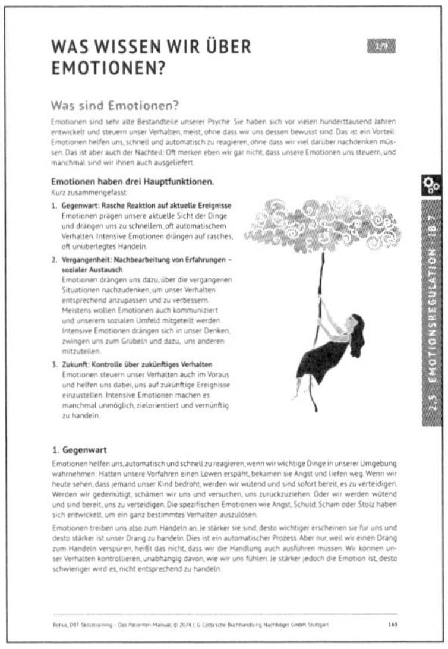
WAS WISSEN WIR ÜBER
EMOTIONEN?

1/9

Was sind Emotionen?

Emotionen sind sehr alte Bestandteile unserer Psyche. Sie haben sich vor vielen hunderttausend Jahren entwickelt und steuern unser Verhalten, meist, ohne dass wir uns dessen bewusst sind. Das ist ein Vorteil: Emotionen helfen uns, schnell und automatisch zu reagieren, ohne dass wir viel darüber nachdenken müssen. Das ist aber auch der Nachteil: Oft merken eben wir gar nicht, dass unsere Emotionen uns steuern, und manchmal sind wir ihnen auch ausgeliefert.

Emotionen haben drei Hauptfunktionen.

Kurz zusammengefasst:

1. **Gegenwart: Rasche Reaktion auf aktuelle Ereignisse**
Emotionen prägen unsere aktuelle Sicht der Dinge und drängen uns zu schnellem, oft automatischem Verhalten. Intensive Emotionen drängen auf rasches, oft unüberlegtes Handeln.
2. **Vergangenheit: Nachbearbeitung von Erfahrungen – sozialer Austausch**
Emotionen drängen uns dazu, über die vergangenen Situationen nachzudenken, um unser Verhalten entsprechend anzupassen und zu verbessern. Meistens wollen Emotionen auch kommuniziert und unserem sozialen Umfeld mitgeteilt werden. Intensive Emotionen drängen sich in unser Denken, zwingen uns zum Grübeln und dazu, uns anderen mitzuteilen.
3. **Zukunft: Kontrolle über zukünftiges Verhalten**
Emotionen steuern unser Verhalten auch im Voraus und helfen uns dabei, uns auf zukünftige Ereignisse einzustellen. Intensive Emotionen machen es manchmal unmöglich, zielorientiert und vernünftig zu handeln.

1. Gegenwart

Emotionen helfen uns, automatisch und schnell zu reagieren, wenn wir wichtige Dinge in unserer Umgebung wahrnehmen: Hatten unsere Vorfahren einen Löwen erspäht, bekamen sie Angst und liefen weg. Wenn wir heute sehen, dass jemand unser Kind bedroht, werden wir wütend und sind sofort bereit, es zu verteidigen. Werden wir gedemütigt, schämen wir uns und versuchen, uns zurückzuziehen. Oder wir werden wütend und sind bereit, uns zu verteidigen. Die spezifischen Emotionen wie Angst, Schuld, Scham oder Stolz haben sich entwickelt, um ein ganz bestimmtes Verhalten auszulösen.

Emotionen treiben uns also zum Handeln an. Je stärker sie sind, desto wichtiger erscheinen sie für uns und desto stärker ist unser Drang zu handeln. Dies ist ein automatischer Prozess. Aber nur, weil wir einen Drang zum Handeln verspüren, heißt das nicht, dass wir die Handlung auch ausführen müssen. Wir können unser Verhalten kontrollieren, unabhängig davon, wie wir uns fühlen. Je stärker jedoch die Emotion ist, desto schwieriger wird es, nicht entsprechend zu handeln.

2.5 · EMOTIONSREGULATION · IB 7

Bohus, DBT-Skillstraining – Das Patienten-Manual; © 2024 J. G. Cotta'sche Buchhandlung Nachfolger GmbH, Stuttgart 165

2.5 IB 8 Emotionen abschwächen

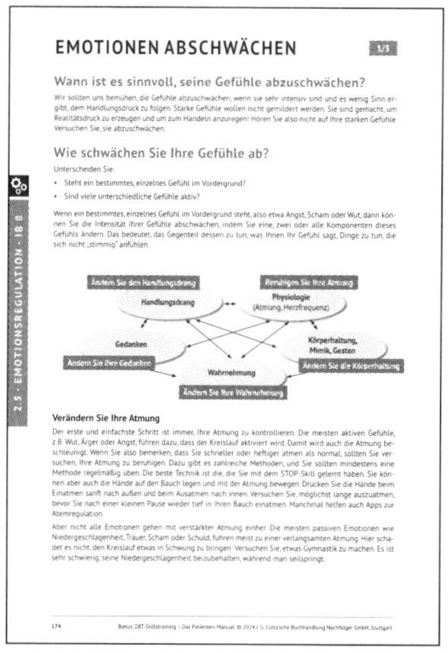

EMOTIONEN ABSCHWÄCHEN 1/3

2.5 · EMOTIONSREGULATION · IB 8

Wann ist es sinnvoll, seine Gefühle abzuschwächen?

Wir sollten uns bemühen, die Gefühle abzuschwächen, wenn sie sehr intensiv sind und es wenig Sinn ergibt, dem Handlungsdruck zu folgen. Starke Gefühle wollen nicht gemildert werden. Sie sind gemacht, um Realitätsdruck zu erzeugen und um zum Handeln anzuregen! Hören Sie also nicht auf Ihre starken Gefühle. Versuchen Sie, sie abzuschwächen.

Wie schwächen Sie Ihre Gefühle ab?

Unterscheiden Sie:

- Steht ein bestimmtes, einzelnes Gefühl im Vordergrund?
- Sind viele unterschiedliche Gefühle aktiv?

Wenn ein bestimmtes, einzelnes Gefühl im Vordergrund steht, also etwa Angst, Scham oder Wut, dann können Sie die Intensität Ihrer Gefühle abschwächen, indem Sie eine, zwei oder alle Komponenten dieses Gefühls ändern. Das bedeutet, das Gegenteil dessen zu tun, was Ihnen Ihr Gefühl sagt, Dinge zu tun, die sich nicht „stimmig" anfühlen.

Verändern Sie Ihre Atmung

Der erste und einfachste Schritt ist immer, Ihre Atmung zu kontrollieren. Die meisten aktiven Gefühle, z. B. Wut, Ärger oder Angst, führen dazu, dass der Kreislauf aktiviert wird. Damit wird auch die Atmung beschleunigt. Wenn Sie also bemerken, dass Sie schneller oder heftiger atmen als normal, sollten Sie versuchen, Ihre Atmung zu beruhigen. Dazu gibt es zahlreiche Methoden, und Sie sollten mindestens eine Methode regelmäßig üben. Die beste Technik ist die, die Sie mit dem STOP-Skill gelernt haben. Sie können aber auch die Hände auf den Bauch legen und mit der Atmung bewegen. Drücken Sie die Hände beim Einatmen sanft nach außen und beim Ausatmen nach innen. Versuchen Sie, möglichst lange auszuatmen, bevor Sie nach einer kleinen Pause wieder tief in Ihren Bauch einatmen. Manchmal helfen auch Apps zur Atemregulation.

Aber nicht alle Emotionen gehen mit verstärkter Atmung einher. Die meisten passiven Emotionen wie Niedergeschlagenheit, Trauer, Scham oder Schuld, führen meist zu einer verlangsamten Atmung. Hier schadet es nicht, den Kreislauf etwas in Schwung zu bringen: Versuchen Sie, etwas Gymnastik zu machen. Es ist sehr schwierig, seine Niedergeschlagenheit beizubehalten, während man seilspringt.

174 Bohus, DBT-Skillstraining – Das Patienten-Manual. © 2024 J. G. Cotta'sche Buchhandlung Nachfolger GmbH, Stuttgart

Dieses Handout gehört sicherlich zu den wichtigsten dieses Manuals. Viele Patientinnen mit Borderline-Störung oder komplexer PTBS werden sich wünschen, ihre Emotionen abzuschwächen. Sie sollten sie darin unterstützen.

Wir unterscheiden zwei Ebenen:

- unspezifische Abschwächung durch Beruhigung oder Aktivierung des Kreislaufs bzw. der Atmung (das funktioniert immer);
- spezifische Abschwächung (dazu ist es nötig, die Emotion zu identifizieren).

Der »Trick« besteht dann darin, auf möglichst vielen Ebenen genau das Gegenteil von dem zu machen, wozu die Emotion »rät«. Sicherlich ist die »entgegengesetzte Körperhaltung« am wirkungsvollsten. Dies übt man am besten, indem man die Patientinnen zunächst auffordert, sich eine Situation vorzustellen, in der sie sehr wütend waren. Dann gilt es, die Körperhaltung entsprechend zu akzentuieren.

Emotionen abschwächen (angeleitete Übung)

»Versuchen Sie, der Wut Ausdruck zu verleihen, als ob Sie eine Schauspielerin in einem Stummfilm wären, die Wut spielt«. Korrigieren Sie die Körperhaltung: *»Fäuste ballen, Schultern nach oben, Kinn nach vorne, mit den Kiefern mahlen, Blick auf den Gegner, heftige Atmung«* usw. Erst wenn der Ausdruck klar und deutlich ist, lassen Sie die Patientinnen beschreiben, welche Körperteile angespannt sind. Im nächsten Schritt bitten Sie, nun die entgegengesetzte Haltung einzunehmen: *»Arme fallen lassen, Handflächen öffnen und nach vorne drehen, Kinn fallen lassen, Zunge lockern, Fersen parallel oder leicht öffnen, leichtes Lächeln«* usw. Spielen Sie diesen Prozess mehrmals durch und verankern Sie diese Haltungen verbal.
Im zweiten Schritt schalten Sie die entsprechenden Wahrnehmungen und Kognitionen dazu: Was hat mir derjenige, der mich gerade ärgert, schon Gutes getan, wozu kann er mir mal dienlich sein oder nutzen …
Viele Patientinnen finden diese Übung zunächst absurd, im Sinne von »gute Miene zum bösen Spiel machen«. Validieren Sie diese Wahrnehmung und reframen Sie: *»Genau das ist der richtige Weg: Je unpassender Ihre Aktionen erscheinen, desto eher schwächen Sie die Emotionen ab.«*

Der Flamenco-Skill: Ein weiteres Beispiel, gerade für Patientinnen mit komplexer PTBS unumgänglich, ist die Abschwächung von Scham. Dazu nutzen Sie am besten das Beispiel der Scham. **Zur Vorbereitung** sollten Sie sich eine kurze, fröhliche Flamenco-Musiksequenz auf den Rechner laden: etwa »Volare« von den Gipsy Kings: https://www.youtube.com/watch?v=qmbx4_TQbkA.
»Was können wir mit den fünf Komponenten der Emotionen anfangen? Vielleicht probieren wir es einfach mal aus: Ich möchte Sie nun zu einer Übung einladen, die sich mit dem Thema Scham beschäftigt. Scham ist eine ziemlich unangenehme Emotion. Sie schützt uns vor sozialer Abwertung. Die Scham drängt uns dazu, unsere Schwächen zu verstecken, deshalb ist sie manchmal sinnvoll – aber eben nur manchmal. Wenn wir uns jedoch immer wieder auch in unangemessenen Situationen schämen, etwa wenn wir in der Therapie sind oder auf eine Party kommen, dann sollten wir wissen, was wir gegen die Scham unternehmen können. Nehmen Sie jetzt bitte eine entspannte Sitzhaltung ein, schließen Sie die Augen und beruhigen Sie Ihren Atem (4/6) … Denken Sie an eine Szene, in der Sie sich gründlich schämten. Weil sie bloßgestellt wurden oder auch nur, weil Sie sich am falschen Platz fühlten. Achten Sie darauf, welches Bild vor Ihrem inneren Auge entsteht. Bewahren Sie sich dieses Gefühl, und pressen Sie die Knie gegeneinander, drehen Sie die Fersen nach außen, nehmen Sie die Hände in den Schoß, blicken Sie mit geschlossenen Augen seitlich auf den Boden und machen Sie sich möglichst klein. Verändert sich Ihr inneres Bild? Wird die Scham stärker? Was geschieht, wenn ich Sie bitten würde, der Gruppe zu erzählen, was Ihnen widerfahren ist? – kurze Pause – *Keine Sorge, ich werde Sie nicht fragen. Stattdessen bitte ich Sie, mit geschlossenen Augen aufzustehen. Stemmen Sie die Hände in die Hüften, recken Sie das Kinn nach vorne. Schultern zurück. Aber bleiben Sie beschämt! Zaubern Sie ein leichtes Lächeln auf Ihre Lippen und versuchen Sie, ein paar stolze Tanzschritte*

zu der Musik zu probieren, die ich Ihnen jetzt einspiele. – Aber bleiben Sie bitte beschämt. Hier spielen Sie jetzt zwei bis drei Minuten der Gipsy-Kings-Sequenz ein. Ermuntern Sie die Teilnehmerinnen, sich wie eine Flamenco-Tänzerin zu bewegen. Anschließend: *»Nun, in dieser Haltung fällt es manchmal leicht, sich an eine Szene zu erinnern, in der Sie etwas gut hinbekommen haben; in der Sie also ein wenig stolz auf sich sein konnten. Nur zu! Mit diesem Gefühl lässt es sich ganz gut weiterarbeiten.«*
In der Nachbesprechung greifen Sie die jeweiligen Erfahrungen der Patientinnen auf: Wann wurde die Scham stärker, wann schwächer? Erläutern Sie, dass die Synchronisierung der Komponenten die Emotionen verstärkt, dass die Desynchronisierung Emotionen abschwächt. *»Wenn wir Emotionen abschwächen wollen, ist es immer hilfreich, das Gegenteil davon zu machen, was die Emotionen wollen. Also genau das, was sich im Augenblick* nicht stimmig *anfühlt. Das heißt aufstehen und energetische stolze Haltung bei Scham. Oder ruhige, gelassene Sitzhaltung und Atmung bei Angst.*

2.5 IB 9 Entgegengesetzt handeln

In diesem Informationsblatt wird der Wirkmechanismus von Generalisierung und inhibitorischem Lernen auf einfache Weise erklärt. Versuchen Sie, die Prinzipien auf die jeweiligen Probleme der Patientinnen zu übertragen.

Sie können auch mit dieser Geschichte vom Elefanten im Zug arbeiten:

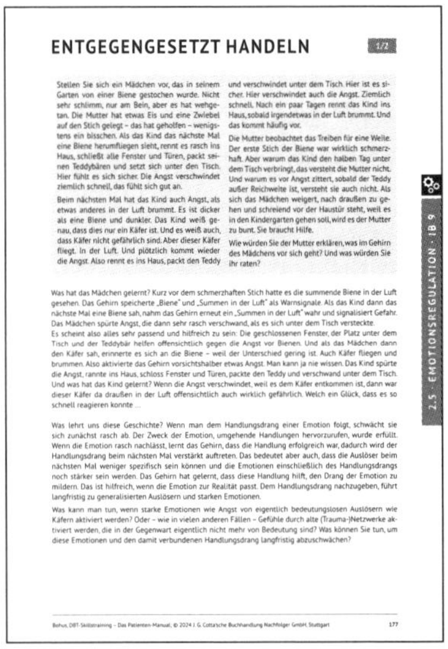

ENTGEGENGESETZT HANDELN 1/2

Stellen Sie sich ein Mädchen vor, das in seinem Garten von einer Biene gestochen wurde. Nicht sehr schlimm, nur am Bein, aber es hat wehgetan. Die Mutter hat etwas Eis und eine Zwiebel auf den Stich gelegt – das hat geholfen – wenigstens ein bisschen. Als das Kind das nächste Mal eine Biene herumfliegen sieht, rennt es rasch ins Haus, schließt alle Fenster und Türen, packt seinen Teddybären und setzt sich unter den Tisch. Hier fühlt es sich sicher. Die Angst verschwindet ziemlich schnell, das fühlt sich gut an.

Beim nächsten Mal hat das Kind auch Angst, als etwas anderes in der Luft brummt. Es ist dicker als eine Biene und dunkler. Das Kind weiß genau, dass dies nur ein Käfer ist. Und es weiß auch, dass Käfer nicht gefährlich sind. Aber dieser Käfer fliegt. In der Luft. Und plötzlich kommt wieder die Angst. Also rennt es ins Haus, packt den Teddy und verschwindet unter dem Tisch. Hier ist es sicher. Hier verschwindet auch die Angst. Ziemlich schnell. Nach ein paar Tagen rennt das Kind ins Haus, sobald irgendetwas in der Luft brummt. Und das kommt häufig vor.

Die Mutter beobachtet das Treiben für eine Weile. Der erste Stich der Biene war wirklich schmerzhaft. Aber warum das Kind den halben Tag unter dem Tisch verbringt, das versteht die Mutter nicht. Und warum es vor Angst zittert, sobald der Teddy außer Reichweite ist, versteht sie auch nicht. Als sich das Mädchen weigert, nach draußen zu gehen und schreiend vor der Haustür steht, weil es in den Kindergarten gehen soll, wird es der Mutter zu bunt. Sie braucht Hilfe.

Wie würden Sie der Mutter erklären, was im Gehirn des Mädchens vor sich geht? Und was würden Sie ihr raten?

Was hat das Mädchen gelernt? Kurz vor dem schmerzhaften Stich hatte es die summende Biene in der Luft gesehen. Das Gehirn speicherte „Biene" und „Summen in der Luft" als Warnsignale. Als das Kind dann das nächste Mal eine Biene sah, nahm das Gehirn erneut ein „Summen in der Luft" wahr und signalisiert Gefahr. Das Mädchen spürte Angst, die dann sehr rasch verschwand, als es sich unter dem Tisch versteckte.
Es scheint also alles sehr passend und hilfreich zu sein: Die geschlossenen Fenster, der Platz unter dem Tisch und der Teddybär helfen offensichtlich gegen die Angst vor Bienen. Und als das Mädchen dann den Käfer sah, erinnerte es sich an die Biene – weil der Unterschied gering ist. Auch Käfer fliegen und brummen. Also aktivierte das Gehirn vorsichtshalber etwas Angst. Man kann ja nie wissen. Das Kind spürte die Angst, rannte ins Haus, schloss Fenster und Türen, packte den Teddy und verschwand unter dem Tisch. Und was hat das Kind gelernt? Wenn die Angst verschwindet, weil es dem Käfer entkommen ist, dann war dieser Käfer da draußen in der Luft offensichtlich auch wirklich gefährlich. Welch ein Glück, dass es so schnell reagieren konnte …

Was lehrt uns diese Geschichte? Wenn man dem Handlungsdrang einer Emotion folgt, schwächt sie sich zunächst rasch ab. Der Zweck der Emotion, umgehende Handlungen hervorzurufen, wurde erfüllt. Wenn die Emotion rasch nachlässt, lernt das Gehirn, dass die Handlung erfolgreich war, dadurch wird der Handlungsdrang beim nächsten Mal verstärkt auftreten. Das bedeutet aber auch, dass die Auslöser beim nächsten Mal weniger spezifisch sein können und die Emotionen einschließlich des Handlungsdrangs noch stärker sein werden. Das Gehirn hat gelernt, dass diese Handlung hilft, den Drang der Emotion zu mildern. Das ist hilfreich, wenn die Emotion zur Realität passt. Dem Handlungsdrang nachzugeben, führt langfristig zu generalisierten Auslösern und starken Emotionen.

Was kann man tun, wenn starke Emotionen wie Angst von eigentlich bedeutungslosen Auslösern wie Käfern aktiviert werden? Oder – wie in vielen anderen Fällen – Gefühle durch alte (Trauma-)Netzwerke aktiviert werden, die in der Gegenwart eigentlich nicht mehr von Bedeutung sind? Was können Sie tun, um diese Emotionen und den damit verbundenen Handlungsdrang langfristig abzuschwächen?

 177

Geschichte vom Mann im Zug (angeleitete Übung)

Ein Mann sitzt in einem Zug, alleine in seinem Abteil. Seltsamerweise klatscht er ununterbrochen in die Hände. Als ein neuer Passagier das Abteil betritt, beobachtet er den klatschenden Mann eine Zeit lang verwundert. Nach einigen Minuten fragt er ihn: »Warum klatschen Sie denn die ganze Zeit in die Hände?« Der Mann antwortet: »Damit keine Elefanten in den Zug kommen!« Der neu zugestiegene Reisende schaut ihn erstaunt an und sagt: »Aber hier im Zug sind doch gar keine Elefanten!« Der klatschende Mann erwidert: »Eben, sehen Sie, es hilft!«
»Was könnte diese kleine Geschichte für Sie bedeuten? Wie lässt sie sich auf Ihre eigene Situation übertragen?
Der Mann im Zug klatscht in die Hände, um eine befürchtete Situation zu verhindern. Er glaubt, sobald er damit aufhören würde, könnte etwas sehr Bedrohliches passieren. In Wirklichkeit wird die befürchtete Situation – also, dass tatsächlich Elefanten in den Zug kommen – nur mit einer sehr geringen Wahrscheinlichkeit eintreten. Dadurch, dass der Mann immerzu klatscht, verhindert er jedoch, dass er selbst die Erfahrung machen kann, dass auch dann keine Elefanten in den Zug kommen, wenn er nicht klatscht. Er nimmt sich selbst die Möglichkeit, diese Befürchtung dadurch aufzulösen, indem er schlicht ausprobiert, was geschehen würde, wenn er nicht klatscht. Was kann dies jetzt für Ihre weitere Behandlung bedeuten? Welches Verhalten entspricht in ihrer derzeitigen Situation dem Klatschen? Was ist bei Ihnen der Elefant …?«

Wichtig ist es dabei, entgegengesetztes Handeln als **langfristig hilfreiche** Strategie zu verstehen. Denn die aversive Emotion (z.B. Angst) wird bei entgegengesetztem Handeln in der Regel zunächst stärker, indem Patientinnen sich einer angstbesetzten Situation aussetzen. Um das Commitment der Patientinnen zu fördern, könnten Sie an dieser Stelle eine Diskussion anregen, die der Frage nachgeht, weshalb Patientinnen dies tun sollten. Hierbei kann auch die Strategie des Advocatus diaboli eingesetzt werden. Häufig wird dabei schnell klar, dass entgegengesetzt handeln im Wirkmechanismus einer selbstständigen Exposition in vivo oder einem Verhaltensexperiment sehr ähnlich ist. Aversive Situationen werden aufgesucht, nicht einfach nur, um diese aversiven Emotionen auszuhalten, sondern um dazuzulernen, neue Erfahrungen zu ermöglichen und das Leben zu entfalten.

Um das Commitment der Patientinnen zu stärken, können Sie genau diese Aspekte weiter explorieren: *»Was vermeiden Patientinnen aus Angst vor aversiven Gefühlen? Wie sehr schränkt das ihr Leben ein, vielleicht auch bei ›Kleinigkeiten‹, und was würde sich ändern, wenn Patientinnen diese Situationen aufsuchen könnten?«*

Dabei sollten Sie immer wieder validieren, dass entgegengesetztes Handeln tatsächlich Überwindung erfordert und Anstrengung kostet.

Tipp: Die Metapher, ein Monster zu füttern oder auszuhungern, hat sich hier oft als hilfreiches Bild erwiesen, um Patientinnen zu ermutigen, diesen Skill für sich zu nutzen. Dies trifft vor allem auf Patientinnen zu, die sich schwertun, verhaltenstheoretische Mechanismen der negativen Verstärkung auf die eigene Situation anzuwenden.

»Entgegengesetzt handeln ist wie das Füttern oder Aushungern von Monstern. Immer wenn Ihnen ein kleines Monster einen Gedanken, ein Gefühl und einen intensiven Handlungsimpuls vorgibt (z .B. ›Du schaffst das nicht, lauf lieber weg!‹), könnten Sie das Monster füttern, indem sie genau danach handeln. Somit wird das Monster langfristig stärker, lauter und bestimmender. Sie können sich auch dafür entscheiden, das Monster auszuhungern, indem Sie nicht danach handeln oder genau das Gegenteil davon tun, was das Monster Ihnen sagt. Klar, das Monster wird dann erst mal in Panik geraten, es wird kurzfristig lauter, bestimmender und drängender. Langfristig hungern Sie das Monster so allerdings aus, und mit der Zeit wird es immer leiser. Sagen Sie Ihren Monstern also den Kampf an!«

2.5 AB 1 Emotionale Mythen

Dieses Arbeitsblatt greift gängige Vorurteile auf, wie sie häufig von Patientinnen mit Borderline-Störung oder komplexer PTBS formuliert oder zumindest vermutet werden. Solche Vorurteile, Mythen oder falschen Glaubenssätze erschweren ein adäquates Selbstmanagement der Emotionsregulation.

Es hat sich als hilfreich erwiesen, diese »emotionalen Mythen« einzeln in der Gruppe zu diskutieren, jeweils Vor- und Nachteile abzuwägen und deren Herkunft auszuloten. Die Alternativsätze können dann einzeln als Hausaufgabe formuliert und gemeinsam besprochen werden.

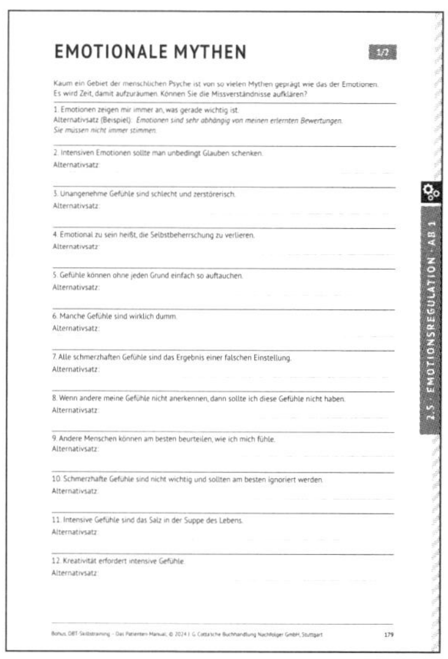
EMOTIONALE MYTHEN 1/2

Kaum ein Gebiet der menschlichen Psyche ist von so vielen Mythen geprägt wie das der Emotionen. Es wird Zeit, damit aufzuräumen. Können Sie die Missverständnisse aufklären?

1. Emotionen zeigen mir immer an, was gerade wichtig ist.
Alternativsatz (Beispiel): *Emotionen sind sehr abhängig von meinen erlernten Bewertungen. Sie müssen nicht immer stimmen.*

2. Intensiven Emotionen sollte man unbedingt Glauben schenken.
Alternativsatz:

3. Unangenehme Gefühle sind schlecht und zerstörerisch.
Alternativsatz:

4. Emotional zu sein heißt, die Selbstbeherrschung zu verlieren.
Alternativsatz:

5. Gefühle können ohne jeden Grund einfach so auftauchen.
Alternativsatz:

6. Manche Gefühle sind wirklich dumm.
Alternativsatz:

7. Alle schmerzhaften Gefühle sind das Ergebnis einer falschen Einstellung.
Alternativsatz:

8. Wenn andere meine Gefühle nicht anerkennen, dann sollte ich diese Gefühle nicht haben.
Alternativsatz:

9. Andere Menschen können am besten beurteilen, wie ich mich fühle.
Alternativsatz:

10. Schmerzhafte Gefühle sind nicht wichtig und sollten am besten ignoriert werden.
Alternativsatz:

11. Intensive Gefühle sind das Salz in der Suppe des Lebens.
Alternativsatz:

12. Kreativität erfordert intensive Gefühle.
Alternativsatz:

2.5 · EMOTIONSREGULATION · AB 1

Bohus, DBT-Skillstraining – Das Patienten-Manual, © 2024 J. G. Cotta'sche Buchhandlung Nachfolger GmbH, Stuttgart 179

Glaubenssätze (angeleitete Übung)

Eine sehr anregende Übung ist, die Patientinnen zu bitten, reihum einen der Glaubenssätze aufzugreifen und diesen als dessen »Anwältin« gegenüber der Gruppe zu verteidigen. Die anderen Patientinnen versuchen, diese Glaubenssätze zu widerlegen. Anschließend kann man die Rollen umkehren: Die Patientin widerlegt ihren eigenen Glaubenssatz, und die Gruppe verteidigt ihn.

Mithilfe dieses Blattes lässt sich auch ein guter Überblick über den derzeitigen Wissensstand der Gruppe gewinnen, um entsprechend zu korrigieren.

2.5 IB 10 – IB 27 & AB 2 – AB 13 Spezifische Emotionen: von Angst bis Hoffnung

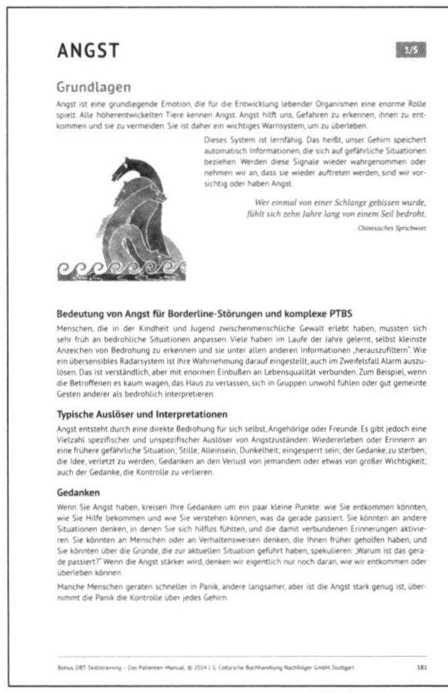
ANGST 1/5

Grundlagen

Wer einmal von einer Schlange gebissen wurde, fühlt sich zehn Jahre lang von einem Seil bedroht.

Bedeutung von Angst für Borderline-Störungen und komplexe PTBS

Typische Auslöser und Interpretationen

Gedanken

Die Informationsblätter zu den spezifischen Emotionen sind das Kernstück dieses Moduls. Hier finden Sie in komprimierter Form die grundlegenden Informationen zu allen wichtigen Emotionen.

Allerdings zeigt unsere Erfahrung, dass das Durcharbeiten aller dieser Informationsblätter den zeitlichen Rahmen der Gruppentherapie oft sprengt. Zudem sollte die kostbare Behandlungszeit in erster Linie nicht nur damit verbracht werden, *über* Emotionen zu sprechen, sondern diese auch erlebbar zu machen.

Der Aufbau der Informations- und Arbeitsblätter zu den einzelnen Emotionen ist jeweils gleich: Zunächst wird die Funktion der Emotion und deren evolutionäre Grundlage geschildert sowie die Bedeutung dieser Emotion für die Entwicklung von Borderline-Störungen oder komplexer PTBS. Anschließend werden die Komponenten des jeweiligen Gefühls bestimmt. Anhand dessen können die Patientinnen erarbeiten, wie sie dieses Gefühl kurz- und langfristig abschwächen können. Wir empfehlen, im Rahmen der Skillsgruppe ein oder zwei Emotionen (eine negative und eine positive) herauszugreifen und diese exemplarisch durchzugehen. Die weiteren Infoblätter zu spezifischen Emotionen können (und sollen) von den Patientinnen in Eigenregie gelesen werden.

Im weiteren Verlauf sollte der Schwerpunkt auf erfahrungsbasiertes Vorgehen gelegt werden. Hier empfiehlt es sich, die »Gemischten Emotionen« in der Gruppe zu behandeln, wie in 2.5 AB 15 dargestellt. Im Rahmen dieser Übungen können dann immer wieder einzelne Emotionen, die eine wichtige Rolle spielen, herausgegriffen und vertieft thematisiert werden.

Auch die Einzeltherapeutinnen sollten im Rahmen der Therapie diejenigen Emotionen herausgreifen, die in ihren Augen für die Behandlung der Patientin wichtig sind. Im Rahmen der DBT-PTBS, die ja für die Behandlung der komplexen PTBS entwickelt wurde, spielen die Emotionen Ohnmacht, Scham, Ekel und Schuld während der Vorbereitungsphase auf die Exposition eine wichtige Rolle. Nach der Exposition (Phase 3, »Das Leben entfalten«) werden Emotionen wie Trauer und Einsamkeit wichtig.

2.5 AB 14 Angst vor positiven Gefühlen

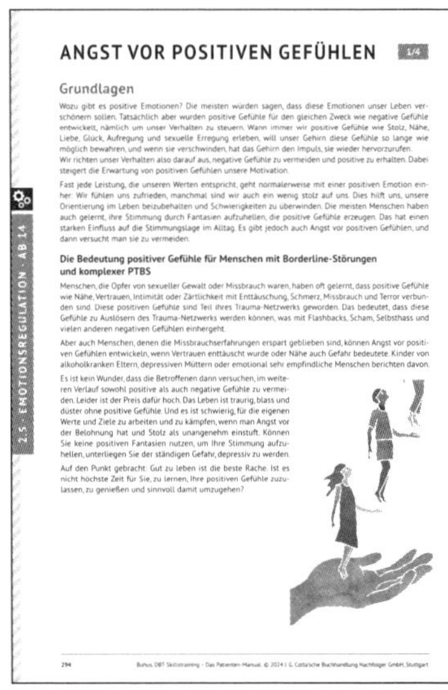
ANGST VOR POSITIVEN GEFÜHLEN 1/4

Grundlagen

Die Bedeutung positiver Gefühle für Menschen mit Borderline-Störungen und komplexer PTBS

Die Angst vor positiven Gefühlen ist ein Problem, mit dem sich viele Patientinnen mit Borderline-Störung oder komplexer PTBS konfrontiert sehen. Dabei können die Ängste, je nach Eigenschaft und Ausprägung des positiven Gefühls, sehr unterschiedlich ausfallen. Bei dem Gefühl von Glück und Zufriedenheit berichten Patientinnen beispielweise häufig von der Angst, dieses Gefühl könnte wieder verschwinden (sicherlich eine realistische Einschätzung) und sie selbst könnten diese Enttäuschung dann nicht ertragen. Bei dieser Sicht der Dinge ist es verständlich, dass es sicherer ist, das Gefühl von Glück und Zufriedenheit gar nicht erst zuzulassen. Wenn sie Nähe, Zärtlichkeit oder Zuneigung erleben, berichten viele Patientinnen von der Angst, verletzt, missbraucht oder ausgenutzt zu werden. Hinsichtlich der biografischen Erfahrungen sind diese Befürchtungen verständlich, die anhaltende Vermeidung führt jedoch zur Verstärkung von Einsamkeit und Fremdheitsgefühl. In der Skillsgruppe wird der Schwerpunkt hier auf der Psychoedukation liegen.

Gruppenübung

Besprechen Sie kurz die Bedeutung von Stolz als wichtige Emotion, die dazu beiträgt, andere auf seine eigenen Leistungen aufmerksam zu machen, damit den sozialen Status zu festigen oder zu erhöhen. Schicken Sie die Teilnehmerinnen in Kleingruppen oder Chatrooms, mit der Aufgabe, sich gegenseitig eine Leistung mitzuteilen, auf die sie stolz waren oder noch stolz sind. Sie sollen zudem erklären, weshalb sie zu Recht auf diese Leistungen stolz sind. Weisen Sie die Teilnehmerinnen darauf hin, diese Leistungen nicht zu schmälern oder abzuschwächen und auf auftauchende Gedanken und Gefühle zu achten, wenn sie über eine kurze Episode des Stolzes berichten. Im Plenum geht es dann darum, die Bedenken zu sammeln und die Vor- und Nachteile übertriebener Bescheidenheit zu diskutieren. Machen Sie klar, dass Stolz ein gesundes und wichtiges Gefühl ist, das uns antreibt, selbst schwierige Ziele zu erreichen. Die Antizipation von Stolz ist ein wichtiger motivationaler Faktor, der seinen Platz im alten und neuen Weg als Verstärker hat.

Die Bearbeitung der maladaptiven Befürchtungen kann auch in der Einzeltherapie stattfinden. Die Einzeltherapeutin wird zunächst versuchen, die jeweiligen Befürchtungen mit Bezug auf die biografischen Erfahrungen zu validieren, dann deren Bedeutung im Hier und Jetzt zu hinterfragen und schließlich gezielt auf expositionsbasierte Interventionen zurückgreifen. Hier können auch die beiden folgenden Infoblätter für die Therapeutinnen eingesetzt werden:

2.5 IB 28 Gemischte Emotionen und emotionale Netze

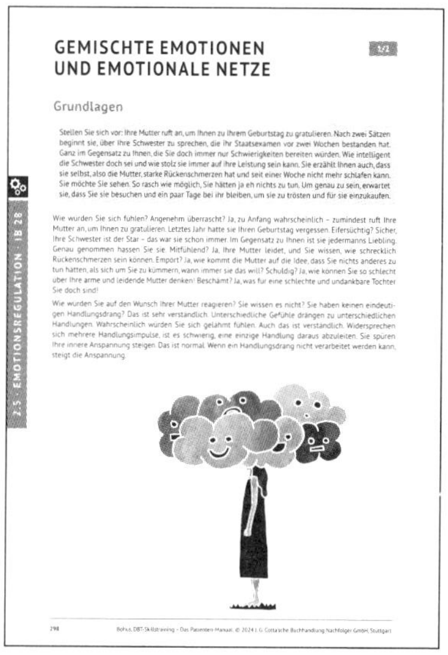
GEMISCHTE EMOTIONEN UND EMOTIONALE NETZE 1/2

Grundlagen

Wie in der Einführung beschrieben, treten Emotionen selten in Reinform auf. Dieses Infoblatt dient der Psychoedukation. Letztendlich geht es darum, den Patientinnen zu vermitteln, dass den häufigen Zuständen innerer Anspannung in aller Regel »gemischte Emotionen« zugrunde liegen.

Sie können damit beginnen, die Geschichte auf diesem Blatt vorzulesen, und anschließend die entsprechenden Emotionen mit Handlungstendenzen abfragen. Im zweiten Schritt sollten Sie nach den persönlichen Erfahrungen der Patientinnen fragen und diese ermuntern, jüngste Beispiele intensiver Anspannung hinsichtlich gemischter Emotionen zu reflektieren.

Validieren Sie, dass die Aktivierung dieser gemischten Emotionen häufig Überforderung, Verwirrung und starke Belastung auslöst. Es ist nahezu unmöglich, klare Handlungen zu entwerfen oder spezifische Skills zum Abschwächen von Emotionen einzusetzen.

Daher haben wir den STOP-Skill weiterentwickelt:

1. Wahrnehmen von Anspannung
2. Testen der Anspannung – über 70 Hochstress-Skills;
3. Öffnen von *Wise Mind* – Beschreiben Sie die gemischten Emotionen.
4. Passt das? Fragen Sie *Wise Mind* um Rat, wie Sie sich verhalten sollen.

Falls die Patientinnen das Modul 2.4 (Stresstoleranz und Dissoziation) noch nicht durchgearbeitet haben, sollten Sie an dieser Stelle das Infoblatt 2.4 IB 4 Stopp-Skill besprechen.

Entscheidend ist, dass die Patientinnen tatsächlich jede vorhandene Emotion validieren. Ganz egal, ob sie gerade sinnvoll erscheint oder nicht, ob sie im Einklang oder im Widerspruch steht zu den anderen Emotionen. »*Ich spüre gerade Eifersucht, Wut und Enttäuschung, außerdem fühle ich mich hilflos. So ist das jetzt gerade.*«

2.5 AB 15 Gemischte Emotionen

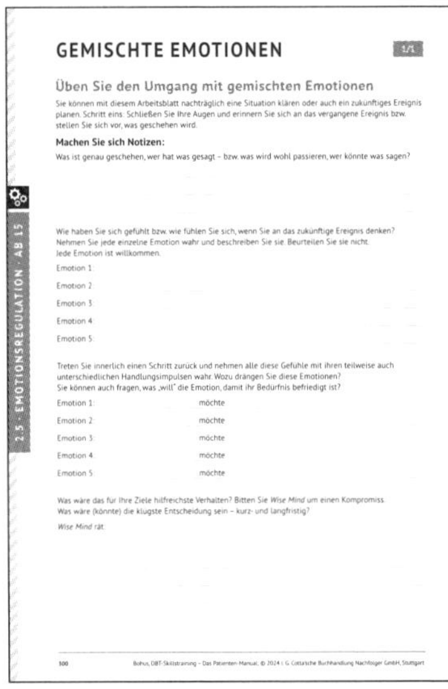
GEMISCHTE EMOTIONEN 1/1

Üben Sie den Umgang mit gemischten Emotionen

Sie können mit diesem Arbeitsblatt nachträglich eine Situation klären oder auch ein zukünftiges Ereignis planen. Schritt eins: Schließen Sie Ihre Augen und erinnern Sie sich an das vergangene Ereignis bzw. stellen Sie sich vor, was geschehen wird.

Machen Sie sich Notizen:

Was ist genau geschehen, wer hat was gesagt – bzw. was wird wohl passieren, wer könnte was sagen?

Wie haben Sie sich gefühlt bzw. wie fühlen Sie sich, wenn Sie an das zukünftige Ereignis denken? Nehmen Sie jede einzelne Emotion wahr und beschreiben Sie sie. Beurteilen Sie sie nicht. Jede Emotion ist willkommen.

Emotion 1:

Emotion 2:

Emotion 3:

Emotion 4:

Emotion 5:

Treten Sie innerlich einen Schritt zurück und nehmen alle diese Gefühle mit ihren teilweise auch unterschiedlichen Handlungsimpulsen wahr. Wozu drängen Sie diese Emotionen? Sie können auch fragen, was „will" die Emotion, damit ihr Bedürfnis befriedigt ist?

Emotion 1: möchte

Emotion 2: möchte

Emotion 3: möchte

Emotion 4: möchte

Emotion 5: möchte

Was wäre das für Ihre Ziele hilfreichste Verhalten? Bitten Sie *Wise Mind* um einen Kompromiss. Was wäre (könnte) die klugste Entscheidung sein – kurz- und langfristig?

Wise Mind rät:

2.5 · EMOTIONSREGULATION · AB 15

100 Bohus, DBT-Skillstraining – Das Patienten-Manual. © 2024 J. G. Cotta'sche Buchhandlung Nachfolger GmbH, Stuttgart

Dieses Arbeitsblatt bietet Anleitung zum Umgang mit gemischten Emotionen. Patientinnen nutzen es, um belastende Situationen mit gemischten Gefühlen eigenständig zu bearbeiten – und zwar im Nachgang von problematischen Erfahrungen oder auch zur Vorbereitung von Herausforderungen, bei denen mit emotionaler Belastung zu rechnen ist. Die Schritte sind einfach:

1. Beschreiben Sie die Situation.
2. Benennen Sie die jeweiligen Emotionen.
3. Benennen Sie für jede Emotion den Handlungsdrang.
4. Suchen Sie nach einer Kompromisslösung (Fragen Sie *Wise Mind*).

Arbeit mit gemischten Emotionen in der Skillsgruppe

In den Skillsgruppen ist die Arbeit mit gemischten Emotionen ein wichtiger Baustein in der erfahrungsbasierten Vermittlung von Fertigkeiten im Umgang mit Gefühlen. Was auf dem Arbeitsblatt etwas technisch wirkt, kann gemeinsam in der Gruppe sehr erlebnisbasiert unter Einbezug aller Teilnehmerinnen und mithilfe von Rollenspielen und Stuhlarbeiten umgesetzt werden. In diesem Rahmen können auch andere Skills zur Emotionsregulation aufgegriffen und deren praktische Umsetzung gefördert werden. Wenn möglich, sollten Sie sich ausreichend Zeit nehmen, sodass jede Patientin die Möglichkeit hat, im Rahmen der Gruppe eine selbst eingebrachte Situation mit gemischten Emotionen zu analysieren. Dabei werden pro Patientin mindestens 45 Minuten benötigt. Es bietet sich daher an, fünf bis acht Sitzungen für die Arbeit an gemischten Gefühlen einzuplanen, wenn der Zeitrahmen es zulässt. Wir legen jeweils in der aktuellen Sitzung fest, welche Patientin ein zwischenmenschliches Ereignis für die kommende Sitzung berichtet. Dies hilft den Patientinnen, sich vorzubereiten, und spart Zeit in der Sitzung.

Mithilfe dieser Übungen sollen gemischte Gefühle erlebbar und spürbar werden. Treten die Gefühle im Rollenspiel miteinander in Kontakt, wird deutlich, welche Gefühle sich blockieren, welche sich gegenseitig verstärken und was die Funktion einzelner Gefühle ist.

Dabei liegt der Fokus auf der Bedürfnisorientierung einzelner Gefühle. In der klinischen Arbeit lassen sie sich auch als »Vermittler von Bedürfnissen« verstehen: Was braucht eigentlich welches Gefühl, um sich besänftigen zu lassen? Welche Bedürfnisse sind im Moment nicht erfüllt, und wie können Patientinnen selbst und/oder andere Menschen diese stillen? Ferner geht es darum, Toleranz dafür zu entwickeln, dass nicht alle Bedürfnisse erfüllt werden können. Öffnet sich die Patientin durch Aktivierung ihres *Wise Mind* für Mitgefühl, wird deutlich, was sie in dem Moment, in dem viele unterschiedliche Gefühle aktiv sind, braucht, und welche Handlungen sich als stimmig erweisen.

Gemischte Emotionen (angeleitete Übung)

Schritt 1: Was ist geschehen? (Was ist zu erwarten?)

Eine Patientin wird gebeten, ein vergangenes (oder bevorstehendes oder sich wiederholendes) Ereignis möglichst konkret zu beschreiben. Im Rahmen der Standard-DBT kann man sich an den Eintragungen der Tagebuchkarte orientieren (das schwierigste Ereignis der letzten Woche), im Rahmen der TF-DBT kann man sich an den Schlüssel-Emotionen-Netzwerken (2.5 IB 29; 2.5 AB 16 bis 20) orientieren. Achten Sie darauf, für die Situationsbeschreibung nicht mehr als fünf Minuten einzuplanen und die Zeit bewusst im Blick zu behalten. Häufig verleitet die Beschreibung dazu, sich in Bewertungsschleifen zu verlieren.

Schritt 2: Welche Emotionen waren während dieses Ereignisses aktiviert (oder werden wohl aktiviert)?

Die Gruppe erarbeitet und benennt gemeinsam mit der Protagonistin die damals (oder möglicherweise antizipierten) aktivierten Gefühle. Diese werden zur besseren Übersicht am Flipchart gesammelt. Hat die Therapeutin den Eindruck, dass wichtige Emotionen nicht benannt werden, ergänzt sie diese entsprechend. Man sollte sich hier nicht zu eng an den klassischen Emotionen orientieren: Auch das Bedürfnis, Spaß zu haben, ist hier willkommen, sowie etwa Hoffnung und Zuversicht, das Bedürfnis nach Nähe und Geborgenheit, Empörung oder Rache.

Schritt 3: Die Emotionen stellen sich vor

Die Protagonistin, die das Ereignis vorgestellt hat, bestimmt im nächsten Schritt einzelne Teilnehmerinnen aus der Gruppe, denen sie jeweils ein Gefühl zuteilt. Natürlich dürfen auch die Patientinnen selbst sich wahlweise Gefühle aussuchen, die sie gerne spielen möchten.

Die ausgewählten Patientinnen rücken mit ihren Stühlen näher im Kreis zusammen. Die Patientinnen im Stuhlkreis haben jetzt noch kurz Gelegenheit, Fragen zu den jeweiligen Gefühlen, die sie verkörpern sollen, an die Protagonistin zu stellen. Diese nimmt selbst an dem Rollenspiel nicht teil und verbleibt außerhalb des Stuhlkreises. So hat sie die Möglichkeit, sich den Ablauf der Ereignisse aus distanzierterer Perspektive anzuschauen und alle beteiligten Gefühle und deren Dynamik im Blick zu behalten. Ebenso bleiben die nicht mitspielenden Teilnehmerinnen außerhalb des Kreises sitzen. Online hat es sich bewährt, dass die nicht mitspielenden Teilnehmerinnen die Kamera ausschalten, um sich auf die einzelnen Gefühle fokussieren zu können. Nach dem Rollenspiel und zur Rückmeldung schalten alle Patientinnen die Kameras wieder ein.

Die Therapeutin leitet das nun folgende Rollenspiel mit einer einminütigen Achtsamkeitsübung ein: Die Aufmerksamkeit soll darauf liegen, sich so gut es geht in das zugeteilte Gefühl und dessen Komponenten einzufühlen (aus der Perspektive der Patientin, die die Situation vorgestellt hat). Nach einer Minute stellen sich die einzelnen Gefühle im Präsens und in der Ich-Perspektive vor. *»Ich bin die Angst von Anke, mein Körper ist angespannt, ich bin unruhig und spüre einen Druck auf der Brust. Mein Impuls ist, Anke in Sicherheit zu bringen und sie zu schützen. Sie kann auf keinen Fall am Wochenende auf die Party gehen, das ist viel zu gefährlich.«* oder: *»Ich bin die Einsamkeit von Anke, ich fühle mich schwer, das merke ich vor allem im Brustkorb und im Schulter-Nacken-Bereich. Es zieht sich alles zusammen und ich fühle mich müde, energielos und klein. Ich denke, ich gehörte nicht dazu und andere grenzen mich aus. Am liebsten würde ich mich unter die Decke verkriechen.«*)

Schritt 4: Die Gefühle tauschen sich aus

Nachdem sich alle einzelnen Gefühle vorgestellt haben, eröffnet die Therapeutin die Runde für alle Gefühle mit der Bitte, sich etwa 10 Minuten lang über die beschriebene Situation auszutauschen. Dabei geht es nicht darum, eine Lösung für die Patientin zu finden, sondern aus der Perspektive der jeweiligen Gefühle zu interagieren: So wird etwa die Angst heftig gegen Wut protestieren, wenn diese vorschlägt, sich zu wehren, und die Wut wird sehr ärgerlich auf die Scham reagieren, wenn diese immer wieder vorschlägt, sich still zu verhalten. Gleichzeitig wird die Scham der Wut deutlich machen, wie sehr sie einspringen muss, nachdem die Wut zu laut wurde. Und so wird sich die Scham mit der Schuld verbunden fühlen und vielleicht gemeinsam gegen das Bedürfnis opponieren, Spaß zu haben. Es kann also durchaus laut werden und es darf gelacht werden. Man darf übertreiben. Und manchmal es kann leise und still werden. Auch das gilt es auszuhalten (auch als Therapeutin).

Die Therapeutin hat (vorab besprochen) die Möglichkeit, Patientinnen zu unterstützen, indem sie sich hinter diese stellt und stellvertretend für das jeweilige Gefühl das Wort ergreift. Ferner schreitet sie auch dann ein, wenn eine Teilnehmerin ihr Gefühl »verlässt« und in die Rolle eines anderen Gefühls rutscht oder wenn die Problemlösung ins Zentrum des Austauschs gerät. Sind zu wenige Patientinnen in der Gruppe anwesend, spielen die Therapeutin und/oder Co-Therapeutin mit.

Schritt 5: Die Emotionen reflektieren

Es folgt nun eine kurze Rückmeldung darüber, wie sich die Gefühle wahrgenommen haben. Haben sich Allianzen untereinander gebildet, hat sich ein Gefühl durch ein anderes verstärkt oder blockiert gefühlt?

Schritt 6: Aktivierung von *Wise Mind*

Alle (!) Patientinnen der Gruppe werden mit einer kurzen Übung (z.B. Wendeltreppe, 2.3 IB 10) eingeladen, ihr *Wise-Mind*-Muster zu aktivieren. Auch die Gruppenteilnehmerinnen, die nicht mitgespielt haben, und vor allem die Protagonistin, deren Situation gespielt wurde, machen mit. Die mitspielenden Patientinnen bekommen anschließend (im *Wise-Mind*-Modus) eine Minute Zeit, sich dafür zu öffnen, was sie im Moment gerade brauchen (welches Bedürfnis ihr Gefühl also gerade hat). Dies teilen sie mit (*»Ich als Angst brauche Sicherheit und Unterstützung.«* oder: *»Ich als Scham wünsche mir Rückzug, ich möchte meine Schwächen unsichtbar machen und in der Gruppe anerkannt blieben.«*)

Schritt 7: Gibt es eine Lösung?
Die Therapeutin richtet sich nun an die Protagonistin und holt Rückmeldung ein: *»Was haben Sie erlebt, wie geht es Ihnen, wenn Sie Ihre Gefühle sehen und hören und das, was diese Gefühle jeweils brauchen? Gibt es ein oder mehrere Gefühle, die Sie gar nicht mögen oder die Sie vielleicht nicht gut kennen?«*
Schließlich geht es darum, aus diesen Informationen einen dialektischen Kompromiss für einen hilfreichen Umgang mit der Situation zu finden. Gerade am Anfang brauchen Patientinnen oft konkrete Ideen und Unterstützung aus der Gruppe und durch die Therapeutin, mit welchen Strategien sich Bedürfnisse umsetzen lassen. (*»Wir haben gehört, dass die Angst sich Sicherheit und Unterstützung wünscht: Haben Sie Ideen, wie Sie Sicherheit herstellen können? Was genau könnte Ihnen in dieser Situation Sicherheit geben?«*) Dieser Teil der Übung braucht gerade zu Beginn Zeit. Es ist wichtig, sich diese Zeit zu nehmen, damit die Patientin wirklich von der Übung profitieren kann. Auch sind das oft sehr berührende Momente in den Sitzungen, auch hierfür sollte genug Zeit sein. Falls es schwierig ist, kann man noch einmal auf die Übung »Stelle eine Frage an *Wise Mind*« zurückgreifen. Aktivieren Sie durch *Wise Mind* eine Haltung von liebevoller Güte, Mitgefühl, Mitfreude und Gelassenheit und ermutigen Sie die Patientin, an Wise Mind eine Frage zu stellen: *»Wie soll ich mit dieser Situation umgehen? Was wäre eine umsichtige Entscheidung – kurz- und langfristig?«*

Nacharbeit mit dem mitfühlenden Brief an sich selbst
Die Index-Patientin schreibt bis zur nächsten Sitzung einen mitfühlenden Brief an sich selbst (2.3 AB 1). Sie können festlegen, ob sie diesen Brief zur gesamten Situation, also zu allen Gefühlen, oder ausgewählten Gefühlen schreibt. Oft gibt es Rückmeldungen der Patientinnen wie: *»Ich kenne die Scham, obwohl ich sie oft spüre, eigentlich kaum. Und schon gar nicht habe ich mich mit ihren Wünschen beschäftigt oder mich um sie gekümmert.«* Dann würde die betreffende Patientin zum Gefühl der Scham einen mitfühlenden Brief schreiben. In die folgende Sitzung bringt sie ihren Brief mit. Sie hat die Wahl, den Brief entweder selbst vorzulesen oder eine Teilnehmerin oder die Therapeutin zu bitten, das zu übernehmen. Dann gibt sie noch einmal kurze Rückmeldung dazu, ob es ihr gelungen ist, die Gefühle mithilfe von *Wise Mind* in der letzten Woche zu besänftigen.

Abschließende Bemerkungen
Diese Übung führt oft dazu, dass Patientinnen etwa soziale Unterstützung und Zuwendung als Bedürfnis formulieren. (*»Ich brauche jemanden, der mich in den Arm nimmt.«*) Dies sollten Sie in jedem Fall validieren und dabei betonen, dass soziale Unterstützung ein zentrales Bedürfnis aller Menschen ist. Gleichzeitig sollten Sie im Sinne der Dialektik darauf hinarbeiten, wie Patientinnen selbst ihre eigenen Bedürfnisse befriedigen können. (*»Was können Sie selbst tun, damit Sie soziale Zuwendung erhalten?«*) Denn leider kann niemand garantieren, dass die beste Freundin auch wirklich Tag und Nacht erreichbar ist. Unter Einbezug der Gruppe stoßen die Patientinnen hier oftmals ganz von selbst auf das Konzept von *Wise Mind*. Die Facetten von liebevoller Güte, Mitgefühl, Freude für andere und Gelassenheit sollten hier unbedingt aufgegriffen werden. Idealerweise kann gegen Ende dieser Sitzung kurz erarbeitet werden, was dies für den Alltag der Patientin und ihr Verhalten bedeutet.

Sie werden rasch bemerken, dass diese Übung starke emotionale Aktivierung bei allen Patientinnen auslöst. Skills zur Stresstoleranz und Emotionsregulation sollten daher bereits erarbeitet sein. Die emotionale Aktivierung ist gewünscht und die Voraussetzung für eine erlebnisbasierte Vermittlung der Emotionsregulation: Die Patientinnen spüren und benennen ihre Emotionen, geben ihnen Raum, stellen sich die Frage nach Funktion und Bedeutung und den dahinterliegenden Bedürfnissen. Automatisch wird dabei der Umgang mit diesen Emotionen thematisiert, hier kann auch auf die bereits vermittelten Skills zur Emotionsregulation zurückgegriffen werden. Manchmal geht es darum, ein Gefühl auszuhalten (dazu z.B. die Übung »Emotions-Surfen«), manchmal darum, das Handeln nicht zu sehr von den Emotionen bestimmen zu lassen (z.B. »Entgegengesetzt handeln«). Manchmal sollte ein Gefühl bewusst abgeschwächt werden (z.B. »Gefühle abschwächen«) und manchmal handelt es sich einfach um ein »altes Gefühl«, das den Blick auf die aktuelle Situation verzerrt (z.B. »Vorsicht, Falle«). Was genau hilfreich ist, kann ganz unterschiedlich sein, in jedem Fall jedoch erlernen die Patientinnen dadurch an ganz konkreten Beispielen, die Skills in ihrem Alltag zu nutzen. Neben dem eigenen Umgang damit erfahren die Patientinnen eine Validierung dieser Gefühle durch die Therapeutinnen und die Gruppe. Diese korrigierenden Beziehungserfahrungen sind wichtig für Patientinnen, die in der Vergangenheit ausgeprägte Invalidierung erlebt haben.

Immer wieder haben wir erlebt, dass auch Therapeutinnen Befürchtungen und Ängste haben, solche erfahrungsbasierten Ansätze in die Gruppentherapie zu integrieren. Denn zu Beginn der Sitzung ist oftmals noch nicht klar, welche Inhalte und Gefühle im Laufe der Sitzung auftreten werden. Es braucht deshalb ein wenig Mut und Offenheit zur Improvisation, außerdem natürlich eine gute Kenntnis über die verschiedenen Skills und deren Anwendung. Und trotzdem merken wir immer wieder, dass dieses Vorgehen in hohem Maße die Lebensrealität unserer Patientinnen abbildet und dazu beitragen kann, das Skillstraining in den Alltag zu integrieren, und den Alltag in die Skillsgruppe zu bringen.

Es hat sich als hilfreich erwiesen, nach ein paar gemeinsamen Durchgängen die Patientinnen in Kleingruppen weitere Analysen selbstständig durchführen zu lassen.

Noch ein paar Worte zur Improvisation: Stellen wir uns vor, eine Patientin berichtet von einem Ereignis, in welchem sie eine gute Leistung vollbracht hat, sie blendet jedoch das Gefühl von Stolz vollkommen aus (weil sie kaum Stolz empfunden hat oder weil ihr dieses Gefühl sehr unangenehm ist). Nun liegt es in der Hand der Gruppe oder der Therapeutin, sich in die Situation hineinzuversetzen, und entsprechen nachzufragen, wo denn der Stolz bleibe.

Eine andere Patientin berichtet vielleicht von einer Situation, in der Wut eine adäquate emotionale Reaktion wäre. Auf Nachfrage sagt die Patientin: *»Ich kenne das Gefühl von Wut kaum, und ich erinnere mich an Situationen, in denen ich nicht wütend sein durfte.«* In solchen Situationen haben wir sehr gute Erfahrungen damit gemacht, diese Gefühle ebenfalls auf Flipchart zu schreiben und sie für das Rollenspiel an Patientinnen zu verteilen. Die Therapeutin benennt dann *»den kleinen Stolz oder die kleine Wut«*, um zum Ausdruck zu bringen, dass diejenige Teilnehmerin, die das Gefühl spielen wird, nicht besonders laut ist. Die Therapeutin kann nun das oben beschriebene Rollenspiel beginnen (Schritt 1 bis 3) und einen Stuhl in der Runde frei halten, um dann, wie im Beispiel, den Stolz oder die Wut nach einigen Minuten mit in den Kreis zu holen. Die Dynamik unter den Gefühlen wird sich verändern. Dies kann von großer Bedeutung für die Patientin sein, um für sie erlebbar zu machen, welche Funktion diese Gefühle haben. Braucht es vielleicht die Wut oder den Ärger, um sich besser abgrenzen zu können? Wofür kann es hilfreich sein, stolz auf sich zu sein?

Es kann passieren, dass die Mitpatientinnen mit der Zuteilung eines Gefühls nicht einverstanden sind. Das kommt vor allem dann vor, wenn eine Mitpatientin schon mehrfach dasselbe Gefühl gespielt hat. Dann sollte sie die Möglichkeit bekommen, sich ein anderes Gefühl auszusuchen, um es zu spielen. Das kann die Therapeutin einfach validieren: *»Frau Huber, Sie sind eine ganz wunderbare Scham, deshalb werden Sie wohl immer wieder gebeten, dieses Gefühl zu spielen. Und es ist sehr verständlich, dass Sie auch mal ein anderes Gefühl spielen wollen.«*

2.5 IB 29: Vorsicht, Falle – alte Netze!

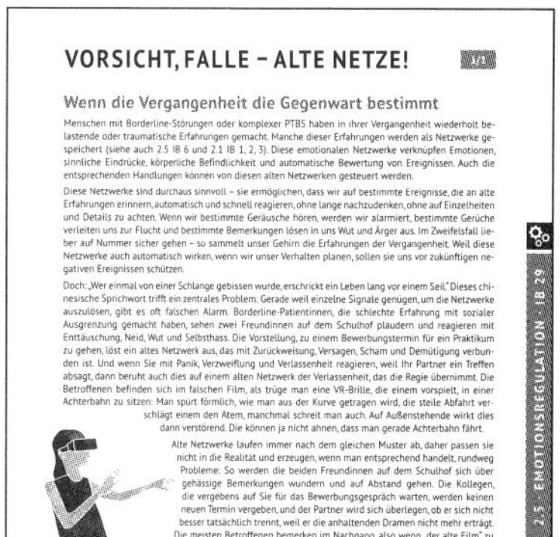

VORSICHT, FALLE – ALTE NETZE! 1/1

Wenn die Vergangenheit die Gegenwart bestimmt

Menschen mit Borderline-Störungen oder komplexer PTBS haben in ihrer Vergangenheit wiederholt belastende oder traumatische Erfahrungen gemacht. Manche dieser Erfahrungen werden als Netzwerke gespeichert (siehe auch 2.5 IB 6 und 2.1 IB 1, 2, 3). Diese emotionalen Netzwerke verknüpfen Emotionen, sinnliche Eindrücke, körperliche Befindlichkeit und automatische Bewertung von Ereignissen. Auch die entsprechenden Handlungen können von diesen alten Netzwerken gesteuert werden.

Diese Netzwerke sind durchaus sinnvoll – sie ermöglichen, dass wir auf bestimmte Ereignisse, die an alte Erfahrungen erinnern, automatisch und schnell reagieren, ohne lange nachzudenken, ohne auf Einzelheiten und Details zu achten. Wenn wir bestimmte Geräusche hören, werden wir alarmiert, bestimmte Gerüche verleiten uns zur Flucht und bestimmte Bemerkungen lösen in uns Wut und Ärger aus. Im Zweifelsfall lieber auf Nummer sicher gehen – so sammelt unser Gehirn die Erfahrungen der Vergangenheit. Weil diese Netzwerke auch automatisch wirken, wenn wir unser Verhalten planen, sollen sie uns vor zukünftigen negativen Ereignissen schützen.

Doch: „Wer einmal von einer Schlange gebissen wurde, erschrickt ein Leben lang vor einem Seil." Dieses chinesische Sprichwort trifft ein zentrales Problem: Gerade weil einzelne Signale genügen, um die Netzwerke auszulösen, gibt es oft falschen Alarm. Borderline-Patientinnen, die schlechte Erfahrung mit sozialer Ausgrenzung gemacht haben, sehen zwei Freundinnen auf dem Schulhof plaudern und reagieren mit Enttäuschung, Neid, Wut und Selbsthass. Die Vorstellung, zu einem Bewerbungstermin für ein Praktikum zu gehen, löst ein altes Netzwerk aus, das mit Zurückweisung, Versagen, Scham und Demütigung verbunden ist. Und wenn Sie mit Panik, Verzweiflung und Verlassenheit reagieren, weil Ihr Partner ein Treffen absagt, dann beruht auch dies auf einem alten Netzwerk der Verlassenheit, das die Regie übernimmt. Die Betroffenen befinden sich im falschen Film, als trüge man eine VR-Brille, die einem vorspielt, in einer Achterbahn zu sitzen: Man spürt förmlich, wie man aus der Kurve getragen wird, die steile Abfahrt verschlägt einem den Atem, manchmal schreit man auch. Auf Außenstehende wirkt dies dann verstörend. Die können ja nicht ahnen, dass man gerade Achterbahn fährt.

Alte Netzwerke laufen immer nach dem gleichen Muster ab, daher passen sie nicht in die Realität und erzeugen, wenn man entsprechend handelt, rundweg Probleme: So werden die beiden Freundinnen auf dem Schulhof sich über gehässige Bemerkungen wundern und auf Abstand gehen. Die Kollegen, die vergebens auf Sie für das Bewerbungsgespräch warten, werden keinen neuen Termin vergeben, und der Partner wird sich überlegen, ob er sich nicht besser tatsächlich trennt, weil er die anhaltenden Dramen nicht mehr erträgt. Die meisten Betroffenen bemerken im Nachgang, also wenn „der alte Film" zu Ende ist, dass etwas gründlich schiefgelaufen ist. Entweder sie schämen sich dann für ihr Verhalten oder sie ärgern sich über unverständliche Reaktionen der anderen. Irgendwie passte alles nicht zusammen. Mal wieder.

Wäre es nicht hilfreich, früher zu bemerken, dass man sich im falschen Film befindet? Dass die alten Netzwerke aktiviert sind? Dass man die Wirklichkeit aus Sicht der Vergangenheit interpretiert? Dann könnte man versuchen, die Wirklichkeit durch eine andere Brille zu sehen und sich etwas stimmiger zu verhalten.

Der Skill „Vorsicht, Falle" besteht aus 4 Schritten und sollte Ihnen dabei helfen, alte Muster zu vermeiden:

- Schritt 1: Beschreiben Sie Ihre alten Netzwerke (Ihre falschen Filme) im Vorfeld (2.5 AB 16–18).
- Schritt 2: Erkennen Sie Ihre alten Netzwerke (Ihre falschen Filme), wenn sie aktiv sind.
- Schritt 3: Praktizieren Sie den Skill „STOP – Frage *Wise Mind*".
- Schritt 4: Handeln Sie entsprechend.

2.5 · EMOTIONSREGULATION · IB 29

Bohus, DBT-Skillstraining – Das Patienten-Manual, © 2024 J. G. Cotta'sche Buchhandlung Nachfolger GmbH, Stuttgart 301

Wie bereits beschrieben, gehen wir davon aus, dass sich wiederholte traumatische Erfahrungen (sowohl im physischen als auch im zwischenmenschlichen Bereich) als mentale »idioaffektive Netzwerke« etablieren. Das heißt, die Betroffenen verfügen über stabile Muster aus Emotionen, Kognitionen und Handlungsautomatismen, die auf spezifische oder generalisierte Reize ansprechen und das innere Erleben der Betroffenen dann entsprechend dominieren.

Im Bereich der PTBS ist die Bedeutung dieser Netzwerke im Sinne von »Traumanetzwerken« inzwischen allgemein anerkannt, im Bereich der Borderline-Störung ist dieses Konzept relativ neu, wird im Rahmen der TF-DBT jedoch gezielt eingesetzt (Vonderlin et al. 2025). Hier postulieren wir insbesondere zwei emotionale Netzwerke, die im Zentrum des dysfunktionalen Erlebens und Verhaltens von Borderline-Patientinnen stehen: Typ I Angst vor Verlassenheit und Typ II Demütigung.

Ersteres entsteht infolge traumatischer Bindungserfahrungen mit primären Bezugspersonen und aktiviert intensive existenzielle Einsamkeit, Angst, Grauen, Ohnmacht, Schuld und Bedürfnisse nach Nähe und Zuwendung, häufig gepaart mit Selbstekel und Selbsthass. Die Patienten beschreiben dieses Gefühl von Verlassenheit oft als Vernichtungsangst. Die Handlungstendenzen sind häufig Suiziddrohungen, aggressive Durchbrüche, Klammern und autodestruktives Verhalten. Das zweite Netzwerk absorbiert traumatische Erfahrungen mit Geschwistern oder Gleichaltrigen in Form von Demütigungen, sozialem Ausschluss oder Mobbing. Dieses Typ-II-Netzwerk aktiviert Scham, Kränkung, Selbsthass, Einsamkeit, Wut und den Wunsch nach Zugehörigkeit, Selbstschutz oder Rache.

Diese beiden Netzwerke, und dies ist ein wichtiger Aspekt zum Verständnis der Borderline-Problematik, können sich gegenseitig aktivieren. Folgendes Beispiel illustriert dies:

Fallbeispiel vom Schulhof

Anna sieht zwei ihrer Freundinnen in der Pause auf dem Schulhof plaudern. Die Mädchen stecken die Köpfe zusammen und kichern. Als Anna dazukommt, verstummen die beiden. Anna interpretiert dies, ohne viel nachzudenken, als soziale Zurückweisung und reagiert entsprechend ärgerlich: »Was tuschelt ihr denn schon wieder?« »Nichts«, sagen die Mädchen, »wir wollen ins Kino heute Abend, kommst du auch mit?« »Ihr wisst doch genau, dass heute Dienstag ist und dass ich dienstags immer Training habe. Geht doch allein, wenn ihr mich nicht dabeihaben wollt! Ich komme auch ohne euch zurecht. Ich brauche euch nicht, ihr seid abscheulich« Laut schluchzend läuft Anna davon. Sie fühlt sich nicht nur zurückgestoßen, sondern spürt ein tiefes Grauen in sich, eine gähnende Leere, sie hat panische Angst. Sie weiß, dass in diesen Fällen eigentlich nur noch Schneiden hilft. Wie gut, dass sie ihr Päckchen Rasierklingen in der Tasche hat. Auf der Toilette fügt sie sich rasch einige Schnitte zu und kommt deshalb zu spät zum Unterricht. Die Ärmel tief über die Handgelenke gezogen trottet Anna zu ihrem Platz. Ihre beiden Schulfreundinnen tauschen vielsagende Blicke.

Ein einfacher Streit auf dem Schulhof, der dazu führt, dass sich Anna zurückgesetzt fühlt, kann das Typ-II-Netzwerk (soziale Demütigung) auslösen und dieses wiederum das Typ-I-Netzwerk (Angst vor Verlassenwerden). Die Reaktionen der Patientin auf der Verhaltensebene werden von den Beteiligten zu Recht als inadäquat goutiert, was die Demütigungsnetzwerke weiter stabilisiert.

Im Rahmen der TF-DBT sollen die Patientinnen zum einen lernen, ihre Schlüssel-Emotionen-Netzwerke (SEN) zu erkennen und zu relativieren, zum anderen werden im Rahmen von expositionsbasierten Interventionen die entsprechenden Reiz-Reaktions-Muster abgeschwächt. Der Themenkomplex »Schlüssel-Emotionen-Netzwerke« umfasst die Arbeitsblätter AB 16–20 (siehe unten). Diese Blätter werden in der Einzeltherapie genutzt, können aber auch erfolgreich in der Skillsgruppe bearbeitet werden.

Didaktisch ist es wie immer hilfreich, erlebnisbasiert zu arbeiten. Also keine langen Vorträge zu halten, sondern die Patientinnen dazu zu ermutigen, eigenständig zu arbeiten. Ein erfolgreich erprobtes didaktisches Vorgehen wäre etwa:

Schritt 1: Erklären Sie kurz anhand einer Geschichte das Grundprinzip der emotionalen Netze:

Lesen Sie folgende Geschichte vor und diskutieren Sie in der Gruppe, wann und wie das »vergangene Erleben« die Oberhand gewonnen hat und was die Protagonistin tun könnte, um aus diesem »falschen Film« wieder herauszukommen:

Fallbeispiel Disco

Hanna geht mit ihrer Freundin Nina in die Disco. Eigentlich ist sie ziemlich gut gelaunt und hat sich auch hübsch gemacht. Wenn sie ganz genau in sich hineinhört, hat sie Lust auf Tanzen und einen netten Flirt. Gleich nachdem Hanna sich in der Disco den ersten Softdrink bestellt hat, wird Nina von einem Mann zum Tanzen aufgefordert. Er sieht etwas käsig und unrasiert aus, und tanzen kann er auch nicht, kurz, er ist überhaupt nicht Hannas Typ. Trotzdem beginnt sie automatisch zu denken: »Das ist mal wieder typisch, nie fordert jemand *mich* auf! Das war schon immer so: Meine Eltern haben mich vernachlässigt, in der Schule wurde ich gemobbt und in der Tanzschule blieb ich immer sitzen.« Ein lähmendes Gefühl von Traurigkeit überfällt Hanna. Sie sinkt in sich zusammen, das Bedürfnis nach einem alkoholischen Getränk wird ziemlich stark. Man sieht ihr aus der Entfernung schon an, dass sie schlecht gelaunt ist. Als ihre Freundin etwas außer Atem, aber fröhlich wiederkommt, wird Hanna ärgerlich und giftet Nina an: »Du lässt dich auch von jedem abschleppen, das ist doch völlig unter deinem Niveau! Mir reicht's. Ich habe keine Lust mehr, mir das anzusehen, ich gehe jetzt.« Hocherhobenen Hauptes rauscht Hanna aus der Disco. Irgendwie erwartet sie, dass Nina hinter ihr herläuft – aber das scheint diesmal nicht der Fall zu sein. Hanna ist wütend, aber nach einiger Zeit macht sich ein Gefühl der Einsamkeit breit. »Kein Schwein liebt mich. Niemand ist so einsam wie ich.« Auf dem Nachhauseweg kommt sie an einem Kiosk vorbei und kauft sich eine Flasche billigen Wodka.

Schritt 2: Geben Sie den Patientinnen Raum, eigene Erfahrungen zu besprechen. Die meisten Patientinnen berichten über prototypisches »vergangenes Erleben«, das sich stets wiederholt. Ermuntern Sie sie, treffende Namen für dieses »vergangene Erleben« zu finden.

Erarbeiten Sie die zentralen Fragen:

- *Wie bemerke ich, dass ein »vergangenes Erleben« aktiviert worden ist?*
- *Wie komme ich aus diesem »falschen Film« wieder heraus?*
- *Wie verhindere ich, dass ich ständig ungewollt in dieses »vergangene Erleben« gerate?*

Schritt 3: Erläutern Sie kurz die Theorie der emotionalen Netzwerke: Wie entstehen sie? (Wiederholte unangenehme oder traumatische Erfahrungen.) Was ist der Sinn? (Rasches und starkes Reagieren auf schwache Reize – »Alarmanlage«.) Was ist heute das Problem? (Unspezifisches Anspringen auf generalisierte Reize – »Fehlalarm«.) Was ist dagegen zu tun? (Fehlalarme erkennen und nicht darauf reagieren.) Erläutern Sie die beiden Schlüssel-Emotionen-Netzwerke am Flipchart (2.5 AB 17 und 18).

Schritt 4: Die Patientinnen erarbeiten in Kleingruppen (Chatrooms) ihre persönlichen Auslöser für die jeweiligen Netzwerke.
Hausaufgabe: Die Patientinnen erarbeiten eigenständig die beiden Netzwerke.
Nächste Stunde: Die Patientinnen stellen sich gegenseitig ihre Netzwerke vor.

Besprechen Sie mit den Patientinnen, was sie tun können, wenn sie alte Netzwerke entdecken. Sammeln Sie zunächst Ideen der Patientinnen.

Verweisen Sie dann auf das Informationsblatt sowie auf »Vorsicht, Falle« 2.5 AB 20 und auf die dort beschriebenen Schritte:

Schritt 1: *Beschreiben Sie Ihre alten Netzwerke (Ihre alten Filme).*
Schritt 2: *Erkennen Sie Ihre alten Netzwerke (Ihre falschen Filme), wenn diese aktiv sind.*
Schritt 3: *Praktizieren Sie den Skill »STOP – Frage Wise Mind«* (2.4 IB 4).
Schritt 4: *Handeln Sie entsprechend.*

Als Hausaufgabe können die Patientinnen das 2.5 AB 16 (Vorsicht, Falle) ausfüllen, um die Auseinandersetzung mit diesem Thema zu vertiefen.

2.5 AB 16: Vorsicht, Falle 1

»Dieses Arbeitsblatt dient dazu, Ihre individuellen Emotionsnetzwerke zu erarbeiten. Wir schlagen zwei prototypische Netzwerke sowie ein frei definierbares Netzwerk vor.«

Die Patientinnen haben so Gelegenheit zur Selbstreflexion, indem sie intensiv erlebte Emotionen, Körperempfindungen und -zustände, Handlungsdränge, auslösende Situationen, kurzfristige Bewältigungs- oder Vermeidungsstrategien reflektieren und zu Netzwerken zusammenfassen können. Danach können sie dann als Netzwerke auf den Folgeseiten grafisch dargestellt bzw. vervollständigt werden (AB 17–19). Sie können auch, wie oben dargelegt, umgekehrt vorgehen und zunächst die Netzwerke erstellen, um anschließend »Vorsicht, Falle« zu bearbeiten.

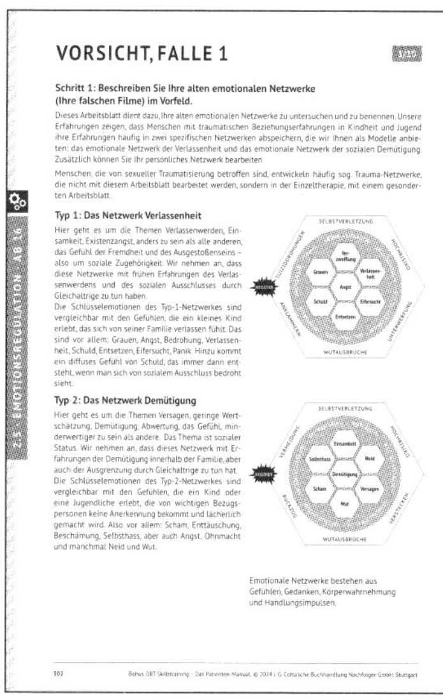
VORSICHT, FALLE 1

Schritt 1: Beschreiben Sie Ihre alten emotionalen Netzwerke (Ihre falschen Filme) im Vorfeld.

Dieses Arbeitsblatt dient dazu, Ihre alten emotionalen Netzwerke zu untersuchen und zu benennen. Unsere Erfahrungen zeigen, dass Menschen mit traumatischen Beziehungserfahrungen in Kindheit und Jugend ihre Erfahrungen häufig in zwei spezifischen Netzwerken abspeichern, die wir Ihnen als Modelle anbieten: das emotionale Netzwerk der Verlassenheit und das emotionale Netzwerk der sozialen Demütigung. Zusätzlich können Sie Ihr persönliches Netzwerk bearbeiten.

Menschen, die von sexueller Traumatisierung betroffen sind, entwickeln häufig sog. Trauma-Netzwerke, die nicht mit diesem Arbeitsblatt bearbeitet werden, sondern in der Einzeltherapie, mit einem gesonderten Arbeitsblatt.

Typ 1: Das Netzwerk Verlassenheit

Hier geht es um die Themen Verlassenwerden, Einsamkeit, Existenzangst, anders zu sein als alle anderen, das Gefühl der Fremdheit und des Ausgestoßenseins – also um soziale Zugehörigkeit. Wir nehmen an, dass diese Netzwerke mit frühen Erfahrungen des Verlassenwerdens und des sozialen Ausschlusses durch Gleichaltrige zu tun haben.
Die Schlüsselemotionen des Typ-1-Netzwerkes sind vergleichbar mit den Gefühlen, die ein kleines Kind erlebt, das sich von seiner Familie verlassen fühlt. Das sind vor allem: Grauen, Angst, Bedrohung, Verlassenheit, Schuld, Entsetzen, Eifersucht, Panik. Hinzu kommt ein diffuses Gefühl von Schuld, das immer dann entsteht, wenn man sich von sozialem Ausschluss bedroht sieht.

Typ 2: Das Netzwerk Demütigung

Hier geht es um die Themen Versagen, geringe Wertschätzung, Demütigung, Abwertung, das Gefühl, minderwertiger zu sein als andere. Das Thema ist sozialer Status. Wir nehmen an, dass dieses Netzwerk mit Erfahrungen der Demütigung innerhalb der Familie, aber auch der Ausgrenzung durch Gleichaltrige zu tun hat.
Die Schlüsselemotionen des Typ-2-Netzwerkes sind vergleichbar mit den Gefühlen, die ein Kind oder eine Jugendliche erlebt, die von wichtigen Bezugspersonen keine Anerkennung bekommt und lächerlich gemacht wird. Also vor allem: Scham, Enttäuschung, Beschämung, Selbsthass, aber auch Angst, Ohnmacht und manchmal Neid und Wut.

Emotionale Netzwerke bestehen aus Gefühlen, Gedanken, Körperwahrnehmung und Handlungsimpulsen.

302 Bohus: DBT-Skillstraining – Das Patienten-Manual. © 2024 J. G. Cotta'sche Buchhandlung Nachfolger GmbH, Stuttgart

2.5 AB 17–19: Schlüssel-Emotionen-Netzwerke (SEN)

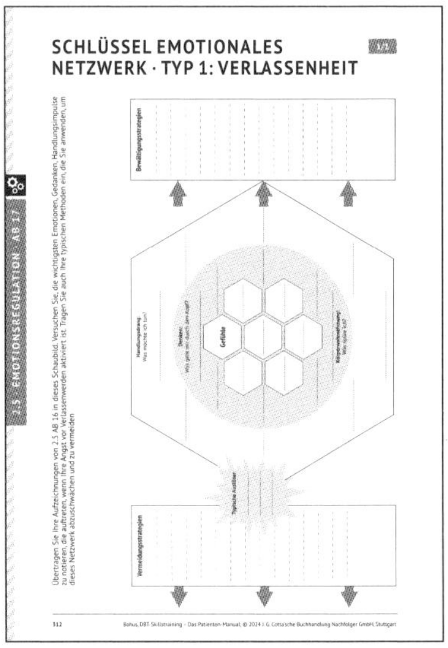

Es hat sich als hilfreich erwiesen, die jeweiligen Netzwerke von innen nach außen zu entwickeln, also mit den jeweiligen Emotionen zu beginnen, dann die Gedanken, die physiologischen Komponenten und die Handlungsideen zu beschreiben, um schließlich jeweils typische Escape- und Vermeidungsstrategien zu benennen.

Wie oben ausgeführt, können die Patientinnen durchaus damit beginnen, sich diese Schemata nach einer kurzen Einführung eigenständig zu erarbeiten, um sie danach in Kleingruppen zu besprechen. Es hat sich bewährt, den Patientinnen zu erläutern, dass Strategien zur Vermeidung und zur Bewältigung manchmal unterschiedlich, manchmal auch ein und dieselben sein können.

Wenn Sie am Flipchart arbeiten wollen:

Typ I: Angst vor Verlassenheit

Kernemotionen: Einsamkeit, Angst, Grauen, Panik, Schuld

Fragen Sie: »*Viele Patientinnen berichten über starke Gefühle der Einsamkeit und der Verlassenheit, die sich oft sehr existenziell anfühlt. Dies macht sich auch dadurch bemerkbar, dass Patientinnen erklären, große Angst davor zu haben, verlassen zu werden. Kennen Sie dieses Gefühl? Wenn ja, mit welchen weiteren Gefühlen tritt das auf? Welche Gedanken, Körperempfindungen, Handlungsdränge treten mit diesen Gefühlen in der Regel auf?*«

[Notieren Sie die Beiträge auf einem Flipchart: z.B. Einsamkeit, Angst, Hilflosigkeit, Traurigkeit, Wut. »Ich schaffe das nicht.« »Ich bin allein.« »Ich bin wertlos und widerwärtig.« »Ich habe nichts Gutes verdient.« Körperempfindungen: Leere, Schwere in der Brust, Panik; Handlungsdrang: Unterwerfung, Angriff.]

Fahren Sie fort: *»Okay, vielen Dank. Wie Sie sehen, sind Sie damit nicht alleine. Einige Patientinnen hier in der Gruppe kennen genau dieses Erleben und diese Erfahrung. Wir gehen davon aus, dass dieses Erleben in neuronalen Netzwerken organisiert ist, die sich aus frühen Kindheitserfahrungen speisen und auf die heute immer wieder in bestimmten Alltagssituationen zurückgegriffen wird. In welchen Situationen im Alltag wird denn bei Ihnen dieses Netzwerk aktiviert?*

[Notieren Sie auf dem Flipchart die genannten Auslöser: z.B. Streit mit dem Freund; allein zu Hause sein, jemand sagt eine Verabredung ab.]

Fahren Sie fort: *»Vielen Dank. Diese alten Netzwerke sind sehr unangenehm und führen häufig zu emotionalem Chaos. Kein Wunder also, dass viele Patientinnen den Impuls haben, dieses Netzwerk schnell zu unterbrechen. Dabei setzen sie häufig Abgrenzungsstrategien ein, die kurzfristig zwar sehr wirksam, langfristig aber überaus schädlich sind – sowohl für sie selbst als auch für andere. Wie ist es bei Ihnen? Kennen Sie solche Bewältigungsstrategien, wenn dieses Netzwerk der Verlassenheit aktiviert ist? Was tun Sie, häufig ganz automatisch, um dieses Netzwerk wieder zu beruhigen?«*

[Notieren Sie die Beiträge auf dem Flipchart: z.B. Suiziddrohungen, Selbstverletzung, Wutausbrüche, Essattacken. Hier finden alle sogenannten dysfunktionalen Problemverhaltensweisen ihren Platz, die der Emotionsregulation, also der Regulation dieser alten Netzwerke, dienen.]

Fahren Sie fort: *»Viele Patientinnen haben bereits gelernt, diese schmerzlichen Erfahrungen so gut es geht zu vermeiden, auch wenn sie vielleicht nie explizit über diese Netzwerke nachgedacht haben. Wie ist es bei Ihnen? Haben Sie bewusste oder unbewusste Strategien, die Sie nutzen, um dem Gefühl der existenziellen Einsamkeit oder der Angst, verlassen zu werden, aus dem Weg zu gehen? Damit meine ich nicht das schnelle Abschalten, wenn die Netzwerke aktiv sind, sondern Maßnahmen, die Sie ergreifen, damit diese Gefühle gar nicht erst auftreten.«*

[Notieren Sie die Beiträge auf einem Flipchart: z.B. keine Nähe zulassen, Partner kontrollieren, frühzeitiges häufiges Entschuldigen und Unterwerfung.]

Typ II: Demütigung

Das Vorgehen bei der Erarbeitung dieses Netzwerks ist identisch. Daher wird es an dieser Stelle nicht im Detail ausgeführt. Auf dem Arbeitsblatt finden Sie ein Beispiel, wie ein solches Netzwerk aussehen könnte. Die Kerngefühle sind hier häufig Scham, Kränkung, Wut, Einsamkeit.

2.5 AB 20: Vorsicht, Falle 2

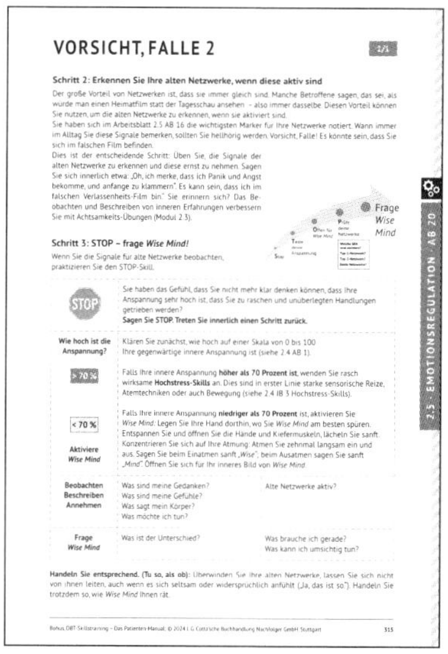

VORSICHT, FALLE 2

2/2

Schritt 2: Erkennen Sie Ihre alten Netzwerke, wenn diese aktiv sind

Der große Vorteil von Netzwerken ist, dass sie immer gleich sind. Manche Betroffene sagen, das sei, als würde man einen Heimatfilm statt der Tagesschau ansehen – also immer dasselbe. Diesen Vorteil können Sie nutzen, um die alten Netzwerke zu erkennen, wenn sie aktiviert sind.
Sie haben sich im Arbeitsblatt 2.5 AB 16 die wichtigsten Marker für Ihre Netzwerke notiert. Wann immer im Alltag Sie diese Signale bemerken, sollten Sie hellhörig werden. Vorsicht, Falle! Es könnte sein, dass Sie sich im falschen Film befinden.
Dies ist der entscheidende Schritt: Üben Sie, die Signale der alten Netzwerke zu erkennen und diese ernst zu nehmen. Sagen Sie sich innerlich etwa: „Oh, ich merke, dass ich Panik und Angst bekomme, und anfange zu klammern". Es kann sein, dass ich im falschen Verlassenheits-Film bin." Sie erinnern sich? Das Beobachten und Beschreiben von inneren Erfahrungen verbessern Sie mit Achtsamkeits-Übungen (Modul 2.3).

Schritt 3: STOP – frage *Wise Mind!*

Wenn Sie die Signale für alte Netzwerke beobachten, praktizieren Sie den STOP-Skill.

STOP	Sie haben das Gefühl, dass Sie nicht mehr klar denken können, dass Ihre Anspannung sehr hoch ist, dass Sie zu raschen und unüberlegten Handlungen getrieben werden? **Sagen Sie STOP. Treten Sie innerlich einen Schritt zurück.**	
Wie hoch ist die Anspannung?	Klären Sie zunächst, wie hoch auf einer Skala von 0 bis 100 Ihre gegenwärtige innere Anspannung ist (siehe 2.4 AB 1).	
> 70 %	Falls Ihre innere Anspannung **höher als 70 Prozent ist**, wenden Sie rasch wirksame **Hochstress-Skills** an. Dies sind in erster Linie starke sensorische Reize, Atemtechniken oder auch Bewegung (siehe 2.4 IB 3 Hochstress-Skills).	
< 70 % **Aktiviere *Wise Mind***	Falls Ihre innere Anspannung **niedriger als 70 Prozent** ist, aktivieren Sie *Wise Mind*: Legen Sie Ihre Hand dorthin, wo Sie *Wise Mind* am besten spüren. Entspannen Sie und öffnen Sie die Hände und Kiefermuskeln, lächeln Sie sanft. Konzentrieren Sie sich auf Ihre Atmung: Atmen Sie zehnmal langsam ein und aus. Sagen Sie beim Einatmen sanft „*Wise*", beim Ausatmen sagen Sie sanft „*Mind*". Öffnen Sie sich für Ihr inneres Bild von *Wise Mind*.	
Beobachten Beschreiben Annehmen	Was sind meine Gedanken? Was sind meine Gefühle? Was sagt mein Körper? Was möchte ich tun?	Alte Netzwerke aktiv?
Frage *Wise Mind*	Was ist der Unterschied?	Was brauche ich gerade? Was kann ich umsichtig tun?

Handeln Sie entsprechend. (Tu so, als ob): Überwinden Sie Ihre alten Netzwerke, lassen Sie sich nicht von ihnen leiten, auch wenn es sich seltsam oder widersprüchlich anfühlt („Ja, das ist so"). Handeln Sie trotzdem so, wie *Wise Mind* Ihnen rät.

2.5 · EMOTIONSREGULATION · AB 20

Bohus, DBT-Skillstraining – Das Patienten-Manual; © 2024 J. G. Cotta'sche Buchhandlung Nachfolger GmbH, Stuttgart 315

Schließen Sie die Erarbeitung der Netzwerke mit viel Validierung ab und entwickeln Sie die Frage gemeinsam mit den Patientinnen, wie mit diesen Netzwerken umgegangen werden kann oder sollte. Was würde sich für die Patientinnen im Leben verändern, wenn sie es schaffen würden, diese Netzwerke zu regulieren oder deren Intensität abzuschwächen?

Dabei werden Patientinnen häufig artikulieren, dass sie diese Netzwerke erkennen sollten. Sie sollten sich dann vergegenwärtigen, dass dies alte Netzwerke sind. Sie sollten sich etwas Abstand verschaffen, um nicht automatisiert zu handeln. Doch was geschieht dann?

Hier geraten Patientinnen häufig ins Stocken. Viele wissen nicht genau, wie ein alternatives Verhalten aussehen kann. Das ist auch gar nicht so leicht zu beantworten, denn jede Situation erfordert je nach Bedürfnislage einen anderen Umgang. Genau darin liegt die Antwort. Wir wollen Patientinnen in die Lage versetzen, auch bei der Aktivierung dieser intensiven Netzwerke »umsichtig« zu handeln (siehe Achtsamkeit). Das heißt, auch in emotionalen Situationen das zu tun, was die Situation erfordert, im Einklang mit den eigenen Bedürfnissen. Das ist leichter gesagt als getan, vor allem wenn man gerade unter Hochspannung steht. Ein erster Schritt ist daher die Reduktion der Anspannung auf unter 70. Anschließend geht es darum, sich mit den eigenen Bedürfnissen zu verbinden und die Situation aus einer wohlwollenden, mitfühlenden Perspektive mit Gelassenheit zu betrachten, um so umsichtige Handlungsoptionen zu entwickeln. Dieses Vorgehen erinnert stark an das Konzept von *Wise Mind*, das bereits mit den Patientinnen entwickelt wurde. Wenn Sie die Netzwerke gemeinsam in der Gruppe erarbeitet haben, schließen Sie doch die Frage an *Wise Mind* an und bitten Sie die Patientinnen, *Wise Mind* zu befragen, wie sie mit diesen Netzwerken umgehen können. Dabei sollten Sie beachten, je spezifischer die Situation und die Frage, desto spezifischer ist häufig auch die Antwort. Es kann aber auch nicht schaden, diese Frage grundsätzlich an *Wise Mind* zu stellen. Kommt Ihnen das bekannt vor? Sie ahnen es schon, der STOP-Skill (2.4 IB 4) spielt tatsächlich eine zentrale Rolle in allen Modulen und Fertigkeiten des DBT-Skillstrainings.

Leiten Sie in etwa so an:

»Wie wir eben besprochen haben, stellt Wise Mind *eine wichtige Ressource dar, um einen alternativen Umgang mit den belastenden Netzwerken zu entwickeln. Ich würde das gerne mal mit Ihnen ausprobieren.«*

Leiten Sie die Übung »Eine Frage an *Wise Mind*« an (2.3 IB 10). Besprechen Sie die Erfahrungen unbedingt ausreichend nach.

2.5 AB 21: Prüfen Sie die Fakten

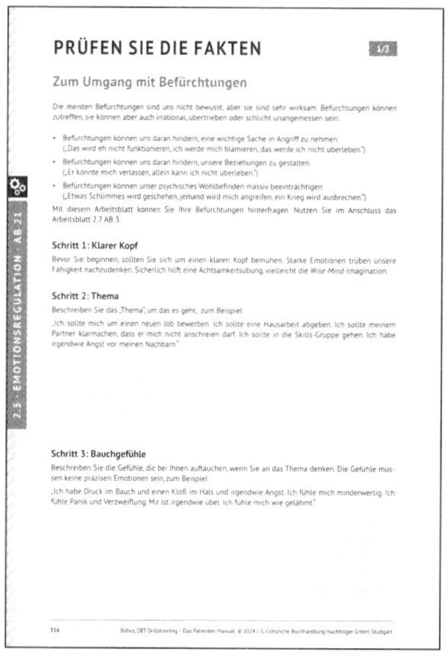

PRÜFEN SIE DIE FAKTEN

1/2

Zum Umgang mit Befürchtungen

Die meisten Befürchtungen sind uns nicht bewusst, aber sie sind sehr wirksam. Befürchtungen können zutreffen, sie können aber auch irrational, übertrieben oder schlicht unangemessen sein.

- Befürchtungen können uns daran hindern, eine wichtige Sache in Angriff zu nehmen. („Das wird eh nicht funktionieren, ich werde mich blamieren, das werde ich nicht überleben.")
- Befürchtungen können uns daran hindern, unsere Beziehungen zu gestalten. („Er könnte mich verlassen, allein kann ich nicht überleben.")
- Befürchtungen können unser psychisches Wohlbefinden massiv beeinträchtigen. („Etwas Schlimmes wird geschehen, jemand wird mich angreifen, ein Krieg wird ausbrechen.")

Mit diesem Arbeitsblatt können Sie Ihre Befürchtungen hinterfragen. Nutzen Sie im Anschluss das Arbeitsblatt 2.7 AB 3.

Schritt 1: Klarer Kopf

Bevor Sie beginnen, sollten Sie sich um einen klaren Kopf bemühen. Starke Emotionen trüben unsere Fähigkeit nachzudenken. Sicherlich hilft eine Achtsamkeitsübung, vielleicht die *Wise-Mind*-Imagination.

Schritt 2: Thema

Beschreiben Sie das „Thema", um das es geht, zum Beispiel:

„Ich sollte mich um einen neuen Job bewerben. Ich sollte eine Hausarbeit abgeben. Ich sollte meinem Partner klarmachen, dass er mich nicht anschreien darf. Ich sollte in die Skills-Gruppe gehen. Ich habe irgendwie Angst vor meinen Nachbarn."

Schritt 3: Bauchgefühle

Beschreiben Sie die Gefühle, die bei Ihnen auftauchen, wenn Sie an das Thema denken. Die Gefühle müssen keine präzisen Emotionen sein, zum Beispiel:

„Ich habe Druck im Bauch und einen Kloß im Hals und irgendwie Angst. Ich fühle mich minderwertig. Ich fühle Panik und Verzweiflung. Mir ist irgendwie übel. Ich fühle mich wie gelähmt."

2.5 · EMOTIONSREGULATION · AB 21

316 Bohus, DBT-Skillstraining – Das Patienten-Manual; © 2024 J. G. Cotta'sche Buchhandlung Nachfolger GmbH, Stuttgart

Der englische Titel des Skills »Check the facts« klingt natürlich viel griffiger. Dieses Arbeitsblatt eignet sich gut, um in Kleingruppen gemeinsam die wichtigsten Befürchtungen zu bearbeiten, die einem im Alltag in die Quere kommen. Viele Patientinnen leiden unter ausgeprägten sozialen Phobien, leichten paranoiden Ideen oder »kleinen Monstern«. Dieses Blatt lässt sich gut mit dem Arbeitsblatt 2.7 AB 1 »Ihre persönlichen kleinen Monster« oder auch mit 2.6 AB 7 »Soziale Situationen im Voraus planen« verknüpfen.

Die Inhalte des Arbeitsblattes sind selbsterklärend und gehören in das Repertoire jeder professionellen Borderline-Therapie.

2.5 IB 30: Emotions-Surfen

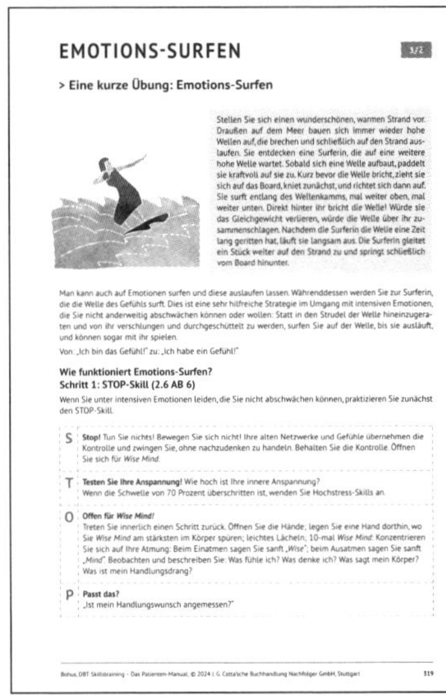
EMOTIONS-SURFEN 1/2

> Eine kurze Übung: Emotions-Surfen

Stellen Sie sich einen wunderschönen, warmen Strand vor. Draußen auf dem Meer bauen sich immer wieder hohe Wellen auf, die brechen und schließlich auf den Strand auslaufen. Sie entdecken eine Surferin, die auf eine weitere hohe Welle wartet. Sobald sich eine Welle aufbaut, paddelt sie kraftvoll auf sie zu. Kurz bevor die Welle bricht, zieht sie sich auf das Board, kniet zunächst, und richtet sich dann auf. Sie surft entlang des Wellenkamms, mal weiter oben, mal weiter unten. Direkt hinter ihr bricht die Welle! Würde sie das Gleichgewicht verlieren, würde die Welle über ihr zusammenschlagen. Nachdem die Surferin die Welle eine Zeit lang geritten hat, läuft sie langsam aus. Die Surferin gleitet ein Stück weiter auf den Strand zu und springt schließlich vom Board hinunter.

Man kann auch auf Emotionen surfen und diese auslaufen lassen. Währenddessen werden Sie zur Surferin, die die Welle des Gefühls surft. Dies ist eine sehr hilfreiche Strategie im Umgang mit intensiven Emotionen, die Sie nicht anderweitig abschwächen können oder wollen: Statt in den Strudel der Welle hineinzugeraten und von ihr verschlungen und durchgeschüttelt zu werden, surfen Sie auf der Welle, bis sie ausläuft, und können sogar mit ihr spielen.

Von: „Ich bin das Gefühl!" zu: „Ich habe ein Gefühl!"

Wie funktioniert Emotions-Surfen?
Schritt 1: STOP-Skill (2.6 AB 6)

Wenn Sie unter intensiven Emotionen leiden, die Sie nicht abschwächen können, praktizieren Sie zunächst den STOP-Skill.

S	**Stop!** Tun Sie nichts! Bewegen Sie sich nicht! Ihre alten Netzwerke und Gefühle übernehmen die Kontrolle und zwingen Sie, ohne nachzudenken zu handeln. Behalten Sie die Kontrolle. Öffnen Sie sich für *Wise Mind*.
T	**Testen Sie Ihre Anspannung!** Wie hoch ist Ihre innere Anspannung? Wenn die Schwelle von 70 Prozent überschritten ist, wenden Sie Hochstress-Skills an.
O	**Offen für *Wise Mind!*** Treten Sie innerlich einen Schritt zurück. Öffnen Sie die Hände; legen Sie eine Hand dorthin, wo Sie *Wise Mind* am stärksten im Körper spüren; leichtes Lächeln; 10-mal *Wise Mind*: Konzentrieren Sie sich auf Ihre Atmung: Beim Einatmen sagen Sie sanft „*Wise*"; beim Ausatmen sagen Sie sanft „*Mind*". Beobachten und beschreiben Sie: Was fühle ich? Was denke ich? Was sagt mein Körper? Was ist mein Handlungsdrang?
P	**Passt das?** „Ist mein Handlungswunsch angemessen?"

2.5 · EMOTIONSREGULATION · IB 30

Bohus, DBT-Skillstraining – Das Patienten-Manual; © 2024 J. G. Cotta'sche Buchhandlung Nachfolger GmbH, Stuttgart 319

Das Konzept des Emotions-Surfings greift das Konzept des »urge surfings« aus der Suchttherapie auf. Basierend auf dem allgemeinen Emotions-Modell gehen wir davon aus, dass Emotionen, aber auch emotionale Netzwerke, selbstlimitierende Prozesse sind, die sich abschwächen, wenn sie nicht kontinuierlich durch externe oder kognitive Stimuli »getriggert« werden.

Da viele Patientinnen mit Borderline-Störung oder komplexer PTBS auch unter neurobiologischen Alterationen des limbischen Systems leiden, müssen wir davon ausgehen, dass deren Emotionen tatsächlich intensiver sind und länger andauern als bei Gesunden. Neben der Neurobiologie haben Sie einige wichtige psychologische Gründe kennengelernt, insbesondere mit widersprüchlichen Handlungstendenzen gemischte, die sich entweder spontan entwickeln oder in Netzwerken prädisponiert sind.

Da sich widersprüchliche Handlungstendenzen schlecht in Handlungen umsetzen lassen und daher auch der Skill »Entgegengesetzt handeln« in diesen Fällen nicht funktioniert, haben wir zunächst den STOP-Skill entwickelt, der es erleichtert, nach Abschwächen der Hochspannung mithilfe von *Wise Mind* eine tragfähige Lösung zu finden (2.4 IB 4). Aber manchmal funktioniert das nicht. Manchmal gelingt es nicht, *Wise Mind* zu aktivieren, und manchmal weiß auch *Wise Mind* keinen Rat.

In dieser Situation hilft eigentlich nur radikale Akzeptanz – und Emotions-Surfen. Wobei Ersteres die Voraussetzung ist, um sich überhaupt auf Emotions-Surfen einzulassen. Das Prinzip der radikalen Akzeptanz wird im Modul 2.4 »Stresstoleranz« entwickelt und auf AB 11 erläutert.

Deshalb hier nur in aller Kürze: Radikale Akzeptanz skizziert einen mentalen Zustand, der nicht nur eine im Augenblick nicht zu verändernde Gegebenheit annimmt, sondern auch die eigene emotionale Reaktion darauf, ohne dabei zu resignieren. Radikale Akzeptanz ist eine starke Position. »Ich ducke mich nicht weg. Ich stelle mich in den Wind.«

Bezogen auf Augenblicke von intensiven Emotionen: *»Ich fühle mich gerade schier überwältigt. Meine Anspannung ist über 90. Ich versuche, einige Hochstress-Skills anzuwenden. Und da mir gerade beim besten Willen nichts einfällt, was ich tun kann, aktiviere ich Wise Mind, versuche ich, meine Atmung zu regulieren, öffne mich für Mitgefühl mit mir selbst (das ist jetzt eine echt harte Situation) und dann praktiziere ich Emotions-Surfen.«*

Emotions-Surfen will geübt sein. Im Folgenden eine einfache Anweisung, die als imaginative Übung zunächst im Ruhezustand geübt werden kann. (Die Feuerwehr übt, wenn es nicht brennt.)

Emotions-Surfen (angeleitete Übung)

»Schließen Sie die Augen, legen Sie Ihre Hände auf den Bauch. Versuchen Sie bei jeder Einatmung Ihre Hände mit dem Bauch ein wenig nach außen zu drücken. Beobachten Sie, wie sich Ihr Atem beruhigen und vertiefen kann.
Stellen Sie sich jetzt eine Situation vor, in der Sie ein oder mehrere intensive unangenehme Gefühle erlebt haben. Nur Mut, das geschieht jetzt nur in Ihrem Kopf.
Geben Sie mir ein Zeichen, wenn Sie eines dieser Gefühle aktiviert haben.
Wenn Sie gerade Wut oder Angst erleben, sagen Sie sich: »Jetzt erlebe ich gerade Wut, oder Angst, und das ist jetzt gerade so.« Falls Sie andere Gefühle erleben, benennen Sie die Gefühle, und sagen Sie sich, ›Das ist jetzt gerade so.‹ ›Ich bin nicht meine Gefühle – ich habe Gefühle.‹
Stellen Sie sich jetzt vor, Sie paddeln auf einem Surfbrett im Meer. Sie sehen hinter sich, wie sich eine größere Welle auftürmt. Sie ist groß, aber nicht zu groß. Sie lassen sich von dieser Welle nach oben tragen und spüren, wie die Welle Sie kräftig beschleunigt, aber trägt. Sagen Sie sich selbst: ›Ich surfe oben auf der Welle. Die Welle trägt mich. Ich bleibe oben. Die Welle trägt mich. Ich atme ruhig in meine Hände. Die Welle trägt mich. Ich bleibe einfach auf dem Brett. So ist das jetzt.‹
Und schließlich werden Sie wahrnehmen, wie die Welle langsam abebbt und Sie sanft zum Strand trägt. Alle Wellen vergehen. Alle Emotionen beruhigen sich von selbst.«

Sprechen Sie diese Übung nach. Manche Patientinnen haben Schwierigkeiten, eine anschwellende und abflauende Welle zu imaginieren, weil die Wellen sie rasch überfluten. Erfahrene Therapeutinnen ermutigen die Teilnehmerinnen dazu, eigene Bilder oder Metaphern zu suchen, die ein Anschwellen und Abflauen darstellen. Es ist hilfreich, diesen Imaginationstext als MP3-Datei einzusprechen, um ihn immer wieder abhören zu können, bis er der Patientin in Fleisch und Blut übergegangen ist.

Ohne Surfbrett surft es sich schlecht

Welche Therapeutin kennt das nicht: Gerade bei den Skills zur Emotionsregulation werden häufig Einwände von Patientinnen vorgetragen, warum Emotions-Surfen nicht funktionieren würde oder gar gefährlich sei. Aversive Emotionen erzeugen einen starken Handlungsdrang, der darauf ausgerichtet ist, die Emotionen abzumildern. Stehen keine adäquaten Handlungsmöglichkeiten zur Verfügung, liegt es nahe, das gesamte emotionale System herunterzuregeln. Viele Hochstress-Skills zielen genau darauf ab, sind deshalb den Patientinnen sehr zuträglich und werden gerne angewandt. Im Sinne der Lerntheorie aber sollten wir uns vergegenwärtigen, dass diese häufig eingesetzten Distraktoren durchaus zur Rekonsilidierung der Angst vor den jeweiligen Emotionen beitragen. Hochstress-Skills können also mit Fug und Recht als kurzfristig wirksam, langfristig aber aufrechterhaltend und damit als dysfunktional bezeichnet werden. Emotions-Surfing zielt darauf, die entsprechenden Emotionen schlicht anzunehmen und zu prozessieren, um nicht »auszuhalten« zu sagen. Natürlich erscheint dies auf den ersten Blick unangenehm, und das ist es auch, langfristig jedoch wird das Gehirn lernen, dass es diese Emotionen tolerieren und prozessieren kann.

Natürlich sollten Sie auf Einwände und Ängste der Patientinnen eingehen, zunächst können Sie diese Sorgen und Ängste validieren. In unseren Gruppen hat sich gezeigt, dass hier eine dialektische Haltung besonders wichtig ist. Denn natürlich können wir viel Zeit damit verbringen, zu diskutieren, was gegen das Emotions-Surfen spricht. Wir können die Zeit aber auch dazu nutzen, gemeinsam zu überlegen, was es für das Emotions-Surfen braucht, welche hilfreichen Gedanken oder Strategien helfen könnten, um das Surfen mal auszuprobieren. Gute Erfahrung haben wir damit gemacht, Patientinnen ein Surfbrett basteln und individuell gestalten zu lassen. Auf diesem Surfbrett können z.B. hilfreiche Sätze und Gedanken aufgeschrieben werden, die Mut machen, das Surfen auszuprobieren und durchzuhalten. Außerdem kann dieses Surfbrett als Erinnerung in den Skillskoffer gelegt werden. Gerade kreative Patientinnen profitieren sehr davon, ihr eigenes Surfbrett zu gestalten, und setzen sich dabei intensiv mit dem Surfen und den bestehenden Sorgen und Ängsten auseinander.

2.5 IB 31: ABC GESUND

Dieses Set an Info- und Arbeitsblättern beschäftigt sich mit Verhaltensmustern, die helfen, emotionale Verwundbarkeit, also die Vulnerabilitätsfaktoren, zu reduzieren. Es geht also vor allem um Prävention. Erfahrungsgemäß sind die meisten Patientinnen zunächst verblüfft, wie viele dieser Faktoren auf sie zutreffen. Die meisten sehen auch rasch ein, dass es einiges zu verbessern gilt. Doch ist die Umsetzung dann meistens schwierig. Es empfiehlt sich also, im Verlauf der Skillsgruppen oder auch während der Einzeltherapie immer wieder nachzufragen, welche der ABC-GESUND-Skills umgesetzt werden. Für jede Form der Veränderung von Gewohnheiten haben sich die Info- und Arbeitsblätter zum alten und neuen Weg als hilfreich erwiesen (2.7 AB 2 und AB 3).

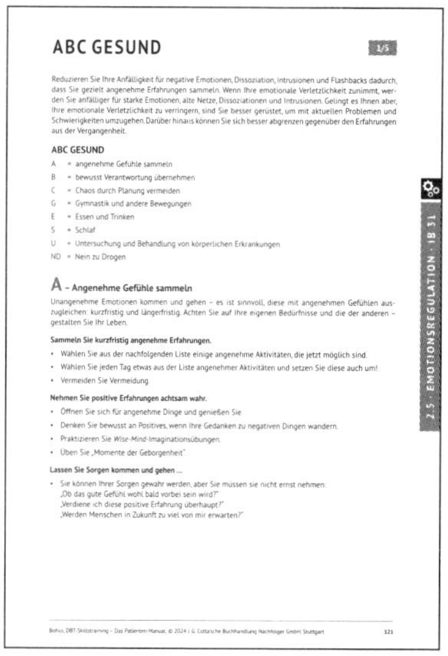
ABC GESUND 1/5

Reduzieren Sie Ihre Anfälligkeit für negative Emotionen, Dissoziation, Intrusionen und Flashbacks dadurch, dass Sie gezielt angenehme Erfahrungen sammeln. Wenn Ihre emotionale Verletzlichkeit zunimmt, werden Sie anfälliger für starke Emotionen, alte Netze, Dissoziationen und Intrusionen. Gelingt es Ihnen aber, Ihre emotionale Verletzlichkeit zu verringern, sind Sie besser gerüstet, um mit aktuellen Problemen und Schwierigkeiten umzugehen. Darüber hinaus können Sie sich besser abgrenzen gegenüber den Erfahrungen aus der Vergangenheit.

ABC GESUND

A = angenehme Gefühle sammeln
B = bewusst Verantwortung übernehmen
C = Chaos durch Planung vermeiden
G = Gymnastik und andere Bewegungen
E = Essen und Trinken
S = Schlaf
U = Untersuchung und Behandlung von körperlichen Erkrankungen
ND = Nein zu Drogen

A – Angenehme Gefühle sammeln

Unangenehme Emotionen kommen und gehen – es ist sinnvoll, diese mit angenehmen Gefühlen auszugleichen: kurzfristig und längerfristig. Achten Sie auf Ihre eigenen Bedürfnisse und die der anderen – gestalten Sie Ihr Leben.

Sammeln Sie kurzfristig angenehme Erfahrungen.

- Wählen Sie aus der nachfolgenden Liste einige angenehme Aktivitäten, die jetzt möglich sind.
- Wählen Sie jeden Tag etwas aus der Liste angenehmer Aktivitäten und setzen Sie diese auch um!
- Vermeiden Sie Vermeidung.

Nehmen Sie positive Erfahrungen achtsam wahr.

- Öffnen Sie sich für angenehme Dinge und genießen Sie.
- Denken Sie bewusst an Positives, wenn Ihre Gedanken zu negativen Dingen wandern.
- Praktizieren Sie *Wise-Mind*-Imaginationsübungen.
- Üben Sie „Momente der Geborgenheit".

Lassen Sie Sorgen kommen und gehen …

- Sie können Ihrer Sorgen gewahr werden, aber Sie müssen sie nicht ernst nehmen:
  „Ob das gute Gefühl wohl bald vorbei sein wird?"
  „Verdiene ich diese positive Erfahrung überhaupt?"
  „Werden Menschen in Zukunft zu viel von mir erwarten?"

2.5 · EMOTIONSREGULATION · IB 31

 521

A = Angenehme Gefühle sammeln

So eingängig, wie dieses Blatt scheint, so schwierig ist es für Patientinnen mit Borderline-Störung oder komplexer PTBS, diese Empfehlungen anzunehmen. Der Grund ist sicherlich im negativen Selbstkonzept zu suchen. *(»Ich habe es nicht verdient, dass es mir gut geht.«)* Erfahrungsgemäß wissen viele Patientinnen auch schlichtweg oft nicht, was ihnen guttun könnte. Oder sie probieren immer wieder Dinge aus, die »man halt so macht«, und prüfen für sich kaum, ob es ihnen tatsächlich hilft.

Pat.: »*Ich nehme regelmäßig ein Lavendel-Entspannungsbad.*« Th.: »*Ist dies denn angenehm für Sie?*« Pat.: »*Ich mag Baden nicht so gern, aber es soll einem ja helfen.*« Th.: »*Also, Sie müssen nicht baden, wenn es Ihnen nicht guttut. Vielleicht finden Sie etwas anderes?*«

Sicherlich ist es hilfreich, Vorbehalte gegen die Umsetzung von Empfehlungen zu antizipieren:

»*Ich gehe jetzt mal davon aus, dass die meisten unter Ihnen der Meinung sind, dass Sie es nicht verdient haben, dass es Ihnen gut geht. Ich weiß, dass es den meisten von Ihnen leichter fällt, über negative Erfahrungen zu sprechen als über die angenehmen Dinge im Leben. Haben Sie eine Vorstellung davon, wozu diese Einstellung dienen könnte?*«

Nach einer kurzen Gruppendebatte über Sinn und Unsinn dieser Grundeinstellungen sollte man dahingehend intervenieren, dass all diese Einstellungen irgendwann einmal sehr sinnvoll waren, aber dass sie heute nicht mehr angemessen sind (siehe auch 2.7 AB 1). Aber: »*Sie haben sich an diese Einstellung gewöhnt – und so seltsam es klingt, sie scheint Ihnen Sicherheit zu bieten.*« Damit taucht ein weiteres Problem auf: Die klinische Erfahrung hat gezeigt, dass viele Borderline-Patientinnen der Meinung sind, gesunde Menschen hätten schlicht deutlich weniger Ärger oder unangenehme Erfahrungen zu bewältigen als sie selbst. Wahrscheinlich ist dies nicht der Fall. Es ist wichtig, den Patientinnen zu vermitteln, dass Ärger, Probleme und Leiden unmittelbare Bestandteile des menschlichen Lebens sind und sich nicht vermeiden lassen, wenn man am Leben teilhaben will. Folgende Sätze helfen, das zu verdeutlichen:

- »*Je intensiver man lebt, desto mehr unangenehme Emotionen werden auftreten.*«
- »*Verzicht auf Leid bedeutet Verzicht auf Leben und Liebe.*«
- »*Wie meistern erfolgreichere Menschen dies? Sie balancieren die unangenehmen Erfahrungen durch angenehme Erfahrungen aus.*«

Die Patientinnen können eigenständig sowohl die »Liste der Werte« bearbeiten (2.7 AB 5) als auch die »Liste der angenehmen Aktivitäten«.

Im Rahmen der Skillsgruppe sollten die Patientinnen zunächst in Zweiergruppen diese Listen besprechen, bevor sie im Plenum erörtert werden. Ermuntern Sie Ihre Patientinnen, täglich mindestens eine Aktivität umzusetzen. Diese Aktivitäten sollten auch in der Tagebuchkarte (2.7 AB 7) vermerkt werden.

Achten Sie darauf, dass Sie diese Aktivitäten intermittierend abfragen.

B = Bauen von Verantwortung

Die meisten Borderline-Patientinnen kennen das tiefgreifende Gefühl, »anders zu sein als alle anderen« bzw. »nicht dazuzugehören«. Die sozio-biografischen Ursachen liegen wohl in der wiederholten Erfahrung von Nonvalidierung durch wichtige Bezugspersonen.

Die **Übernahme sozialer Verantwortung** ist eine der effektivsten Methoden, längerfristig das Gefühl der sozialen Verbundenheit zu entwickeln. Viele traumatisierte Menschen suchen nach sozialen Aufgaben. Die häufigsten Berufswünsche von Patientinnen mit Borderline-Störung sind beispielsweise Krankenschwester, Arzthelferin, Pädagogin, Tierpflegerin etc. Es ist daher sinnvoll und wichtig, die Übernahme sozialer Verantwortung gezielt aufzubauen. Diskutieren Sie dieses Phänomen ausführlich in der Gruppe.

Auch der Aufbau von Verantwortung geschieht in kleinen Schritten. Lassen Sie Beispiele suchen (auch das Säubern eines Goldhamsterkäfigs stellt eine verantwortungsvolle Handlung dar), erstellen Sie Listen und ermuntern Sie die Patientinnen, sich konkrete Aufgaben zu stellen. Sie können auch hier mit den Info- und Arbeitsblättern zum »alten und neuen Weg« (2.7 AB 2 und AB 3) arbeiten. Es kann nützlich sein, in der Gruppe den Unterschied zu erläutern zwischen Bauen von Verantwortung und »immer und überall zur Stelle sein«, um gemocht zu werden und einen niedrigen Selbstwert zu kompensieren.

C = Chaos durch Planung vorbeugen

Dieses Arbeitsblatt dient dazu, sich auf potenziell problematische oder neue Situationen vorzubereiten. Die meisten Borderline-Patientinnen meiden soziale Herausforderungen, indem sie die möglichen Probleme überschätzen bzw. nicht konkretisieren. »Ich schaffe das nicht« ist eine weitverbreitete automatisierte Kognition. Die Antwort auf die Frage der Therapeutin »*Was genau schaffen Sie wann und wo nicht?*« ist meist nur hilfloses Schulterzucken: »*Ich weiß nicht.*« In diesem Fall kann dieses Arbeitsblatt hilfreich sein. Der Ablauf ist selbsterklärend, es eignet sich ausgezeichnet für die Arbeit in der Kleingruppe. Entscheidend ist dabei, in bevorstehenden schwierigen Situationen abzuwägen, was die Patientinnen durch ihr eigenes Verhalten aktiv beeinflussen und verändern können – und worauf sie keinen oder nur begrenzten Einfluss haben. So lässt sich z.B. das Verhalten der Mutter bei einem großen Familientreffen vermutlich nicht direkt steuern. Wohl aber kann die Patientin selbst Einfluss darauf nehmen, für Abgrenzung zu sorgen und sich Pausen zu gönnen. Dieses Arbeitsblatt lässt sich mit vielen anderen Skills und Arbeitsblättern aus allen Modulen kombinieren. Die Erfahrung zeigt, dass Patientinnen gerade beim Nachdenken darüber, welche Dinge sie beeinflussen können und welche nicht, dazu motiviert werden, die Selbstwirksamkeit zu verbessern. In der Gruppe nutzen wir dieses Arbeitsblatt gerne, um z.B. gemeinsam schwierige Situationen wie etwa Weihnachten oder Silvester vorzubereiten.

GESUND

Wir lieben Akronyme, und manchmal sind diese etwas den Haaren herbeigezogen, aber auch hier gilt: Je dümmer der Spruch, desto leichter ist er zu merken. Jedes einzelne dieser fünf Parameter ist von großer Bedeutung und sollte dementsprechend durchgearbeitet werden.

Schreiben Sie auf den Flipchart:

- **G**ymnastik und andere Bewegungen
- **E**ssen und Trinken
- **S**chlafen Sie gut
- **U**ntersuchungen und Behandlung von Krankheiten
- **N**ein zu **D**rogen und Alkohol

G: Überraschend viele unserer Patientinnen haben in ihrer Jugend intensiven Sport betrieben, und alle werden berichten, dass ihnen das gutgetan hat. Verletzungen, Gewichtszunahme, Leistungsabfall oder banalere Gründe führten dann dazu, dass diese Aktivitäten eingestellt wurden. Streng nach dem Alles-oder-nichts-Prinzip fällt es nun vielen Patientinnen schwer, auf moderaterer Ebene wieder einzusteigen. Ermuntern Sie sie zu sportlicher Betätigung. Auch wenn Sie persönlich keinen Sport betreiben – Patientinnen mit Störungen der Affektregulation profitieren erheblich von täglicher körperlicher Bewegung. Die trifft insbesondere für diejenigen mit komorbider ADHS zu. Jede Patientin in Ihrer Skillsgruppe sollte mindestens zweimal pro Woche jeweils eine Stunde Sport betreiben. (Ermutigen Sie sie zu öfter.) Um eigene Aktivitäten aufzubauen, eignen sich die Info- und Arbeitsblätter zum »alten und neuen Weg« (2.7 AB 2 und AB 3).

E: Viele Patientinnen mit Borderline-Störung oder komplexer PTBS haben bereits sehr früh Essstörungen entwickelt, und viele kämpfen über lange Passagen ihres Lebens damit. Binge Eating und bulimische Attacken werden zur Spannungsregulation eingesetzt oder treten als automatisierte Kompensationsmechanismen bei restriktivem Essverhalten auf. Auch anorektische Störungen sind weitverbreitet, weil ein niedriger BMI die Glukoseversorgung im Gehirn beeinflusst, was mit einer deutlichen Einschränkung der Emotionswahrnehmung einhergeht. Falls eine behandlungsbedürftige manifeste Essstörung besteht, so ist dies sicherlich ein wichtiger Fokus der Einzeltherapie. Andererseits können auch latente Störungen des Essverhaltens zur emotionalen Destabilisierung beitragen und sollten dann im Selbstmanagement reguliert werden.

Weniger bekannt, daher auch häufig übersehen, sind Trinkstörungen, d.h. Störungen der Flüssigkeitsaufnahme. In einer Untersuchung in unserer Klinik im Jahr 2008 fanden wir, dass etwa 25 Prozent aller stationär behandelten Patientinnen mit komplexer PTBS weniger als 1 Liter Flüssigkeit pro Tag zu sich nehmen (normal wären etwa 2,5 Liter) (Höschel et al. 2008). Je weniger die Patientinnen tranken, desto schwerwiegender war die dissoziative Symptomatik. Die meisten von ihnen hatten große Schwierigkeiten, ihr Trinkverhalten zu normalisieren. Es empfiehlt sich daher, dieses Phänomen in der Skillsgruppe anzusprechen und darauf hinzuweisen, dass Flüssigkeitsrestriktion zu erheblicher emotionaler Instabilität führt.

S: Schlafstörungen werden von fast 90 Prozent der behandlungsbedürftigen Patientinnen mit Borderline-Störung oder komplexer PTBS angegeben. Die häufigsten Störungen korrelieren mit Albträumen und Angst davor, die Kontrolle zu verlieren, also einzuschlafen. Neben professioneller Albtraum-Behandlung in der Einzeltherapie (z.B. Krakow & Zadra 2006) empfiehlt sich unbedingt ein medikamentöser Behandlungsversuch durch einen Psychiater (das derzeit bestevaluierte Medikament ist Prazosin; vgl. Raskind et al. 2007).

U: Viele Patientinnen vermeiden es, notwendige somatische Untersuchungen vornehmen zu lassen. Gerade Frauen mit Missbrauchserfahrung haben oft Schwierigkeiten, gynäkologische Untersuchungen in Anspruch zu nehmen, und zögern dabei oft notwendige Behandlungen hinaus. Aber auch Zahnarztbesuche bereiten große Schwierigkeiten. Dies sollten Sie ansprechen.

ND: Natürlich spielen bei auch Drogen und Alkohol bei vielen traumatisierten Patientinnen eine zentrale Rolle im Sinne dysfunktionaler Affektregulation. Sie sollten darauf hinweisen, dass insbesondere die Rolle von Marihuana als dissoziationsfördernde Droge häufig unterschätzt wird. (Marihuana wirkt im Gehirn noch 14 Tage nach dem Konsum.) Patientinnen, bei denen die Drogen- und Alkoholproblematik im Vordergrund steht, sollten auf das spezifische DBT-S(ucht)-Manual hingewiesen werden.

2.6 Modul Zwischenmenschliche Fertigkeiten

2.6.1 Ziele des Moduls Zwischenmenschliche Fähigkeiten

Ziel dieses Moduls ist die Verbesserung zwischenmenschlicher Kompetenzen von Patientinnen mit Borderline-Störung oder komplexer PTBS. Dies betrifft zum einen Fertigkeiten, die eigenen Ziele durchzusetzen bzw. Grenzen zu vermitteln, ohne dabei die Selbstachtung oder die Beziehung zum Gegenüber aufs Spiel zu setzen. Zum anderen geht es darum, die sozialen Netze nachhaltig zu verbessern. Also Beziehungen neu zu knüpfen, zu pflegen und gegebenenfalls auch zu beenden.

2.6.2 Hintergrundwissen

Neben Problemen der Emotionsregulation und des Selbstkonzepts ist der zwischenmenschliche Bereich die dritte Dimension, in der sich die Psychopathologie der Borderline-Störung und komplexen PTBS widerspiegeln. Natürlich spielen diese drei Dimensionen ineinander. Sie bedingen und verstärken sich gegenseitig, und alle drei Dimensionen werden durch dysfunktionale Verhaltensmuster aufrechterhalten.

Die Ursachen

Die meisten Menschen, die an den Folgen von sexueller Traumatisierung in der Kindheit leiden, mussten erfahren, dass die Täter aus dem engeren Familienumfeld kamen und dass der Missbrauch von wichtigen Bezugspersonen gedeckt wurde. Aber auch viele Menschen mit einer Borderline-Störung ohne sexuelle Traumatisierung berichten darüber, in ihrer Vergangenheit prägende, sehr unangenehme zwischenmenschliche Erfahrungen gemacht zu haben. Oft erlebten sie, dass wichtige Bedürfnisse wie Sicherheit, Verlässlichkeit, Gerechtigkeit oder geliebt zu werden nicht oder nicht zuverlässig erfüllt wurden.

Eine zweite Quelle schwieriger sozialer Erfahrungen speist sich aus dem Umgang mit Gleichaltrigen. Nahezu alle Borderline-Patientinnen berichten über Mobbing-Erfahrung, und dass sie erheblich darunter gelitten haben (z.B. Erazo et al. 2023).

In der DBT gehen wir, wie in der modernen Stressforschung mittlerweile üblich, davon aus, dass nicht der Stressor das Problem ist, sondern dessen individuelle interne Verarbeitung.

Übertragen auf das Modell der traumatischen Invalidierung bedeutet dies, dass bei den Betroffenen eine *Diskrepanz* zwischen dem Bedürfnis nach sozialer Zuwendung und der real erfahrenen emotionalen Zuwendung bestand. Etwas mechanistisch betrachtet gibt es eine Vielzahl von Möglichkeiten, diese Diskrepanz zu erklären. Abb. 2.6.1 skizziert die Modellvorstellungen:

Beispiel I schildert sogenannte normale Verhältnisse: Ein durchschnittlich ausgeprägtes Bedürfnis nach Zuwendung respondiert mit einem normalen Maß an sozialer Zuwendung. In der Regel entwickelt das Kind dadurch ein ausreichendes Maß an Gefühlen der Zugehörigkeit und Geborgenheit sowie Vertrauen in sich selbst und die Umwelt, die es als einigermaßen kontrollierbar und vorhersehbar erlebt.

Ähnliche Ergebnisse dürfte **Beispiel II** erzielen: Das Kind hat aufgrund intensiver emotionaler Sensitivität zwar ein erhöhtes Bedürfnis nach sozialer Zuwendung, das Umfeld ist jedoch in der Lage, dieses erhöhte Bedürfnis auch zu erfüllen.

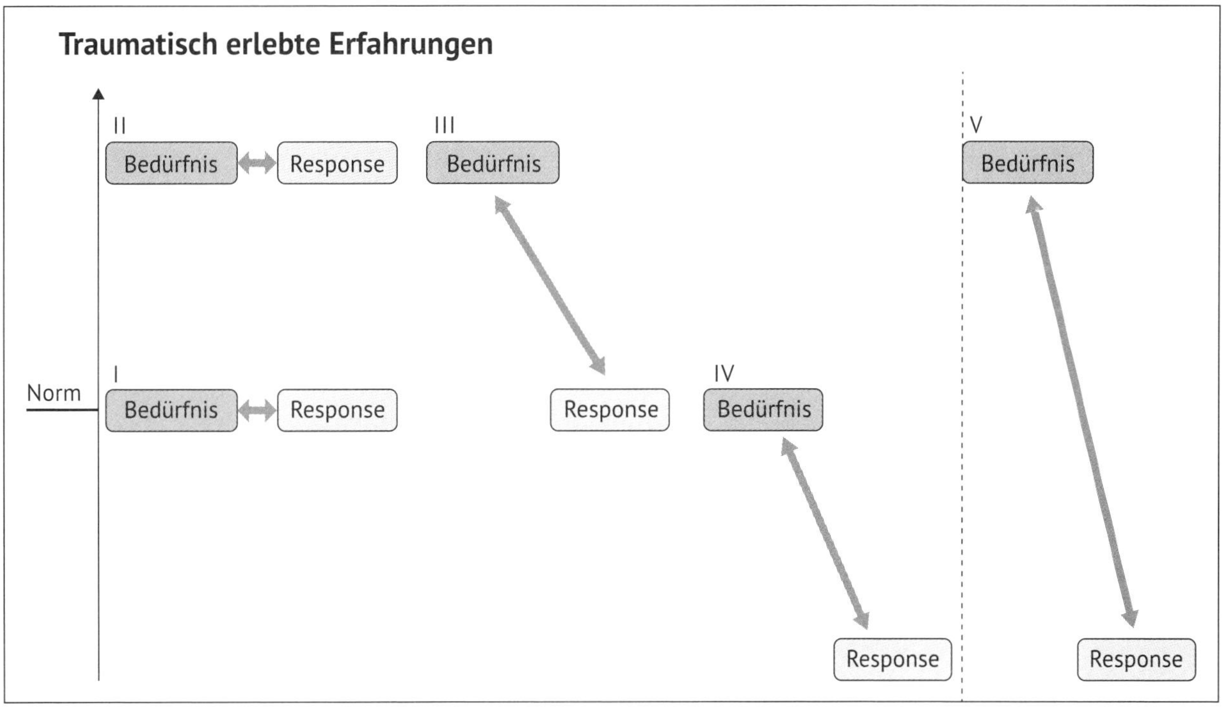

Abbildung 2.6.1 Möglichkeiten funktionaler und dysfunktionaler sozialer »Passung«

Die Beispiele III, IV und V skizzieren hingegen problematische Verhältnisse, die jeweils in einer emotionalen Minderversorgung resultieren. **In Beispiel III** trifft ein emotional sehr bedürftiges Kind auf eine »normale« Familie. Das Kind erhält z.B. die gleiche emotionale Unterstützung wie seine normal bedürftigen Geschwister. Dennoch wird es subjektiv diese Zuwendung als mangelhaft erleben, weil diese nicht mit seinen Bedürfnissen korrespondiert. Auch retrospektiv wird es seine emotionale Versorgung in Kindheit und Jugend als ungenügend, manchmal auch als ungerecht (im Vergleich zu den Geschwistern) betrachten. Eltern und Geschwister können diese »Unterstellungen« oft nicht nachvollziehen.

In Beispiel IV erhält ein normal bedürftiges Kind eine objektiv insuffiziente emotionale Versorgung. Hier spricht man von emotionaler Vernachlässigung mit all den entsprechenden Konsequenzen.

Beispiel V schließlich skizziert das transaktionale Modell: Ein hochbedürftiges Kind trifft auf eine insuffiziente Versorgung. Dies kann von Beginn an so sein oder diese Diskrepanz kann sich im Laufe der Zeit aufgrund von schwierigen *interaktionalen Prozessen* in diese Richtung entwickeln: Die Eltern sehen sich von den Bedürfnissen und Verhaltensmustern des Kindes überfordert und reagieren aversiv strafend, worauf sich Bedürfnisse und Verhaltensmuster des Kindes verstärken und die Eltern ihr Unverständnis und ihre Zurückweisung verstärken. Dieses transaktionale Muster resultiert schließlich in einem hoch dynamischen, oft verstrickten Insuffizienzerleben.

In der therapeutischen Arbeit wird sich im Einzelfall nicht immer genau herausarbeiten lassen, welches Modell auf welche Patientin jeweils zutrifft, das ist auch gar nicht nötig. Dennoch erscheint es uns sinnvoll, diese Modellvorstellungen im Hinterkopf zu behalten: Auch wenn fast alle Borderline-Patientinnen über als traumatisch erfahrene Invalidierung berichten, so bedeutet dies nicht unbedingt, dass sich alle Borderline-Familien durch emotionale Kälte, Vernachlässigung oder Instabilität auszeichnen. Es geht, wie gesagt, um die Diskrepanz zwischen Erwartung und Erfüllung, und hier kann auch eine erhöhte Erwartungshaltung oder Schwierigkeiten in der Perzeption oder Memorierung adäquater emotionaler Zuwendung eine bedeutende Rolle spielen.

Die Bedeutung der traumatischen Invalidierung im Zusammenhang mit Borderline-Störungen und komplexer PTBS ist mittlerweile auch empirisch hinreichend belegt (z.B. Hong & Lishner 2016; Lee et al. 2022).

Die Folgen

Die frühen aversiven sozialen Erfahrungen führen zu einer Bedrohung der physischen, psychischen und sozialen Integrität. Fundamentale Bedürfnisse wie soziale Nähe, Geborgenheit und Sicherheit, Vorhersagbarkeit und Kontrollierbarkeit sind nicht erfüllt, was mit einem breiten Spektrum von adaptiven und maladaptiven Konsequenzen einhergeht, u.a. mit …

- anhaltender Unsicherheit und Anspannung,
- einem intensiven Gefühl von Entfremdung von anderen (Alienation),
- einem übersteigerten Bedürfnis nach Kontrolle und Vorhersehbarkeit von sozialen Prozessen,
- ausgeprägtem Misstrauen gegenüber anderen und gegenüber den eigenen Bedürfnissen und Wahrnehmungen,
- einem intensiven Gefühl von Einsamkeit,
- Schwierigkeiten, soziale Rollen zu verstehen,
- maladaptiven Erwartungshaltungen an andere,
- Schwierigkeiten, soziale Informationen zu interpretieren und zu memorieren,
- hoher Sensitivität gegenüber sozialer Zurückweisung,
- Angst und Skepsis bei sozialem Einschluss und
- der Sehnsucht nach und Angst vor engen zwischenmenschlichen Bindungen.

Natürlich haben diese Erlebens- und Verhaltensweisen erhebliche Auswirkungen auf die sozialen Systeme unserer Patientinnen:

- Ihr Ausbildungsstand und damit auch die berufliche Position entspricht oft nicht dem intellektuellen Niveau oder den eigenen Erwartungshaltungen der Patientinnen.
- In sozialen Netzwerken agieren Patientinnen mit Borderline-Störung oder komplexer PTBS oft unbeholfen, mit überzogenen Erwartungen und mangelhaften Fertigkeiten auf der Verhaltensebene und haben Probleme, mit Konflikten konstruktiv umzugehen.
- Soziale Netzwerkanalysen zeigen, dass insbesondere im Bereich der engen Vertrauten erhebliche Probleme liegen: Borderline-Patienten mit und ohne Missbrauchserfahrung haben meist zu wenige enge Vertraute, die dann nicht selten überfordert sind von den hohen Erwartungshaltungen.
- Daten aus Langzeituntersuchungen zeigen, dass etwa 30 Prozent der Borderline-Patientinnen im mittleren Alter (ab ca. 40 Jahren) weitgehend sozial isoliert leben (Liebke et al. 2017). Die stark erhöhten Morbiditäts- und Mortalitätsraten ab 50 Jahren dürften auch damit zusammenhängen (Schneider et al. 2019).
- Während viele Betroffene mit komplexer PTBS sich sozial eher zurückziehen und lieber allein sind, oszillieren Menschen mit Borderline-Störung oft zwischen einer Habachtstellung, bei der sie niemanden an sich heranlassen, und einem übermächtigen Bedürfnis nach Nähe und Bindung, was sie manchmal in sehr ungesunde Beziehungen führt.
- Viele Menschen mit Borderline-Störung sind in einem ständigen gedanklichen Teufelskreis um vergangene und antizipierte zwischenmenschliche Enttäuschungen oder Verletzungen gefangen.
- Hypersensitivität für aversive soziale Trigger aktivieren alte kognitiv-emotionale Netzwerke aus Enttäuschung, Angst, Verletzung, Einsamkeit, Demütigung und Machtlosigkeit mit automatisierten dysfunktionalen Reaktionsmustern. Langfristig verträgt sich dies nur schlecht mit stabilen, tragfähigen Beziehungen.
- Wie bereits ausgeführt, haben viele unserer Patientinnen Schwierigkeiten, anderen oder sich selbst zu vertrauen. Sie fühlen sich von sich selbst und anderen abgekoppelt und erleben in Gesellschaft kein Gefühl von Verbundenheit. Diese Erfahrung, den eigenen Gefühlen nicht trauen zu können bzw. dadurch die soziale Eingebundenheit zu gefährden, führt in Kombination mit dem realen Erleben sehr intensiver Emotionen oftmals zu einer erhöhten Selbstaufmerksamkeit. In einem stetigen Monitoring-Prozess gleichen sie das eigene Erleben und Verhalten mit der Reaktion des Umfelds ab. Die daraus resultierende Selbstbezogenheit verhindert echte Perspektivübernahme für die Situation anderer sowie tiefere Empathie und Mitgefühl.
- Obgleich Menschen mit Borderline-Störung und komplexer PTBS oftmals sehr sensitiv für die Stimmung ihres Gegenübers sind, fällt es ihnen oftmals schwer, sich ganz auf die Situation einer anderen Person einzulassen, ohne von den Gefühlen aus eigenen Erfahrungen überflutet zu werden.

Mit dem Modul »Zwischenmenschliche Fertigkeiten« versuchen wir, den Patientinnen zu helfen, nicht nur ihre individuellen Ziele im sozialen Kontext zu reflektieren, sondern diese so umzusetzen, dass sie erfolgreich sind, aber auch zu langfristig tragfähigen Beziehungen führen.

Was sollten die Patientinnen lernen?
Das Modul »Zwischenmenschliche Fertigkeiten« gliedert sich in drei Bereiche:
1. Der erste Bereich fokussiert auf *zwischenmenschliche Kooperation*. Die Patientinnen sollen lernen, ihre Interessen zu vertreten, Ziele zu verwirklichen, ohne dabei die Beziehungen oder die Selbstachtung zu gefährden. Die Skills unterscheiden sich nicht wesentlich von anderen etablierten Trainings zur Verbesserung der sozialen Kompetenz.
2. Der zweite Bereich ist deutlich spezifischer an den Problemen und Bedürfnissen von Menschen mit Borderline-Störung und komplexer PTBS orientiert. Hier geht es darum, *engere Beziehungen,* also Partnerschaften und Freundschaften zu anderen, aufzubauen, aufrechtzuerhalten, Konflikte zu managen und schädliche Beziehungen zu beenden.
3. Der dritte Bereich nennt sich »*Gehe den Mittelweg*« und konzentriert sich auf die Balance von Akzeptanz und Veränderung, auf Validierung und auf Verhaltensveränderung in Beziehungen. Diese Skills wurden ursprünglich für den Adoleszenten-Bereich entwickelt und haben sich dabei als so hilfreich erwiesen, dass sie in die Erwachsenentherapie übernommen wurden.

In noch viel stärkerem Maße als in den anderen Modulen lebt dieses neben der Vermittlung von Theorie auch von *erlebnisorientierten* Übungen und Rollenspielen.

Die Kernmethode des Moduls bildet die Arbeit mit interpersonellen Situationsanalysen. Dabei handelt es sich um eine gezielte emotional-kognitive Bearbeitung bevorstehender oder vergangener prototypischer und schwieriger zwischenmenschlicher Situationen.

Das Ziel ist, aus einer achtsamen *Wise-Mind*-Perspektive das eigene Erleben und Verhalten sowie das Erleben des anderen zu reflektieren und erwünschtes, langfristig sinnvolles kooperatives Verhalten zu trainieren. Hier sollen immer wieder zwischenmenschliche Skills einfließen, die vorher besprochen werden sollten.

2.6.3 Didaktik in der Praxis

Ähnlich wie das Modul »Emotionsregulation« lebt auch das Modul »Zwischenmenschliche Fertigkeiten« von praktischen Übungen im Rollenspiel. Die einzelnen Stunden sollten im Dreiklang von Hausaufgaben, Theorievermittlung und Rollenspiel gestaltet werden. Natürlich sind Rollenspiele für die Teilnehmerinnen zunächst aversiv. Sie sollten die entsprechenden Bedenken besprechen und validieren, aber lassen Sie keinen Zweifel daran, dass diese Rollenspiele integraler Bestandteil der Skillsgruppe sind. Die Gruppenleitung sollte von Anfang an darauf achten, dass eine kooperative, auch witzige und manchmal selbstironische Stimmung entsteht. Dazu tragen häufig eigene Beispiele bei, etwa kleine Geschichten, wo etwas mal schiefgegangen ist. Auch Sie als Therapeutin können sich »auf die Schippe nehmen« und als Modell für eine kritische Überprüfung des eigenen Verhaltens dienen. Die Details zur Didaktik der Rollenspiele werden weiter unten beschrieben.

Da sich viele Patientinnen, wie beschrieben, »kein Bild« von ihren interaktiven Prozessen machen, empfiehlt es sich, mit Video-Feedback zu arbeiten. Natürlich erleben viele Patientinnen auch dies zunächst als unangenehm. Dennoch sollten Sie als Gruppenleiterinnen versuchen, diese Methode umzusetzen – die Vorteile sind einfach zu offensichtlich. Die Technik sollte allerdings beherrscht werden und für ausreichende Tonqualität gesorgt sein (der Ton ist in diesem Fall immer wichtiger als das Bild).

Zimmer (2005) erläutert die therapeutischen Fallen der Video-Supervision und beschreibt folgende typische Sequenz: »Nach dem Rollenspiel erfolgt die Video-Rückmeldung, die Frage der Therapeutin lautet: *›Wie geht es Ihnen jetzt?‹* oder,*»Wie fanden Sie sich selbst?‹ Es folgt eine m*assive Selbstabwertung der Patientin. Die Therapeutin versucht, die Situation zu retten, indem sie die positiven Aspekte des Rollenspiels herausarbeitet.« Zimmer weist darauf hin, dass in dieser Sequenz auf die Verhaltensbemühung (Rollenspiel) durch die Video-Analyse zunächst eine negative Konsequenz folgt. Indem die Therapeutin jedoch versucht, die Positiva zu benennen, folgt auf die Selbstabwertung eine positive Konsequenz. Das heißt, die Selbstabwertung wird verstärkt. In der Gruppenarbeit ist diese Sequenz: Selbstabwertung – positive Korrektur durch die Gruppe und die Therapeutin ein klassisches dysfunktionales Muster und sollte von vornherein transparent gemacht werden. Die erste Frage nach dem Rollenspiel wäre also: »*Was haben Sie diesmal Neues ausprobiert?*«

Ansonsten gilt, dass die Regeln der Rückmeldung an andere auch für sich selbst anzuwenden sind: Immer zuerst die positive Rückmeldung (Gut ist, was besser ist als zuvor ist. Die Bemühungen werden anerkannt, nicht die Resultate.) Die ganze Gruppe sollte trainieren, auf negative Sätze entweder neutral zu reagieren oder eine positive Korrektur durch den Betroffenen zu fordern (*»Dass Sie sich abwerten können, weiß ich. Wie würde es denn klingen, wenn Sie einen positiven Aspekt formulieren würden?«*).

Um die Verbesserung der »Selbstvalidierung« zu üben, kann auch für jeden abwertenden Satz (versuchsweise) ein positiver Satz durch die Patientin selbst formuliert werden.

2.6.4 Zwischenmenschliche Fertigkeiten: Info- und Arbeitsblätter

2.6 IB 1 Zwischenmenschliche Fertigkeiten: Einführung	Patienten-Manual, S.329
2.6 AB 1 Stolpersteine im zwischenmenschlichen Bereich	Patienten-Manual, S.331
2.6 AB 2 Mein soziales Netzwerk	Patienten-Manual, S.333
2.6 AB 3 Soziales Netzwerk – Grafik	Patienten-Manual, S.335
2.6 AB 4 Umgang mit Stolpersteinen	Patienten-Manual, S.336
2.6 AB 5 Mythen, die das soziale Leben erschweren	Patienten-Manual, S.337
2.6 IB 2 Orientierung in zwischenmenschlichen Situationen	Patienten-Manual, S.344
2.6 IB 3 Ziele verwirklichen: 6-mal B	Patienten-Manual, S.345
2.6 IB 4 Orientierung auf Beziehung: LIVE-Skills	Patienten-Manual, S.347
2.6 IB 5 Orientierung auf die Selbstachtung: FAIR-Skills	Patienten-Manual, S.348
2.6 AB 6 STOP – Was ist mir gerade wichtig?	Patienten-Manual, S.349
2.6 AB 7 Soziale Situationen im Voraus planen	Patienten-Manual, S.350
2.6 AB 8 Soziale Situationen Nachlese	Patienten-Manual, S.353
2.6 AB 9 Nein-Sagen üben	Patienten-Manual, S.356
2.6 IB 6 Bitten, Fragen, Fordern	Patienten-Manual, S.357
2.6 AB 10 Übungen zu Bitten, Fragen, Fordern	Patienten-Manual, S.358
2.6 IB 7 Validieren	Patienten-Manual, S.359
2.6 IB 8 Validieren – das ganze Spektrum	Patienten-Manual, S.362
2.6 AB 11 Sich selbst validieren	Patienten-Manual, S.363
2.6 AB 12 Validieren üben	Patienten-Manual, S.364
2.6 AB 13 Soziale Rollen	Patienten-Manual, S.370
2.6 IB 9 Enge Beziehungen	Patienten-Manual, S.372
2.6 IB 10 Beziehungen knüpfen	Patienten-Manual, S.373
2.6 AB 14 Beziehungen beenden	Patienten-Manual, S.377
2.6 IB 11 Zwischenmenschliche Dialektik	Patienten-Manual, S.380
2.6 IB 12 Achtsamkeit für andere	Patienten-Manual, S.382
2.6 AB 15 Umgang mit Geringschätzung und Kränkung	Patienten-Manual, S.383
2.6 AB 16 Zwischenmenschliches Verhalten ändern	Patienten-Manual, S.385
2.6 AB 17 Soziale Situationen trainieren	Patienten-Manual, S.389
2.6 AB 18 Checkliste Berufsleben	Patienten-Manual, S.392
2.6 AB 19 Alter Weg – neuer Weg: Berufsleben	Patienten-Manual, S.393
2.6 AB 20 Alter Weg – neuer Weg: Partnerschaft	Patienten-Manual, S.394
2.6 AB 21 Situationsanalyse	Patienten-Manual, S.395

2.6 IB 1 und AB 1 Zwischenmenschliche Fertigkeiten: Einführung und Stolpersteine

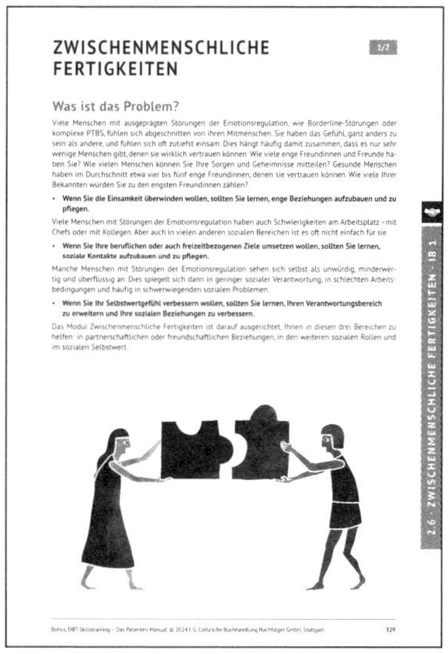

ZWISCHENMENSCHLICHE FERTIGKEITEN

1/2

Was ist das Problem?

Viele Menschen mit ausgeprägten Störungen der Emotionsregulation, wie Borderline-Störungen oder komplexe PTBS, fühlen sich abgeschnitten von ihren Mitmenschen. Sie haben das Gefühl, ganz anders zu sein als andere, und fühlen sich oft zutiefst einsam. Dies hängt häufig damit zusammen, dass es nur sehr wenige Menschen gibt, denen sie wirklich vertrauen können: Wie viele enge Freundinnen und Freunde haben Sie? Wie vielen Menschen können Sie Ihre Sorgen und Geheimnisse mitteilen? Gesunde Menschen haben im Durchschnitt etwa vier bis fünf enge Freundinnen, denen sie vertrauen können. Wie viele Ihrer Bekannten würden Sie zu den engsten Freundinnen zählen?

- **Wenn Sie die Einsamkeit überwinden wollen, sollten Sie lernen, enge Beziehungen aufzubauen und zu pflegen.**

Viele Menschen mit Störungen der Emotionsregulation haben auch Schwierigkeiten am Arbeitsplatz – mit Chefs oder mit Kollegen. Aber auch in vielen anderen sozialen Bereichen ist es oft nicht einfach für sie.

- **Wenn Sie Ihre beruflichen oder auch freizeitbezogenen Ziele umsetzen wollen, sollten Sie lernen, soziale Kontakte aufzubauen und zu pflegen.**

Manche Menschen mit Störungen der Emotionsregulation sehen sich selbst als unwürdig, minderwertig und überflüssig an. Dies spiegelt sich dann in geringer sozialer Verantwortung, in schlechten Arbeitsbedingungen und häufig in schwerwiegenden sozialen Problemen.

- **Wenn Sie Ihr Selbstwertgefühl verbessern wollen, sollten Sie lernen, Ihren Verantwortungsbereich zu erweitern und Ihre sozialen Beziehungen zu verbessern.**

Das Modul Zwischenmenschliche Fertigkeiten ist darauf ausgerichtet, Ihnen in diesen drei Bereichen zu helfen: in partnerschaftlichen oder freundschaftlichen Beziehungen, in den weiteren sozialen Rollen und im sozialen Selbstwert.

2.6 ZWISCHENMENSCHLICHE FERTIGKEITEN · IB 1

Das Infoblatt zur Einführung des Moduls ist selbsterklärend. Hier geht es darum, einen Überblick zu den Inhalten zu erhalten und entsprechende Motivation aufzubauen.

Vielleicht beginnen Sie die Sitzung damit, einige Beispiele für prototypische zwischenmenschliche Probleme zu sammeln, die den Teilnehmerinnen vertraut vorkommen oder von denen sie selbst berichten. Sie können selbst einige Beispiele aus Ihrer Praxis erzählen. Dabei orientieren Sie sich am besten an den klassischen Problemfeldern, die im Arbeitsblatt 2.6 AB 1 skizziert sind:

- Patientinnen verfügen nicht über die zwischenmenschlichen Fertigkeiten, die sie brauchen.
- Patientinnen wissen nicht genau, was sie wollen.
- Patientinnen wollen die richtigen Dinge zur falschen Zeit von der falschen Person.
- Starke Emotionen kommen den Patientinnen in die Quere.
- Kleine Monster, also dysfunktionale Grundannahmen, kommen ihnen in die Quere.
- Patientinnen vergessen ihre langfristigen Ziele zugunsten kurzfristiger.
- Patientinnen wollen mit dem Kopf durch die Wand.
- Andere Menschen kommen den Patientinnen in die Quere.

Anschließend füllen die Patientinnen in Kleingruppen das **Arbeitsblatt 2.6 AB 1** mit eigenen Beispielen aus.

Auf dieser Basis ist es dann relativ einfach, die Inhalte dieses Moduls zu entwickeln. Legen Sie dabei auch ein Augenmerk darauf, was sich Patientinnen an Veränderungen wünschen und was sie dafür bräuchten. Verweisen Sie dann auf die jeweiligen Abschnitte im Modul. Betonen Sie, dass es auch in diesem Modul kurz- und langfristig wirksame Skills gibt. Die Vor- und Nachbearbeitung sozialer Situationen ist dabei ein zentraler Bestandteil, der das Verhalten und den Umgang mit entsprechenden Gelegenheiten langfristig verändern soll. Sie können die Patientinnen bereits an dieser Stelle ermutigen, sich im Detail mit solchen bevorstehenden Situationen auseinanderzusetzen, auch wenn dies zuweilen lästig oder zeitaufwendig erscheint.

Weisen Sie bereits in der Einführung darauf hin, dass dieses Modul **nicht ohne Rollenspiele** auskommt. Manchmal ist es wertvoll, die Widerstände zu antizipieren: *»Ich weiß, ich weiß, alle hassen Rollenspiele. Manche schämen sich, weil sie meinen, sie seien zu schlecht, manche schämen sich, weil sie meinen, sie seien zu gut, manche schämen sich, weil sie meinen, sie seien zu normal. Aber Sie ahnen es schon, ich lasse da nicht locker. Also, bitte alle kurz aufschreiben, auf einer Skala von 0 bis 100: Wie sehr hasse ich Rollenspiele? Und dann schreiben Sie alle Argumente auf, die gegen Rollenspiele sprechen.«*

Lassen Sie die Argumente *austauschen (»Jede erzählt ihre Argumente der Nachbarin.«).* Bringen Sie die Argumente in die Gruppe *(»Was hat Ihnen Ihre Nachbarin erzählt?«).*

Jetzt können Sie leichter argumentieren: »Also gut, das klingt alles sehr überzeugend, wir können uns jetzt dazu entschließen, eine mittelmäßige Therapie zu machen. Dann kommt man auch ohne Rollenspiele aus. Die Forschung und die Erfahrung haben jedoch eindeutig gezeigt, dass Therapien, die mit Rollenspielen arbeiten, deutlich bessere Ergebnisse zeigen. Wenn wir also gute oder gar sehr gute Therapie machen wollen, dann können wir auf Rollenspiele nicht verzichten. Wer will gute bis sehr gute Therapie machen und wäre eventuell bereit, sich trotz aller Schwierigkeiten auf Rollenspiele einzulassen, wenn wir die Regeln genau festlegen und ich Sie dabei unterstütze?«

Sie ahnen es, so kann es funktionieren. Sie können jetzt den Ablauf und die Regeln für Rollenspiele definieren:

1. Situation festlegen
2. unkorrigiertes Rollenspiel (Wie läuft es normalerweise?)
3. Instruktionen
4. korrigiertes Rollen (Wie könnte es laufen, wenn man Skills einsetzt?)
5. Rückmeldungen

Regeln von Rollenspielen

Legen Sie die Situation möglichst präzise in der Gruppe fest.
Die Übende gewinnt. Das heißt, die Rückmeldungen müssen wohlwollend, unterstützend und verständlich sein. Das heißt, wir beginnen immer mit einer positiven Rückmeldung und machen dann einen konkreten Verbesserungsvorschlag.
Auch die Verbesserungsvorschläge sollten positiv formuliert sein (statt »*Sie haben immer noch zu Boden geblickt.*« besser: »*Versuchen Sie es mal, indem Sie den Blick auf meinen Mund richten.*«).
Persönliche Rückmeldungen sind immer wirksamer als abstrakte Rückmeldungen (statt »*Das ging jetzt viel besser.*« lieber: »*Jetzt hatte ich das Gefühl, dass Sie zu dem stehen, was Sie sagen.*«).

Noch einige Bemerkungen an die Therapeutinnen: Rückmeldungen von Therapeutinnen an die Patientinnen haben immer Modellcharakter. Grundsätzlich sollte die subjektive Wahrnehmung der Patientin validiert werden, die Kritik konstruktiv und wohlwollend sein, dann werden sich mit der Zeit auch die Gruppenmitglieder trauen, in diesen Prozess einzusteigen. Das entscheidende Problem bei Patientinnen mit Borderline-Störung und komplexer PTBS ist, die Teilnehmerinnen überhaupt dazu zu bewegen, Kritik zu äußern. Viele haben Angst, die Mitpatientin zu verletzen oder im Nachgang selbst »fertiggemacht zu werden«. Klären Sie über dieses Phänomen auf. Instruieren Sie die Rollenspielerinnen, um Kritik zu bitten und zurückzumelden, was von dieser Kritik angenommen werden konnte.

Zu Beginn eines Rollenspieles vor der Gruppe hat es sich als nützlich erwiesen, Aufgaben an die »Zuschauerinnen« zu verteilen, z.B.: *»Sie achten bitte genau auf die Körpersprache.«* oder *»Sie könnten auf die Stimme und die Sprachwahl achten.«*

Wie oben bereits beschrieben, bringen die obligatorischen Anfänger-Fragen »Wie geht's Ihnen jetzt?« oder »Wie fühlen Sie sich jetzt?« in aller Regel Antworten wie »Fürchterlich.«, »Beschissen.« oder »Ich bin völlig neben der Spur.« hervor. Die Frage ist daher wenig förderlich und sollte, wie auch das allseits beliebte »Blitzlicht« zu Beginn einer Gruppensitzung, tunlichst unterlassen werden. Insbesondere jene Patientinnen, die Rückmeldungen gegeben haben, würden sich den fatalen Zustand der Patientin »ankreiden« und Schuldgefühle entwickeln. Als Alternative sollten sich Therapeutinnen und Teilnehmerinnen angewöhnen, konkrete Fragen zu stellen:

- *»Welchen Skill wollten Sie anwenden?«*
- *»Konnten Sie dies umsetzen?«*
- *»Welche Wirkung hatte dieser Skill auf das Gegenüber?«*

Zudem sollten Sie sich klarmachen, dass Lernen am Modell einer der erfolgreichsten Veränderungsprozesse ist. Therapeutinnen sollten sich also nicht scheuen, Situationen vorzuspielen. Dabei sollten Sie jedoch versuchen, sich nicht als unerreichbares Master-Modell darzustellen, sondern schrittweise sinnvolles Verhalten aufzuzeigen.

2.6 AB 2 und AB 3 Mein soziales Netzwerk und Grafik

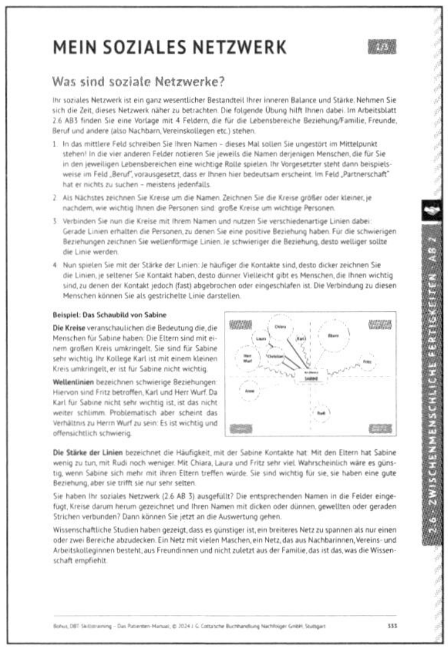
MEIN SOZIALES NETZWERK 1/3

Was sind soziale Netzwerke?

Ihr soziales Netzwerk ist ein ganz wesentlicher Bestandteil Ihrer inneren Balance und Stärke. Nehmen Sie sich die Zeit, dieses Netzwerk näher zu betrachten. Die folgende Übung hilft Ihnen dabei. Im Arbeitsblatt 2.6 AB3 finden Sie eine Vorlage mit 4 Feldern, die für die Lebensbereiche Beziehung/Familie, Freunde, Beruf und andere (also Nachbarn, Vereinskollegen etc.) stehen.

1. In das mittlere Feld schreiben Sie Ihren Namen – dieses Mal sollen Sie ungestört im Mittelpunkt stehen! In die vier anderen Felder notieren Sie jeweils die Namen derjenigen Menschen, die für Sie in den jeweiligen Lebensbereichen eine wichtige Rolle spielen. Ihr Vorgesetzter steht dann beispielsweise im Feld „Beruf", vorausgesetzt, dass er Ihnen hier bedeutsam erscheint. Im Feld „Partnerschaft" hat er nichts zu suchen – meistens jedenfalls.
2. Als Nächstes zeichnen Sie Kreise um die Namen. Zeichnen Sie die Kreise größer oder kleiner, je nachdem, wie wichtig Ihnen die Personen sind: große Kreise um wichtige Personen.
3. Verbinden Sie nun die Kreise mit Ihrem Namen und nutzen Sie verschiedenartige Linien dabei: Gerade Linien erhalten die Personen, zu denen Sie eine positive Beziehung haben. Für die schwierigen Beziehungen zeichnen Sie wellenförmige Linien. Je schwieriger die Beziehung, desto welliger sollte die Linie werden.
4. Nun spielen Sie mit der Stärke der Linien: Je häufiger die Kontakte sind, desto dicker zeichnen Sie die Linien, je seltener Sie Kontakt haben, desto dünner. Vielleicht gibt es Menschen, die Ihnen wichtig sind, zu denen der Kontakt jedoch (fast) abgebrochen oder eingeschlafen ist. Die Verbindung zu diesen Menschen können Sie als gestrichelte Linie darstellen.

Beispiel: Das Schaubild von Sabine

Die Kreise veranschaulichen die Bedeutung die, die Menschen für Sabine haben: Die Eltern sind mit einem großen Kreis umkringelt. Sie sind für Sabine sehr wichtig. Ihr Kollege Karl ist mit einem kleinen Kreis umkringelt, er ist für Sabine nicht wichtig.

Wellenlinien bezeichnen schwierige Beziehungen: Hiervon sind Fritz betroffen, Karl und Herr Wurf. Da Karl für Sabine nicht sehr wichtig ist, ist das nicht weiter schlimm. Problematisch aber scheint das Verhältnis zu Herrn Wurf zu sein: Es ist wichtig und offensichtlich schwierig.

Die Stärke der Linien bezeichnet die Häufigkeit, mit der Sabine Kontakte hat: Mit den Eltern hat Sabine wenig zu tun, mit Rudi noch weniger. Mit Chiara, Laura und Fritz sehr viel. Wahrscheinlich wäre es günstig, wenn Sabine sich mehr mit ihren Eltern treffen würde. Sie sind wichtig für sie, sie haben eine gute Beziehung, aber sie trifft sie nur sehr selten.

Sie haben Ihr soziales Netzwerk (2.6 AB 3) ausgefüllt? Die entsprechenden Namen in die Felder eingefügt, Kreise darum herum gezeichnet und Ihren Namen mit dicken oder dünnen, gewellten oder geraden Strichen verbunden? Dann können Sie jetzt an die Auswertung gehen.

Wissenschaftliche Studien haben gezeigt, dass es günstiger ist, ein breiteres Netz zu spannen als nur einen oder zwei Bereiche abzudecken. Ein Netz mit vielen Maschen, ein Netz, das aus Nachbarinnen, Vereins- und Arbeitskolleginnen besteht, aus Freundinnen und nicht zuletzt aus der Familie, das ist das, was die Wissenschaft empfiehlt.

2.6 · ZWISCHENMENSCHLICHE FERTIGKEITEN · AB 2

Bohus, DBT-Skillstraining – Das Patienten-Manual, © 2024 J. G. Cotta'sche Buchhandlung Nachfolger GmbH, Stuttgart 333

Wir Menschen sind soziale Wesen. Funktionierende soziale Kontakte sind für uns überlebenswichtig und eine zentrale Voraussetzung für unsere psychische Gesundheit. Viele Studienergebnisse zeigen, dass Patientinnen mit Borderline-Störung und komplexer PTBS deutlich kleinere soziale Netze aufweisen als gesunde Personen (z. B. Liebke et al. 2017). Die Gründe und Auswirkungen sind vielfältig, trotzdem sollten Sie in der Skillsgruppe früh beginnen, das soziale Netz der Patientinnen anzusprechen. Denn soziale Kontakte und das Aufsuchen sozialer Situationen sind eine wichtige Voraussetzung, damit die weiteren Skills und Fertigkeiten im Manual überhaupt geübt werden und ihre Wirkung entfalten können. In einem ersten Schritt geht es also um eine aktuelle Bestandsaufnahme des derzeitigen sozialen Umfelds. Darauf aufbauend sollten Patientinnen Ziele und Maßnahmen ableiten, wie sie ihr soziales Netz pflegen oder ausbauen können. Soziale Kontakte sind ein bisschen wie Pflanzen, sie müssen regelmäßig gegossen und gepflegt werden, damit sie aufblühen können. Reflexionsfragen, wie Patientinnen mit dem sozialen Netz arbeiten können, finden sich auf dem Arbeitsblatt. Dieses ist selbsterklärend und sollte zur Vorbereitung der Gruppenarbeit als eigenständige Hausaufgabe bearbeitet werden. Erläutern Sie kurz, wie man diese Netzwerkanalyse ausfüllt:

1. In das mittlere Feld schreiben die Patientinnen ihren Namen. In die vier anderen Felder notieren sie jeweils die Namen derjenigen Menschen, die für sie in den jeweiligen Lebensbereichen eine wichtige Rolle spielen. Ein Vorgesetzter steht dann beispielsweise im Feld »Beruf«, vorausgesetzt, dass er bedeutsam erscheint. (Anmerkung: Man kann diese Analyse modifizieren, indem die Patientin zusätzlich – in einer anderen Farbe – Personen angibt, von welchen sie meint, dass sie selbst von Bedeutung sind.)
2. Als Nächstes zeichnen die Patientinnen Kreise um die Namen: große Kreise für Personen, die ihnen wichtig sind, kleine Kreise um diejenigen, die unwichtig erscheinen.
3. Die Patientinnen verbinden dann die Kreise mit deren Namen in der Mitte und nutzen dabei verschiedenartige Linien: Gerade Linien erhalten die Personen, zu denen sie eine positive Beziehung haben. Für die schwierigen Beziehungen zeichnen sie wellenförmige Linien. Je schwieriger die Beziehung, desto welliger sollten die Linie sein.
4. Dabei kommt auch die Stärke der Linien ins Spiel: Je häufiger die Kontakte sind, desto dicker und stärker die Linien, je seltener die Kontakte, desto dünner. Kontakte, die wichtig, aber fast abgebrochen sind, werden gestrichelt oder gepunktet.
5. In einem weiteren Schritt können die Patientinnen (am besten mit einer anderen Farbe) eintragen, für wen sie ihrer Meinung nach selbst eine wichtige Rolle spielen, da ja gerade Reziprozität einen wichtigen Punkt in gesunden Beziehungen darstellt. Es geht hier primär darum, das Bewusstsein für ungleiche Beziehungen zu schärfen.

In der nächsten Gruppensitzung besprechen die Patientinnen ihre Netzwerke zunächst in Kleingruppen, um sich dort einen ersten Eindruck zu verschaffen, welche Aspekte sie in Zukunft ändern möchten. Die Erkenntnisse werden anschließend im Plenum gesammelt.

Bisweilen ist es nicht so einfach, die Bedeutung einer Beziehung einzuschätzen. Die folgende Übung hilft dabei.

Wichtige Menschen in meinem Leben

1. Bitten Sie die Patientinnen, eine Liste zu erstellen mit dem Titel »Wichtige Menschen in meinem Leben«.
2. Bitten Sie sie, den einzelnen Personen eine Bedeutung zuzuordnen, indem Sie Punktwerte einer Skala von 0 (keine Bedeutung) bis 100 (maximale Bedeutung) vergeben.
3. Stellen Sie folgende Fragen:
   a) *Für wen würden Sie Ihr Leben geben?*
   b) *Wem würden Sie eine Niere spenden?*
   c) *Für wen würden Sie 10 000 Euro Schulden machen?*
   d) *Für wen würden Sie einen Tag umsonst arbeiten?*
   e) *Für wen würden Sie 1 Stunde umsonst arbeiten?*
   f) *Für wen würden Sie einen Einkauf besorgen?*
   g) *Wem würden Sie 5 Euro schenken, weil er sie gerade dringend benötigt?*
4. Danach ordnen die Patientinnen die Werte aus dem 2. Schritt neu.
5. Diskutieren Sie die Antworten in der Gruppe. Weisen Sie darauf hin, dass es sinnvoll ist, zwischen wichtigen und unwichtigen Beziehungen zu unterscheiden.

Ein wichtiger Schritt auf diesem Weg ist, zu lernen, die Bedeutung von Beziehungen zu relativieren und Prioritäten zu setzen: Die Beziehung zum Partner ist wichtiger als die zur Chefin, und diese ist wiederum wichtiger als die Beziehung zum Lebensmittelhändler. Manche Patientinnen haben Schwierigkeiten mit dieser Hierarchisierung und verhalten sich daher oft unterwürfig in Situationen, in denen sie eigentlich ihre Interessen durchsetzen sollten.

2.6 AB 4 Umgang mit Stolpersteinen

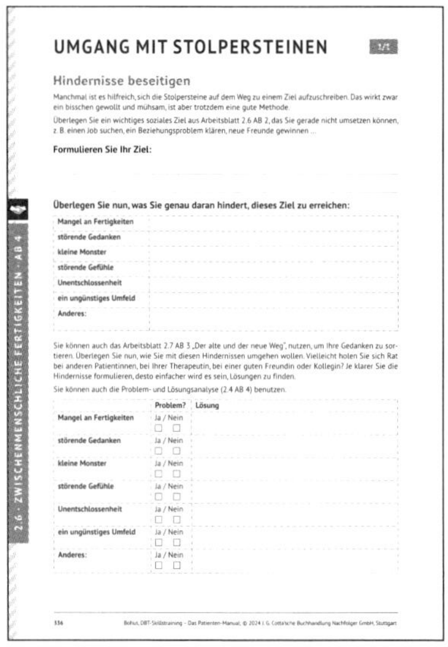
UMGANG MIT STOLPERSTEINEN 1/1

Hindernisse beseitigen

Formulieren Sie Ihr Ziel:

Überlegen Sie nun, was Sie genau daran hindert, dieses Ziel zu erreichen:

Mangel an Fertigkeiten	
störende Gedanken	
kleine Monster	
störende Gefühle	
Unentschlossenheit	
ein ungünstiges Umfeld	
Anderes:	

	Problem?	Lösung
Mangel an Fertigkeiten	Ja / Nein	
störende Gedanken	Ja / Nein	
kleine Monster	Ja / Nein	
störende Gefühle	Ja / Nein	
Unentschlossenheit	Ja / Nein	
ein ungünstiges Umfeld	Ja / Nein	
Anderes:	Ja / Nein	

2.6 · ZWISCHENMENSCHLICHE FERTIGKEITEN · AB 4

Jetzt, nachdem Patientinnen ihr eigenes soziales Netz analysiert, Veränderungswünsche und erste Maßnahmen abgeleitet haben, um ihr Netz zu pflegen und auszubauen, ginge es eigentlich darum, diese Schritte in die Tat umzusetzen. Ganz automatisch werden nun Befürchtungen und Ängste der Patientinnen deutlich. Hier sollten Sie das Thema »Stolpersteine« aufgreifen. Dieses Arbeitsblatt orientiert sich am Arbeitsblatt 2.6 AB 1 und dient der situationsspezifischen Analyse von Stolpersteinen.

Diskutieren Sie mit den Patientinnen, warum es Sinn ergibt, eigene Stolpersteine im Vorfeld zu identifizieren. Nur so kann ein Umgang mit ihnen geplant werden. Diese Vorbereitung schützt uns davor, alle Ziele zu verwerfen und frustriert aufzugeben, sollte es mal schwierig werden.

Notieren Sie unterschiedliche Stolpersteine auf einem Flipchart und überlegen Sie gemeinsam mit den Patientinnen, wie sie damit umgehen könnten. Greifen Sie hierbei auch auf die bisher erlernten Skills aus der Skillsgruppe zurück. Betonen Sie, dass die Patientinnen dieses Arbeitsblatt immer wieder heranziehen können, wenn sie soziale Aktivitäten planen, vor denen sie etwas Angst haben (siehe auch »Chaos durch Planung vorbeugen« 2.5 IB 31).

2.6 AB 5 Mythen, die das soziale Leben erschweren

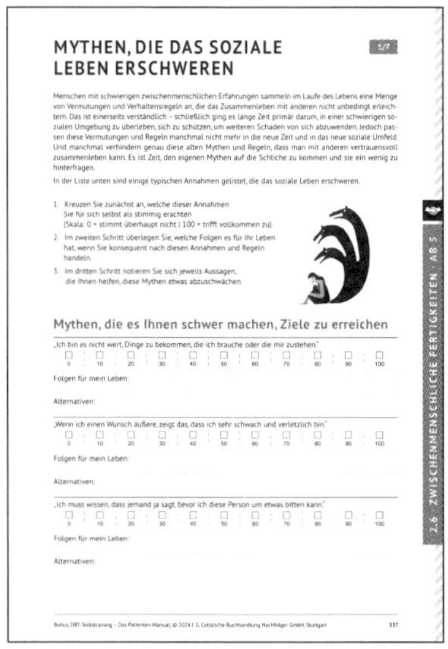
MYTHEN, DIE DAS SOZIALE LEBEN ERSCHWEREN 1/1

Mythen, die es Ihnen schwer machen, Ziele zu erreichen

Folgen für mein Leben:

Alternativen:

2.6 · ZWISCHENMENSCHLICHE FERTIGKEITEN · AB 5

Das Arbeitsblatt zu den Mythen in zwischenmenschlichen Beziehungen ist selbsterklärend und sollte den Patientinnen schon aus dem Modul »Emotionsregulation« bekannt sein. Hier geht es darum, persönliche Grundannahmen und Selbstkonzepte bezüglich sozialer Interaktion zu reflektieren und auf den Prüfstand zu stellen. Auch dieses Arbeitsblatt eignet sich als Hausaufgabe. Lassen Sie die Patientinnen es anschließend in Kleingruppen besprechen. Diskutieren Sie später im Plenum diese Mythen dialektisch. Lassen Sie die Vor- und Nachteile dieser Annahmen sowie die daraus resultierenden Folgen für das Leben der Patientin abwägen. Da es sich um zahlreiche Mythen handelt, können Sie sich auch auf diejenigen fokussieren, die Patientinnen als besonders auf sie zutreffend identifiziert haben.

2.6 IB 2 Orientierung in zwischenmenschlichen Situationen

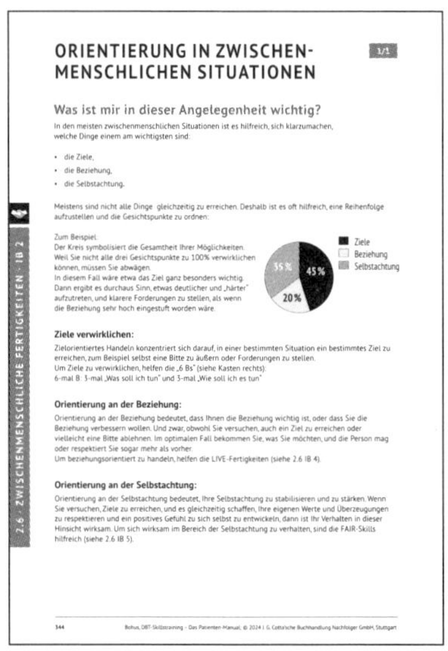
ORIENTIERUNG IN ZWISCHENMENSCHLICHEN SITUATIONEN 1/1

Was ist mir in dieser Angelegenheit wichtig?

- die Ziele,
- die Beziehung,
- die Selbstachtung.

Ziele verwirklichen:

Orientierung an der Beziehung:

Orientierung an der Selbstachtung:

2.6 · ZWISCHENMENSCHLICHE FERTIGKEITEN · IB 2

Auch dieses Informationsblatt ist selbsterklärend. Erörtern Sie mit den Patientinnen, dass zwischenmenschliche Situationen in unserem Alltag höchst unterschiedlich ausfallen können und höchst unterschiedliche Anforderungen an uns stellen. Zwischenmenschliche Fertigkeiten brauchen wir in nahezu allen Lebensbereichen, im Job, in der Partnerschaft, im Supermarkt, in der Familie. Natürlich »planen« wir zwischenmenschliches Verhalten nicht, meist passiert es ganz spontan. Trotzdem erscheint es manchmal sinnvoll, sich grundlegende Gedanken zu machen. Dabei kann es hilfreich sein, Situationen zu analysieren, die schiefgelaufen sind oder in naher Zukunft schieflaufen könnten.

Erläutern Sie, dass es drei verschiedene Orientierungen gibt, die in zwischenmenschlichen Situationen in unterschiedlicher Wichtigkeit und Dringlichkeit vorliegen können. Orientierung auf das Ziel, die Beziehung und die Selbstachtung. Sprechen Sie zunächst einige Beispiele der Patientinnen durch und lassen Sie diese Differenzierung vornehmen. Arbeiten Sie dabei mit Beispielen aus unterschiedlichen Lebensreichen, sodass unterschiedliche Gewichtungen notwendig werden (z.B. Arbeit, Beziehung und Freundschaften, beim Bürgeramt). Dabei wird häufig schnell klar, dass je nach Situation unterschiedliche Gewichtungen erforderlich sind. Erörtern Sie dann weiter mit den Patientinnen, was die Folge dieser unterschiedlichen Orientierungen für das jeweilige Verhalten ist. Wie sollte ich mich verhalten, wenn das Ziel am wichtigsten ist? Wie sollte ich mich in Situationen verhalten, in denen die Beziehung besonders wichtig ist? Hierbei können Sie auf die nachfolgenden Skills (6-mal B; LIVE, FAIR) verweisen, die unterschiedlichen Orientierungen aufgreifen.

Zwei wesentliche Aspekte sollten dabei Berücksichtigung finden: **Erläutern Sie das Grundprinzip: Da unsere Ressourcen auf 100 Prozent beschränkt sind, können niemals alle drei Gesichtspunkte zu 100 Prozent verwirklicht werden.** Es geht also darum, die Wichtigkeit der unterschiedlichen Orientierungen abzuwägen und aufzuteilen. Diese Ausführungen mögen trivial klingen, sind aber den meisten Patientinnen nicht geläufig. Häufig erwarten sie, dass alle drei Komponenten gleichermaßen zufriedenstellend erfüllt werden, und reagieren dementsprechend enttäuscht bis verärgert oder schuldbewusst, falls dem nicht so ist.

a. Wenn ich mein Ziel unter allen Umständen erreichen und unter allen Umständen vermeiden möchte, dass die Beziehung beschädigt wird, so muss ich in Kauf nehmen, dass ich eventuell schmeichle, bettle oder lüge. Dies bringt dann Einbußen des Selbstwertes mit sich.
b. Will ich aber mein Ziel unbedingt erreichen und meine Selbstachtung darf unter gar keinen Umständen Schaden erleiden, dann muss ich mich durchsetzen – auch auf Kosten einer vorübergehenden Trübung der Beziehung.
c. Wenn ich aber die Beziehung unter keinen Umständen gefährden will, so muss ich eventuell Abstriche beim Erreichen der Ziele machen und Kompromisse eingehen.

Der Selbstachtung (FAIR) sollte immer zumindest ein kleiner Teil zugeordnet werden. Denn gerade diesem Aspekt wird von unseren Patientinnen gelegentlich wenig Beachtung geschenkt.

Zu jeder Orientierung gibt es einen Skill (6-mal B = Orientierung auf Ziel; LIVE = Orientierung auf Beziehung; FAIR = Orientierung auf Selbstachtung). Gerade in komplexen Situationen ist es manchmal vorteilhaft, das eigene Verhalten vorab zu planen und nachgehend zu reflektieren, um diese Fertigkeiten zu üben und zu automatisieren. Hierzu dienen die Arbeitsblätter 2.6 AB 7: »Soziale Situationen im Voraus planen« und 2.6 AB 8: »Soziale Situationen Nachlese«.

Da wir uns im Modul der zwischenmenschlichen Fertigkeiten befinden, hat es sich bewährt, die Patientinnen zu bitten, diese Skills (6-mal B, LIVE und FAIR) in drei Kleingruppen vorzubereiten und dem Plenum zu vermitteln.

2.6 IB 3 Ziele verwirklichen: 6-mal B

Dieses Set von Fertigkeiten dient dazu, die Erreichung eigener Ziele in zwischenmenschlichen Situationen zu unterstützen. Die ersten drei B beziehen sich darauf, *was* Patientinnen in sozialen Situationen tun können, die letzten darauf, *wie* Patientinnen dieses Verhalten in sozialen Situationen umsetzen sollten.

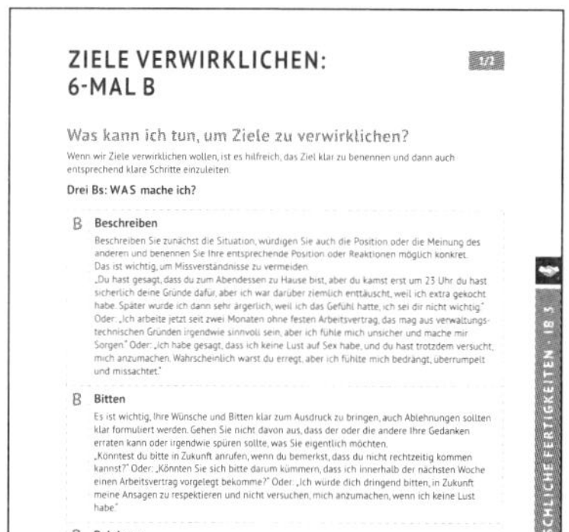
ZIELE VERWIRKLICHEN: 6-MAL B

Was kann ich tun, um Ziele zu verwirklichen?

Drei Bs: WAS mache ich?

B Beschreiben

B Bitten

B Belohnen

Die drei Was-Bs:

- **Beschreiben:** In jeder Situation ist es zunächst sinnvoll, seine Sicht der Dinge so präzise wie möglich zu beschreiben *(»Ich mache nun seit acht Monaten durchschnittlich 15 Überstunden, ohne Aussicht auf Bezahlung. Sie als mein Chef haben die Arbeit so eingeteilt, dass diese Mehrleistung nötig ist. Sie hatten mir auch in Aussicht gestellt, eventuell eine Aufstockung meines bezahlten Stundenkontingents zu erhalten.«)*
- **Bitten:** Die Wünsche oder Ablehnungen sollen klar formuliert werden *(»Ich würde Sie also bitten, entweder die Arbeit neu einzuteilen oder mein bezahltes Stundenkontingent um mindestens zehn Stunden zu erhöhen. Letzteres wäre mir lieber.«)*
- **Belohnen:** Hier geht es darum, schon Zwischenschritte positiv zu verstärken (Chef: *»Ich habe auch schon darüber nachgedacht, dass ich Ihnen viel zumute.«* Patientin: *»Das finde ich prima.«* Chef: *»Vielleicht könnte ich bei der Verwaltung mal vorsprechen.«* Patientin: *»Okay, ich wäre im Gegenzug bereit, einige Überstunden pro Woche umsonst zu machen.«).*

Die drei Wie-Bs:

- **Beharren:** Menschen, die gut verhandeln können, zeichnen sich dadurch aus, dass sie immer wieder auf ihren Standpunkt zurückkommen. Zu Zeiten, als es noch Langspielplatten (LPs) gab, taufte man dieses Verhalten »broken record«, weil ein Kratzer auf der LP die Nadel immer wieder an dieselbe Stelle zurückführte. Dabei ist es wichtig, nicht die Nerven zu verlieren, sich auch durch Angriffe oder Augenrollen des Gegenübers nicht aus der Ruhe bringen zu lassen *(»Wie ich schon sagte, würde ich Sie also bitten, die Arbeit neu einzuteilen.« – »Ich kann Sie verstehen, dass dies schwierig ist, trotzdem würde ich gerne darauf zurückkommen, dass Sie die Arbeit neu einteilen sollten.« – »Genau, ich sehe das auch so, umso wichtiger ist es, dass Sie versuchen, die Arbeit neu einzuteilen, weil es so nicht weitergeht.«).*
- **Beeindrucken:** Natürlich spielen die Körperhaltung eine Rolle, die Stimmgebung und die Gestik. Vielleicht spielen Sie als Gruppenleitung zwei Passagen mit den gleichen verbalen Inhalten und verändern jeweils die Körperhaltung.
- **Bieten:** Gerade wenn man »aufs Ganze geht«, sollte man einen Plan B haben. Falls nicht, sollte man dennoch ein Gespür dafür haben, wann Gefahr droht, »den Bogen zu überspannen«. Es ist oft hilfreich, dem Gegenüber die Lösung zu überantworten *(»Haben Sie einen Vorschlag, wie wir einen Kompromiss finden könnten?«).* Zudem gibt es fast immer Möglichkeiten, ein Gespräch zu vertagen. *(»Ich fürchte, wir kommen im Augenblick nicht weiter. Ich kann Ihren Standpunkt verstehen, ich hoffe, Sie können auch meine Sicht der Dinge ein wenig nachvollziehen. Ich würde gerne noch einmal in Ruhe über Ihren Standpunkt nachdenken. Vielleicht sollten wir uns zu einem späteren Zeitpunkt noch einmal treffen?«).*

Besprechen Sie mit den Patientinnen die einzelnen B-Fertigkeiten. Diskutieren Sie gemeinsam, wie die Umsetzung gelingen kann. Was erscheint den Patientinnen bei den einzelnen Teilaspekten wichtig? Welche Risiken und Stolpersteine könnten auftreten, die das Umsetzen dieser Fertigkeiten erschweren könnte?

Sie sollten diese Fertigkeiten **unbedingt praktisch üben**. Denn die Skills vermitteln sehr komplexe Verhaltensweisen, das Auswendiglernen der Akronyme wird nur wenig im Leben der Patientinnen verändern. In der Gruppensitzung bieten sich hier Rollenspiele in besonderer Weise an. Machen Sie deutlich, dass das Üben dieser Skills im Alltag einen zentralen Aspekt darstellt. Hierzu können Sie auf das AB 17 »Soziale Situationen trainieren« verweisen.

Hinweise zu den Rollenspielen 6-mal B:
Einteilung der Gruppen: Sie können die Gruppe in Kleingruppen aufteilen, im besten Falle drei Patientinnen pro Kleingruppe.
Rollen: Dabei sollten die Rollen rotieren. Eine Patientin übt die Fertigkeiten, eine andere fungiert als Rollenspielpartnerin, eine weitere ist Beobachterin.
Auswahl der Situation: Achten Sie darauf, eine Situation zu wählen, in der die Orientierung auf das Ziel besonders stark ist, um diese Fertigkeit zu üben (z.B. im Supermarkt). Einigen Sie sich im Plenum vorab auf eine Situation, die alle Kleingruppen bearbeiten, so gelingt die gemeinsame Reflexion in der Großgruppe.
Ablauf: Legen Sie die Zeit für das Rollenspiel sowie die Vor- und Nachbesprechung fest (z.B. zwei Minuten Vorbesprechung, vier Minuten Rollenspiel, vier Minuten Nachbesprechung). Die Rollen rotieren, sodass die gesamte Übung in diesem Falle 30 Minuten dauert. In der Vorbesprechung verteilen die Patientinnen ihre Rollen. Im Rollenspiel bekommt die Index-Patientin die Möglichkeit, die Umsetzung der Skills zu üben. Die Beobachterin schaut zu und notiert, was ihr auffällt. Die Rollenspielpartnerin sollte die Situation nicht zu schwer, sondern realistisch spielen und der Index-Patientin ein Erfolgserlebnis ermöglichen.
Nachbesprechung: Zunächst berichtet die Index-Patientin, wie es ihr im Rollenspiel ging. Was war schwierig, was ist leichtgefallen? Anschließend berichtet die Rollenspielpartnerin von ihren Erfahrungen und wie das Verhalten der Patientin auf sie gewirkt hat. Zuletzt berichtet die Beobachterin, was sie wahrgenommen hat. Welche Teilfertigkeiten des Skills hat die Beobachterin erkannt? Welche Teilaspekte könnten weiter ausgebaut werden?

2.6 IB 4 Orientierung an der Beziehung: LIVE-Skills

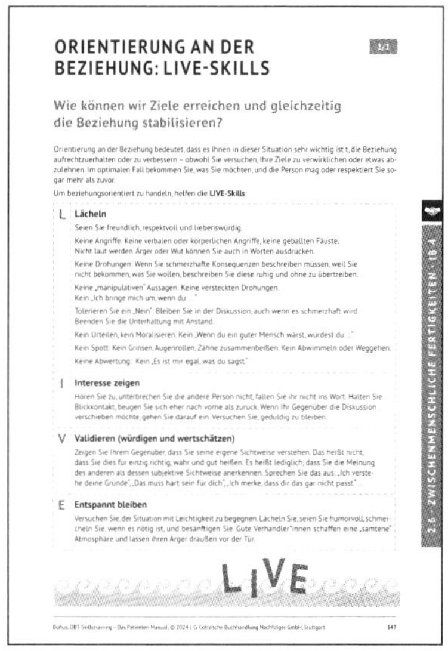
ORIENTIERUNG AN DER BEZIEHUNG: LIVE-SKILLS

Wie können wir Ziele erreichen und gleichzeitig die Beziehung stabilisieren?

L Lächeln

I Interesse zeigen

V Validieren (würdigen und wertschätzen)

E Entspannt bleiben

LIVE

Dieses Handout schildert sinnvolle Strategien, um beziehungsorientiertes Verhalten umzusetzen. Ziel ist, die Beziehung zum Gegenüber aufrechtzuerhalten oder gar zu verbessern, während man versucht, das zu erreichen, was man erreichen möchte. Die hohe Kunst dabei ist, sich so zu verhalten, dass das Gegenüber einem tatsächlich das geben möchte, worum man es bittet, oder dass er eine Ablehnung positiv aufnimmt. Um dies zu erreichen, ist es notwendig, sich in dessen Lage zu versetzen und sich klarzumachen, *»unter welchen Umständen mir der andere das, was ich möchte, gerne geben würde«*, mit anderen Worten: *»Was hat der andere davon, mir das zu geben, was ich möchte?«* Diese **Mentalisierungsprozesse** sind für Patientinnen mit Störungen der Emotionsregulation häufig schwierig und müssen daher trainiert werden. (Tipp für Therapeutinnen: Ein unerreichter Meister der psychotherapeutischen Umsetzung von Mentalisierungsprozessen ist Milton Erickson. Seine »Lehrgeschichten« (2003) gehören auf den Nachttisch jeder Therapeutin, z. B. Erickson & Rosen, 2003).

Ein weiterer wichtiger Aspekt beziehungsorientierten Handelns ist die Fähigkeit, Strategien zu entwickeln, die sowohl **kurzfristig** als auch **langfristig** wirksam sind.

Da gerade Borderline-Patientinnen häufig von der Annahme getrieben werden, ohne den jeweiligen Beziehungspartner »nicht überleben zu können«, sind sie oft bereit, einen hohen Preis zu zahlen, um Beziehungen kurzfristig zu stabilisieren. Meist wird dabei übersehen, dass diese Manöver langfristig zu einer weiteren Destabilisierung der Beziehung oder zu einem Machtgefälle führen können. Oft handeln Borderline-Patientinnen nach der Vorstellung, sich permanente Zuwendung sichern zu können, wenn sie anderen zuliebe ihre eigenen Wünsche und Bedürfnisse aufgeben. Ein Beispiel ist etwa, auf einen eigenen Freundeskreis zu verzichten oder Sexualpraktiken zuzustimmen, die einem nicht guttun. Arbeiten Sie sehr genau heraus, dass diese Strategie in aller Regel nicht zum Erfolg führt. Zeichnen Sie am Flipchart entsprechende Grafiken (siehe Abb. 2.6.2).

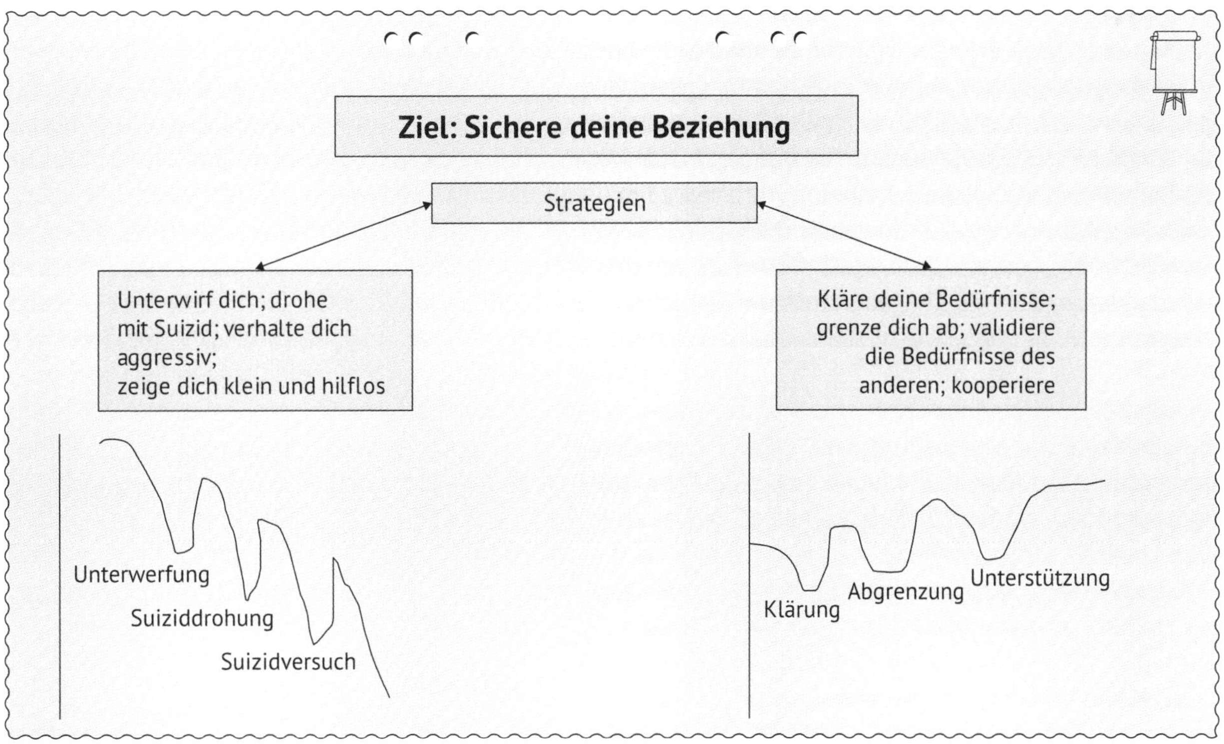

Abbildung 2.6.2 Strategien zur Beziehungssicherung

Flipchart »Sichere deine Beziehung«

Erläutern Sie, dass der Plan »**Sichere deine Beziehung«** durch verschiedene Strategien erreicht werden kann: Unterwerfung, Suiziddrohungen oder Suizidversuche erwirken meist eine rasche, aber unzureichende Verbesserung der Beziehung (dargestellt durch die steilen Aufstriche), während Klärungsprozesse eine langsamere Stabilisierung mit sich bringen, die dann aber weitreichender ist und zu einer langfristigen Verbesserung beiträgt.

Vermitteln Sie folgende Gedanken: *»Beziehungen muss man pflegen, indem man sie fortwährend repariert.«* und *»Wer seine Beziehung liebt, der repariert sie früh und klärt seine Bedürfnisse.«*

Das Infoblatt skizziert mit den LIVE-Skills vier wichtige Strategien, um die Beziehung während Verhandlungen zu stärken. Die Skills »lächeln«, »Interesse zeigen« und »entspannt bleiben« sind zwar einfach zu verstehen, aber nicht immer ganz einfach umzusetzen. Dabei kommt der beobachtenden Rolle im Rollenspiel eine wichtige Funktion zu, um Rückmeldung zu Körpersprache und Mimik zu geben.

Falls der Begriff »Validierung« hier das erste Mal genannt wird, sollte er erklärt werden: »Validieren heißt, dem anderen zu vermitteln, dass man seine subjektive Sicht der Dinge sieht und versteht. Das heißt nicht, dass dies die einzig wahre und richtige Sichtweise ist, aber sie wird zunächst als solche akzeptiert.«

Verweisen Sie darauf, dass die Skills zum Validieren später noch einmal vertieft aufgegriffen werden (siehe 2.6 IB 7,8; AB 11, 12). Die LIVE-Fertigkeiten sollten einzeln im Rollenspiel geübt werden. Insbesondere die Validierungstechniken müssen erprobt, erspürt und korrigiert werden (siehe 2.6 AB 12).

2.6 IB 5 Orientierung an der Selbstachtung: FAIR Skills

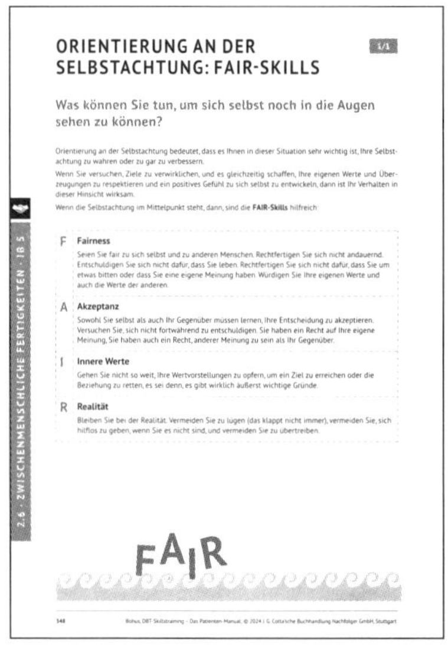
ORIENTIERUNG AN DER SELBSTACHTUNG: FAIR-SKILLS

1/1

2.6 · ZWISCHENMENSCHLICHE FERTIGKEITEN · IB 5

Was können Sie tun, um sich selbst noch in die Augen sehen zu können?

Orientierung an der Selbstachtung bedeutet, dass es Ihnen in dieser Situation sehr wichtig ist, Ihre Selbstachtung zu wahren oder zu gar zu verbessern.

Wenn Sie versuchen, Ziele zu verwirklichen, und es gleichzeitig schaffen, Ihre eigenen Werte und Überzeugungen zu respektieren und ein positives Gefühl zu sich selbst zu entwickeln, dann ist Ihr Verhalten in dieser Hinsicht wirksam.

Wenn die Selbstachtung im Mittelpunkt steht, dann, sind die **FAIR-Skills** hilfreich:

F **Fairness**
Seien Sie fair zu sich selbst und zu anderen Menschen. Rechtfertigen Sie sich nicht andauernd. Entschuldigen Sie sich nicht dafür, dass Sie leben. Rechtfertigen Sie sich nicht dafür, dass Sie um etwas bitten oder dass Sie eine eigene Meinung haben. Würdigen Sie Ihre eigenen Werte und auch die Werte der anderen.

A **Akzeptanz**
Sowohl Sie selbst als auch Ihr Gegenüber müssen lernen, Ihre Entscheidung zu akzeptieren. Versuchen Sie, sich nicht fortwährend zu entschuldigen. Sie haben ein Recht auf Ihre eigene Meinung, Sie haben auch ein Recht, anderer Meinung zu sein als Ihr Gegenüber.

I **Innere Werte**
Gehen Sie nicht so weit, Ihre Wertvorstellungen zu opfern, um ein Ziel zu erreichen oder die Beziehung zu retten, es sei denn, es gibt wirklich äußerst wichtige Gründe.

R **Realität**
Bleiben Sie bei der Realität. Vermeiden Sie zu lügen (das klappt nicht immer), vermeiden Sie, sich hilflos zu geben, wenn Sie es nicht sind, und vermeiden Sie zu übertreiben.

FAIR

348 Bohus, DBT-Skillstraining – Das Patienten-Manual. © 2024 J. G. Cotta'sche Buchhandlung Nachfolger GmbH, Stuttgart

Die meisten Borderline-Patientinnen leiden unter einem erheblichen Defizit an Selbstachtung. Erläutern Sie: »*Man verhält sich wirksam im Sinne der Selbstachtung, wenn man bei dem Versuch, seine Ziele zu erreichen, die eigenen Werte und Überzeugungen respektiert.«* Dazu sollte das Verhalten mit dem eigenen moralischen Empfinden übereinstimmen und das Gefühl von persönlicher Kompetenz vermitteln.

Sammeln Sie zunächst gegenläufige Strategien: nachgeben, um Zustimmung zu gewinnen, hilfloses Verhalten, sexualisiertes Verhalten, Unterwerfung, sich demütigen lassen, sich dumm stellen ...

Das Blatt skizziert mit den FAIR-Skills vier wichtige Strategien, um die Selbstachtung während Verhandlungen zu erhöhen. Es hat sich als hilfreich erwiesen, insbesondere »Akzeptanz« durchzusprechen: Damit ist gemeint, dass unterschiedliche Standpunkte und Meinungen nicht per se ein Problem darstellen. Im Gegenteil: Die Akzeptanz von Diskrepanz ist die Voraussetzung langfristig tragfähiger Beziehungen. Borderline-Patientinnen wissen dies oft nicht, sind vielmehr häufig der Ansicht, dass jede noch so kleine Diskrepanz das erste Anzeichen einer drohenden Auseinandersetzung oder Trennung darstellt. In diesem Punkt geht es darum, auszuhalten, dass man bei seinem Standpunkt bleibt, obwohl der andere, den man schätzt und achtet, in diesem Punkt anderer Meinung ist. Man könnte die Essenz in etwa so zusammenfassen: *»Ich habe meine Meinung, du hast deine Meinung, und das ist okay so.«*

Diskutieren Sie die einzelnen Aspekte der Skills in der Gruppe und üben Sie deren praktische Umsetzung mithilfe von Rollenspielen. Achten Sie darauf, Situationen zu wählen, die die zu übende Skills in den Vordergrund stellen. Sie können auch variieren, ein Rollenspiel ohne Selbstachtung, ein Rollenspiel mit Selbstachtung: Was macht den Unterschied aus und wie wirkt das auf das Gegenüber?

2.6 AB 6 STOP – Was ist mir gerade wichtig?

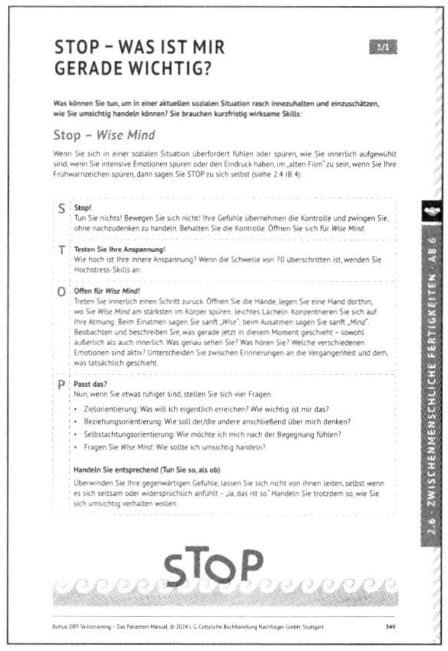

Dieses Informationsblatt orientiert sich stark an dem Skill »STOP – Frage *Wise Mind*« (2.4 IB 4). Es geht darum, in herausfordernden zwischenmenschlichen Situationen Abstand von automatischen Handlungsimpulsen und intensiven Emotionen zu bekommen, um umsichtig handeln zu können. Dabei ist dieser STOP-Skill im ersten Teil identisch mit der Fertigkeit, wie sie bereits im Modul »Stresstoleranz« vermittelt wurde. Die Reflexionsfragen »P – Passt das?« orientieren sich an zwischenmenschlichen Situationen. Sollten die Patientinnen diesen STOP-Skills bereits aus dem Modul »Stresstoleranz« kennen, können Sie an dieser Stelle Bezug darauf nehmen.

Diskutieren Sie mit Patientinnen, wie die Umsetzung des STOP-Skills im Alltag gelingen kann. Wie erkennen die Patientinnen, dass es eine Situation erfordert, den STOP-Skill anzuwenden?

2.6 AB 7 Soziale Situationen im Voraus planen

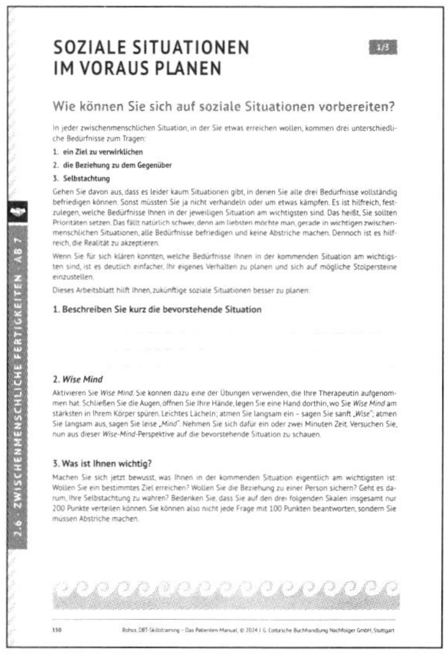
SOZIALE SITUATIONEN IM VORAUS PLANEN
Wie können Sie sich auf soziale Situationen vorbereiten?
1. Beschreiben Sie kurz die bevorstehende Situation
2. Wise Mind
3. Was ist Ihnen wichtig?
2.6 ZWISCHENMENSCHLICHE FERTIGKEITEN · AB 7

Dieses Arbeitsblatt eignet sich, um die Umsetzung der Skills im Alltag zu üben. Im Sinne des Skills ABC GESUND (2.5 IB 31) trägt eine vorausgehende Planung schwieriger sozialer Situationen auch dazu bei, Chaos durch Planung vorzubeugen (2.5 IB 31 4/5). Die Schritte sind selbsterklärend: Situationsbeschreibung; *Wise Mind*; Zielsetzung; Priorisierung; Verhaltensplanung; Troubleshooting. In aller Regel wird die Patientin dieses Blatt in der Einzeltherapie bearbeiten oder im stationären Setting mit der Bezugspflege. Die Aufgabe der Therapeutin ist, die Gruppe auf dieses Blatt hinzuweisen und die Patientinnen zum Selbstmanagement aufzufordern. Auch kurze Rollenspiele können dabei helfen, neues Verhalten auszuprobieren und einzuüben. Mit dem folgenden Vorgehen haben wir gute Erfahrungen gemacht: Eine Patientin schildert eine bevorstehende schwierige Situation, und das „neue Verhalten" wird anschließend im Rollenspiel erprobt. Die übrigen Gruppenmitglieder beobachten die Szene und notieren auf einem geheimen Zettel, welche Priorisierung der Orientierungen sie auf Grundlage des Beobachteten erwarten (z. B. 40/30/30). Danach werden die Ergebnisse verglichen. Die Beobachtenden erläutern dabei, welche Skills aus welcher Orientierung sie konkret wahrnehmen konnten.

2.6 AB 8 Soziale Situationen Nachlese

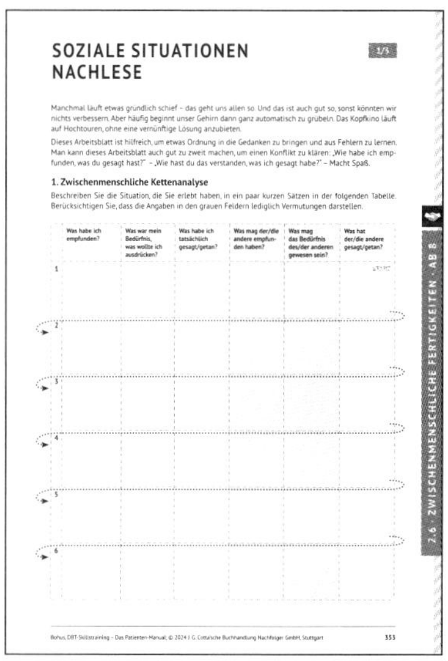

Aus Fehlern und schwierigen Situationen lernen – konstruktiver Umgang mit zwischenmenschlichen Konflikten und die Neugier, Missverständnisse zu verstehen, sollte dabei die Grundhaltung der Patientinnen werden. Der Schwerpunkt liegt hier darauf, einerseits die persönliche Bedürfnisebene zu klären, andererseits aber auch, sich **Gedanken zu der des Gegenübers** zu machen sowie zu unterscheiden zwischen Annahmen (also Vermutungen) und real beobachtbarem Verhalten.

Dieses Arbeitsblatt wird meist in der Einzeltherapie oder im stationären Setting genutzt, um dort entsprechende Konflikte zu reflektieren. Letztere lassen sich gut bearbeiten, indem (im stationären Setting) beide Betroffene zunächst unabhängig voneinander die erste Seite ausfüllen und dann abgleichen, ob die Vermutungen (grau hinterlegt) und die jeweiligen Empfindungen und Bedürfnisse übereinstimmen.

Den eigenen Bedürfnissen und denen der anderen sollten die Patientin mit zunächst einer annehmenden, validierenden Haltung begegnen, ohne daran zu haften. Bedürfnisse mögen sich immer stimmig anfühlen, deren Umsetzung im sozialen Raum erfordert jedoch zusätzliche

Paramater: Kann und möchte der andere mir genau in dieser Situation das geben, was ich möchte? Oder um es klarer auszudrücken: Ist die Umsetzung meines Bedürfnisses gerade berechtigt? Viele Probleme der Borderline-typischen Interaktion beruhen auf Kränkungen – also auf nicht erfüllten Bedürfnissen, häufig liegt die Ursache in überzogenen Erwartungen.

Das Arbeitsblatt ist selbsterklärend. Nach der retrospektiven Situationsanalyse sollte die Patientin *Wise Mind* aktivieren, um so den Perspektivenwechsel zu erleichtern. Dann erfolgt die Priorisierung ihrer Ziele, eine kurze Analyse der Problemvariablen und schließlich der wichtigste Teil: Wie möchte die Patientin sich in Zukunft verhalten, damit sie in einer ähnlichen Situation sinnvollere Ergebnisse erzielt?

2.6 AB 9 Nein-Sagen üben

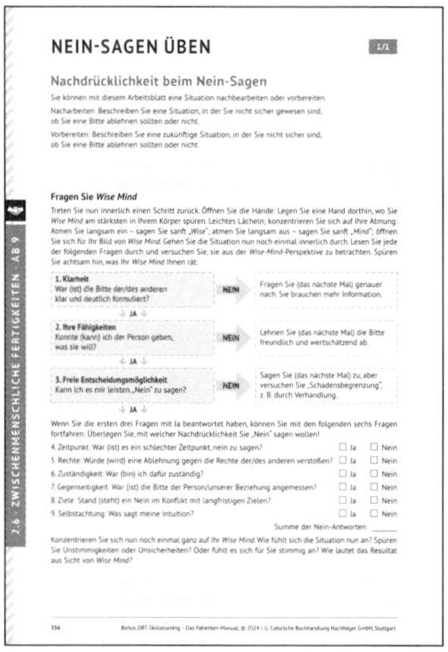
NEIN-SAGEN ÜBEN 1/1

Nachdrücklichkeit beim Nein-Sagen

Sie können mit diesem Arbeitsblatt eine Situation nachbearbeiten oder vorbereiten.

Nacharbeiten: Beschreiben Sie eine Situation, in der Sie nicht sicher gewesen sind, ob Sie eine Bitte ablehnen sollten oder nicht.

Vorbereiten: Beschreiben Sie eine zukünftige Situation, in der Sie nicht sicher sind, ob Sie eine Bitte ablehnen sollten oder nicht.

Fragen Sie *Wise Mind*

Treten Sie nun innerlich einen Schritt zurück. Öffnen Sie die Hände: Legen Sie eine Hand dorthin, wo Sie *Wise Mind* am stärksten in Ihrem Körper spüren. Leichtes Lächeln; konzentrieren Sie sich auf Ihre Atmung: Atmen Sie langsam ein – sagen Sie sanft „*Wise*"; atmen Sie langsam aus – sagen Sie sanft „*Mind*"; öffnen Sie sich für Ihr Bild von *Wise Mind*. Gehen Sie die Situation nun noch einmal innerlich durch. Lesen Sie jede der folgenden Fragen durch und versuchen Sie, sie aus der *Wise-Mind*-Perspektive zu betrachten. Spüren Sie achtsam hin, was Ihr *Wise Mind* Ihnen rät:

1. Klarheit War (ist) die Bitte der/des anderen klar und deutlich formuliert? – NEIN → Fragen Sie (das nächste Mal) genauer nach. Sie brauchen mehr Information.

JA

2. Ihre Fähigkeiten Konnte (kann) ich der Person geben, was sie will? – NEIN → Lehnen Sie (das nächste Mal) die Bitte freundlich und wertschätzend ab.

JA

3. Freie Entscheidungsmöglichkeit Kann ich es mir leisten, „Nein" zu sagen? – NEIN → Sagen Sie (das nächste Mal) zu, aber versuchen Sie „Schadensbegrenzung", z. B. durch Verhandlung.

JA

Wenn Sie die ersten drei Fragen mit Ja beantwortet haben, können Sie mit den folgenden sechs Fragen fortfahren: Überlegen Sie, mit welcher Nachdrücklichkeit Sie „Nein" sagen wollen!

4. Zeitpunkt: War (ist) es ein schlechter Zeitpunkt, nein zu sagen?	☐ Ja	☐ Nein
5. Rechte: Würde (wird) eine Ablehnung gegen die Rechte der/des anderen verstoßen?	☐ Ja	☐ Nein
6. Zuständigkeit: War (bin) ich dafür zuständig?	☐ Ja	☐ Nein
7. Gegenseitigkeit: War (ist) die Bitte der Person/unserer Beziehung angemessen?	☐ Ja	☐ Nein
8. Ziele: Stand (steht) ein Nein im Konflikt mit langfristigen Zielen?	☐ Ja	☐ Nein
9. Selbstachtung: Was sagt meine Intuition?	☐ Ja	☐ Nein

Summe der Nein-Antworten: ______

Konzentrieren Sie sich nun noch einmal ganz auf Ihr *Wise Mind*. Wie fühlt sich die Situation nun an? Spüren Sie Unstimmigkeiten oder Unsicherheiten? Oder fühlt es sich für Sie stimmig an? Wie lautet das Resultat aus Sicht von *Wise Mind*?

2.6 · ZWISCHENMENSCHLICHE FERTIGKEITEN · AB 9

356 Bohus, DBT-Skillstraining – Das Patienten-Manual; © 2024 J. G. Cotta'sche Buchhandlung Nachfolger GmbH, Stuttgart

Viele Patientinnen mit Borderline-Störung oder komplexer PTBS haben Schwierigkeiten, sich sozial adäquat abzugrenzen und ihre Interessen freundlich und bestimmt durchzusetzen. Dies gilt sowohl für den privaten Bereich als auch für den Arbeitsplatz. Devote Verhaltensmuster einerseits und Überengagement andererseits führen häufig zur Akkumulation von Problemen, die irgendwann nicht mehr zu bewältigen sind und in Dekompensation münden. Die Kunst, freundlich »Nein« zu sagen, muss tatsächlich erlernt, geübt und täglich trainiert werden.

Dieses Arbeitsblatt kann sowohl für die Reflexion als auch für die Antizipation sozialer Situationen herangezogen werden, in denen das Ablehnen einer Bitte oder Forderung angezeigt ist.

Neu in dieser Auflage des Skills-Manuals ist, diese Übungen mit *Wise Mind* zu verbinden. Fragen Sie die Patientinnen selbst, wozu ihnen *Wise Mind* in solchen Situationen raten könnte. Viele berichten, dass *Wise Mind* dabei hilft, die eigenen Bedürfnisse und Möglichkeiten zu reflektieren und gleichzeitig eine wohlwollende und mitfühlende Haltung gegenüber der anderen Person zu entwickeln – auch wenn deren Bitte vielleicht gerade unangemessen ist oder die Patientin selbst nicht in der Lage oder gewillt ist, diese zu erfüllen.

2.6 IB 6 und AB 10 Bitten, Fragen, Fordern

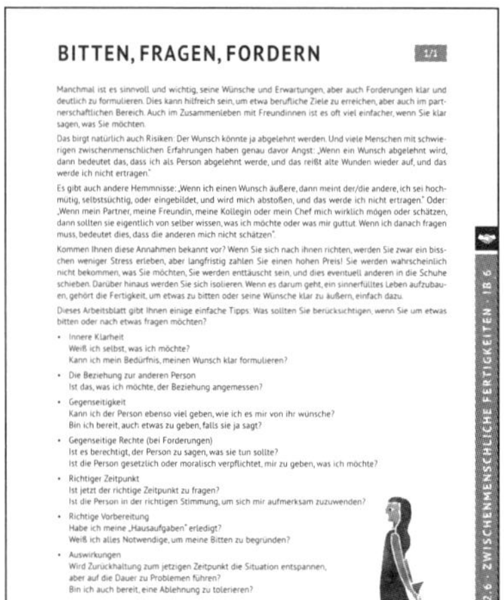
BITTEN, FRAGEN, FORDERN 1/1

Manchmal ist es sinnvoll und wichtig, seine Wünsche und Erwartungen, aber auch Forderungen klar und deutlich zu formulieren. Dies kann hilfreich sein, um etwa berufliche Ziele zu erreichen, aber auch im partnerschaftlichen Bereich. Auch im Zusammenleben mit Freundinnen ist es oft viel einfacher, wenn Sie klar sagen, was Sie möchten.

Das birgt natürlich auch Risiken: Der Wunsch könnte ja abgelehnt werden. Und viele Menschen mit schwierigen zwischenmenschlichen Erfahrungen haben genau davor Angst: „Wenn ein Wunsch abgelehnt wird, dann bedeutet das, dass ich als Person abgelehnt werde, und das reißt alte Wunden wieder auf, und das werde ich nicht ertragen."

Es gibt auch andere Hemmnisse: „Wenn ich einen Wunsch äußere, dann meint der/die andere, ich sei hochmütig, selbstsüchtig, oder eingebildet, und wird mich abstoßen, und das werde ich nicht ertragen." Oder: „Wenn mein Partner, meine Freundin, meine Kollegin oder mein Chef mich wirklich mögen oder schätzen, dann sollten sie eigentlich von selber wissen, was ich möchte oder was mir guttut. Wenn ich danach fragen muss, bedeutet dies, dass die anderen mich nicht schätzen".

Kommen Ihnen diese Annahmen bekannt vor? Wenn Sie sich nach ihnen richten, werden Sie zwar ein bisschen weniger Stress erleben, aber langfristig zahlen Sie einen hohen Preis! Sie werden wahrscheinlich nicht bekommen, was Sie möchten, Sie werden enttäuscht sein, und dies eventuell anderen in die Schuhe schieben. Darüber hinaus werden Sie sich isolieren. Wenn es darum geht, ein sinnerfülltes Leben aufzubauen, gehört die Fertigkeit, um etwas zu bitten oder seine Wünsche klar zu äußern, einfach dazu.

Dieses Arbeitsblatt gibt Ihnen einige einfache Tipps: Was sollten Sie berücksichtigen, wenn Sie um etwas bitten oder nach etwas fragen möchten?

- Innere Klarheit
  Weiß ich selbst, was ich möchte?
  Kann ich mein Bedürfnis, meinen Wunsch klar formulieren?
- Die Beziehung zur anderen Person
  Ist das, was ich möchte, der Beziehung angemessen?
- Gegenseitigkeit
  Kann ich der Person ebenso viel geben, wie ich es mir von ihr wünsche?
  Bin ich bereit, auch etwas zu geben, falls sie ja sagt?
- Gegenseitige Rechte (bei Forderungen)
  Ist es berechtigt, der Person zu sagen, was sie tun sollte?
  Ist die Person gesetzlich oder moralisch verpflichtet, mir zu geben, was ich möchte?
- Richtiger Zeitpunkt
  Ist jetzt der richtige Zeitpunkt zu fragen?
  Ist die Person in der richtigen Stimmung, um sich mir aufmerksam zuzuwenden?
- Richtige Vorbereitung
  Habe ich meine „Hausaufgaben" erledigt?
  Weiß ich alles Notwendige, um meine Bitten zu begründen?
- Auswirkungen
  Wird Zurückhaltung zum jetzigen Zeitpunkt die Situation entspannen, aber auf die Dauer zu Problemen führen?
  Bin ich auch bereit, eine Ablehnung zu tolerieren?

2.6 · ZWISCHENMENSCHLICHE FERTIGKEITEN · IB 6

Bohus, DBT-Skillstraining – Das Patienten-Manual; © 2024 J. G. Cotta'sche Buchhandlung Nachfolger GmbH, Stuttgart 357

Dieses Set an Info- und Arbeitsblättern thematisiert die andere Seite der Medaille. Hier geht es darum, eigene Bedürfnisse, Wünsche und Erwartungen zu äußern und Bitten oder Forderungen zu formulieren.

Sie sollten sich vergegenwärtigen, dass Patientinnen aus sozialen Zusammenhängen kommen, in denen eine direkte, klare Kommunikation oft Demütigung oder andere negative Konsequenzen nach sich zog. Sie haben daher indirekte Kommunikationsstrategien gelernt, die Demonstration von Hilflosigkeit etwa (aktive Passivität). Diese gelernten Strategien haben auch Vorteile: Werden Bitten nicht konkret geäußert, können diese auch nicht konkret abgelehnt werden. Man schützt sich also vor erneuter Zurückweisung, vor Kränkung und Demütigung. Der Nachteil liegt ebenfalls auf der Hand: Man bekommt selten das, was man möchte. Also keine falschen Versprechungen: Klare Bitten haben Vorteile, bergen aber eben auch ein gewisses Risiko, das man aber minimieren kann, indem man sorgfältig abwägt, ob die Bitten zu diesem Zeitpunkt angemessen und erfüllbar sind.

Dieses Arbeitsblatt ist ähnlich aufgebaut wie 2.6 AB 9 »Nein sagen«. Zunächst wird *Wise Mind* einbezogen, um einen Zugang zu den eigenen Wünschen und Bedürfnissen zu schaffen und die Situation selbst mit einer annehmenden, wohlwollenden und mitfühlenden Haltung zu betrachten, bevor mithilfe der Fragen der Umgang mit der Situation reflektiert wird.

2.6 IB 7–8 und AB 11–12 Validieren

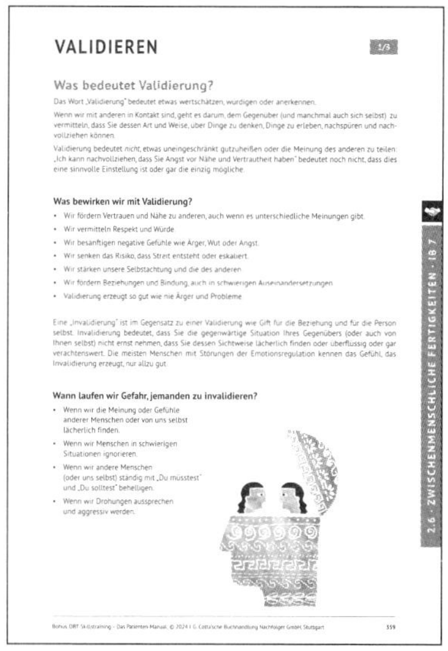

VALIDIEREN 1/3

Was bedeutet Validierung?

Das Wort „Validierung" bedeutet etwas wertschätzen, würdigen oder anerkennen.

Wenn wir mit anderen in Kontakt sind, geht es darum, dem Gegenüber (und manchmal auch sich selbst) zu vermitteln, dass Sie dessen Art und Weise, über Dinge zu denken, Dinge zu erleben, nachspüren und nachvollziehen können.

Validierung bedeutet *nicht*, etwas uneingeschränkt gutzuheißen oder die Meinung des anderen zu teilen: „Ich kann nachvollziehen, dass Sie Angst vor Nähe und Vertrautheit haben" bedeutet noch nicht, dass dies eine sinnvolle Einstellung ist oder gar die einzig mögliche.

Was bewirken wir mit Validierung?

- Wir fördern Vertrauen und Nähe zu anderen, auch wenn es unterschiedliche Meinungen gibt.
- Wir vermitteln Respekt und Würde.
- Wir besänftigen negative Gefühle wie Ärger, Wut oder Angst.
- Wir senken das Risiko, dass Streit entsteht oder eskaliert.
- Wir stärken unsere Selbstachtung und die des anderen.
- Wir fördern Beziehungen und Bindung, auch in schwierigen Auseinandersetzungen.
- Validierung erzeugt so gut wie nie Ärger und Probleme.

Eine „Invalidierung" ist im Gegensatz zu einer Validierung wie Gift für die Beziehung und für die Person selbst. Invalidierung bedeutet, dass Sie die gegenwärtige Situation Ihres Gegenübers (oder auch von Ihnen selbst) nicht ernst nehmen, dass Sie dessen Sichtweise lächerlich finden oder überflüssig oder gar verachtenswert. Die meisten Menschen mit Störungen der Emotionsregulation kennen das Gefühl, das Invalidierung erzeugt, nur allzu gut.

Wann laufen wir Gefahr, jemanden zu invalidieren?

- Wenn wir die Meinung oder Gefühle anderer Menschen oder von uns selbst lächerlich finden.
- Wenn wir Menschen in schwierigen Situationen ignorieren.
- Wenn wir andere Menschen (oder uns selbst) ständig mit „Du müsstest" und „Du solltest" behelligen.
- Wenn wir Drohungen aussprechen und aggressiv werden.

2.6 · ZWISCHENMENSCHLICHE FERTIGKEITEN · IB 7

Bohus DBT Skillstraining – Das Patienten-Manual. © 2024 J. G. Cotta'sche Buchhandlung Nachfolger GmbH, Stuttgart 359

Zugegeben, der Begriff »Validierung« ist etwas sperrig und wenig intuitiv. In diesem Wort steck das lateinische »valere«, das heißt etwas gelten, gesund sein, wert sein. Die passende deutsche Übersetzung wäre daher wohl wertschätzen oder würdigen. Am besten erklären Sie den Teilnehmerinnen, dass sich auch Psychotherapeutinnen, die DBT erlernen, mit diesem neuen Begriff erst auseinandersetzen müssen.

Im Gegensatz zu Empathie oder Einfühlungsvermögen beinhaltet der Begriff »Validierung« eine aktive Komponente: Immer geht es darum, dem Gegenüber aktiv zu vermitteln, dass wir dessen Sicht- und Erlebnisweise wahrnehmen, wertschätzen und (aus seiner Sicht) nachvollziehen können (subjektive Evidenz). **Validierung** von anderen ist also **ein beobachtbarer, von außen sichtbarer Vorgang**. Dadurch wird beim Gegenüber das Gefühl erzeugt, wahrgenommen zu werden und wertvoll zu sein. Selbst wenn wir anschließend Kritik üben, so bauen wir doch durch die Validierung zunächst eine gewisse Beziehung auf und schaffen somit eine solide Basis, auf der Kritik leichter angenommen werden kann. Die DBT schult ihre Therapeutinnen, sechs Stufen der Validierung zu unterscheiden und einzusetzen, um die Therapie gezielt zu steuern (Übersicht: Bohus 2019, S.66–68). Im Rahmen des Skillstrainings sollen die Teilnehmerinnen befähigt werden, die Grundregeln der Validierung gegenüber anderen, aber auch gegenüber sich selbst anzuwenden.

Die Wirkung von Validierung ist enorm und bereitet die Grundlage dafür, dass andere Menschen uns wohlwollend begegnen und kooperativ zugewandt sind. Validierung sollte daher fester Bestandteil im zwischenmenschlichen Umgang sein, oder wie Linehan sagte: »Never miss a validation.« Zugegeben, manchmal braucht es etwas Überwindung, Dinge zu validieren, deren Sichtweise man nicht teilt oder bei denen man vielleicht sogar entgegengesetzter Meinung ist. Und trotzdem, auch dies ist möglich, denn die Validierung betont, dass die Sichtweise des Gegenübers aus dessen subjektiver Sicht nachvollziehbar ist, auch wenn man selbst diese nicht teilt. Das Wichtigste jedoch ist, dass eine Validierung ernst und aufrichtig gemeint sein sollte, sonst wirkt sie nicht als Validierung, sondern gegenteilig. Oft fragen die Patientinnen, weshalb sie Menschen validieren sollten, die sie selbst invalidierend behandeln. Dies ist eine berechtigte Frage. Die Erfahrung zeigt, dass ich demjenigen, der mich invalidiert, oftmals den »Wind aus den Segeln« nehmen kann, indem ich validierend bleibe. Es kann sinnvoll sein, hierzu Beispiele zu sammeln oder dies im Plenum mithilfe eines kurzen Rollenspiels zu verdeutlichen (mehr dazu unter »Zwischenmenschlicher Dialektik« 2.6. IB 11).

Validieren üben (angeleitete Übung)

Bitten Sie eine der Teilnehmerinnen, Ihnen mehrmals nacheinander dieselbe missliebige Situation zu erzählen, und reagieren Sie jeweils unterschiedlich – validierend und nicht validierend. Lassen Sie die Gruppe »raten«, wann Sie validieren und wann nicht. Klären Sie mit den Teilnehmerinnen die subjektive Wirkung von Validierung und Non-Validierung. Erläutern Sie, dass Validierung das Gefühl erzeugt, dass man verstanden wird, während Non-Validierung Gefühle wie Wut, Ärger und Zurückweisung auslöst. Machen Sie deutlich, dass auch gut gemeinte Ratschläge non-validierend ankommen können, wenn das »Timing«, also der Zeitpunkt, nicht stimmt. Lassen Sie sich genau schildern, was die Patientinnen im Rollenspiel beobachtet haben, was Sie als Therapeutin also bei der Validierung genau getan haben.

Im nächsten Schritt können Sie auf die **Übungen im Arbeitsblatt 2.6 AB 12** zurückgreifen. Die Patientinnen bearbeiten die Übungen in Kleingruppen und diskutieren danach die Lösungsvorschläge im Plenum. Im Rahmen der Diskussion können Sie die Grundelemente des Validierens gemeinsam herausarbeiten und am Flipchart notieren (2.6 IB 7 »Wie können Sie validieren?«).

Auf Infoblatt 2.6 IB 8 findet sich eine Zusammenfassung, welche Aspekte zwischenmenschlicher Kommunikation validiert werden können. Besprechen Sie mit den Patientinnen, dass sowohl Gedanken, Gefühle, Wünsche anderer Personen als auch die eigenen validiert werden können und sollten.

Was auf 2.6 IB 7 bereits anklingt, wird auf 2.6 AB 11 genauer ausgeführt: nämlich die **Validierung gegenüber sich selbst,** also der eigenen Person. Besprechen Sie mit den Patientinnen die Sorgen, Ängste und Befürchtungen bezüglich der Selbstvalidierung. Diskutieren Sie auch, in welchen Bereichen sich Patientinnen häufig selbst invalidieren und in welchen Bereichen sie üben wollen, sich etwas häufiger selbst zu validieren. Führen Sie folgendes Experiment durch: Bitten Sie die Patientinnen, nacheinander eine Validierung gegenüber sich selbst auszusprechen. Fragen Sie die Patientin selbst sowie die anderen Patientinnen, wie sich die Validierung angefühlt hat. Oftmals kommt es hier zu Differenzen, die gemeinsam im sokratischen Dialog besprochen werden können. Während sich Selbstvalidierungen für Patientinnen selbst zunächst ungewohnt, umständlich oder gar unmöglich anfühlen, wirken sie für andere oft nachvollziehbar, stimmig und gerechtfertigt. Fragen Sie auch nach, wie Patientinnen empfinden würden, wenn sie diese Sätze einer guten Freundin sagen. Diskutieren Sie dann den Unterschied, den Patientinnen zwischen sich und anderen machen – das ist der »alte Weg«. Besprechen Sie, wie ein neuer Weg mit Selbstvalidierung aussehen kann und was sich ändern würde. Erinnern Sie daran, dass Selbstvalidierung immer auch mit *Wise Mind* (Mitgefühl gegenüber sich selbst und anderen) verbunden ist.

Achten Sie sowohl in der Gruppen- als auch in der Einzeltherapie auf Aussagen, in denen sich Patientinnen selbst invalidieren. Dies geschieht häufig, wenn sie über belastende Situationen, überhöhte Ansprüche oder intensive Emotionen sprechen (z.B. *»Ich bin halt nicht normal.«*). Setzen Sie in solchen Momenten einen kurzen Stopp und benennen Sie, dass die Patientin sich gerade selbst invalidiert. Fragen Sie interessiert nach, ob sie häufig in dieser Weise mit sich selbst spricht – in der Regel wird dies bejaht. Validieren Sie zunächst, wie belastend und kräftezehrend es sein muss, sich ständig solch hohen Anforderungen auszusetzen. Bitten Sie die Patientin anschließend freundlich, den Satz in einer selbstvalidierenden Formulierung neu auszudrücken, oder Wise Mind zu aktivieren, und sich dann noch einmal zu validieren. Auf diese Weise können wir sehr alltagsnah neue, wohlwollende innere Monologe anregen und fördern.

(Tipp: Patientinnen könnten auch validieren, dass es gerade sehr schwierig für sie ist, sich selbst zu validieren.)

Im Rollenspiel mit jeweils drei Teilnehmerinnen wird Validierung geübt:

A: passive Rolle (Sie ist diejenige, die validiert bzw. nicht validiert wird.)

B: aktive Rolle (Sie ist diejenige, die validiert bzw. nicht validiert.)

C: Beobachterin (Sie ist diejenige, die vorgibt, ob validiert oder nicht wird, und die Beobachtungen an die beiden anderen zurückgibt.)

2.6 AB 13 Soziale Rollen

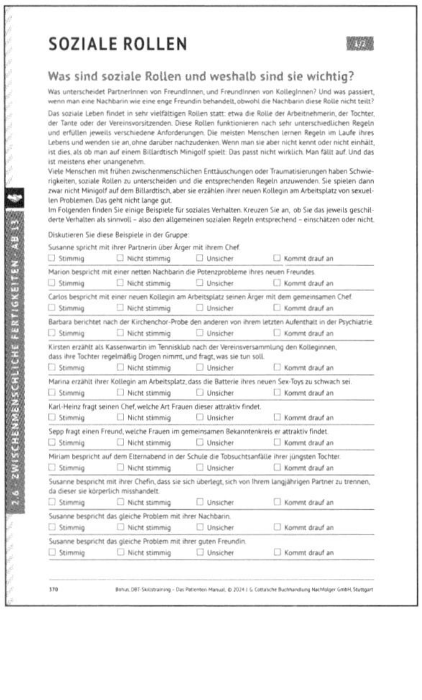
2.6 · ZWISCHENMENSCHLICHE FERTIGKEITEN · AB 13

SOZIALE ROLLEN 1/2

Was sind soziale Rollen und weshalb sind sie wichtig?

Was unterscheidet PartnerInnen von FreundInnen, und FreundInnen von KollegInnen? Und was passiert, wenn man eine Nachbarin wie eine enge Freundin behandelt, obwohl die Nachbarin diese Rolle nicht teilt?

Das soziale Leben findet in sehr vielfältigen Rollen statt: etwa die Rolle der Arbeitnehmerin, der Tochter, der Tante oder der Vereinsvorsitzenden. Diese Rollen funktionieren nach sehr unterschiedlichen Regeln und erfüllen jeweils verschiedene Anforderungen. Die meisten Menschen lernen Regeln im Laufe ihres Lebens und wenden sie an, ohne darüber nachzudenken. Wenn man sie aber nicht kennt oder nicht einhält, ist dies, als ob man auf einem Billardtisch Minigolf spielt: Das passt nicht wirklich. Man fällt auf. Und das ist meistens eher unangenehm.

Viele Menschen mit frühen zwischenmenschlichen Enttäuschungen oder Traumatisierungen haben Schwierigkeiten, soziale Rollen zu unterscheiden und die entsprechenden Regeln anzuwenden. Sie spielen dann zwar nicht Minigolf auf dem Billardtisch, aber sie erzählen ihrer neuen Kollegin am Arbeitsplatz von sexuellen Problemen. Das geht nicht lange gut.

Im Folgenden finden Sie einige Beispiele für soziales Verhalten. Kreuzen Sie an, ob Sie das jeweils geschilderte Verhalten als sinnvoll – also den allgemeinen sozialen Regeln entsprechend – einschätzen oder nicht.

Diskutieren Sie diese Beispiele in der Gruppe:

Susanne spricht mit ihrer Partnerin über Ärger mit ihrem Chef.
☐ Stimmig ☐ Nicht stimmig ☐ Unsicher ☐ Kommt drauf an

Marion bespricht mit einer netten Nachbarin die Potenzprobleme ihres neuen Freundes.
☐ Stimmig ☐ Nicht stimmig ☐ Unsicher ☐ Kommt drauf an

Carlos bespricht mit einer neuen Kollegin am Arbeitsplatz seinen Ärger mit dem gemeinsamen Chef.
☐ Stimmig ☐ Nicht stimmig ☐ Unsicher ☐ Kommt drauf an

Barbara berichtet nach der Kirchenchor-Probe den anderen von ihrem letzten Aufenthalt in der Psychiatrie.
☐ Stimmig ☐ Nicht stimmig ☐ Unsicher ☐ Kommt drauf an

Kirsten erzählt als Kassenwartin im Tennisklub nach der Vereinsversammlung den Kolleginnen, dass ihre Tochter regelmäßig Drogen nimmt, und fragt, was sie tun soll.
☐ Stimmig ☐ Nicht stimmig ☐ Unsicher ☐ Kommt drauf an

Marina erzählt ihrer Kollegin am Arbeitsplatz, dass die Batterie ihres neuen Sex-Toys zu schwach sei.
☐ Stimmig ☐ Nicht stimmig ☐ Unsicher ☐ Kommt drauf an

Karl-Heinz fragt seinen Chef, welche Art Frauen dieser attraktiv findet.
☐ Stimmig ☐ Nicht stimmig ☐ Unsicher ☐ Kommt drauf an

Sepp fragt einen Freund, welche Frauen im gemeinsamen Bekanntenkreis er attraktiv findet.
☐ Stimmig ☐ Nicht stimmig ☐ Unsicher ☐ Kommt drauf an

Miriam bespricht auf dem Elternabend in der Schule die Tobsuchtsanfälle ihrer jüngsten Tochter.
☐ Stimmig ☐ Nicht stimmig ☐ Unsicher ☐ Kommt drauf an

Susanne bespricht mit ihrer Chefin, dass sie sich überlegt, sich von Ihrem langjährigen Partner zu trennen, da dieser sie körperlich misshandelt.
☐ Stimmig ☐ Nicht stimmig ☐ Unsicher ☐ Kommt drauf an

Susanne bespricht das gleiche Problem mit ihrer Nachbarin.
☐ Stimmig ☐ Nicht stimmig ☐ Unsicher ☐ Kommt drauf an

Susanne bespricht das gleiche Problem mit ihrer guten Freundin.
☐ Stimmig ☐ Nicht stimmig ☐ Unsicher ☐ Kommt drauf an

370 Bohus, DBT-Skillstraining – Das Patienten-Manual. © 2024 J. G. Cotta'sche Buchhandlung Nachfolger GmbH, Stuttgart

Unterschiedliche soziale Rollen erfordern unterschiedliches Verhalten. Viele Patientinnen mit Borderline-Störung oder komplexer PTBS haben Schwierigkeiten, diese unterschiedlichen sozialen Rollen zu differenzieren. So erwarten sie etwa von Vorgesetzten starkes Interesse für persönliche Belange, erzählen Kolleginnen intime Erfahrungen und überfrachten ihre wenigen engen Freundschaften. Die Folgen sind oft herbe Enttäuschungen, Kränkungserfahrungen und Unverständnis für das Verhalten der anderen. Es ist daher sicherlich hilfreich, im Rahmen der Skillsgruppe die verschiedenen sozialen Rollen und deren jeweils unterschiedliche Anforderungen zu diskutieren und mit den Verhaltensmustern der Patientinnen zu vergleichen.

Am besten beginnen Sie damit, die Beispiele auf diesem Arbeitsblatt im Plenum zu diskutieren. Manche Aussagen sind klar zu beantworten, andere sind bewusst offen gehalten, um Raum für Diskussion zu schaffen. Die zweite Seite dieses Arbeitsblatts kann dann in Kleingruppen bearbeitet werden.

2.6 IB 9 Enge Beziehungen

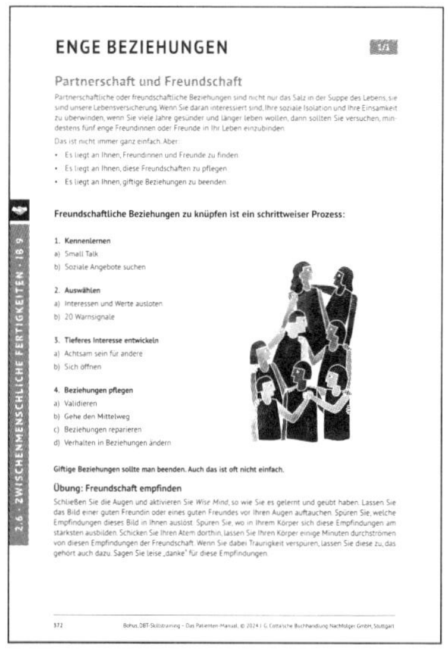
ENGE BEZIEHUNGEN

Partnerschaft und Freundschaft

Freundschaftliche Beziehungen zu knüpfen ist ein schrittweiser Prozess:

1. Kennenlernen
2. Auswählen
3. Tieferes Interesse entwickeln
4. Beziehungen pflegen

Übung: Freundschaft empfinden

Neuere Untersuchungen zu sozialen Netzwerken von Patientinnen mit Borderline-Störung und komplexer PTBS zeigen, dass die Betroffenen meistens über lediglich ein oder zwei enge Vertraute verfügen (Liebke et al. 2017). Gesunde Kontrollpersonen hingegen berichten im Durchschnitt über vier bis fünf enge Vertraute. Die Anzahl dieser engen Bezugspersonen korreliert hoch mit psychischer Gesundheit (Dunbar 2018). Es scheint daher naheliegend, dass Patientinnen mit einer Borderline-Störung oder komplexen PTBS diesen wenigen engen Bezugspersonen sehr hohe Bedeutung zumessen und diese daher oft mit Ansprüchen überfrachten, was zu entsprechenden Problemen führt. Hilfreich wäre es daher, diesen Kreis der engen Bezugspersonen entsprechend zu erweitern. Die Infoblätter IB 9 und IB 10 unterstützen dabei.

Sie können das Thema eröffnen, indem die Patientinnen in Kleingruppen die vier Problemfelder der freundschaftlichen Beziehungen gemeinsam erörtern (kennenlernen, auswählen, tieferes Interesse, Beziehungen pflegen) und sich darüber austauschen, welche Aspekte ihnen leichter fallen und in welchem Bereich sie ihre Fertigkeiten gerne verbessern würden. Sammeln Sie diese Punkte im Plenum und verweisen Sie auf die jeweiligen Info- und Arbeitsblätter.

2.6 IB 10 Beziehungen knüpfen

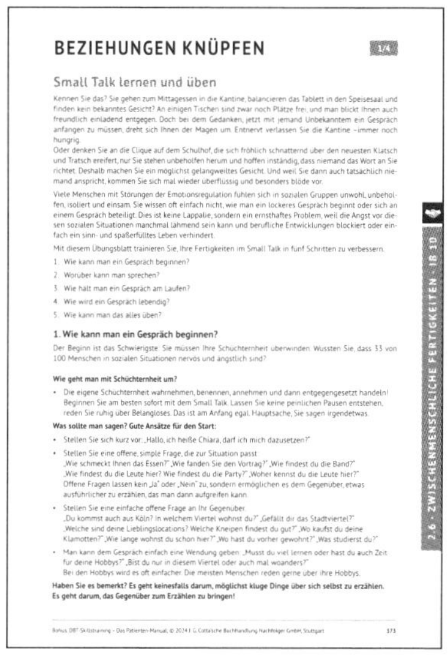
BEZIEHUNGEN KNÜPFEN

Small Talk lernen und üben

1. Wie kann man ein Gespräch beginnen?

Dieses Infoblatt ist eine »Arbeitsanleitung« für **gelungenen Small Talk**. Es erfüllt seinen Zweck allerdings nur, wenn man es tatsächlich übt. Vielleicht lockern Sie die Stimmung in der Gruppe auf, indem Sie eine kurze Videosequenz einspielen, auf der gelungener Small Talk zu sehen ist? Anhand dieses Videoclips ist es dann einfach, gemeinsam mit der Gruppe die entsprechenden Regeln für Small Talk abzuleiten. Zugegeben, obwohl das Infoblatt selbsterklärend ist, ist es mit vier Seiten sehr ausführlich und wirkt zunächst komplex. Folgende Zusammenfassung hilft, in der Didaktik den Überblick zu behalten:

1. Wie kann man ein Gespräch beginnen? – Schüchternheit überwinden und den anderen zum Reden bringen
2. Worüber kann man sprechen? – Unverfängliche Alltagsthemen
3. Wie hält man ein Gespräch am Laufen? – Offene Fragen stellen
4. Wie wird ein Gespräch lebendig? – Achtsamkeit für andere, validieren, Emotionen benennen
5. Wie kann man das alles üben? – Rollenspiele und Alltagssituationen

Zuletzt wird noch auf die Besonderheit des **Small Talks in Gruppen** eingegangen. Hier sollten Sie zunächst die Sorgen und Ängste der Patientinnen zusammentragen, um dann auf die Inhalte des Infoblattes zu verweisen. In der Gruppensitzung bietet es sich an, Small Talk anhand von Rollenspielen zu üben. Geben Sie ein Szenario vor, z.B. das Ansprechen einer fremden Person auf einer Party. Teilen Sie die Patientinnen zum Üben in Dreiergruppen ein (aktive Rolle, passive und Beobachterin). Nehmen Sie sich danach die Zeit, die Erfahrungen aus den Rollenspielen nachzubesprechen. Lassen Sie die Patientinnen eigene Situationen einbringen, dann kann Small Talk üben richtig Spaß machen. Auch in der großen Gruppe kann man Small Talk üben. Bewegen Sie sich mit den Teilnehmerinnen durch den Raum und laden Sie sie immer mal wieder ein.

Gelegentlich kommt es vor, dass Patientinnen dem Konzept des Small Talks kritisch gegenüberstehen und dies als oberflächliches Geschwätz abwerten. Entsprechend reagieren sie häufig mit Ablehnung. Betonen Sie in solchen Fällen, dass Small Talk lediglich als erster Schritt dient, um mit anderen ins Gespräch zu kommen und vorsichtig neue Kontakte zu knüpfen – nicht mehr und nicht weniger. Small Talk ermöglicht es uns, auf unkomplizierte Weise Spaß zu haben, neue Menschen kennenzulernen und auf dieser Basis zu entscheiden, ob und mit wem wir den Kontakt vertiefen möchten.

Ebenso kann es Einwände geben, dass es gefährlich sein könnte, sich in neuen Kontakten zu schnell zu öffnen oder zu viel von sich preiszugeben (vgl. 2.6 IB 9, 3b). Auch hier ist es hilfreich, den Einwand zunächst empathisch zu validieren. Machen Sie deutlich, dass Small Talk eine Möglichkeit bietet, vorsichtig auszuloten, ob eine andere Person vertrauenswürdig und sympathisch wirkt – bevor eine tiefere Selbstöffnung erfolgt. Patientinnen sollten ermutigt werden, nach einer solchen Einschätzung ihre Ängste schrittweise zu überwinden und sich Stück für Stück mehr mitzuteilen.

Entscheidend ist dabei ein gestuftes, dosiertes Vorgehen. Genau das ist eine wichtige Lernaufgabe für viele Patientinnen: sich sicher und flexibel im Spektrum zwischen Small Talk und Selbstoffenbarung zu bewegen.

2.6 AB 14 Beziehungen beenden

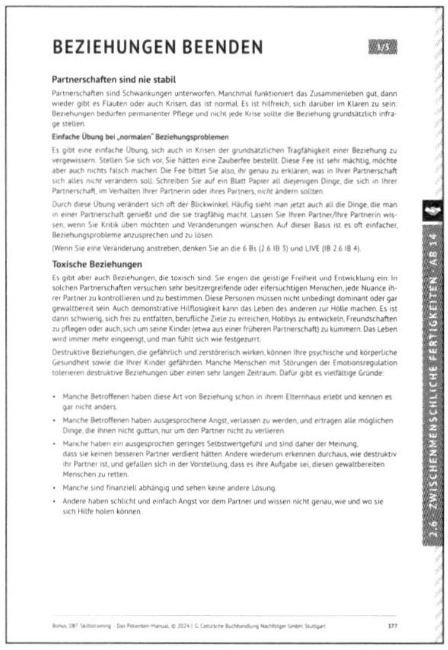
BEZIEHUNGEN BEENDEN 1/1

Partnerschaften sind nie stabil

Partnerschaften sind Schwankungen unterworfen. Manchmal funktioniert das Zusammenleben gut, dann wieder gibt es Flauten oder auch Krisen, das ist normal. Es ist hilfreich, sich darüber im Klaren zu sein: Beziehungen bedürfen permanenter Pflege und nicht jede Krise sollte die Beziehung grundsätzlich infrage stellen.

Einfache Übung bei „normalen" Beziehungsproblemen

Es gibt eine einfache Übung, sich auch in Krisen der grundsätzlichen Tragfähigkeit einer Beziehung zu vergewissern: Stellen Sie sich vor, Sie hätten eine Zauberfee bestellt. Diese Fee ist sehr mächtig, möchte aber auch nichts falsch machen. Die Fee bittet Sie also, ihr genau zu erklären, was in Ihrer Partnerschaft sich alles *nicht* verändern soll. Schreiben Sie auf ein Blatt Papier all diejenigen Dinge, die sich in Ihrer Partnerschaft, im Verhalten Ihrer Partnerin oder ihres Partners, *nicht* ändern sollten.

Durch diese Übung verändert sich oft der Blickwinkel. Häufig sieht man jetzt auch all die Dinge, die man in einer Partnerschaft genießt und die sie tragfähig macht. Lassen Sie Ihren Partner/Ihre Partnerin wissen, wenn Sie Kritik üben möchten und Veränderungen wünschen. Auf dieser Basis ist es oft einfacher, Beziehungsprobleme anzusprechen und zu lösen.

(Wenn Sie eine Veränderung anstreben, denken Sie an die 6 Bs (2.6 IB 3) und LIVE (IB 2.6 IB 4).

Toxische Beziehungen

Es gibt aber auch Beziehungen, die toxisch sind: Sie engen die geistige Freiheit und Entwicklung ein. In solchen Partnerschaften versuchen sehr besitzergreifende oder eifersüchtigen Menschen, jede Nuance ihrer Partner zu kontrollieren und zu bestimmen. Diese Personen müssen nicht unbedingt dominant oder gar gewaltbereit sein. Auch demonstrative Hilflosigkeit kann das Leben des anderen zur Hölle machen. Es ist dann schwierig, sich frei zu entfalten, berufliche Ziele zu erreichen, Hobbys zu entwickeln, Freundschaften zu pflegen oder auch, sich um seine Kinder (etwa aus einer früheren Partnerschaft) zu kümmern. Das Leben wird immer mehr eingeengt, und man fühlt sich wie festgezurrt.

Destruktive Beziehungen, die gefährlich und zerstörerisch wirken, können Ihre psychische und körperliche Gesundheit sowie die Ihrer Kinder gefährden. Manche Menschen mit Störungen der Emotionsregulation tolerieren destruktive Beziehungen über einen sehr langen Zeitraum. Dafür gibt es vielfältige Gründe:

- Manche Betroffenen haben diese Art von Beziehung schon in ihrem Elternhaus erlebt und kennen es gar nicht anders.
- Manche Betroffenen haben ausgesprochene Angst, verlassen zu werden, und ertragen alle möglichen Dinge, die ihnen nicht guttun, nur um den Partner nicht zu verlieren.
- Manche haben ein ausgesprochen geringes Selbstwertgefühl und sind daher der Meinung, dass sie keinen besseren Partner verdient hätten. Andere wiederum erkennen durchaus, wie destruktiv ihr Partner ist, und gefallen sich in der Vorstellung, dass es ihre Aufgabe sei, diesen gewaltbereiten Menschen zu retten.
- Manche sind finanziell abhängig und sehen keine andere Lösung.
- Andere haben schlicht und einfach Angst vor dem Partner und wissen nicht genau, wie und wo sie sich Hilfe holen können.

2.6 · ZWISCHENMENSCHLICHE FERTIGKEITEN · AB 14

Bohus, DBT Skillstraining – Das Patienten-Manual, © 2024 J. G. Cotta'sche Buchhandlung Nachfolger GmbH, Stuttgart 377

Das Arbeitsblatt 14 ist selbsterklärend. Vielleicht beginnen Sie mit der scheinbaren Binsenweisheit, dass dauerhafte Beziehungen permanente Beziehungsarbeit erfordern.

Beginnen Sie damit, den Teilnehmerinnen eine Aufgabe zu stellen, die sie in Kleingruppen bearbeiten: Arbeiten Sie die **Unterschiede** zwischen einer **romantischen Beziehung** (flammende Liebe) und **partnerschaftlicher Liebe** (Alltagsliebe) heraus. Diskutieren Sie im Plenum, dass deutliche Unterschiede zwischen diesen beiden Formen der Liebe bestehen und bisweilen Transformationsprozesse nötig sind. Partnerschaftliche Beziehungen funktionieren auch ohne romantische Liebe ausgezeichnet, wenn man sie entsprechend pflegt. (Falls Sie sich selbst noch einmal diesbezüglich kundig machen wollen, können wir den Klassiker von Erich Fromm »Die Kunst des Liebens« (Fromm 1956) empfehlen).

Darauf aufbauend lässt sich das Gespräch auf toxische Beziehungen lenken. Hier lautet die Frage: Unter welchen Umständen sollte man Beziehungen beenden? Dazu können Sie die beiden Checklisten auf dem Arbeitsblatt zu Hilfe nehmen. Besprechen Sie auch, welche Faktoren im Allgemeinen von einer eigentlich sinnvollen Trennung abhalten: finanzielle Aspekte, Angst vor Gewalt, Angst vor Neuem, Unsicherheit, Angst vor dem Alleinsein usw.

Abschließend geht es darum, vorausschauend zu planen, wenn man eine toxische Beziehung beenden möchte. Bisweilen sind auch Sicherheitsmaßnahmen sorgfältig zu prüfen und konsequent umzusetzen. Sollte die Lösung aus einer toxischen Beziehung im Raum stehen, ist es sicherlich sinnvoll, dieses Thema in die Einzeltherapie, wenn vorhanden, zu verlagern.

2.6 IB 11 Zwischenmenschliche Dialektik

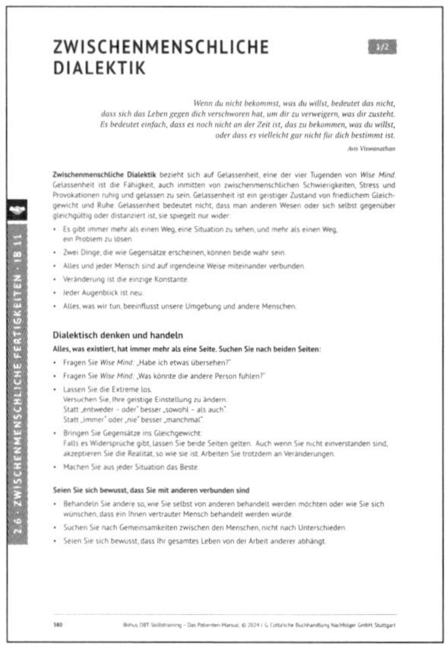
ZWISCHENMENSCHLICHE DIALEKTIK 1/2

Wenn du nicht bekommst, was du willst, bedeutet das nicht, dass sich das Leben gegen dich verschworen hat, um dir zu verweigern, was dir zusteht. Es bedeutet einfach, dass es noch nicht an der Zeit ist, das zu bekommen, was du willst, oder dass es vielleicht gar nicht für dich bestimmt ist.

Avis Viswanathan

Zwischenmenschliche Dialektik bezieht sich auf Gelassenheit, eine der vier Tugenden von *Wise Mind*. Gelassenheit ist die Fähigkeit, auch inmitten von zwischenmenschlichen Schwierigkeiten, Stress und Provokationen ruhig und gelassen zu sein. Gelassenheit ist ein geistiger Zustand von friedlichem Gleichgewicht und Ruhe. Gelassenheit bedeutet nicht, dass man anderen Wesen oder sich selbst gegenüber gleichgültig oder distanziert ist, sie spiegelt nur wider:

- Es gibt immer mehr als einen Weg, eine Situation zu sehen, und mehr als einen Weg, ein Problem zu lösen.
- Zwei Dinge, die wie Gegensätze erscheinen, können beide wahr sein.
- Alles und jeder Mensch sind auf irgendeine Weise miteinander verbunden.
- Veränderung ist die einzige Konstante.
- Jeder Augenblick ist neu.
- Alles, was wir tun, beeinflusst unsere Umgebung und andere Menschen.

Dialektisch denken und handeln

Alles, was existiert, hat immer mehr als eine Seite. Suchen Sie nach beiden Seiten:

- Fragen Sie *Wise Mind*: „Habe ich etwas übersehen?"
- Fragen Sie *Wise Mind*: „Was könnte die andere Person fühlen?"
- Lassen Sie die Extreme los.
  Versuchen Sie, Ihre geistige Einstellung zu ändern:
  Statt „entweder – oder" besser „sowohl – als auch".
  Statt „immer" oder „nie" besser „manchmal".
- Bringen Sie Gegensätze ins Gleichgewicht:
  Falls es Widersprüche gibt, lassen Sie beide Seiten gelten. Auch wenn Sie nicht einverstanden sind, akzeptieren Sie die Realität, so wie sie ist. Arbeiten Sie trotzdem an Veränderungen.
- Machen Sie aus jeder Situation das Beste.

Seien Sie sich bewusst, dass Sie mit anderen verbunden sind

- Behandeln Sie andere so, wie Sie selbst von anderen behandelt werden möchten oder wie Sie sich wünschen, dass ein Ihnen vertrauter Mensch behandelt werden würde.
- Suchen Sie nach Gemeinsamkeiten zwischen den Menschen, nicht nach Unterschieden.
- Seien Sie sich bewusst, dass Ihr gesamtes Leben von der Arbeit anderer abhängt.

2.6 · ZWISCHENMENSCHLICHE FERTIGKEITEN · IB 11

380 Bohus, DBT-Skillstraining – Das Patienten-Manual, © 2024 J. G. Cotta'sche Buchhandlung Nachfolger GmbH, Stuttgart

Die zwischenmenschliche Dialektik beschreibt eine annehmende, würdigende Haltung gegenüber anderen, die auch im Verhalten zum Ausdruck kommt. Die entsprechende Reaktion der anderen sollte diese annehmende Haltung verstärken – meistens zumindest. Es gibt natürlich auch Mitmenschen, deren Verhaltensmuster es uns schwer machen, eine annehmende Haltung einzunehmen – aber gerade diese Personen eignen sich, um dies üben.

Es fällt uns leicht, eine Freundin zu validieren, die unserer Meinung ist. Die Herausforderung liegt darin, Personen zu validieren, die anderer Meinung sind als wir und die sich eventuell gerade nicht so verhalten, wie wir uns dies wünschen.

Das Infoblatt IB 11 hilft, diesen schwierigen Prozess zu erleichtern. Im Grunde genommen besteht es aus einer Serie von Leitsätzen und Selbstinstruktionen. Es geht darum, das Prinzip zu verstehen und sich einige wenige Sätze zu eigen zu machen, um sie im Alltag anzuwenden.
Man könnte mit diesem Arbeitsblatt mehrere Stunden verbringen – Marsha Linehan hat ein ganzes Bukett von Weisheitssätzen zusammengestellt.
Erläutern Sie zunächst das Wechselspiel zwischen Haltung und Verhalten am Flipchart (siehe Abbildung 2.6.3). Skizzieren Sie die drei Kreissegmente und beschreiben Sie zunächst, dass die innere Einstellung, also die Haltung gegenüber anderen, natürlich das Verhalten beeinflusst und umgekehrt. Beschriften Sie im zweiten Schritt dann das dritte Kreissegment und diskutieren Sie in der Gruppe, wie das Verhalten der anderen die innere Haltung beeinflusst und damit auch zukünftiges eigenes Verhalten. Sammeln Sie

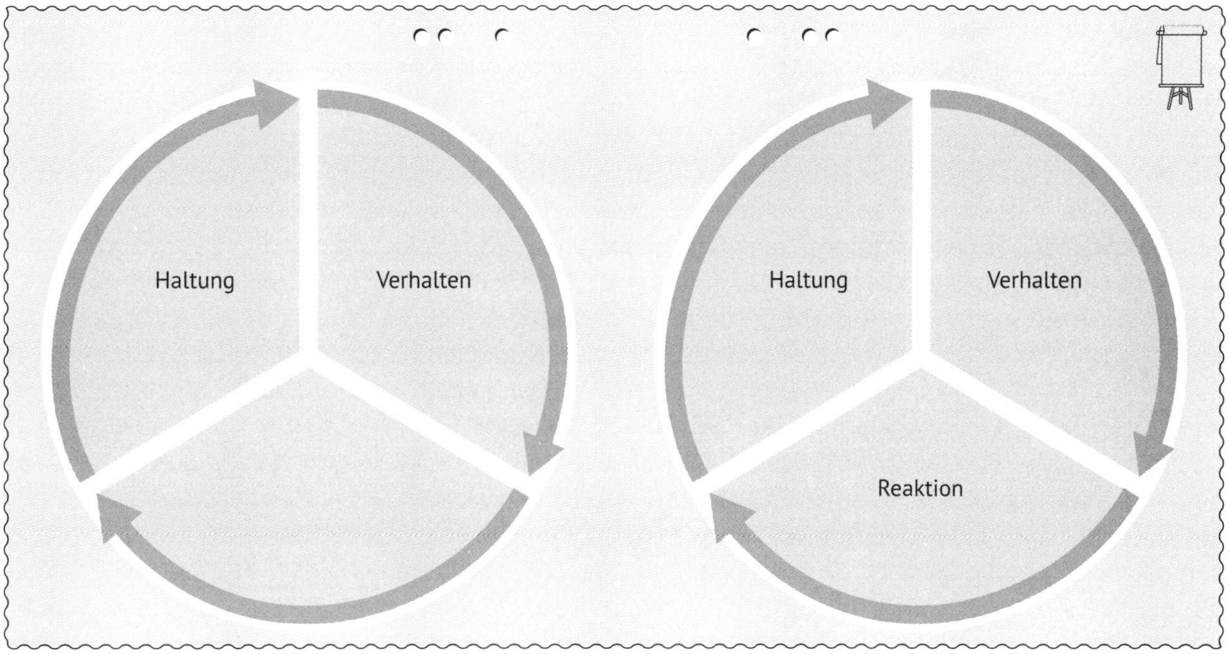

Abbildung 2.6.3 Wechselwirkung zwischen Haltung und Verhalten

Reaktionsmuster, die eine kooperative Haltung aufbauen, und Reaktionsmuster, die diese schwierig machen. Erörtern Sie, dass positive Reaktionen der anderen natürliche Verstärker für die entsprechenden Verhaltensmuster sind und dass diese wiederum die annehmende und wohlwollende innere Haltung ihnen gegenüber verstärken. Schwierig wird es, wenn wir im Widerspruch stehen zu anderen, wenn wir nicht bekommen, was wir wollen, wenn wir uns schlecht oder gar aggressiv behandelt fühlen. Hier kommt die zwischenmenschliche Dialektik ins Spiel. Sie betont besonders Gelassenheit, eine der vier Tugenden von *Wise Mind*. Gelassenheit ist die Fähigkeit, auch inmitten von zwischenmenschlichen Schwierigkeiten, Stress und Provokationen ruhig zu bleiben. Gelassenheit ist das Gegenteil von Ärger oder Resignation. Es ist ein geistiger Zustand von friedlichem Gleichgewicht und Ruhe. **Gelassenheit bedeutet nicht, dass man anderen Wesen oder sich selbst gegenüber gleichgültig oder distanziert ist.**

Ermuntern Sie die Patientinnen, in Kleingruppen Beispiele für die zentralen dialektischen Aussagen zu suchen, also zu den Sätzen »Widersprüchliche Seiten können beide wahr sein« und »Gegensätze können ausbalanciert werden«.

Zu Hause sollte sich jede Patientin zwei oder drei »Wahlsprüche« heraussuchen, denen sie besondere Bedeutung beimisst. Im Plenum werden diese Mottos vorgestellt und begründet. Man kann diese Wahlsprüche auch auf Karteikärtchen schreiben und verschönern und dann im Notfallkoffer ablegen.

Erfahrene Trainerinnen bringen diese Skills zur zwischenmenschlichen Dialektik immer wieder ins Spiel, wenn sich in Rollenspielen zu Situationsanalysen (siehe 2.6 AB 7; AB 8; AB 17) die Sichtweisen verhärtet haben.

2.6 IB 12 Achtsamkeit für andere

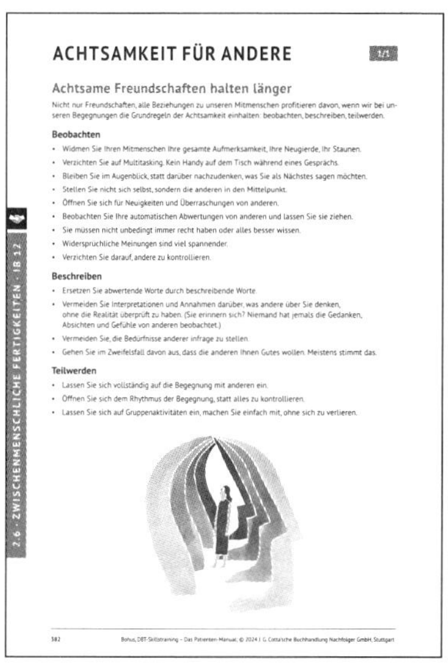
ACHTSAMKEIT FÜR ANDERE 1/1

Achtsame Freundschaften halten länger

Nicht nur Freundschaften, alle Beziehungen zu unseren Mitmenschen profitieren davon, wenn wir bei unseren Begegnungen die Grundregeln der Achtsamkeit einhalten: beobachten, beschreiben, teilwerden.

Beobachten
- Widmen Sie Ihren Mitmenschen Ihre gesamte Aufmerksamkeit, Ihre Neugierde, Ihr Staunen.
- Verzichten Sie auf Multitasking. Kein Handy auf dem Tisch während eines Gesprächs.
- Bleiben Sie im Augenblick, statt darüber nachzudenken, was Sie als Nächstes sagen möchten.
- Stellen Sie nicht sich selbst, sondern die anderen in den Mittelpunkt.
- Öffnen Sie sich für Neuigkeiten und Überraschungen von anderen.
- Beobachten Sie Ihre automatischen Abwertungen von anderen und lassen Sie sie ziehen.
- Sie müssen nicht unbedingt immer recht haben oder alles besser wissen.
- Widersprüchliche Meinungen sind viel spannender.
- Verzichten Sie darauf, andere zu kontrollieren.

Beschreiben
- Ersetzen Sie abwertende Worte durch beschreibende Worte.
- Vermeiden Sie Interpretationen und Annahmen darüber, was andere über Sie denken, ohne die Realität überprüft zu haben. (Sie erinnern sich? Niemand hat jemals die Gedanken, Absichten und Gefühle von anderen beobachtet.)
- Vermeiden Sie, die Bedürfnisse anderer infrage zu stellen.
- Gehen Sie im Zweifelsfall davon aus, dass die anderen Ihnen Gutes wollen. Meistens stimmt das.

Teilwerden
- Lassen Sie sich vollständig auf die Begegnung mit anderen ein.
- Öffnen Sie sich dem Rhythmus der Begegnung, statt alles zu kontrollieren.
- Lassen Sie sich auf Gruppenaktivitäten ein, machen Sie einfach mit, ohne sich zu verlieren.

2.6 ZWISCHENMENSCHLICHE FERTIGKEITEN · IB 12

In der Regel haben sich Patientinnen bereits mit dem Modul Achtsamkeit auseinandergesetzt, wenn sie die zwischenmenschlichen Fertigkeiten bearbeiten. Nutzen Sie die Gelegenheit, um die wesentlichen Inhalte der Achtsamkeit zu wiederholen und auf den zwischenmenschlichen Bereich anzuwenden. Fragen Sie die Patientinnen zunächst, wie Achtsamkeit zwischenmenschliche Beziehungen beeinflussen kann. Welche positiven Auswirkungen hat Achtsamkeit? Was bedeutet es, achtsam in Beziehungen zu sein? Verweisen Sie dann auf das Infoblatt, das weitgehend selbsterklärend ist.

Es bietet sich an, den Unterschied zwischen Achtsamkeit in Beziehungen und Achtlosigkeit in einem Rollenspiel auszuprobieren. Fragen Sie anschließend die Patientinnen, welchen Unterschied es ausmacht, ob ich beispielsweise meinem Partner beim Abendessen achtsam im Gespräch zuhöre. Was ist dafür nötig? Schnell stellt sich heraus, dass es dabei nicht nur um eine Haltung geht, sondern auch um die bewusste Entscheidung, sich ganz dem oder der Gegenüber zu widmen. Wenn ich abschweife oder abgelenkt werde, bemühe ich mich, mich wieder aktiv dem Gespräch zuzuwenden. Patientinnen werden unter Umständen formulieren, dass dies ganz schön anstrengend sein kann. Und es stimmt, achtsames Zuhören benötigt sicherlich mehr kognitive Ressourcen und Kapazitäten als beiläufiges Zuhören. Warum kann es sich lohnen? Wie unterscheidet sich die Qualität eines Gesprächs, dem ich mich voll und ganz widme, von der eines beiläufigen Gesprächs?

2.6 AB 15 Umgang mit Geringschätzung und Kränkung

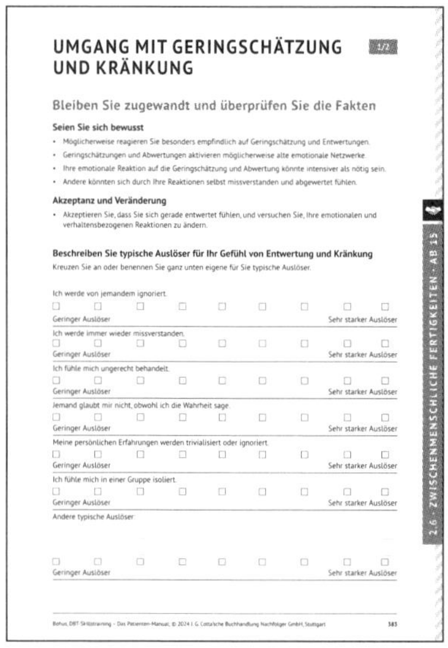
UMGANG MIT GERINGSCHÄTZUNG UND KRÄNKUNG 1/2

Bleiben Sie zugewandt und überprüfen Sie die Fakten

Seien Sie sich bewusst

- Möglicherweise reagieren Sie besonders empfindlich auf Geringschätzung und Entwertungen.
- Geringschätzungen und Abwertungen aktivieren möglicherweise alte emotionale Netzwerke.
- Ihre emotionale Reaktion auf die Geringschätzung und Abwertung könnte intensiver als nötig sein.
- Andere könnten sich durch Ihre Reaktionen selbst missverstanden und abgewertet fühlen.

Akzeptanz und Veränderung

- Akzeptieren Sie, dass Sie sich gerade entwertet fühlen, und versuchen Sie, Ihre emotionalen und verhaltensbezogenen Reaktionen zu ändern.

Beschreiben Sie typische Auslöser für Ihr Gefühl von Entwertung und Kränkung

Kreuzen Sie an oder benennen Sie ganz unten eigene für Sie typische Auslöser.

Ich werde von jemandem ignoriert.
☐ ☐ ☐ ☐ ☐ ☐ ☐ ☐ ☐
Geringer Auslöser — Sehr starker Auslöser

Ich werde immer wieder missverstanden.
☐ ☐ ☐ ☐ ☐ ☐ ☐ ☐ ☐
Geringer Auslöser — Sehr starker Auslöser

Ich fühle mich ungerecht behandelt.
☐ ☐ ☐ ☐ ☐ ☐ ☐ ☐ ☐
Geringer Auslöser — Sehr starker Auslöser

Jemand glaubt mir nicht, obwohl ich die Wahrheit sage.
☐ ☐ ☐ ☐ ☐ ☐ ☐ ☐ ☐
Geringer Auslöser — Sehr starker Auslöser

Meine persönlichen Erfahrungen werden trivialisiert oder ignoriert.
☐ ☐ ☐ ☐ ☐ ☐ ☐ ☐ ☐
Geringer Auslöser — Sehr starker Auslöser

Ich fühle mich in einer Gruppe isoliert.
☐ ☐ ☐ ☐ ☐ ☐ ☐ ☐ ☐
Geringer Auslöser — Sehr starker Auslöser

Andere typische Auslöser:

☐ ☐ ☐ ☐ ☐ ☐ ☐ ☐ ☐
Geringer Auslöser — Sehr starker Auslöser

Bohus, DBT-Skillstraining – Das Patienten-Manual; © 2024 J. G. Cotta'sche Buchhandlung Nachfolger GmbH, Stuttgart 383

2.6 · ZWISCHENMENSCHLICHE FERTIGKEITEN · AB 15

Das Phänomen Kränkung wird im Modul 2.5 (Umgang mit Gefühlen) ausführlich bearbeitet (2.5 IB 19 und 2.5 AB 18). Dennoch wird es im Modul 2.6 noch einmal aufgegriffen, denn Kränkungen, also die Enttäuschung interpersoneller Erwartungen, haben für Patientinnen mit Borderline-Störung und komplexer PTBS eine fundamentale Bedeutung. Gerade weil aufgrund der biografischen traumatischen Erfahrungen die zwischenmenschlichen Erwartungen oder Empfindlichkeiten oft ausgesprochen hoch sind, ist die Gefahr der Enttäuschung groß. Oder anders formuliert: die Schwelle, enttäuscht zu werden, ist sehr niedrig. Die darauffolgenden Verhaltensmuster tragen dann häufig zur Destabilisierung von Beziehungen und zur Stabilisierung des negativen Selbstkonzepts bei. Auch bei erfolgreicher Therapie werden sich Kränkungen nicht ganz verhindern lassen. Die eigene Toleranz gegenüber Kränkungserfahrungen zu verbessern, zu lernen, wie man mit Kränkungen umgeht, sollte daher die zwischenmenschliche Kompetenz der Betroffenen deutlich erhöhen. Didaktisch können Sie diese Thematik mit folgender Geschichte einleiten:

Einladung zum Kino (angeleitete Übung)

Anna (24), hat in ihrer Jugend einige schwerwiegende Mobbing-Erfahrungen erleben müssen, weil sie ein bisschen pummelig war. Daraufhin hatte sie eine Essstörung entwickelt, die sie mittlerweile ganz gut im Griff hat. Auch aufgrund dieser Erfahrungen ist sie sehr scheu und hat lediglich eine Freundin, Lucia, mit der sie all ihre Sorgen teilen kann. Am Sonntagabend fühlt Anna sich etwas einsam und ruft Lucia an. Sie möchte ihr in Ruhe all ihre Sorgen erzählen. Lucia aber ist heute etwas kurz angebunden. Das fühlt sich für Anna seltsam an. Auf mehrmalige Nachfrage erzählt Lucia schließlich, dass sie für heute Abend mit einer anderen Freundin ins Kino verabredet sei. Anna könne gerne mitkommen ... Anna ist zunächst perplex, das ist noch nie vorgekommen. Seit wann hat Lucia eine andere Freundin, mit der sie ins Kino geht? Sie fühlt sich völlig vor den Kopf gestoßen, beginnt zu weinen und schreit schließlich ins Telefon: Lucia solle sich zum Teufel scheren, die Freundschaft sei zu Ende, offensichtlich, sei sie ihr ja eh völlig unwichtig ...

Lassen Sie die Gruppe diskutieren: Warum reagiert Anna so empfindlich? Was hatte sie unausgesprochen erwartet? Was denkt Lucia? Wie wird sich die Beziehung zwischen den beiden gestalten? Was wäre Anna zu raten?

Um die Dynamik zwischen Erwartung, Empfindlichkeit, Enttäuschung, Wut, Verhaltensmustern und Reaktionen der anderen zu erläutern, zeichnen Sie im Anschluss an die Diskussion am Flipchart die Grafik, Abb. 2.6.3.

Lassen Sie im Anschluss das Infoblatt 2.6 AB 15 in Kleingruppen bearbeiten, um insbesondere die individuellen Auslöser für Kränkungserfahrungen zu diskutieren. Besprechen Sie nun effektive Strategien im Umgang mit Kränkung:

1. Kränkungen wahrnehmen
2. Aktivieren Sie *Wise Mind*, Mitgefühl und Gelassenheit.
3. »Ja, ich fühle mich jetzt gerade gekränkt, doch davon geht die Welt nicht unter.«
4. Fragen Sie *Wise Mind* um Rat: Was brauche ich jetzt gerade? Wie verhalte ich mich nun umsichtig?
5. Erinnern Sie sich an Dinge, die Ihnen von anderen geschenkt wurden.

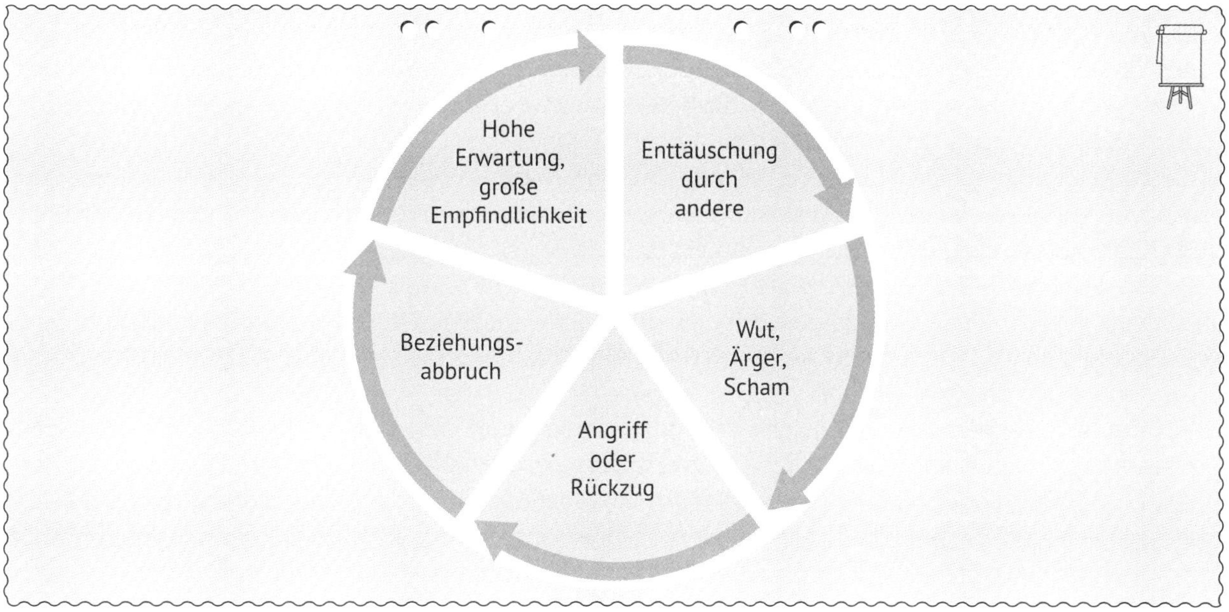

Abbildung 2.6.4 Dynamik der Kränkungsreaktion

2.6 AB 16 Zwischenmenschliches Verhalten ändern

Dieses Infoblatt vermittelt die lerntheoretischen operanten Wirkmechanismen von Verstärkung und Bestrafung sowie deren Anwendung, um eigenes und das Verhalten anderer Personen in sozialen Situationen zu verändern.

Es geht darum, auf möglichst unterhaltsame Weise ein gewisses **Grundverständnis** für die Mechanismen der Verhaltensveränderungen zu vermitteln und gleichzeitig die Arbeit mit den Arbeitsblättern zum »alten und neuen Weg« (2.7 AB 2; AB 3) vorzubereiten.

Zu Ihrem Eigenstudium sei an dieser Stelle ein wunderbar flottes und unterhaltsames Buch empfohlen: *Don't shoot the dog!* (Pryor 2019), das im Deutschen den etwas seltsamen Titel »*Positiv bestärken – sanft erziehen*« trägt.

Didaktisch empfiehlt es sich, anhand von Beispielen gelungener und weniger gelungener Verhaltensveränderungen das Kontingenzschema am Flipchart zu skizzieren. (»Wie ich einmal versuchte, regelmäßig zu joggen.«, »Als ich mich bemühte, meinem Mann beizubringen, den Müll runterzubringen.«)

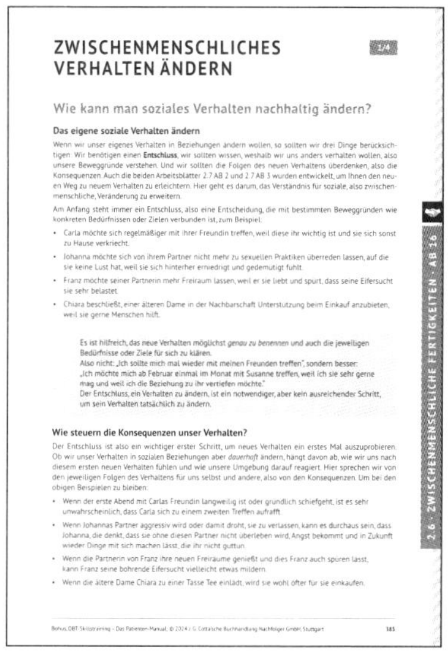

ZWISCHENMENSCHLICHES VERHALTEN ÄNDERN

Wie kann man soziales Verhalten nachhaltig ändern?

Das eigene soziale Verhalten ändern

Wenn wir unser eigenes Verhalten in Beziehungen ändern wollen, so sollten wir drei Dinge berücksichtigen: Wir benötigen einen **Entschluss**, wir sollten wissen, weshalb wir uns anders verhalten wollen, also unsere Beweggründe verstehen. Und wir sollten die Folgen des neuen Verhaltens überdenken, also die Konsequenzen. Auch die beiden Arbeitsblätter 2.7 AB 2 und 2.7 AB 3 wurden entwickelt, um Ihnen den neuen Weg zu neuem Verhalten zu erleichtern. Hier geht es darum, das Verständnis für soziale, also zwischenmenschliche, Veränderung zu erweitern.

Am Anfang steht immer ein Entschluss, also eine Entscheidung, die mit bestimmten Beweggründen wie konkreten Bedürfnissen oder Zielen verbunden ist, zum Beispiel:

- Carla möchte sich regelmäßiger mit ihrer Freundin treffen, weil diese ihr wichtig ist und sie sich sonst zu Hause verkriecht.
- Johanna möchte sich von ihrem Partner nicht mehr zu sexuellen Praktiken überreden lassen, auf die sie keine Lust hat, weil sie sich hinterher erniedrigt und gedemütigt fühlt.
- Franz möchte seiner Partnerin mehr Freiraum lassen, weil er sie liebt und spürt, dass seine Eifersucht sie sehr belastet.
- Chiara beschließt, einer älteren Dame in der Nachbarschaft Unterstützung beim Einkauf anzubieten, weil sie gerne Menschen hilft.

Es ist hilfreich, das neue Verhalten möglichst *genau zu benennen* und auch die jeweiligen Bedürfnisse oder Ziele für sich zu klären.
Also nicht: „Ich sollte mich mal wieder mit meinen Freunden treffen", sondern besser:
„Ich möchte mich ab Februar einmal im Monat mit Susanne treffen, weil ich sie sehr gerne mag und weil ich die Beziehung zu ihr vertiefen möchte."
Der Entschluss, ein Verhalten zu ändern, ist ein notwendiger, aber kein ausreichender Schritt, um sein Verhalten tatsächlich zu ändern.

Wie steuern die Konsequenzen unser Verhalten?

Der Entschluss ist also ein wichtiger erster Schritt, um neues Verhalten ein erstes Mal auszuprobieren. Ob wir unser Verhalten in sozialen Beziehungen aber *dauerhaft* ändern, hängt davon ab, wie wir uns nach diesem ersten neuen Verhalten fühlen und wie unsere Umgebung darauf reagiert. Hier sprechen wir von den jeweiligen Folgen des Verhaltens für uns selbst und andere, also von den Konsequenzen. Um bei den obigen Beispielen zu bleiben:

- Wenn der erste Abend mit Carlas Freundin langweilig ist oder gründlich schiefgeht, ist es sehr unwahrscheinlich, dass Carla sich zu einem zweiten Treffen aufrafft.
- Wenn Johannas Partner aggressiv wird oder damit droht, sie zu verlassen, kann es durchaus sein, dass Johanna, die denkt, dass sie ohne diesen Partner nicht überleben wird, Angst bekommt und in Zukunft wieder Dinge mit sich machen lässt, die ihr nicht guttun.
- Wenn die Partnerin von Franz ihre neuen Freiräume genießt und dies Franz auch spüren lässt, kann Franz seine bohrende Eifersucht vielleicht etwas mildern.
- Wenn die ältere Dame Chiara zu einer Tasse Tee einlädt, wird sie wohl öfter für sie einkaufen.

2.6 · ZWISCHENMENSCHLICHE FERTIGKEITEN · AB 16

Bohus: DBT-Skillstraining – Das Patienten-Manual; © 2024 J. G. Cotta'sche Buchhandlung Nachfolger GmbH, Stuttgart 383

	Darbietung	**Beseitigung**
Positive Konsequenzen	C^+: etwas Angenehmes folgt (Belohnung = positiver Verstärker)	$\not{C}^-$: etwas Negatives verschwindet (= negativer Verstärker)
Negative Konsequenzen	C^-: etwas Negatives folgt (Bestrafung)	$\not{C}^+$: etwas Angenehmes verschwindet

Ein **Verstärker** ist grundsätzlich jedes Ereignis, das auf ein bestimmtes Verhalten folgt und die Wahrscheinlichkeit des Wiederauftretens dieses Verhaltens erhöht. Umgangssprachlich könnte man diese Begriffe so umschreiben (https://de.wikipedia.org/wiki/Verst %C3 %A4rkung_(Psychologie):

- **Positive Verstärkung:** Man tut etwas häufiger, weil man etwas Angenehmes dafür bekommt. (Susanne meldet sich und wird gelobt; sie meldet sich in Zukunft häufiger.)
- **Negative Verstärkung:** Man tut etwas häufiger, weil etwas Unangenehmes dadurch beendet oder vermieden wird (Susanne macht ihre Hausaufgaben vollständig und ihr Fernsehverbot wird daraufhin aufgehoben. Sie macht ihre Hausaufgaben in Zukunft häufiger vollständig.)

- **Bestrafung** (Typ I, direkte Bestrafung): Man tut etwas seltener oder gar nicht mehr, weil einem ansonsten etwas Unangenehmes widerfahren würde. (Susannes kleine Schwester lügt, wird dafür geschimpft und lügt in Zukunft seltener. Die kleine Schwester berührt eine heiße Herdplatte und verbrennt sich die Finger. In Zukunft fasst sie nicht mehr auf den Herd.)
- **Bestrafung durch Verlust** (Typ II, indirekte Bestrafung): Man tut etwas seltener, weil man sonst etwas Angenehmes verlieren würde. (Susannes Schwester lügt und bekommt dafür Taschengeldentzug und lügt in Folge seltener).

Im nächsten Schritt planen die Teilnehmerinnen mithilfe der vierten Seite des Infoblatts in Kleingruppen Verhaltensveränderungen und entwickeln entsprechende Verstärkerpläne. Im anschließenden Plenum haben sie später die Gelegenheit, ihr Wissen entsprechend zu vertiefen.

Wichtig ist, zu verdeutlichen, dass Verstärker grundsätzlich subjektiv sind. Das heißt, auch ein Lob kann sich manchmal negativ auswirken. Gerade bei Versuchen, das Verhalten von anderen zu ändern, kommt es darauf an, herauszufinden, welche Konsequenzen vom Gegenüber tatsächlich als belohnend bewertet werden. Zudem sollten Sie ausführlich auf die Methodik des **Shapings** hinweisen und einige entsprechende Beispiele sammeln. (Wie bringt man einen Delfin dazu, durch einen Reifen zu springen?).

2.6 AB 17 Soziale Situationen trainieren

Dieses Arbeitsblatt steht unter einem Motto: Üben geht über alles. In konkreten Szenarien können die Patientinnen die Fertigkeiten im Alltag nutzen. Außerdem hilft ein kurzer Leitfaden bei der Vor- und Nachbereitung. Dieses Arbeitsblatt eignet sich besonders gut, um die 6 Bs, LIVE- und FAIR-Skills zu üben (2.6 IB 2–4). Vereinbaren Sie eine bestimmte Anzahl von Situationen, die als Hausaufgabe geübt werden sollen. Wenn es bereits planbare bevorstehende Situationen gibt, können die Patientinnen diese gerne aufgreifen. Besprechen Sie in der nächsten Gruppensitzung, welche Erfahrungen die Patientinnen gesammelt haben.

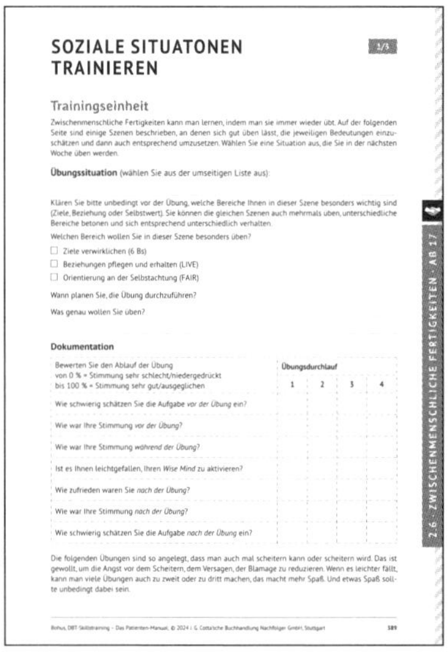

SOZIALE SITUATONEN TRAINIEREN 1/3

Trainingseinheit

Zwischenmenschliche Fertigkeiten kann man lernen, indem man sie immer wieder übt. Auf der folgenden Seite sind einige Szenen beschrieben, an denen sich gut üben lässt, die jeweiligen Bedeutungen einzuschätzen und dann auch entsprechend umzusetzen. Wählen Sie eine Situation aus, die Sie in der nächsten Woche üben werden.

Übungssituation (wählen Sie aus der umseitigen Liste aus):

Klären Sie bitte unbedingt vor der Übung, welche Bereiche Ihnen in dieser Szene besonders wichtig sind (Ziele, Beziehung oder Selbstwert). Sie können die gleichen Szenen auch mehrmals üben, unterschiedliche Bereiche betonen und sich entsprechend unterschiedlich verhalten.

Welchen Bereich wollen Sie in dieser Szene besonders üben?

☐ Ziele verwirklichen (6 Bs)
☐ Beziehungen pflegen und erhalten (LIVE)
☐ Orientierung an der Selbstachtung (FAIR)

Wann planen Sie, die Übung durchzuführen?

Was genau wollen Sie üben?

Dokumentation

Bewerten Sie den Ablauf der Übung von 0 % = Stimmung sehr schlecht/niedergedrückt bis 100 % = Stimmung sehr gut/ausgeglichen	**Übungsdurchlauf** 1	2	3	4
Wie schwierig schätzen Sie die Aufgabe *vor der Übung* ein?				
Wie war Ihre Stimmung *vor der Übung*?				
Wie war Ihre Stimmung *während der Übung*?				
Ist es Ihnen leichtgefallen, Ihren *Wise Mind* zu aktivieren?				
Wie zufrieden waren Sie *nach der Übung*?				
Wie war Ihre Stimmung *nach der Übung*?				
Wie schwierig schätzen Sie die Aufgabe *nach der Übung* ein?				

Die folgenden Übungen sind so angelegt, dass man auch mal scheitern kann oder scheitern wird. Das ist gewollt, um die Angst vor dem Scheitern, dem Versagen, der Blamage zu reduzieren. Wenn es leichter fällt, kann man viele Übungen auch zu zweit oder zu dritt machen, das macht mehr Spaß. Und etwas Spaß sollte unbedingt dabei sein.

2.6 · ZWISCHENMENSCHLICHE FERTIGKEITEN · AB 17

Bohus, DBT-Skillstraining – Das Patienten-Manual, © 2024 J. G. Cotta'sche Buchhandlung Nachfolger GmbH, Stuttgart 389

2.6 AB 18 Checkliste Berufsleben

Dieses Arbeitsblatt ist kein Skill, sondern ein Analyseinstrument, mit dem Patientinnen die Zufriedenheit mit ihrem Berufsleben einschätzen können. Häufig wird dieser Bereich vor allem gegen Ende der Therapie immer wichtiger, wenn Patientinnen sich auf die Umsetzung ihres neuen Weges vorbereiten. Schon bei der Erarbeitung der Therapieziele sollten Sie in der Einzeltherapie darauf achten, konkrete Ziele auch im beruflichen Kontext zu erarbeiten.

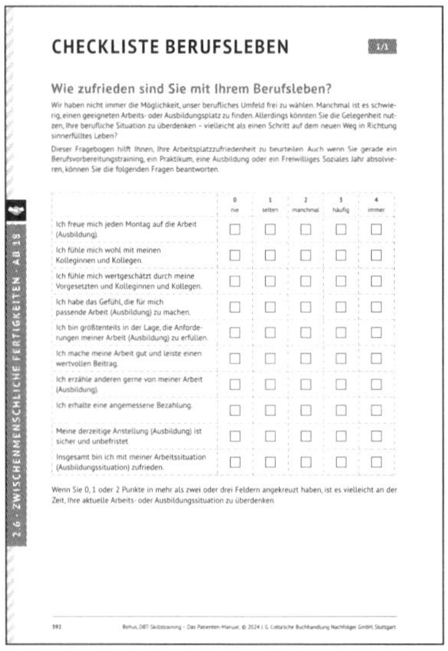

CHECKLISTE BERUFSLEBEN 1/1

Wie zufrieden sind Sie mit Ihrem Berufsleben?

Wir haben nicht immer die Möglichkeit, unser berufliches Umfeld frei zu wählen. Manchmal ist es schwierig, einen geeigneten Arbeits- oder Ausbildungsplatz zu finden. Allerdings könnten Sie die Gelegenheit nutzen, Ihre berufliche Situation zu überdenken – vielleicht als einen Schritt auf dem neuen Weg in Richtung sinnerfülltes Leben?

Dieser Fragebogen hilft Ihnen, Ihre Arbeitsplatzzufriedenheit zu beurteilen. Auch wenn Sie gerade ein Berufsvorbereitungstraining, ein Praktikum, eine Ausbildung oder ein Freiwilliges Soziales Jahr absolvieren, können Sie die folgenden Fragen beantworten.

	0 nie	1 selten	2 manchmal	3 häufig	4 immer
Ich freue mich jeden Montag auf die Arbeit (Ausbildung).	☐	☐	☐	☐	☐
Ich fühle mich wohl mit meinen Kolleginnen und Kollegen.	☐	☐	☐	☐	☐
Ich fühle mich wertgeschätzt durch meine Vorgesetzten und Kolleginnen und Kollegen.	☐	☐	☐	☐	☐
Ich habe das Gefühl, die für mich passende Arbeit (Ausbildung) zu machen.	☐	☐	☐	☐	☐
Ich bin größtenteils in der Lage, die Anforderungen meiner Arbeit (Ausbildung) zu erfüllen.	☐	☐	☐	☐	☐
Ich mache meine Arbeit gut und leiste einen wertvollen Beitrag.	☐	☐	☐	☐	☐
Ich erzähle anderen gerne von meiner Arbeit (Ausbildung).	☐	☐	☐	☐	☐
Ich erhalte eine angemessene Bezahlung.	☐	☐	☐	☐	☐
Meine derzeitige Anstellung (Ausbildung) ist sicher und unbefristet.	☐	☐	☐	☐	☐
Insgesamt bin ich mit meiner Arbeitssituation (Ausbildungssituation) zufrieden.	☐	☐	☐	☐	☐

Wenn Sie 0, 1 oder 2 Punkte in mehr als zwei oder drei Feldern angekreuzt haben, ist es vielleicht an der Zeit, Ihre aktuelle Arbeits- oder Ausbildungssituation zu überdenken.

2.6 · ZWISCHENMENSCHLICHE FERTIGKEITEN · AB 18

392 Bohus, DBT-Skillstraining – Das Patienten-Manual, © 2024 J. G. Cotta'sche Buchhandlung Nachfolger GmbH, Stuttgart

2.6 AB 19 und 20 Alter und neuer Weg

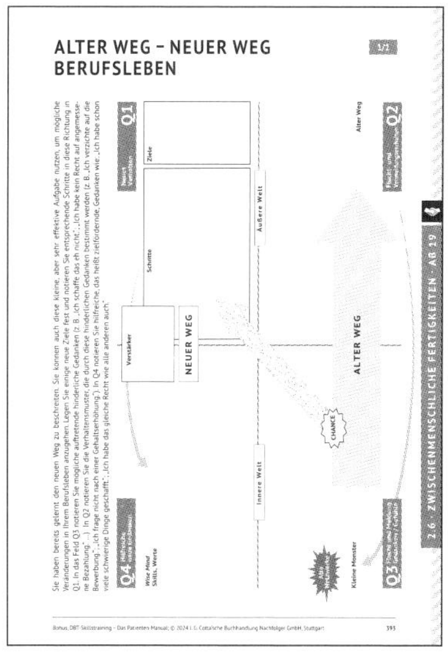

Die beiden Arbeitsblätter zum alten und neuen Weg in Berufsleben und Partnerschaft sind konkrete Ausformulierungen des allgemeinen Instruments »Der alte und der neue Weg« (2.7 AB 2 und AB 3) im Modul 2.7 (Allgemeine Materialien). Die Methodik ist dort beschrieben. Diese beiden Blätter sind selbsterklärend und kommen meistens in der Einzeltherapie zur Anwendung, wenn es darum geht, konkrete Schritte zur Änderung des Berufslebens bzw. der Partnerschaft einzuleiten. Man kann diese Prozesse natürlich auch in der Skillsgruppe anstoßen.

2.6 AB 21 Situationsanalysen

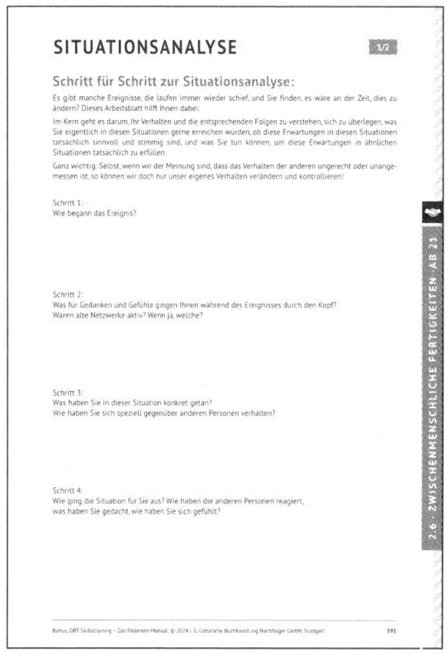

Hinter dem Begriff Situationsanalyse verbirgt sich eine **Anleitung für lösungsorientierte Rollenspiele**. Wenn wir den Schwerpunkt der Skillsgruppe von der Wissensvermittlung hin zum Kompetenzerwerb verschieben wollen, müssen wir inhaltliche und zeitliche Strukturen zum Üben anbieten.

Die Situationsanalyse bietet den strukturellen Rahmen, um die wichtigsten interpersonellen Fertigkeiten in der Gruppe zu üben. Dabei greifen wir möglichst reale zwischenmenschliche Probleme der Patientinnen auf, tragen diese in die Gruppe, reflektieren gemeinsam und suchen nach potenziellen **Lösungen**, um diese in Rollenspielen auszuprobieren. Es geht also um eine möglichst erlebnisnahe und kompetenzsteigernde Bearbeitung gegenwärtiger, zukünftiger oder auch zurückliegender problematischer zwischenmenschlicher Situationen. Ziel ist es, den Teilnehmerinnen mehr Flexibilität im Umgang mit inneren Prozessen und Verhaltensmustern zu vermitteln und dabei spielerisch das Repertoire an Erlebens- und Verhaltensmustern zu erweitern. Ganz bewusst greifen wir dabei auf die bereits geübten mentalen Muster von *Wise Mind* zurück, um aus dieser Perspektive eigene innere Prozesse und Urteile zu revidieren, aber auch, um die Perspektivenübernahme zu verbessern. Meistens geht es darum, den Einfluss starker präformierter kognitiv-emotionaler Netzwerke zu reduzieren und die Selbststeuerung (Orientierung an Zielen, Beziehung oder Selbstachtung) zu verbessern.

Die übergeordnete Leitfrage für die Modifikation von Reaktionsmustern lautet: Wie kann sich die Patientin zukünftig in ähnlichen Situationen umsichtig verhalten? Umsichtig meint hier im Sinne von *Wise Mind*, das heißt kurz- und langfristig für sich selbst und andere akzeptabel und sinnvoll.

Im Gruppenkontext können wir über die Modifikation spezifischer Reaktionsmuster für die einzelne Patientin hinaus gezielt an Perspektivwechsel, Empathie sowie Mitgefühl der übrigen Gruppenteilnehmerinnen arbeiten. Hier kommt natürlich das Prinzip des Modelllernens zum Tragen. Der genaue Ablauf einer Situationsanalyse ist im Folgenden detailliert dargestellt.

Nach einer Einführung in die interpersonellen Skills über Orientierung an Ziel, Beziehung oder Selbstachtung wird das Konzept der Situationsanalyse vorgestellt. Diese kann zu vergangenen, bevorstehenden oder sich wiederholenden Situationen bearbeitet werden. Ein weiterer Fokus können auch hier Schlüssel-Emotionen-Netzwerke sein (SEN 1, SEN 2 und/oder auch traumaassoziierte Netzwerke (2.5 AB 17, 18, 19). Möglicherweise ist es sinnvoll, einen genauen Blick darauf zu werfen, ob und inwieweit diese Netzwerke in sozialen Interaktionen bei den Patientinnen aktiviert werden. Zur Vorbereitung der jeweiligen Situationsanalysen dienen die Arbeitsblätter 2.6 IB 2 (Orientierung in zwischenmenschlichen Situationen), 2.6 AB 7 (Soziale Situationen im Voraus planen), 2.6 AB 8 (Soziale Situationen Nachlese) oder 2.6 IB 11 (Zwischenmenschliche Dialektik).

Struktur: Für ein Rollenspiel (mit Vor- und Nachbereitung) sollten **ca. 45 Minuten** eingeplant werden. Wir legen in der aktuellen Sitzung also fest, welche Patientinnen das nächste Mal ein Ereignis vorstellen werden. Idealerweise wird diese Gruppenübung in mehreren Schritten angeleitet:

Schritt 1: Beschreibung des Ereignisses. Eine Patientin (P1) stellt ein zwischenmenschliches Ereignis aus der nahen Vergangenheit, eine bevorstehende oder eine sich wiederholende Situation vor, die sie als emotional belastend erlebt. Es eignen sich beispielsweise Konflikte mit Freunden und Angehörigen, Konflikte am Arbeitsplatz, vermeintliche Misserfolge oder vermiedene Situationen im zwischenmenschlichen Kontakt. Rückfragen aus der Gruppe helfen, die auslösende Situation genauer zu verstehen. Es ist günstig, wenn die Teilnehmerin zu Hause die entsprechenden Arbeitsblätter 2.6 AB 7 oder AB 8 bereits bearbeitet hat. Die Beschreibung des Ereignisses sollte in der Regel nicht länger als 5 Minuten einnehmen.

Schritt 2: Erarbeitung der Gefühle aus *Wise-Mind*-Perspektive. Wenn alle Teilnehmerinnen den Ablauf des problematischen zwischenmenschlichen Ereignisses verstanden haben, wird im nächsten Schritt das innere Bild von *Wise Mind* in der Gruppe aktiviert. Ermuntern Sie die Teilnehmerinnen, eine achtsame Sitzhaltung einzunehmen:
»Nehmen Sie eine achtsame Haltung ein, legen Sie die Hand auf die Stelle Ihres Körpers, an der Sie Wise Mind besonders intensiv wahrnehmen können. Denken Sie beim Einatmen sanft Wise, beim Ausatmen sanft Mind. Wise Mind. Wise Mind öffnet uns für liebevolle Güte, für Mitgefühl, für Freude für andere, für Weisheit und Gelassenheit. Schicken Sie Ihren Atem dorthin, wo Sie Wise Mind am stärksten spüren. Beobachten Sie, was für eine Form entsteht, was für eine Färbung, was für eine Temperatur. Wise Mind – Du bist nicht ein Tropfen im Ozean, sondern der ganze Ozean in einem Tropfen.
Vielleicht stellen Sie Wise Mind die folgenden Fragen: Wie ging es Frau X (der Patientin) in diesem Moment, was spürte sie? Was waren ihre Bedürfnisse? Was wäre ein umsichtiges Ziel in dieser Situation?«

Schritt 3: Benennen von (mehreren) Gefühlen. Die Teilnehmenden sammeln die Gefühle, die die Patientin (P1) am ehesten in der vorgestellten Situation erlebt (oder vermieden) hat. Damit wird der Prozess der Mentalisierung gestärkt. Dabei prüfen Sie gemeinsam in der Gruppe, ob es sich um SEN Typ 1, Typ 2, ein traumaassoziiertes oder ein unspezifisches Netzwerk handelt. Die Patientin hat die Möglichkeit, aktiv zuzuhören und achtsam nachzuspüren, welche Gefühle und Empfindungen sie dabei wahrnimmt. Sie wird dann selbst befragt, welche unterschiedlichen Gefühle in der betreffenden Situation ausgelöst wurden. Dieser Schritt schult die Mentalisierungsfähigkeit der Patientinnen, das Benennen von Gefühlen und dient der emotionalen Klärung.

Schritt 4: Zielklärung und Orientierung festlegen. Als Therapeutin helfen Sie nun der Patientin (der Protagonistin der Situationsanalyse), die drei Aspekte in dieser Situation zu priorisieren, indem Sie auf dem Flipchart einen Kreis zeichnen und mithilfe dieses Tortendiagramms die Gewichtung verbildlichen (siehe 2.6 IB 2, siehe Abb. 2.6.5):

1) Was wollten (wollen) Sie eigentlich erreichen? Was war (ist) Ihr Ziel und wie wichtig war (ist) es für Sie?
2) Wie wichtig war (ist) Ihnen die Beziehung?
3) Wie wichtig war (ist) Ihnen Ihre Selbstachtung?

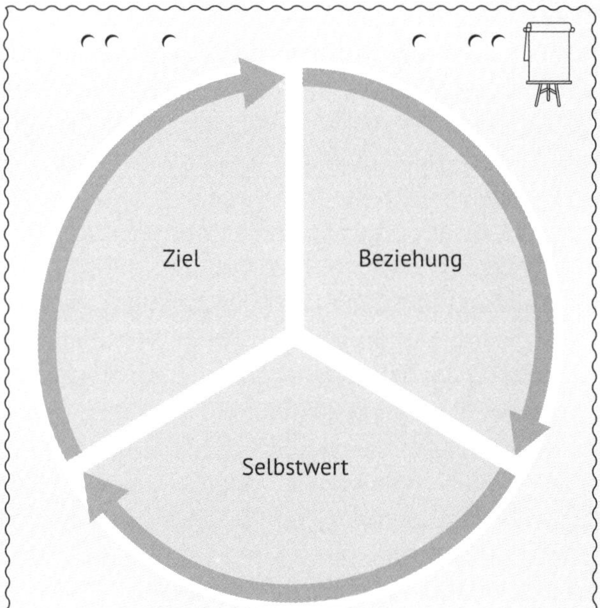

Abbildung 2.6.5 Trias: Ziel, Beziehung, Selbstwert

Klären Sie nun in der Gruppe, wie realistisch diese Priorisierung ist: Etwa: *»War (ist) Ihr Gegenüber zu diesem Zeitpunkt tatsächlich in der Lage, Ihnen zu geben, was Sie wollten?«* Diese

Klärungsphase ist wichtig: Wenn die Erwartungen und Ziele der Patientin unrealistisch waren (oder sind), ergibt es keinen Sinn, die Skills zu verbessern oder diese üben zu wollen. Nehmen Sie sich also ausreichend Zeit, die Ziele und die Priorisierung zu reflektieren, zu moderieren und eventuell anzupassen. Nicht selten kommt es vor, dass sich die Patientinnen keine Gedanken darüber gemacht haben, was das Ziel in der jeweiligen Situation war. Auch hier kann die Aktivierung und die Frage an Wise Mind helfen.

Immer wieder werden empörte Aussagen getroffen wie: *»Mein Gegenüber hätte sich anders verhalten sollen, es war eigentlich nicht mein Problem, dass alles schiefgelaufen ist.«* Diese Situationen sind oft herausfordernd. Es geht darum, einerseits die subjektive Verärgerung der Patientin zu validieren, andererseits zu vermitteln, dass man im Leben selten Kontrolle über das Verhalten von anderen hat. Und dennoch ist es meist zielführend, das Gegenüber zunächst zu validieren, bevor man seinen Ärger zum Ausdruck bringt und dann versucht, seine Ziele auf andere Art und Wiese zu erreichen.

Nutzen Sie diese Gruppendiskussionen, um immer wieder Skills in Erinnerung zu rufen und auf bestimmte Handouts hinzuweisen. (*»Wissen Sie noch, was Validierung bedeutet? Da gibt es einen Skill, der heißt Akzeptanz von Dissonanz.«*) Dabei ist es hilfreich, wenn Sie mit dem Repertoire vertraut sind.

Schritt 5: Rollenspiel. Ziel des Rollenspiels ist es, neue, zielführende Strategien und Verhaltensmuster auszuprobieren. Es geht hier nicht darum, die erlebte Szene möglichst facettenreich und eindrücklich nachzuspielen. Die Rollenspielpartnerinnen sind angehalten, der Patientin zu helfen, **neues Verhalten** zu erproben, und entsprechend Rückmeldung zu geben.

Bleiben Sie flexibel: Im Rollenspiel gibt es kein Richtig oder Falsch. Es geht nicht darum, eine perfekte Lösung zu präsentieren, sondern eine hilfreiche Haltung im Umgang mit schwierigen Situationen zu finden. Seien Sie mutig und legen Sie los: Solche freien Übungen sind immer ein kleines Abenteuer. Manchmal weiß man zu Beginn nicht genau, was am Ende dabei herauskommt. Führen Sie dessen ungeachtet die Regie: Führen Sie eng und unterbrechen die Rollenspiele per Handzeichen, wenn diese ausufern oder zu emotional werden. Die ist eine weitere Gelegenheit, immer wieder auf das Gelernte zurückzukommen: *»Bleiben Sie klar. Denken Sie an die 6 Bs.« »Versuchen Sie, zunächst zu validieren.« »Halten Sie Augenkontakt.« »Legen Sie vielleicht ein bisschen mehr Kraft in die Stimme.«* Sie können auch als Rollenmodell auftreten und bestimmte Verhaltensweisen selbst »vorspielen«.

Reflektieren Sie immer wieder vor dem Hintergrund der gewünschten Priorisierung (siehe Schritt 4), inwiefern das neu erprobte Verhalten die Orientierung an Zielen, Beziehung und Selbstachtung abbildet und ob nachgebessert werden kann.

An dieser Stelle können Sie die Gruppe gut einbeziehen. Sie könnten beispielsweise drei beobachtende Kleingruppen bilden: Eine Gruppe achtet auf die Zielorientierung (6-mal B), die zweite auf die Beziehungsgestaltung (LIVE) und die dritte auf Selbstachtungsaspekte (FAIR).

Ein wichtiger Praxistipp: Geben Sie unmittelbares Feedback und lassen die Patientin nicht allzu lange spielen, wenn sie die entsprechenden Skills nicht umsetzt. Dies hilft sowohl der Patientin als auch Ihnen als Skillstrainerin.

Wenn der Patientin nicht verständlich ist, wie sie die Orientierung priorisieren soll, können Sie das Rollenspiel in drei kürzere Abschnitte gliedern: Im ersten Schritt legen Sie den Fokus auf das Ziel, danach auf die Beziehung und dann auf die Selbstachtung. Die Patientin kann dann allein oder mit Unterstützung der Gruppe erarbeiten, welche Priorisierung in der jeweiligen Situation stimmig erscheint.

Im Nachgang an das Rollenspiel können Sie gezielt Skills oder einzelne Aspekte vermitteln. Oder Sie lassen noch einmal in Groß- und Kleingruppen üben. Fällt Ihnen beispielsweise auf, dass die Teilnehmerinnen Schwierigkeiten haben zu validieren, geben Sie dazu einen Input oder üben Sie zu diesem Thema konkret diesen Skill.

Schritt 6: Umsetzung im Alltag. Im letzten Schritt wird mit der Protagonistin vereinbart, welche Facetten des neu erprobten Verhaltens sie in der folgenden Woche im Alltag ausprobieren möchte. Welche Gelegenheiten bieten sich dazu an? Vergessen Sie nicht, in der nächsten Gruppensitzung nachzufragen, wie es gelaufen ist.

Paxistipps

Wir haben natürlich zahlreiche Situationsanalysen in Skillsgruppen durchgeführt und dabei Erfahrungen gesammelt, die wir gerne in diesem Abschnitt teilen möchten. Doch bevor wir uns der Situationsanalyse zuwenden, zunächst zwei reale Fallbeispiele aus unserer klinischen Praxis, die aus Datenschutzgründen unkenntlich gemacht wurden.

Fallbeispiel 1

Frau L. berichtet von einem belastenden zwischenmenschlichen Ereignis in der vergangenen Woche, welches sie im Rahmen der Situationsanalyse thematisieren möchte. Vor etwa zwei Wochen hatte sie eine neue Bekanntschaft gemacht. Sie verbringt gerne Zeit mit ihm, pflegt eine erfrischende sexuelle Beziehung und kann sich durchaus eine längerfristige Partnerschaft vorstellen. Letzte Woche war ein Treffen geplant, doch Frau L. war erkrankt. In diesem unpässlichen Zustand konnte sie sich beim besten Willen nicht vorstellen, Gesellschaft zu haben oder gar körperliche Nähe zuzulassen. Daher versuchte sie, das Treffen telefonisch abzusagen. Ihr neuer Partner zeigte sich überrascht und äußerte dann den Wunsch, dennoch zu kommen, um sich um sie zu kümmern und für sie zu kochen.
Frau L. war dies eigentlich unangenehm, doch aus Sorge, den neuen Partner zu verärgern oder zurückzuweisen, willigte sie ein. Als dieser schließlich in der Wohnung ankam, bereitete er zunächst das Essen zu. Im Anschluss suchte er körperliche Nähe. Frau L. fühlte sich übergangen, ihre Grenzen wurden nicht respektiert. Sie wurde wütend, äußerte dies jedoch zunächst nicht, sondern reagierte distanziert und abweisend. Der Partner zeigte sich irritiert, blieb jedoch in seinem Verhalten aufdringlich. Schließlich platzte es aus Frau L. heraus: »Lass mich doch einfach in Ruhe, du Arschloch, und respektiere meine Grenzen!« – Es folgte ein heftiger Streit.

Fallbeispiel 2

Frau K. berichtet von einem belastenden zwischenmenschlichen Ereignis in der vergangenen Woche, das sie im Rahmen der Situationsanalyse bearbeiten möchte. Sie war mit ihrem erwachsenen Sohn und ihrer Mutter zu einem Konzert verabredet. Sie hatte sich auf diesen Abend gefreut – auch wenn sie etwas angespannt war, denn das Verhältnis zur Mutter war bisweilen etwas schwierig. Da ihre Mutter in ihrer Mobilität eingeschränkt ist, holten Frau K. und ihr Sohn sie mit dem Auto zu Hause ab, um gemeinsam zum Konzert zu fahren. Beim Einsteigen der Mutter verbreitete sich sofort ein intensiver Parfümgeruch im Auto. Frau K. wurde übel – sie ist generell sehr geruchsempfindlich. Die Mutter sollte das eigentlich wissen, meint Frau K. Sie nahm jedoch einfach keine Rücksicht auf die Tochter, sonst hätte sie sich nicht so stark parfümiert. Für Frau K. fühlte es sich an wie immer: Die Mutter ignoriert ihre Bedürfnisse, sie selbst zählt nichts. Gar nichts. Sie war außer sich vor Wut, brachte jedoch kein Wort über die Lippen. Stattdessen öffnete sie ostentativ die Fenster und vermied jeden Blickkontakt mit der Mutter. Die Temperatur im Auto war eisig, die Stimmung auch. Der gemeinsame Konzertabend verlief dann deutlich anders als erhofft.

Viele der zwischenmenschlichen Situationsanalysen, die wir in den Skillsgruppe bearbeiten, folgen einem ähnlichen »Teufelskreis«-Muster: Am Anfang steht meist eine belastende zwischenmenschliche Situation. Häufig ist diese geprägt von einer erhöhten Sensibilität unserer Patientinnen für Zurückweisung, Bedrohung oder Kränkungen. Die Intensität ihrer emotionalen Reaktionen auf das Ereignis ist häufig vor diesem Hintergrund verständlich, in der realen Situation jedoch unangemessen. In Situation 1 war es eine ausgeprägte Angst, den neuen Partner zu verlieren und wieder allein zu sein (SEN-Netzwerk I: Angst, verlassen zu werden). In Situation 2 spielten frühere Invalidierungserfahrungen durch die Mutter eine zentrale Rolle, die die aktuelle Wahrnehmung verstärkten und insbesondere das SEN-Netzwerk II (Demütigung) aktivierten.

Diese Hypersensitivitäten sollten validierend herausgearbeitet werden. Keine Sorge: Unsere Patientinnen empfinden es in der Regel als sehr hilfreich, diese Muster zu erkennen und zu verstehen. Wichtig ist dabei stets, die emotionale Reaktion vor dem Hintergrund biografischer Erfahrungen einzuordnen und zu validieren (V 4, siehe Bohus 2019). Z.B.:

Situation 1: *»Sie haben eine starke Angst davor, verlassen zu werden, wenn Sie sich gegenüber Ihrem neuen Partner abgrenzen würden. Das erklärt auch, weshalb Sie in dieser Situation den Impuls hatten, nichts zu sagen und alles über sich ergehen zu lassen.«* (Validierung Level 5)

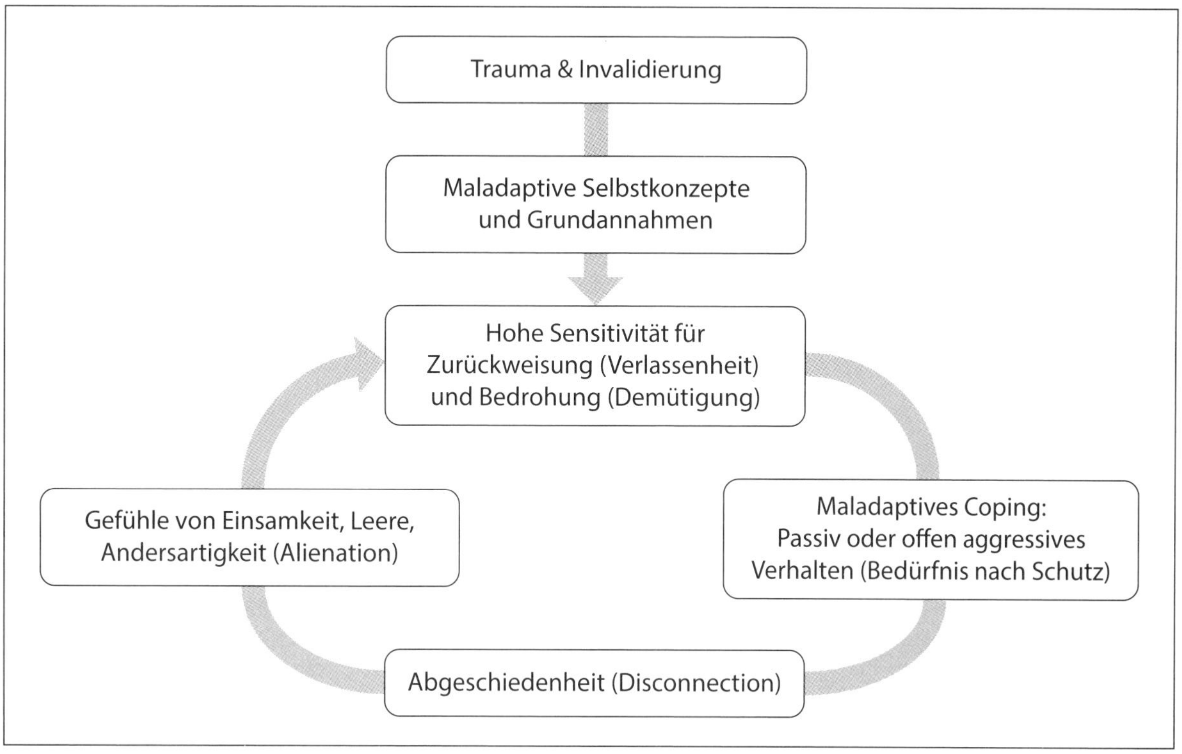

Abbildung 2.6.6 Teufelskreis im interpersonellen Bereich

Situation 2: »*Sie sind sehr empfindlich für Invalidierungen durch Ihre Mutter. Das ist absolut nachvollziehbar, da Sie vermutlich auch in der Vergangenheit wiederholt solche Erfahrungen mit ihr gemacht haben.*« (Validierung Level 4)

Im weiteren Verlauf der zwischenmenschlichen Problemsituationen reagieren unsere Patientinnen meist auf zwei Arten: entweder mit offen aggressivem Verhalten, etwa einem Wutausbruch (wie am Ende von Situation 1), oder mit passiv-aggressivem Verhalten (wie zu Beginn von Situation 1 und in Situation 2). Beide Reaktionsmuster führen häufig zu Missverständnissen, Irritation und dem Gefühl, nicht verstanden zu werden.

Aus dieser festgefahrenen Haltung heraus – verstärkt durch aktivierte SEN-Netzwerke – fällt es den Patientinnen oft schwer, ihre eigenen Gefühle und Bedürfnisse angemessen auszudrücken, sich abzugrenzen oder eine klare Bitte zu formulieren. Stattdessen ziehen sie sich häufig zurück, was zu einem Gefühl von Abgeschiedenheit und Unverbundenheit führt. Auf lange Sicht entwickelt sich daraus nicht selten ein Gefühl von Isolation, Einsamkeit, Leere und Andersartigkeit. Man kann also getrost behaupten, dass die zwischenmenschlichen Probleme unserer Patientinnen nicht nur eine Folge der Borderline-Störung sind, sondern auch maßgeblich zu deren Aufrechterhaltung und Verstärkung beitragen. Abbildung 2.6.6 veranschaulicht diesen Teufelskreis im interpersonellen Bereich.

Auf dieser Grundlage lassen sich gezielt Skills aus den Bereichen Emotionsregulation und zwischenmenschliche Fertigkeiten anwenden, um die geschilderten Situationen zu bewältigen:

- Der STOP-Skill kann helfen, alte emotionale Netzwerke zu erkennen und zu entaktualisieren (2.5 IB 4 & 2.6 AB 6) und die eigenen jeweiligen Bedürfnisse wahrzunehmen. *Wise Mind* hilft immer auch, die Perspektive des Gegenübers wahrzunehmen.
- Skills zum Nein-Sagen (2.6 AB 9) wären in Situation 1 hilfreich, um sich auf sozialverträgliche Weise abzugrenzen.
- Der »Bitten – Fragen – Fordern«-Skill (2.6 IB 6) könnte in Situation 2 dabei unterstützen, die Mutter freundlich, aber bestimmt darum zu bitten, bei gemeinsamen Autofahrten weniger starkes Parfüm zu verwenden.

Bevor die Patientinnen aktiv werden, sollte gemeinsam eine Orientierung in der jeweiligen Situation erarbeitet werden. Die Grundregeln der Basiskommunikation aus den Skills 6-mal B, LIVE und FAIR (2.6 IB 3–5) sollten berücksichtigt werden.

In Fällen wie in Situation 2 werden Patientinnen äußern, dass es ohnehin nichts bringe, auf andere einzugehen, weil sich z.B. die Mutter sowieso nicht ändern werde. Ein nicht unerhebliches Argument, das natürlich validiert werden sollte. Gleichzeitig aber sollte dazu ermutigt werden, neues Verhalten in Rollenspielen zu erproben – ergänzt durch eine Prise »zwischenmenschliche Dialektik« (2.6 IB 11).

Fahren Sie dann mit Schritt 5 und 6 der Situationsanalyse fort und versuchen Sie, durch Rollenspiele neues Skill-basiertes Verhalten zu formen. Und schließlich kann man auch lernen, mit unveränderlichen Verhaltensmustern von anderen umzugehen (Akzeptanz von Diskrepanz; Wise Mind; radikale Akzeptanz). Der Ärger entsteht immer nur dann, wenn wir davon ausgehen, dass das Gegenüber sich tatsächlich anders verhalten sollte und auch könnte, wenn es wollte.

2.7 Allgemeine Materialien

Dieses Modul enthält eine Reihe von Info- und Arbeitsblättern, die **vornehmlich in der DBT-Einzeltherapie** eingesetzt werden. Da jedoch nicht alle Teilnehmerinnen der DBT-Skillsgruppen parallel eine DBT-Einzeltherapie aufsuchen, sollten in diesen Fällen die Skillstrainerinnen ihr Blickfeld erweitern, um die Umsetzung der Skills im Alltag zu fördern. Weil meist zu wenig Zeit für detaillierte individuelle Arbeit zur Verfügung steht, geht es in erster Linie darum, die Patientinnen zum Selbstmanagement anzuregen. Neben Materialien zur Analyse von Problemverhalten und der DBT-Tagebuchkarte bieten die Info- und Arbeitsblätter zum alten und neuen Weg ein breites Repertoire an, um die Veränderungsmotivation kontinuierlich zu fördern.

Bevor wir die Info- und Arbeitsblätter vorstellen, können Sie sich im Folgenden noch einmal die grundlegende Funktion von Werten in der Psychotherapie vor Augen zu führen.

2.7.1 Hintergrundwissen: Werte in der Psychotherapie

R. Sachse prägte den Begriff der »Alienation«. Er meinte damit die bei vielen Patientinnen mit psychischen Störungen zu findende **Entfremdung von den eigenen Werten** (Sachse et al. 2012). Besonders bei Patientinnen mit hoher Symptomlast tritt Alienation relativ häufig auf. Sachse sieht in dieser Entfremdung von den persönlichen Werten die Begründung dafür, dass psychisch schwerer Erkrankte zu Beginn der Psychotherapie kaum definieren können, was genau sie eigentlich von Psychotherapie erwarten oder befürchten.

Somit erhalten Werte und Ziele für die Psychotherapie besondere Bedeutung. Zu Beginn der Therapie geht es meist darum, sich die jeweiligen Werte wieder zu vergegenwärtigen, und diese als Motivatoren für notwendige Veränderungsprozesse zu reaktivieren. Im weiteren Verlauf kann es dann nötig sein, den Patientinnen zu helfen, die individuellen Werte an sich verändernde Umgebungsfaktoren anzupassen.

Psychotherapieprogramme der sogenannten Dritten Welle, wie z.B. die Acceptance and Committment Therapie (ACT) oder auch die DBT, bieten bisweilen strukturierte Interventionen an, die darauf ausgerichtet sind, die persönlichen Werte der Patientinnen zu definieren. Konkrete Therapieziele sollten daraus abgeleitet werden, um darauf aufbauend Maßnahmen zu planen, um diese Ziele erreichen zu können. Es empfiehlt sich, nicht nur die übergeordnete Planung der Therapie, sondern auch die einzelnen Veränderungsschritte an die individuellen Werte zu koppeln.

Definition von Werten

Werte sind abstrakte, situationsübergreifende Grundüberzeugungen, die sich im Laufe des Lebens in der Interaktion mit dem sozialen und kulturellen Umfeld entwickeln. Man sollte die Bedeutung von Werten für psychische Gesundheit nicht diskutieren, ohne die Arbeiten von Viktor Frankl, dem Begründer der Existenzialanalyse, zu erwähnen, der sowohl das Gewahrwerden als auch die Realisierung von Werten als zentrale Parameter für psychische Gesundheit erkannte (Frankl 1984).

Aus individualpsychologischer Sicht sind Werte bewusstseinsnahe Überzeugungen oder Grundhaltungen, die als »Muster« oder »Matrizen« unser Handeln und Erleben prägen und gestalten.

Werte bedienen vier primäre Domänen: Identitätssicherung, Handlungsorientierung, Motivation und Sinnstiftung.

Identitätssicherung

Aus evolutionspsychologischer Sicht können Werte als internalisierte ethische, motivationale und kulturelle Grundüberzeugungen von Klein- und Großgruppen verstanden werden. Die Kollektive erzielen so, mithilfe moralischer Bewertungen, die automatisch getroffen werden, ein gewisses Maß an Homogenität, Sicherheit und Handlungskompetenz. Das Individuum erlebt diese Werte meist unreflektiert als Bestandteil seiner (personalen, relationalen, sozialen und kulturellen) Identität. Die Umsetzung von Werten erzeugt demnach Kohärenz, Konsistenz, Sicherheit und insbesondere soziale Zugehörigkeit. Im Gegenzug können auch sogenannte Wertekrisen ausgemacht werden: In diesen Situationen werden die individuellen oder kollektiven Werte plötzlich infrage gestellt. Migration, Kriegseinsätze, technische oder soziale Umwälzungen gehen häufig mit plötzlichen Einbrüchen des kollektiven Wertesystems einher, die sich individuell als Störungen der Identität manifestieren können. Damit stellen sie Risikovariablen für psychische Störungen dar.

Handlungsorientierung

Menschen neigen dazu, Personen und Handlungen zu wählen, die mit ihrem persönlichen Wertesystem übereinstimmen, während sie Personen und Handlungen meiden, die dem nicht entsprechen. Dieser Aspekt ist bei der Betrachtung von Verhaltensanalysen oder kognitiven Prozessen wichtig. Die Aktivierung von Handlungen, Emotionen und Kognitionen ist immer auch motivational gesteuert. Motive und Ziele wiederum hängen von überdauernden Werten ab. Diese relativ stabilen Leitlinien unterliegen jedoch im Laufe eines Lebens gewissen Veränderungsprozessen. Ein 17-Jähriger legt vermutlich weniger Wert auf »Familie und Fürsorge«, während dies für eine 28-jährige Mutter meist von zentraler Bedeutung ist. Für einen 75-Jährigen sind wahrscheinlich andere Werte wie etwa Gesundheit oder Vertrautheit und Regelmäßigkeit relevant. Es gibt demgemäß Veränderungsprozesse, in denen sich Wertesysteme mit der Zeit verschieben, sodass Psychotherapie immer auch in gewisser Weise »Therapy of the Lifespan« bedeutet. Beispielsweise können Paare während beruflicher oder familiärer Veränderungen feststellen, dass ihre Wertesysteme nicht mehr übereinstimmen. Oder dass die neuen Lebensumstände nicht mehr den bisherigen Werten entsprechen. Da sich die meisten Psychotherapien über maximal ein bis zwei Jahre erstrecken, bleibt ein Wertesystem während einer Therapie in der Regel stabil, sofern die Klientel sich nicht in einer Phase des Umbruchs befindet. Individuelle Werte von Patientinnen stellen somit die vermutlich stabilste mentale Plattform dar, mit der Psychotherapeutinnen arbeiten.

Motivation

Entsprechend der eigenen Werte zu handeln ist belohnend, setzt Energie und Kreativität frei und stärkt die Änderungsmotivation. Wie diese motivationalen Prozesse entstehen, wodurch Energie oder Kreativität entfacht werden und welche Rolle Belohnungssysteme in diesem Prozess spielen, ist bislang kaum erforscht. Rein phänomenologisch betrachtet scheinen jedoch Handlungen, die einer Person wichtig sind, sie nachhaltig mit Energie zu speisen.

Um diesen Aspekt zu verdeutlichen, können Sie Patientinnen folgendes Bild anbieten: *»Stellen Sie sich vor, es ist ein Uhr nachts und Sie liegen im Bett, haben hart gearbeitet, und der Schlaf ist wohlverdient. Schon fast eingeschlafen hören Sie, dass Ihre 17-jährige Tochter nach Hause kommt und sich schluchzend auf die Treppe setzt. Natürlich könnten Sie sich sagen: ›Ich habe hart gearbeitet und schlafe jetzt weiter.‹ Stattdessen stehen Sie auf und fragen die Tochter, was sie bedrückt. Diese erklärt, dass ihr Freund mit ihr Schluss gemacht habe. Wieder könnten Sie sagen: ›Ich bin müde, ich gehe wieder ins Bett und dann besprechen wir das Problem morgen.‹ Auch das werden Sie kaum denken, wenn es Ihnen wichtig ist, eine gute Mutter oder ein guter Vater zu sein, wenn Ihnen also der Wert ›Familie‹ bedeutsam ist. In diesem Fall werden Sie ganz automatisch auf Ihre Tochter eingehen, mit ihr reden und sie trösten. Der entscheidende Punkt ist, dass Sie plötzlich nicht mehr müde sind, obwohl Sie noch vor wenigen Minuten kurz davor waren, einzuschlafen.«*

Handlungen, die implizit stark im eigenen Wertesystem verankert sind, liefern Energie. Wertekohärente Handlungen sind deutlich stärker mit Energie besetzt und können wesentlich länger aufrechterhalten werden als von Werten unabhängige Tätigkeiten.

Sinnstiftung

Dem Leben einen Sinn zu geben ist eine der zentralen Aufgaben, an der Menschen während ihres gesamten Lebens arbeiten. Mittels welcher Mechanismen das Gehirn Sinnhaftigkeit kreiert, ist deshalb auch eine der zentralen Fragen der Positiven Psychologie. In unserer zunehmend säkularisierten Gesellschaft, in der Religionen und gesellschaftliche Dogmen an Einfluss verlieren, liegt es immer mehr in der persönlichen Entscheidung jedes und jeder Einzelnen, welche moralischen Urteile man trifft und wie man etwas bewertet.

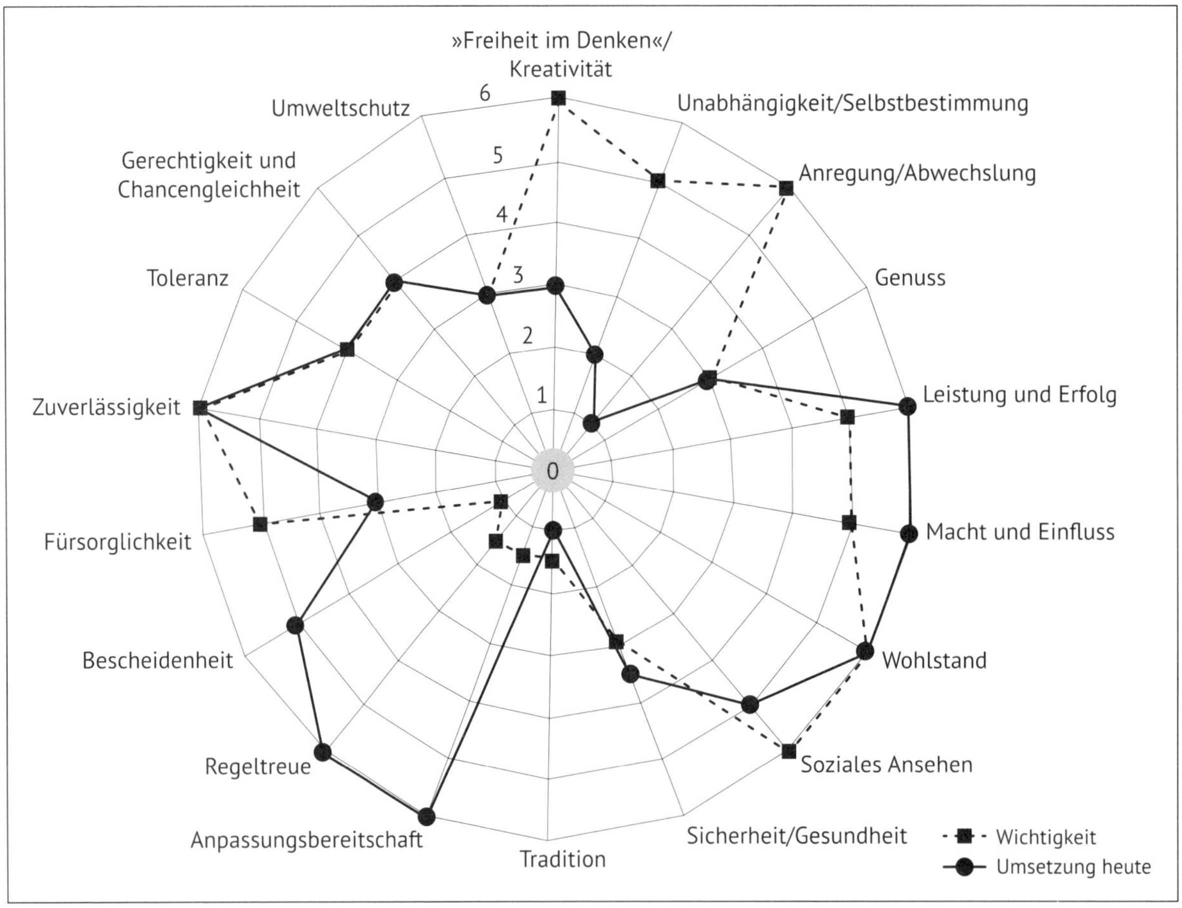

Abbildung 2.7.1 Spinnennetz der Werte nach Schwartz et al. 2012; modifiziert nach Bohus et al. 2013, eigene Darstellung

Da sich Menschen in säkularisierten Kulturen Religionen und Ideologien der Sinnstiftung entziehen, kann dies dazu führen (und führt wohl auch dazu), dass wir in der Psychotherapie zunehmend mit diesen als existenziell erlebten Fragen konfrontiert werden. Besonders deutlich wird dies in der Arbeit mit älteren Menschen. Sie muss sich mit der Frage nach der Sinnhaftigkeit dessen befassen, was der Mensch in seinem Leben getan oder gelebt hat. Erfolgreiches Altern gelingt besser, wenn man über kognitive Automatismen verfügt, die sich auf jene Werte fokussieren, die jeweils sinnstiftend für ein Individuum waren oder noch sind. Besonders im Angesicht des eigenen gelebten Lebens wird dann deutlich, dass man durch die Umsetzung der eigenen Werte Sinn kreieren kann.

Die DBT formuliert dezidiert die Entwicklung eines sinnerfüllten Lebens als primäres Behandlungsziel. Die Bewusstmachung von eigenen Werten und die Nutzung dieser Werte, um die Therapieziele zu erreichen, ist daher ein zentrales Thema.

Ordnen und Erfassen von Werten

Die Arbeitsgruppe um S. Schwartz (2012) hat ein valides und reliables Inventar geschaffen, dem eine große Zahl von Datensätzen zu persönlichen Werten von Menschen aus 54 Ländern zugrunde liegt. In diesem System werden 19 Werte definiert, die sich in vier Wertekategorien höherer Ordnung gliedern lassen:

Offenheit für neue Erfahrungen: Unabhängigkeit; Freiheit im Denken, Kreativität; Anregung, Abwechslung; Genuss.

Selbsterhöhung: Leistung und Erfolg, Macht und Einfluss, Wohlstand, soziales Ansehen.

Tradition: Regeltreue, Anpassungsbereitschaft, Sicherheit, Gesundheit.

Universalismus: Bescheidenheit, Fürsorglichkeit, Zuverlässigkeit, Toleranz, Gerechtigkeit, Umweltbewusstsein.

Schwartz und Kollegen (2012) ordneten diese Werte in Form eines Zirkels an, basierend auf den jeweiligen Ähnlichkeiten und Zusammenhängen (Abb. 2.7.1). Auf diesem Kreis stehen ähnliche Werte nebeneinander, während widersprüchliche Werte sich gegenüberstehen. Auch lassen sich die individualisierten Werte von den sozial orientierten Werten gut trennen.

Der in diesem Skills-Manual verwendete Fragebogen (2.7 AB 5) basiert auf dem Schwartz'schen Wertesystem und wurde für ein gut evaluiertes DBT-Präventionsprogramm modifiziert (Lebe Balance; Lyssenko et al. 2016).

Neben der relativen **Bedeutung** der persönlichen Werte (*»Wie wichtig ist Ihnen Macht und Einfluss?«*) kann auch deren **Umsetzung** erfasst werden: (*»Wie ausgeprägt schätzen Sie derzeit Ihre Macht und Ihren Einfluss ein?«*, Bohus et al. 2013). Indem man die Einschätzung der Bedeutung und die aktuelle Umsetzung dieser Werte nebeneinander skaliert (vgl. Abb. 2.7.1), wird auf den ersten Blick ersichtlich, welche Werte derzeit entsprechend ihrer individuellen Bedeutung angemessen umgesetzt werden und welche möglicherweise zu viel oder zu wenig Beachtung finden.

Zur Bedeutung von Werten in der Psychotherapie

Wir können davon ausgehen, dass jeder Mensch über ein persönliches Wertesystem verfügt, das eine wesentliche Komponente seiner personalen und sozialen Identität darstellt. Störungen dieses Systems, wie etwa Wertekonflikte, die Irritation der sozialen Akzeptanz seiner Werte, die Unmöglichkeit, wichtige Werte umzusetzen, oder der Zwang, gegen seine Werte zu handeln, führen zu Irritationen. Sie können die Identität des/der Betroffenen und ihre Subkomponenten, also etwa das Selbstwertgefühl, destabilisieren.

Da Störungen des Wertesystems oft nicht offensichtlich als kategoriale Emotionen erkennbar sind, haben viele Betroffene Schwierigkeiten, diese Probleme überhaupt zu erkennen. Therapeutinnen, die mit der grundlegenden Bedeutung von Werten vertraut sind und wissen, wie sie damit arbeiten können, verfügen über eine bedeutende Behandlungskompetenz, da sie den Betroffenen helfen können, diese fundamentalen Aspekte ihres Selbst zu verstehen und zu stabilisieren.

Die Würdigung der persönlichen Werte einer Patientin, selbst wenn sie widersprüchlich oder nicht konsistent mit kulturell anerkannten Werten erscheinen oder nicht mit den Werten der Psychotherapeutin übereinstimmen, ist eine wesentliche Grundlage und Methode, um sich in der Psychotherapie zu verständigen und die therapeutische Beziehung zu gestalten. Durch die Anerkennung und Würdigung der persönlichen Werte der Patientin können gemeinsam Möglichkeiten für realistische Zielsetzungen und deren Umsetzung gefunden werden, z.B. indem – ausgehend von den Werten der Patientin – Bedürfnisse priorisiert oder in eine Hierarchie gebracht werden. Auf diese Weise kann Verständnis dafür ausgedrückt werden, dass die Patientin aufgrund unterschiedlicher Werte Probleme hat, allem und allen gerecht zu werden.

2.7.2 Allgemeine Materialien: Info- und Arbeitsblätter

2.7 AB 1 Ihre persönlichen kleinen Monster	Patienten-Manual, S.401
2.7 AB 2 Der alte und der neue Weg	Patienten-Manual, S.404
2.7 AB 3 Der alte und der neue Weg – Grafik	Patienten-Manual, S.408
2.7 AB 4 Werte – warum sie wichtig sind	Patienten-Manual, S.409
2.7 AB 5 Persönliche Werte	Patienten-Manual, S.413
2.7 AB 6 Verhaltensanalyse	Patienten-Manual, S.416
2.7 AB 7 Tagebuchkarte	Patienten-Manual, S.419
2.7 AB 8 Wechsle die Brille!	Patienten-Manual, S.420
2.7 IB 1 Albträume	Patienten-Manual, S.422

2.7 AB 1 Ihre persönlichen kleinen Monster

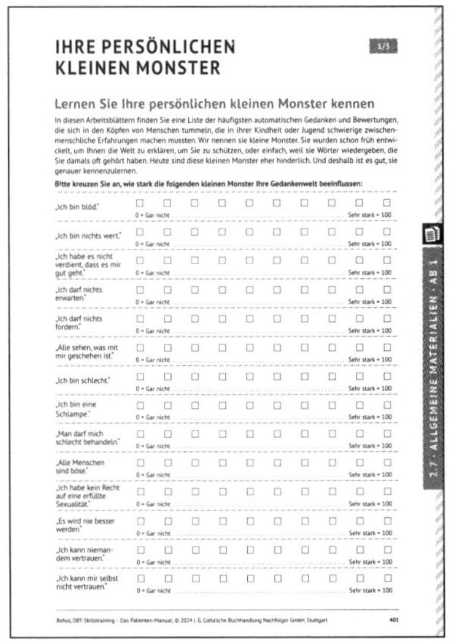
IHRE PERSÖNLICHEN KLEINEN MONSTER

1/3

Lernen Sie Ihre persönlichen kleinen Monster kennen

In diesen Arbeitsblättern finden Sie eine Liste der häufigsten automatischen Gedanken und Bewertungen, die sich in den Köpfen von Menschen tummeln, die in ihrer Kindheit oder Jugend schwierige zwischenmenschliche Erfahrungen machen mussten. Wir nennen sie kleine Monster. Sie wurden schon früh entwickelt, um Ihnen die Welt zu erklären, um Sie zu schützen, oder einfach, weil sie Wörter wiedergeben, die Sie damals oft gehört haben. Heute sind diese kleinen Monster eher hinderlich. Und deshalb ist es gut, sie genauer kennenzulernen.

Bitte kreuzen Sie an, wie stark die folgenden kleinen Monster Ihre Gedankenwelt beeinflussen:

	0 = Gar nicht … Sehr stark = 100
„Ich bin blöd."	☐ ☐ ☐ ☐ ☐ ☐ ☐ ☐ ☐ ☐
„Ich bin nichts wert."	☐ ☐ ☐ ☐ ☐ ☐ ☐ ☐ ☐ ☐
„Ich habe es nicht verdient, dass es mir gut geht."	☐ ☐ ☐ ☐ ☐ ☐ ☐ ☐ ☐ ☐
„Ich darf nichts erwarten."	☐ ☐ ☐ ☐ ☐ ☐ ☐ ☐ ☐ ☐
„Ich darf nichts fordern."	☐ ☐ ☐ ☐ ☐ ☐ ☐ ☐ ☐ ☐
„Alle sehen, was mit mir geschehen ist."	☐ ☐ ☐ ☐ ☐ ☐ ☐ ☐ ☐ ☐
„Ich bin schlecht."	☐ ☐ ☐ ☐ ☐ ☐ ☐ ☐ ☐ ☐
„Ich bin eine Schlampe."	☐ ☐ ☐ ☐ ☐ ☐ ☐ ☐ ☐ ☐
„Man darf mich schlecht behandeln."	☐ ☐ ☐ ☐ ☐ ☐ ☐ ☐ ☐ ☐
„Alle Menschen sind böse."	☐ ☐ ☐ ☐ ☐ ☐ ☐ ☐ ☐ ☐
„Ich habe kein Recht auf eine erfüllte Sexualität."	☐ ☐ ☐ ☐ ☐ ☐ ☐ ☐ ☐ ☐
„Es wird nie besser werden."	☐ ☐ ☐ ☐ ☐ ☐ ☐ ☐ ☐ ☐
„Ich kann niemandem vertrauen."	☐ ☐ ☐ ☐ ☐ ☐ ☐ ☐ ☐ ☐
„Ich kann mir selbst nicht vertrauen."	☐ ☐ ☐ ☐ ☐ ☐ ☐ ☐ ☐ ☐

2.7 · ALLGEMEINE MATERIALIEN · AB 1

Bohus, DBT-Skillstraining – Das Patienten-Manual; © 2024 J. G. Cotta'sche Buchhandlung Nachfolger GmbH, Stuttgart 401

Was sind »kleine Monster«? Zugegeben, der Begriff klingt auf den ersten Blick etwas gewagt. Wer möchte sich schon mit Monstern auseinandersetzen und noch dazu in seinem eigenen Kopf? Aber die meisten Betroffenen kommen mit diesem Begriff sehr gut zurecht. Im Konzept der DBT symbolisieren »kleine Monster« fest etablierte Kognitionen oder kognitiv-emotionale Muster, die relativ früh erworben wurden, sich im Laufe des Lebens im Selbstkonzept der Patientinnen verankert haben und durch spezifische Verhaltensmuster virulent bleiben. In der Psychotherapie fungieren diese kleinen Monster unter dem Terminus »Grundannahmen« oder **automatisierte »dysfunktionale Kognitionen«**. Die meisten Patientinnen mögen diese technischen Wörter nicht – sie sind auch sehr abstrakt. Und wenn es im Laufe der Therapie darum geht, die kleinen Monster zu zählen, sie »auszuhungern« oder »mitzunehmen«, dann ist dieser Umgang spielerischer, als »seine kognitiven Grundannahmen zu relativieren«. Monster können also Kognitionen sein (*»Ich bin nichts wert. Ich bin der letzte Dreck.«*) oder vermutete Kompetenzdefizite (*»Ich habe keine Ahnung, wie man einen Antrag bei Sozialamt einreicht, ich lass das lieber bleiben.«*) oder auch verbalisierbare Emotionen (Scham, Schuld, Angst, Ekel usw.).

Viele dieser kleinen Monster sind durchaus virulent: Häufig berichten unsere Patientinnen über Stimmen im Kopf, die sich immer dann gehässig und laut kommentierend melden, wenn diese sich etwas »Gutes« tun: *»Du hast das nicht verdient. Du bist der letzte Dreck. Du wirst versagen. Du stinkst, und alle werden dies riechen …«* Sie sehen, weshalb das Konzept der kleinen Monster für unsere Patientinnen vielleicht intuitiv eingängiger ist als für viele Therapeutinnen.

Wir gehen nicht unbedingt davon aus, dass diese gelernten Grundannahmen und Automatismen zu einem biografisch früheren Zeitpunkt einmal funktional waren. Bisweilen manifestieren sie auch wiederholte negative soziale Lernerfahrungen, die sich, wie bekannt, durch gegenwärtiges Verhalten bestätigen. Als typische Dritte-Welle-Therapie geht die DBT nicht davon aus, dass sich diese automatisierten Annahmen durch rein kognitive Interventionen revidieren lassen. Vielmehr geht es darum, die kleinen Monster im Alltag zu erkennen, zu benennen, sich dadurch von ihnen mental zu distanzieren und sich auf der Handlungsebene zielorientiert zu verhalten.

Wenn also im Verlauf der Therapie immer häufiger Skills eingesetzt werden, um Selbstmanagement-Instruktionen gegen diese dysfunktionalen Kognitionen einzusetzen, dann ist **neben dem »Erkennen« auch das »Benennen«, also »Etikettieren (Labeln)«** dieser Kognitionen wichtig. Dies trägt erheblich dazu bei, deren emotionale Bedeutung zu brechen und für neue Optionen den Kopf frei zu bekommen (siehe dazu auch Modul 2.3 Achtsamkeit).

Der erste Teil der Übungen steht unter der Überschrift: Kleine Monster erkennen und benennen

Ob in der Einzeltherapie oder Skillsgruppe: Bitten Sie Ihre Patientin, zunächst das Arbeitsblatt 2.7 AB 1 möglichst eigenständig durchzuarbeiten: Hier sind prototypische Selbsteinschätzungen von Patientinnen mit **Borderline-Störung** oder komplexer PTBS aufgelistet. Manche Patientin wird verblüfft sein, wie »bekannt« ihr diese Kognitionen vorkommen. Besser als alle therapeutischen Worte wirkt diese Erkenntnis oft mildernd auf die sekundäre Scham. *»Ich bin nicht die Einzige, die so denkt, das ist offensichtlich ganz normal.«* Aufbauend auf dieser Erkenntnis ist es dann einfacher, gemeinsam über die Entstehungsgeschichte dieser kleinen Monster nachzudenken, über deren Charakteristik und Vitalität und was man dagegen tun kann. Ermutigen Sie Ihre Patientin zum offensiv-freundlichen Umgang mit den Monstern!

Gehen Sie nicht davon aus, dass sich diese dysfunktionalen Kognitionen im Laufe der Therapie vollständig relativieren und zurückbilden: Viele dieser Denk- und Emotionsmuster sind konditioniert und werden – in Analogie zum Suchtgedächtnis – durch die entsprechenden Stimuli noch jahrelang aktiviert werden. Aber die Patientin kann im Sinne der metakognitiven Theorie lernen, die Bedeutung selbstabwertender Gedanken zu relativieren. Ermutigen Sie sie, diesen Monstern spezifische Namen zu geben (Hoffnungslosigkeits-, Selbstabwertungs-, Misstrauens-Monster …). Wann immer diese Gedanken im Laufe der Therapie auftauchen, benennen Sie sie und nutzen Sie die Gelegenheit, diese zu relativieren.

Während der Skillsgruppe können die Teilnehmerinnen sich zunächst in Kleingruppen austauschen und dann im Plenum über ihre Erkenntnisse berichten.

Versuchen Sie, das Ganze mit einer Prise Humor zu würzen:

Das Monster-Quiz (angeleitete Übung)

Jede Teilnehmerin notiert auf einem Kärtchen ihre Antworten auf die beiden Fragen:
1. Welche sind meine drei aktivsten Monster?
2. Welches sind die drei am häufigsten benannten Monster unserer Gruppe?

Als Therapeutin können Sie die Auflösung des Quiz am Flipchart moderieren. Diejenige Patientin, die die meisten populären »Gruppen«-Monster richtig errät, hat gewonnen.

Monster raten (angeleitete Übung)
Die Patientinnen (und die Therapeutinnen) teilen sich in zwei Teams auf.
Jede Teilnehmerin notiert ihr aktivstes Monster auf ein Kärtchen, legt dieses verdeckt auf den Tisch. Nun treten die beiden Teams in Wettstreit. Es geht darum, möglichst viele der Monster der eigenen Teammitglieder zu erraten. Nehmen wir an, die Gruppe setzt sich aus acht Teilnehmerinnen zusammen. In jedem Team spielen vier zusammen. Die TN A2, A3, und A4 der Gruppe A beginnen, TN A1 zu fragen. Sie dürfen so lange fragen, bis TN1 mit einem NEIN antwortet. Dann ist Team B an der Reihe und befragt ihre TN B1 so lange, bis sie mit NEIN antworten muss. Errät ein Team das Monster, so bekommt es einen Punkt und darf gleich weiterraten.

Monster-Pantomimen (angeleitete Übung)
Die Patientinnen (und die Therapeutinnen) bilden zwei Teams.
Eine Teilnehmerin sucht sich auf der Liste ein Monster aus, indem sie mit dem Stift, für die anderen nicht sichtbar, von oben nach unten fährt, bis jemand laut »Stopp« sagt. Sie nennt das Monster, auf dem der Stift zu stehen kommt. Ihre Aufgabe ist es nun, das Monster pantomimisch (also stumm) darzustellen. Die anderen Teilnehmerinnen ihres Teams versuchen, das Monster zu erraten. Sie dürfen so lange raten, bis die Pantomimin mit NEIN (Kopfschütteln) reagieren muss. Dann kommt das andere Team an die Reihe. Pro erratenes Monster erhält das Team einen Punkt.

Der zweite Teil der Übungen steht unter der Überschrift: Monster aushungern – entgegengesetzt handeln. Verdeutlichen Sie, dass diese kleinen Monster eine lange Geschichte haben und sich deshalb auch nicht einfach in Luft auflösen lassen. Manche Gedanken und Überzeugungen sind einfach etwas zäh: Sie tauchen immer wieder auf, wie Werbesprüche. Improvisieren Sie einen didaktischen Spontandialog.

Therapeutin: *»Kennen Sie noch diesen blöden Spruch? ... Wie heißt der doch gleich? Bauknecht weiß, was ...?«* Machen Sie eine Gedankenpause, bis eine Teilnehmerin einspringt und ergänzt.

Patientin: *»... Frauen wünschen.«*

T.: *»Genau. Bauknecht weiß, was Frauen wünschen. Äh, stimmt das? Glauben Sie das wirklich?«*

P.: *»Nein, natürlich nicht.«* Die Patientin lacht.

T.: *»Warum sagen Sie das dann?«*

P.: *»Das haben wir halt mal gehört, das bleibt so im Kopf.«*

T.: *»Genau. So ist das. Unser Gehirn lernt Zeugs und spult es immer wieder ab. Man muss nicht alles glauben, was einem so durch den Kopf geht, oder?«*

Sie können natürlich auch andere gängige, aber unsinnige Parolen oder Sprichwörter benützen (Wer schön sein will, muss ... Der Klügere gibt ... Haribo macht Kinder froh und Erwachsene ... Quadratisch, praktisch, ... Wohnst du noch oder ...).

Was aber tun, um die Macht dieser kleinen Monster zu brechen?

Sie könnten jetzt einen Vortrag über die Grundlagen der Lerntheorie halten (siehe Infoblatt 2.6 AB 16), oder Sie können sich an die genannte Metapher halten: **»Monster kann man füttern oder aushungern.«** Wann immer man sich entsprechend deren Anweisungen verhält, werden diese als wichtig, richtig und relevant abgespeichert. Ihre Wirkmacht auf das Verhalten wird stärker – die Monster werden fetter. Wann immer man sich gegenteilig verhält, stellt das eigene Verhalten die Relevanz der Automatismen infrage bzw. falsifiziert diese Annahmen. Die Wirkmacht auf das jeweilige Verhalten wird sich abschwächen, die Monster werden dünner.

Ermuntern Sie die Teilnehmerinnen, die dritte Seite des Arbeitsblattes 2.7 AB 1 in Kleingruppen zu bearbeiten und zu Hause die Bohnenübung durchzuführen.

Die Bohnenübung

Organisieren Sie sich eine Handvoll roher Bohnen und stecken diese in Ihre rechte Hosentasche. Wann immer Sie bemerken, dass eines Ihrer kleinen Monster aktiv wird und Ihnen etwas einflüstert, nehmen Sie eine Bohne aus der rechten Tasche und stecken diese in die linke Tasche. Abends zählen Sie, wie viele Bohnen Sie in Ihrer linken Tasche finden.
Am nächsten Tag (und in Zukunft) dürfen Sie immer dann eine Bohne von der linken in die rechte Tasche wandern lassen, wenn Sie bemerken, dass ein kleines Monster versucht, Ihnen etwas einzuflüstern, und Sie genau das Gegenteil dessen machen, wozu das Monster Ihnen rät.

2.7 AB 2 und AB 3 Der alte und der neue Weg

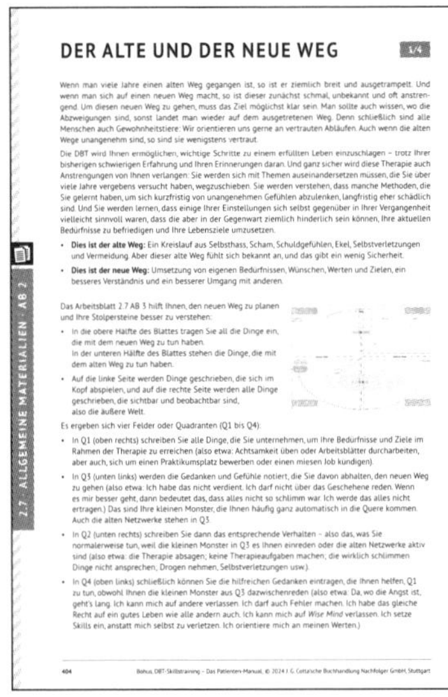

2.7 · ALLGEMEINE MATERIALIEN · AB 2

DER ALTE UND DER NEUE WEG 1/4

Wenn man viele Jahre einen alten Weg gegangen ist, so ist er ziemlich breit und ausgetrampelt. Und wenn man sich auf einen neuen Weg macht, so ist dieser zunächst schmal, unbekannt und oft anstrengend. Um diesen neuen Weg zu gehen, muss das Ziel möglichst klar sein. Man sollte auch wissen, wo die Abzweigungen sind, sonst landet man wieder auf dem ausgetretenen Weg. Denn schließlich sind alle Menschen auch Gewohnheitstiere: Wir orientieren uns gerne an vertrauten Abläufen. Auch wenn die alten Wege unangenehm sind, so sind sie wenigstens vertraut.

Die DBT wird Ihnen ermöglichen, wichtige Schritte zu einem erfüllten Leben einzuschlagen – trotz Ihrer bisherigen schwierigen Erfahrung und Ihren Erinnerungen daran. Und ganz sicher wird diese Therapie auch Anstrengungen von Ihnen verlangen: Sie werden sich mit Themen auseinandersetzen müssen, die Sie über viele Jahre vergebens versucht haben, wegzuschieben. Sie werden verstehen, dass manche Methoden, die Sie gelernt haben, um sich kurzfristig von unangenehmen Gefühlen abzulenken, langfristig eher schädlich sind. Und Sie werden lernen, dass einige Ihrer Einstellungen sich selbst gegenüber in Ihrer Vergangenheit vielleicht sinnvoll waren, dass die aber in der Gegenwart ziemlich hinderlich sein können, Ihre aktuellen Bedürfnisse zu befriedigen und Ihre Lebensziele umzusetzen.

- **Dies ist der alte Weg:** Ein Kreislauf aus Selbsthass, Scham, Schuldgefühlen, Ekel, Selbstverletzungen und Vermeidung. Aber dieser alte Weg fühlt sich bekannt an, und das gibt ein wenig Sicherheit.
- **Dies ist der neue Weg:** Umsetzung von eigenen Bedürfnissen, Wünschen, Werten und Zielen, ein besseres Verständnis und ein besserer Umgang mit anderen.

Das Arbeitsblatt 2.7 AB 3 hilft Ihnen, den neuen Weg zu planen und Ihre Stolpersteine besser zu verstehen:

- In die obere Hälfte des Blattes tragen Sie all die Dinge ein, die mit dem neuen Weg zu tun haben. In der unteren Hälfte des Blattes stehen die Dinge, die mit dem alten Weg zu tun haben.
- Auf die linke Seite werden Dinge geschrieben, die sich im Kopf abspielen, und auf die rechte Seite werden alle Dinge geschrieben, die sichtbar und beobachtbar sind, also die äußere Welt.

Es ergeben sich vier Felder oder Quadranten (Q1 bis Q4):

- In Q1 (oben rechts) schreiben Sie alle Dinge, die Sie unternehmen, um Ihre Bedürfnisse und Ziele im Rahmen der Therapie zu erreichen (also etwa: Achtsamkeit üben oder Arbeitsblätter durcharbeiten, aber auch, sich um einen Praktikumsplatz bewerben oder einen miesen Job kündigen).
- In Q3 (unten links) werden die Gedanken und Gefühle notiert, die Sie davon abhalten, den neuen Weg zu gehen (also etwa: Ich habe das nicht verdient. Ich darf nicht über das Geschehene reden. Wenn es mir besser geht, dann bedeutet das, dass alles nicht so schlimm war. Ich werde das alles nicht ertragen.) Das sind Ihre kleinen Monster, die Ihnen häufig ganz automatisch in die Quere kommen. Auch die alten Netzwerke stehen in Q3.
- In Q2 (unten rechts) schreiben Sie dann das entsprechende Verhalten – also das, was Sie normalerweise tun, weil die kleinen Monster in Q3 es Ihnen einreden oder die alten Netzwerke aktiv sind (also etwa: die Therapie absagen; keine Therapieaufgaben machen; die wirklich schlimmen Dinge nicht ansprechen; Drogen nehmen, Selbstverletzungen usw.).
- In Q4 (oben links) schließlich können Sie die hilfreichen Gedanken eintragen, die Ihnen helfen, Q1 zu tun, obwohl Ihnen die kleinen Monster aus Q3 dazwischenreden (also etwa: Da, wo die Angst ist, geht's lang. Ich kann mich auf andere verlassen. Ich darf auch Fehler machen. Ich habe das gleiche Recht auf ein gutes Leben wie alle andern auch. Ich kann mich auf *Wise Mind* verlassen. Ich setze Skills ein, anstatt mich selbst zu verletzen. Ich orientiere mich an meinen Werten.)

404 Bohus, DBT-Skillstraining – Das Patienten-Manual, © 2024 J. G. Cotta'sche Buchhandlung Nachfolger GmbH, Stuttgart

Wie oben beschrieben, erfordert die Veränderung von Verhaltensmustern ein hohes Maß an Motivation. Um diesen Prozess zu systematisieren, haben wir die Arbeitsblätter zum alten und neuen Weg entwickelt. Das Konzept basiert auf der von K. Polk generierten ACT-Matrix (Polk & Schoendorff 2014), einem einfachen therapeutischen Werkzeug, das dazu eingesetzt werden kann, strukturierte Verhaltensveränderung auf vielen Ebenen zu planen.

Im Prinzip geht es darum, sich auf einem Blatt Papier seine Therapieziele zu vergegenwärtigen, die Schritte in diese Richtung zu notieren und sich auf potenzielle Fallstricke vorzubereiten. Die einzelnen Schritte bei der Entwicklung des alten und neuen Weges sind so konzipiert, dass sie von den Patientinnen eigenständig erarbeitet werden können. Aber es macht auch Spaß, diese in der Gruppe zu besprechen. Viele stationäre DBT-Einheiten verwenden diese Blätter, um die Motivationsarbeit im ersten Drittel der Therapie zu strukturieren. Bisweilen übernehmen auch Ergotherapeutinnen diese Aufgabe, indem sie Patientinnen ermuntern, den »alten und neuen Weg« in Form von großformatigen Collagen zu gestalten, die sich die Patientin an die Wand hängen kann.

Ein wichtiger Vorteil dieser Matrix ist die vielfältige Verwendbarkeit. Hat man das Grundprinzip einmal verstanden, kann es zur Planung jedweder Verhaltensänderung eingesetzt werden (siehe dazu auch die Arbeitsblätter 2.6 AB 19, AB 20).

Die Arbeitsblätter 2.7 AB 1–5 unterstützen die Patientinnen dabei, selbstständig mit der Matrix zu arbeiten und die Inhalte der verschiedenen Quadranten zu reflektieren.

- **AB 1:** Ihre persönlichen kleinen Monster: in diesem Arbeitsblatt wird das Konzept der kleinen Monster erläutert und erarbeitet. Dysfunktionale automatische Gedanken und Grundannahmen, die zu belastendem emotionalem Erleben führen, sollen also erkannt und benannt werden (Grundlage für Q3).
- **AB 2:** Der alte und der neue Weg: Hier werden den Patientinnen die Begriffe »alter Weg« und »neuer Weg« erläutert. Außerdem werden die selbstständige Arbeit mit der Matrix sowie deren Inhalte erklärt.
- **AB 3:** Matrix Der alte und der neue Weg: Diese allgemeine Matrix eignet sich für die allgemeine Fallkonzeptualisierung zu Beginn der Therapie.
- **AB 4:** Werte – warum sie wichtig sind: Dieses Arbeitsblatt erläutert, warum persönliche Werte für die Therapie von zentraler Bedeutung sind. Werte geben Orientierung auf dem neuen Weg, sie motivieren und es lassen sich konkrete Ziele ableiten, die ein sinnerfülltes Leben ermöglichen.
- **AB 5:** Persönliche Werte: Dieses Arbeitsblatt umfasst einen Werte-Fragebogen, den Patientinnen nutzen können, um persönliche Werte zu reflektieren. Er bietet die Möglichkeit, einzuschätzen, welche Werte für die Patientinnen grundsätzlich wichtig sind und nach welchen Werten sie aktuell leben (jeweils auf einer Skala von 1–10). Die Differenz gibt Aufschluss darüber, welche Werte die Patientinnen bereits erfolgreich umsetzen und welche Werte vielleicht mehr Aufmerksamkeit bekommen

sollten. Darauf aufbauend lassen sich konkrete Ziele ableiten, die die Patientinnen bei der Gestaltung eines sinnerfüllten Lebens unterstützen können.

Wie erklären Sie die Matrix am Flipchart?
Erläutern Sie das Ziel der Matrix, das die Patientinnen dabei unterstützt, Ziele zu erreichen und Verhalten bewusst und zielgerichtet zu verändern. Hierzu ist die Matrix in vier Quadranten eingeteilt.

Beginnen Sie damit, ein Blatt mit zwei rechtwinkligen Strichen in vier Quadranten zu teilen.

Alles, was **unten** steht, bezieht sich auf den alten Weg. Es geht also um aktuelle Belastungen und Teufelskreise im aktuellen Leben, weswegen Patientinnen eine Psychotherapie aufsuchen.

Alles, was **oben** steht, bezieht sich auf den neuen Weg: Vorhaben, Wünsche und Ziele der Patientinnen, die zur Gestaltung eines sinnerfüllten Lebens beitragen.

Alles, was **links** steht, bezieht sich auf die innere Welt. Das sind vor allem Gedanken und Gefühle, die von außen nicht beobachtbar sind. Auf dem alten Weg (Quadrant 3, Q3) sind dies vor allem alte emotionale Netzwerke und kleine Monster, auf dem neuen Weg (Q4) hilfreiche Gedanken und Skills, die die Zielerreichung fördern.

Alles, was **rechts** steht, bezieht sich auf die äußere Welt, also das, was von außen sichtbar ist und andere Menschen beobachten können. Auf dem alten Weg (Q2) sind dies vor allem Problemverhaltensweisen, Vermeidungs- und Escapestrategien, auf dem neuen Weg (Q1) konkrete Lebensziele und Schritte zu deren Umsetzung.

Ist die allgemeine Struktur den Patientinnen klar, beginnen Sie gemeinsam, die verschiedenen Quadranten mit Leben zu füllen. Im Detail sollte dieser Prozess sicherlich vorranging in der Einzeltherapie bearbeitet werden. Beginnen Sie mit Q1, um eine konkrete Zielplanung zu erarbeiten. Fahren Sie dann mit Q3 fort und analysieren Sie, welche inneren Zustände das Erreichen der Ziele derzeit behindern. Fahren Sie dann mit Q2 fort und analysieren Sie, zu welchen Verhaltensweisen diese inneren Zustände (Monster) drängen. Dies ist der alte Weg. Erklären Sie, dass man sich den alten Weg wie eine breite Straße vorstellen kann: Alles ist übersichtlich und bekannt, und wenn man nicht aufpasst, fährt man immer die alte Strecke. Deshalb ist es unumgänglich, aktiv Chancen zu ergreifen, also Gelegenheiten, sich auf den neuen Weg zu machen. Dieser ist unbekannt, unbequem, er steckt voller Zweifel und Unsicherheit. Daher braucht man etwas Selbstermutigung, immer wieder den neuen Weg einzuschlagen. Die gute Nachricht: Je öfter man den neuen Weg beschreitet (also neue Verhaltensmuster ausprobiert), desto breiter wird er und desto wahrscheinlicher ist es, diesen Weg zu seinem Verhaltensrepertoire hinzuzufügen. Analysen Sie anschließend, welche neuen Gedanken, Fertigkeiten und Skills der Patientin helfen können (Q4), um vom alten Erleben (Q3) auf den neuen Weg abzubiegen (Q1).

Haben die Teilnehmerinnen die Grundzüge dieser Matrix verstanden, können sie im Folgenden die einzelnen Begriffe anhand der jeweiligen Arbeitsblätter abarbeiten, um abschließend das Arbeitsblatt 2.7 AB 3 auszufüllen.

2.7 AB 4 Werte – Warum sie wichtig sind

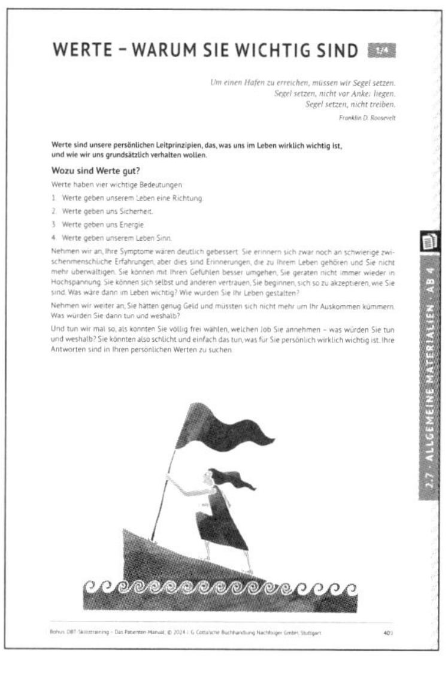
WERTE – WARUM SIE WICHTIG SIND 1/4

Um einen Hafen zu erreichen, müssen wir Segel setzen.
Segel setzen, nicht vor Anker liegen.
Segel setzen, nicht treiben.
Franklin D. Roosevelt

Werte sind unsere persönlichen Leitprinzipien, das, was uns im Leben wirklich wichtig ist, und wie wir uns grundsätzlich verhalten wollen.

Wozu sind Werte gut?
Werte haben vier wichtige Bedeutungen:
1. Werte geben unserem Leben eine Richtung.
2. Werte geben uns Sicherheit.
3. Werte geben uns Energie.
4. Werte geben unserem Leben Sinn.

Nehmen wir an, Ihre Symptome wären deutlich gebessert. Sie erinnern sich zwar noch an schwierige zwischenmenschliche Erfahrungen, aber dies sind Erinnerungen, die zu Ihrem Leben gehören und Sie nicht mehr überwältigen. Sie können mit Ihren Gefühlen besser umgehen, Sie geraten nicht immer wieder in Hochspannung. Sie können sich selbst und anderen vertrauen, Sie beginnen, sich so zu akzeptieren, wie Sie sind. Was wäre dann im Leben wichtig? Wie würden Sie Ihr Leben gestalten?

Nehmen wir weiter an, Sie hätten genug Geld und müssten sich nicht mehr um Ihr Auskommen kümmern. Was würden Sie dann tun und weshalb?

Und tun wir mal so, als könnten Sie völlig frei wählen, welchen Job Sie annehmen – was würden Sie tun und weshalb? Sie könnten also schlicht und einfach das tun, was für Sie persönlich wirklich wichtig ist. Ihre Antworten sind in Ihren persönlichen Werten zu suchen.

2.7 · ALLGEMEINE MATERIALIEN · AB 4

Dieses Arbeitsblatt dient weitgehend zur Psychoedukation und dazu, die Patientinnen zu motivieren, sich mit ihren Werten auseinanderzusetzen. Didaktisch können Sie entweder auf das Selbststudium verweisen oder die Grundzüge der Werte-Theorie am Flipchart entwickeln, indem Sie jeweils Beispiele für folgende Aussagen suchen lassen.

1. Werte geben unserem Leben eine Richtung.
2. Werte geben uns Sicherheit.
3. Werte geben uns Energie.
4. Werte geben unserem Leben Sinn.

Vielleicht verweisen Sie auf den Unterschied zwischen Werten und Zielen. Letztere kann man erreichen, erstere geben die Richtung vor. Das Gefühl, das Leben ergibt einen Sinn, resultiert daraus, dass wir eigene Werte umsetzen (siehe oben).

2.7 AB 5 Persönliche Werte

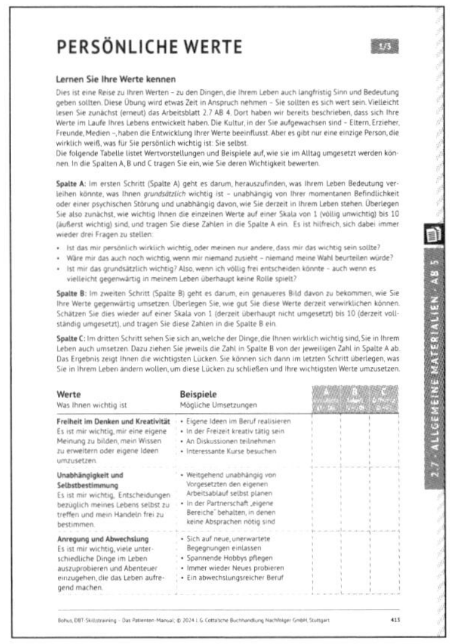
PERSÖNLICHE WERTE 1/3

Lernen Sie Ihre Werte kennen

Dies ist eine Reise zu Ihren Werten – zu den Dingen, die Ihrem Leben auch langfristig Sinn und Bedeutung geben sollten. Diese Übung wird etwas Zeit in Anspruch nehmen – Sie sollten es sich wert sein. Vielleicht lesen Sie zunächst (erneut) das Arbeitsblatt 2.7 AB 4. Dort haben wir bereits beschrieben, dass sich Ihre Werte im Laufe Ihres Lebens entwickelt haben. Die Kultur, in der Sie aufgewachsen sind – Eltern, Erzieher, Freunde, Medien –, haben die Entwicklung Ihrer Werte beeinflusst. Aber es gibt nur eine einzige Person, die wirklich weiß, was für Sie persönlich wichtig ist: Sie selbst.
Die folgende Tabelle listet Wertvorstellungen und Beispiele auf, wie sie im Alltag umgesetzt werden können. In die Spalten A, B und C tragen Sie ein, wie Sie deren Wichtigkeit bewerten.

Spalte A: Im ersten Schritt (Spalte A) geht es darum, herauszufinden, was Ihrem Leben Bedeutung verleihen könnte, was Ihnen *grundsätzlich* wichtig ist – unabhängig von Ihrer momentanen Befindlichkeit oder einer psychischen Störung und unabhängig davon, wie Sie derzeit in Ihrem Leben stehen. Überlegen Sie also zunächst, wie wichtig Ihnen die einzelnen Werte auf einer Skala von 1 (völlig unwichtig) bis 10 (äußerst wichtig) sind, und tragen Sie diese Zahlen in die Spalte A ein. Es ist hilfreich, sich dabei immer wieder drei Fragen zu stellen:

- Ist das mir persönlich wirklich wichtig, oder meinen nur andere, dass mir das wichtig sein sollte?
- Wäre mir das auch noch wichtig, wenn mir niemand zusieht – niemand meine Wahl beurteilen würde?
- Ist mir das grundsätzlich wichtig? Also, wenn ich völlig frei entscheiden könnte – auch wenn es vielleicht gegenwärtig in meinem Leben überhaupt keine Rolle spielt?

Spalte B: Im zweiten Schritt (Spalte B) geht es darum, ein genaueres Bild davon zu bekommen, wie Sie Ihre Werte gegenwärtig umsetzen. Überlegen Sie, wie gut Sie diese Werte derzeit verwirklichen können. Schätzen Sie dies wieder auf einer Skala von 1 (derzeit überhaupt nicht umgesetzt) bis 10 (derzeit vollständig umgesetzt), und tragen Sie diese Zahlen in die Spalte B ein.

Spalte C: Im dritten Schritt sehen Sie sich an, welche der Dinge, die Ihnen wirklich wichtig sind, Sie in Ihrem Leben auch umsetzen. Dazu ziehen Sie jeweils die Zahl in Spalte B von der jeweiligen Zahl in Spalte A ab. Das Ergebnis zeigt Ihnen die wichtigsten Lücken. Sie können sich dann im letzten Schritt überlegen, was Sie in Ihrem Leben ändern wollen, um diese Lücken zu schließen und Ihre wichtigsten Werte umzusetzen.

Werte Was Ihnen wichtig ist	**Beispiele** Mögliche Umsetzungen	A	B	C
Freiheit im Denken und Kreativität Es ist mir wichtig, mir eine eigene Meinung zu bilden, mein Wissen zu erweitern oder eigene Ideen umzusetzen.	• Eigene Ideen im Beruf realisieren • In der Freizeit kreativ tätig sein • An Diskussionen teilnehmen • Interessante Kurse besuchen			
Unabhängigkeit und Selbstbestimmung Es ist mir wichtig, Entscheidungen bezüglich meines Lebens selbst zu treffen und mein Handeln frei zu bestimmen.	• Weitgehend unabhängig von Vorgesetzten den eigenen Arbeitsablauf selbst planen • In der Partnerschaft „eigene Bereiche" behalten, in denen keine Absprachen nötig sind			
Anregung und Abwechslung Es ist mir wichtig, viele unterschiedliche Dinge im Leben auszuprobieren und Abenteuer einzugehen, die das Leben aufregend machen.	• Sich auf neue, unerwartete Begegnungen einlassen • Spannende Hobbys pflegen • Immer wieder Neues probieren • Ein abwechslungsreicher Beruf			

Bohus, DBT-Skillstraining – Das Patienten-Manual; © 2024 J. G. Cotta'sche Buchhandlung Nachfolger GmbH, Stuttgart 413

2.7 · ALLGEMEINE MATERIALIEN · AB 5

Wie ausgeführt, basiert dieses Arbeitsblatt auf dem von Schwartz entwickelten Human-Value-System (Schwartz et al. 2012). Wir haben es so aufbereitet, dass es für die Belange der Psychotherapie (oder im Coaching) einsetzbar ist. Im Prinzip ist das Arbeitsblatt selbsterklärend. In der Einzeltherapie bearbeiten die Patientinnen die persönlichen Werte in aller Regel zu Hause, um sie dann in der Therapiestunde zu besprechen. Gegebenenfalls werden aufgrund dieser Werte Therapieziele oder mögliche Veränderungen im sozialen Leben formuliert. Auch in der Gruppe hat es sich bewährt, die Bearbeitung aus Zeitgründen zunächst als Hausaufgabe aufzugeben. Die Ergebnisse können dann anregend in Kleingruppen diskutiert werden.

Vielleicht weisen Sie auf die Dynamik des Fragebogens hin: Im ersten Schritt sollte die Spalte A ausgefüllt werden. Hierbei geht es darum, die **grundsätzlichen** Werte zu definieren, also unabhängig von der jeweiligen Umsetzung. *»In der besten aller Welten, was wäre Ihnen im Leben tatsächlich wichtig?«* Im zweiten Schritt bzw. in Spalte B erfassen die Teilnehmerinnen die tatsächliche **Umsetzung oder Verwirklichung** ihrer Werte im gegenwärtigen Leben. Im dritten Schritt (Spalte C) geht es darum, besonders augenfällige **Diskrepanzen** zu definieren. Dazu subtrahiert man die Ziffern der Spalte B von denen in Spalte A. Man kann die Ergebnisse sehr einfach in eine Excel-Datei übertragen und ein Netzdiagramm erstellen. Hier sieht man übersichtlich, welche wertehaltigen Aspekte im Leben zu wenig umgesetzt werden oder in welchen Bereichen man zu viel investiert.

2.5 AB 6 Verhaltensanalyse

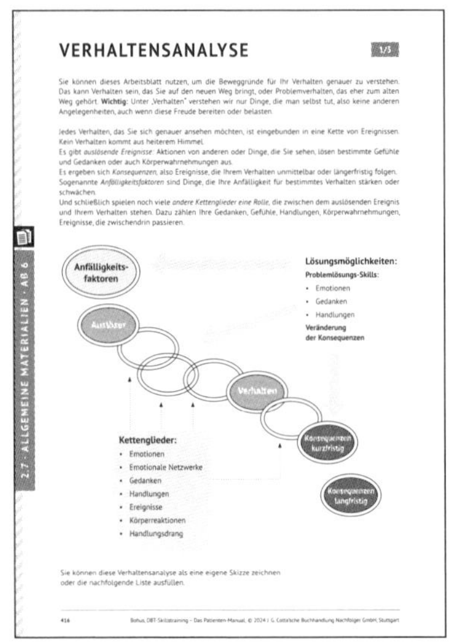
VERHALTENSANALYSE 1/3

Sie können dieses Arbeitsblatt nutzen, um die Beweggründe für Ihr Verhalten genauer zu verstehen. Das kann Verhalten sein, das Sie auf den neuen Weg bringt, oder Problemverhalten, das eher zum alten Weg gehört. **Wichtig:** Unter „Verhalten" verstehen wir nur Dinge, die man selbst tut, also keine anderen Angelegenheiten, auch wenn diese Freude bereiten oder belasten.

Jedes Verhalten, das Sie sich genauer ansehen möchten, ist eingebunden in eine Kette von Ereignissen. Kein Verhalten kommt aus heiterem Himmel.
Es gibt *auslösende Ereignisse*: Aktionen von anderen oder Dinge, die Sie sehen, lösen bestimmte Gefühle und Gedanken oder auch Körperwahrnehmungen aus.
Es ergeben sich *Konsequenzen*, also Ereignisse, die Ihrem Verhalten unmittelbar oder längerfristig folgen.
Sogenannte *Anfälligkeitsfaktoren* sind Dinge, die Ihre Anfälligkeit für bestimmtes Verhalten stärken oder schwächen.
Und schließlich spielen noch viele *andere Kettenglieder eine Rolle*, die zwischen dem auslösenden Ereignis und Ihrem Verhalten stehen. Dazu zählen Ihre Gedanken, Gefühle, Handlungen, Körperwahrnehmungen, Ereignisse, die zwischendrin passieren.

Sie können diese Verhaltensanalyse als eine eigene Skizze zeichnen oder die nachfolgende Liste ausfüllen.

416 Bohus, DBT-Skillstraining – Das Patienten-Manual, © 2024 J. G. Cotta'sche Buchhandlung Nachfolger GmbH, Stuttgart

2.7 · ALLGEMEINE MATERIALIEN · AB 6

Verhaltensanalysen gehören zum Standardrepertoire der Verhaltenstherapie. In der DBT werden diese in aller Regel als sog. Kettenanalysen durchgeführt. Im Grunde geht es darum, retrospektiv die Dynamik und Funktion von Verhaltensmustern zu verstehen, um dann gezielt entsprechende Veränderungen oder Lösungsstrategien in die Wege zu leiten.

Mithilfe dieses Arbeitsblattes können **Kettenanalysen** auch allein zu Hause durchgeführt werden. Didaktisch ist es sicherlich sinnvoll, die Abfolge der Kettenanalyse zunächst anhand eines Beispiels zu erläutern.

1) Beginnen Sie immer mit dem zu analysierenden Verhalten.
2) Springen Sie dann zum **Beginn** der Kette, um die auslösenden Faktoren zu verstehen. Dies können externe Stimuli sein oder auch mentale Prozesse.
3) Springen Sie nun zurück zu den kurzfristigen und langfristigen **Konsequenzen**. Erläutern Sie, dass diese Konsequenzen oft eine erhebliche Bedeutung für die Wiederholung der Verhaltensmuster haben (siehe auch die Erläuterungen zu 2.6 AB 16).
4) Springen Sie wieder nach vorne, um die **Vulnerabilitätsfaktoren** zu erfassen.
5) Gehen Sie nun kleinschrittig konsekutiv das Wechselspiel zwischen **Interpretation, Gefühlen, Netzwerken und Verhalten** durch.
6) Erarbeiten Sie **Alternativen** (Skills). Überlegen Sie, wie und wann diese neuen Möglichkeiten umgesetzt werden könnten.
7) Falls jemand durch das (Problem-)Verhalten geschädigt wurde, erarbeiten Sie Möglichkeiten der **Korrektur**.

2.7 AB 7 Tagebuchkarte

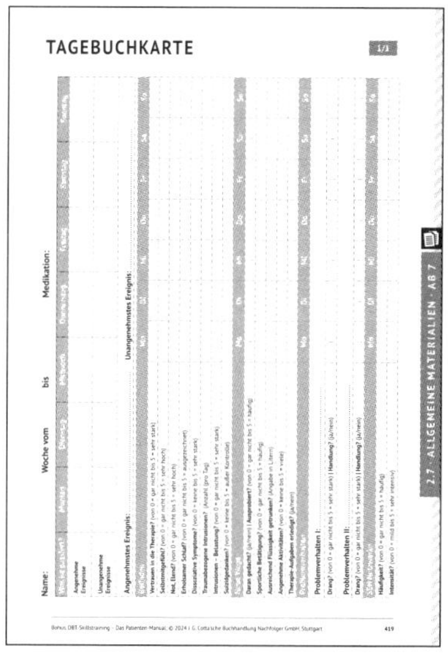

Die Tagbuchkarte wird primär in der Einzeltherapie eingesetzt. Die Patientin sollte diese jeden Abend ausfüllen und zur Therapiestunde mitbringen. Hier wird die Therapeutin jede Stunde damit beginnen, gemeinsam mit der Betroffenen die Karte zu besprechen, um damit Therapiemotivation, -aufgaben, Verhaltensveränderungen und relevante Ereignisse zu erfassen und den Inhalt der Stunde daran auszurichten. In der Standard-DBT dient die Tagebuchkarte als Therapiekompass. Auch in der TF-DBT spielt sie eine wichtige Rolle. Es liegt im Ermessen der Skillstrainerinnen, ob sie die Tagebuchkarte auch in der Gruppe einsetzen. Gerade für Patientinnen, die an keiner DBT-Einzeltherapie parallel teilnehmen, ist es sicherlich hilfreich, die Tagebuchkarte im Selbstmanagement auszufüllen und evtl. auch in der Skillsgruppe zu besprechen.

Die Inhalte der Tagebuchkarte sind weitgehend selbsterklärend. Sie beginnt mit den angenehmsten und unangenehmsten Ereignissen des Tages. Anschließend werden Motivation und Psychopathologie erfasst (Not, Elend, Schlaf, Dissoziation, Intrusionen, Suizidgedanken). Die dritte Kategorie umfasst gesunde Verhaltensmuster, die gezielt eingesetzt werden (Sport, Flüssigkeitszufuhr, angenehme Aktivitäten, Therapie-Aufgaben). Die Items der Kategorie Problemverhalten definieren Therapeutinnen und Patientinnen gemeinsam. Die sog. Schlüssel-Emotionen-Netzwerke (SEN) werden nur im Rahmen der TF-DBT erfasst. Mittlerweile gibt es die Tagebuchkarte auch als gut erprobtes digitales Tool (https://www.vacay.dec).

2.7 AB 8 Wechsle die Brille

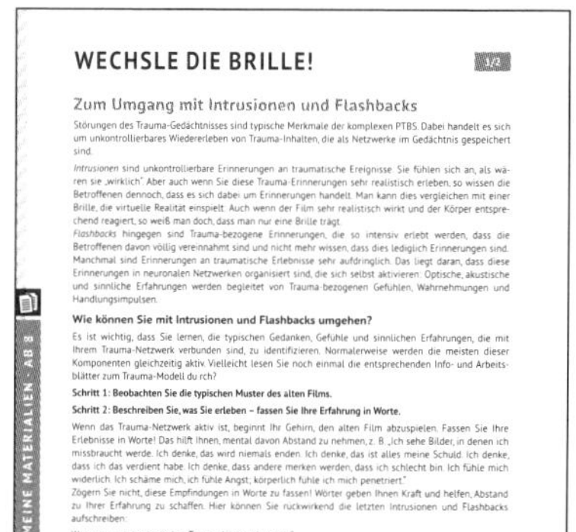

Dieses Arbeitsblatt richtet sich an Patientinnen mit komplexer PTBS, die an ausgeprägten Intrusionen und Flashbacks leiden. Sie können auch in der Einzeltherapie vermittelt werden. Sie sollten als Skillstrainerin den Unterschied zwischen Intrusionen und Flashbacks verstanden haben: Unter **Intrusionen** verstehen wir in der DBT unkontrollierbares Wiedererinnern von vergangenen als traumatisch erlebten Sequenzen, meist in Form von vernetzten Bildern, Emotionen, Körperwahrnehmungen und Kognitionen. Auch wenn sich für die Betroffenen dieses Wiedererleben sehr »real« anfühlt, so ist doch das Bewusstsein darüber, dass es sich um eine Erinnerung handelt, erhalten. Die Patientinnen vergleichen dies oft mit Phänomenen, die auftreten, wenn wir VR-Brillen aufsetzen: Es »fühlt« sich sehr wirklich an und der Körper reagiert auch, als ob wir den optischen Phänomenen tatsächlich ausgesetzt wären, obgleich wir immer wissen, dass die Wahrnehmung ein Artefakt ist. Wir gehen davon aus, dass unser Gehirn optische Signale präferiert. Unter **Flashbacks** verstehen wir in der DBT das unkontrollierbare Wiedererleben von vergangenen als traumatisch erlebten Sequenzen, wobei jedoch das Bewusstsein der Erinnerung ausgeschaltet ist. Die Betroffenen erleben die Sequenz tatsächlich in voller Wucht noch einmal.

Die Auflösung von Flashbacks im Selbstmanagement ist schwierig, weil den Betroffenen in diesem Moment das Bewusstsein fehlt, dass sie einen Flashback aktiviert haben. Flashbacks sind selbst limitierend, aber man kann sie als Außenstehender durch starke Schmerzreize unterbrechen.

Die Unterbrechung von Intrusionen kann man lernen, wenn man den schrittweisen Instruktionen des AB 8 folgt.

2.7 IB 1 Albträume

Albträume gehören zu den wichtigsten und häufigsten Symptomen der komplexen PTBS. Sie sind nicht nur unangenehm, sondern führen auch zu ausgeprägten Schlafstörungen, was wiederum einen erheblichen Risikofaktor für gesteigerte emotionale Vulnerabilität darstellt, aber auch für Anfälligkeit für depressive Störungen und schlechte Verarbeitung von in-sensu-Exposition. Die gezielte Bearbeitung von Albträumen kann daher in vielen Traumatherapien ein wertvolles Hilfsmittel sein.

Das Infoblatt beschreibt detailliert die Abläufe der von B. Krakow etablierten und gut evaluierten Imagery Rehearsal Therapy (IRT; Krakow & Zadra 2010).

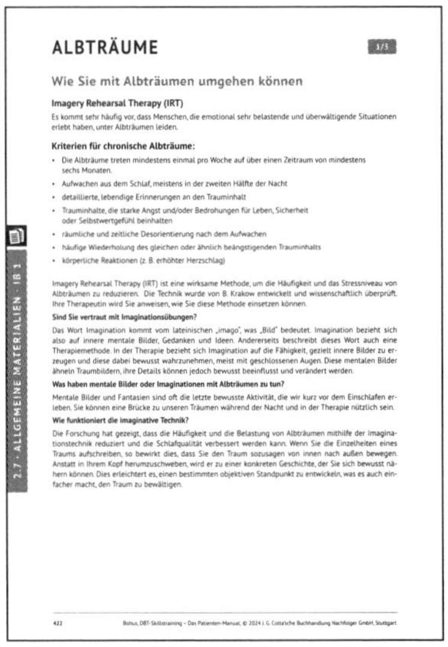

ALBTRÄUME 1/3

2.7 · ALLGEMEINE MATERIALIEN · IB 1

Wie Sie mit Albträumen umgehen können

Imagery Rehearsal Therapy (IRT)

Es kommt sehr häufig vor, dass Menschen, die emotional sehr belastende und überwältigende Situationen erlebt haben, unter Albträumen leiden.

Kriterien für chronische Albträume:

- Die Albträume treten mindestens einmal pro Woche auf über einen Zeitraum von mindestens sechs Monaten.
- Aufwachen aus dem Schlaf, meistens in der zweiten Hälfte der Nacht
- detaillierte, lebendige Erinnerungen an den Trauminhalt
- Trauminhalte, die starke Angst und/oder Bedrohungen für Leben, Sicherheit oder Selbstwertgefühl beinhalten
- räumliche und zeitliche Desorientierung nach dem Aufwachen
- häufige Wiederholung des gleichen oder ähnlich beängstigenden Trauminhalts
- körperliche Reaktionen (z. B. erhöhter Herzschlag)

Imagery Rehearsal Therapy (IRT) ist eine wirksame Methode, um die Häufigkeit und das Stressniveau von Albträumen zu reduzieren. Die Technik wurde von B. Krakow entwickelt und wissenschaftlich überprüft. Ihre Therapeutin wird Sie anweisen, wie Sie diese Methode einsetzen können.

Sind Sie vertraut mit Imaginationsübungen?

Das Wort Imagination kommt vom lateinischen „imago", was „Bild" bedeutet. Imagination bezieht sich also auf innere mentale Bilder, Gedanken und Ideen. Andererseits beschreibt dieses Wort auch eine Therapiemethode. In der Therapie bezieht sich Imagination auf die Fähigkeit, gezielt innere Bilder zu erzeugen und diese dabei bewusst wahrzunehmen, meist mit geschlossenen Augen. Diese mentalen Bilder ähneln Traumbildern, ihre Details können jedoch bewusst beeinflusst und verändert werden.

Was haben mentale Bilder oder Imaginationen mit Albträumen zu tun?

Mentale Bilder und Fantasien sind oft die letzte bewusste Aktivität, die wir kurz vor dem Einschlafen erleben. Sie können eine Brücke zu unseren Träumen während der Nacht und in der Therapie nützlich sein.

Wie funktioniert die imaginative Technik?

Die Forschung hat gezeigt, dass die Häufigkeit und die Belastung von Albträumen mithilfe der Imaginationstechnik reduziert und die Schlafqualität verbessert werden kann. Wenn Sie die Einzelheiten eines Traums aufschreiben, so bewirkt dies, dass Sie den Traum sozusagen von innen nach außen bewegen. Anstatt in Ihrem Kopf herumzuschweben, wird er zu einer konkreten Geschichte, der Sie sich bewusst nähern können. Dies erleichtert es, einen bestimmten objektiven Standpunkt zu entwickeln, was es auch einfacher macht, den Traum zu bewältigen.

422 Bohus, DBT-Skillstraining – Das Patienten-Manual, © 2024 J. G. Cotta'sche Buchhandlung Nachfolger GmbH, Stuttgart

3 TABELLARISCHE ÜBERSICHT DER KURSINHALTE

Vergegenwärtigen wir uns noch einmal die formalen Grundprinzipien der klassischen, von M. Linehan entwickelten DBT, so unterscheidet sich der Fokus der Einzeltherapie deutlich vom Skillstraining. Während die **Einzeltherapie** einen **ereignisbasierten Ansatz** verfolgt, in welcher der Behandlungsfokus von den jeweiligen aktuellen Problemen oder dysfunktionalen Verhaltensmustern der Patientinnen gesteuert wird, verfolgt man in der **Skillsgruppe** den Plan, die von vornherein festgelegten Skills **der Reihe** nach abzuarbeiten.
Es gibt eine Vielzahl von Möglichkeiten, die Inhalte eines Skillstrainings zusammenzusetzen. Das Patienten-Manual enthält nicht nur die Standard-Skills, die im Laufe von 40 Sitzungen bearbeitet werden, sondern viele zusätzliche Materialien, die bestimmte Inhalte vertiefen oder neue Themen eröffnen. Dies hat Vor- und Nachteile. Natürlich erscheint es auf den ersten Blick sinnvoll, den breit gefächerten Problemen unserer Patientinnen eine möglichst breit gefächerte Antwort auf Skills-Ebene anzubieten. Andererseits ist es etwas unbequem für die Trainerinnen, **erfordert es doch etwas Aufwand, sich die Inhalte jeweils nach Bedarf selbst zusammenzustellen**. Um diesen Prozess zu erleichtern, haben wir elf Tabellen zusammengestellt, die jeweils prototypische Settings und Zeiträume abdecken. In den meisten Fällen sollten Sie sich daran gut orientieren können.

3.1 Geschlossene ambulante Gruppe, in Ergänzung zu DBT-Einzeltherapie

Unter diesem Format verstehen wir Skillsgruppen, deren Teilnehmerinnen die Gruppe **zusammen beginnen und beenden** und dabei jeweils zusätzlich von ambulant arbeitenden DBT-Einzeltherapeutinnen behandelt werden. Dass die Kombinationstherapie erhebliche Vorteile hat, liegt auf der Hand und wurde in Kapitel 1.6.2 ausführlich besprochen. Geschlossene Gruppen haben Vor- und Nachteile. Von Vorteil ist, dass die Gruppenkohäsion sich einfacher entfalten wird. Die Teilnehmerinnen entwickeln von Anfang an ein gewisses Gemeinschaftsgefühl und können sich gegenseitig unterstützen. Auch für die Trainerinnen ist es einfacher, ein Gefühl für die Gruppe zu entwickeln und die Materialien konsekutiv aufzubauen. Die parallel arbeitenden Einzeltherapeuten, die im Idealfall eine gemeinsame Konsultationsgruppe mit den Skillstrainerinnen besuchen, wissen über den Fortschritt in der Skillsgruppe Bescheid und können sich daran orientieren. Andererseits birgt dieses Format auch Probleme: Die Organisation von geschlossenen Gruppen ist gerade für niedergelassene Therapeutinnen schwierig, und Drop-outs können kaum ersetzt werden, sodass bisweilen finanzielle Risiken entstehen. Komplexe und schwierige Gruppenkonstellationen können bisweilen schlecht korrigiert werden und dann eventuell den gesamten Verlauf des Skillstrainings negativ beeinflussen. Gerade Therapeutinnen, die mit Online-Gruppen arbeiten, greifen dennoch gerne auf dieses Format zurück.

3.1 Ambulante Gruppe, geschlossen mit Einzeltherapie (40 Sitzungen)				
Nr.	**Inhalt**	**Standard-Handouts**	**Optionale Handouts**	**Sonstiges**
Vorbereitung (im Einzelgespräch)				
−1	Behandlungsvertrag; Stolpersteine	2.2 AB 6: Behandlungsvertrag für DBT-Skills-Gruppen	2.2 IB 2: Teilnehmende der Skills-Gruppe 2.2 AB 1: Stolpersteine der Skills-Gruppe	Die Handouts 2.2 IB 2 und 2.2 AB 1 sollten in der Einzeltherapie vorbereitet werden. Diagnostik, Aufklärung und Behandlungsziele sollten in der Einzeltherapie bearbeitet worden sein.
Einführung (3 Sitzungen)				
1	Vorstellung; DBT-Grundannahmen; Module der Skillsgruppe; Was sind Skills?; Gruppenregeln	2.1 IB 5: Die Komponenten der Skillsgruppe 2.2 IB 1: Was sind Skills? 2.2 AB 6: Behandlungsvertrag für DBT-Skills-Gruppen	2.2 AB 3: Therapie-Aufgaben 2.2 AB 4: Hausaufgaben nicht gemacht?	Erläuterungen zu den Regeln der Skillsgruppen siehe Kap. 1.6.2.5
2	Kurzeinführung Achtsamkeit	2.3 IB 1: Achtsamkeit ist die Mutter aller Skills 2.3 IB 2: Vorteile von Achtsamkeit 2.3 IB 3: Der Ring der Achtsamkeit	2.3 AB 3: Achtsamkeitskalender	Ermutigen Sie früh zu eigenständigen Achtsamkeitsübungen durch Nutzung von 2.3 AB 3.
3	Kurzeinführung Wise Mind	2.3 IB 10: Wise Mind	2.3 AB 4: Wise-Mind-Kalender	Ermutigen Sie früh zu eigenständigen Wise-Mind-Übungen durch Nutzung von 2.3 AB 4. In der Einzeltherapie sollte die Wise Mind Imaginationsübung bereits eingeführt sein.
Stresstoleranz (5 Sitzungen)				
4	Hochspannung: Anspannungskurve; Frühwarnzeichen und TIP-Skills	2.4 IB 1: Was ist Stresstoleranz? 2.4 IB 2: Krisenbewältigung 2.4 AB 1: Innere Anspannung 2.4 IB 3: Hochstress-Skills	2.4 AB 2: Was macht den Unterschied? 2.4 IB 5: Skillskette	2.4 AB 2 dient dem »Diskriminationstraining« und ist vor allem für Patientinnen mit komplexer PTBS relevant. 2.4 AB 1 und 2.4 IB 5 bietet sich als Hausaufgabe an.
5	STOP-Skill	2.4 IB 4: STOP-Skill		Zentraler Skill. Sollten alle Teilnehmerinnen verstehen und anwenden können.

3.1 Ambulante Gruppe, geschlossen mit Einzeltherapie (40 Sitzungen)				
Nr.	**Inhalt**	**Standard-Handouts**	**Optionale Handouts**	**Sonstiges**
6	Krisenmodus	2.4 AB 3: Der Krisenmodus 2.4 AB 4: Beruhigung durch unsere fünf Sinne 2.4 IB 6: Den Augenblick verbessern 2.4 IB 7: Gelenkte Aufmerksamkeit 2.4 AB 5: Notfallkoffer	2.4 AB 6 Problem- und Lösungsanalyse	2.4 AB 5 als Hausaufgabe und Kontrolle in der Einzeltherapie. Die Skills im Krisenmodus 2.4 AB 4 und IB 6–7 sollten kurz konzeptuell erläutert werden, sodass sie im Bedarfsfall gezielt ausprobiert und genutzt werden können. 2.4 AB 6 im Einzelfall bei Bedarf.
7	Dissoziation	2.4 IB 8: Was ist Dissoziation? 2.4 AB 8: Dissoziation reduzieren 2.4 AB 9: Antidissoziative Skills	2.4 AB 7: Dissoziations-Tagebuch	2.4 AB 7 bietet sich als Hausaufgabe an.
8	Akzeptanz und innere Bereitschaft	2.4 IB 9: Auf dem neuen Weg 2.4 IB 10: An den neuen Weg denken 2.4 IB 11: Innere Bereitschaft 2.4 AB 11: Radikale Akzeptanz	2.4 AB 10: Innere Bereitschaft üben 2.4 IB 12: Leichtes Lächeln	2.4 AB 10 und IB 12 bieten sich als Hausaufgabe an.
Achtsamkeit (5 Sitzungen)				
9	Ring der Achtsamkeit: Was-Fertigkeiten	2.3 IB 4: Achtsam wahrnehmen 2.3 IB 5: Achtsam beschreiben 2.4 IB 6: Achtsam teilwerden	2.3 IB 3: Der Ring der Achtsamkeit 2.3 AB 3: Achtsamkeitskalender	2.3 IB 3 zur Orientierung. Mithilfe von 2.3 AB 3 zu eigenständigen Übungen ermutigen.
10	Ring der Achtsamkeit: Wie-Fertigkeiten	2.3 IB 7: Offen annehmen 2.3 IB 8: Im Augenblick sein 2.3 IB 9: Umsichtig handeln	2.3 IB 3: Der Ring der Achtsamkeit 2.3 AB 3: Achtsamkeitskalender	2.3 IB 3 zur Orientierung. Mithilfe von 2.3 AB 3 zu eigenständigen Übungen ermutigen.
11	Wise Mind	2.3 IB 10: Wise Mind 2.3 AB 2: Wise Mind – Was wäre anders?	2.3 AB 4: Wise-Mind-Kalender	Mithilfe von 2.3 AB 4 zu eigenständigen Übungen ermutigen.
12	Wise Mind; Mitgefühl und Liebevolle Güte	2.3 IB 11: Wise Mind – Liebevolle Güte 2.3 IB 12: Wise Mind – Mitgefühl	2.3 AB 1: Ein mitfühlender Brief an Sie selbst 2.3 AB 5: Liebevolle Güte für Ihre kleinen Monster	2.3 AB 1 und AB 5 bieten sich als Hausaufgabe an.

3.1 Ambulante Gruppe, geschlossen mit Einzeltherapie (40 Sitzungen)				
Nr.	**Inhalt**	**Standard-Handouts**	**Optionale Handouts**	**Sonstiges**
13	Wise Mind; Mitfreude und Gelassenheit	2.3 IB 13: Wise Mind – Mitfreude 2.3 IB 14: Wise Mind – Gelassenheit		
Emotionsregulation (6 Sitzungen Skills; 5 Sitzungen Gemischte Gefühle)				
14	Einführung; Funktion; Komponenten; Gemischte Emotionen	2.5 IB 1: Umgang mit Gefühlen 2.5 IB 2: In aller Kürze: Wozu brauchen wir Emotionen? 2.5 IB 3: In aller Kürze: Wie funktionieren Emotionen? 2.5 IB 4: In aller Kürze: Die Bausteine von Emotionen	2.5 IB 7: Was wissen wir über Emotionen? 2.5 IB 10: Angst 2.5. IB 12; AB 4 Umgang mit ungerechtfertigter Scham	Erlebnisbasierte Einführung des Moduls, wie auf S. 210 Trainer-Manual empfohlen. Lesen der IB als Hausaufgabe. Exemplarische Erarbeitung von 2.5 IB 4 am Beispiel der Angst (2.5 IB 10).
15	Vertiefung Einführung: Gemischte Emotionen; Vertiefung ausgewählter spezifischer Emotionen; emotionale Mythen	2.5 IB 5: In aller Kürze: Gemischte Emotionen 2.5 IB 6: In aller Kürze: Emotionale Netzwerke	2.5 IB 26 Stolz 2.6 AB 13 Geborgenheit 2.6 IB 19 Kränkung	Die Bearbeitung von 2.6 AB 13 kann verknüpft werden mit der Imaginationsübung von TB 4.
16	Emotionsregulation; Mythen und Vertiefung Einführung	2.5 IB 8: Emotionen abschwächen 2.5 IB 9: Entgegengesetzt handeln 2.5 AB 1: Emotionale Mythen		
17	Vorsicht, Falle	2.5 IB 29: Vorsicht, Falle – alte Netze! 2.5 AB 20: Vorsicht, Falle 2	2.5 AB 16: Vorsicht, Falle 1 2.5 AB 17: SEN-Grafik Verlassenheit 2.5 AB 18: SEN-Grafik Demütigung 2.5 AB 19: SEN-Grafik Unspezifisch	Netzwerke sind bereits in der Einzeltherapie erarbeitet, in der Gruppe können diese einander vorgestellt werden.
18	Prüfen Sie die Fakten und STOP-Skill; Emotions-Surfen	2.5 AB 21: Prüfen Sie die Fakten 2.5 IB 30: Emotions-Surfen		
19	ABC GESUND	2.5 IB 31: ABC GESUND		

3.1 Ambulante Gruppe, geschlossen mit Einzeltherapie (40 Sitzungen)				
Nr.	**Inhalt**	**Standard-Handouts**	**Optionale Handouts**	**Sonstiges**
20	Gemischte Gefühle	2.5 AB 15	2.5 IB 10–27: Positive und negative Einzelemotionen 2.5 AB 2-AB 13: Positive und negative Einzelemotionen 2.5 AB 14: Angst vor positiven Gefühlen 2.5 IB 28 und AB 15: Gemischte Emotionen und emotionale Netze	Zwei Patientinnen pro Sitzung. Didaktik siehe Trainer-Manual 2.5 AB 15. Einzelemotionen sowie Angst vor positiven Emotionen und gemischte Gefühle können hier eingeschoben werden.
21	Gemischte Gefühle			
22	Gemischte Gefühle			
23	Gemischte Gefühle			
24	Gemischte Gefühle			
Zwischenmenschliche Fertigkeiten (8 Sitzungen Skills; 5 Sitzungen Situationsanalysen)				
25	Einführung; Problembereiche; soziales Netz; Mythen	2.6 IB 1: Zwischenmenschliche Fertigkeiten: Einführung 2.6 AB 1: Stolpersteine 2.6 AB 4: Umgang mit Stolpersteinen 2.6 AB 5: Mythen, die das soziale Leben erschweren	2.6 AB 2–3: Mein soziales Netzwerk (Grafik)	Soziales Netz (2.4 AB 2–3) als Hausaufgabe und Nachbesprechung in Kleingruppen. 2.6 AB 4 bietet sich auch als Hausaufgabe an.
26	Einführung Orientierungen; Orientierung Ziel (6 B)	2.6 IB 2: Orientierung in zwischenmenschlichen Situationen 2.6 IB 3: Ziele verwirklichen 6-mal B		
27	Orientierung an der Beziehung (LIVE-Skills)	2.6 IB 4: Orientierung an der Beziehung (LIVE-Skills)		
28	Orientierung an der Selbstachtung (FAIR-Skills)	2.6 IB 5: Orientierung an der Selbstachtung (FAIR-Skills)		
29	(Selbst-)Validierung	2.6 IB 7: Validieren 2.6 IB 8: Validieren – das ganze Spektrum der Kommunikation		
30	Bitten und Nein-Sagen	2.6 IB 6: Bitten, fragen, fordern 2.6 AB 9: Nein-Sagen üben 2.6 AB 10: Übungen zum Bitten, Fragen, Fordern		
31	Achtsamkeit und Dialektik in Beziehung	2.6 IB 11: Zwischenmenschliche Dialektik 2.6 IB 12: Achtsamkeit für andere		

3.1 Ambulante Gruppe, geschlossen mit Einzeltherapie (40 Sitzungen)				
Nr.	**Inhalt**	**Standard-Handouts**	**Optionale Handouts**	**Sonstiges**
32	Beziehungen knüpfen und beenden	2.6 IB 10: Beziehungen knüpfen 2.6 AB 14: Beziehungen beenden		
33	Interpersonelle Situationsanalysen	2.6 AB 21 Situationsanalyse		Interpersonelle Skills können im Rahmen der Situationsanalysen flexibel und individuell aufgegriffen und vermittelt werden. Didaktik zu den Situationsanalyen siehe Trainer-Manual 2.6 AB 21 *Situationsanalysen*
34	Interpersonelle Situationsanalysen			
35	Interpersonelle Situationsanalysen			
36	Interpersonelle Situationsanalysen			
37	Interpersonelle Situationsanalysen			
38	Puffer			
Abschied (2 Sitzungen)				
39	Rekonsolidierung	2.2 AB 5: Meine Therapie-Geschichte		
40	Abschied und Transfer			Es lohnt sich, kreativ zu sein, der Abschied kann mit kleinen Ritualen gefeiert werden.

3.2 Halb offene ambulante Gruppe, in Ergänzung zur DBT-Einzeltherapie

In halb offenen Gruppen können die Teilnehmerinnen jeweils zu Beginn eines neuen Moduls wechseln. Die Achtsamkeits-Skills werden aufgeteilt und jeweils zu Beginn eines neuen Moduls bearbeitet, sodass lediglich drei Module bleiben. In diesem Format kommt der Vorbereitung eine wesentliche Bedeutung zu, da die Teilnehmerinnen ja in eine laufende Gruppe einsteigen. Die DBT-Einzeltherapeutin sollte die Patientin bereits über die wesentlichen formalen und inhaltlichen Aspekte der Skillsgruppe aufgeklärt und die Wise-Mind-Imaginationsübung (TB 5) zusammen mit der Patientin entwickelt haben. Dennoch klärt die Skillstrainerin im Vorgespräch die Behandlungsvereinbarungen.

3.2 Ambulante Gruppe, halb offen mit Einzeltherapie (40 Sitzungen)				
Nr.	**Inhalt**	**Handouts**	**Optionale Handouts**	**Sonstiges**
Vorbereitung (im Einzelgespräch)				
−2	Module der Skillsgruppe; Was sind Skills? Gruppenregeln; Behandlungsvertrag	2.1 IB 5: Komponenten der Skillsgruppe 2.2 IB 1: Was sind Skills? 2.2 AB 6: Behandlungsvertrag für DBT-Skills-Gruppen	2.2 IB 2: Teilnehmende der Skillsgruppe 2.2 AB 1: Stolpersteine in der Skillsgruppe	Die Handouts 2.1 IB 1 – 4 können Patienten als Infomaterial vorab ausgegeben werden. Die Handouts 2.2 IB 2 und 2.2 AB 1 sollten in der Einzeltherapie vorbereitet werden.
−1	Kurzeinführung Achtsamkeit; Kurzeinführung Wise Mind	2.3 IB 1: Achtsamkeit ist die Mutter aller Skills 2.3 IB 2: Vorteile von Achtsamkeit 2.3 IB 3: Der Ring der Achtsamkeit; 2.3 IB 10: Wise Mind	2.3 AB 3: Achtsamkeitskalender 2.3 AB 4: Wise-Mind-Kalender	Ermutigen Sie früh zu eigenständigen Achtsamkeitsübungen durch Nutzung von 2.3 AB 3. Ermutigen Sie früh zu eigenständigen Wise-Mind-Übungen durch Nutzung von 2.3 AB 4.
Achtsamkeit und Stresstoleranz (8 Sitzungen)				
1	Ring der Achtsamkeit: Was-Fertigkeiten	2.3 IB 4: Achtsam wahrnehmen 2.3 IB 5: Achtsam beschreiben 2.4 IB 6: Achtsam teilwerden	2.3 IB 3: Der Ring der Achtsamkeit 2.3 AB 3: Achtsamkeitskalender	2.3 IB 3 zur Orientierung. Mithilfe von 2.3 AB 3 zu eigenständigen Übungen ermutigen.
2	Wise Mind; Mitgefühl und liebevolle Güte	2.3 IB 11: Wise Mind – Liebevolle Güte 2.3 IB 12: Wise Mind – Mitgefühl	2.3 AB 1: Ein mitfühlender Brief an Sie selbst 2.3 AB 5: Liebevolle Güte für Ihre kleinen Monster	2.3 AB 1 und 5 bieten sich als Hausaufgabe an.

3.2 Ambulante Gruppe, halb offen mit Einzeltherapie (40 Sitzungen)				
Nr.	**Inhalt**	**Handouts**	**Optionale Handouts**	**Sonstiges**
3	Hochspannung: Anspannungskurve; Frühwarnzeichen und TIP-Skills	2.4 IB 1: Was ist Stresstoleranz? 2.4 IB 2: Krisenbewältigung 2.4 AB 1: Innere Anspannung 2.4 IB 3: Hochstress-Skills	2.4 AB 2: Was macht den Unterschied? 2.4 IB 5: Skillskette	2.4 AB 2 dient dem »Diskriminations-training« und ist vor allem für Patientinnen mit komplexer PTBS relevant. 2.4 AB 1 und 2.4 IB 5 bieten sich als Hausaufgabe an.
4	STOP-Skill	2.4 IB 4: STOP-Skill		
5	Krisenmodus	2.4 AB 3: Der Krisenmodus 2.4 AB 4: Beruhigung durch unsere fünf Sinne 2.4 IB 6: Den Augenblick verbessern 2.4 IB 7: Gelenkte Aufmerksamkeit	2.4 AB 5: Notfallkoffer 2.4 AB 6 Problem- und Lösungsanalyse	2.4 AB 5 als Hausaufgabe und Kontrolle in der Einzeltherapie. Die Skills im Krisenmodus 2.4 AB 4 und IB 6–7 sollten kurz konzeptuell erläutert werden, sodass sie im Bedarfsfall gezielt ausprobiert und genutzt werden können. 2.4 AB 6 im Einzelfall bei Bedarf.
6	Dissoziation	2.4 IB 8: Was ist Dissoziation? 2.4 AB 8: Dissoziation reduzieren 2.4 AB 9: Antidissoziative Skills	2.4 AB 7: Dissoziations-Tagebuch	2.4 AB 7 bietet sich als Hausaufgabe an.
7	Akzeptanz und innere Bereitschaft	2.4 IB 9: Auf dem neuen Weg 2.4 IB 10: An den neuen Weg denken 2.4 IB 11: Innere Bereitschaft 2.4 AB 11: Radikale Akzeptanz	2.4 AB 10: Innere Bereitschaft üben 2.4 IB 12: Leichtes Lächeln	2.4 AB 10 und IB 12 bieten sich als Hausaufgabe an.
8	Puffer; Fazit und Abschied			Abschied der Patientinnen, die die Gruppe verlassen.
Achtsamkeit und Emotionsregulation (8 Sitzungen Skills; 5 Sitzungen Gemischte Gefühle)				
9	Ring der Achtsamkeit: Wie-Fertigkeiten	2.3 IB 7: Offen annehmen 2.3 IB 8: Im Augenblick sein 2.3 IB 9: Umsichtig handeln	2.3 IB 3: Der Ring der Achtsamkeit 2.3 AB 3: Achtsamkeitskalender	2.3 IB 3 zur Orientierung. Mithilfe von 2.3 AB 3 zu eigenständigen Übungen ermutigen.

3.2 Ambulante Gruppe, halb offen mit Einzeltherapie (40 Sitzungen)				
Nr.	**Inhalt**	**Handouts**	**Optionale Handouts**	**Sonstiges**
10	Wise Mind; Mitfreude und Gelassenheit	2.3 IB 13: Wise Mind – Mitfreude 2.3 IB 14: Wise Mind – Gelassenheit	2.3 AB 4: Wise-Mind-Kalender	Mithilfe von 2.3 AB 4 zu eigenständigen Übungen ermutigen.
11	Einführung; Funktion; Komponenten; gemischte Emotionen	2.5 IB 1: Umgang mit Gefühlen 2.5 IB 2: In aller Kürze: Wozu brauchen wir Emotionen? 2.5 IB 3: In aller Kürze: Wie funktionieren Emotionen? 2.5 IB 4: In aller Kürze: Die Bausteine von Emotionen	2.5 IB 7: Was wissen wir über Emotionen? 2.5 IB 10: Umgang mit ungerechtfertigter Angst 2.5. IB 12; AB 4 Umgang mit ungerechtfertigter Scham	Erlebnisbasierte Einführung des Moduls, wie auf S. 210 im Trainer-Manual empfohlen. Lesen der IB als Hausaufgabe. Exemplarische Erarbeitung von 2.5 IB 4 am Beispiel der Angst (2.5 IB 10).
12	Vertiefung Einführung: Gemischte Emotionen; Vertiefung ausgewählter spezifischer Emotionen; emotionale Mythen	2.5 IB 5: Gemischte Emotionen 2.5 IB 6: Emotionale Netzwerke	2.5 IB 26 Stolz 2.6 AB 13 Geborgenheit 2.6 IB 19 Kränkung	Die Bearbeitung von 2.6. AB 13 kann mit der Imaginationsübung TB 4 (Momente der Geborgenheit) verbunden werden.
13	Emotionsregulation; Mythen und Vertiefung Einführung	2.5 IB 8: Emotionen abschwächen 2.5 IB 9: Entgegengesetzt handeln 2.5 AB 1: Emotionale Mythen		Netzwerke sind bereits in der Einzeltherapie erarbeitet, in der Gruppe können diese einander vorgestellt werden.
14	Vorsicht, Falle	2.5 IB 29: Vorsicht, Falle – alte Netze! 2.5 AB 20: Vorsicht, Falle 2	2.5 AB 16: Vorsicht, Falle 1 2.5 AB 17: SEN-Grafik Verlassenheit 2.5 AB 18: SEN-Grafik Demütigung 2.5 AB 19: SEN-Grafik Unspezifisch	
15	Prüfen Sie die Fakten und STOP-Skill; Emotions-Surfen	2.5 AB 21: Prüfen Sie die Fakten; 2.5 IB 30: Emotions-Surfen		
16	ABC GESUND	2.5 IB 31: ABC GESUND		

3.2 Ambulante Gruppe, halb offen mit Einzeltherapie (40 Sitzungen)				
Nr.	**Inhalt**	**Handouts**	**Optionale Handouts**	**Sonstiges**
17	Gemischte Gefühle	2.5 IB 28 und AB 15 Gemischte Emotionen	2.5 IB 10–27: Positive und negative Einzelemotionen 2.5 AB 2-AB 13: Positive und negative Einzelemotionen 2.5 AB 14: Angst vor positiven Gefühlen 2.5 IB 28 und AB 15: Gemischte Emotionen	Zwei Patientinnen pro Sitzung. Didaktik siehe Trainer-Manual 2.5 AB 15. Einzelemotionen sowie Angst vor positiven Emotionen und gemischte Gefühle können hier eingeschoben werden.
18	Gemischte Gefühle			
19	Gemischte Gefühle			
20	Gemischte Gefühle			
21	Gemischte Gefühle			
22	Gemischte Gefühle			
23	Puffer			Abschied der Patientinnen, die die Gruppe verlassen.
Achtsamkeit und zwischenmenschliche Fertigkeiten (10 Sitzungen Skills; 5 Sitzungen Situationsanalysen)				
24	Ring der Achtsamkeit: Was-Fertigkeiten	2.3 IB 4: Achtsam wahrnehmen 2.3 IB 5: Achtsam beschreiben 2.4 IB 6: Achtsam teilwerden	2.3 IB 3: Der Ring der Achtsamkeit 2.3 AB 3: Achtsamkeitskalender	2.3 IB 3 zur Orientierung. Mithilfe von 2.3 AB 3 zu eigenständigen Übungen ermutigen. – Wiederholung für manche Patienten.
25	Wise Mind; Mitgefühl und liebevolle Güte	2.3 IB 11: Wise Mind Liebevolle Güte 2.3 IB 12: Wise Mind Mitgefühl	2.3 AB 1: Ein mitfühlender Brief an Sie selbst 2.3 AB 5: Liebevolle Güte für Ihre kleinen Monster	2.3 AB 1 und 5 bieten sich als Hausaufgabe an.
26	Einführung; Problembereiche; soziales Netz; Mythen	2.6 IB 1: Zwischenmenschliche Fertigkeiten: Einführung 2.6 AB 1: Stolpersteine 2.6 AB 4: Umgang mit Stolpersteinen 2.6 AB 5: Mythen	2.6 AB 2–3: Mein soziales Netzwerk (Grafik)	Soziales Netz (2.4 AB 2–3) als Hausaufgabe und Nachbesprechung in Kleingruppen. 2.6 AB 4 bietet sich auch als Hausaufgabe an.
27	Einführung Orientierungen; Orientierung Ziel (6 B)	2.6 IB 2: Orientierung in zwischenmenschlichen Situationen 2.6 IB 3: Ziele verwirklichen 6-mal B		
28	Orientierung an der Beziehung (LIVE-Skills)	2.6 IB 4: Orientierung an der Beziehung (LIVE-Skills)		
29	Orientierung an der Selbstachtung (FAIR-Skills)	2.6 IB 5: Orientierung an der Selbstachtung (FAIR-Skills)		

3.2 Ambulante Gruppe, halb offen mit Einzeltherapie (40 Sitzungen)

Nr.	Inhalt	Handouts	Optionale Handouts	Sonstiges
30	(Selbst-)Validierung	2.6 IB 7: Validieren 2.6 IB 8: Validieren – das ganze Spektrum der Kommunikation		
31	Bitten und Nein-Sagen	2.6 IB 6: Bitten, fragen, fordern 2.6 AB 9: Nein-Sagen üben 2.6 AB 10: Übungen		
32	Achtsamkeit und Dialektik in Beziehung	2.6 IB 11: Zwischenmenschliche Dialektik 2.6 IB 12: Achtsamkeit für andere		
33	Beziehungen knüpfen und beenden	2.6 IB 10: Beziehungen knüpfen 2.6 AB 14: Beziehungen beenden		
34	Interpersonelle Situationsanalysen	2.6 AB 21 Situationsanalyse		Interpersonelle Skills können im Rahmen der Situationsanalysen flexibel und individuell aufgegriffen und vermittelt werden. Didaktik zu den Situationsanalysen siehe Trainer-Manual 2.6 AB 21.
35	Interpersonelle Situationsanalysen			
36	Interpersonelle Situationsanalysen			
37	Interpersonelle Situationsanalysen			
38	Interpersonelle Situationsanalysen			
39	Interpersonelle Situationsanalysen			
40	Puffer; Fazit und Abschied			Abschied der Patientinnen, die die Gruppe verlassen.

3.3 Geschlossene ambulante Gruppe ohne begleitende DBT-Einzeltherapie (Stand-alone-Modus)

Wie in Kapitel 1.5.2 beschrieben, ist es nicht immer möglich, DBT als Kombinationsbehandlung anzubieten, also im Zusammenwirken mit einer parallel angebotenen DBT-Einzeltherapie. Skillsgruppen, die im Stand-alone-Modus durchgeführt werden, erfordern erhebliche Anpassungen, sowohl im Format als auch bei den Inhalten.

Wir haben gute Erfahrungen damit gemacht, die Stand-alone-Skillsgruppen um 10 Sitzungen auf insgesamt 50 Sitzungen zu erweitern. In diesen zusätzlichen Sitzungen werden Inhalte aufgegriffen, die ansonsten ihren Platz in der Einzeltherapie haben: Die Tagebuchkarte und das Schlafprotokoll werden eingeführt und laufen analog zur Einzeltherapie standardmäßig mit. Ferner werden individuelle Kettenanalysen zu den jeweiligen Problemverhaltensweisen der Patientinnen im Plenum sowie in Kleingruppen erarbeitet. Ebenfalls im Plenum und in Kleingruppen werden persönliche Werte erarbeitet, Therapieziele formuliert und das motivationale Arbeitsblatt »Der alte und der neue Weg« erarbeitet (Patienten-Manual, 2.7 AB 2, S.404). Im Modul zum Umgang mit Gefühlen nehmen wir uns etwas mehr Zeit, die Schlüssel-Emotionen-Netzwerke und »Vorsicht, Falle« jeweils individuell zu erarbeiten. Auch hier bietet sich die Arbeit in Kleingruppen an. Im Modul der zwischenmenschlichen Fertigkeiten widmen wir uns auch den prägenden Bezugspersonen. Die personalisierte Wise-Mind-Übung kann in einer Stand-alone-Skillsgruppe von den Teilnehmerinnen in Zweiergruppen selbst aufgenommen werden. Hierzu ist es notwendig, das Therapeutenblatt TB 5 (Imaginationsübungen: Wise Mind) auszuhändigen.

Bietet man **geschlossene Stand-alone-Gruppen** an, sollten einige wesentliche Aspekte bereits in der Vorbereitungsphase abgearbeitet werden: Diagnostik, SBDI, Aufklärung über die Behandlung, Behandlungsvertrag einschließlich der Non-Suizid-Vereinbarung müssen vor Beginn der Gruppentherapie in Einzelgesprächen abgearbeitet werden. Alle anderen vorbereitenden Inhalte wie Regeln, Therapieziele und Stolpersteine kann man gut in der Gruppe bearbeiten.

3.3 Ambulante Gruppe, geschlossen, Stand-alone-Modus (50 Sitzungen)				
Nr.	**Inhalt**	**Handouts**	**Optionale Handouts**	**Sonstiges**
Vorbereitung (im Einzelgespräch)				
−2	Diagnostik; Indikation; Aufklärung	2.1 IB 1: Was ist eine Borderline-Störung? 2.1 IB 2: Was ist Dialektisch-Behaviorale Therapie?	2.1 IB 3: Komplexe Posttraumatische Belastungsstörung 2.1 IB 4: Dialektisch-Behaviorale Therapie für komplexe PTBS?	Die Handouts 2.1 IB 1–4 können Patienten als Infomaterial vorab ausgegeben werden.
−1	Problemverhalten Behandlungsvertrag	TB 3: SBDI-R 2.2 AB 6: Behandlungsvertrag für DBT-Skills-Gruppen	2.2 IB 2: Teilnehmende der Skills-Gruppe 2.2 AB 1: Stolpersteine der Skills-Gruppe	
Einführung (8 Sitzungen)				
1	Vorstellung; DBT-Grundannahmen; Module der Skillsgruppe; Was sind Skills?; Gruppenregeln	2.2 IB 1: Was sind Skills? 2.1 IB 5: Komponenten der Skillsgruppe 2.2 AB 6: Behandlungsvertrag für DBT-Skills-Gruppen	2.2 AB 3: Therapie-Aufgaben 2.2 AB 4: Hausaufgaben nicht gemacht?	Erläuterungen zu den Grundannahmen siehe ergänzende Materialien 3.2 (S.438).

3.3 Ambulante Gruppe, geschlossen, Stand-alone-Modus (50 Sitzungen)				
Nr.	**Inhalt**	**Handouts**	**Optionale Handouts**	**Sonstiges**
2	Tagebuchkarte/ Schlaftagebuch Stolpersteine	2.7 AB 7: Tagebuchkarte 2.2 IB 1: Teilnehmende der Skillsgruppe 2.2 AB 1: Stolpersteine in der Skillsgruppe		
3	Alter und neuer Weg und Monster	2.7 AB 2: Der alte und der neue Weg 2.7 AB 3: Der alte und der neue Weg – Grafik	2.7 AB 1: Ihre persönlichen kleinen Monster 2.7 AB 4: Werte – warum sie wichtig sind 2.7 AB 5: Persönliche Werte	
4	Therapieziele (SMART)	2.2 AB 2: Therapieziele festlegen		
5	Kettenanalyse zu wichtigsten Problemverhalten	2.7 AB 6: Verhaltensanalyse		
6	Kurzeinführung Achtsamkeit	2.3 IB 1: Achtsamkeit ist die Mutter aller Skills 2.3 IB 2: Vorteile von Achtsamkeit 2.3 IB 3: Der Ring der Achtsamkeit	2.3 AB 3: Achtsamkeitskalender	Ermutigen Sie früh zu eigenständigen Achtsamkeitsübungen durch Nutzung von 2.3 AB 3.
7	Wise Mind	2.3 IB 10: Wise Mind TB 5: Imaginationsübung Wise Mind	2.3 AB 4: Wise-Mind-Kalender	Ermutigen Sie früh zu eigenständigen Wise-Mind-Übungen durch Nutzung von 2.3 AB 4.
8	Puffer			
Stresstoleranz (6 Sitzungen)				
9	Hochspannung: Anspannungskurve; Frühwarnzeichen und TIP-Skills	2.4 IB 1: Was ist Stresstoleranz? 2.4 IB 2: Krisenbewältigung 2.4 AB 1: Innere Anspannung 2.4 IB 3: Hochstress-Skills	2.4 AB 2: Was macht den Unterschied? 2.4 IB 5: Skillskette	2.4 AB 2 dient dem »Diskriminationstraining« und ist vor allem für Patientinnen mit kPTBS relevant. 2.4 AB 1 und 2.4 IB 5 bietet sich als Hausaufgabe an.
10	STOP-Skill	2.4 IB 4: STOP-Skill		

3.3 Ambulante Gruppe, geschlossen, Stand-alone-Modus (50 Sitzungen)				
Nr.	**Inhalt**	**Handouts**	**Optionale Handouts**	**Sonstiges**
11	Krisenmodus	2.4 AB 3: Der Krisenmodus 2.4 AB 4: Beruhigung durch unsere fünf Sinne 2.4 IB 6: Den Augenblick verbessern 2.4 IB 7: Gelenkte Aufmerksamkeit	2.4 AB 5: Notfallkoffer 2.4 AB 6 Problem- und Lösungsanalyse	2.4 AB 5 als Hausaufgabe und Kontrolle in der Einzeltherapie. Die Skills im Krisenmodus 2.4 AB 4 und IB 6–7 sollten kurz konzeptuell erläutert werden, sodass sie im Bedarfsfall gezielt ausprobiert und genutzt werden können. 2.4 AB 6 im Einzelfall bei Bedarf.
12	Dissoziation	2.4 IB 8: Was ist Dissoziation? 2.4 AB 8: Dissoziation reduzieren 2.4 AB 9: Antidissoziative Skills	2.4 AB 7: Dissoziations-Tagebuch	2.4 AB 7 bietet sich als Hausaufgabe an.
13	Akzeptanz und innere Bereitschaft	2.4 IB 9: Auf dem neuen Weg 2.4 IB 10: An den neuen Weg denken 2.4 IB 11: Innere Bereitschaft 2.4 AB 11: Radikale Akzeptanz	2.4 AB 10: Innere Bereitschaft üben 2.4 IB 12: Leichtes Lächeln	2.4 AB 10 und IB 12 bieten sich als Hausaufgabe an.
14	Puffer			
Achtsamkeit (6 Sitzungen)				
15	Was-Fertigkeiten	2.3 IB 4: Achtsam wahrnehmen 2.3 IB 5: Achtsam beschreiben 2.4 IB 6: Achtsam teilwerden	2.3 IB 3: Der Ring der Achtsamkeit 2.3 AB 3: Achtsamkeitskalender	2.3 IB 3 zur Orientierung. Mithilfe von 2.3 AB 3 zu eigenständigen Übungen ermutigen.
16	Wie-Fertigkeiten	2.3 IB 7: Offen annehmen 2.3 IB 8: Im Augenblick sein 2.3 IB 9: Umsichtig handeln	2.3 IB 3: Der Ring der Achtsamkeit 2.3 AB 3: Achtsamkeitskalender	2.3 IB 3 zur Orientierung. Mithilfe von 2.3 AB 3 zu eigenständigen Übungen ermutigen.
17	Wise Mind	2.3 IB 10: Wise Mind 2.3 AB 2: Wise Mind: Was wäre anders?	2.3 AB 4: Wise-Mind-Kalender	Mithilfe von 2.3 AB 4 zu eigenständigen Übungen ermutigen.

3.3 Ambulante Gruppe, geschlossen, Stand-alone-Modus (50 Sitzungen)				
Nr.	**Inhalt**	**Handouts**	**Optionale Handouts**	**Sonstiges**
18	Wise Mind; Mitgefühl und Liebevolle Güte	2.3 IB 11: Wise Mind Liebevolle Güte 2.3 IB 12: Wise Mind Mitgefühl	2.3 AB 1: Ein mitfühlender Brief an Sie selbst 2.3 AB 5: Liebevolle Güte für Ihre kleinen Monster	2.3 AB 1 und AB 5 bieten sich als Hausaufgabe an.
19	Wise Mind; Mitfreude und Gelassenheit	2.3 IB 13: Wise Mind Mitfreude 2.3 IB 14: Wise Mind Gelassenheit		
20	Puffer			
Emotionsregulation (7 Sitzungen Skills; 5 Sitzungen Gemischte Gefühle)				
21	Einführung; Funktion; Komponenten; gemischte Emotionen	2.5 IB 1: Umgang mit Gefühlen 2.5 IB 2: Wozu brauchen wir Emotionen? 2.5 IB 3: Wie funktionieren Emotionen? 2.5 IB 4: Die Bausteine von Emotionen 2.5 IB 5: Gemischte Emotionen	2.5 IB 7: Was wissen wir über Emotionen? 2.5 IB 10: Angst 2.5 AB 2 Umgang mit ungerechtfertigter Angst	Erlebnisbasierte Einführung des Moduls, wie auf S. 210 im Trainer-Manual empfohlen. Lesen der IB als Hausaufgabe. Exemplarische Erarbeitung von 2.5 IB 4 am Beispiel der Angst (2.5 IB 10).
22	Mythen und Angst vor positiven Gefühlen	2.5 IB 6: Emotionale Netzwerke 2.5 IB 8: Emotionen abschwächen 2.5 IB 9: Entgegengesetzt handeln 2.5 AB 1: Emotionale Mythen		
23	Emotionale Netzwerke (Verlassenheit; Demütigung)	2.5 AB 16: Vorsicht, Falle 1 2.5 AB 17: SEN-Grafik Verlassenheit 2.5 AB 18: SEN-Grafik Demütigung 2.5 AB 19: SEN-Grafik Unspezifisch		Netzwerke wurden bereits in der Einzeltherapie erarbeitet, in der Gruppe können diese einander vorgestellt werden.
24	Vorsicht, Falle	2.5 IB 29: Vorsicht, Falle – alte Netze! 2.5 AB 20: Vorsicht, Falle 2		
25	Prüfen Sie die Fakten	2.5 AB 21: Prüfen Sie die Fakten		
26	Emotions-Surfen	2.5 IB 30: Emotions-Surfen		

3.3 Ambulante Gruppe, geschlossen, Stand-alone-Modus (50 Sitzungen)				
Nr.	**Inhalt**	**Handouts**	**Optionale Handouts**	**Sonstiges**
27	ABC GESUND	2.5 IB 31: ABC GESUND		
28	Gemischte Gefühle	2.5 IB 28 und AB 15: Gemischte Emotionen	2.5 IB 10–27: Positive und negative Einzelemotionen 2.5 AB 2–13: Positive und negative Einzelemotionen 2.5 AB 14: Angst vor positiven Gefühlen 2.5 IB 28 und AB 15: Gemischte Emotionen	Einzelemotionen sowie Angst vor positiven Emotionen und Gemischte Gefühle können hier eingeschoben werden. Didaktik siehe Trainer-Manual 2.5 AB 15.
29	Gemischte Gefühle			
30	Gemischte Gefühle			
31	Gemischte Gefühle			
32	Gemischte Gefühle			
33	Puffer			
Zwischenmenschliche Fertigkeiten (8 Sitzungen Skills; 5 Sitzungen Situationsanalysen)				
34	Einführung; Problembereiche; soziales Netz; Mythen	2.6 IB 1: Zwischenmenschliche Fertigkeiten: Einführung 2.6 AB 1: Stolpersteine 2.6 AB 4: Umgang mit Stolpersteinen 2.6 AB 5: Mythen	2.6 AB 2–3: Mein soziales Netzwerk (Grafik)	Soziales Netz (2.4 AB 2–3) als Hausaufgabe und Nachbesprechung in Kleingruppen. 2.6 AB 4 bietet sich auch als Hausaufgabe an.
35	Einführung Orientierungen; Orientierung Ziel (6 B)	2.6 IB 2: Orientierung in zwischenmenschlichen Situationen 2.6 IB 3: Ziele verwirklichen 6-mal B		
36	Orientierung an der Beziehung (LIVE-Skills)	2.6 IB 4: Orientierung an der Beziehung (LIVE-Skills)		
37	Orientierung an der Selbstachtung (FAIR-Skills)	2.6 IB 5: Orientierung an der Selbstachtung (FAIR)		
38	(Selbst-)Validierung	2.6 IB 7: Validieren 2.6 IB 8: Validieren – das ganze Spektrum der Kommunikation		
39	Bitten und Nein-Sagen	2.6 IB 6: Bitten, fragen, fordern 2.6 AB 9: Nein-Sagen üben 2.6 AB 10: Übungen zu Bitten, Fragen, Fordern		
40	Achtsamkeit Beziehung; Validierung und Dialektik	2.6 IB 11: Zwischenmenschliche Dialektik 2.6 IB 12: Achtsamkeit für andere		

3.3 Ambulante Gruppe, geschlossen, Stand-alone-Modus (50 Sitzungen)				
Nr.	**Inhalt**	**Handouts**	**Optionale Handouts**	**Sonstiges**
41	Beziehungen knüpfen und beenden	2.6 IB 10: Beziehungen knüpfen 2.6 AB 14: Beziehungen beenden		
42	Interpersonelle Situationsanalysen	2.6 AB 21 Situationsanalyse		Interpersonelle Skills können im Rahmen der Situationsanalysen flexibel und individuell aufgegriffen und vermittelt werden. Didaktik zu den Situationsanalyen siehe Trainer-Manual 2.6 AB 21 Situationsanalysen.
43	Interpersonelle Situationsanalysen			
44	Interpersonelle Situationsanalysen			
45	Interpersonelle Situationsanalysen			
46	Interpersonelle Situationsanalysen			
47	Puffer			
Abschied (3 Sitzungen)				
48	Meine Werte	2.7 AB 4: Werte – warum sie wichtig sind 2.7 AB 5: Persönliche Werte		
49	Rekonsolidierung			
50	Abschied und Transfer	2.2 AB 5: Meine Therapie-Geschichte		Es lohnt sich, kreativ zu sein, der Abschied kann mit kleinen Ritualen gefeiert werden.

3.4 Halb offene ambulante Gruppe ohne begleitende DBT-Einzeltherapie (Stand-alone-Modus)

Bietet man die Stand-alone-Gruppen im **halb offenen Modus** an, erweitern sich die Inhalte der Pre-Treatment-Phase noch um einige wesentliche Aspekte: Da die Teilnehmerinnen in eine laufende Gruppe einsteigen, müssen die Regeln der Skillsgruppe vorher geklärt sein, aber auch die individuellen Therapieziele, der Notfallplan und die sog. Stolpersteine. Man sollte also sicherlich fünf Stunden Einzelgespräche in der Pre-Treatment-Phase einplanen.

Wie in regulären halb offenen Skillsgruppen beginnt auch in der halb offenen Stand-alone-Gruppe jedes Modul mit zwei Sitzungen Achtsamkeit. In der ersten Sitzung werden die Was- und die Wie-Fertigkeiten vermittelt und geübt, die zweiten Sitzung thematisiert jeweils Wise Mind und einzelne Tugenden (liebevolle Güte und Mitgefühl sowie Mitfreude und Gelassenheit im Wechsel). In der dritten Sitzung eines beginnenden Moduls wird individuelles Problemverhalten definiert und Kettenanalysen werden in Kleingruppen erarbeitet. Dieses Vorgehen erleichtert neuen Teilnehmerinnen den Einstieg in die Gruppe. Ansonsten gleichen die Inhalte denen der geschlossenen Stand-alone-Gruppen.

3.4 Ambulante Gruppe, halb offen, Stand-alone-Modus (50 Sitzungen)				
Nr.	**Inhalt**	**Handouts**	**Optionale Handouts**	**Sonstiges**
Vorbereitung (im Einzelgespräch)				
–5	Vorstellung; DBT-Grundannahmen; Module der Skillsgruppe; Was sind Skills?; Gruppenregeln	2.1 IB 5: Komponenten der Skillsgruppe 2.2 IB 1: Was sind Skills? 2.2 AB 6: Behandlungsvertrag für DBT-Skills-Gruppen	2.1 IB 1: Was ist eine Borderline-Störung? 2.1 IB 2: Was ist Dialektisch-Behaviorale Therapie? 2.1 IB 3: Komplexe Posttraumatische Belastungsstörung 2.1 IB 4: Dialektisch-Behaviorale Therapie für komplexe PTBS? 2.2 IB 2: Teilnehmende der Skills-Gruppe 2.2 AB 1: Stolpersteine in der Skills-Gruppe	Die Handouts 2.1 IB 1–4 können Patienten als Infomaterial vorab ausgegeben werden. Die Handouts 2.2 IB 2 und 2.2 AB 1 sollten in der Einzeltherapie vorbereitet werden.
–4	Tagebuchkarte/ Schlaftagebuch	2.7 AB 7: Tagebuchkarte		
–3	Werte; alter/ neuer Weg und Therapieziele	2.7 AB 2: Der alte und der neue Weg 2.7 AB 3: Der alte und der neue Weg – Grafik 2.2 AB 2: Therapieziele festlegen	2.7 AB 1: Ihre persönlichen kleinen Monster 2.7 AB 4: Werte – warum sie wichtig sind 2.7 AB 5: Persönliche Werte	

3.4 Ambulante Gruppe, halb offen, Stand-alone-Modus (50 Sitzungen)				
Nr.	**Inhalt**	**Handouts**	**Optionale Handouts**	**Sonstiges**
−2	Kurzeinführung Achtsamkeit	2.3 IB 1: Achtsamkeit ist die Mutter aller Skills 2.3 IB 2: Vorteile von Achtsamkeit 2.3 IB 3: Der Ring der Achtsamkeit	2.3 AB 3: Achtsamkeitskalender	Ermutigen Sie früh zu eigenständigen Achtsamkeitsübungen durch Nutzung von 2.3 AB 3.
−1	Einführung Wise Mind	2.3 IB 10: Wise Mind TB 5: Imaginationsübung Wise Mind	2.3 AB 4: Wise-Mind-Kalender	Ermutigen Sie früh zu eigenständigen Wise-Mind-Übungen durch Nutzung von 2.3 AB 4.
Achtsamkeit und Stresstoleranz (8 Sitzungen)				
1	Ring der Achtsamkeit: Was-Fertigkeiten	2.3 IB 4: Achtsam wahrnehmen 2.3 IB 5: Achtsam beschreiben 2.4 IB 6: Achtsam teilwerden	2.3 IB 3: Der Ring der Achtsamkeit 2.3 AB 3: Achtsamkeitskalender	2.3 IB 3 zur Orientierung. Mithilfe von 2.3 AB 3 zu eigenständigen Übungen ermutigen.
2	Wise Mind; Mitgefühl und liebevolle Güte	2.3 IB 11: Wise Mind Liebevolle Güte 2.3 IB 12: Wise Mind Mitgefühl	2.3 AB 1: Ein mitfühlender Brief an Sie selbst 2.3 AB 5: Liebevolle Güte für Ihre kleinen Monster	2.3 AB 1 und AB 5 bieten sich als Hausaufgabe an.
3	Kettenanalyse zu wichtigsten Problemverhalten	2.7 AB 6: Verhaltensanalyse		Patienten sollen lernen, eigenständige Verhaltens- und Kettenanalysen durchzuführen.
4	Hochspannung: Anspannungskurve; Frühwarnzeichen und TIP-Skills	2.4 IB 1: Was ist Stresstoleranz? 2.4 IB 2: Krisenbewältigung 2.4 AB 1: Innere Anspannung 2.4 IB 3: Hochstress-Skills	2.4 AB 2: Was macht den Unterschied? 2.4 IB 5: Skillskette	2.4 AB 2 dient dem »Diskriminationstraining« und ist vor allem für Patientinnen mit kPTBS relevant. 2.4 AB 1 und 2.4 IB 5 bieten sich als Hausaufgabe an.
5	STOP-Skill	2.4 IB 4: STOP-Skill		

3.4 Ambulante Gruppe, halb offen, Stand-alone-Modus (50 Sitzungen)				
Nr.	**Inhalt**	**Handouts**	**Optionale Handouts**	**Sonstiges**
6	Krisenmodus	2.4 AB 3: Der Krisenmodus 2.4 AB 4: Beruhigung durch unsere fünf Sinne 2.4 IB 6: Den Augenblick verbessern 2.4 IB 7: Gelenkte Aufmerksamkeit	2.4 AB 5: Notfallkoffer 2.4 AB 6 Problem- und Lösungsanalyse	2.4 AB 5 als Hausaufgabe und Kontrolle in der Einzeltherapie. Die Skills im Krisenmodus 2.4 AB 4 und IB 6–7 sollten kurz konzeptuell erläutert werden, sodass sie im Bedarfsfall gezielt ausprobiert und genutzt werden können. 2.4 AB 6 im Einzelfall bei Bedarf.
7	Dissoziation	2.4 IB 8: Was ist Dissoziation? 2.4 AB 8: Dissoziation reduzieren 2.4 AB 9: Antidissoziative Skills	2.4 AB 7: Dissoziations-Tagebuch	2.4 AB 7 bietet sich als Hausaufgabe an.
8	Akzeptanz und innere Bereitschaft	2.4 IB 9: Auf dem neuen Weg 2.4 IB 10: An den neuen Weg denken 2.4 IB 11: Innere Bereitschaft 2.4 AB 11: Radikale Akzeptanz	2.4 AB 10: Innere Bereitschaft üben 2.4 IB 12: Leichtes Lächeln	2.4 AB 10 und IB 12 bieten sich als Hausaufgabe an.
9	Puffer			
Achtsamkeit und Emotionsregulation (8 Sitzungen Skills; 5 Sitzungen Gemischte Gefühle)				
10	Ring der Achtsamkeit: Wie-Fertigkeiten	2.3 IB 7: Offen annehmen 2.3 IB 8: Im Augenblick sein 2.3 IB 9: Umsichtig handeln	2.3 IB 3: Der Ring der Achtsamkeit 2.3 AB 3: Achtsamkeitskalender	2.3 IB 3 zur Orientierung. Mithilfe von 2.3 AB 3 zu eigenständigen Übungen ermutigen.
11	Wise Mind; Mitfreude und Gelassenheit	2.3 IB 10: Wise Mind 2.3 AB 2: Wise Mind: Was wäre anders?	2.3 AB 4: Wise-Mind-Kalender	Mithilfe von 2.3 AB 4 zu eigenständigen Übungen ermutigen.
12	Kettenanalyse zu wichtigsten Problemverhalten	2.7 AB 6: Verhaltensanalyse		Patienten sollen lernen, eigenständige Verhaltens- und Kettenanalysen durchzuführen.

3.4 Ambulante Gruppe, halb offen, Stand-alone-Modus (50 Sitzungen)

Nr.	Inhalt	Handouts	Optionale Handouts	Sonstiges
13	Einführung; Funktion; Komponenten; gemischte Emotionen	2.5 IB 1: Umgang mit Gefühlen 2.5 IB 2: Wozu brauchen wir Emotionen? 2.5 IB 3: Wie funktionieren Emotionen? 2.5 IB 4: Die Bausteine von Emotionen	2.5 IB 7: Was wissen wir über Emotionen? 2.5 IB 10: Umgang mit ungerechtfertigter Angst 2.5. IB 12, AB 4 Umgang mit ungerechtfertigter Scham	Erlebnisbasierte Einführung des Moduls, wie auf S. 210 im Trainer-Manual empfohlen. Lesen der IB als Hausaufgabe. Exemplarische Erarbeitung von 2.5 IB 4 am Beispiel der Angst (2.5 IB 10).
14	Gemischte Emotionen	2.5 IB 5: Gemischte Emotionen 2.5 IB 6: Emotionale Netzwerke	2.5 IB 26 Stolz 2.6 AB 13 Geborgenheit 2.6 IB 19 Kränkung	
15	Emotionsregulation und Mythen	2.5 IB 8: Emotionen abschwächen 2.5 IB 9: Entgegengesetzt handeln		
16	Emotionale Netzwerke (Verlassenheit und Demütigung)	2.5 AB 16: Vorsicht, Falle 1 2.5 AB 17: SEN-Grafik Verlassenheit 2.5 AB 18: SEN-Grafik Demütigung 2.5 AB 19: SEN-Grafik Unspezifisch		
17	Vorsicht, Falle	2.5 IB 29: Vorsicht, Falle – alte Netze! 2.5 AB 20: Vorsicht, Falle 2		
18	Prüfen Sie die Fakten und STOP-Skill; Emotions-Surfen	2.5 AB 21: Prüfen Sie die Fakten 2.5 IB 30: Emotions-Surfen		
19	ABC GESUND	2.5 IB 31: ABC GESUND		
20	Gemischte Gefühle	2.5 AB 15	2.5 IB 10–27: Positive und negative Einzelemotionen 2.5 AB 2–13: Positive und negative Einzelemotionen 2.5 AB 14: Angst vor positiven Gefühlen 2.5 IB 28 und AB 15: Gemischte Emotionen	Einzelemotionen sowie Angst vor positiven Emotionen und gemischte Gefühle können hier eingeschoben werden. Didaktik siehe Trainer-Manual 2.5 AB 15.
21	Gemischte Gefühle			
22	Gemischte Gefühle			
23	Gemischte Gefühle			
24	Gemischte Gefühle			
25	Gemischte Gefühle			
26	Gemischte Gefühle			
27	Gemischte Gefühle			
28	Gemischte Gefühle			

3.4 Ambulante Gruppe, halb offen, Stand-alone-Modus (50 Sitzungen)				
Nr.	**Inhalt**	**Handouts**	**Optionale Handouts**	**Sonstiges**
29	Puffer			
Achtsamkeit und Zwischenmenschliche Fertigkeiten (10 Sitzungen Skills; 5 Sitzungen Situationsanalysen)				
30	Ring der Achtsamkeit: Was-Fertigkeiten	2.3 IB 4: Achtsam wahrnehmen 2.3 IB 5: Achtsam beschreiben 2.4 IB 6: Achtsam teilwerden	2.3 IB 3: Der Ring der Achtsamkeit 2.3 AB 3: Achtsamkeitskalender	2.3 IB 3 zur Orientierung. Mithilfe von 2.3 AB 3 zu eigenständigen Übungen ermutigen.
31	Wise Mind; Mitgefühl und liebevolle Güte	2.3 IB 11: Wise Mind Liebevolle Güte 2.3 IB 12: Wise Mind Mitgefühl	2.3 AB 1: Ein mitfühlender Brief an Sie selbst 2.3 AB 5: Liebevolle Güte für Ihre kleinen Monster	2.3 AB 1 und 5 bieten sich als Hausaufgabe an.
32	Kettenanalyse zu wichtigsten Problemverhalten	2.7 AB 6: Verhaltensanalyse		Patienten sollen lernen, eigenständige Verhaltens- und Kettenanalysen durchzuführen.
33	Einführung; Problembereiche; soziales Netz; Mythen	2.6 IB 1: Zwischenmenschliche Fertigkeiten: Einführung 2.6 AB 1: Stolpersteine 2.6 AB 4: Umgang mit Stolpersteinen 2.6 AB 5: Mythen	2.6 AB 2–3: Mein soziales Netzwerk (Grafik)	Soziales Netz (2.4 AB 2–3) als Hausaufgabe und Nachbesprechung in Kleingruppen. 2.6 AB 4 bietet sich auch als Hausaufgabe an.
34	Einführung Orientierungen; Orientierung Ziel (6 B)	2.6 IB 2: Orientierung in zwischenmenschlichen Situationen 2.6 IB 3: Ziele verwirklichen 6-mal B		
35	Orientierung an der Beziehung (LIVE-Skills)	2.6 IB 4: Orientierung an der Beziehung (LIVE-Skills)		
36	Orientierung an der Selbstachtung (FAIR-Skills)	2.6 IB 5: Orientierung an der Selbstachtung (FAIR-Skills)		
37	(Selbst-)Validierung	2.6 IB 7: Validieren 2.6 IB 8: Validieren – das ganze Spektrum der Kommunikation		
38	Bitten und Nein-Sagen	2.6 IB 6: Bitten, fragen, fordern 2.6 AB 9: Nein-Sagen üben 2.6 AB 10: Übungen		

3.4 Ambulante Gruppe, halb offen, Stand-alone-Modus (50 Sitzungen)				
Nr.	**Inhalt**	**Handouts**	**Optionale Handouts**	**Sonstiges**
39	Achtsamkeit und Dialektik in Beziehung	2.6 IB 11: Zwischenmenschliche Dialektik 2.6 IB 12: Achtsamkeit für andere		
40	Beziehungen knüpfen und beenden	2.6 IB 10: Beziehungen knüpfen 2.6 AB 14: Beziehungen beenden		
41	Interpersonelle Situationsanalysen	2.6 AB 21 Situationsanalyse		Interpersonelle Skills können im Rahmen der Situationsanalysen flexibel und individuell aufgegriffen und vermittelt werden. Didaktik zu den Situationsanalyen siehe Trainer-Manual 2.6 AB 21.
42	Interpersonelle Situationsanalysen			
43	Interpersonelle Situationsanalysen			
44	Interpersonelle Situationsanalysen			
45	Interpersonelle Situationsanalysen			
46	Interpersonelle Situationsanalysen			
47	Interpersonelle Situationsanalysen			
48	Interpersonelle Situationsanalysen			
49	Interpersonelle Situationsanalysen			
50	Puffer			
Notiz: Wenn möglich, sollte jeder Patient pro Monat ein Einzelgespräch erhalten.				

3.5 Stationäre oder teilstationäre Krisenintervention

Auch wenn wir unsere Patientinnen nach Möglichkeit darin unterstützen, Krisen ohne stationäre Unterstützung zu bewältigen – natürlich ist es im Rahmen der DBT hilfreich, manchmal auch überlebensnotwendig, im Bedarfsfall auf stationäre oder teilstationäre Krisenintervention zurückgreifen zu können. Bisweilen finden Patientin, Therapeutin und Konsultationsteam keine Lösungen, um sich hochschaukelnde Krisen anders zu bewältigen. Und dann ist es gut und hilfreich, auf funktionierende Routinen zurückzugreifen. In den meisten psychiatrischen Kliniken hat es sich mittlerweile rumgesprochen, dass die Krisenintervention bei Patientinnen mit Borderline-Störungen sich immer im Spannungsfeld zwischen Sicherheit, Fürsorge und Hospitalisierung bewegt und klare Regeln und Abläufe hilfreich sind (siehe auch Kapitel 1.6.2 sowie Franz & Lucke 2020). Die meisten stationären Kriseninterventionen reduzieren die maximale Aufenthaltsdauer auf zwei Wochen, in welchen sich die Behandlung ausschließlich auf die Krisensituation fokussiert, um so rasch wie möglich die ambulante Weiterbehandlung zu ermöglichen. Auch was die Vermittlung von Skills betrifft, sollte man sich auf eine kleine Auswahl relevanter Skills beschränken, die meistens nicht in der Gruppe angeboten werden können. Häufig übernimmt das geschulte Pflegepersonal die Aufgabe, die Skills zur Krisenbewältigung zu vermitteln.

3.5 Skills in der stationären oder teilstationäre Krisenintervention				
Nr.	**Inhalt**	**Handouts**	**Optionale Handouts**	**Sonstiges**
Krisenbewältigung (6 Sitzungen)				
1	Krisenmodus	2.4 AB 3: Der Krisenmodus 2.4 AB 4: Beruhigung durch unsere fünf Sinne 2.4 IB 6: Den Augenblick verbessern 2.4 IB 7: Gelenkte Aufmerksamkeit	2.4 AB 5: Notfallkoffer 2.4 AB 6 Problem- und Lösungsanalyse	2.4 AB 5 als Hausaufgabe und Kontrolle in der Einzeltherapie. Die Skills im Krisenmodus 2.4 AB 4 und IB 6–7 sollten kurz konzeptuell erläutert werden, sodass sie im Bedarfsfall gezielt ausprobiert und genutzt werden können. 2.4 AB 6 im Einzelfall bei Bedarf.
2	Hochstress Skills	2.4 IB 3: Hochstress-Skills 2.4 AB 2: Was macht den Unterschied? 2.4 IB 5: Skillskette		
3	Radikale Akzeptanz und STOP-Skill	2.4 AB 11: Radikale Akzeptanz 2.4 IB 4: STOP-Skill		Radikale Akzeptanz bezogen auf die aktuelle Krise, nicht auf Biografie: *»Jetzt ist gerade Krise und wir überlegen gemeinsam, was Sie tun können.«*

3.5 Skills in der stationären oder teilstationäre Krisenintervention				
Nr.	**Inhalt**	**Handouts**	**Optionale Handouts**	**Sonstiges**
Iterativ Krisenmodus bei Bedarf				
4	Rückfallprophylaxe: Anspannungskurve, Frühwarnzeichen	2.4 AB 1: Innere Anspannung		
5	Rückfallprophylaxe: Innere Bereitschaft	2.4 IB 11: Innere Bereitschaft	2.4 AB 10: Innere Bereitschaft üben	
6	Rückfallprophylaxe: Dissoziation	2.4 IB 8: Was ist Dissoziation? 2.4 AB 8: Dissoziation reduzieren 2.4 AB 9: Antidissoziative Skills	2.4 AB 7: Dissoziations-Tagebuch	

3.6 Stationäre oder teilstationäre Post-Krisen-Behandlung

Wie in Kapitel 1.6.2 ausführlicher beschrieben, stellt die in Deutschland häufige Praxis, Patientinnen nach der Krisenintervention noch für einige Wochen in gemischten psychotherapeutischen Stationen ohne störungsspezifische Ausrichtung weiterzubehandeln, eine Ausnahmesituation im europäischen Umfeld dar. Insbesondere im Bereich der Borderline-Störungen sehen wir diese Praxis mit Skepsis. Das Ziel der Behandlung, wenn man sie denn anbietet, sollte ausschließlich die Befähigung zur ambulanten Therapie sein. Auch die Auswahl der Skills sollte sich auf genau diese Problematik konzentrieren.

3.6 Stationäre oder teilstationäre Post-Krisen-Behandlung				
Nr.	**Inhalt**	**Handouts**	**Optionale Handouts**	**Sonstiges**
Krisenbewältigung (3 Sitzungen)				
1	Krisenmodus	2.4 AB 3: Der Krisenmodus 2.4 AB 4: Beruhigung durch unsere fünf Sinne 2.4 IB 6: Den Augenblick verbessern 2.4 IB 7: Gelenkte Aufmerksamkeit	2.4 AB 5: Notfallkoffer 2.4 AB 6 Problem- und Lösungsanalyse	2.4 AB 5 als Hausaufgabe und Kontrolle in der Einzeltherapie. Die Skills im Krisenmodus 2.4 AB 4 und IB 6–7 sollten kurz konzeptuell erläutert werden, sodass sie im Bedarfsfall gezielt ausprobiert und genutzt werden können. 2.4 AB 6 im Einzelfall bei Bedarf.
2	Soziale Krisen	2.4 AB 6: Problem- und Lösungsanalyse		
3	Alter-neuer Weg	2.7 AB 2: Der alte und der neue Weg 2.7 AB 3: Der alte und der neue Weg – Grafik 2.4 IB 10: An den neuen Weg denken		

3.7 Monomodulare Skillsgruppe Achtsamkeit (12 Wochen)

Die Module des Skillstrainings sind so konzipiert, dass sie jeweils als eigenständige, also monomodulare Gruppen angeboten werden können. Hier konzentrieren wir uns ganz auf ein spezifisches Thema: Achtsamkeit, Emotionsregulation oder zwischenmenschliche Fertigkeiten. Die Angebote werden sich naturgemäß an eine breitere Population richten und nicht an nur Patientinnen mit Borderline-Störungen oder komplexer PTBS. Gerade Achtsamkeit ist für die breite Bevölkerung mit und ohne psychische Belastungen hilfreich und sinnvoll. In monomodulare Skillsgruppen können wir uns ausgezeichnet an spezifischen Altersgruppen, Settings und Bedürfnislagen orientieren.

So kann man Achtsamkeitsgruppen etwa speziell für Kinder oder Adoleszente anbieten, an Schulen oder auch an sozialen Brennpunkten.

3.7 Monomodulare Gruppe Achtsamkeit (12 Wochen)				
Nr.	**Inhalt**	**Handouts**	**Optionale Handouts**	**Sonstiges**
Einführung (1 Sitzung)				
1	Vorstellung; DBT-Grundannahmen; Gruppenregeln; Einführung Achtsamkeit	2.2 AB 6: Behandlungsvertrag für DBT-Skills-Gruppen 2.3 IB 1: Achtsamkeit ist die Mutter aller Skills 2.3 IB 2: Vorteile von Achtsamkeit 2.3 IB 3: Der Ring der Achtsamkeit	2.1 IB 2: Was ist eine Borderline-Störung? 2.2 IB 2: Teilnehmende der Skills-Gruppe 2.2 AB 1: Stolpersteine in der Skills-Gruppe 2.3 AB 3: Achtsamkeitskalender	Ermutigen Sie früh zu eigenständigen Achtsamkeitsübungen durch Nutzung von 2.3 AB 3. Erläuterungen zu den Grundannahmen siehe ergänzende Materialien 3.2.
Achtsamkeit (10 Sitzungen)				
2	Wise Mind	2.3 IB 10: Wise Mind TB 5: Imaginationsübung: Wise MInd	2.3 AB 4: Wise-Mind-Kalender	Ermutigen Sie früh zu eigenständigen Wise-Mind-Übungen durch Nutzung von 2.3 AB 4.
3	Was-Fertigkeiten	2.3 IB 4: Achtsam wahrnehmen 2.3 IB 5: Achtsam beschreiben 2.4 IB 6: Achtsam teilwerden	2.3 IB 3: Der Ring der Achtsamkeit 2.3 AB 3: Achtsamkeitskalender	2.3 IB 3 zur Orientierung. Mithilfe von 2.3 AB 3 zu eigenständigen Übungen ermutigen.
4	Wie-Fertigkeiten	2.3 IB 7: Offen annehmen 2.3 IB 8: Im Augenblick sein 2.3 IB 9: Umsichtig handeln	2.3 IB 3: Der Ring der Achtsamkeit 2.3 AB 3: Achtsamkeitskalender	2.3 IB 3 zur Orientierung. Mithilfe von 2.3 AB 3 zu eigenständigen Übungen ermutigen.
5	Wise Mind; Liebevolle Güte	2.3 IB 11: Wise Mind – Liebevolle Güte	2.3 AB 5: Liebevolle Güte für Ihre kleinen Monster	2.3 AB 5 bietet sich als Hausaufgabe an.
6	Wise Mind; Mitgefühl	2.3 IB 12: Wise Mind – Mitgefühl	2.3 AB 1: Ein mitfühlender Brief an Sie selbst	2.3 AB 1 bietet sich als Hausaufgabe an.
7	Wise Mind; Mitfreude	2.3 IB 13: Wise Mind – Mitfreude		

3.7 Monomodulare Gruppe Achtsamkeit (12 Wochen)				
Nr.	**Inhalt**	**Handouts**	**Optionale Handouts**	**Sonstiges**
8	Wise Mind; Gelassenheit	2.3 IB 14: Wise Mind – Gelassenheit		
9	STOP Ask Wise Mind	2.4 IB 4: STOP-Skill		
10	Wise Mind Brief an Sie selbst	2.3 AB 1: Ein mitfühlender Brief an Sie selbst		
11	Achtsamkeit und Dialektik in Beziehungen	2.6 IB 11: Zwischenmenschliche Dialektik 2.6 IB 12: Achtsamkeit für andere		
Abschied (1 Sitzung)				
12	Abschied und Transfer			Es lohnt sich, kreativ zu sein, der Abschied kann mit kleinen Ritualen gefeiert werden.

3.8 Monomodulare Skillsgruppe Emotionsregulation (12 Wochen)

Auch monomodulare Gruppen zur Verbesserung der Emotionsregulation richten sich an ein breites Feld von psychischen Störungen, die davon profitieren werden: Angststörungen, Essstörungen; ADHD, Suchterkrankungen, bipolare Störungen usw. Es gibt wohl mit Ausnahme der Schizophrenie kaum eine psychiatrisches Störungsbild, das nicht in irgendeiner Weise mit Problemen der Emotionsregulation einhergeht. Da Emotionsregulation grundsätzlich darauf basiert, die gegenwärtig aktivierten Emotionen zu beobachten, zu benennen und evtl. gegensätzlich zu handeln, sind die Skills zur Übung der Achtsamkeit integraler Bestandteil dieses Moduls.

3.8 Monomodulare Gruppe Emotionsregulation (12 Wochen)				
Nr.	**Inhalt**	**Handouts**	**Optionale Handouts**	**Sonstiges**
Einführung (1 Sitzung)				
1	Vorstellung; DBT-Grundannahmen; Gruppenregeln; Stolpersteine Emotionen; Achtsamkeit	2.2 AB 6: Behandlungsvertrag für DBT-Skills-Gruppen 2.2 IB 1: Was sind Skills? 2.3 IB 1: Achtsamkeit ist die Mutter aller Skills 2.5 IB 1: Umgang mit Gefühlen	2.1 IB 2: Was ist eine Borderline-Störung? 2.2 IB 2: Teilnehmende der Skills-Gruppe 2.2 AB 1: Stolpersteine in der Skills-Gruppe	Ermutigen Sie früh zu eigenständigen Achtsamkeitsübungen durch Nutzung von 2.3 AB 3. Erläuterungen zu den Grundannahmen siehe ergänzende Materialien 3.2.
Achtsamkeit (3 Sitzungen)				
2	Ring der Achtsamkeit: Was-Fertigkeiten	2.3 IB 4: Achtsam wahrnehmen 2.3 IB 5: Achtsam beschreiben 2.4 IB 6: Achtsam teilwerden	2.3 IB 3: Der Ring der Achtsamkeit 2.3 AB 3: Achtsamkeitskalender	2.3 IB 3 zur Orientierung. Mithilfe von 2.3 AB 3 zu eigenständigen Übungen ermutigen.
3	Ring der Achtsamkeit: Wie-Fertigkeiten	2.3 IB 7: Offen annehmen 2.3 IB 8: Im Augenblick sein 2.3 IB 9: Umsichtig handeln	2.3 IB 3: Der Ring der Achtsamkeit 2.3 AB 3: Achtsamkeitskalender	2.3 IB 3 zur Orientierung. Mithilfe von 2.3 AB 3 zu eigenständigen Übungen ermutigen.
4	Wise Mind	2.3 IB 10: Wise Mind 2.3 AB 2: Wise Mind – Was wäre anders? TB 5 Imaginationsübungen: Wise Mind	2.3 AB 4: Wise-Mind-Kalender	Mithilfe von 2.3 AB 4 zu eigenständigen Übungen ermutigen.
Emotionsregulation 7 Sitzungen				
5	Einführung; Funktion; Komponenten; gemischte Emotionen	2.5 IB 2: In aller Kürze: Wozu brauchen wir Emotionen? 2.5 IB 3: In aller Kürze: Wie funktionieren Emotionen?	2.5 IB 7: Was wissen wir über Emotionen? 2.5 IB 10: Angst	Erlebnisbasierte Einführung des Moduls, wie auf S. 210 im Trainer-Manual empfohlen. Lesen der IB als Hausaufgabe.

3.8 Monomodulare Gruppe Emotionsregulation (12 Wochen)				
Nr.	**Inhalt**	**Handouts**	**Optionale Handouts**	**Sonstiges**
		2.5 IB 4: In aller Kürze: Die Bausteine von Emotionen 2.5 IB 5: In aller Kürze: Gemischte Emotionen		Exemplarische Erarbeitung von 2.5 IB 4 am Beispiel der Angst (2.5 IB 10).
6	Mythen und Angst vor positiven Gefühlen	2.5 IB 6: In aller Kürze: Emotionale Netzwerke 2.5 IB 8: Emotionen abschwächen 2.5 IB 9: Entgegengesetzt handeln 2.5 AB 1: Emotionale Mythen		
7	Vorsicht, Falle	2.5 IB 29: Vorsicht, Falle – alte Netze! 2.5 AB 20: Vorsicht, Falle 2	2.5 AB 16: Vorsicht, Falle 1 2.5 AB 17: SEN-Grafik Verlassenheit 2.5 AB 18: SEN-Grafik Demütigung 2.5 AB 19: SEN-Grafik Unspezifisch	Netzwerke sind bereits in der Einzeltherapie erarbeitet, in der Gruppe können diese einander vorgestellt werden.
8	Prüfen Sie die Fakten und STOP-Skill Emotions-Surfen	2.5 AB 21: Prüfen Sie die Fakten 2.5 IB 30: Emotions-Surfen		
9	ABC GESUND	2.5 IB 31: ABC GESUND		
10	Gemischte Gefühle	2.5 IB 28 und AB 15: Gemischte Emotionen	2.5 IB 10–27: Positive und negative Einzelemotionen 2.5 AB 2–13: Positive und negative Einzelemotionen 2.5 AB 14: Angst vor positiven Gefühlen	Zwei Patientinnen pro Sitzung. Didaktik siehe Trainer-Manual 2.5 AB 15. Einzelemotionen sowie Angst vor positiven Emotionen und gemischte Gefühle können hier eingeschoben werden.
11	Gemischte Gefühle			
Abschied (1 Sitzung)				
12	Abschied und Transfer			Es lohnt sich, kreativ zu sein, der Abschied kann mit kleinen Ritualen gefeiert werden.

3.9 Monomodulare Skillsgruppe Zwischenmenschliche Fertigkeiten (12 Wochen)

Die Skills im Modul »Zwischenmenschliche Fertigkeiten« unterscheiden sich deutlich von klassischen Gruppen zur Verbesserung der sozialen Kompetenz. Es geht weniger darum, seine Sozialangst zu überwinden und zu lernen, sich durchzusetzen, sondern darum, Beziehungen sorgsam und in gegenseitigem Respekt zu pflegen. Validierung steht daher im Mittelpunkt sowie ein Grundverständnis von Achtsamkeit für andere. Auch in diesem Modul sollte man daher die ersten drei Sitzungen für Achtsamkeit und Wise Mind reservieren. Kernstück dieses Moduls sind aber die Rollenspiele zur Situationsanalyse, also lösungsorientierte interaktive Begegnungen, die direkt den Alltag der Teilnehmer aufgreifen.

3.9 Monomodulare Gruppe Zwischenmenschliche Fertigkeiten (12 Wochen)				
Nr.	**Inhalt**	**Handouts**	**Optionale Handouts**	**Sonstiges**
Einführung (1 Sitzung)				
1	Vorstellung; DBT-Grundannahmen; Gruppenregeln; Einführung zwischenmenschliche Fertigkeiten; Einführung Achtsamkeit	2.2 AB 6: Behandlungsvertrag für DBT-Skills-Gruppen 2.2 IB 1: Was sind Skills? 2.3 IB 1: Achtsamkeit ist die Mutter aller Skills 2.6 IB 1: Zwischenmenschliche Fertigkeiten: Einführung 2.6 AB 1: Stolpersteine	2.1 IB 2: Was ist eine Borderline-Störung? 2.2 IB 2: Teilnehmende der Skills-Gruppe 2.2 AB 1: Stolpersteine in der Skills-Gruppe	Ermutigen Sie früh zu eigenständigen Achtsamkeitsübungen durch Nutzung von 2.3 AB 3. Erläuterungen zu den Grundannahmen siehe ergänzende Materialien 3.2.
Achtsamkeit und Wise Mind (3 Sitzungen)				
2	Ring der Achtsamkeit: Was-Fertigkeiten	2.3 IB 4: Achtsam wahrnehmen 2.3 IB 5: Achtsam beschreiben 2.4 IB 6: Achtsam teilwerden	2.3 IB 3: Der Ring der Achtsamkeit 2.3 AB 3: Achtsamkeitskalender	2.3 IB 3 zur Orientierung. Mithilfe von 2.3 AB 3 zu eigenständigen Übungen ermutigen.
3	Ring der Achtsamkeit: Wie-Fertigkeiten	2.3 IB 7: Offen annehmen 2.3 IB 8: Im Augenblick sein 2.3 IB 9: Umsichtig handeln 2.3 IB 3: Der Ring der Achtsamkeit	2.3 AB 3: Achtsamkeitskalender	2.3 IB 3 zur Orientierung. Mithilfe von 2.3 AB 3 zu eigenständigen Übungen ermutigen.
4	Wise Mind	2.3 IB 10: Wise Mind 2.3 AB 2: Wise Mind: Was wäre anders? TB 5 Imaginationsübungen: Wise Mind	2.3 AB 4: Wise-Mind-Kalender	Mithilfe von 2.3 AB 4 zu eigenständigen Übungen ermutigen.

3.9 Monomodulare Gruppe Zwischenmenschliche Fertigkeiten (12 Wochen)				
Nr.	**Inhalt**	**Handouts**	**Optionale Handouts**	**Sonstiges**
Zwischenmenschliche Fertigkeiten (4 Sitzungen Skills; 3 Sitzungen Situationsanalysen)				
5	Problembereiche; soziales Netz; Mythen	2.6 AB 4: Umgang mit Stolpersteinen 2.6 AB 5: Mythen	2.6 AB 2–3: Mein soziales Netzwerk (Grafik)	Soziales Netz (2.4 AB 2–3) als Hausaufgabe und Nachbesprechung in Kleingruppen. 2.6 AB 4 bietet sich auch als Hausaufgabe an.
6	Einführung Orientierungen; Orientierung Ziel (6 B)	2.6 IB 2: Orientierung in zwischenmenschlichen Situationen 2.6 IB 3: Ziele verwirklichen 6-mal B		
7	Orientierung an der Beziehung (LIVE-Skills); Selbstachtung (FAIR)	2.6 IB 4: Orientierung an der Beziehung (LIVE-Skills) 2.6 IB 5: Orientierung an der Selbstachtung (FAIR)		
8	(Selbst-)Validierung	2.6 IB 7: Validieren 2.6 IB 8: Validieren – das ganze Spektrum der Kommunikation		
9	Interpersonelle Situationsanalysen	2.6 AB 21 Situationsanalyse		Interpersonelle Skills können im Rahmen der Situationsanalyen flexibel und individuell aufgegriffen und vermittelt werden. Didaktik zu den Situationsanalyen siehe Trainer-Manual 2.6 AB 21.
10	Interpersonelle Situationsanalysen			
11	Interpersonelle Situationsanalysen			
Abschied (1 Sitzung)				
12	Abschied und Transfer			Es lohnt sich, kreativ zu sein, der Abschied kann mit kleinen Ritualen gefeiert werden.

3.10 Monomodulare Skillsgruppe Zwischenmenschliche Fertigkeiten (24 Wochen)

Im 12-Wochen-Modul müssen wir uns auf die Kernelemente der interpersonellen Fertigkeiten konzentrieren, im 24-Wochen-Modul sollte genügend Zeit sein, um das gesamte Repertoire des Fertigkeiten-Trainings auszuschöpfen. Im 24-Wochen-Kurs spielt das praktische Üben anhand interpersoneller Situationsanalysen (SA) dann die zentrale Rolle, die ihm zusteht. Das spiegelt sich auch in der Aufteilung der Kursinhalte: Die Skills werden in starker Anlehnung an die praktischen Erfahrungen der Rollenspiele vermittelt. Trainerinnen, die dieses Format erstmals durchführen, werden sich an die vorgegebenen Inhalte halten, um sich entsprechend vorzubereiten. Erfahrenen Skillstrainerinnen empfehlen wir, die interpersonelle Situationsanalyse in der ersten Hälfte der Sitzung durchzuführen und das anschließende Skills-Teaching im zweiten Teil gezielt auf die benötigten Fertigkeiten der Patientinnen abzustimmen. Dies setzt jedoch ein umfassendes und fundiertes Wissen über die einzelnen Skills sowie Flexibilität in ihrer Anwendung voraus.

3.10 Monomodulare Gruppe Zwischenmenschliche Fertigkeiten (24 Wochen)				
Nr.	**Inhalt**	**Handouts**	**Optionale Handouts**	**Sonstiges**
Einführung (1 Sitzung)				
1	Vorstellung; DBT-Grundannahmen; Gruppenregeln; Einführung Zwischenmenschliche Fertigkeiten; Einführung Achtsamkeit	2.2 AB 6: Behandlungsvertrag für DBT-Skills-Gruppen 2.2 IB 1: Was sind Skills? 2.3 IB 1: Achtsamkeit ist die Mutter aller Skills 2.6 IB 1: Zwischenmenschliche Fertigkeiten: Einführung	2.1 IB 2: Was ist eine Borderline-Störung? 2.2 IB 2: Teilnehmende der Skills-Gruppe 2.2 AB 1: Stolpersteine in der Skills-Gruppe	Ermutigen Sie früh zu eigenständigen Achtsamkeitsübungen durch Nutzung von 2.3 AB 3. Erläuterungen zu den Grundannahmen siehe ergänzende Materialien 3.2.
2	Einführung; Problembereiche; Mythen	2.6 AB 1: Stolpersteine 2.6 AB 4: Umgang mit Stolpersteinen 2.6 AB 5: Mythen		
Achtsamkeit und Wise Mind (3 Sitzungen)				
3	Ring der Achtsamkeit: Was-Fertigkeiten	2.3 IB 3: Der Ring der Achtsamkeit; 2.3 IB 4: Achtsam wahrnehmen 2.3 IB 5: Achtsam beschreiben 2.4 IB 6: Achtsam teilwerden	2.3 AB 3: Achtsamkeitskalender	2.3 IB 3 zur Orientierung. Mithilfe von 2.3 AB 3 zu eigenständigen Übungen ermutigen.
4	Ring der Achtsamkeit: Wie-Fertigkeiten	2.3 IB 7: Offen annehmen 2.3 IB 8: Im Augenblick sein 2.3 IB 9: Umsichtig handeln	2.3 IB 3: Der Ring der Achtsamkeit 2.3 AB 3: Achtsamkeitskalender	2.3 IB 3 zur Orientierung. Mithilfe von 2.3 AB 3 zu eigenständigen Übungen ermutigen.

3.10 Monomodulare Gruppe Zwischenmenschliche Fertigkeiten (24 Wochen)				
Nr.	**Inhalt**	**Handouts**	**Optionale Handouts**	**Sonstiges**
5	Wise Mind	2.3 IB 10: Wise Mind 2.3 AB 2: Wise Mind: Was wäre anders? TB 5 Imaginationsübungen: Wise Mind	2.3 AB 4: Wise-Mind-Kalender	Mithilfe von 2.3 AB 4 zu eigenständigen Übungen ermutigen.
Zwischenmenschliche Fertigkeiten				
	Inhalt		**Handouts**	**Optionale Handouts**
	1. Hälfte der Sitzung	**2. Hälfte der Sitzung**		
6	Mein soziales Netzwerk	Interpersonelle Situationsanalyse	2.6 AB 2–3: Mein soziales Netzwerk	
7	Einführung Orientierungen; Orientierung Ziel (6 B)	Interpersonelle Situationsanalyse	2.6 IB 2: Orientierung in zwischenmenschlichen Situationen 2.6 IB 3: Ziele verwirklichen 6-mal B	
8	Orientierung an der Beziehung (LIVE-Skills)	Interpersonelle Situationsanalyse	2.6 IB 4: Orientierung an der Beziehung (LIVE-Skills)	
9	Selbstachtung (FAIR)	Interpersonelle Situationsanalyse	2.6 IB 5: Orientierung an der Selbstachtung (FAIR-Skills)	
10	STOP-Skill	Interpersonelle Situationsanalyse	2.6 AB 6: STOP: Was ist mir gerade wichtig?	
11	Soziale Situationen im Voraus planen	Interpersonelle Situationsanalyse	2.6 AB 7: Soziale Situationen im Voraus planen	
12	Soziale Situationen Nachlese	Interpersonelle Situationsanalyse	2.6 AB 8: Soziale Situationen Nachlese	
13	Validierung	Interpersonelle Situationsanalyse	2.6 IB 7: Validieren 2.6 IB 8: Validieren – das ganze Spektrum der Kommunikation	
14	Selbstvalidierung	Interpersonelle Situationsanalyse	2.6 AB 11: Sich selbst validieren	
15	Bitten, fragen, fordern	Interpersonelle Situationsanalyse	2.6 IB 6: Bitten, fragen, fordern 2.6 AB 10: Übungen	
16	Nein-Sagen	Interpersonelle Situationsanalyse	2.6 AB 9: Nein-Sagen üben	
17	Soziale Rollen	Interpersonelle Situationsanalyse	2.6 AB 13: Soziale Rollen	
18	Beziehungen knüpfen	Interpersonelle Situationsanalyse	2.6 IB 9: Enge Beziehungen 2.6 IB 10: Beziehungen knüpfen	

3.10 Monomodulare Gruppe Zwischenmenschliche Fertigkeiten (24 Wochen)				
Nr.	**Inhalt**		**Handouts**	**Optionale Handouts**
	1. Hälfte der Sitzung	**2. Hälfte der Sitzung**		
19	Beziehungen beenden	Interpersonelle Situationsanalyse	2.6 AB 14: Beziehungen beenden	
20	Zwischenmenschliche Dialektik	Interpersonelle Situationsanalyse	2.6 IB 11: Zwischenmenschliche Dialektik	
21	Achtsamkeit in Beziehungen	Interpersonelle Situationsanalyse	2.6 IB 12: Achtsamkeit für andere	
22	Umgang mit Kränkung	Interpersonelle Situationsanalyse	2.6 AB 15: Umgang mit Kränkung	2.5 IB 19: Kränkung
21	Zwischenmenschliches Verhalten ändern	Interpersonelle Situationsanalyse	2.6 AB 16: Zwischenmenschliches Verhalten ändern	
22	Partnerschaft	Interpersonelle Situationsanalyse	2.6 AB 20: Alter Weg – neuer Weg, Partnerschaft	2.5 IB 21: Eifersucht 2.5 IB 24: Liebe 2.5 IB 25: Lust und Begehren 2.5 AB 13: Geborgenheit 2.5 AB 14: Angst vor positiven Gefühlen
23	Beruf	Interpersonelle Situationsanalyse	2.6 AB 18: Checkliste Berufsleben 2.6 AB 19: Alter Weg – neuer Weg, Berufsleben	
Abschied (1 Sitzung)				
24	Abschied und Transfer			Es lohnt sich, kreativ zu sein, der Abschied kann mit kleinen Ritualen gefeiert werden.

3.11 Skillsgruppen im elektiven stationären DBT-Programm (12 Wochen)

Störungsspezifische elektive stationäre DBT-Programme unterscheiden sich grundlegend von Post-Krisen-Behandlungen in gemischten psychiatrischen Therapiestationen. Wir haben in Kapitel 1.6.2 die wichtigsten Unterschiede aufgeführt: Es handelt sich um klar strukturierte, evidenzbasierte Programme, in denen störungsspezifisch ausgebildete Teams gemeinsam ein Konzept umsetzen (siehe auch Bohus, 2019). Es gibt unterschiedlichste Möglichkeiten, Skills zu vermitteln und zu üben (siehe Kapitel 1.6.2). Wie in Abb. 1.6.2 skizziert, hat es sich bewährt, die Gruppen sowohl zeitlich als auch inhaltlich zu gliedern. Bei ausreichender Patientenzahl (etwa ab 20 Patienten) rechnet es sich, die wichtigsten Skills in einer »Beginners-Gruppe« gleich zu Beginn der 12-wöchigen Therapie zu vermitteln, um dann konsekutiv zwei Skillsgruppen (Skills I und Skills II) mit verschiedenen Inhalten anzubieten. Wise Mind und Achtsamkeit kann man ausgliedern.

Die folgenden Tabellen sind lediglich als Vorschläge anzusehen, die beliebig variiert werden können.

3.11 Skillsgruppen im elektiven stationären DBT-Programm (12 Wochen)

W	Nr.	Inhalt	Handouts	Optionale Handouts	Sonstiges
Skills-Einsteiger-Gruppe					
1	1	Einführung Achtsamkeit; Ring der Achtsamkeit	2.3 IB 1: Achtsamkeit ist die Mutter aller Skills 2.3 IB 2: Vorteile von Achtsamkeit 2.3 IB 3: Der Ring der Achtsamkeit	2.3 AB 3: Achtsamkeitskalender	Ermutigen Sie früh zu eigenständigen Achtsamkeitsübungen durch Nutzung von 2.3 AB 3.
1	2	Was sind Skills? Wise Mind	2.2 IB 1: Was sind Skills? 2.3 IB 10: Wise Mind	2.3 AB 4: Wise-Mind Kalender	Ermutigen Sie früh zu eigenständigen Wise-Mind-Übungen durch Nutzung von 2.3 AB 4.
2	3	Anspannungskurve; Frühwarnzeichen; STOP-Frage Wise Mind	2.4 IB 1: Was ist Stresstoleranz? 2.4 AB 1: Innere Anspannung 2.4 IB 3: Hochstress-Skills 2.4 IB 4: STOP-Skill		
2	4	Skillskette; Notfallkoffer	2.4 IB 5: Skillskette 2.4 AB 5: Notfallkoffer		
3	5	Pro und kontra	2.4 AB 8: Dissoziation reduzieren		Die Pro-kontra-Liste auf S. 139 kann exemplarisch genutzt werden.
3	6	Modell alter und neuer Weg; Therapieziele formulieren	2.7 AB 2: Der alte und der neue Weg 2.7 AB 3: Der alte und der neue Weg – Grafik 2.2 AB 2: Therapieziele festlegen	2.7 AB 1: Ihre persönlichen kleinen Monster 2.7 AB 4: Werte – warum sie wichtig sind 2.7 AB 5: Persönliche Werte	Konkretisierung dann in Einzeltherapie.

3.11 Skillsgruppen im elektiven stationären DBT-Programm (12 Wochen)					
W	**Nr.**	**Inhalt**	**Handouts**	**Optionale Handouts**	**Sonstiges**
Skills-Beginner-Gruppe					
1	1	Einführung Emotionen; Funktion; Bausteine	2.5 IB 2: In aller Kürze: Wozu brauchen wir Emotionen? 2.5 IB 3: In aller Kürze: Wie funktionieren Emotionen? 2.5 IB 4: In aller Kürze: Die Bausteine von Emotionen	2.5 IB 7: Was wissen wir über Emotionen?	Erlebnisbasierte Einführung des Moduls wie auf S. 210 im Trainer-Manual empfohlen. Lesen der IB als Hausaufgabe.
2	2	gemischte Emotionen; emotionale Netze	2.5 IB 5: In aller Kürze: Gemischte Emotionen 2.5 IB 6: In aller Kürze: Emotionale Netzwerke	2.5 IB10: Angst	Exemplarische Erarbeitung von 2.5 IB 4 am Beispiel der Angst (2.5 IB 10).
3	3	Vorsicht, Falle	2.5 IB 29: Vorsicht, Falle – alte Netze! 2.5 AB 20: Vorsicht, Falle 2	2.5 AB 16: Vorsicht, Falle 1 2.5 AB 17: SEN-Grafik Verlassenheit 2.5 AB 18: SEN-Grafik Demütigung 2.5 AB 19: SEN-Grafik Unspezifisch	Netzwerke sind bereits in der Einzeltherapie erarbeitet, in der Gruppe können diese einander vorgestellt werden.
4	4	Prüfen Sie die Fakten	2.5 AB 21: Prüfen Sie die Fakten		
5	5	Was macht den Unterschied?; Wechsle die Brille	2.4 AB 2: Was macht den Unterschied?		
6	6	Dissoziation	2.4 IB 8: Was ist Dissoziation? 2.4 AB 8: Dissoziation reduzieren 2.4 AB 9: Antidissoziative Skills	2.4 AB 7: Dissoziations-Tagebuch	
Skills-Experten-Gruppe					
7	1	Gefühle abschwächen; Emotions-Surfen	2.5 IB 8: Emotionen abschwächen 2.5 IB 9: Entgegengesetzt handeln 2.5 IB 30: Emotions-Surfen		

3.11 Skillsgruppen im elektiven stationären DBT-Programm (12 Wochen)					
W	Nr.	Inhalt	Handouts	Optionale Handouts	Sonstiges
8	2	Gemischte Gefühle	2.5 IB 28: Gemischte Emotionen und emotionale Netze 2.5 AB 15: Gemischte Emotionen		Rollenspiele. Zwei Patientinnen pro Sitzung. Didaktik siehe Trainer-Manual, 2.5 AB 15.
9	3	Gemischte Gefühle	2.5 IB 28: Gemischte Emotionen und emotionale Netze 2.5 AB 15: Gemischte Emotionen		
10	4	Gemischte Gefühle	2.5 IB 28: Gemischte Emotionen und emotionale Netze 2.5 AB 15: Gemischte Emotionen		
11	5	ABC GESUND	2.5 IB 31: ABC GESUND		
12	6	Innere Bereitschaft; leichtes Lächeln; radikale Akzeptanz	2.4 IB 9: Auf dem neuen Weg 2.4 IB 10: An den neuen Weg denken 2.4 IB 11: Innere Bereitschaft 2.4 AB 11: Radikale Akzeptanz	2.4 AB 10: Innere Bereitschaft üben 2.4 IB 12: Leichtes Lächeln	2.4 AB 10 und IB 12 bieten sich als Hausaufgabe an.
Basis-Gruppe					
1	1	Was ist DBT?; Behandlungsmethoden und Ablauf der Therapie	2.1 IB 2: Was ist eine Borderline-Störung? 2.1 IB 4: Was ist Dialektisch-Behaviorale Therapie?		
2	2	Zwischenmenschliche Dialektik; Achtsamkeit für andere	2.6 IB 11: Zwischenmenschliche Dialektik 2.6 IB 12: Achtsamkeit für andere		
3	3	Validierung	2.6 IB 7: Validieren 2.6 IB 8: Validieren – das ganze Spektrum der Kommunikation		
4	4	Störungsmodell BPS oder kPTBS	2.1 IB 1: Was ist eine Borderline-Störung? 2.1 IB 3: Komplexe Posttraumatische Belastungsstörung		
5	5	Negative Grundannahmen/ Selbstkonzepte	2.7 AB 1: Ihre persönlichen kleinen Monster		
6	6	Angst vor dem Gesundwerden			

3.11 Skillsgruppen im elektiven stationären DBT-Programm (12 Wochen)					
W	**Nr.**	**Inhalt**	**Handouts**	**Optionale Handouts**	**Sonstiges**
7	7	Angst vor positiven Gefühlen	2.5 AB 14: Angst vor positiven Gefühlen		
8	8	Reduzieren Sie Ihr Risiko	2.6 AB 14: Beziehungen beenden		Warnsignale für destruktive Beziehungen.
9	9	Leben entfalten; Zufriedenheit mit verschiedenen Lebensbereichen	2.7 AB 2–3: Der alte und der neue Weg 2.6 AB 20: Alter Weg – neuer Weg, Partnerschaft 2.6 AB 18: Checkliste Berufsleben 2.6 AB 19: Alter Weg – neuer Weg, Berufsleben		
Achtsamkeits-Gruppe					
Siehe 3.7 Monomodulare Skillsgruppe Achtsamkeit					
Zwischenmenschliche Fertigkeiten-Gruppe					
Siehe 3.9 Monomodulare Skillsgruppe Zwischenmenschliche Fertigkeiten (ohne Achtsamkeit)					
Notiz: W = Woche; Nr. = Sitzungsnummer					

3.12 Ausgewählte Skills(-gruppe) für DBT-PTBS

3.12 Ausgewählte Skills(-gruppe) für DBT-PTBS					
Phase	**Nr.**	**Inhalt**	**Handouts**	**Optionale Handouts**	**Sonstiges**
Einführung					
1	1	Vorstellung; DBT-Grundannahmen; Gruppenregeln	2.1 IB 5: Komponenten der Skillsgruppe 2.2 IB 1: Was sind Skills? 2.2 AB 6: Behandlungsvertrag für DBT-Skills-Gruppen	2.1 IB 2: Was ist Dialektisch-Behaviorale Therapie? 2.1 IB 3: Komplexe Posttraumatische Belastungsstörung? 2.1 IB 4: Dialektisch-Behaviorale Therapie für komplexe PTBS? 2.2 IB 2: Teilnehmende der Skills-Gruppe 2.2 AB 1: Stolpersteine in der Skills-Gruppe	
1	2	Kurzeinführung Achtsamkeit	2.3 IB 1: Achtsamkeit ist die Mutter aller Skills 2.3 IB 2: Vorteile von Achtsamkeit 2.3 IB 3: Der Ring der Achtsamkeit	2.3 AB 3: Achtsamkeits-kalender	Ermutigen Sie früh zu eigenständigen Achtsamkeits-übungen durch Nutzung von 2.3 AB 3.
1	3	Kurzeinführung Wise Mind	2.3 IB 10: Wise Mind	2.3 AB 4: Wise-Mind-Kalender	Ermutigen Sie früh zu eigen-ständigen Wise-Mind-Übungen durch Nutzung von 2.3 AB 4.
Umgang mit Intrusionen & Hochspannung					
1	4	Hochstress-Skills und Notfallkoffer	2.4 IB 1: Was ist Stresstoleranz? 2.4 AB 1: Innere Anspannung 2.4 IB 3: Hochstress-Skills	2.4 IB 5: Skills-Kette	2.4 AB 1 und 2.4 IB 5 bietet sich als Hausaufgabe an.
1	5	Was macht den Unterschied?	2.4 AB 2: Was macht den Unterschied?		
1	6	STOP-Skill	2.4 IB 4: STOP-Skill		
1	7	Dissoziation	2.4 IB 8: Was ist Dissoziation? 2.4 AB 8: Dissoziation reduzieren 2.4 AB 9: Antidissoziative Skills	2.4 AB 7: Dissoziations-Tagebuch	2.4 AB 7 bie-tet sich als Hausaufgabe an.

3.12 Ausgewählte Skills(-gruppe) für DBT-PTBS					
Phase	**Nr.**	**Inhalt**	**Handouts**	**Optionale Handouts**	**Sonstiges**
Umgang mit traumabezogenen Gefühlen					
2	8	Emotionen abschwächen	2.5 IB 8: Emotionen abschwächen 2.5 IB 9: Entgegengesetzt handeln		
2	9	Scham	2.5 IB 12: Scham 2.5 AB 4: Umgang mit ungerechtfertigter Scham		
2	10	Schuld	2.5 IB 13: Schuld 2.5 AB 5: Umgang mitungerechtfertigter Schuld		
2	11	Selbstverachtung	2.5 IB 14: (Selbst-) Verachtung 2.5 AB 6: Umgang mit Selbstverachtung		
2	12	Ekel	2.5 IB 16: Ekel 2.5 AB 8: Umgang mit Ekel		
2	13	Trauer	2.5 IB 17: Trauer 2.5 AB 9: Angst vor Trauer		
2	14	Lust und Begehren	2.5 IB 25: Lust und Begehren		
Vulnerabilität reduzieren und Leben neu entfalten					
3	15	ABC GESUND	2.5 IB 31: ABC GESUND		
3	16	Radikale Akzeptanz	2.4 AB 11: Radikale Akzeptanz		
3	17	Bitten und Nein-Sagen	2.6 IB 6: Bitten, fragen, fordern 2.6 AB 9: Nein-Sagen üben		Andere/weitere Zwischenmenschliche Fertigkeiten können bei Bedarf ergänzt werden.
3	18	Beziehungen knüpfen und beenden	2.6 IB 10: Beziehungen knüpfen 2.6 AB 14: Beziehungen beenden		
3	19	Umgang mit Kränkung	2.6 AB 15: Umgang mit Geringschätzung und Kränkung	2.5 IB 19: Kränkung	
3	20	Abschied und Transfer	2.7 AB 2: Der alte und der neue Weg 2.7 AB 3: Der alte und der neue Weg – Grafik		

4 HINTERGRUNDWISSEN

4.1 Diagnostik der Borderline-Störung und komplexen PTBS

4.1.1 Diagnostik der Borderline-Störung

Als Klinikerin werden Sie in aller Regel die Diagnostik mit einigen Fragen beginnen, die im Kasten **als Leitsymptome** aufgelistet werden. Sind die vier Leitsymptome gegeben, so handelt es sich mit großer Wahrscheinlichkeit um eine Borderline-Störung. Zur Sicherheit können Sie im zweiten Schritt mithilfe eines strukturierten klinischen Interviews, etwa des *International Personality Disorder Examination* (IPDE; Loranger et al. 1996) die Kriterien für eine Borderline-Störung nach DSM-5 abfragen.

Stufenplan für die klinische Diagnostik der Borderline-Störung

1. Screening klinischer Leitsymptome:
   - Häufig einschießende aversive Anspannung, gefolgt von rasch wirksamen (dysfunktionalen) Verhaltensmustern;
   - Schwierigkeiten, allein zu sein;
   - Das Gefühl, anders zu sein als alle anderen;
   - Schwierigkeiten, den eigenen Körper zu betrachten oder zu tolerieren.
2. Strukturiertes klinisches Interview der Borderline-Kriterien nach DSM-5 (IPDE oder SCID-5-PD)
3. Strukturiertes klinisches Interview zur Erfassung von Komorbiditäten (SKID-I bzw. SCID-5-CV)
4. Abklärung somatischer Erkrankungen
5. Strukturierte Erfassung dysfunktionalen Verhaltens durch Interview zu schwerwiegenden Störungen der Verhaltenskontrolle (Severe Behavior Dyscontrol Interview, SBDI-R)

Für die **operationalisierte** Diagnostik der Borderline-Störung gilt nach wie vor das IPDE (Loranger et al. 1996) als Instrument der Wahl. Es integriert die Kriterien des DSM-IV bzw. DSM-5 und der ICD-10 bzw. ICD-11. Interrater- und Test-Retest-Reliabilität sind gut und deutlich höher als für unstrukturierte klinische Interviews. Eine Alternative ist das *Strukturierte Klinische Interview für DSM-IV/Achse II Persönlichkeitsstörungen (SKID-II)* bzw. *Strukturiertes Klinisches Interview für DSM-5 – Persönlichkeitsstörungen (SCID-5-PD)*. Da komorbide Störungen wie Suchterkrankungen, Posttraumatische Belastungsstörungen oder affektive Störungen Verlauf und Prognose und damit auch die Therapieplanung erheblich beeinflussen, sollten diese auch mithilfe eines strukturierten klinischen Interviews nach DSM-IV bzw. DSM-5 (SKID-I bzw. SCID-5-CV) erfasst werden.

Auch Instrumente zur **Schweregradbestimmung** sind mittlerweile gut etabliert und liegen in Form von Selbstrating/Fragebogen-Instrumenten und klinischen Interviews vor. Bohus et al. (2007) entwickelten die Borderline-Symptom-Liste (BSL) als Selbstrating-Instrument, das zunächst aus 90 Items bestand. Die psychometrische Qualität des Instruments ist wissenschaftlich geprüft und weist sehr gute Kennwerte auf, dies betrifft auch die Veränderungssensitivität. Das Instrument liegt mittlerweile auch als gut etablierte, international häufig übersetzte 23-Item-Kurzfassung (BSL-23) vor und beinhaltet ausgewählte Zusatzitems zur Erhebung des dysfunktionalen Verhaltens (Bohus et al. 2009). Aus unserer Arbeitsgruppe stammt auch das neu entwickelte **Borderline-Symptom-List-Interview** (BSL-I; Senyüz et al. 2025). Das BSL-I ist ein frei zugängliches Interview mit 31 Fragen, das spezifisch zur Beurteilung des Schweregrads der Borderline-Symptome dient. Es bewertet die Häufigkeit und subjektive Belastung Borderline-typischer und spezifischer psychopathologischer Symptome sowie deren Auswirkungen auf der Verhaltensebene, die psychosoziale Funktionsfähigkeit und zudem einige wichtige Facetten der positiven psychischen Gesundheit. Das BSL-I dauert etwa 45 Minuten und ist ein wissenschaftlich geprüftes, zuverlässiges und valides Instrument zur Erhebung des mehrdimensionalen Schweregrads der Borderline-Störung.

Auch wenn Sie für die Durchführung des SKID-I bzw. SCID-5-CV (siehe unten) etwa 90 Minuten veranschlagen müssen, so ist die sorgfältige Abklärung der **komorbiden Symptomatik** sicherlich integraler Bestandteil der Diagnostik. Die Bedeutung von PTBS, Essstörungen, Angst- und Zwangsstörungen sowie Schlafstörungen für die Aufrechterhaltung der Symptomatik wird häufig unterschätzt. Das Gleiche gilt für eine komorbide ADHS oder auch Störungen aus dem Autismusspektrum. Wissenschaftliche Untersuchungen zeigten, dass etwa ein Drittel aller stationär behandelten Borderline-Patientinnen an einer behandlungsbedürftigen ADHS leiden. Gerade weil hier eine günstige medikamentöse Option besteht, sollte man Konzentrationsschwierigkeiten, Vergesslichkeit und organisatorisches Chaos als klinische Hinweise ernst nehmen und gegebenenfalls auf eine neuropsychologische Testung drängen!

Traumatisierte Borderline-Patientinnen haben oft Schwierigkeiten, sich auf medizinische Untersuchungen einzulassen. Das gilt nicht nur für die Gynäkologie, auch Internisten (EKG; Sonografie) und Zahnärzte werden oft gemieden. Sie sollten also nachfragen!

Wir können zusammenfassen, dass Validität und Reliabilität der operationalisierten Borderline-Diagnostik sowohl für den klinischen als auch für den wissenschaftlichen Gebrauch sicherlich zufriedenstellend sind, auch wenn einige Phänomene etwas Erfahrung erfordern: Insbesondere die Abgrenzung zu Erkrankungen aus dem schizophrenen Spektrum erweist sich im klinischen Alltag immer wieder als schwierig. Häufig werden Pseudohalluzinationen oder schwere dissoziative Phänomene fälschlicherweise als psychotische Symptomatik eingeschätzt. Umgekehrt kann während einer schweren depressiven Episode das Vollbild einer Borderline-Störung beobachtet werden, wobei sich die Verhaltensmuster nach Remission der Depression normalisieren. In diesem Falle sollte man also grundsätzlich danach fragen, ob die borderline-spezifischen Verhaltensmuster bereits vor der Entwicklung der depressiven Episode oder im symptomfreien Intervall vorlagen.

Bisweilen bereitet auch die Abgrenzung zum Asperger-Syndrom im Erwachsenenalter Schwierigkeiten. Hier sollte man nach den typischen Mentalisierungsproblemen der Asperger-Patienten fragen: Borderline-Patienten haben in aller Regel keine Schwierigkeiten, auch komplexere metaphorische Zusammenhänge zu verstehen. Gerade bei männlichen Borderline-Patienten oder auch bei Adoleszenten ist die Abgrenzung zur antisozialen Persönlichkeitsstörung manchmal nicht ganz einfach: Störungen der Emotionsregulation, Impulsivität und auch Selbstverletzungen treten ja bei beiden Störungen auf. Wenn man sich jedoch an der Intensität von Schuld und Scham orientiert, so lassen sich diese beiden Patientengruppen doch recht einfach differenzieren: Während Borderline-Patienten etwa nach sozialen Grenzverletzungen meist unter Schuld- und Schamgefühlen leiden, sind diese Phänomene Personen mit einer antisozialen Persönlichkeitsstörung doch eher fremd.

Das **Interview zu schwerwiegenden Störungen der Verhaltenskontrolle** (Severe Behavior Dyscontrol Interview, SBDI) wurde von uns entwickelt, um sich einen raschen und vollständigen Überblick bezüglich eines krisen-erzeugenden Verhaltens zu verschaffen. Sie finden das vollständige Interview im Kapitel 1.7, TB 3 dieses Bandes. Das SBDI beinhaltet neben Suizidversuchen, Selbstverletzungen und Hochrisikoverhalten auch aggressive Durchbrüche und schwerwiegende soziale Probleme, die den Verlauf der Therapie möglicherweise gefährden.

Die Indikation zur Behandlung ergibt sich bereits aus der Diagnose. Liegt eine klinisch manifeste Borderline-Symptomatik vor, so sollte alles unternommen werden, um eine störungsspezifische Behandlung zu ermöglichen.

4.1.2 Diagnostik der komplexen PTBS

Die Frage nach intrusivem Wiedererleben von sexuell traumatisierenden Erlebnissen in Kindheit oder Adoleszenz sollte integraler Bestandteil des diagnostischen Prozesses sein. Wenn sich mit der Bejahung dieser Frage der dringende Verdacht auf eine komplexe PTBS ergibt, so können Sie auf weitere Instrumente zurückgreifen.

Für die Diagnose nach ICD-11 und die Differenzierung zwischen PTBS und komplexer PTBS empfehlen wir die deutsche Übersetzung des **International Trauma Interviews** (**ITI**; Bachem et al. 2024). Zur Erfassung der selbst eingeschätzten Symptomatik bietet sich das *International Trauma Questionnaire* (ITQ; Christen et al. 2021) an. Das **ITQ** ist inzwischen in vielen Sprachen (inkl. Deutsch) frei zugänglich über das International Trauma Consortium (ITC): traumameasuresglobal.com/itq. Dort können Sie die deutsche Fassung des ITQs herunterladen.

4.2 Therapeutische Kompetenzen

Zunächst noch einmal unseren Dank und unseren Respekt: Es ist kein einfaches Unterfangen, Skillsgruppen für Patientinnen mit Borderline-Störungen und/oder komplexer PTBS anzubieten. Es gibt Trauben, die tiefer hängen, oder einfacher ausgedrückt: Man kann sein Geld als Therapeutin auch einfacher verdienen. Und dennoch: Wenn Sie erst einmal die Scheu überwunden und Ihre ersten Erfahrungen gemacht haben, werden Sie feststellen, wie bereichernd diese Gruppen auch für uns Therapeuten sind. Intensive Arbeit beschert reichen

Lohn, wenn wir diesen Lohn in Therapiefortschritt messen, in Verbesserung der Lebensqualität und auch in Entfaltung von Kreativität und intensiver Menschlichkeit, die die allermeisten unserer Patientinnen in sich tragen und langsam entfalten.

Vielleicht noch einige Anregungen?

Zusammen ist man weniger allein: Zu Beginn ist es sicherlich hilfreich, sich mit einer Kollegin zusammenzutun. Diese Kollegin muss nicht unbedingt erfahrener sein als Sie selbst, aber man tut sich leichter, wenn man sich gemeinsam vorbereiten und die kleinen Erfolge und Misserfolge teilen kann.

Karten auf den Tisch: Alle haben mal angefangen: Mit den Skillsgruppen, mit neuen Modulen, mit neuen Inhalten, mit neuen Handouts. Das ist normal und Ihre Patientinnen werden Sie dabei unterstützen – vorausgesetzt, Sie legen die Karten auf den Tisch. Es ist kein Problem, offen anzusprechen, dass Sie ein bestimmtes Thema neu angehen oder dass dies Ihre allererste Gruppe ist. Und es ist kein Problem, zuzugeben, dass Sie selbst irgendetwas nicht verstehen. Aber Sie sollten auf keinen Fall bluffen und Kompetenz heucheln. Die Patientinnen spüren dies sofort, und meistens spüren die Therapeuten dies dann auch. Also vielleicht besser etwa so: *»Ich wollte noch etwas klären: Das Thema, das wir in der nächsten Sitzung besprechen, also die ›Gemischten Emotionen‹, habe ich selbst auch noch nie bearbeitet. Ich denke, das Thema ist wichtig und macht auch viel Sinn, aber ich muss mich selbst einarbeiten und bräuchte vielleicht etwas Hilfe: Hat jemand von Ihnen Lust, sich im Vorfeld etwas einzuarbeiten?«*

Observing Limits: *»Die Therapeutin ist dafür verantwortlich, dass ihre Patientin sie gut behandelt.«* Dieser aus der DBT-Einzeltherapie stammende Claim gilt natürlich auch für die Skillsgruppe: *»Die Leiterinnen sind dafür verantwortlich, dass die Gruppe sie gut behandelt.«* Helfen Sie also Ihren Patientinnen, sich so zu verhalten, dass Ihnen die Arbeit mit der Gruppe Freude bereitet. Wie man dies bewerkstelligt? Nun, verlassen Sie sich schlicht auf die DBT: *»Do DBT to the therapist«*: Schulen Sie sich dabei, Ihre eigenen Emotionen und den entsprechenden Handlungsdruck wahrzunehmen und zu beschreiben, und dann wenden Sie die **6-mal B** an: *»Ich würde kurz auf eine andere Ebene wechseln. Darf ich Ihnen kurz mitteilen, wie es mir gerade mit dieser Gruppe geht?«* Gruppe nickt träge. **Beschreiben:** *»Also, ich beobachte jetzt schon seit drei Wochen, dass fast niemand die Hausaufgaben macht, und das löst in mir den Gedanken aus, dass Ihnen diese Gruppe nicht wichtig ist, dass ich Sie mit diesen Aufgaben quäle, und dann überlege ich mir schon, ob ich irgendetwas falsch mache. Ich fühle mich dann in so eine Schulmeister-Rolle gezwungen, und das liegt mir gar nicht. Es macht mir einfach keinen Spaß auf diese Weise.«* **Bitten:** *»Ich würde Sie jetzt gerne dazu auffordern, mir klar rückzumelden, was wir gemeinsam unternehmen können, dass wir aus dieser Lehrer-Schüler-Nummer herauskommen. Ich würde Sie also gerne in Kleingruppen schicken mit der Aufgabe, gemeinsam jeweils für eine Patientin, die die Hausaufgaben nicht gemacht hat, das Arbeitsblatt 2.2 AB 4 auszuarbeiten, und dann konkrete Verbesserungsvorschläge in die Großgruppe zu bringen.«* **Belohnen:** *»Ich habe hier eine Tüte mit Chili-Teufeln. Die Gruppe mit dem besten Vorschlag darf sich jeweils einen nehmen. Und noch etwas: Wenn wir hier keine Lösung finden, dann lassen wir auch gerne mal eine Sitzung ausfallen, ich habe so einfach keine Lust mehr.«*

Keine Angst vor Videos: Wir haben es schon einige Male geschrieben? Gut, und weil es so hilfreich ist, hier noch einmal: Versuchen Sie, wirklich jede Skillsgruppe auf Video aufzunehmen. Diese Aufnahmen sollten zur Routine werden, denn nur so können Sie Ihr Konsultationsteam ernsthaft um Rat fragen oder auch einfach mal eine positive Sequenz mit anderen teilen.

Fundierte Kenntnisse in DBT sind immer hilfreich: Natürlich gehen wir davon aus, dass Sie als Leiterinnen von Skillsgruppen eine fundierte Weiterbildung in DBT erworben und in diesem Rahmen sich auch ausführlich mit der Borderline-Störung auseinandergesetzt haben. Wenn Sie nachlesen wollen – folgende Artikel im Patienten-Manual sind dazu besonders hilfreich: 3.1 »Was versteht man unter einer Borderline-Störung? (Patienten-Manual, S. 428), sowie 3.2 »Was ist Dialektisch-Behaviorale Therapie?« (Patienten-Manual, S. 437).

Auch wenn in manchen Institutionen durchaus üblich ist, Skillstrainerinnen nur die »Schmalspurausbildung« im Skillstraining zu finanzieren – Sie sollten darauf bestehen, eine vollumfängliche DBT-Fort- oder Weiterbildung zu erhalten. Wie sonst können Sie als Teammitglied in einem DBT-Team inhaltlich kooperieren? Oder wie wollen Sie mit DBT-Einzeltherapeutinnen kommunizieren, wenn Sie die Inhalte und Strategien der DBT nicht kennen? Nicht zu sprechen vom Stand-alone-Modus, der tatsächlich hohe therapeutische DBT-Kompetenzen erfordert.

Es mag natürlich sein, dass Sie zu den wenigen begnadeten Therapeutinnen gehören, die nicht nur über lange Jahre therapeutischer Erfahrung verfügen, sondern auch über allumfängliches Wissen und grundlegende therapeutische Kompetenzen, die es Ihnen ermöglichen, die Skills schlicht aus dem Manual zu lernen und anzubieten. Vielleicht wollen Sie sich dennoch prüfen? Die World DBT Association (WDBTA) hat einen Katalog zusammengestellt, der die wichtigsten Kompetenzen auflistet, über die eine DBT-Therapeutin verfügen sollte, auch wenn sie nur einzelne Komponenten der DBT anbietet. Die WDBTA ist die internationale Organisation für DBT und hat sich gegründet, um Therapeutinnen, die DBT anbieten, sowie denjenigen, die psychosoziale Fachkräfte für die Behandlung ausbilden, Orientierung und Unterstützung zu bieten. Das Ziel ist, sicherzustellen, dass Menschen, die DBT suchen, auch eine qualitativ hochwertige, evidenzbasierte Behandlung erhalten. Mit diesen Zielen vor Augen hat der Vorstand der WDBTA eine Gruppe internationaler Experten gebeten, zu prüfen, welche Bereiche der DBT in umfassenden DBT-Schulungen enthalten sein sollten. Die WDBTA hat diesen Leitfaden entwickelt, um alle Personen oder Organisationen, die eine Ausbildung anstreben oder durchführen, zu ermutigen, die aufgelisteten Kompetenzen als grundlegend für die Behandlung nach DBT zu betrachten.

Kompetenzen	Fühle ich mich sicher	Ausbaufähig
1. Grundlagen, Regeln und Prinzipien der DBT		
A Grundlagen der Verhaltenstherapie		
Grundlagen der Diagnostik		
Grundlagen der Verlaufsmessung		
Fallformulierung		
Problem- und Bedingungsanalysen		
Therapieziele		
B Grundlagen der akzeptanzbasierten Strategien		
Achtsamkeit, radikale Akzeptanz		
Validierung		
C Dialektische Strategien		
Dialektische Philosophie und Weltsicht		
Dialektik von Akzeptanz und Veränderung		
D Modellannahmen		
Probleme der Emotionsregulation als zentrales Phänomen		
Skills-Defizit-Modell		
DBT-Grundannahmen		
E DBT-Fallkonzeptualisierung		
Biosoziales Modell der BPD		
Transaktionales Modell der BPD		
2. Struktur der DBT		
A Treatment Functions und Modes der DBT		
B Funktion und Inhalte der Einzeltherapie		
C Inhalte des Skillstrainings		
D Struktur des Skillstrainings		
E Telefon-Coaching		
F Konsultationsteam		
G Stages der Störung und Behandlungsstadien (Stages I-IV)		
H Behandlungsziele je nach Stadium		
I Pre-Treatment: Orientierung und Commitment		

Kompetenzen	Fühle ich mich sicher	Ausbaufähig
3. DBT-Behandlungsstrategien		
A Veränderungsstrategien		
Kettenanalysen		
Problem- und Bedingungsanalysen		
Skills: Achtsamkeit; Stresstoleranz; Emotionsregulation; zwischenmenschliche Fertigkeiten		
Kognitive Umstrukturierung		
Expositionsbasierte Techniken		
Kontingenz-Management		
B Validierung		
4. Dialektische Balance		
A Dialektische motivationale Strategien		
B Dialektische Interventionen		
C Stilistische Strategien		
Reziproke Kommunikation		
Provokante Kommunikation		
5. Umgang mit Suizidalität		
A Risikoeinschätzung		
B Umgang mit akuter Suizidalität		
C Krisenstrategien		
D Behandlung von krisengenerierendem Verhalten		
E Suizidrückfallprophylaxe		
6. Case-Management und spezifische Strategien		
A DBT-Case-Management		
B Unterstützende Strategien		
C Observing Limits		
D Strategien bei therapiestörendem Verhalten		
E Strategien am Telefon		
F Beziehungsbezogene Strategien		

4.3 Die komplexe Posttraumatische Belastungsstörung

In der 11.Version der internationalen statistischen Klassifikation der Krankheiten und verwandter Gesundheitsprobleme der WHO (ICD-11) wurde die Diagnose der »komplexen Posttraumatischen Belastungsstörung« (6B41) aufgenommen. Die Diagnose soll die Folgen und die Symptomatik langanhaltender und chronischer Traumatisierung beschreiben, die sich häufig in Form von chronischem und wiederholtem sexuellen oder physischen Missbrauch in Kindheit und Jugend zeigt. Studien zu Symptomprofilen der komplexen PTBS zeigen, dass der Anteil von sexuellem Missbrauch in Patientengruppen mit komplexer PTBS doppelt so hoch ist im Vergleich zu »einfacher« PTBS und die Anzahl multipler Traumatisierungsarten die Wahrscheinlichkeit, eine komplexe PTBS-Symptomatik aufzuweisen, signifikant erhöht (Karatzias et al. 2017). Neben der Ausbildung der klassischen PTBS-Symptomatik (Wiedererleben, Vermeidung und Hyperarousal) umfassen die Diagnosekriterien auch Störungen der Emotionsregulation (u.a. erhöhte

Reizbarkeit und Wut oder verminderte Schwingungsfähigkeit), Störungen der Identität (u.a. anhaltendes negatives Selbstbild oder tiefgreifende Gefühle von Scham, Schuld und Versagen) und Störung zwischenmenschlicher Beziehungen (u.a. Schwierigkeiten, Beziehungen aufrechtzuerhalten oder sich anderen nahe zu fühlen). Außerdem ist das klinische Bild durch eine Komplexität der Symptomatik geprägt, die sich häufig in Suizidalität, Impulsivität, stärkere psychosoziale Beeinträchtigung, höhere Hospitalisierungsraten (Zlotnick et al. 2003), selbstverletzendem Verhalten (Harned et al. 2018), Dissoziation (Vonderlin et al. 2018), Substanzmissbrauch (Sanders et al. 2018) oder auch erhöhten Komorbiditäten (Hyland et al. 2021) zeigt. Dabei stellt die Symptomatik der komplexen PTBS erhöhte Anforderungen an die psychotherapeutische Behandlung. Meta-analytische Befunde zeigen, dass sowohl die Anzahl der Studien als auch die Effektivität der Psychotherapie bei PTBS nach früher Traumatisierung in Kindheit und Jugend deutlich geringer ist als bei Patientinnen mit späterer Traumatisierung (Karatzias, Murphy et al. 2019). Außerdem besteht auch bei Psychotherapeutinnen häufig die Sorge, sie könnten Patientinnen mit komplexer PTBS-Symptomatik durch traumafokussierte Psychotherapie destabilisieren, weshalb das Trauma in dieser Patientinnengruppe häufig unbehandelt bleibt (van Minnen et al. 2010). Dabei ist die Empfehlung der aktuellen S3-Leitlinien zur Behandlung der PTBS mit 100 % Übereinstimmung der Experten und Expertinnen eindeutig, dass allen Patientinnen mit PTBS eine traumafokussierte Psychotherapie angeboten werden soll (Schäfer et al. 2019). Für eine komplexe PTBS nach ICD-11 sollte die psychotherapeutische Behandlung mit einer Kombination traumafokussierter Techniken erfolgen, bei denen Schwerpunkte auf der Verarbeitung der Erinnerung an die traumatischen Erlebnisse und/oder ihrer Bedeutung liegen (siehe Leitlinienempfehlung PTBS) sowie auf Techniken zur Emotionsregulation und zur Verbesserung von Beziehungsstörungen im Sinne der Bearbeitung dysfunktionaler zwischenmenschlicher Muster. In diesem Sinn adressiert die Dialektisch-Behaviorale Therapie der PTBS (DBT-PTBS) diese Anforderungen. Ursprünglich entwickelt, um Patientinnen mit Borderline-Persönlichkeitsstörungen und komorbider PTBS zu behandeln, ist sie spezifisch auf die Bedürfnisse von Patientinnen mit komplexer PTBS nach sexueller oder körperlicher Traumatisierung in Kindheit und Jugend ausgerichtet. Das folgende Kapitel gliedert sich in drei Teile: Zunächst soll das Störungsmodell der komplexen PTBS nach sexuellem Missbrauch aus Sicht der DBT-PTBS dargestellt werden. Dann erfolgt eine knappe Beschreibung des Behandlungskonzepts, gefolgt von einem kurzen Abriss der empirischen Datenlage.

Das Modell

Wie alle therapiestützenden Modelle basiert auch diese auf einer Mischung aus wissenschaftlicher Evidenz, klinischer Beobachtung und Selbstreflexion der Betroffenen. Diese Modelle sind primär darauf ausgelegt, das Behandlungsrational und die Psychoedukation zu stützen. Die Legimitation dieser Modelle, aber keinesfalls seine Verifikation, entfaltet sich in der Prüfung des Therapieerfolgs. Oder einfacher ausgedrückt: Dass ein Modell im therapeutischen Kontext nützlich und wirksam ist, zeigt noch nicht, dass es auch im wissenschaftlichen Sinne wahr ist.

In Erweiterung der diagnostischen Kriterien des ICD 11 können wir die klinische Patho-Phänomenologie der komplexen PTBS in drei Kategorien gliedern:

1) Störungen des Traumagedächtnisses
2) Störungen der Selbstorganisation (Selbstkonzept; Emotionsregulation; zwischenmenschliche Interaktion)
3) Aufrechterhaltende Faktoren (dysfunktionale Bewältigungsstrategien; soziale Faktoren).

Störungen des Traumagedächtnisses

Intrusionen, also unkontrollierbares mentales Wiedererleben von traumatischen Ereignissen mit hohem Realitätsdruck, gehören zu den Kardinalsymptomen der PTBS. Smartphone-basierte Erhebungen im Alltag (Ambualtory Assessment) bei Patientinnen mit komplexer PTBS nach sexuellem Missbrauch fanden im Mittel über sieben Intrusionen pro Tag, wobei erhebliche Schwankungen vorlagen (Kleindienst et al. 2017). Die neurobiologischen Mechanismen von Intrusionen sind weitgehend unklar, einige Untersuchungen fanden funktionelle Alterationen von inhibitorischen Regionen wie vlPFC, ACC sowie des medialen Temporallappens (Hall et al. 2018; Stevens et al. 2017). Auf klinisch-phänomenologischer Ebene werden traumatische Ereignisse als sensorische, physiologische, kognitive und emotionale Eindrücke in Form eines mentalen Traumanetzwerks gespeichert. Auf der sensorischen Ebene dominieren hier Bilder, Gerüche und Haptik sowie auch physiologische oder sexuelle Erregung. Die emotionale Ebene ist meist geprägt von Ohnmacht, Angst, Ekel, Demütigung, es können aber auch Lust, Nähe, Geborgenheit und Stolz amalgamiert sein. Die kognitive Ebene ist meist diffus besetzt, meist beherrscht von Verwirrung sowie repetitiven und mantraartigen Gedankenspiralen (Maddox et al. 2019).

Wir gehen heute davon aus, dass diese Segmente des Traumanetzwerkes eng verknüpft sind und daher meist gemeinsam aktiviert werden (Krans et al. 2009). Viele Betroffene berichten zudem über altersbezogene Charakteristika. Das heißt, die Netzwerke werden über die Lebensspanne kaum korrigiert. Bei Reaktivierung erlebt sich die Betroffene wie zum Zeitpunkt der Ereignisse. Nicht nur die Emotionen entsprechen denen eines Kindes, auch die sensorischen Aspekte suggerieren dieses Erleben: Die Täter wirken dann groß, schwer und übermächtig, man selbst erlebt sich als klein, schwach und hilflos. Die Schmerzen können oft schlecht lokalisiert werden, sondern werden – wie damals – als diffuses Stechen im Unterleib oder »Bauch« erlebt (Hiskey et al. 2008). Häufig sind die Patientinnen sehr erleichtert, wenn man ihnen im Laufe der Psychoedukation das Phänomen dieser »Altersregression« erklärt.

Die Traumanetzwerke können durch eine Vielzahl unspezifischer Trigger aktiviert werden (Dunkelheit, Körperhaltungen, Berührungen, eigene sexuelle Erregung, Geräusche usw. (Kihlstrom 2006). Ähnlich wie bei Panikattacken scheinen die aktivierten Netzwerke intensive Angstreaktionen hervorzurufen, deren neurochemisches Korrelat den Prozess rasch aggraviert. Obgleich die Betroffenen wissen, dass dies lediglich Erinnerungen sind, erleben sie diese als ausgesprochen realitätsnah (Intrusionen), oder sie verlieren gänzlich den Kontakt zur Realität und erleben die Ereignisse tatsächlich noch einmal (Flashbacks). Nachvollziehbarerweise entwickeln die Betroffenen eine Vielzahl von Strategien, die darauf zielen, die Auftretenswahrscheinlichkeit dieser Intrusionen zu reduzieren (Meidung) oder zumindest nach Aktivierung rasch abzuschwächen (Escape). Neben sozialen Vermeidungsstrategien kommen auch schwerwiegendere Verhaltensmuster zum Einsatz, die meist darauf zielen, die emotionale Sensitivität zu minimieren: Blutentnahmen, anorektisches Verhalten, Intoxikationen, aber auch Neuroleptika und Benzodiazepine. Zu den häufigsten Escape-Strategien gehört sicherlich die Dissoziation, die mit einer raschen Reduktion der emotionalen Wahrnehmung einhergeht, aber auch Selbstverletzungen, Ess-Brech-Attacken, Alkohol oder kognitive Leugnung kann hier genannt werden.

Die moderne Lerntheorie geht heute davon aus, dass beide kurzfristig wirksamen Strategien (Ver-

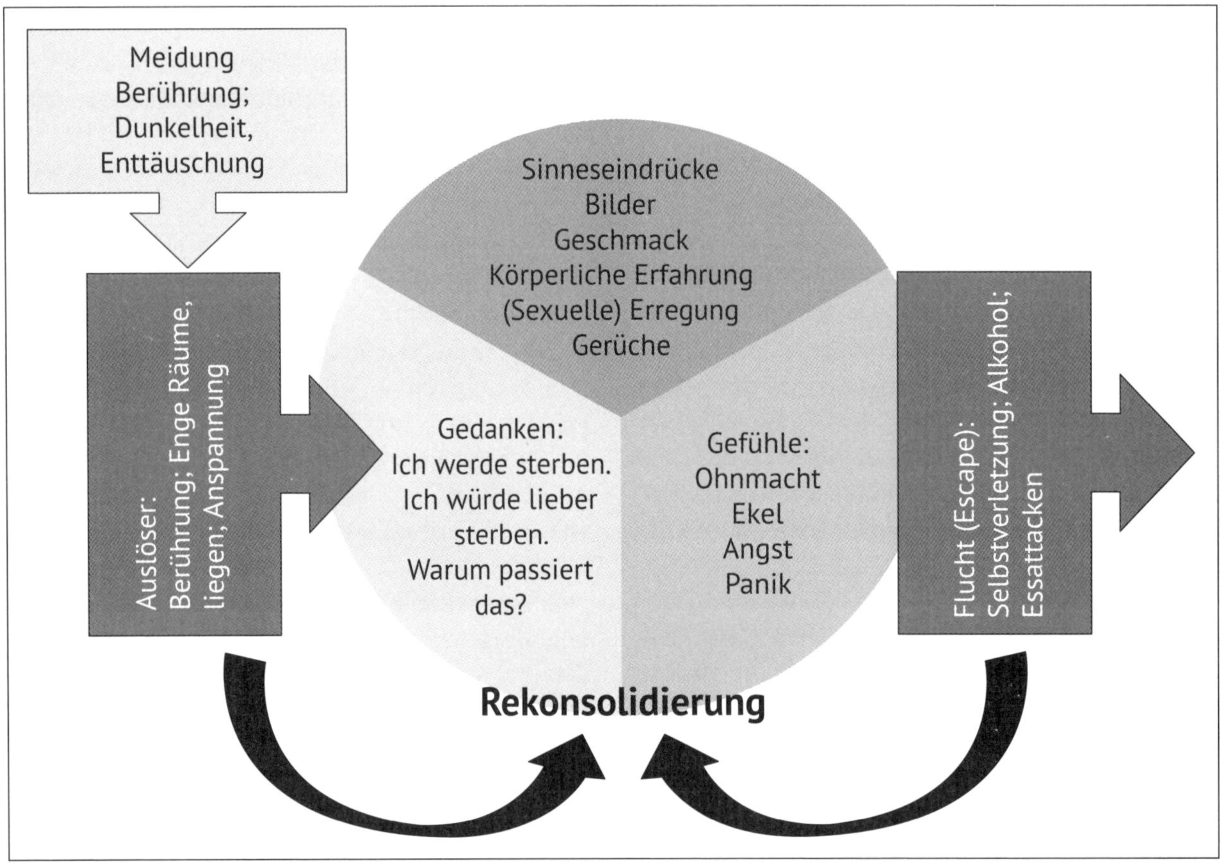

Abbildung 4.2.1 Dynamik der Traumanetzwerke

meidung und Escape) langfristig die etablierten Netzwerke konsolidieren und damit wesentlich zu deren Vigilanz und Aufrechterhaltung beitragen (Ehlers & Steil 1995; Lee 2009). Abb. 4.2.1 skizziert modellhaft Charakteristik und Dynamik dieser Traumanetzwerke.

Die Reduktion von Häufigkeit und Intensität dieser Intrusionen ist neben der Revision von traumabezogenen Selbstkonzepten ein zentrales Anliegen aller Traumatherapien. Klinisch können wir dabei auf die jahrzehntelange Erfahrung von expositionsbasierten Interventionen bauen, die sich lege artis durchgeführt als hoch wirksam erwiesen haben (z.B. Craske et al. 2022).

Selbstorganisation und traumabezogene Selbstkonzepte

Die Auswirkung von Ekel auf das Selbstkonzept. Neuere Untersuchungen zu Traumafolgestörungen nach sexueller Gewalt weisen auf die Bedeutung von Ekel in der Entwicklung und Aufrechterhaltung von PTBS hin. So finden etwa Badour et al. (2013); Badour et al. (2023), dass ca. 70 % aller erwachsenen Opfer von sexueller Gewalt über starken Waschdrang unmittelbar nach dem Übergriff berichten, der bei ca. 25 % auch nach einem Jahr persistiert. Außerdem zeigten sich bei Opfern von sexueller Gewalt signifikante Zusammenhänge zwischen dem Gefühl der mentalen Beschmutzung, Waschzwängen und Schweregrad der PTBS. Klinisch berichten viele Betroffene davon, dass »jede Zelle ihres Körpers beschmutzt sei«. Allen aber ist gemeinsam, dass sie sich einerseits vor sich selbst ekeln, andererseits aber auch das durchdringende Gefühl haben, dass andere ihren Makel bemerken und sich daher von ihnen abwenden oder sie gar zutiefst verachten. Die entsprechende Emotion ist daher eine tief verwurzelte Scham und folgerichtig permanente Angst vor sozialer Abwertung oder Ausgrenzung (*»Wenn ich auf die Straße gehe, habe ich das Gefühl, dass alle sehen, was mit mir geschehen ist, dass sie sogar riechen, was passiert ist. Das ist schier unerträglich.«*). Dies deckt sich mit empirischen Untersuchungen, die starke Zusammenhänge zwischen traumabezogener Scham und dem Gefühl der mentalen Beschmutzung finden (McCann et al. 2023). Therapeutisch interventionell können imaginative Interventionen zur Reduktion des Ekelgefühls eingesetzt werden (Jung & Steil 2013).

Traumatische Invalidierung. Es herrscht weitgehend Übereinstimmung, dass fehlende oder frustran verlaufende Berichte der Betroffenen über sexuelle Übergriffe gegenüber primären Bezugspersonen ein wichtiger Prädiktor für Entwicklung und Aufrechterhaltung von PTBS darstellen (Back & Lips 1998; de Roos & Curtis 2021). Auch die meisten unserer Patientinnen berichten über das Problem, dass sie ihre Missbrauchserfahrung entweder aufgrund von Bedrohung, Angst oder Verstrickungen nicht mitteilen konnten oder versucht hatten, sich gegenüber primären Bezugspersonen zu öffnen, und damit scheiterten (Leiva-Bianchi et al. 2023). Psychopathologisch subsumiert man die daraus resultierenden langfristig wirksamen Reaktionsmuster unter dem Begriff der »Alienation«, also einem tiefgreifenden Gefühl der sozialen Entfremdung.

Drohungen und Verstrickungen. Es liegt auf der Hand, dass Sexualtäter gesteigertes Interesse daran haben, dass deren Opfer, die ja häufig im Familienumfeld gesucht werden, Stillschweigen bewahren (Back & Lips 1998; Blake et al. 2014). Dazu werden Drohungen eingesetzt, aber auch gezielte Versuche, die Betroffenen in das Geschehen zu verstricken (Allard-Gaudreau et al. 2023). Häufig versuchen Täter, beim Opfer positive Gefühle zu erzeugen. Dies geht von Belohnungen, Nähe, Zärtlichkeiten bis hin zur sexuellen Stimulation. Das diffuse Gefühl der Verstrickung, also der eigenen Beteiligung, wird langfristig als intensive Scham, Schuld und Selbsthass internalisiert und hindert die Betroffenen häufig auch als Erwachsene daran, therapeutische Hilfe aufzusuchen. Auch während der Therapie sollten solche Phänomene und Erlebensmuster gezielte therapeutische Beachtung finden, da die resultierenden Scham- und Schuldgefühle den Fortschritt und die Wirksamkeit der Expositionsbehandlung reduzieren können (Øktedalen et al. 2015).

Erklärungsprozesse. Der vierte Themenkomplex, der Einfluss nimmt auf die Verarbeitung und Internalisierung traumatischer Erfahrungen, hängt damit zusammen, wie Kinder (und nicht nur diese) unkontrollierbare und unerklärliche Phänomene mental bewältigen. Forscher wie A. Gopnik (2000) untersuchten die Mechanismen der Theoriebildung von Kindern und verweisen auf einen »angeborenen Erklärungstrieb«: Gelingt es, Erklärungen zu finden, die die Ursachen in steuerbaren Kausalzusammenhängen verorten, so dienen diese der Ohnmachtsreduktion und erzeugen ein unbestimmtes Gefühl der Kontrollierbarkeit. Demnach greifen auch Kinder, die von zwischenmenschlicher Gewalt betroffen sind, auf diesen psychologischen Mechanismus zurück und suchen nach Erklärungen. Dabei stehen gerade Kinder, die im Allgemeinen von familiennahem Missbrauch betroffen sind, vor besonderen Herausforderungen. Um die Ursachen der verstörenden Ereignisse nicht den primären Bezugspersonen zuzuordnen, müssen diese sich selbst zugeordnet werden. Hieraus resultieren pervasive Schuldgefühle.

Zusammenfassend können wir aus dem komplexen Bild der chronischen PTBS vier zentrale affektive Komponenten (Selbstekel, Scham, Schuld und Alienation) herausarbeiten. Diese resultieren jeweils aus prototypischen Erfahrungs- oder Bewältigungsprozessen und manifestieren sich als stabile idioaffektive Selbstkonzepte, welche ein weites Feld von Bewertungsprozessen, emotionalen Reaktionen und Verhaltensmustern der Betroffenen steuern. Die Revision dieser traumabezogenen Selbstkonzepte erfordert spezifische therapeutische Interventionen, die sich von den klassischen in-sensu-Expositionen deutlich abheben.

Emotionale Dysregulation

Neben der psychologischen Dimension, also der inhaltlichen Charakteristik der Emotionen (überwertige Scham, Ekel, Schuld usw.), ist auch die neurobiologische Ebene der Emotionsregulation charakteristischen Alterationen unterworfen ist (Maercker et al. 2022). Phänomenologisch manifestiert sich die generalisierte Störung der Emotionsregulation in niedrigen Reizschwellen, hohen Amplituden und langsamer Rückbildung für alle Emotionen. Neurobiologisch konnten nicht nur funktionelle, sondern auch morphologische Alterationen des fronto-limbischen Systems nachgewiesen werden (Übersicht siehe Ford & Courtois 2021). Aus Platzgründen soll hier nicht auf Details eingegangen werden, jedoch dürfen wir nicht übersehen, dass diese generelle emotionale Hypersensitivität auch Implikationen für das therapeutische Handeln hat: Einerseits sollten die Betroffenen lernen, mithilfe von spezifischen Fertigkeiten (Skills) ihre Emotionen zu regulieren, andererseits sollten Therapeuten wissen, wie man – nicht nur während der Exposition – mit intensiven Emotionen umgeht und wie man dissoziative Zustände, die häufig Folge intensiver Emotionen sind, unterbricht.

Interpersonelle Probleme

Wir können davon ausgehen, dass die oben geschilderten Selbstkonzepte und die darin verwobenen idio-affektiven Netzwerke das Sozialverhalten der Betroffenen grundlegend steuern. Ein hohes Maß an Misstrauen, Angst vor sozialer Zurückweisung und Demütigung, ein entsprechend unsicheres Auftretens erschweren den Aufbau tragfähiger sozialer Netze oder auch die Arbeit in kollegialen Systemen (Jittayuthd & Karl 2022). Im Gegensatz zu Borderline-Patientinnen haben die meisten Patientinnen mit komplexer PTBS selten Schwierigkeiten, allein zu sein. Sie führen daher oft ein »vita minima« mit reduzierten Ansprüchen und kleinem Aktionsradius (Friedmann et al. 2020). Ein wichtiges Thema ist sicherlich die Angst vor Nähe und Zärtlichkeiten, also vor jeder Form von Intimität, die biografisch an traumatische Erfahrungen gekoppelt ist. Ein besonderes Thema ist die Partnerwahl. Hier herrscht eine gewisse Präferenz für Partner aus dem psychopathischen Spektrum mit den bekannten unangenehmen Folgen wie Gewalt, sexuelle Erniedrigung und Demütigungen (Bellot et al. 2024). Auch hier können wir nicht davon ausgehen, dass sich diese Probleme ohne gezielte therapeutische Interventionen lösen lassen, doch dazu später.

Aufrechterhaltende Faktoren

Dysfunktionale Verhaltensmuster. Das ICD-11 erwähnt in seiner klinisch fundierten Beschreibung des Störungsbildes auch dysfunktionales Verhalten wie »risikoreichen Sex, gefährliches Fahrverhalten, selbstverletzendes Verhalten und aggressive Durchbrüche« insbesondere bei Adoleszenten. Dieses Verhalten wird als »Ausdruck von Störungen der Affektregulation oder zwischenmenschlicher Probleme« verstanden (https://icd.who.int/browse11/l-m/en#/http://id.who.int/icd/entity/585833559).

Lerntheoretisch betrachtet, handelt es sich hierbei um gelernte Strategien, die eingesetzt werden, um kurzfristig intensive Anspannungszustände, traumaassoziierte Netzwerke oder Intrusionen abzuschwächen. Langfristig bestätigen diese Verhaltensmuster die subjektive Relevanz der Traumanetzwerke und wirken sich negativ destabilisierend auf Selbstkonzepte und zwischenmenschliche Bereiche aus. Nicht beschrieben sind im ICD-11 Verhaltensmuster, die, wie oben bereits erwähnt, eingesetzt werden, um die emotionale Empfindlichkeit zu reduzieren, wie etwa Blutentnahme (HB ≈ 7), Anorexie oder Oligodipsie, um nur einige Beispiele zu erwähnen. Lerntheoretisch können wir diese Verhaltensmuster im Sinne einer negativen operanten Verstärkung als wichtige aufrechterhaltende und stabilisierende Faktoren einordnen. Gerade schwer erkrankte Patientinnen haben oft Schwierigkeiten, dieses Verhalten aufzugeben. Die DBT-PTBS verfügt über ein breites Repertoire von Skills bis zum Kontingenzmanagement, das hier zum Tragen kommt.

Aufrechterhaltende soziale Systeme. Ein biosoziales Modell einer chronischen psychischen Erkrankung wäre unvollständig, wenn es die aufrechterhaltenden sozialen Parameter nicht berücksichtigen würde. Viele ältere Patientinnen haben sich eine soziale Umgebung geschaffen, in welcher die ausgeprägte Störung toleriert wird und

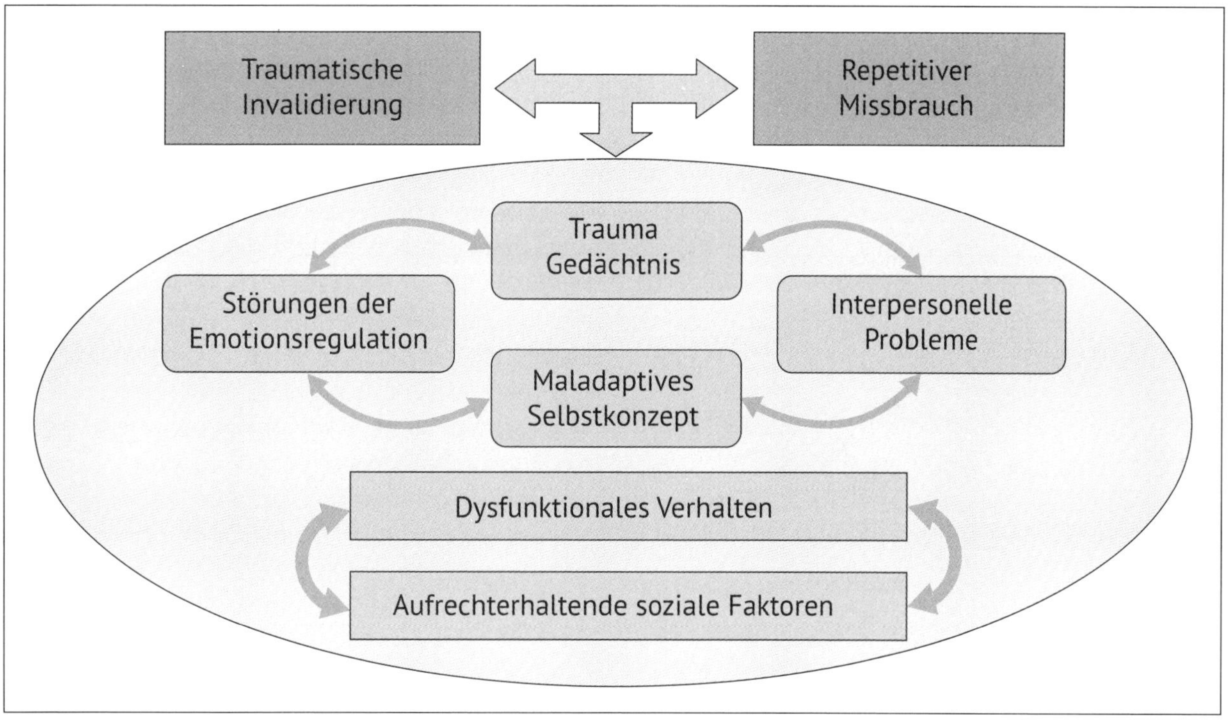

Abbildung 4.2.2 Biosoziales Modell der komplexen PTBS

sie Unterstützung erfahren. Aber auch Jugendliche wissen sich in ihrer (digitalen) Umgebung einzurichten. Selbstverständlich ist es von keiner Seite beabsichtigt, durch Schonung, Unterstützung oder Mitleid die Störung zu verlängern. Dennoch berücksichtigen erfolgreiche Therapieprogramme nicht nur die Angst der Patientinnen vor genesungsbedingter Minimierung der sozialen Unterstützung, sondern auch die Angst der Mitmenschen, die sich an das bisweilen submissive, anspruchslose Verhalten ihrer Freundin oder Partnerin gewöhnt haben und durchaus irritiert bis aversiv auf die raschen Veränderungsprozesse reagieren können.

Zusammenfassend skizziert Abbildung 4.2.2 das biosoziale Modell der DBT-PTBS, welches neben der wiederholten, oft lang anhaltenden traumatischen Erfahrung mit Tätern, die meist im Umkreis der Familie zu finden sind, häufig eine weitere soziale Traumatisierung als ursächlich postuliert, in dem es schlecht möglich ist, dass das Kind oder die Jugendliche diese Erfahrungen kommuniziert. Daraus resultiert ein komplexes Störungsbild, das neben dem Traumagedächtnis auch ausgeprägte neurobiologische Störungen der generellen Emotionsregulation aufweist. Hinzu kommen prototypische affektiv getönte Selbstkonzepte (durchdrungen von Selbstekel, Scham und Schuld) sowie zwischenmenschliche Probleme, die bestimmt sind von Misstrauen, Fremdheitsgefühl und Angst vor Nähe. Häufig werden dysfunktionale Verhaltensmuster eingesetzt, um die akute Not zu lindern, die jedoch langfristig das pathologische System stabilisieren. Gerade bei chronischen erkrankten Erwachsenen oder digital vernetzten Jugendlichen können häufig auch die sozialen Netze als aufrechterhaltende Parameter identifiziert werden.

4.4 DBT für komplexe PTBS

DBT-PTBS ist ein modulares Behandlungsprogramm, das am Zentralinstitut für Seelische Gesundheit (ZI) der Universität Heidelberg in den Jahren 2005 bis 2021 unter der Leitung von M. Bohus entwickelt wurde. DBT-PTBS ist auf die Bedürfnisse von Patientinnen mit komplexer PTBS nach sexueller oder körperlicher Traumatisierung in Kindheit und Jugend ausgerichtet. Sie wurde damit speziell für Betroffene konzipiert, die unter schweren Problemen der Emotionsregulation, anhaltenden Selbstverletzungen, chronischen Suizidgedanken sowie schweren dissoziativen Symptomen leiden und dabei ein ausgeprägtes negatives Selbstkonzept mit einem hohen Maß an Schuld, Scham, Selbstverachtung und zwischenmenschlichen Problemen zeigen. Um diese sehr unterschiedlichen Kernbereiche zu behandeln, kombiniert die DBT-PTBS evidenzbasierte therapeutische Strategien: Prinzipien, Regeln und Fertigkeiten der DBT, traumaspezifische kognitive und expositionsbasierte Techniken sowie imaginative Interventionen und Verfahren zur Verhaltensänderung. Das Behandlungsprogramm ist so konzipiert, dass es sowohl ambulant (45 Wochen) als auch stationär (12 Wo-

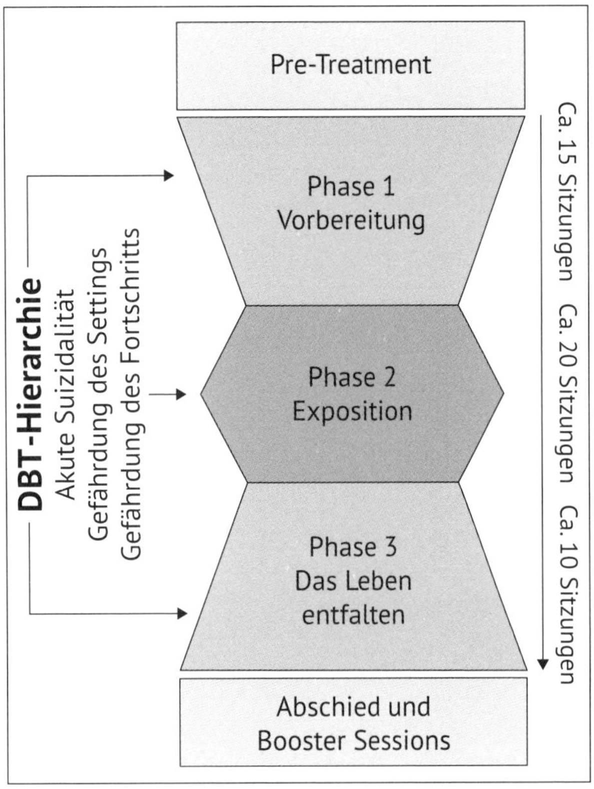

Abbildung 4.3.1 Struktur der DBT-PTBS

chen) durchgeführt werden kann. Ergebnisse aus zwei randomisierten kontrollierten Studien zeigen große Effektstärken auf unterschiedlichste Symptombereiche sowie eine signifikante Überlegenheit von DBT-PTBS im Vergleich zur Cognitive Processing Therapy (CPT). Aufgrund dieser Ergebnisse ist die DBT-PTBS ein vielversprechendes evidenzbasiertes Behandlungsprogramm für alle Merkmale einer komplexen PTBS nach sexuellem Missbrauch in Kindheit und Jugend.

Das therapeutische Programm der DBT-PTBS

Das Behandlungsprogramm umfasst im ambulanten Bereich 45 Einzelsitzungen, die auch mit einer Skillsgruppe kombiniert werden können. Im stationären Sektor verdichtet sich die Behandlung auf 12 Wochen. Im Kern handelt es sich um ein »blended treatment«, also um eine Kombination von Einzeltherapie und Selbstmanagement, da die Patientinnen ein umfangreiches Selbsthilfe-Handbuch mit Psychoedukation, Skills und Therapie-Aufgaben erhalten, das sie im Laufe der Therapie durcharbeiten. Strukturell gliedert sich die DBT-PTBS in **drei Hauptphasen** (siehe Abb. 4.3.1):

In der **Vorbereitungsphase** (ca. 15 Sitzungen) erfolgt eine umfangreiche Psychoedukation, die Erarbeitung eines individualisierten Störungsmodells sowie kurz- und langfristiger alltagsnaher Therapieziele zur Förderung der Veränderungsmotivation. Da im Nachgang der ersten zwei Expositionssitzungen mit einer gewissen Aggravierung von Schuld, Scham und Selbstekel zu rechnen ist, sollte man die Patientinnen darauf vorbereiten und die entsprechenden Skills zu Abschwächung dieser Emotionen vermitteln. Hinzu kommen wichtige Fertigkeiten (Skills) im Umgang mit Hochstress und Dissoziation. Zeitgleich wird damit begonnen, mithilfe von strukturierten Imaginationsübungen ein funktionaleres Selbstkonzept (Wise Mind) zu etablieren, das durch eine wohlwollende und mitfühlende Haltung gegenüber sich selbst gekennzeichnet ist. Sollte schwerwiegendes krisengenerierendes Verhalten vorliegen, wird dieses ebenfalls in dieser Phase mithilfe von Verhaltens- und Kettenanalysen fokussiert.

Die **Expositionsphase** (ca. 20 Sitzungen) verfolgt das übergeordnete Ziel, die Vermeidung der Patientinnen abzubauen, intrusives Erleben und belastende Emotionen zu reduzieren, das Traumagedächtnis zu vervollständigen sowie dysfunktionale Interpretationen des Traumas zu hinterfragen, um schließlich das Erlebte in die eigene Biografie zu integrieren. Hierzu gliedert sich die Expositionsphase in drei unterschiedliche Segmente:

1) In-sensu-Exposition gegenüber den gegenwärtig belastendsten Erinnerungen (Traumanetzwerken). Die Patientin wird lernen, dass sie die gefürchteten traumakonnotierten Emotionen heute als Erwachsene unbeschadet prozessieren kann. Hier stehen meist Emotionen wie Ohnmacht, Ekel, Schmerzen im Zentrum, gegebenenfalls auch eigene sexuelle Erregung und Nähe. Da es im Kern darum geht, inhibitorische neuronale Netzwerke zu generieren, ist es wichtig, auf ausreichende Wiederholungen in verschiedenen Kontexten zu achten (z.B. Craske et al. 2022). Wir veranschlagen daher für die Bearbeitung des ersten Index-Ereignisses ca. 7 Therapiestunden (plus tägliche Exposition im Selbstmanagement). Da sich diese Lernprozesse generalisieren, benötigen wir für die weiteren Indexereignisse deutlich weniger Zeit. Methodisch ist es zentral, dass die behandelnden Therapeutinnen wissen, wie man während der Exposition das Auftreten von Dissoziation und Flashbacks verhindert.

2) Exposition gegenüber traumatischer Invalidierung. Wie oben ausgeführt, müssen wir davon ausgehen, dass die meisten Betroffenen zum damaligen Zeitpunkt nicht in der Lage waren, ihre traumatischen Erlebnisse mit wichtigen Bezugspersonen vertrauensvoll zu teilen. Entweder wurden sie durch Drohungen oder Verstrickungen daran gehindert oder sie haben es versucht und es wurde ihnen kein Glauben geschenkt. Es hat sich bewährt, auch diese traumatisch erlebte Erfahrung im Rahmen von in-sensu-Expositionen zu bearbeiten. Methodisch orientieren sich diese an in-sensu-Expositionen der Index-Ereignisse, indem die Betroffenen entweder die Situation am Ende des Index-Ereignisses reaktivieren, in welcher sie meist allein waren und mit ihrer ganzen Verzweiflung konfrontiert, wobei sie sich nicht vorstellen konnten, diese Erfahrung mit jemandem zu teilen. Oder man reaktiviert die tiefgreifende Enttäuschung und Zurückweisung durch die Bezugspersonen. Auch hier geht es darum, dass die Betroffenen erleben, dass sie heute als Erwachsene diese intensiven kindlichen Emotionen prozessieren können, ohne daran Schaden zu nehmen.

3) Wise-Mind-Exposition. Viele bohrende Fragen bleiben während der Exposition oft unbeantwortet: Hätte ich mich nicht doch wehren können? Bin ich vielleicht doch schuld? Warum habe ich da mitgemacht? Weshalb wurde ich sexuell erregt? Warum habe ich es niemandem erzählt? usw. Diese peinigenden Selbstvorwürfe, meist tief verankert im Selbstkonzept der Betroffenen, können mit kognitiven Interventionen nur unzureichend revidiert werden. Die DBT-PTBS greift deshalb auf ein bewährtes Konzept der Gestalt- und Hypnotherapie zurück und bearbeitet diese Fragen aus der Perspektive eines neu entwickelten Selbstkonzepts, das getragen ist von Mitgefühl, liebevoller Güte, Gelassenheit und Mitfreude (Wise Mind). Auch wenn diese Parameter auf den ersten Blick etwas esoterisch erscheinen, haben wir in der klinischen Praxis vielversprechende Erfahrungen damit gemacht. Dies steht auch im Einklang mit bisherigen Forschungsbefunden zu Mitgefühl (Compassion) und (komplexer) PTBS, auch wenn die genauen Wirkmechanismen in zukünftigen Studien weitere Beachtung finden sollten (Karatzias, Hyland et al. 2019; Winders et al. 2020). Nicht zuletzt gilt dies auch für den abschließenden strukturierten Prozess der »radikalen Akzeptanz« der eigenen traumatischen Vergangenheit.

Die dritte Phase **»Das Leben entfalten«** befasst sich mit Neuorientierung und Neuorganisation des Alltagslebens. Dies ist durchaus notwendig, da die erfolgreiche Behandlung der komplexen PTBS nicht nur zu einer weitgehenden Reduktion von Intrusionen und Flashbacks führt, sondern eben auch zu einer tiefgreifenden Revision des traumabezogenen Selbstkonzepts (Görg et al. 2019). Patientinnen, die bisher von Selbstekel, Schuld- und Schamgefühlen gepeinigt waren, der Welt zutiefst misstrauisch gegenüberstanden und sich notgedrungen in psychiatrischen Hilfesystemen eingerichtet hatten, erleben sich nun häufig deutlich optimistischer, fühlen sich wie befreit vom inneren Kampf gegen Ohnmacht, Schuld und Scham und verfügen nun über energetische Ressourcen, die sie zur Umsetzung von inneren Werten und Zielen einsetzen können. Gleichzeitig verspüren viele Patientinnen Sorgen und Befürchtungen vor der Zunahme von Verantwortung oder den Erwartungen anderer Personen (z.B. des Partners). Hierbei benötigen sie daher strukturierte therapeutische Unterstützung.

Eingebettet sind diese drei Hauptphasen in eine strukturierte Vor- und Nachbehandlung. Wie in Abb. 4.3.1 skizziert, gelten die allgemeinen Prinzipien und Regeln der Standard-DBT für das gesamte Programm, einschließlich der hierarchisierten Behandlungsprioritäten. Gemäß dieser Hierarchie liegt der erste Fokus des Therapeuten immer auf schwerwiegenden krisenerzeugenden Verhaltensweisen wie akuter Suizidalität oder lebensbedrohlicher Selbstverletzung; der zweite auf Verhaltensweisen, die die Kontinuität der Therapie gefährden könnten, wie aggressive Ausbrüche gegenüber dem Therapeuten oder kriminelle Handlungen, die zu einer Inhaftierung führen könnten; und der dritte auf Problemen, die den Therapiefortschritt erheblich beeinträchtigen könnten, wie z.B. schwere dissoziative Muster, Vermeidung von Hausaufgaben oder unzureichende emotionale Aktivierung während der Expositionsphase.

Wirksamkeitsnachweise

In einer ersten randomisierten kontrollierten, von der Deutschen Forschungsgemeinschaft (DFG) geförderten Studie mit 74 Patientinnen, die an einer PTBS nach sexualisierter Gewalt in der Kindheit litten, zeigte sich eine signifikante Überlegenheit der stationären DBT-PTBS im Vergleich zu einer Wartebedingung, in der die übliche Behandlung erlaubt war (Bohus, Dyer et al. 2013). Drei Monate nach der Entlassung ergaben die Daten eine hohe Effektstärke zwischen den Gruppen, wobei eine signifikante Reduktion der PTBS-Symptome von $d = 1{,}35$ (Intention-to-treat-Analyse) und $d = 1{,}6$ (Completer-Analyse) verzeichnet wurde. Lediglich 5 % der Patientinnen (2 von 36) brachen die Behandlung vorzeitig ab. Weder der Schweregrad der koinzidenten Borderline-Symptome noch die Anzahl der Selbstverletzungen zu Beginn der Behandlung hatten Einfluss auf das Therapieergebnis (Krüger et al. 2014). Auch während der Expositionsphase wurde keine Zunahme von selbstverletzendem Verhalten oder Suizidgedanken beobachtet. Diese Befunde konnten unter ambulanten Bedingungen repliziert werden (Senyüz in prep.).

Da Studien gegen Wartelisten-Kontrollen wenig aussagekräftig sind, wurde in einer zweiten Therapiestudie, gefördert vom Bundesministerium für Bildung und Forschung (BMBF), die Wirksamkeit einer vorläufigen Version der ambulanten DBT-PTBS in einer multizentrischen, randomisierten kontrollierten Studie mit Cognitive Processing Therapy (CPT; Resick & Schnicke 1992) verglichen (Bohus et al. 2020; Kleindienst et al. 2021). Eingeschlossen wurden 193 Frauen mit einer PTBS aufgrund von sexuellem oder körperlichen Missbrauch in der Kindheit, die zusätzlich drei oder mehr DSM-5-Kriterien für eine Borderline-Störung erfüllten, einschließlich affektiver Instabilität. Die Teilnehmerinnen erhielten bis zu 45 Einzelsitzungen innerhalb eines Jahres und drei zusätzliche Sitzungen während der darauffolgenden drei Monate. Der vordefinierte primäre Endpunkt war der Verlauf der PTBS-Symptomatik, erfasst mit der Clinician-Administered PTSD Scale für DSM-5 (CAPS-5), von der Randomisierung bis zum 15. Monat. Die primären Intent-to-treat-Analysen basierten auf den dimensionalen CAPS-5-Werten. Diese Analysen wurden durch kategoriale Ergebnismaße ergänzt, die eine symptomatische Remission (definiert als der Verlust der PTBS-Diagnose), eine verlässliche Verbesserung (festgelegt durch den reliable change index) und eine verlässliche Genesung (definiert als symptomatische Remission *und* verlässliche Verbesserung) beurteilten. In die Intent-to-treat-Analysen wurden alle 193 randomisierten Patientinnen einbezogen. Die Auswertungen zeigten eine signifikante Reduktion der PTBS-Symptomatik (gemessen mit der CAPS-5) von Prä- zu Post-Therapie in beiden Gruppen (Effektgrößen: DBT-PTBS: d = 1,35; CPT: d = 0,98). Darüber hinaus ergab sich eine signifikante Überlegenheit der DBT-PTBS im Vergleich zur CPT hinsichtlich der PTBS-Symptomatik nach Abschluss der Behandlung (Gruppenunterschied: 4,82 [95 %CI 0,67–8,96]; p = 0,02; d = 0,33). Verglichen mit der CPT-Gruppe wies die DBT-PTBS-Gruppe eine geringere Anzahl vorzeitiger Behandlungsabbrüche auf (37 [39,0 8201 %] vs. 25 [25,5 8201 %]; p = 0,046) und zeigte signifikant höhere Raten symptomatischer Remission (35 [40,7 8201 %] vs. 52 [58,4 8201 %]; p = 0,02). Eine Subgruppen-Analyse von 93 Patientinnen, die neben der PTBS auch die DSM-5 Kriterien für eine Borderline-Störung erfüllten, zeigte auch bei dieser Population eine deutliche Reduktion der PTBS-Symptomatik mit hohen Effektstärken (d = 1.20 [95 8201 % CI 0.80–1.58]). Zusätzlich zu der Verminderung der PTBS-Symptomatik zeigte sich auch eine deutliche Reduktion der Borderline-Symptomatik (d = 1.17, [95 8201 % CI 0.77–1.55]). Die Follow-up-Untersuchungen ergaben, dass die Befunde neun Monate nach Therapieende stabil blieben (Vonderlin et al. 2024).

4.5 Was ist die Trauma-Fokussierte Dialektisch-Behaviorale Therapie (TF-DBT)?

Ein kurzer Überblick für DBT-Therapeutinnen

Das in diesem Manual immer wieder angesprochene Behandlungskonzept der Trauma-Fokussierten Dialektisch-Behavioralen Therapie (TF-DBT) wurde in den Jahren 2015 bis 2025 von unserer Arbeitsgruppe am ZI Mannheim in enger Abstimmung mit S. McMain an der Universität Toronto, Kanada, entwickelt und wird derzeit im Rahmen einer großen Multi-Center-Studie (2024 bis 2026) evaluiert (Vonderlin et al. 2025).

Die TF-DBT schöpft aus den langjährigen, mittlerweile wissenschaftlich gesicherten Erfahrungen der DBT-PTBS und erweitert dieses Verfahren. Wie in Kapitel 4.4 ausführlich beschrieben, ist DBT-PTBS ein evidenzbasiertes Behandlungsprogramm, das speziell für Menschen mit Borderline-Persönlichkeitsstörung und komorbider PTBS nach sexuellem Missbrauch in der Kindheit sowie für Patientinnen mit komplexer PTBS entwickelt wurde. Die Sicherheit und Wirksamkeit von DBT-PTBS wurden in zwei groß angelegten klinischen Studien nachgewiesen (Bohus et al. 2013, 2020; Kleindienst et al. 2021).

Im Grunde basiert die TF-DBT auf der Annahme, dass sich **Traumatisierungen im zwischenmenschlichen Bereich**, also etwa schwere Störungen der primären Beziehungen durch Vernachlässigung, traumatische Invalidierung oder auch soziale Ausgrenzung und Demütigung durch Gleichaltrige in der Adoleszenz (Mobbing) in lang wirksamen assoziativen traumaassoziierten Gedächtnismustern niederschlagen.

Wir gehen davon aus, dass diese sog. Schlüssel-Emotionen-Netzwerke (SEN) durch generalisierte Trigger in der Gegenwart aktiviert werden und dann, ähnlich wie Intrusionen, das aktuelle Erleben und Verhalten dominieren.

Wir erweitern daher den traditionellen Traumabegriff, der sich ja primär auf körperliche oder sexuelle Traumatisierung fokussiert, um Beziehungstraumata.

Im Falle der Borderline-Störung postulieren wir damit drei zentrale Traumanetzwerke:

1. **Angst vor Verlassenwerden und sozialer Zurückweisung,**
2. **Angst vor sozialer Abwertung und Demütigung**
3. **Angst vor dem Wiedererleben sexueller Traumatisierung (bei etwa der Hälfte der Betroffenen, mit komorbider PTBS).**

Als eine Adaption der Standard-DBT basiert damit auch die TF-DBT auf der biosozialen Theorie psychischer Störungen, die Emotions- und Verhaltensdysregulation als Ergebnis der Wechselwirkung zwischen biologischer Vulnerabilität und einem invalidierenden Umfeld begreift. Die Betrachtung der BPS-Symptomatik im Rahmen dieser Netzwerke hat sich als klinisch hilfreich erwiesen, um die Bandbreite unterschiedlicher Problemverhaltensweisen, deren Auslöser, begleitende emotional-kognitive Zustände sowie Vermeidungstendenzen zu systematisieren und zu ordnen und deren Auswirkungen auf traumabezogene Selbstkonzepte und Grundannahmen über die Welt zu beschreiben.

Während die Standard-DBT die Einflüsse sozialer Traumatisierung im Rahmen der biosozialen Theorie zwar berücksichtigt, finden diese in der Vielfalt der therapeutischen Interventionen bislang nur wenig explizite Beachtung. Die TF-DBT entwickelt die DBT in diesem Punkt weiter, indem sie die Folgen körperlicher und sozialer Traumatisierung klarer in den Mittelpunkt stellt, konzeptuell herausarbeitet und die therapeutischen Interventionstechniken gezielt darauf ausrichtet.

Diese beschriebenen Netzwerke stehen im therapeutischen Fokus der Interventionen, die durch **formalisierte expositionsbasierte Techniken** adressiert werden und so die Vermittlung und Utilisierung von alltagspraktischen Fertigkeiten (Skills) in der Gruppe sinnvoll ergänzen.

Indem die TF-DBT die Kernprinzipien und die Methoden der Standard-DBT beibehält, führt diese einen erfahrungsorientierteren und beschleunigten Ansatz ein, der das Trauma bereits zu Beginn der Behandlung thematisiert. In der Standard-DBT wird die Traumabearbeitung in der Regel verschoben, bis Verhaltensstabilität erreicht ist. Im Gegensatz dazu integriert die TF-DBT formale, expositionsbasierte Techniken frühzeitig und formalisiert in den therapeutischen Prozess, um die emotionale Verarbeitung traumabezogener Inhalte zu erleichtern. Es adressiert ein breites Spektrum früher belastender Erfahrungen – von traumatischer Invalidierung und Vernachlässigung bis hin zu offeneren Formen des Missbrauchs wie sexueller Gewalt. Es umfasst demnach ein strukturiertes Expositionsprotokoll für entwicklungsbedingte Beziehungstraumata, einschließlich Invalidierung, Verlassenwerden, Demütigung (z. B. Mobbing) sowie körperlichen oder sexuellen Missbrauch.

Die TF-DBT stellt Linehans Konzept des »Wise Mind« durch erfahrungsorientierte Übungen, die liebevolle Güte, Mitgefühl, Mitfreude und Gelassenheit fördern, in den Mittelpunkt der Behandlung. Auch im Rahmen der Exposition erhält das Wise-Mind-Konzept besondere Bedeutung: Gegen Ende der Expositionsphase wird es durch die sogenannte »Wise-Mind-Exposition« integriert. Diese unterstützt dabei, traumaassoziierte Selbstkonzepte zu revidieren, Akzeptanz und Trauer zuzulassen sowie einen liebevollen, mitfühlenden Umgang mit sich selbst und der Welt zu entwickeln.

Auf der Skill-Ebene wurden Skills hinzugefügt, die für die erfolgreiche Bearbeitung traumabezogener Erinnerungen vor dem Hintergrund komplexer Bewältigungsstrategien erforderlich sind (z. B. Umgang mit Dissoziation). Darüber hinaus wurde ein Fokus darauf gelegt, das DBT-Skillstraining so zu erweitern, dass es erfahrungsorientierter vermittelt werden kann. Dies betrifft vor allem Interventionen, um Patientinnen zu helfen, schwierige (multiple) Emotionen wahrzunehmen, zu beschreiben und zu regulieren sowie die interpersonellen Fertigkeiten mithilfe von interpersonellen Situationsanalysen zu verbessern.

Das vorliegende DBT-Skillstraining besteht aus einem Patienten-Manual und einem Therapeuten-Manual, das alle Skills beinhaltet, die für eine Behandlung nach dem TF-DBT-Konzept benötigt werden. Ein separates Manual für die Einzeltherapie befindet sich derzeit in Arbeit.

4.6 Psychohygiene

Hintergrund

Wir arbeiten mit Menschen, die an den Folgen sozialer oder sexueller Traumatisierung leiden. Dies ist oft herausfordernd, immer bewegend und berührend, bisweilen aber auch belastend. Wir meinen damit nicht nur die aktuellen Verhaltensmuster unserer Patientinnen, die uns mitunter beunruhigend oder gar bedrohlich erscheinen, sondern auch die biografischen Erlebnisse, die ihnen zugrunde liegen. Wer genauer hinsieht, dem eröffnet sich bisweilen ein Panoptikum menschlicher Grausamkeiten, das die gewohnte Erfahrungswelt einer gut situierten Psychologin durchaus zu erschüttern vermag. Naturgemäß werden wir mit diesen intensiven Erfahrungen zumeist in der Einzeltherapie konfrontiert, wenn wir uns auf expositionsbasierte Verfahren einlassen (und das sollten wir!). Aber auch in den Skillsgruppen – und darum geht es in diesem Band – werden wir mit Verhaltensmustern und biografischen Erfahrungen konfrontiert, die uns belasten. Dies kann zu psychischen Folgestörungen bei Therapeutinnen führen, und daher sollten wir uns damit befassen.

In der Literatur werden zur Beschreibung dieser möglichen Folgestörungen unterschiedliche Begrifflichkeiten verwendet:

Mit dem Begriff des **stellvertretenden Traumas** (Vicarious Trauma) werden mögliche kognitive und affektive Veränderungen sowie Änderungen der privaten Beziehungen bei Therapeutinnen beschrieben (McCann & Pearlman 1990). Die Therapeutinnen werden durch das traumatische Material quasi »infiziert«. Durch die Konfrontation mit den Erfahrungen der Patientinnen bestehe die Gefahr, dass sich die Überzeugungen der Therapeutinnen in Bezug auf Sicherheit, Kontrollierbarkeit, Unabhängigkeit, Selbstwert, Intimität usw. mit der Zeit verändern. Dieses Phänomen begegnet uns auch immer wieder in Konsultationsteams: Berichtet eine Patientin über einen nächtlichen Überfall in einem bestimmten Stadtgebiet, so wird der nächste nächtliche Spaziergang in dieser Gegend möglicherweise ein mulmiges Gefühl wachrufen. Berichte von Missbrauch während eines Übernachtungsbesuchs bei einer Freundin werden vielleicht sensibler reagieren lassen, wenn die eigene Tochter bei Bekannten übernachten möchte. Diese Effekte, so McCann und Pearlman (1990), kumulierten mit der Zeit.

Mitgefühlserschöpfung (Compassion Fatigue; Cocker et al. 2016) postuliert ein Syndrom, welches daraus resultieren könne, dass Therapeutinnen sich sehr intensiv und lange in das Leid anderer Menschen hineinversetzen. Therapeutinnen hätten dann mit der Zeit eine geringere Fähigkeit oder weniger Interesse, empathisch zu sein und das Leid der Patientinnen zu tragen. Die Symptome umfassen ein Gefühl der Isolation, mentale und körperliche Erschöpfung, aber auch körperliche Beschwerden.

Burn-out (Maslach 1982) wird als ein Zustand emotionaler Erschöpfung, Depersonalisation und verringerter Leistungsfähigkeit beschrieben. Burn-out ist mit genereller Arbeitsbelastung, übermäßiger Verantwortung, fehlendem Kontrollgefühl und interpersonellen Problemen am Arbeitsplatz verbunden. Obwohl dieses Konzept nicht spezifisch für die Arbeit mit traumatisierten Patientinnen entwickelt worden ist, beschrieb Pross (2006) folgende Symptome eines Burn-outs bei der Arbeit mit schwer traumatisierten Folteropfern: Schlafstörungen, Albträume, Gefühl der Entfremdung, Rückzug, Isolation, sich nicht mehr von anderen verstanden fühlen sowie die Entwicklung einer negativen Weltsicht.

Die mit dem Begriff **sekundäre Traumatisierung** (Figley 1995) beschriebenen Folgen ähneln den Symptomen einer PTSD. Die Symptomatik ist insbesondere geprägt von kognitiven Veränderungen und Veränderungen in der Beziehung zu anderen Menschen. Erstmals im DSM-5 (APA 2013) wurde die wiederholte Konfrontation mit Details von traumatischen Ereignissen im beruflichen Rahmen als potenziell traumatisierendes Ereignis, d.h. als ein sogenanntes A-Kriterium der Posttraumatischen Belastungsstörung aufgenommen, sodass nun bei Vorliegen der Symptomatik auch eine PTSD als Folge der Arbeit mit traumatisierten Patientinnen diagnostiziert werden darf.

Unabhängig davon, wie in den einzelnen Konzepten die Folgen benannt werden, letztendlich zeigen die Betroffenen Symptome von Erschöpfung und Überforderung, Rückzug aus ihrer Umgebung, eine Veränderung von Kognitionen sowie Zweifel an der eigenen Person und ihren Fähigkeiten. Je nach Konzept werden posttraumatische Symptome inkludiert.

Möchten Sie Ihre eigene Belastung mithilfe eines standardisierten Instruments überprüfen, so empfehlen wir Ihnen den Fragebogen Professional Quality of Life (ProQol.org 2020). Den Fragebogen und Auswertungsrichtlinien finden Sie unter: https://www.proqol.org/ProQol_Test.html.

Wie können wir uns schützen?

Dies ist eine Frage, die insbesondere von DBT-Teams gestellt wird, die sich gezielt mit den Folgen von sexueller Traumatisierung im Kinder- und Jugendalter beschäftigen, also nach DBT-PTBS arbeiten. Aber auch als Skills-Trainerinnen werden Sie in Ihrer therapeutischen Arbeit immer wieder an Ihre Grenzen stoßen. Die Unterstützung von Psychotherapeutinnen ist deshalb integraler Bestandteil der DBT und bietet eine Vielzahl von Möglichkeiten. Dabei ist es sicherlich hilfreich, **zwischen Präventivmaßnahmen und Stressbewältigung zu unterscheiden**.

Erstere können wir als **Routinemaßnahmen in unseren Alltag** einpflegen, Letztere sollten wir anwenden, wenn wir uns akut belastet fühlen.

Routinemaßnahmen

- Eigene Befindlichkeit wahrnehmen (Achtsamkeit am Ende jeder Stunde)
- Kommunikation im Konsultationsteam
- ABC GESUND
- Körperliche Anti-Stress-Skills

Eigene Befindlichkeiten wahrnehmen: Wann immer wir uns mit Achtsamkeit in der DBT beschäftigen, weisen wir darauf hin, wie wichtig die eigene Praxis der Achtsamkeit für Therapeutinnen ist. Es geht ja nicht nur darum, eine gewisse Glaubwürdigkeit gegenüber den Patientinnen zu erlangen, sondern in erster Linie darum, die Wahrnehmung für die je eigenen mentalen Prozesse zu fördern. Achtsamkeitsübungen helfen uns, gezielt unsere eigenen Emotionen, Bedürfnisse und Befindlichkeiten wahrzunehmen und wertschätzend anzunehmen, auch wenn wir nicht alle unsere Bedürfnisse jeweils sofort umsetzen können. Und natürlich empfehlen wir unseren Therapeutinnen, ein eigenes, personifiziertes Bild von Wise Mind zu entwickeln und entsprechende Übungen dazu auch zu praktizieren (siehe TB 5 in diesem Band). Wenn Sie diese Übungen regelmäßig durchführen, werden Sie (wie auch Ihre Patientinnen) erleben, dass sich Ihr mentaler Zugang zur Erfahrung von Mitgefühl vertieft – für sich selbst und Ihre jeweiligen Gefühle und um radikale Akzeptanz zu entwickeln für die Dinge, die Sie gerade nicht ändern können.

Viele DBT-Therapeutinnen etablieren eine gewisse Routine, ihre Therapiestunden mit einer gemeinsamen Achtsamkeitsübung zu beenden. Inhaltlich bestehen natürlich viele Variationsmöglichkeiten, es empfiehlt sich jedoch, die Wahrnehmung der eigenen Befindlichkeit und Bedürfnislage miteinzubeziehen.

Kommunikation im Konsultationsteam: Wie in Kapitel 1.5 ausführlich beschrieben, ist das Konsultationsteam ein unabdingbarer modularer Baustein in der DBT. Oder mit einfachen Worten wiederholt: Sie sollten sich nicht zwingen, DBT als Einzelkämpferin durchzuführen. Machen Sie es sich einfacher und arbeiten Sie im Team. Auf der Website des Dachverbands DBT finden Sie offene Plätze in Online-Konsultationsteams, oder Sie können dort selbst entsprechende Angebote hochladen (https://www.dachverband-dbt.de/dbt-therapieangebote/konsultationsteams). In den Konsultationsteams spielt die jeweilige mentale Belastung der Therapeutinnen eine wichtige Rolle. Viele Teams stellen routinemäßig zu Beginn der Konsultation Fragen wie: »Wie ausgeprägt ist momentan meine mentale Belastung? Wie kompetent fühle ich mich gerade im Kontakt mit meinen Patientinnen? Wie wohl fühle ich mich im Team?«. Die Teamleiterin sollte dafür sorgen, dass bei Bedarf entsprechend Zeit eingeräumt wird, allfällige Probleme zu besprechen.

Was können Sie außerhalb des Konsultationsteams für sich tun?

Das Buddy-Prinzip

Trotz all seiner Vorzüge gibt es Dinge, die sich im Konsultationsteam nicht gut besprechen lassen. Insbesondere die Konfrontation mit den Abgründen menschlicher Grausamkeit bei sexueller Traumatisierung hinterlässt Spuren. Der grundlegende Glaube an »das Gute im Menschen« mag erschüttert und auch wesentliche Aspekte der eigenen Identität – und der eigenen Sexualität – können vorübergehend brüchig werden. Um diese Tiefen auszuloten und sich selbst im Gespräch neu zu verorten, braucht es eine gute Freundin oder einen guten Freund. Suchen Sie sich also eine Person, die Sie mögen, der Sie vertrauen, mit der Sie vereinbaren, sich gegenseitig nicht nur beruflich, sondern auch ganz persönlich gezielt zu unterstützen.

Vernetzen Sie sich aber auch mit anderen Behandlern, die etwa ein spezielles Interesse an der Psychotherapie der komplexen Traumafolgestörungen haben, um so gezielte soziale Unterstützung zu erhalten. Schmieden Sie bewusst Allianzen. Suchen Sie Menschen, die Sie im Arbeitsalltag gegebenenfalls kurz in der Pause zwischen Sitzungen anrufen können, um sich selbst zu entlasten und das Grauen, mit welchem Sie gerade konfrontiert waren, weiterzugeben. Das hilft enorm. Manches kann einfach nicht bis zum nächsten Konsultationsteam warten.

Im stationären Behandlungssetting gibt es oft vielfältige Möglichkeiten, sich zwischenzeitlich kurz zu entlasten: ein kurzes Gespräch mit der Pflegekraft, dem Kollegen, dem Oberarzt. Ambulant müssen Sie gezielt Aufwand betreiben, um eine solche Situation zu schaffen. Vielleicht haben Sie Kolleginnen und Kollegen aus Studium oder Psychotherapieausbildung, die bereit sind, mit Ihnen eine solche berufliche Allianz zu schmieden? Vielleicht lernen Sie in spezifischen Fortbildungen jemanden kennen? Das Großartige an unseren Berufen ist: Diese psychotherapeutisch tätigen Kollegen sind in der Regel kluge und empathische Menschen und gut ausgebildete und wertvolle Ratgeber. Die Person muss nicht in der gleichen Region leben wie Sie – wichtiger sind Sympathie und das gemeinsame Interesse an der Arbeit mit Menschen mit Borderline-Störungen oder schwerer PTBS. Wir haben mit dieser Art der informellen und zügig zugänglichen professionellen Unterstützung (und seien es nur die fünf Minuten in der Pause zwischen zwei Sitzungen) sehr gute Erfahrungen gemacht.

ABC GESUND: Es scheint ein altes Lied: Gute Therapeutinnen wissen, dass die DBT mit »ABC GESUND« (2.5 IB 31; Patienten-Manual, S. 321) über eine ausgezeichnete Sammlung von Skills verfügt, die gezielt zur Prophylaxe oder auch akuten Reduktion von emotionaler Belastung und Stressanfälligkeit eingesetzt werden kann. Doch Hand aufs Herz, wenden Sie diese Skills auch für sich selbst an? Sammeln Sie ausreichend angenehme Ereignisse? Sorgen Sie für ausreichend Sport und Bewegung? Achten Sie auf Ihre Schlafhygiene? Manchmal hilft es schon, diese Blätter mal für sich selbst durchzuarbeiten, und einige kleine Veränderungen vorzunehmen. Erfahrene Therapeutinnen berichten, dass »Der alte und der neue Weg« (2.7 AB 2; Patienten-Manual, S. 404) sich als kleines Tool zur Veränderung alltäglicher Gewohnheiten als ziemlich nützlich erweisen kann.

Körperliche Anti-Stress-Skills: Ilona Brokuslaus und Thorsten Welke haben in einem wunderschönen Büchlein die körperbezogenen DBT-Skills zusammengefasst und illustriert (Brokuslaus et al. 2021). Einige dieser Skills eignen sich besonders gut, um in den kurzen Pausen zwischen den Therapiestunden den Körper zu reaktivieren, die Propriorezeptorik zu stimulieren und damit auf physiologischer Ebene Stress abzubauen. Die folgende Liste wurde von I. Brokuslaus und Th. Welke speziell für Therapeutinnen zusammengestellt (vielen Dank!):

PALMIEREN

Material: keines

Instruktionen: Reiben Sie die Handflächen so schnell gegeneinander, als ob Sie Feuer machen wollen. Wenn die Handflächen angewärmt sind, legen Sie beide Hände wie kleine Schalen auf die Augen. Genießen Sie die Wärme vier bis fünf Atemzüge lang.

Hinweise: Es handelt sich um eine Wahrnehmungsübung, die eine Fokusänderung bewirken kann, indem die Aufmerksamkeit von der Außenwelt abgezogen und auf sich selbst konzentriert wird. Die Übung hat eine entspannende Wirkung und dient der Selbstberuhigung.

ENERGIEGÄHNEN

Material: keines

Ausgangsposition: im Sitzen, Stehen oder Liegen

Instruktionen: Stellen Sie sich vor, Sie müssten gähnen. Meist wird schon dadurch der Gähnreflex ausgelöst. Oder atmen Sie durch den geöffneten Mund die Luft ein und lösen Sie dadurch den Gähnreflex aus.

Effekte des Skills: Entspannung durch Dehnung der gesamten mimischen Muskulatur. Reflektorische Dehnung der drei großen queren Muskelplatten Zwerchfell, Beckenboden und Mundboden. Verbesserung der Sauerstoffsättigung im Blut. Der Skill wirkt stimmungsaufhellend und vertreibt Müdigkeit, schlechte Laune und Stress.

KÖRPER ABKLOPFEN

Material: Stuhl oder Hocker

Ausgangsposition: im Stand

Instruktionen: Stellen Sie einen Fuß auf der Sitzfläche des Hockers oder des Stuhles ab. Klopfen Sie den Fußrücken mit beiden Handflächen kräftig und deutlich spürbar ab. Wandern Sie mit den klopfenden Händen dann langsam weiter nach oben zum Schienbein, zum Knie, zum Oberschenkel. Klopfen Sie dann die Rückseite des Oberschenkels ab und wandern Sie langsam mit den klopfenden Händen nach unten bis zu den Fersen. Klopfen Sie auch das andere Bein auf die beschriebene Weise ab. Stellen Sie sich aufrecht auf beide Füße. Klopfen Sie Ihren Bauch mit den Handflächen vorsichtig ab. Trommeln Sie mit lockeren Fäusten auf das Brustbein (»King-Kong-Pose«). Klopfen Sie mit der rechten Handfläche den linken Arm ab, von der Schulter bis hinunter zu den Fingern. Klopfen Sie mit der linken Handfläche den rechten Arm ab, wieder von der Schulter bis hinunter zu den Fingern. Trommeln Sie mit den Fingerkuppen beider Hände sanft über Ihr ganzes Gesicht und über den Kopf.

Effekte des Skills: Die Oberflächen- und Tiefenpropriorezeptoren werden stimuliert und aktiviert. Es kommt zu einer Durchblutungssteigerung der bearbeiteten Region. Die Armaktivität beim trommelnden Abklopfen ist anstrengend und sorgt für eine Atemvertiefung. Die Aktivierung des Körpers verändert sofort die gesamte Physiologie (Atmung, Herzfrequenz, Muskeltonus etc.) und die neurosensorische Verarbeitung.

DER ELEFANT

Material: keines

Ausgangsposition: im hüftbreiten Stand, die Knie sind deblockiert, die Arme hängen locker seitlich herab

Instruktionen: Ihre Augen bleiben während der Übung die ganze Zeit geöffnet. Lassen Sie Ihr Kinn langsam auf das Brustbein sinken. Rollen Sie dann Wirbel für Wirbel weiter nach unten, bis Ihr Oberkörper nach unten »durchhängt«. Lassen Sie Arme, Kopf und Schultern baumeln. Lösen Sie den Kiefer. Die Arme hängen locker pendelnd Richtung Boden wie der Rüssel eines Elefanten – daher hat der Skill seinen Namen. Bleiben Sie drei Atemzüge lang in dieser Stellung. Richten Sie sich nun Wirbel für Wirbel wieder auf. Der Kopf wird ganz zum Schluss aufgerichtet. Wiederholen Sie den Übungsablauf noch zweimal.

Hinweise: Ein leichter Schwindel während der Übung ist normal. Er vergeht in der Regel schnell wieder. Eine Metapher für das Prinzip der orthostatischen Umkehr ist die Schneekugel, in der alles »in Wallung« gerät, wenn sie umgedreht wird. Wenn Sie dazu in der Lage sind, können Sie auch einen Kopfstand oder einen Handstand machen. Das Prinzip der orthostatischen Umkehr gilt auch hier.

Effekte des Skills: Durch die orthostatische Umkehr (Kopf hängt nach unten) wird das Körpersystem irritiert und das Gehirn muss sich neu orientieren. Außerdem wird der Kreislauf angeregt. Die Schulter- und Nackenmuskulatur kann sich durch die Übung lockern.

SCHNÜFFELATMUNG

Instruktionen: Nehmen Sie einen aufrechten Stand ein, die Füße stehen hüftbreit auseinander. ODER: Nehmen Sie eine aufrechte Sitzhaltung ein. Legen Sie beide Hände auf den Bauch. Beim nächsten Einatmen stellen Sie sich vor, Sie hätten statt einer großen Atemportion fünf kleine Portionen, die Sie durch die Nase »schnüffelnd« einatmen. Atmen Sie durch die Nase in einem Zug wieder aus. Kurze Pause. Atmen Sie erneut in fünf Portionen durch die Nase »schnüffelnd« ein. Wiederholen Sie die Übung 10- bis 15-mal.

Hinweise: Durch das »Schnüffeln« gerät das Zwerchfell in Bewegung. Mit den Händen spürt man am Bauch die rhythmischen Kontraktionen. Die Schnüffelatmung ist eine beliebte Aufwärmübung beim Chorsingen, um das Zwerchfell zu lockern. Mundboden, Zwerchfell und Beckenboden sind die queren Muskeln im Körper und untereinander verbunden. Wenn Sie die Zwerchfellmuskulatur lockern, entspannen Sie damit gleichzeitig die Mund- und die Beckenbodenmuskulatur.

WINDMÜHLENATMUNG

Instruktionen: Nehmen Sie einen aufrechten Stand mit schmaler Basis ein, d. h. die beiden Innenknöchel der Füße berühren sich. Die Arme sind vor dem Bauch gekreuzt. Machen Sie beim Einatmen einen weiten Ausfallschritt nach links. Dabei gehen die Arme in einem großen Bogen über außen nach oben und werden über den Kopf gestreckt und gekreuzt. Der Blick folgt dabei der Bewegung der Hände. Beim Ausatmen geht das linke Bein zurück in die Ausgangsposition, sodass sich die Fußinnenknöchel wieder berühren. Die Arme werden währenddessen gekreuzt vor dem Körper abgesenkt. Der Blick richtet sich dabei wieder nach vorn. Machen Sie beim nächsten Einatmen einen großen Ausfallschritt nach rechts und verlagern Sie Ihr Gewicht. Die Arme beschreiben wieder einen Kreis über außen nach oben und werden über den Kopf gestreckt und gekreuzt. Der Blick folgt dabei den Händen. Beim Ausatmen geht das Bein zurück in die Ausgangsposition, während die Arme vor dem Körper abgesenkt und gekreuzt werden und der Blick wieder nach vorn geht. Machen Sie beim nächsten Einatmen wieder einen großen Ausfallschritt nach links usw.
Wiederholen Sie die Übung 10-mal.

Hinweise: Sorgen Sie für ausreichend Platz um sich herum, da die Übung etwas raumgreifender ist. Das Ein- und Ausatmen geschieht möglichst durch die Nase.

WAHRNEHMUNGSÜBUNGEN DES GESICHTS

Die folgenden Wahrnehmungsübungen dienen außerdem der Entspannung der Gesichtsmuskulatur und beugen Spannungskopfschmerzen vor.

Gesichtsspecht: Mit den Fingerkuppen leicht auf Stirn, Wangen, Kinn und Nase trommeln.

Der »Backenbohrer«: Mit der Zungenspitze wird die Innenseite der Wangen nach außen gedrückt. Dies dehnt die verspannten Gesichtsmuskeln. Eine hilfreiche Metapher zum Übungsablauf: »Tapezieren« Sie die Wange von innen mit der Zungenspitze. Achten Sie darauf, dass die Wangeninnenseite möglichst vollständig »tapeziert« ist.

Die Kaumuskulatur lockern, indem die Lippen gelöst werden. Die Lippen sind leicht geöffnet, sodass ein Rosenblatt dazwischen passen würde. Die Zähne berühren sich nicht.
Dies ist die Ruhestellung der Mundmuskulatur. Bei einer entspannten Kiefermuskulatur berühren sich die Zähne nicht. Sobald sich die Zähne berühren, sind die Kiefermuskeln aktiv!

Eigenmassage der Kiefermuskulatur

Eine Möglichkeit der Selbstbehandlung besteht in einer Eigenmassage, die die Kiefermuskeln lockert und dabei hilft, Spannungen in diesem Bereich zu lindern und den Vagusnerv zu aktivieren. Dazu dienen die zwei folgenden Übungen.

Übung 1 – Mund öffnen und schließen: Die Ellbogen sind aufgestützt. Die Daumen liegen am Unterkiefer, Zeige- und Mittelfinger liegen auf dem Kaumuskel. Der Kaumuskel ist die Verbindung zwischen Ober- und Unterkiefer. Man findet ihn, wenn man kurz die Zähne zusammenbeißt. Dadurch wird der Kaumuskel unter Zeige- und Mittelfinger als kleiner Muskelbauch fühlbar. Mit Zeige- und Mittelfinger wird leichter Druck auf den Kaumuskel ausgeübt, während der Mund auf- und zugemacht wird. Die Bewegung wird so lange ausgeführt, wie es angenehm ist.

Übung 2 – Querfriktionen: Die Ellbogen sind aufgestützt. Der Mund ist leicht geöffnet. Die Daumen liegen am Unterkiefer, Zeige- und Mittelfinger werden vor dem Kaumuskel aufgesetzt. Der Fingerdruck wird erhöht und die Muskulatur nach hinten Richtung Ohrläppchen verschoben. Ohne Druck gehen die Finger in die Ausgangsstellung zurück. Mit mäßigem Fingerdruck werden die Kaumuskeln wieder nach hinten Richtung Ohrläppchen ausgestrichen. Die Bewegung wird so lange ausgeführt, wie es angenehm ist.

Die größte Kraftquelle in der DBT liegt aber darin, die **Wirkung der Behandlung mitzuerleben**. Und hier zeigt sich ein kleines dialektisches Wunder: Häufig machen gerade diejenigen Patientinnen, die am stärksten leiden, die größten Fortschritte. Besonders Patientinnen mit komplexer PTBS profitieren häufig sehr rasch von expositionsbasierten Interventionen. Und daran teilzuhaben, wie rasch das Leid der Patientin gelindert werden kann, von Woche zu Woche mitzuerleben, wie die Patienten sich auch äußerlich verändern – gesünder aussehen, das erste Mal wieder etwas Farbiges tragen –, ist eine wunderbare Belohnung für unsere Bemühungen. **Genießen Sie diese Erntephasen**, die meist das Ergebnis harter gemeinsamer Arbeit sind, bewusst. Klopfen Sie sich auf die Schulter, loben Sie sich selbst.

Wir haben es uns angewöhnt, jede Konsultationsteamsitzung damit zu beenden, dass wir uns gegenseitig **»Good News«** berichten. Kleine Anekdoten von Patientinnen, die ihren Weg gemacht und sich wieder mal gemeldet haben, unerwartete Erfolge oder einfach Postkarten, die wir zu Weihnachten bekommen.

5 LITERATUR

Alfonsson, S., Mardula, K., Toll, C., Isaksson, M., & Wolf-Arehult, M. (2022). The self-efficacy in distress tolerance scale (SE-DT): a psychometric evaluation. *Borderline Personality Disorder and Emotion Dysregulation*, *9*(1), 23.

Allard-Gaudreau, N., Poirier, S., & Cyr, M. (2023). Factors associated with delayed disclosure of child sexual abuse: A focus on the victim's having been led to perform sexual acts on the perpetrator. *Child Abuse & Neglect*, *147*, 106537. https://doi.org/10.1016/j.chiabu.2023.106537

Arendt, M., & Elklit, A. (2001). Effectiveness of psychological debriefing. *Acta Psychiatrica Scandinavica*, *104*(6), 423–437. https://doi.org/10.1034/j.1600-0447.2001.00155.x

Bachem, R., Maercker, A., Levin, Y., Köhler, K., Willmund, G., Bohus, M., Koglin, S., Roepke, S., Schoofs, N., Priebe, K., Wülfing, F., Schmahl, C., Stadtmann, M.P., Rau, H., Augsburger, M. (2024). Assessing complex PTSD and PTSD: validation of the German version of the International Trauma Interview (ITI). *European Journal of Psychotraumatology*, *15*(1), 2344364.

Back, S., & Lips, H.M. (1998). Child sexual abuse: Victim age, victim gender, and observer gender as factors contributing to attributions of responsibility. *Child Abuse & Neglect*, *22*(12), 1239–1252. https://doi.org/ 10.1016/s0145-2134(98)00098-2

Badour, C.L., Feldner, M.T., Blumenthal, H., & Bujarski, S.J. (2013). Examination of increased mental contamination as a potential mechanism in the association between disgust sensitivity and sexual assault-related posttraumatic stress. *Cognitive Therapy and Research*, *37*(4), 697–703. https://doi.org/10.1007/s10608-013-9529-0

Badour, C.L., Tipsword, J.M., Jones, A.C., McCann, J.P., Fenlon, E.E., Brake, C.A., Alvarran, S., Hood, C.O., & Adams Jr, T.G. (2023). Obsessive-compulsive symptoms and daily experiences of posttraumatic stress and mental contamination following sexual trauma. *Journal of Obsessive Compulsive and Related Disorders, 36*, 100767. https://doi.org/10.1016/j.jocrd.2022.100767

Baer, R.A., Smith, G.T., & Allen, K.B. (2004). Assessment of mindfulness by self-report: The Kentucky Inventory of Mindfulness Skills. *Assessment*, *11*(3), 191–206.

Baer, R.A., Smith, G.T., Hopkins, J., Krietemeyer, J., & Toney, L. (2006). Using self-report assessment methods to explore facets of mindfulness. *Assessment*, *13*(1), 27–45.

Baer, R.A., Smith, G.T., Lykins, E., Button, D., Krietemeyer, J., Sauer, S., Walsh, E., Duggan, D., & Williams, J.M.G. (2008). Construct validity of the five facet mindfulness questionnaire in meditating and nonmeditating samples. *Assessment, 15*(3), 329–342.

Bellot, A., Muñoz-Rivas, M.J., Botella, J., & Montorio, I. (2024). Factors associated with revictimization in intimate partner violence: a systematic review and meta-analysis. *Behavioral Sciences, 14(2)*, 103.

Benitez, C., Southward, M.W., Altenburger, E.M., Howard, K.P., & Cheavens, J.S. (2019). The within-person effects of validation and invalidation on in-session changes in affect. *Personality Disorders: Theory, Research, and Treatment*, *10*(5), 406–415.

Biermann, M., Bohus, M., Gilbert, P., Vonderlin, R., Cornelisse, S., Osen, B., Graser, J., Brüne, M., Ebert, A., Lyssenko, L. & Kleindienst, N. (2020). Psychometric properties of the German version of the fears of compassion scales. *Clinical Psychology & Psychotherapy, 28(1)*, 137–149.

Blake, M.d.T., Drezett, J., Vertamatti, M.A., Adami, F., Valenti, V.E., Paiva, A.C., Viana, J.M., Pedroso, D., & de Abreu, L.C. (2014). Characteristics of sexual violence against adolescent girls and adult women. *BMC women's health, 14*, 15. https://doi.org/10.1186/1472-6874-14-15

Bodhi, B. (2000). *The connected discourses of the Buddha: A new translation of the Saṁyutta Nikāya (Vol. II)*. New York: Wisdom Publications.

Bodhi, B. (2005). *The middle length discourses of the Buddha: a translation of the Majjhima Nikāya.* New York: Wisdom Publications.

Bohus, M. (2019). *Borderline-Störung. Fortschritte der Psychotherapie.* Hogrefe: Göttingen.

Bohus, M. (2024). *DBT-Skillstraining: Das Patienten-Manual.* Klett-Cotta Verlag: Stuttgart.

Bohus, M., Dyer, A.S., Priebe, K., Krüger, A., Kleindienst, N., Schmahl, C., Niedtfeld, I., & Steil, R. (2013). Dialectical behaviour therapy for post-traumatic stress disorder after childhood sexual abuse in patients with and without borderline personality disorder: A

randomised controlled trial. *Psychotherapy and Psychosomatics*, *82*(4), 221–233.
Bohus, M., Haaf, B., Simms, T., Limberger, M.F., Schmahl, C., Unckel, C., Lieb, K., & Linehan, M.M. (2004). Effectiveness of inpatient dialectical behavioral therapy for borderline personality disorder: a controlled trial. *Behaviour Research and Therapy*, *42*(5), 487–499.
Bohus, M., Kleindienst, N., Hahn, C., Müller-Engelmann, M., Ludäscher, P., Steil, R., Fydrich, T., Kuehner, C., Resick, P.A., & Stiglmayr, C. (2020). Dialectical behavior therapy for posttraumatic stress disorder (DBT-PTSD) compared with cognitive processing therapy (CPT) in complex presentations of PTSD in women survivors of childhood abuse: a randomized clinical trial. *JAMA Psychiatry*, *77*(12), 1235–1245.
Bohus, M., Kleindienst, N., Limberger, M.F., Stieglitz, R.-D., Domsalla, M., Chapman, A.L., Steil, R., Philipsen, A., & Wolf, M. (2009). The short version of the Borderline Symptom List (BSL-23): development and initial data on psychometric properties. *Psychopathology*, *42*(1), 32–39.
Bohus, M., Limberger, M.F., Frank, U., Chapman, A.L., Kühler, T., & Stieglitz, R.D. (2007). Psychometric properties of the borderline symptom list (BSL). *Psychopathology, 40(2)*, 126–132.
Bohus, M., Lyssenko, L., Wenner, M., & Berger, M. (2013). *Lebe Balance: Das Programm für innere Stärke und Achtsamkeit.* Georg Thieme Verlag: Stuttgart.
Bohus, M., & Reicherzer, M. (2020). *Ratgeber Borderline-Störung: Informationen für Betroffene und Angehörige. 2. Überarbeitete Auflage.* Hogrefe Verlag: Göttingen.
Bohus, M., & Vonderlin, R. (2024). Dialectical behavioral therapy for complex posttraumatic stress disorder (DBT-PTSD): an evidence-based disorder-specific treatment program. *Der Nervenarzt*, *95*(7), 630-638. https://doi.org/10.1007/s00115-024-01680-y
Brokuslaus, I., Welke, Th., Edel, A. (2021). Bewegen statt Erstarren! Das Praxisbuch für DBT-Körperskills. Schattauer Verlag: Stuttgart.
Burmeister, K., Höschel, K., Barenbrügge, J., Chrysanthou, C., Rist, F., Neacsiu, A.D., & Pedersen, A. (2016). Die Dialectical Behavior Therapy Ways of Coping Checklist (DBT-WCCL). Deutsche Übersetzung und Erstvalidierung. *Diagnostica*, *63*(1), 29–41.
Buss, D.M. (1995). Evolutionary psychology: A new paradigm for psychological science. *Psychological Inquiry*, *6*(1), 1–30.
Cavicchioli, M., Vassena, G., Ramella, P., Simone, G., Movalli, M., & Maffei, C. (2021). Group relationships during a dialectical behavior therapy skills training program for the treatment of alcohol and concurrent substance use disorders: Evidence and theoretical considerations. *Group Dynamics: Theory, Research, and Practice*, *25*(2), 152–173.
Chapman, A.L., & Owens, L. (2020). Mechanisms of change in dialectical behavior therapy. In J. Bedics (Hg.), *The handbook of dialectical behavior therapy* (pp. 51–69). Academic Press.
Choudhary, S., & Thapa, K. (2012). Dialectical behavior therapy for managing interpersonal relationships. *Psychological Studies*, *57*, 46–54.
Christen, D., Killikelly, C., Maercker, A., Augsburger, M. (2021). Item Response Model Validation of the German ICD-11 International Trauma Questionnaire for PTSD and CPTSD. *Clinical Psychology in Europe, 3*(4), e5501.
Cosmides, L., & Tooby, J. (1994). Beyond intuition and instinct blindness: Toward an evolutionarily rigorous cognitive science. *Cognition*, *50*, 41–77.
Craske, M.G., Treanor, M., Zbozinek, T.D., & Vervliet, B. (2022). Optimizing exposure therapy with an inhibitory retrieval approach and the OptEx Nexus. *Behaviour Research and Therapy*, *152*, 104069 https://doi.org/10.1016/j.brat.2022.104069
Cunha, O., Pereira, B., Sousa, M., & Rodrigues, A.C. (2024). Cognitive behavioural »third wave« therapies in the treatment of justice-involved individuals: A systematic review. *Aggression and Violent Behavior*, *76*, 101923.
de Roos, M.S., & Curtis, S.R. (2021). Predictors of skeptical responses to disclosures of childhood sexual abuse. *Violence and victims*, *36*(6), 808–822. https://doi.org/10.1891/VV-D-20-00029
De Waal, F.B. (2011). What is an animal emotion? *Annals of the New York Academy of Sciences*, *1224*(1), 191–206.
Delaquis, C.P., Joyce, K.M., Zalewski, M., Katz, L.Y., Sulymka, J., Agostinho, T., & Roos, L.E. (2022). Dialectical behaviour therapy skills training groups for common mental health disorders: A systematic review and meta-analysis. *Journal of Affective Disorders*, *300*, 305–313. https://doi.org/10.1016/j.jad.2021.12.062
Dumoulin, H. (1993). *Zen im 20.Jahrhundert.* Kösel-Verlag: München.
Dunbar, R.I. (2018). The anatomy of friendship. *Trends in Cognitive Sciences*, *22*(1), 32–51.
Ebner-Priemer, U.W., Houben, M., Santangelo,

P., Kleindienst, N., Tuerlinckx, F., Oravecz, Z., Verleysen, G., Van Deun, K., Bohus, M., & Kuppens, P. (2015). Unraveling affective dysregulation in borderline personality disorder: a theoretical model and empirical evidence. *Journal of Abnormal Psychology*, *124*(1), 186–198.

Ebner-Priemer, U.W., Kuo, J., Kleindienst, N., Welch, S.S., Reisch, T., Reinhard, I., Lieb, K., Linehan, M.M., & Bohus, M. (2007). State affective instability in borderline personality disorder assessed by ambulatory monitoring. *Psychological Medicine*, *37*(7), 961–970.

Ebner-Priemer, U.W., Mauchnik, J., Kleindienst, N., Schmahl, C., Peper, M., Rosenthal, M.Z., Flor, H., & Bohus, M. (2009). Emotional learning during dissociative states in borderline personality disorder. *Journal of Psychiatry and Neuroscience*, *34*(3), 214–222.

Eeles, J., & Walker, D.M. (2022). Mindfulness as taught in dialectical behaviour therapy: A scoping review. *Clinical Psychology & Psychotherapy*, *29*(6), 1843–1853.

Ehlers, A., & Steil, R. (1995). Maintenance of intrusive memories in posttraumatic stress disorder: A cognitive approach. *Behavioural and Cognitive Psychotherapy*, *23*(3), 217–249. https://doi.org/10.1017/S135246580001585X

Ehring, T., & Ehlers, A. (2018). *Ratgeber Trauma und Posttraumatische Belastungsstörung: Informationen für Betroffene und Angehörige* (Vol. 25). Hogrefe Verlag GmbH & Company KG.

Elices, M., Pascual, J.C., Portella, M.J., Feliu-Soler, A., Martín-Blanco, A., Carmona, C., & Soler, J. (2016). Impact of mindfulness training on borderline personality disorder: A randomized trial. *Mindfulness*, *7*(3), 584–595.

Erazo, M.B., Krygsman, A.L., & Vaillancourt, T. (2023). The cumulative effects of bullying victimization in childhood and adolescence on borderline personality disorder symptoms in emerging adulthood. *International Journal of Bullying Prevention*, *5*(2), 121–134.

Erickson, M., & Rosen, S. (2003). *Die Lehrgeschichte des Milton H Erickson*. Iskopress: Salzhausen.

Figley, C.R. (Hg.). (1995). Brunner/Mazel psychological stress series, No. 23. Compassion fatigue: Coping with secondary traumatic stress disorder in those who treat the traumatized. Brunner/Mazel.

Finkenauer, C., & Rimé, B. (1998). Keeping emotional memories secret: Health and subjective well-being when emotions are not shared. *Journal of Health Psychology*, *3*(1), 47–58.

Fiona Cocker, F. & Joss, N. (2016). Compassion Fatigue among Healthcare, Emergency and Community Service Workers: A Systematic Review. Int J Environ Res Public Health. 2016 Jun; 13(6): 618.

Flavell, J.H., & Wellmann, H.M. (1977). Metamemory. In R.V. Kail & J.W. Hagen (Eds.), *Perspectives on the Development of Memory and Cognition* (pp. 3–33). Erlbaum.

Ford, J.D., & Courtois, C.A. (2021). Complex PTSD and borderline personality disorder. *Borderline Personality Disorder and Emotion Dysregulation*, *8*(1), 16.

Frankl, V.E. (1984). *Search for meaning*. Mount Mary College.

Franz, M., & Lucke, S. (2020). *Borderline-Störung: Krisenintervention und störungsspezifische Behandlung*. Hogrefe Verlag: Göttingen.

Friedmann, F., Santangelo, P., Ebner-Priemer, U., Hill, H., Neubauer, A.B., Rausch, S., Steil, R., Müller-Engelmann, M., Kleindienst, N., & Bohus, M. (2020). Life within a limited radius: Investigating activity space in women with a history of child abuse using global positioning system tracking. *Plos One*, *15*(5), e0232666. https://doi.org/10.1371/journal.pone.0232666

Frijda, N.H., Mesquita, B., Sonnemans, J., & Van Goozen, S. (1991). The duration of affective phenomena or emotions, sentiments and passions. In K.T. Strongman (Ed.), *International Review of Studies on Emotion* (pp. 187–225). Wiley.

Fromm, E. (1956). *Die Kunst des Liebens [The Art of Loving. An Inquiry into the Nature of Love]*. Harper and Row: New York.

Fruzzetti, A.E. (2002). Dialectical behaviour therapy for borderline personality and related disorders. In T. Patterson (Ed.), *Comprehensive Handbook of Psychotherapy* (Vol. 2, pp. 215–240). Cognitive-behavioural approaches.

Fruzzetti, A.E., Santisteban, D.A., & Hoffman, P.D. (2007). Dialectical behavior therapy with families. In L.A.D.K. Koerner (Ed.), *Dialectical behavior therapy in clinical practice: Applications across disorders and settings* (pp. 222–244). The Guilford Press.

Gibson, J., Booth, R., Davenport, J., Keogh, K., & Owens, T. (2014). Dialectical behaviour therapy-informed skills training for deliberate self-harm: A controlled trial with 3-month follow-up data. *Behaviour Research and Therapy*, *60*, 8–14.

Goodman, M., Carpenter, D., Tang, C.Y., Goldstein, K.E., Avedon, J., Fernandez, N., Mascitelli, K.A.,

Blair, N.J., New, A.S., & Triebwasser, J. (2014). Dialectical behavior therapy alters emotion regulation and amygdala activity in patients with borderline personality disorder. *Journal of Psychiatric Research*, *57*, 108–116.
Gopnik, A. (2000). Explanation as orgasm and the drive for causal understanding: The evolution, function and phenomenology of the theory-formation system. In F.K.R. Wilson (Ed.), *Cognition and Explanation* (pp. 299–323). MIT Press.
Görg, N., Böhnke, J.R., Priebe, K., Rausch, S., Wekenmann, S., Ludäscher, P., Bohus, M., & Kleindienst, N. (2019). Changes in trauma-related emotions following treatment with dialectical behavior therapy for posttraumatic stress disorder after childhood abuse. *Journal of Traumatic Stress*, *32*(5), 764–773.
Gratz, K.L., & Roemer, L. (2004). Multidimensional assessment of emotion regulation and dysregulation: Development, factor structure, and initial validation of the difficulties in emotion regulation scale. *Journal of Psychopathology and Behavioral Assessment*, *26*, 41–54.
Hall, S.A., Brodar, K.E., LaBar, K.S., Berntsen, D., & Rubin, D.C. (2018). Neural responses to emotional involuntary memories in posttraumatic stress disorder: Differences in timing and activity. *NeuroImage: Clinical*, *19*, 793–804. https://doi.org/10.1016/j.nicl.2018.05.009
Harned, M.S., Gallop, R.J., & Valenstein-Mah, H.R. (2018). What changes when? The course of improvement during a stage-based treatment for suicidal and self-injuring women with borderline personality disorder and PTSD. *Psychotherapy Research*, *28*(5), 761–775.
Herpertz, S.C., Schneider, I., Schmahl, C., & Bertsch, K. (2018). Neurobiological mechanisms mediating emotion dysregulation as targets of change in borderline personality disorder. *Psychopathology*, *51*(2), 96–104.
Hiskey, S., Luckie, M., Davies, S., & Brewin, C.R. (2008). The phenomenology of reactivated trauma memories in older adults: A preliminary study. *Aging and Mental Health*, *12*(4), 494–498. https://doi.org/10.1080/13607860802224367
Hong, P.Y., & Lishner, D.A. (2016). General invalidation and trauma-specific invalidation as predictors of personality and subclinical psychopathology. *Personality and Individual Differences*, *89*, 211–216.
Höschel, K., Guba, K., Kleindienst, N., Limberger, M. F., Schmahl, C., & Bohus, M. (2008). Oligodipsia and dissociative experiences in borderline personality disorder. Acta Psychiatrica Scandinavica, 117(5), 390–393.
Howard, K.P., & Cheavens, J.S. (2023). Interpersonal emotion regulation in the context of social networks: A focus on borderline personality disorder. *Personality Disorders: Theory, Research, and Treatment*, *14*(2), 182–195.
Hyland, P., Vallières, F., Cloitre, M., Ben-Ezra, M., Karatzias, T., Olff, M., Murphy, J., & Shevlin, M. (2021). Trauma, PTSD, and complex PTSD in the Republic of Ireland: prevalence, service use, comorbidity, and risk factors. *Social Psychiatry and Psychiatric Epidemiology*, *56*, 649–658.
Ibraheim, M., Kalpakci, A., & Sharp, C. (2017). The specificity of emotion dysregulation in adolescents with borderline personality disorder: comparison with psychiatric and healthy controls. *Borderline Personality Disorder and Emotion Dysregulation*, *4*(1), 1–9.
James, W. (1979). *Die Vielfalt religiöser Erfahrung: Eine Studie über die menschliche Natur.* In E. Herms (Ed.). Reclam.
Jantzer, V., Haffner, J., Parzer, P., Resch, F., & Kaess, M. (2015). Does parental monitoring moderate the relationship between bullying and adolescent nonsuicidal self-injury and suicidal behavior? A community-based self-report study of adolescents in Germany. *BMC Public Health*, *15*, 583. https://doi.org/10.1186/s12889-015-1940-x
Jantzer, V., Schlander, M., Haffner, J., Parzer, P., Trick, S., Resch, F., & Kaess, M. (2019). The cost incurred by victims of bullying from a societal perspective: estimates based on a German online survey of adolescents. *European Child & Adolescent Psychiatry*, *28*(4), 585–594. https://doi.org/10.1007/s00787-018-1224-y
Jaycox, L.H., Foa, E.B., & Morral, A.R. (1998). Influence of emotional engagement and habituation on exposure therapy for PTSD. *Journal of Consulting and Clinical Psychology*, *66*, 185–192.
Jittayuthd, S., & Karl, A. (2022). Rejection sensitivity and vulnerable attachment: Associations with social support and PTSD symptoms in trauma survivors. *European Journal of Psychotraumatology*, *13*(1), 2027676. https://doi.org/10.1080/20008198.2022.2027676
Jung, K., & Steil, R. (2013). A randomized controlled trial on cognitive restructuring and imagery modification to reduce the feeling of being contaminated in adult survivors of childhood sexual abuse suffering from

posttraumatic stress disorder. *Psychotherapy and Psychosomatics*, *82*(4), 213–220. https://doi.org/10.1159/000348450

Kabat-Zinn, J. (2001). *Mindfulness meditation for everyday life*. Piatkus.

Kabat-Zinn, J. (2004). Achtsamkeitsbasierte Interventionen im Kontext: Vergangenheit, Gegenwart und Zukunft. In T. Heidenreich, Michalak, H. (Ed.), *Achtsamkeit und Akzeptanz in der Psychotherapie. Ein Handbuch.* (Vol. 3, pp. 104–116). DGVT.

Kahneman, D. (2012). *Schnelles Denken, langsames Denken.* Siedler: München.

Karatzias, T., Hyland, P., Bradley, A., Fyvie, C., Logan, K., Easton, P., Thomas, J., Philips, S., Bisson, J.I., & Roberts, N.P. (2019). Is self-compassion a worthwhile therapeutic target for ICD-11 complex PTSD (CPTSD)? *Behavioural and Cognitive Psychotherapy*, *47*(3), 257–269.

Karatzias, T., Murphy, P., Cloitre, M., Bisson, J., Roberts, N., Shevlin, M., Hyland, P., Maercker, A., Ben-Ezra, M., & Coventry, P. (2019). Psychological interventions for ICD-11 complex PTSD symptoms: Systematic review and meta-analysis. *Psychological Medicine*, *49*(11), 1761–1775.

Karatzias, T., Shevlin, M., Fyvie, C., Hyland, P., Efthymiadou, E., Wilson, D., Roberts, N., Bisson, J.I., Brewin, C.R., & Cloitre, M. (2017). Evidence of distinct profiles of posttraumatic stress disorder (PTSD) and complex posttraumatic stress disorder (CPTSD) based on the new ICD-11 trauma questionnaire (ICD-TQ). *Journal of Affective Disorders*, *207*, 181–187.

Kihlstrom, J.F. (2006). Trauma and memory revisited. *Memory and Emotions: Interdisciplinary Perspectives*, 259–291.

Killingsworth, M.A., & Gilbert, D.T. (2010). A wandering mind is an unhappy mind. *Science*, *330*(6006), 932. https://doi.org/10.1126/science.1192439

Kleindienst, N., Bohus, M., Ludäscher, P., Limberger, M.F., Kuenkele, K., Ebner-Priemer, U.W., Chapman, A.L., Reicherzer, M., Stieglitz, R.-D., & Schmahl, C. (2008). Motives for nonsuicidal self-injury among women with borderline personality disorder. *The Journal of Nervous and Mental Disease*, *196*(3), 230–236.

Kleindienst, N., Limberger, M.F., Ebner-Priemer, U.W., Keibel-Mauchnik, J., Dyer, A., Berger, M., Schmahl, C., & Bohus, M. (2011). Dissociation predicts poor response to dialectial behavioral therapy in female patients with borderline personality disorder. *Journal of Personality Disorders*, *25*(4), 432–447.

Kleindienst, N., Limberger, M.F., Schmahl, C., Steil, R., Ebner-Priemer, U.W., & Bohus, M. (2008). Do improvements after inpatient Dialectial behavioral therapy persist in the long term?: A naturalistic follow-up in patients with borderline personality disorder. *The Journal of Nervous and Mental Disease*, *196*(11), 847–851.

Kleindienst, N., Priebe, K., Görg, N., Dyer, A., Steil, R., Lyssenko, L., Winter, D., Schmahl, C., & Bohus, M. (2016). State dissociation moderates response to dialectical behavior therapy for posttraumatic stress disorder in women with and without borderline personality disorder. *European Journal of Psychotraumatology*, *7*, 30375. https://doi.org/10.3402/ejpt.v7.30375

Kleindienst, N., Priebe, K., Petri, M., Hecht, A., Santangelo, P., Bohus, M., & Schulte-Herbrüggen, O. (2017). Trauma-related memories in PTSD after interpersonal violence: An ambulatory assessment study. *European Journal of Psychotraumatology*, *8*(1), 1409062.

Kleindienst, N., Steil, R., Priebe, K., Müller-Engelmann, M., Biermann, M., Fydrich, T., Schmahl, C., & Bohus, M. (2021). Treating adults with a dual diagnosis of borderline personality disorder and posttraumatic stress disorder related to childhood abuse: Results from a randomized clinical trial. *Journal of Consulting and Clinical Psychology*, *89*(11), 925–936.

Kleindienst, N., Steil, R., Priebe, K., Müller-Engelmann, M., Lindauer, P., Krause-Utz, A., Friedmann, F., Schmahl, C., Enning, F., & Bohus, M. (2025). Is dissociation predicting the efficacy of psychological therapies for PTSD? Results from a randomized controlled trial comparing Dialectical Behavior Therapy for PTSD (DBT-PTSD) and Cognitive Processing Therapy (CPT). *Psychological Medicine*, *55*, e59

Krakow, B., & Zadra, A. (2010). Imagery rehearsal therapy: Principles and practice. *Sleep Medicine Clinics*, *5*(2), 289–298.

Krans, J., Näring, G., Becker, E.S., & Holmes, E.A. (2009). Intrusive trauma memory: A review and functional analysis. *Applied Cognitive Psychology: The Official Journal of the Society for Applied Research in Memory and Cognition*, *23*(8), 1076–1088. https://doi.org/10.1002/acp.1611

Krause-Utz, A., Keibel-Mauchnik, J., Ebner-Priemer, U., Bohus, M., & Schmahl, C. (2016). Classical conditioning in borderline personality disorder: an fMRI study. *European Archives of*

Psychiatry and Clinical Neuroscience, *266*(4), 291–305.

Krause-Utz, A., Winter, D., Schriner, F., Chiu, C.-D., Lis, S., Spinhoven, P., Bohus, M., Schmahl, C., & Elzinga, B.M. (2018). Reduced amygdala reactivity and impaired working memory during dissociation in borderline personality disorder. *European Archives of Psychiatry and Clinical Neuroscience*, *268*, 401–415. https://doi.org/10.1007/s00406-017-0806-x

Krog, K., Reiner, M., Surpanu, N., Bierbrodt, J., Schäfer, I., & Schindler, A. (2021). *Integrierte Versorgung bei Borderline-Persönlichkeitsstörungen*. Hogrefe Verlag: Göttingen.

Krüger, A., Ehring, T., Priebe, K., Dyer, A.S., Steil, R., & Bohus, M. (2014). Sudden losses and sudden gains during a DBT-PTSD treatment for posttraumatic stress disorder following childhood sexual abuse. *European Journal of Psychotraumatology*, *5*(1), 24470.

Kujovic, M., Benz, D., Riesbeck, M., Mollamehmetoglu, D., Becker-Sadzio, J., Margittai, Z., Bahr, C., & Meisenzahl, E. (2024). Comparison of 8-vs-12 weeks, adapted dialectical behavioral therapy (DBT) for borderline personality disorder in routine psychiatric inpatient treatment—A naturalistic study. *Scientific Reports*, *14*(1),11264. https://doi.org/10.1038/s41598-024-61795-9

Lakeman, R., King, P., Hurley, J., Tranter, R., Leggett, A., Campbell, K., & Herrera, C. (2022). Towards online delivery of dialectical behaviour therapy: a scoping review. *International Journal of Mental Health Nursing*, *31*(4), 843–856.

Lee, J. (2009). Reconsolidation: maintaining memory relevance. *Trends in Neurosciences*, *32*(9), 413–420.

Lee, S.S., Keng, S.-L., Yeo, G.C., & Hong, R.Y. (2022). Parental invalidation and its associations with borderline personality disorder symptoms: A multivariate meta-analysis. *Personality Disorders: Theory, Research, and Treatment*, *13*(6), 572–582.

Leiva-Bianchi, M., Nvo-Fernandez, M., Villacura-Herrera, C., Mino-Reyes, V., & Varela, N.P. (2023). What are the predictive variables that increase the risk of developing a complex trauma? A meta-analysis. *Journal of Affective Disorders*, *343*, 153–165.

Liebke, L., Bungert, M., Thome, J., Hauschild, S., Gescher, D.M., Schmahl, C., Bohus, M., & Lis, S. (2017). Loneliness, social networks, and social functioning in borderline personality disorder. *Personality Disorders: Theory, Research, and Treatment*, *8*(4), 349–356.

Linehan, M. (1993a). *Cognitive-behavioral treatment of borderline personality disorder*. Guilford press.

Linehan, M. (1993b). *Skills training manual for treating borderline personality disorder*. Guilford press.

Linehan, M. (2015). *DBT Skills training manual.* Guilford Publications.

Linehan, M.M., Korslund, K.E., Harned, M.S., Gallop, R.J., Lungu, A., Neacsiu, A.D., McDavid, J., Comtois, K.A., & Murray-Gregory, A.M. (2015). Dialectical behavior therapy for high suicide risk in individuals with borderline personality disorder: a randomized clinical trial and component analysis. *JAMA Psychiatry*, *72*(5), 475–482.

Longchenpa. (2014). *Die kostbare Schatzkammer des Elementarraumes von Phänomenen*. Übersetzt von M.H. Kambach. https://www.buddhaland.de/attachment/2117-longchenpa-der-elementarraum-von-pha-nomenen-pdf/

Loranger, A. W., Janca, A. & Sartorius, N. (Hg.) (1996). *International Personality Disorder Examination (IPDE): ICD-10 Modul. Deutschsprachige Ausgabe.* Huber: Bern.

Ludäscher, P., Greffrath, W., Schmahl, C., Kleindienst, N., Kraus, A., Baumgärtner, U., Magerl, W., Treede, R.D., & Bohus, M. (2009). A cross-sectional investigation of discontinuation of self-injury and normalizing pain perception in patients with borderline personality disorder. *Acta Psychiatrica Scandinavica*, *120*(1), 62–70. https://doi.org/10.1111/j.1600-0447.2008.01335.x

Lynch, T.R., Chapman, A.L., Rosenthal, M.Z., Kuo, J.R., & Linehan, M.M. (2006). Mechanisms of change in dialectical behavior therapy: Theoretical and empirical observations. *Journal of Clinical Psychology*, *62*(4), 459–480.

Lyng, J., Swales, M.A., Hastings, R.P., Millar, T., Duffy, D.J., & Booth, R. (2020). Standalone DBT group skills training versus standard (ie all modes) DBT for borderline personality disorder: A natural quasi-experiment in routine clinical practice. *Community Mental Health Journal*, *56*(2), 238–250.

Lyssenko, L., Müller, G., Kleindienst, N., Schmahl, C., Berger, M., Eifert, G., Kölle, A., Nesch, S., Ommer-Hohl, J., & Wenner, M. (2016). Effectiveness of a mindfulness-based mental health promotion program provided by health coaches: A controlled multisite field trial. *Psychotherapy and Psychosomatics*, *85*(6), 375–377. https://doi.org/10.1159/000447012

Lyssenko, L., Müller, G., Kleindienst, N., Schmahl, C., Berger, M., Eifert, G., Kölle, A., Nesch, S., Ommer-Hohl, J., & Wenner, M. (2019). Long-term outcome of a mental health promotion program in Germany. *Health Promotion International*, *34*(3), 532–540.

Lyssenko, L., Schmahl, C., Bockhacker, L., Vonderlin, R., Bohus, M., & Kleindienst, N. (2018). Dissociation in psychiatric disorders: A meta-analysis of studies using the dissociative experiences scale. *American Journal of Psychiatry*, *175*(1), 37–46.

Maddox, S.A., Hartmann, J., Ross, R.A., & Ressler, K.J. (2019). Deconstructing the gestalt: mechanisms of fear, threat, and trauma memory encoding. *Neuron*, *102*(1), 60–74.

Maercker, A., Cloitre, M., Bachem, R., Schlumpf, Y.R., Khoury, B., Hitchcock, C., & Bohus, M. (2022). Complex post-traumatic stress disorder. *The Lancet*, *400*(10345), 60–72. https://doi.org/10.1016/S0140-6736(22)00821-2

Mancke, F., Schmitt, R., Winter, D., Niedtfeld, I., Herpertz, S.C., & Schmahl, C. (2018). Assessing the marks of change: how psychotherapy alters the brain structure in women with borderline personality disorder. *Journal of Psychiatry and Neuroscience*, *43*(3), 171–181.

Martin, C.G., Roos, L.E., Zalewski, M., & Cummins, N. (2017). A dialectical behavior therapy skills group case study on mothers with severe emotion dysregulation. *Cognitive and Behavioral Practice*, *24*(4), 405–415.

Maslach, C. (1982). Burnout: The Cost of Caring. Englewood Cliffs, Prentice-Hall: New York.

Maslow, A.H. (1943). A theory of human motivation. *Psychological Review*, *50*(4), 370–396

McCann, I.L., & Pearlman, L.A. (1990). Brunner/Mazel psychosocial stress series, No. 21. Psychological trauma and the adult survivor: Theory, therapy, and transformation. Brunner/Mazel.

McCann, J.P., Tipsword, J.M., Brake, C.A., & Badour, C.L. (2023). Trauma-related shame and guilt as prospective predictors of daily mental contamination and PTSD symptoms in survivors of sexual trauma. *Journal of Interpersonal Violence*, *38*(19–20), 11117–11137. https://doi.org/10.1177/08862605231179721

McMain, S., Links, P.S., Guimond, T., Wnuk, S., Eynan, R., Bergmans, Y., & Warwar, S. (2013). An exploratory study of the relationship between changes in emotion and cognitive processes and treatment outcome in borderline personality disorder. *Psychotherapy Research*, *23*(6), 658–673.

Mendl, M., Burman, O.H., & Paul, E.S. (2010). An integrative and functional framework for the study of animal emotion and mood. *Proceedings of the Royal Society B: Biological Sciences*, *277*(1696), 2895–2904.

Mitchell, R., Roberts, R., Bartsch, D., & Sullivan, T. (2019). Changes in mindfulness facets in a dialectical behaviour therapy skills training group program for borderline personality disorder. *Journal of Clinical Psychology*, *75*(6), 958–969.

Muth, C.-M., Ehrmann, U., & Radermacher, P. (2005). Physiological and clinical aspects of apnea diving. *Clinics in Chest Medicine*, *26*(3), 381–394.

Navarro-Haro, M.V., Modrego-Alarcón, M., Hoffman, H.G., López-Montoyo, A., Navarro-Gil, M., Montero-Marin, J., García-Palacios, A., Borao, L., & García-Campayo, J. (2019). Evaluation of a mindfulness-based intervention with and without virtual reality dialectical behavior therapy® mindfulness skills training for the treatment of generalized anxiety disorder in primary care: a pilot study. *Frontiers in Psychology*, *10*, 55

Neacsiu, A.D., Eberle, J.W., Kramer, R., Wiesmann, T., & Linehan, M.M. (2014). Dialectical behavior therapy skills for transdiagnostic emotion dysregulation: A pilot randomized controlled trial. *Behaviour Research and Therapy*, *59*, 40–51.

Neacsiu, A.D., Rizvi, S.L., & Linehan, M.M. (2010). Dialectical behavior therapy skills use as a mediator and outcome of treatment for borderline personality disorder. *Behaviour Research and Therapy*, *48*(9), 832–839.

Neacsiu, A.D., Rizvi, S.L., Vitaliano, P.P., Lynch, T.R., & Linehan, M.M. (2010). The dialectical behavior therapy ways of coping checklist: development and psychometric properties. *Journal of Clinical Psychology*, *66*(6), 563–582.

Neuner, F. (2023). Physical and social trauma: Towards an integrative transdiagnostic perspective on psychological trauma that involves threats to status and belonging. *Clinical Psychology Review*, *99*, 102219.

Nikāya, A. (2012). Kimattha Sutta – Was ist der Nutzen? In B. Bodhi (Ed.), *The numerical discourses of the Buddha: A complete translation of the Anguttara Nikāya*. Wisdom Publications.

Øktedalen, T., Hoffart, A., & Langkaas, T.F. (2015). Trauma-related shame and guilt as time-varying predictors of posttraumatic stress disorder

symptoms during imagery exposure and imagery rescripting – A randomized controlled trial. *Psychotherapy Research, 25*(5), 518–532.
Ossa, F.C., Pietrowsky, R., Bering, R., & Kaess, M. (2019). Symptoms of posttraumatic stress disorder among targets of school bullying. *Child and Adolescent Psychiatry and Mental Health, 13*, 55. https://doi.org/10.1186/s13034-019-0304-1
Perez-Rodriguez, M.M., Bulbena-Cabré, A., Nia, A.B., Zipursky, G., Goodman, M., & New, A.S. (2018). The neurobiology of borderline personality disorder. *Psychiatric Clinics, 41*(4), 633–650. https://doi.org/10.1016/j.psc.2018.07.012
Piron, H. (2019). *Meditationstiefe: Grundlagen, Forschung, Training, Psychotherapie*. Springer.
Pistorello, J., Fruzzetti, A.E., MacLane, C., Gallop, R., & Iverson, K.M. (2012). Dialectical behavior therapy (DBT) applied to college students: a randomized clinical trial. *Journal of Consulting and Clinical Psychology, 80*(6), 982–994
Polk, K.L., & Schoendorff, B. (Hg.). (2014). *The ACT matrix: A new approach to building psychological flexibility across settings and populations.* New Harbinger Publications, Inc.
Pryor, K. (2019). *Don't shoot the dog: The art of teaching and training*. Simon & Schuster: New-York.
Raskind, M.A., Peskind, E.R., Hoff, D.J., Hart, K.L., Holmes, H.A., Warren, D., … & McFall, M.E. (2007). A parallel group placebo controlled study of prazosin for trauma nightmares and sleep disturbance in combat veterans with post-traumatic stress disorder. *Biological Psychiatry, 61(8)*, 928–934.
Reiss, N., Lieb, K., Arntz, A., Shaw, I.A., & Farrell, J. (2014). Responding to the treatment challenge of patients with severe BPD: Results of three pilot studies of inpatient schema therapy. *Behavioural and Cognitive Psychotherapy, 42*(3), 355–367. https://doi.org/10.1017/S1352465813000027
Resick, P.A., & Schnicke, M.K. (1992). Cognitive processing therapy for sexual assault victims. *Journal of Consulting and Clinical Psychology, 60*(5), 748–756.
Rimé, B. (1999). Expressing emotion, physical health, and emotional relief: a cognitive-social perspective. *Advances in Mind-Body Medicine, 15*(3), 175–179.
Sachse, R., Langens, T., & Sachse, M. (2012). *Klienten motivieren: therapeutische Strategien zur Stärkung der Änderungsbereitschaft.* Psychiatrie Verlag.
Sanders, J., Hershberger, A.R., Kolp, H.M., Um, M., Aalsma, M., & Cyders, M.A. (2018). PTSD symptoms mediate the relationship between sexual abuse and substance use risk in juvenile justice-involved youth. *Child Maltreatment, 23*(3), 226–233.
Santangelo, P.S., Koenig, J., Kockler, T.D., Eid, M., Holtmann, J., Koudela-Hamila, S., Parzer, P., Resch, F., Bohus, M., & Kaess, M. (2018). Affective instability across the lifespan in borderline personality disorder – a cross-sectional e-diary study. *Acta Psychiatrica Scandinavica, 138*(5), 409–419.
Sayrs, J.H., & Linehan, M.M. (2019). *DBT teams: Development and practice*. Guilford Publications.
Schäfer, I., Gast, U., Hofmann, A., Knaevelsrud, C., Lampe, A., Liebermann, P., Lotzin, A., Maercker, A., Rosner, R., & Wöller, W. (2019). *S3-Leitlinie posttraumatische Belastungsstörung*. Springer: Berlin.
Schaich, A., Braakmann, D., Rogg, M., Meine, C., Ambrosch, J., Assmann, N., Borgwardt, S., Schweiger, U., & Fassbinder, E. (2021). How do patients with borderline personality disorder experience Distress Tolerance Skills in the context of dialectical behavioral therapy? – A qualitative study. *Plos One, 16*(6), e0252403.
Schmidt, C., Soler, J., Vega, D., Nicolaou, S., Arias, L., & Pascual, J.C. (2024). How does mindfulness skills training work to improve emotion dysregulation in borderline personality disorder? *Borderline Personality Disorder and Emotion Dysregulation, 11*(1), 22.
Schneider, F., Erhart, M., Hewer, W., Loeffler, L.A., & Jacobi, F. (2019). Mortality and medical comorbidity in the severely mentally ill. *Deutsches Ärzteblatt International, 116*(23–24), 405–411. https://doi.org/10.3238/arztebl.2019.0405
Schroeder, J., Wilkes, C., Rowan, K., Toledo, A., Paradiso, A., Czerwinski, M., Mark, G., & Linehan, M.M. (2018). *Pocket skills: A conversational mobile web app to support dialectical behavioral therapy.* Proceedings of the 2018 CHI Conference on Human Factors in Computing Systems, https://doi.org/10.1145/3173574.3173972
Schwartz, S.H., Cieciuch, J., Vecchione, M., Davidov, E., Fischer, R., Beierlein, C., Schwartz, S.H.,Cieciuch, J., Vecchione, M., Davidov, E., Fischer, R., Beierlein, C., Ramos, A., Verkasalo, M., Lönnqvist, J.E. Demirutku, K., Dirilen-Gumus, O., & Konty, M. (2012). Refining the theory of basic individual values. *Journal of Personality and Social Psychology, 103*(4), 663–688
Seiffert, N., Cavelti, M., Schmidt, S.J., Fritz, E., Lerch, S., Reichl, C., Koenig, J., Mürner-Lavanchy, I.,

& Kaess, M. (2024). The relationship between bullying victimization and impairment in personality functioning in a clinical adolescent sample. *Personality Disorders: Theory, Research, and Treatment, 15*(3), 173–180. https://doi.org/10.1037/per0000652

Senyüz, B., Priebe, K., Müller-Engelmann, M., Fydrich, T., Steil, R., Resick, P.A., Schmahl, C., Lindauer, P., Kleindienst, N., Bohus, M. (in prep). Self-Harm and High-Risk Behaviors in Survivors of Childhood Abuse with Posttraumatic Stress Disorder and Borderline Features During Dialectical Behavior Therapy for Posttraumatic Stress Disorder (DBT-PTSD) and Cognitive Processing Therapy (CPT).

Senyüz, B., Vonderlin, R., Claus, C., Mahalingam, S., Koch, S., Voderholzer, U., Teismann, T., Kleindienst, N., Böhnke, J.R., Lis, S., Boritz, T., McMain, S., & Bohus, M. (2025). The Borderline Symptom List – Interview: development and psychometric evaluation of an observer-based instrument for assessing symptom severity in borderline personality disorder. *Borderline Personality Disorder and Emotion Dysregulation, 12*(1), 33.

Shackman, A.J., & Wager, T.D. (2019). The emotional brain: Fundamental questions and strategies for future research. *Neuroscience letters, 693,* 68–74.

Shah, R., & Zanarini, M.C. (2018). Comorbidity of borderline personality disorder: current status and future directions. *Psychiatric Clinics North, 41*(4), 583–593. https://doi.org/10.1016/j.psc.2018.07.009

Southward, M.W., Eberle, J.W., & Neacsiu, A.D. (2022). Multilevel associations of daily skill use and effectiveness with anxiety, depression, and stress in a transdiagnostic sample undergoing dialectical behavior therapy skills training. *Cognitive Behaviour Therapy, 51*(2), 114–129.

Stevens, J.S., Reddy, R., Kim, Y.J., van Rooij, S.J., Ely, T.D., Hamann, S., Ressler, K.J., & Jovanovic, T. (2017). Episodic memory after trauma exposure: Medial temporal lobe function is positively related to re-experiencing and inversely related to negative affect symptoms. *NeuroImage: Clinical, 17,* 650–658. https://doi.org/10.1016/j.nicl.2017.11.016

Stroebe, M., Schut, H., & Stroebe, W. (2006). Who benefits from disclosure? Exploration of attachment style differences in the effects of expressing emotions. *Clinical Psychology Review, 26*(1), 66–85. https://doi.org/10.1016/j.cpr.2005.06.009

Swales, M.A. (2018). *The Oxford handbook of dialectical behaviour therapy.* Oxford University Press.

Swenson, C.R. (2016). *DBT principles in action: Acceptance, change, and dialectics.* Guilford Publications.

Thordarson, M.A., Sullivan, P.J., Baweja, R., Zucker, J., Neelley, M., Xie, I.Y., & Friedberg, R.D. (2024). Cognitive-Behavioral and Dialectical Behavior Therapy in High-Intensity Settings. *Journal of the American Academy of Child and Adolescent Psychiatry, 63*(10), 956–960. https://doi.org/10.1016/j.jaac.2024.04.014

Tomkins, S.S. (1991). *Affect, imagery, consciousness, Vol. 3.* The negative affects: Anger and fear. Springer Publishing Co.

Trasselli, C., von Auer, A.K., & Gunia, H. (2022). *DBT-Familienskills: ein Praxisleitfaden.* Hogrefe Verlag: Göttingen

Tversky, A., & Kahneman, D. (1981). The framing of decisions and the psychology of choice. *Science, 211*(4481), 453–458. https://doi.org/10.1126/science.7455683

Valentine, S.E., Bankoff, S.M., Poulin, R.M., Reidler, E.B., & Pantalone, D.W. (2015). The use of dialectical behavior therapy skills training as stand-alone treatment: A systematic review of the treatment outcome literature. *Journal of Clinical Psychology, 71*(1), 1–20.

Valentine, S.E., Smith, A.M., & Stewart, K. (2020). A review of the empirical evidence for DBT skills training as a stand-alone intervention. In J. Bedics (Hg.), *The handbook of dialectical behavior therapy,* (S. 325–358.) Academic Press

van Leeuwen, H., Sinnaeve, R., Witteveen, U., Van Daele, T., Ossewaarde, L., Egger, J.I., & van den Bosch, L.M. (2021). Reviewing the availability, efficacy and clinical utility of Telepsychology in dialectical behavior therapy (Tele-DBT). *Borderline Personality Disorder and Emotion Dysregulation, 8,* 1–15.

van Minnen, A., Hendriks, L., & Olff, M. (2010). When do trauma experts choose exposure therapy for PTSD patients? A controlled study of therapist and patient factors. *Behaviour Research and Therapy, 48*(4), 312–320.

von Auer, A.K., & Kaess, M. (2022). *Ratgeber Borderline-Persönlichkeitsstörung: Informationen für Eltern und weitere Bezugspersonen.* Hogrefe Verlag: Göttingen.

Vonderlin, R., Boritz, T., Claus, C., Senyüz, B., Mahalingam, S., Schmelz, J., Knolle-Ventjeer, S., Santangelo, P.S., Ebner-Priemer, U.W., & Schmahl, C. (2025). Trauma-focused dialectical behavior therapy: study protocol for a randomized controlled multi-center trial in online and face-to-face formats. *Borderline Personality Disorder and Emotion Dysregulation*, *12*(1), 15.

Vonderlin, R., Boritz, T., Claus, C., Senyüz, B., Mahalingam, S., Tennenhouse, R., Lis, S., Schmahl, C., Margraf, J., & Teismann, T. (2025). Acceptance, Safety, and Effect Sizes in Online Dialectical Behavior Therapy for Borderline Personality Disorder: Interventional Pilot study. *JMIR Formative Research, 9(1),* Artikel e66181.

Vonderlin, R., Kleindienst, N., Alpers, G.W., Bohus, M., Lyssenko, L., & Schmahl, C. (2018). Dissociation in victims of childhood abuse or neglect: A meta-analytic review. *Psychological Medicine*, *48*(15), 2467–2476.

Vonderlin, R., Müller, G., Schmidt, B., Biermann, M., Kleindienst, N., Bohus, M., & Lyssenko, L. (2021). Effectiveness of a mindfulness-and skill-based health-promoting leadership intervention on supervisor and employee levels: A quasi-experimental multisite field study. *Journal of Occupational Health Psychology, 26*(6), 613.

Vonderlin, R., Schmidt, B., Biermann, M., Lyssenko, L., Heinzel-Gutenbrunner, M., Kleindienst, N., Bohus, M. & Müller, G. (2023). Improving health and reducing absence days at work: Effects of a mindfulness-and skill-based leadership intervention on supervisor and employee sick days. *Mindfulness, 14*(7), 1751–1766.

Vonderlin, R., Priebe, K., Müller-Engelmann, M., Fydrich, T., Steil, R., Resick, P.A., Schmahl, C., Lindauer, P., Kleindienst, N., & Bohus, M. (2024). Long-term effects of dialectical behaviour therapy for posttraumatic stress disorder and cognitive processing therapy 9 months after treatment termination. *European Journal of Psychotraumatology*, *15*(1). 2393061.

Weber, A.M. (2006). Achtsamkeit–ein Begriff zwischen den Welten. Teil 2: Buddhistische Geistesgegenwart in therapeutischer Praxis. *Geistesgegenwart*, *2*, 61–73.

Wilks, C.R., Gurtovenko, K., Rebmann, K., Williamson, J., Lovell, J., & Wasil, A.R. (2021). A systematic review of dialectical behavior therapy mobile apps for content and usability. *Borderline Personality Disorder and Emotion Dysregulation*, *8*, 1–13.

Wilks, C.R., Valenstein-Mah, H., Tran, H., King, A.M., Lungu, A., & Linehan, M.M. (2017). Dialectical behavior therapy skills for families of individuals with behavioral disorders: Initial feasibility and outcomes. *Cognitive and Behavioral Practice*, *24*(3), 288–295.

Winders, S.J., Murphy, O., Looney, K., & O'Reilly, G. (2020). Self-compassion, trauma, and posttraumatic stress disorder: A systematic review. *Clinical Psychology & Psychotherapy*, *27*(3), 300–329.

Wisco, B.E., Vrshek-Schallhorn, S., May, C.L., Campbell, A.A., Nomamiukor, F.O., & Pugach, C.P. (2023). Effects of trauma-focused rumination among trauma-exposed individuals with and without posttraumatic stress disorder: An experiment. *Journal of Traumatic Stress*, *36*(2), 285–298. https://doi.org/10.1002/jts.22905

Wolf, M., Limberger, M.F., Kleindienst, N., Stieglitz, R.-D., Domsalla, M., Philipsen, A., Steil, R., & Bohus, M. (2009). Kurzversion der borderline-symptom-liste (BSL-23): Entwicklung und überprüfung der psychometrischen eigenschaften. *PPmP-Psychotherapie· Psychosomatik· Medizinische Psychologie*, *59*(08), 321–324.

Wolff, S., Stiglmayr, C., Bretz, H.J., Lammers, C.H., & Auckenthaler, A. (2007). Emotion identification and tension in female patients with borderline personality disorder. *British Journal of Clinical Psychology*, *46*(3), 347–360.

Zech, E., Rimé, B., & Nils, F. (2004). Social sharing of emotion, emotional recovery, and interpersonal aspects. In P.F. Philippot, R. (Ed.), *The regulation of emotion* (pp. 157–185). Lawrence Erlbaum Associated Publishers.

Zeifman, R.J., Boritz, T., Barnhart, R., Labrish, C., & McMain, S.F. (2020). The independent roles of mindfulness and distress tolerance in treatment outcomes in dialectical behavior therapy skills training. *Personality Disorders: Theory, Research, and Treatment*, *11*(3), 181–190.

Zimmer, D. (2005). Das therapeutische Rollenspiel. In A. Batra, Wassmann, R. & Buchkrämer, G. (Ed.), *Verhaltenstherapie: Grundlagen – Methoden – Anwendungsgebiete* (pp. 105–112). Thieme.

Zimmermann, P., Förster, J., & Reiske, S. (2021). DBT-Sucht: Dialektisch-Behaviorale Therapie bei Borderline- und Substanzgebrauchsstörungen (DBT-S). Hogreve Verlag.

Zlotnick, C., Johnson, D.M., Yen, S., Battle, C.L., Sanislow, C.A., Skodol, A.E., Grilo, C.M., McGlashan, T.H., Gunderson, J.G., & Bender, D.S. (2003). Clinical features and impairment in women with borderline personality disorder (BPD) with posttraumatic stress disorder (PTSD), BPD without PTSD, and other personality disorders with PTSD. *The Journal of Nervous and Mental Disease*, *191*(11), 706–713.

6 REGISTER

A
Abbruchkriterien 57
ABC GESUND 231
Absichtslosigkeit 121
Achtsam beschreiben 118, 123, **146**, 148
Achtsamkeit 15, 19, 63, **117**, **145**, 253
Achtsamkeitskalender 171
Achtsam teilwerden 118, 123, **150**
Achtsam wahrnehmen 118, 123, **146**
Akute stationäre Krisenintervention 70
Akzeptanz **31f.**, 176, 187, **191**
Albträume 272
Alter und neuer Weg 60, **257**, 268
Amygdala 176
Angehörige 78
Angst vor Verlassenheit 228
An den neuen Weg denken 188
Annehmen der Realität 176
Anspannung 57, **174**, 179, 205
Anspannungsprotokoll 179
Antidissoziative Skills 176, 187
Anweisung zur Achtsamkeitsmeditation 135
Auf dem neuen Weg 187
Aufklärung über das Störungsbild 60
Augenblick verbessern 184
Automatische und kontrollierte Bewertungen 112

B
Bausteine der Emotionen 215
Bedürfnisse 222
Beeindrucken 244
Behandlungsfoki 23
Behandlungsmodule 23
Behandlungsvertrag **61**, 116
Behandlungsziele 59
Beharren 34, 244
Belohnen 243
Beobachterperspektive 125
Berufsleben 256f.
Beruhigung durch unsere fünf Sinne 183
Beschreiben 243
Bestrafung 256
Beziehungen beenden 252
Beziehungen knüpfen 251
Beziehungsorientierung 242
Bieten 244
Biosoziales Modell der komplexen PTBS 323
Bitten 243
Bitten, Fragen, Fordern 248
Borderline 109
Bottom-up-Prozesse 47f., 208
Brahmavihara 130
Buddhismus 119

C
Check the facts 229
Citta 119, 130
Compassion 131
Consistency Agreement 39
Consultation-to-the-Patient-Agreement 39
Co-Therapeutin 51
Cybermobbing 55

D
DBT-Einzeltherapeutin 52
DBT-PTBS 68, 110, **324**
Diagnostik 59
Dialectical Agreement 39
Dialektik **31**, 252
Dialektisch-Behaviorale Therapie 110
Diskriminationstraining 180
Dissoziation 57, **175**, 186f.
Dissoziations-Tagebuch 186
Drohungen 321
Dysfunktionale Kognitionen (»kleine Monster«) 266

E
Emotionale Dysregulation 322
Emotionale Mythen 219
Emotionale Netze 204, **221**
Emotionale Netzwerke 207, 212, 216, **222**, 252
Emotionen 194
Emotionen abschwächen 217
Emotionsregulation 20, 193
Emotions-Surfen 230
Enge Beziehungen 251
Entgegengesetzt handeln 218
Erklärungsprozesse 321
Exposition 127, 324
Externe Behandlerinnen 52

F
Fade-out 66
FAIR Skills 246
Fallibility Agreement 40
Family-Connections 78
Flexibilität 35
Fokuswahl 23
Frage an *Wise Mind* 165, 172, **182**

G
Geborgenheit 97
Gelassenheit 119, **130**f., 143, **169**
Gelenkte Aufmerksamkeit 184
Gemischte Emotionen **204**, 212, 216, **221f.**
Grundannahmen **26**, **83**, 132
Gruppenkohäsion 50
Gruppen-zerstörendes Verhalten 24

H
Hausaufgaben 64f., **115**
Hierarchie 24
Hippocampus 176
Hochanspannung/Hochstress 173, 179
Hochstress-Skills 174, 180
Hoffnung 28
Hüter der Dialektik 37, 43–45

I
Imagery Rehearshal Therapy 272
Imagination 95
Im Augenblick sein 118, 123, 125, 142, **157**
Inhibitorisches Lernen 127, 328
Innere Bereitschaft 123, **176**, 190
Interpersonelle Situationsanalysen 237
Interview 59, **85**

K
Kahneman 14
Karuna (Mitgefühl) **131**
Kausalität 33
Klarer Kopf 56
Kleine Monster 171, **266**
Komplexe Posttraumatische Belastungsstörung 110, **318**
Komponenten der Skillsgruppe 15, **111**
Komponenten von Emotionen 201
Konsultationsteam 35, 57
Konsultationsteam-Vereinbarung **38**, 84
Kontrolliertes langsames Denken 14
Kopf durch die Wand 123, **176**, 190
Kränkung 254
Krise 15, 72
Krisenbewältigung **173**, 177
Krisenintervention 70
Krisenmodus 175, 183

L
Leichtes Lächeln 176, **191**
Liebevolle Güte 119, **130**, 143, **166**, 171
Life Worth Living Discussion 28
LIVE-Skills 245
Loslassen 33

M
Meditation 120
Mentalisierung 258
Meta-Kognition 124
Metta (liebevolle Güte) 119, 130, 143, 166, 171
Mindfulness Based Stress Reduction 118
Mind Wandering 125
Mitfreude 119, **130**f., 143, **168**
Mitfühlender Brief an sich selbst 170, 224
Mitgefühl 119, 130f., 143, 167
Mobbing 50
Module des Skillstrainings 15
Mudita (Mitfreude) 119, 130f., 143, **168**

N
Nacharbeit 66
Negative Verstärkung 255
Nein-Sagen 248
Neuer Weg 188, 257, **268**
Neurodiversität 50
Nicht-Dualität 121
Non-Suizid-Vereinbarung 61, 116
Notfallkoffer 180, **184**

O
Observing Limits 316
Offen annehmen 118, 123, 142, **152**
Online-Therapie 76
Operante Konditionierung 255
Orientierung auf das Ziel (6-mal B) 243
Orientierung auf die Beziehung (LIVE) 245
Orientierung auf die Selbstachtung (FAIR) 246
Orientierung in sozialen Situationen 242, 257

P
Parasympathisches Nervensystem 183
Partnerschaft **251**, 257
Phenomenological Empathy Agreement 40
Positive Verstärkung 255
Postakute Behandlungsprogramme **72**, 298
Prajna 129
Prävention 17
Pre-Treatment 58
Prinzipien 22, 116
Problem- und Lösungsanalyse 185
Prüfen Sie die Fakten 229
Psychohygiene 35
Psychosoziale Krisen 70
Pünktlichkeit 56

R
Radikale Akzeptanz 176, **191**
Regeln 22, **54**, 116

Reviktimisierung 50
Ring der Achtsamkeit **118**, 141, **146**
Rollenspiele 222, **239**, 244, 258
Rosinen-Übung 138

S
Sati 117, 119
Satori 119
Schlüssel-Emotionen-Netzwerke (SEN) 16, 228 f.
Schweigepflicht 57
Selbstachtung 242, 246
Selbstbild 50
Selbstkonzept 113, 321
Selbstverletzungen 50
Selbstwert 50
SEN 228
Sesshin 128
Severe Behavior Dyscontrol Interview (SBDI) **59**, 85
Sexuelle Beziehungen 55
Situationsanalysen 257
Sitzungsleitung 43, 45
Skill-Defizit-Annahme 18
Skills 14, 112
Skills in DBT-PTBS 68
Skills in der Einzeltherapie 66
Skills-Kette 182
Skills-Vermittlung 46
SMART-Goals 60
Soziale Krisen 175
Soziale Rollen 250
Soziales Netzwerk 240
Soziale Zurückweisung 50
Spannungskurve 179
Spezifische Emotionen 220
Stand-alone-Treatment 16, 53
Stationäre DBT 69, **73**, 308
Stationäre Krisenintervention 70
Stolpersteine 60 f., 114
STOP-Skill 65, **181**, 247
Stresstoleranz 15, 20, **173**
Struktur einer Gruppensitzung 63
Stufen der Achtsamkeitsentwicklung 120
Stuhlarbeiten 222
Suizidale Krisen 24, 56, 70
Suizidalität 50
Sympathisches Nervensystem 183

T
Tagebuchkarte 23, 271
Teamleitung 42
Teilnehmende der Skillsgruppe 114
Teilstationäre DBT 69
Teufelskreis im interpersonellen Bereich 261
Therapeutische Kompetenzen 315
Therapie-Aufgaben 64, **115**
Therapie-Geschichte 116
Therapiestörendes Verhalten 23
Therapieziele **59**, 115
Top-down-Prozesse 47 f., 208
Transaktionales Modell 235
Transdiagnostisch 17
Traumagedächtnis 319
Traumatische Invalidierung 234, 321
Treatment functions 23
Treatment modes 23, 33

U
Umsichtig handeln 119, 123, 142, **158**
Upekkha (Gelassenheit) 131

V
Validieren 246, **249**
Veränderung 31, **34**
Verbundenheit 130, 164
Vergegenwärtigung 32
Verhaltensanalyse 67, 270
Verstärker 255
Verstärkerpläne 256
Verstrickungen 321
Vorbereitung der Sitzung 63
Vorsicht, Falle **225**, 227, 229
Vorteile von Achtsamkeit 145

W
Was-Fertigkeiten **118**, 146
Was sind Skills **14**, 112
Wechsle die Brille 271
Werte **262**, 269
Wie-Fertigkeiten **118**, 162
Willfullness/Willingness 123, 176
Wirkmechanismen 18
Wirksamkeit 16
Wise Mind 15, 95, 100, **119**, **129**, 143, 161, 163, 182, 257
Wise-Mind-Kalender 171

Z
Zazen 120
Zeitlicher Ablauf 63
Zen 119
Zielsetzung 34
Zwischenmenschliche Dialektik 252
Zwischenmenschliche Fertigkeiten 16, **234**